基层全科医生实用手册

JICENG QUANKE YISHENG SHIYONG SHOUCE

徐忠法　盛立军　主编

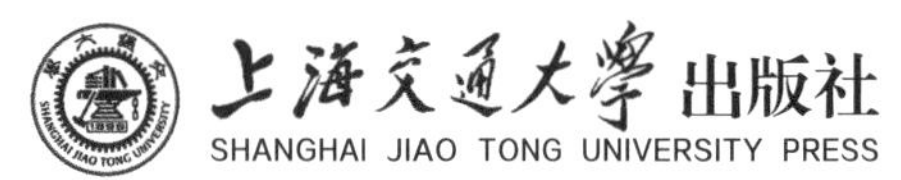

上海交通大学出版社

SHANGHAI JIAO TONG UNIVERSITY PRESS

内容提要

全书共15章，第一章介绍了红十字运动，第二章介绍了以人为中心的健康照顾，第三章介绍了社区医疗，第四章介绍了社区常见症状的诊断与处理，第五章介绍了全科医生常用的临床技术，第六章简述了全科医生常用的临床辅助技能，第七至十五章依次阐述了急诊科、内科、外科、妇科、产科、儿科、老年科、肿瘤科、传染科常见病的治疗及预防。全书汇集了编者数十年的临床工作经验，内容涵盖全面，实用性强，是一本难得的基层全科医生参考工具书。

图书在版编目（CIP）数据

基层全科医生实用手册 / 徐忠法，盛立军主编. -- 上海 : 上海交通大学出版社，2021.8

ISBN 978-7-313-24395-9

Ⅰ. ①基… Ⅱ. ①徐… ②盛… Ⅲ. ①家庭医学一手册 Ⅳ. ①R499-62

中国版本图书馆CIP数据核字（2021）第074420号

基层全科医生实用手册
JICENG QUANKE YISHENG SHIYONG SHOUCE

主　　编：徐忠法 盛立军
出版发行：上海交通大学出版社
地　　址：上海市番禺路951号
邮政编码：200030
电　　话：021-64071208
印　　制：广东虎彩云印刷有限公司
经　　销：全国新华书店
开　　本：889mm × 1194mm 1/16
印　　张：31.75
字　　数：1012千字
插　　页：2
版　　次：2021年8月第1版
印　　次：2021年8月第1次印刷
书　　号：ISBN 978-7-313-24395-9
定　　价：198.00元

山东省红十字会基层医生培训用书编委会名单

编委会主任 李全太

编委会副主任 徐忠法 金 桥

主 编 徐忠法 盛立军

副主编 孙子雯 金 桥 李 浩 张玉青

编 委（按姓氏笔画排序）

马建群 王 川 王 征 王玉坤 王志蕴 王金娜 石会勇
卢 琳 叶 美 白 云 邢亚明 吕宝玉 刘继红 刘殿利
安玉姬 孙 伟 孙 跃 孙亚红 孙国栋 纪全江 李 静
李成军 李伟华 李爱萍 李慧颖 杨国春 何伟娜 张 丹
张 晴 张 燕 陈 伟 国 丽 周明芬 庞 敏 孟 倩
孟 雅 赵 杰 胡金娜 贺秀丽 袁晓红 徐成美 陶 磊
程绍梅 鲁守堂 裴晓健 霍红娟

·序　言·

医学科学是一门实践科学，也是一门学无止境的科学，进入这个圈子的人要想成为一位合格的医生，就要不断地学习、学习、再学习，除此之外别无蹊径。只要做了医生，就意味着要比别人付出更多，牺牲更多，艰辛更多，就要永不停顿地、执著地去追求，而被称为居民健康“守门人”的全科医生更是如此。

随着时代的发展，医疗市场发生了根本的变化，各级医疗机构迅速发展起来，已经初步形成了全科医学教育和服务体系。国务院办公厅印发的《全国医疗卫生服务体系规划纲要(2015—2020年)》中提出：到2020年，每千常住人口基层卫生人员数达到3.5人以上，在我国初步建立起充满生机和活力的全科医生制度，基本形成统一规范的全科医生培养模式和“首诊在基层”的服务模式，全科医生与城乡居民基本建立比较稳定的服务关系，基本实现城乡每万名居民有2～3名合格的全科医生，全科医生服务水平全面提高，基本适应人民群众基本医疗卫生服务需求。《国务院办公厅关于推进分级诊疗制度建设的指导意见》中也提出：通过基层在岗医生转岗培训、全科医生定向培养、提升基层在岗医生学历层次等方式，多渠道培养全科医生，逐步向全科医生规范化培养过渡。加强全科医生规范化培养基地建设和管理，规范培养内容和方法，提高全科医生的基本医疗和公共卫生服务能力，发挥全科医生的居民健康“守门人”作用。

在当今医疗形势下，我们深知基层医务人员需要什么，缺少什么，故编写本书以方便读者，希望能成为全科医生的案头工具书，为全科医生的工作提供实用、便捷的帮助。涓涓流水，汇流成河，本书编者潜心编写，日夜兼程，终于使本书脱稿。概括本书具有以下特点：①涵盖面广，内容丰富，较全面地介绍了各科常见病、多发病的诊疗原则与处理措施；②理论联系实际，重在临床实用，犹如现场指导，使读者了解医学前沿，汲取最新知识，以便拓宽视野；③叙述提纲挈领，言简意赅，读后令人一目了然。

相信本书的出版将为提高我国全科医疗水平和提升社区卫生服务能力发挥积极作用，但毕竟时间紧，作者学识和经验有限，书中定有许多疏误之处，望使用本书的全科医生提出宝贵意见。

李全太

山东省红十字会

2020年9月

·前　言·

全科医疗是一个既年轻又古老的学科，是全科医生在实际工作中的一切实践活动。全科医学是一个面向社区与家庭，整合临床医学、预防医学、康复医学以及人文社会学科相关内容于一体的综合性医学专业学科，是一个临床二级学科。其范围涵盖了各个年龄段，各个器官、系统，以及各类疾病。其主旨是强调以人为中心、以家庭为单位、以社区为范围、以整体健康的维护与促进为方向的长期综合性、负责式照顾，并将个体与群体健康融为一体。

全科医生是经过全科医学的专门训练，具有符合全科医学学科要求的基本理论、服务态度与服务技能，在基层医疗服务中以满足患者的医疗卫生服务需求为目标的特殊类别的临床医生。经过良好训练的全科医生不仅具备坚实的临床服务功底，同时还能够为社区居民提供主动、全方位的医疗卫生预防和保健服务，是临床医学发展必不可少的一个方向。为此，我们编写了这本《基层全科医生实用手册》。

本书在山东省红十字会和山东第一医科大学的大力支持下完成，编者均为山东省红十字会乡村医生培训基地教研室成员，均是来自一线的医务工作者和山东省红十字会应急救护培训优秀师资。2016年至今为国家红十字基金会和山东省红十字会分批、分期培训了大量的乡村医生，在基层医疗教学活动中积累了丰富的经验。本书立足于全科医生应知应会的基本知识，同时结合教学实践中基层医生的实际需求，着重提升基层医生的全科临床思维能力及诊疗水平，具有较强的实践指导价值。

全书共15章，涵盖内容全面。第一章介绍了红十字运动，第二章介绍了以人为中心的健康照顾，第三章介绍了社区医疗，第四章介绍了社区常见症状的诊断与处理，第五章介绍了全科医生常用的临床技术，第六章简述了全科医生常用的临床辅助技能，第七至十五章依次阐述了急诊科、内科、外科、妇科、产科、儿科、老年科、肿瘤科、传染科常见病的治疗及预防。全书汇集了编者数十年的临床工作经验，实用性强，是一本难得的基层全科医生参考工具书。

由于时间仓促，篇幅有限，书中难免有不足或遗漏之处，望广大读者提出宝贵意见和建议。

徐忠法
山东第一医科大学第三附属医院
（山东省医学科学院附属医院）
2020年2月

·目　录·

第一章　红十字运动

第一节　国际红十字与红新月运动的起源与发展

一、国际红十字与红新月运动的诞生

国际红十字与红新月运动是人类文明进步的象征(图 1-1),它的诞生不是偶然的,而是人类社会发展的必然产物。红十字运动起源于战场救护,红十字运动的创始人是瑞士人亨利·杜南先生。国际红十字运动的起源可归结为一场战争、一个人、一部书、一个组织、一部公约。

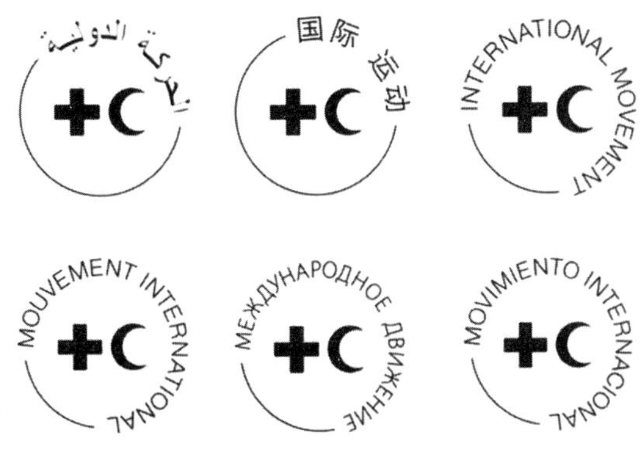

图 1-1　国际红十字与红新月运动标志

(一)一场战争

1859 年 6 月 24 日,奥地利陆军与法国撒丁联军(30 多万人)激战于意大利北部伦巴第地区一个叫索尔弗利诺的村庄,因缺乏医疗救护,士兵伤亡惨重,有 4 万多名受伤垂死之人被遗弃在战场上。

(二)一个人

红十字运动起源于战场救护,瑞士人亨利·杜南先生(1828－1910)是红十字运动的创始人。

亨利·杜南先生 1828 年 5 月 8 日诞生于日内瓦。在青年时期已有了很高的道德准则,成为日内瓦救济委员会的成员。他常常给穷人、患者及遭受其他痛苦的人精神上的安慰和物质上的帮助。

正当亨利·杜南先生在商业生涯上走向成功的时候,一场战争——索尔弗利诺战争改变了他的一生。

1859 年 6 月 25 日正在欧洲各地从事私人商务活动的亨利·杜南先生途经索尔弗利诺,为当时的惨象所震惊,他当即决定将个人事业放置一边,投入战场救护。首先,他联系了当地一所教堂作为临时的救

护所，并与法军军医总监取得联系，成功释放了数名奥军军医俘虏，让他们负责治疗工作。其次，亨利·杜南发动邻近的卡斯蒂廖村村民参加救护，并劝导参与救护的人不带成见地医治所有的伤病员。

(三)一部书

这次经历深深触动了亨利·杜南先生的良知和思维。他回到日内瓦后立即撰写了《索尔弗利诺回忆录》一书，把在索尔弗利诺见到的一切情景，以直观、感人的方式叙述出来。此书于 1862 年 11 月自费出版后，在欧洲各国引起强烈反响。他在书中提出两项重要建议：一是在各国设立全国性的志愿伤兵救护组织，平时开展救护技能训练，战时支援军队医疗工作。二是签订一份国际公约给予军事医务人员和医疗机构及各国志愿的伤兵救护组织以中立的地位。

(四)一个组织

《索尔弗利诺回忆录》里的两项重要建议，首先得到日内瓦的 4 位知名的公民——日内瓦公共福利会会长莫瓦尼埃、杜福尔将军、阿皮亚医生和莫诺瓦医生的赞赏和支持。1863 年 2 月 9 日，他们 5 人在瑞士日内瓦宣告成立“伤兵救护国际委员会”，又称为“日内瓦 5 人委员会”。杜福尔将军担任主席，亨利·杜南先生任秘书。1875 年改名为“红十字国际委员会”。

(五)一部公约

亨利·杜南先生为了实现其理想，在“伤兵救护国际委员会”成立后，继续努力向欧洲一些国家的政府呼吁，得到了大部分国家的支持。

1863 年 10 月 26 日，日内瓦国际会议召开。来自 16 个国家和 4 个私人组织的 36 名代表参加了这次会议。会议由“伤兵救护国际委员会”召集和主持。10 月 29 日，会议通过了 10 项决议。决议的主要内容除包括亨利·杜南先生在《索尔弗利诺回忆录》中提出的两项重要建议外，还有采用白底红十字臂章作为救护人员的识别标志。1864 年 3 月 8 日，在普鲁士与丹麦之间爆发的日勒苏益格战争中，佩戴红十字臂章的救护人员第一次在战场上出现，并提供人道服务。

1864 年 8 月 8 日至 22 日，正式名称为“关于中立化在战地服务的军队医务部门的国际会议”的外交会议在日内瓦召开。8 月 22 日，参加会议的 12 个国家的正式代表签署了第一个日内瓦公约——《关于改善战地陆军伤者境遇之日内瓦公约》。从此，红十字运动作为一个国际性的运动开始运作起来，并得到国际法的保障。

1901 年，亨利·杜南先生因其对红十字运动做出的巨大贡献而荣获首次颁发的诺贝尔和平奖。1948 年，红十字会协会(即现在的红十字会与红新月会国际联合会的前身)理事会决定把每年的 5 月 8 日(亨利·杜南生日)定为世界红十字日，并要求各国红十字会在这一天举行庆祝纪念活动。

二、国际红十字与红新月运动的组成

国际红十字与红新月运动由三部分组成。

(一)红十字国际委员会

红十字国际委员会(图 1-2)是亨利·杜南于 1863 年在瑞士日内瓦创立的私人人道机构。该委员会共有 25 名委员，国际人道法赋予该组织独特的权力，保护国际和国内武装冲突受难者的生命和尊严。

(二)红十字会与红新月会国际联合会

红十字会与红新月会国际联合会(图 1-3)创立于 1919 年，它负责在运动内部协调各国家红十字会和红新月会的活动。在国际上，联合会与各国红会密切合作，负责领导和组织应对大规模紧急事件的救援工作。国际联合会的秘书处设于瑞士日内瓦。

(三)各国红十字会或红新月会

世界各国几乎都有自己的国家红十字会或红新月会(图 1-4)。根据国际人道法原则和国际红十字与红新月运动的章程，每个国家红会在本国开展工作，依据其具体情况和能力，承担一些国际人道法或运动职责并未直接界定的人道工作。在很多国家，国家红会通过提供应急医疗服务而与该国卫生系统关系密切。

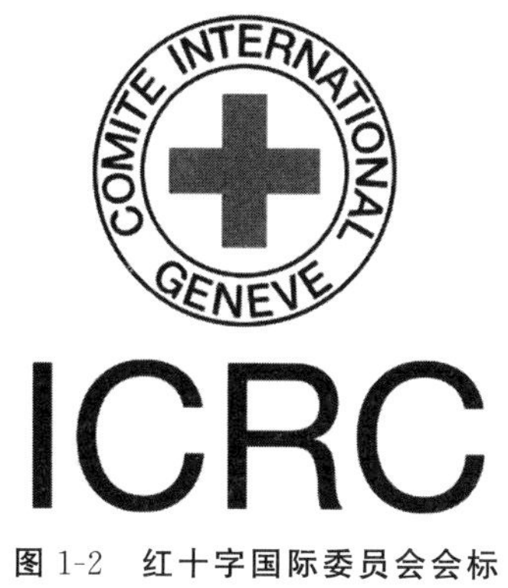

图 1-2 红十字国际委员会会标

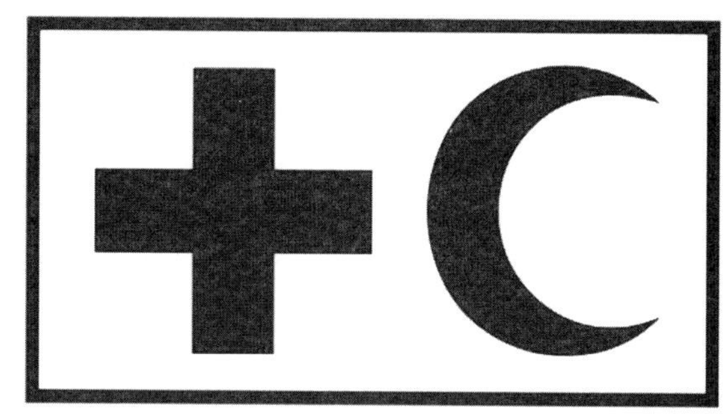

图 1-3 红十字会与红新月会国际联合会会标

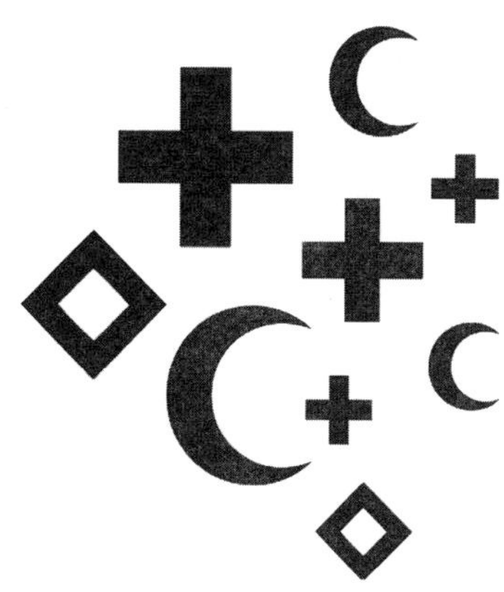

图 1-4 各国红十字会或红新月会会标

另外，组织每两年召开一次国际红十字与红新月运动代表会议，所有组成部分(国际大会、常设委员会、红十字国际委员会、国际联合会、各国红会)都可以向代表会议提交议案、参与讨论并平等决定有关事务。然而，代表会议不能给出、通过和做出与国际大会已经通过的决定相矛盾的意见、决议或决定。

代表会议通常是在两年一度的国际联合会全体大会召开后举办。全体大会和代表会议构成了红十字红新月法定会议。在每 4 年一届的国际大会召开的年份，代表会议的召开时间是在联合会全体大会之后，国际大会之前。代表会议负责提议主持国际大会和填补其他空缺的候选人。代表会议还负责制定国际大会临时议程。

三、红十字国际委员会组成及职能

(一)国际委员会机构情况

国际委员会的最高权力机构是代表大会，代表大会从瑞士公民中选举出国际委员会的委员。委员人数为 15～25 人。每 4 年选举一次。在 4 年任期后，需得到红十字国际委员会 3/4 的委员同意才可连任。代表大会选举执行理事会成员(最多由 7 人组成)，红十字国际委员会主席主持执行理事会。

国际委员会设在日内瓦的总部约有 800 名工作人员，绝大多数为瑞士籍。此外，在世界各地开设多个代表处，共有上千名代表，在开展工作的那些国家还聘用了数千名当地雇员。

国际委员会的经费主要来源于几个方面：日内瓦公约各缔约国、跨国组织(如欧盟)、各国红十字会或红新月会，以及社会上各种捐赠、基金和遗产。总部机关预算的一半由瑞士联邦政府提供。行动预算通过特别呼吁获得，总数为总部机关预算的若干倍并且每年变化很大，这是因为国际委员会依据其使命及局势而采取行动在不断变化的原因。

(二)国际委员会的身份及职能

国际委员会的前身是由亨利・杜南等 5 位日内瓦公民组成的“伤兵救护国际委员会”，1875 年改名为

“红十字国际委员会”。国际委员会委员全部由瑞士籍人士担任，由于它是红十字运动的创始者和日内瓦四公约及其附加议定书的倡导者，以及它本身的业绩表现，被授予多项国际任务和特权。今天的国际委员会已具有下列各种身份：①执行日内瓦公约的代表；②红十字运动的创始者兼成员；③日内瓦四公约及其附加议定书和红十字运动基本原则的监护者、宣传者以及服务的主动提供者；④应国际社会要求和委派承担人道活动的工作者。

上述各项职能使国际委员会在国际关系史上获得一种独特地位——国际法人身份，使它在履行职责时，可直接与各国政府打交道。1989 年，国际委员会在联合国获得观察员身份。

日内瓦四公约及其附加议定书赋予国际委员会一系列特权，最基本的有以下几项：①从事救助受害者的人道活动，并向他们提供救济；②代表保护国行事；③切实保卫红十字与红新月标志；④探视战俘及被关押或拘留的平民；⑤与中央寻人局任务有关的工作；⑥保存人道工作合格人员的档案；⑦主动召集并参加定期修订 1977 年第一附加议定书附件一（识别章程）的工作；⑧在非国际性武装冲突中，主动开展人道工作。

1986 年 10 月，第 25 届红十字国际大会通过的《红十字与红新月运动章程》又对国际委员会的职能做了如下的规定：①维护并传播红十字运动的基本原则。②承认符合条件的新组建或改组的国家红会，并将此承认通知各国红会。③承担日内瓦公约赋予的任务，为忠实执行国际人道法而努力，并受理有关违反该法的诉讼。④在国际性及非国际性武装冲突或内乱中以中立身份从事人道工作时，努力保证向遭受此类事件损害的受难人员提供保护和救助。⑤保障日内瓦公约规定的中央寻人局的活动。⑥武装冲突之前，与各国红会合作，致力于医务人员的培训和医疗器械的准备。⑦解释和传播适用于武装冲突的国际人道法，并推动这类法律的发展。⑧执行红十字国际大会委托的工作。

总之，国际委员会从 1863 年诞生时的一个小小团体，逐渐发展成为当今的一个行动组织，它的工作遍及世界各地。它的工作保护对象是因武装冲突或因敌对者的行为而丧失保护的人，如伤员、战俘、流离失所的平民和处于被占领状态下的平民等。它的行动基础和依据是上述的各项法律和规则。它的职能是在享有权利的受害者和负有义务的国家之间充任中立者的身份，加强对战争受害者的保护。它的中立性是基于日内瓦公约和红十字运动基本原则。

从第一次世界大战以来，国际委员会的工作范围逐渐扩展，它可以向日内瓦四公约及其附加议定书所涵盖的状态、范围提供服务，能够为大多数武装冲突的受害者采取人道主义行动。国际委员会的人道主义行动，主要是下列三方面。

一是救济和医疗援助。针对现代武装冲突的性质以及给平民带来的必然影响，国际委员会逐渐加强救济和医疗援助工作，还专门成立了救济处和医疗处，负责筹划、组织、管理和监督工作。救济处的责任是与各国政府、各国红会以及联合国、欧共体委员会等国际组织进行协调，给受害者提供衣、食、住、行等方面的条件和物资。医疗处的责任是解决治疗伤病员所需要的医务人员、药品和器材以及防止疫病所需要的各种条件。另外，还为在战争中受伤害而瘫痪或截肢者提供手术治疗、理疗、康复治疗，生产和装配假肢及其他装置等。

二是探视战俘及因安全原因被逮捕和拘留的人们。国际委员会的这种探视，不过问被逮捕和被拘留的原因，仅仅是了解被拘留的物质需求与心理条件，如有必要分发救济品以确保被拘留者能够与家人通信。从 1945 年以来，国际委员会已在 100 多个国家探视了 50 多万被拘留者。

三是寻人转信。在红十字组织和日内瓦公约诞生之前，要想了解落入敌方手中的武装部队成员的下落几乎是不可能的。在 1870－1871 年的法兰西与普鲁士战争中，这种情况得到了改善。国际委员会说服交战双方向它提供了各自捕获的敌方伤员和俘虏的名单，这些名单使国际委员会能够回答焦虑的亲属的询问并在战俘和亲属之间传递他们的信件。这一突破就是国际委员会设立中央寻人局的起源。由于国际委员会对人类和平事业的突出贡献，它于 1917 年和 1944 年两次荣获诺贝尔和平奖。1963 年，在国际委员会诞生 100 周年的时候，它第三次荣获诺贝尔和平奖（与红十字会协会共同获奖）。

四、红十字会与红新月会国际联合会及其职能

(一)国际联合会的诞生及简况

国际联合会是由各国红十字会与红新月会组成。起初名为“红十字会协会”,创立于第一次世界大战后的1919年,1983年改为“红十字会与红新月会协会”,1991年改为现在的名称,创始人是美国红十字会的一位领导人亨利·戴维逊。

第一次世界大战结束后,欧洲大部分地区处于一片混乱之中,经济凋敝,疫病横行,大批一贫如洗的难民在欧洲大陆到处流浪。当时没有几个国家设有卫健委,也没有能够组织大规模救济工作的真正的国际性机构。在这样的社会历史背景下,美国银行家、美国红十字会战时委员会主席亨利·戴维逊倡议,“把不同国家的红十字会联合起来,形成一个类似于国际联盟的组织,发起一个持久的和世界性的运动来提高卫生水平,防止疾病和减轻痛苦”。

他的倡议立即得到响应,1919年初,在法国戛纳召开了有英、美、法、日、意等国家医学界知名人士参加的国际医学大会。红十字会协会就在这一年诞生了。红十字会协会成立后,各国红十字会并未因此而解散,它们仍然保持其独立身份。这样,红十字会协会就成为各国红会以及各国红会与国际社会之间联络和沟通合作的桥梁。

各国红会和国际联合会之间的关系如同联合国各成员国与联合国的关系一样。1995年,国际联合会在联合国获得观察员身份,属于国际性非政府组织,在联合国经社理事会中具有咨询地位,在这个组织和其他国际性机构中,它代表着其成员(各国红会)的意见。

国际联合会的最高机构是大会,每个国家红会在大会上有一票表决权。大会通常每两年召开一次,国际联合会的主席和副主席由大会选举产生,一届任期为4年。现任主席为弗朗切斯科·罗卡。国际联合会的执行机构为领导委员会,领导委员会中的国家红会成员也由大会选举产生。国际联合会的办事机构为秘书处,秘书处由秘书长主持,秘书长是国际联合会的首席行政官。秘书处聘有200多名属于不同国籍的工作人员,并向数十个国家和地区派驻代表团或办事处。

国际联合会的经费主要来源于各国红会交纳的会费,救济与发展规划经费主要来自各国红会和各国政府的特别捐助。

国际联合会总部最初设在法国巴黎,1935年迁往日内瓦,与红十字国际委员会同在一个城市,两个组织的领导成员经常举行联席会议,协调彼此的工作。

(二)国际联合会的职能

国际联合会的职能是由红十字与红新月运动章程确定的,它的工作范围随着人类社会对人道需求的扩大而在不断扩展,总的目标是改善世界上最易受损害群体的境况。它在实行这个目标时,跟红十字国际委员会一样坚持红十字运动基本原则,不因国籍、种族、宗教信仰、阶级和政治观点的不同而产生歧视。

根据红十字与红新月运动章程和国际联合会章程规定,国际联合会的主要职能是:①作为各国红会之间联络、协调和学习的常设机构,根据各国红会的要求向它们提供帮助。②鼓励和促进在所有国家建立和发展独立并获承认的国家红会。③采用一切可能的方法向所有灾民提供救济。④在灾害救济准备、救济活动的组织及其实施等方面向国家红会提供援助。⑤根据国际大会通过的《红十字与红新月灾害救济原则与条例》组织、协调和指导国际救济活动。⑥鼓励和协调各国红会与本国政府机构合作参与旨在保障公共健康和增加社会福利的活动。⑦鼓励和协调各国红会交流关于对儿童和青年进行人道主义教育以及发展各国青少年之间的友好关系。⑧协助国家红会从全体国民中招募会员,并对他们进行红十字运动基本原则的教育。⑨根据与国际委员会签订的协议,向武装冲突的受害者提供帮助。⑩帮助国际委员会促进和发展国际人道法,并与其合作,在各国红会中宣传国际人道法和基本原则。⑪在国际上,尤其是处理涉及联合会大会通过的决定和建议等事宜,担任各国红会的正式代表,并担任各国红会独立完整的监护人和其利益的保护人。⑫执行国际大会委办的任务。

五、国家红十字会或红新月会的组成及职能

国家红十字会或红新月会又称各国红十字会。各国红会成立之初，只为协助军队医务人员在战时救护伤病者。随着历史的发展、时间的推移，不论在战争时期或和平时期，其工作范围都得到了扩展。这是由于自索尔弗利诺战役之后，军队医疗服务已有显著的改善。而武装冲突已不局限在战场上，有越来越多的平民成为敌对行动中的受害者。在战争或武装冲突时期辅助军队医疗服务仍然是国家红会的主要职责，但这只是许多工作中的一部分。作为国际联合会的成员，许多国家红会都像国际联合会一样，将其工作范围逐步扩展到社会救助的方方面面，成为保护人的生命和健康、促进社会发展与进步的重要力量之一。

（一）成立国家红十字会或红新月会的十项条件

(1)建立在一个独立国家的领土上，该国已加入有关改善战地武装部队伤者病者境遇之日内瓦公约。

(2)是该国唯一的国家红会，且由一个中央机构领导。在与本运动其他成员交往时，中央机构是唯一有资格代表该会的。

(3)已获得该国政府根据日内瓦公约正式承认其为志愿救护救助团体，协助政府进行人道工作。

(4)具有独立自主的地位，能够遵照红十字运动的基本原则进行活动。

(5)根据日内瓦公约的规定，使用红十字或红新月为其名称和标志。

(6)组织有序，能履行其章程所确定的任务，包括在和平时期做好准备，以便在发生武装冲突时履行其法定职能。

(7)其活动需遍及该国领土。

(8)在招募工作人员和志愿工作者时，不因种族、性别、阶级、宗教和政治倾向而有所歧视。

(9)严格遵守现行红十字运动的章程及规则，并与本运动各成员合作。

(10)尊重红十字运动的基本原则，以国际人道法指导其活动。

（二）国家红十字会或红新月会的职能

各国红会是本运动的基本成员和重要力量。各国红会是本国政府人道工作的助手，是独立自主的全国性团体，根据各自的章程和本国立法从事符合本运动任务和基本原则的人道工作。

主要包括救灾、备灾、卫生救护、社区服务、传播国际人道法、青少年活动、寻人工作、各国红会之间的相互支持和对国际委员会、国际联合会的支持。

六、国际红十字与红新月运动的七项基本原则

现行的国际红十字与红新月运动的基本原则是 1965 年 10 月在维也纳召开的第 20 届红十字与红新月国际大会上讨论通过的，即：人道、公正、中立、独立、志愿服务、统一和普遍。1986 年，在日内瓦召开的第 25 届红十字与红新月国际大会经过投票决定，把这七项基本原则纳入《红十字与红新月运动章程》之中。

（一）人道

“国际红十字与红新月运动的本意是要不加歧视地救护战地伤员。在国际和国内两方面，努力防止并减轻人们的痛苦，不论这种痛苦发生在什么地方。本运动的宗旨是保护人的生命和健康，保障人类尊严，促进人与人之间相互了解、友谊和合作，促进持久和平。”

人道原则是红十字会所有工作的基础，人道原则指出了痛苦的普遍性，所有红十字会的工作都是向减轻人类痛苦的方向进展。运动的宗旨在于采取适当的行动，以确保人类的痛苦不受到漠视。人道所代表的是一种休戚与共的精神及救助人间苦难的具体努力。作为政府的助手要做出自己独特的和不带偏向的贡献。人道工作是困难的，而施行人道工作最大的障碍是自私、冷漠和灰心。

（二）公正

“本运动不因国籍、种族、宗教信仰、阶级和政治见解而有所歧视，仅根据需要，努力减轻人们的疾苦，

优先救济困难最紧迫的人。”

这是红十字的精髓。红十字会在提供人道服务上绝对不能厚此薄彼，任何形式的歧视都是严格禁止的。红十字会提供援助唯一的条件是受害者们受苦的迫切性。因此，红十字会的工作人员在履行职责时必须排除个人的偏见和喜恶。

（三）中立

“为了继续得到所有人的信任，本运动在冲突双方之间不采取立场，任何时候也不参与带有政治、种族、宗教或意识形态的争论。”

中立原则并不意味着个别会员或志愿人员要放弃个人意见，这只说明在行动时要保持中立。在冲突中红十字会不采取任何可能导致各方加剧敌对行为的行动。

（四）独立

“本运动是独立的。虽然各国红十字会是本国政府的人道工作的助手并受本国法律的制约，但必须始终保持独立，以便任何时候都能按本运动的原则行事。”

（五）志愿服务

“本运动是个志愿救济运动，绝不期望以任何方式得到回报。”

志愿服务是一种无私的表现，它体现出人与人之间一种出于自愿的助人为乐的精神。志愿服务的实质是对他人提供服务而不索取报酬，这就是对人道原则的直接表达。虽然红十字会工作人员如同其他的工作人员一样都有报酬，但是红十字会人员工作的动机绝非金钱，而是个人对人道观念的信仰和奉献。

（六）统一

“任何一个国家只能有一个红十字会或红新月会。它必须向所有的人开放，必须在全国范围内开展人道主义工作。”

这一原则涉及的 3 个要素恰好是国家红十字会为获得承认而必须达到的 3 个主要条件：它是国内唯一的这种性质的机构；它一视同仁地吸收会员；它的活动遍及国家的整个领土。

（七）普遍

“国际红十字与红新月运动是世界性的。在这个运动中所有红十字会享有同等地位，负有同样责任和义务，相互支援。”

普遍性说明人类的痛苦是普遍存在的，所以对于苦难者的人道援助也应该是普遍的。普遍性又反映出国际人道法的性质及适用范围，超越了不同国家、不同意识形态的分歧，更体现出红十字的全球性参与和活动，因此本原则亦是现实的写照。各国红十字会的权利及地位必须平等，此项要求源于人类相互间的平等，特别是在苦难的情况中。除此之外，此要求亦寓意运动各成员须共同分担责任。

七项基本原则构成了一个密切的整体。尽管每项原则的范围都有具体规定，各项原则也并不同等重要，但它们之间具有逻辑关系并且相映生辉。重要的是我们应把七项基本原则作为一个整体来学习和遵守。七项基本原则赋予了国际红十字与红新月运动具体的特征和性质，这独一无二的特性正是本运动区别于其他慈善组织的根本所在。

七项基本原则是红十字与红新月运动各个组织部分的共同标准，是本运动的理论基础。正如遵守国际人道法是各国政府的义务，执行基本原则是红十字与红十字新月运动每个成员的职责。

七项基本原则中，人道原则占有特殊的地位，它是本运动的基础，是一切活动的出发点和落脚点。公正、中立、独立原则是保证本运动达到其目标的基本要素。志愿服务、统一和普遍原则是本运动组织上的取向。

七、国际红十字与红新月运动的标志使用规范

国际红十字与红新月运动的标志详见图 1-5。

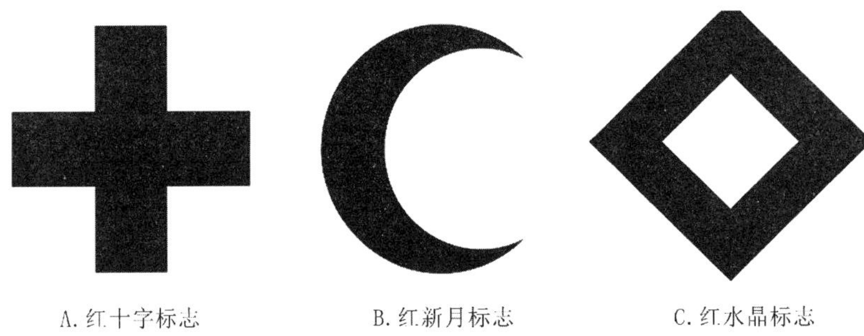

图 1-5 国际红十字与红新月运动标志

(一)标志的保护性使用

(1)向交战各方标示受日内瓦公约保护的人员、场所和物品。

(2)尺寸相对大一些,以便从远处可以辨认。

(3)保持规范形状:既不在标志上也不在白底上添加任何东西。

(二)标志的标明性使用

(1)附属:标明某人某物属于某国红十字会或红新月会(图 1-6)。

(2)装饰:红十字会或红新月会颁发的勋章、奖章、纪念品(图 1-7)等。

(3)联想:用于其他团体设立的急救站及救护车,但其提供的必须是免费的服务(红十字会或红月会公开授权)。

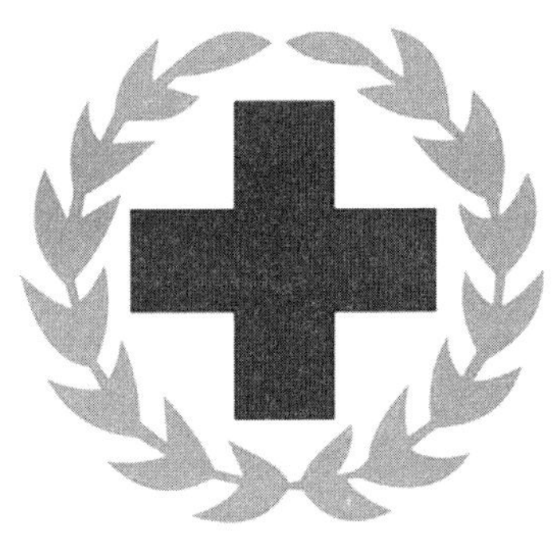

图 1-6 中国红十字会会徽

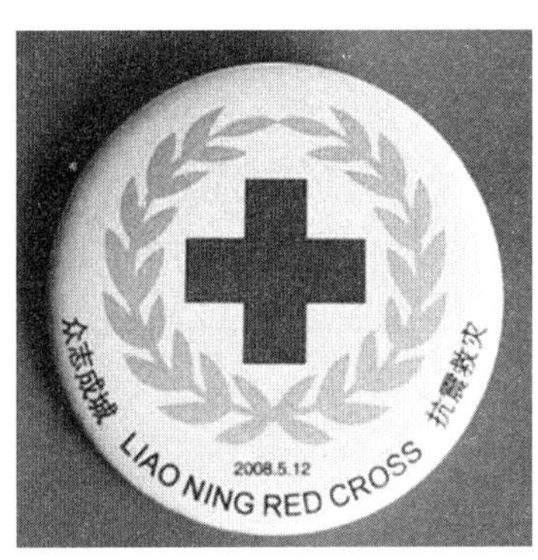

图 1-7 红十字会颁发的纪念品

(三)谁可以使用

1.武装冲突时期

(1)武装部队的医务部门。

(2)政府授权允许的国家红十字会或红新月会民间医疗团体其他志愿救护团体。

2.和平时期

(1)国家红十字会或红新月会。

(2)国家红十字会或红新月会授权许可的团体或个人。

(四)何为滥用标志

1.严重滥用标志

如图 1-8 所示,保护武装人员或军用器材,此属背信弃义行为(战争罪)。

2.误用标志

有权或被授权使用标志的人,未按红十字运动的原则使用红十字标志(图 1-9)。

3.模仿标志

如图 1-10 所示,设计、颜色可能造成与红十字标志混淆。

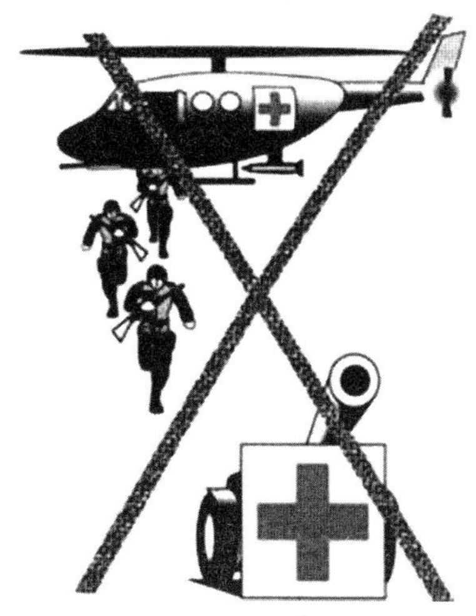

图 1-8 滥用标志

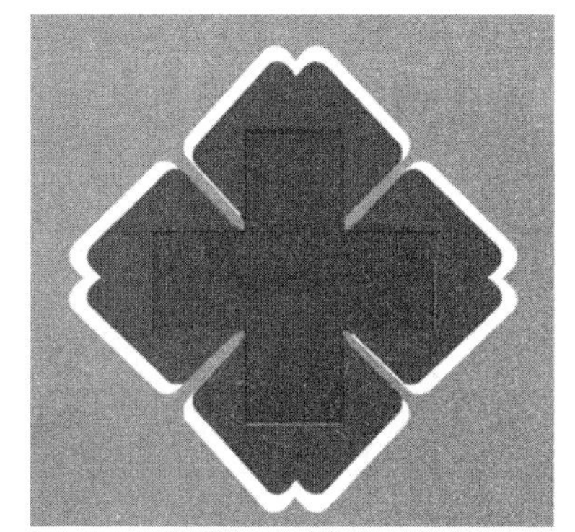

图 1-9 团体或个人未经授权而使用红十字标志

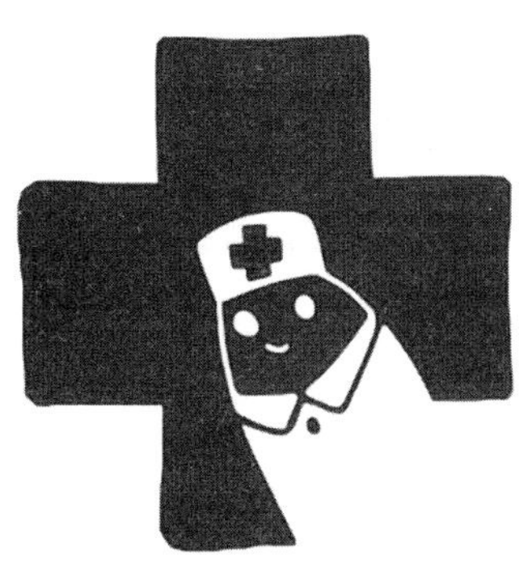

图 1-10 模仿标志

第二节 红十字运动在中国

一、红十字运动在中国生根

1904 年 2 月，在中国东北旅顺口，日俄两国为争夺在中国的利益，爆发了日俄战争，数十万东北同胞处于水深火热中。清朝派船接运难民，遭到俄国拒绝。为了得到国际社会的承认与支持，清政府商约大臣吕海寰、盛宣怀和沈敦和等人邀请上海官绅、各国驻沪代表，着手组建中、英、美、德、法 5 国合办的万国红十字会上海支会。

1904 年 3 月 10 日，万国红十字会上海支会成立，清政府随即予以承认，慈禧太后“颁发懿旨”并拨白银 5 万两“以资经费”。这是中国红十字会的前身。

万国红十字会上海支会成立以后，即募捐筹款，设立医院，组织战地救护，并致电交战的日俄双方，要求按日内瓦公约规定，予以承认和保护。日俄战争期间共救护、赈济、安置 46.7 万余人。

1907 年 7 月，万国红十字会上海支会改为大清红十字会，清政府委派吕海寰、盛宣怀监临会务。

1910 年 2 月，清政府任命盛宣怀为大清红十字会会长。

在积贫积弱的旧中国，应运而生的红十字会，恰似漫漫长夜中的一缕烛光，向人们昭示：哪里有苦难哪里有红十字会，哪里有红十字会哪里就有希望！

二、红十字运动在中国发芽

1919 年 7 月，中国红十字会加入当年成立的国际红十字会协会（即现今红十字会与红新月会国际联合会）。

1921 年，孙中山在广州就任大总统，准备举兵北伐。为了勉励红十字会会员，他亲自题写“博爱”二字赠予中国红十字会番禺分会。

1937 年，日本帝国主义发动全面侵华战争，中国红十字会在抗战中进行了有效的战地救护和民众医防工作。

1938 年，中国红十字会救护总队在汉口成立，并设分队。海外侨胞等各界人士赠送了大批药品和车辆。

中国红十字会救护队几乎遍及全国各战区，曾派出医疗队赴江西和延安，协助新四军和八路军为军民服务。抗日战争中，宋庆龄亲率广州红十字会救护队进行战地救护。

1938 年春，中国红十字总会为配合长期战争，于汉口成立中国红十字会救护总队，协助军队治疗伤病，开展战地救护防疫。从 1938 年 1 月至 1945 年 10 月抗日战争胜利，先后在中国红十字救护队工作过的员工多达 8 000 余人，救护总队共救治 2 200 余万中国军民。

1938 年 10 月，中国红十字会救护总队由长沙、祁阳迁至贵阳图云关，连同举世闻名的中国医疗卫生中心和军医培训基地等都以它为中心基地。在这里，成千上万的伤员得到了良好的救助，世界各地援华的成千吨物资经此运往前线，无数经过培训的战时医护人员从这里奔赴抗日战场。

1938 年，在第 16 届红十字国际大会上，中国红十字会代表发言时强调“自去年卢沟桥事件起，战争之烈为远东有史以来所未有。中国红十字会本着人道立场，尽力设法减少人民痛苦，惟责任綦重，恐非一朝一夕所克完成，敬愿国际同情之士，继续援助，诚不独中国人民之幸，亦世界和平之福也”。各国代表听取报告后，深受感动。这次大会对抗日战争期间国际红十字组织持续有效地援华，起到了很大的推动作用。

鉴于中国红十字会在抗日战争中的贡献及其在国际上产生的影响，时任中国红十字会会长的蒋梦麟被选为红十字会协会副主席。

抗日战争开始后，在空前的民族灾难面前，中国红十字会的医疗救护工作，得到国际红十字组织和友好国家在医药和人力上的大量援助，来自加拿大、美国、奥地利、英国、印度、波兰、保加利亚等国的医务工作者，在中国抗日战争中做出了巨大贡献，有的甚至献出了宝贵的生命。

1938 年，加拿大红十字会志愿者诺尔曼·白求恩借助国际红十字会协会渠道来到中国，实施战场医疗救护，直至以身殉职。

三、红十字运动在中国开始复兴

1949 年 10 月 1 日，中华人民共和国成立。1950 年，在中央人民政府的支持和关怀下，中国红十字会由上海迁到北京并进行改组，中国红十字会获得了新生。

从 1950 年改组到 1966 年十多年间，中国红十字会以人道为本，在推动爱国卫生运动、卫生救护训练、查人转信、交换战俘等方面做了很多工作，发挥了特殊作用。

1950 年 8 月 2 日，中国红十字会协商改组会议（实际为中华人民共和国成立后中国红十字会第一次全国代表大会）在北京召开，周恩来总理亲笔修改会章，明确中国红十字会为“中央人民政府领导下的人民卫生救护团体”。

1952 年，政务院总理兼外交部长周恩来代表中华人民共和国政府发表声明，承认 1949 年日内瓦四公约。同年 7 月，中国政府和中国红十字会两个代表团出席在加拿大多伦多召开的第 18 届红十字国际大会，大会承认中国红十字会是中国唯一合法的全国性红十字会。这是新中国在国际组织中恢复的第一个合法席位。

1966 年，中国红十字会受到冲击，总会和各级组织被迫撤销，除坚持国际工作外，国内各项工作陷入停顿状态。

四、红十字运动在中国全面发展

1978 年，国务院批准中国红十字会恢复国内工作。伴随着中国改革开放的历史进程，党和政府从各个方面不断加大对红十字事业的支持，中国红十字会工作迈入了新的时代。

自 1994 年开始，原国家主席江泽民、胡锦涛先后在中国红十字会第六次、第七次和第八次、第九次全国会员代表大会上受聘担任名誉会长。国务院原副总理吴仪、回良玉，国务委员王勇等国家领导人先后联系指导中国红十字会的工作。

习近平总书记十分关心中国红十字会工作，并多次出席中国红十字会组织的活动。2015 年 5 月，他在北京会见中国红十字会第十次全国会员代表大会全体代表时指出，我国红十字事业是中国特色社会主义事业的重要组成部分，中国红十字会是党和政府在人道领域联系群众的桥梁和纽带。党和国家高度重视这支力量。要求中国红十字会适应新形势、新任务，紧紧围绕党和国家中心任务，增强责任意识，推进改革创新，加强自身建设，开展人道救助，真心关爱群众，努力为国奉献、为民造福。习近平总书记强调，红十字组织是全世界影响范围最广、认同程度最高的国际组织，红十字是一种精神，更是一面旗帜，跨越国界、种族、信仰，引领着世界范围内的人道主义运动。要求我们同国际红十字组织加强合作，积极参与国际人道援助，为更多弱势群体提供帮助，在力所能及范围内履行国际责任和义务，为国际人道主义事业做出更大贡献。习近平总书记强调，各级党委和政府要加强对红十字工作的领导和支持，热情帮助解决红十字事业发展中遇到的困难和问题。要求结合培育和践行社会主义核心价值观，在全社会弘扬人道、博爱、奉献精神，弘扬正能量，引领新风尚。

1993 年 10 月 31 日，第八届全国人大常委会第四次会议正式通过《中华人民共和国红十字会法》，同日以国家主席第十四号令公布实施。1996 年 1 月 29 日《中华人民共和国红十字标志使用办法》颁布实施，维护了红十字标志使用的严肃性。

2012 年国务院出台的《关于促进红十字事业发展的意见》(国发[2012]25 号)是新时期发展红十字事业的纲领性文件，在当下发展环境中具有重大现实意义和指导意义，充分体现了党和政府对红十字事业的高度重视和大力支持。

2017 年 5 月 8 日，新修订的《中华人民共和国红十字会法》颁布实施，为中国特色红十字事业发展提供了坚强的法律保障。2018 年 12 月，国务院办公厅印发了《中国红十字会总会改革方案》，为中国红十字会全面深化改革提供了重要依据。

从 1994 年开始提出理顺红十字会管理体制以来，截至 2015 年，已有 100％的省级红十字会、96.4％的地级红十字会、67.2％的县级红十字会理顺了管理体制。中国红十字会现有 35 个省级分会(各省、自治区、直辖市红十字会，新疆生产建设兵团红十字会，中国铁路红十字会，香港特别行政区红十字会，澳门特别行政区红十字会)，截至 2015 年，中国红十字会共有 97 680 个基层组织，12 631 个人员编制，2407.5 万会员，203.2 万志愿者。

随着国家对香港、澳门恢复行使主权，中国红十字会于 1997 年、1999 年先后接纳香港红十字会、澳门红十字会成为享有高度自治权的两个特别行政区分会。

第三节　中国红十字会主要工作

一、红十字会在和平时期履行下列职责

(1)宣传和执行《中华人民共和国红十字会法》和《中华人民共和国红十字标志使用办法》。

(2)开展备灾救灾工作。制定应急预案,建立应急救援队伍。储备救灾物资,建设和管理备灾救灾设施。在自然灾害、事故灾难、公共卫生事件等突发事件中,开展救护和救助工作。根据突发事件的具体情况,由总会向国内外发出呼吁,依法接受国内外组织和个人的捐赠。地方各级红十字会在辖区内发出呼吁,依法接受国内外组织和个人的捐赠。及时向灾区群众和受难者提供急需的人道援助,参与灾后重建。

(3)开展应急救护、防灾避险和卫生健康知识的宣传、普及、培训。在机关、企事业单位、社区、农村、学校和易发生意外伤害的行业和人群中开展应急救护培训,组织群众参加意外伤害和自然灾害的现场救护,提高应急条件下的应急救助能力和水平。

(4)建设和管理中国造血干细胞捐献者资料库,开展捐献造血干细胞的宣传动员、组织工作。

(5)开展无偿献血的宣传推动工作,与各级人民政府共同对先进单位和个人进行表彰奖励。

(6)开展社会救助及相关服务工作。对易受损人群进行救助,为困难群众提供服务。在社区、农村中建立红十字服务站,开展服务群众、宣传培训、募捐救助等活动。开展帮助寻找失散亲人、重建家庭联系等其他人道服务工作。

(7)依法开展和推动遗体、器官(组织)捐献工作。开展艾滋病预防控制宣传和教育、关心爱护艾滋病病毒感染者、患者及其他人道救助工作。

(8)组织开展红十字青少年工作。

(9)组织开展红十字志愿服务工作。

(10)宣传国际人道法、红十字运动基本原则,总会承担中国国际人道法国家委员会秘书处的日常工作。

(11)依法开展募捐活动。在公共场所设置红十字募捐箱并进行管理,依照法律法规自主处分募捐款物。

(12)兴办符合红十字会宗旨的公益事业。

(13)参加国际人道救援工作。开展与国际红十字组织和各国红十字会或红新月会及其他国际组织的交流与合作。

(14)完成人民政府委托事宜。

二、依据日内瓦公约及其附加议定书,红十字会在战时和武装冲突时期履行下列职责

(1)组织红十字救护队,参与战场救护。

(2)在武装部队中依法协助开展传染病的防治工作。

(3)对战区平民进行救助。

(4)协助战俘、被监禁者及难民与家人取得联系,转交钱物,并为此建立必要的通信渠道。

(5)参与探视和见证交换战俘。

第二章　以人为中心的健康照顾

第一节　医生关注中心的转移

医生关注中心的转移是医学模式转变的必然结果，即从生物医学模式（以疾病为中心）到生物-心理-社会医学模式（以人为中心）的转移是历史的必然。

一、生物医学模式

案例：患者，男性，54 岁。高血压病史 10 余年，目前服用两种降压药物，但服用药物不规律，血压控制在 150/90 mmHg 左右，每天吸烟 20 支。近一年来出现过数次胸闷心前区不适，心电图检查提示心肌缺血，心脏 B 超检查提示左室肥厚。

心脏专科医生：诊断为不稳定性心绞痛，给予单硝酸梨酯、肠溶阿司匹林及中药丹参滴丸口服，心脏专科医生建议患者住院行冠状动脉造影，必要时放置支架，高血压病要求增加一种降压药。

全科医生的分析：详细询问了患者胸闷和血压控制情况，同时还询问了患者的工作、家庭和睡眠情况，了解到患者性格内向，近半年来睡眠较差，经常烦躁。经细致交流了解到患者妻子下岗多年，有一女儿读大学，家庭收入主要依靠患者，近半年单位资产重组，患者有可能面临下岗，因此担心收入下降影响女儿读书。心内科专科大夫诊断他为冠心病，既要增加药物又需手术放支架，费用不菲愈加焦虑。

全科医生的处理：给予患者心理疏导，主要让患者倾诉其内心压力，给予支持鼓励，劝其戒烟，给予适当缓解焦虑的药物，同时让患者坚持规律用药。数周后，患者血压降到正常范围，睡眠改善，焦虑情绪缓解，胸痛发作次数显著减少。

从以上案例可以看出，生物医学模式是把人作为生物体进行分析，力图寻求每一种疾病的特定生理、病理变化，研究相应的生物学治疗方法，因此疾病是这一模式的关注中心。生物医学模式的优越性：①以生物学为基础，具有客观性和科学性。②其理论和方法简单、直观、易于掌握。③临床资料客观，有利于医生对疾病的分析。

但这种模式有其重要缺陷：①以疾病为中心，忽视患者的需求。②医患关系疏远，患者依从性差。③医生的思维容易局限和封闭。

二、生物-心理-社会医学模式

生物-心理-社会医学模式就是以人为中心的健康照顾，又称为“以患者为中心的照顾”或“全人照顾”，是全科医疗的基本特征之一，它与以疾病为中心的照顾的专科医疗模式有着本质的区别。

(一)既关注疾病也关注患者

以人为中心的健康照顾绝不仅仅关注疾病,也关注患者,甚至关注患者胜于关注疾病,要以维护服务对象的整体健康为目标。因此,全科医生在医疗实践中,首先要有同理心,向患者提供人文关怀,去了解患者的心理、健康价值观、患病感受和痛苦体验等,让患者信任医生,发挥他的主动性,提高他的依从性,配合医生取得治疗的最佳疗效。

(二)理解患者的角色和行为

患者角色包括以下四方面:①患者可以免除或减轻其在健康状况下承担的日常责任;②患者对自身陷入疾病状态这一事实是没有责任的;③患者具有使自己尽快恢复健康的义务;④患者应该寻求有效帮助,在治疗过程中积极与医务人员合作。全科医生应理解患者角色的意义并了解患病的合理性。

患者的行为包括患病行为、就医和遵医行为等。患者的行为取决于患者对所患疾病的理解,这与其个性特征、生活背景、健康信念模式和生活目的等相关。全科医生应关注患者的行为并适时加以指导和帮助,应以患者的需求为导向,营造安全、温馨的就医环境,尽可能满足患者的期望。

(三)提供个性化服务

以人为中心的照顾模式体现了个性化整体服务的原则。患者需要个性化的整体服务,全科医生首先应了解的个性化倾向,包括了解患者的背景、就医的主要原因以及对医生的期望,在实践中为患者提供个性化服务,为患者提供最佳的个性化的诊疗方案。全科医生要对患者进行生理、心理和社会三方面的整体服务,这种服务即"全人照顾"而并非单纯的对疾病的诊断与治疗。全科医生应尽量为患者提供心理上、精神上的抚慰与照料,进一步使其形成良好的患病行为和遵医行为,能够把具有健康问题的个体转变成能够解决自身问题的个体。

(四)尊重患者的权利

患者接受医疗服务过程中,有提供病情、配合治疗、增进健康、尊重医务人员、遵守医院规章制度、支持医学研究与教学的义务,同时也享有患者应有的、维护健康所需要的一系列权利。

(五)构建和发展稳定的患者参与式医患关系

建立长期、稳定、连续的合作伙伴式的医患关系是全科医疗服务的核心,是开展预防工作和慢性病管理的工作基础,也是实施以人为中心的健康照顾的先决条件。医疗服务本质上是一种医患互动的过程,医生、患者和医患关系是该过程的3个关键要素,医生对于患者而言应该是容易接近、容易沟通和值得信赖的,同时又具有高超的技术且能够提供满意的服务。在积极的医患互动过程中,患者的各种需求得到满足,患者和医生的合作积极有效,患者对自身问题的了解深入,对医嘱的依从性高,患者战胜疾病的信心增强,其内在潜能得到了充分调动。

(六)以患者需求为导向,注重患者安全,强调服务的健康结局

全科医疗最终的目标应落脚于照顾对象的整体健康结局的改善上,全科医生在为患者制定诊疗计划时应将个人的经验与循证医学证据相结合,疗效评价应以患者的最终结局为目的,选择的诊疗方案应更安全、更经济、更有效,能减少临床危险事件的发生,提高生命质量。

第二节 以人为中心的健康照顾的实施

在为全体居民实施预防、治疗、康复、保健、健康教育、计划生育等健康照顾时,全科医学是以"以人为中心"的照顾模式进行的,它是体现在医疗服务实施全过程和各个方面的。

一、全科医疗的问诊方式

在繁忙的全科医疗工作中，全科医生迫切需要一个简明、系统的问诊方式，以便迅速掌握患者的生理、心理、社会问题。

BATHE问诊方式是一种开放式的问诊方式，它强调从患者的背景、情感、烦恼、自我管理能力四方面收集信息，具体如下。

B——背景(background)：了解可能的心理或社会因素。医生可以用简单的开放式问题引导患者表述出来访的背景。如“最近你过得怎么样?”

A——情感(affect)：了解患者的情绪状态及情感变化。如“你的心情如何?”

T——烦恼(trouble)：了解健康问题给患者带来的影响程度。如“你最担心的是什么?”

H——处理(handling)：了解患者的自我管理能力。如“你首先如何来处理这个问题?”

E——移情(empathy)：指换位思考，对患者的不幸表示理解和同情，从而使他感受到医生对他的支持，医生可获得患者的信赖。如“是的，我能理解你的心情。”“你这样做真不容易啊!”

二、全科医生应诊中的四项主要任务(图 2-1)

(一)确认并处理现患问题

确认并处理现患问题是所有全科医生在应诊时的核心任务，也是全科医生在应诊过程中花费时间最长的部分。一般来说，患者大多因近期的不适而怀疑患上某种疾病或感觉原来的疾病加重而就医。因此，全科医生在详细采集患者病史后就应该分析患者就诊的原因，并根据患者的具体情况制定处理方案。

(二)对连续性问题进行管理

在很长的一段时间里，对连续性问题进行系统的管理并未像确认并处理现患问题那样得到临床医生的重视。然而，随着慢性病发病率的增高以及系统管理该类疾病带来的明显获益使全科医生越来越重视这一应诊任务。在每次应诊中全科医生均应关注患者是否存在连续性问题需要管理。全科医生有责任把慢性病管理的有关知识教给患者，提高患者自我保健和自我管理的能力。与患者一起制定慢性病长期管理目标，针对该目标指导患者改变生活方式、定期随访血糖与血压、定期进行糖尿病并发症和高血压靶器官损害的筛查，等等。全科医生要警惕暂时性问题对主要慢性病的影响。

(三)适时提供预防性照顾

这一应诊任务主要分为两部分内容：促进健康的生活方式和早期或出现症状前诊断与干预。前一部分内容为患者因某一疾病就诊时，医生不仅对该病进行诊断和治疗，而且帮助患者改变其不良生活方式以防止该疾病进展，例如改变饮食习惯、适当运动、戒烟限酒等。后一部分内容指患者因其他疾病就诊，医生对其尚未出现的症状或该疾病的高危因素进行干预。预防性医疗照顾在全科医疗中占有重要地位，全科医生应将预防措施视为日常诊疗中应执行的任务。只有防患于未然，进行疾病的一级预防，才能给人们真正的健康，并缩减人类疾病治疗的费用。

(四)改善患者的就医和遵医行为

就医行为是指人们感到不适或觉察到自己可能患有某种疾病时，寻求医疗帮助的行为。教育、启发患者何时就医，寻求何种层次的医疗机构，如何加强自我管理也是全科医生的重要任务。

遵医行为指患者按照医生的指示及处方进行治疗的行为。遵医行为是患者医疗行为中最为重要的一个方面，常决定其疗效和转归。提高患者遵医行为可以通过以下方法来实现：①提高服务质量，改善服务态度，使患者充分信任医生。②加强患者对处方的理解和记忆，并强化执行力度。③简化药物种类，减轻患者用药负担。④改善医患关系，调动患者的主动性。⑤重视患者的心理行为，有针对性地采取个性化措施，提高患者的遵医行为。

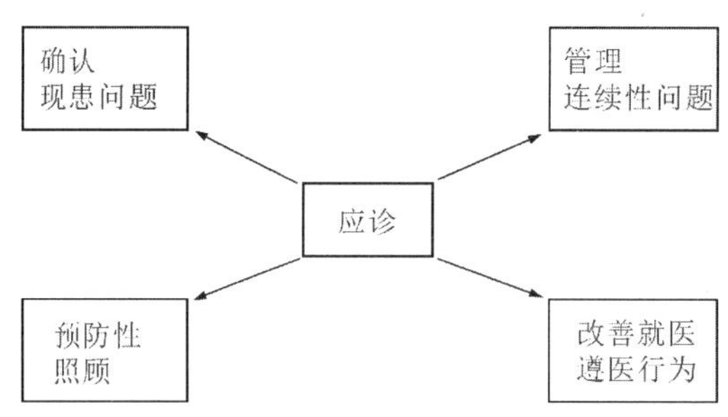

图 2-1 应诊中的四项主要任务

如全科医生能在应诊中能够很好地完成这四项任务，就可以为人们提供持续的、全方位的医疗服务。

第三节 健康信念模型与患者管理

WHO 对健康的定义：健康乃是一种在身体上、精神上的完美状态，以及良好得人适应力，而不仅仅是没有疾病和衰弱的状态。

一、健康信念模型与就医行为

健康信念模型是 20 世纪 50 年代提出的，是运用社会心理学解释健康相关行为的理论模式(图 2-2)。起初用来解释有些人为何拒绝采取某些有利于健康的行为，如戒烟、参加结核病早期筛查等，现在则经常被用来规划健康促进计划、解释人们能否养成新的健康习惯的原因。该模型的基本假设是如果某一疾病对健康的威胁很大，而采取就医行为产生的效益很高，那么个人就医，以此获取适当的预防保健和治疗措施的可能性就大。反之，则就医的可能性就小。

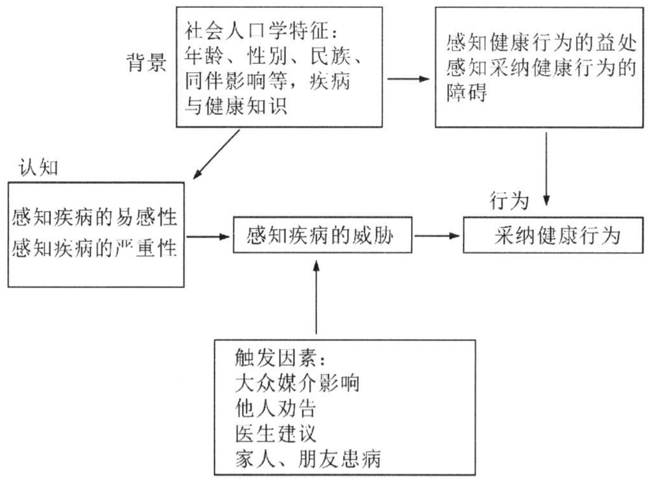

图 2-2 健康信念模型

影响患者采取相应预防保健措施的因素主要有 4 个。

(一)对该疾病严重程度的认识

认识到某一特定疾病的严重性关系到一个人是否采取预防保健措施。

(二)采取预防措施的利弊和存在的障碍

指一旦采取健康保健行为，能获得什么益处。

(三)患者采取行动的可能性

指患者认为自己采取某项预防保健行动的能力,或认为自己采取该行动的可能性。

(四)将思想转化为实际行动的触发因素

尽管患者对某一健康问题已经具备了一定的认识,但在真正付诸行动前常常有一个触发因素。

例如,有一患者某一天突然来就医,希望医生为他制订锻炼计划,指导他合理饮食并戒除不良嗜好,以改变原来不合理的生活方式。原来他的一个伯伯刚刚因胃癌去世,他爸爸又患有癌前病变。这些实例就是导致这位患者要求采取预防保健措施的触发因素。

该模型提出了影响患者采取相应的预防保健措施的因素:①对该疾病的严重程度的认识;②针对上述疾病采取相应的预防措施的利弊得失,采取行动所存在的障碍;③患者采取行动的可能性;④将思想转化为时间行动的触发因素。

从患者角度更加简单地说就是:①我会得这个病吗?②这个病将会严重到何种程度?③采取预防措施是否很容易或很难?采取措施我将付出什么代价?④我的行动能否使我更健康?⑤如果行,我现在就行动起来!

因此,医生应该了解患者对自身健康的关心程度,及其对有关疾病的严重性和易感性等问题的认识程度,这些都将影响患者的就医行为和疾病预后。

二、患者管理的原则

全科医生为患者及其家庭提供健康与疾病的咨询服务,全面维护健康,对居民进行健康教育,使其形成健康的生活方式,定期进行适当的健康检查,负责常见健康问题的诊治和疾病全过程的管理。作为社区医疗卫生团队的核心,在日常医疗保健工作中管理人、财、物,协调医护和医患关系,协调与社区各方面的关系。

(1)协调利用各类资源提供整体服务:全科医生对患者及其家庭比较熟悉,因此对患者家庭资源的把握和利用有其独到的优势。同时也了解社区的健康资源。全科医生可根据需要调动医疗保健体系和社会力量,为患者提供医疗、护理、精神等全方位的合理处置。

(2)充分解释和适当引导向:患者详细说明病情、诊断和治疗的意义及其预后,取得患者同意。处理患者时须考虑患者的个性与健康信念,进行适当引导。

(3)鼓励患者承担自己的健康责任:改善患者和家属的自我保健意识和能力,通过有针对性的健康教育,使其承担自己的健康责任,积极进行自我保健。

(4)改变不良的生活方式与行为:开展康复、营养、群体治疗活动等。

(5)注重全科医疗照顾的可及性:要了解患者的医疗付费方式和经济条件,选择最有效、不良反应小且较便宜的药物,减少不必要的辅助检查,通过评价药物的治疗效果及时了解药物治疗的不良反应和成本,尽量减轻患者的负担。

(6)尽量减轻疾病对患者及其家庭的影响:比如在诊疗过程中切身地替患者考虑疾病会给患者及其家庭造成哪些影响或问题,并考虑如何预防或解决。

三、患者管理的基本技能

患者的管理内容可以归纳为七方面:安慰与解释、告诫或建议、处方、转诊、实验室检查和其他辅助检查、观察/随访、预防。

(一)安慰与解释

当患者出现健康问题时往往有不同程度的焦虑、担心,对疾病的诊治和预后会产生各种想法,全科医生此时应从医学和心理学的不同角度给予患者支持,站在患者的立场,换位理解患者的心情和处境,表现出对患者的同情,通过安慰与解释消除患者的疑虑,纠正患者不利于健康的态度和信念。解释和心理支持的语言应该有充分的科学依据,谨慎而清晰,避免患者对自己的病情出现不切实际的心理预期。

（二）告诫或建议

全科医疗综合性、连续性照顾的特点使全科医生需向患者提供有关改善生活方式及合理用药等家庭管理的建议，提供经常性的咨询服务，进行必要的健康行为干预。全科医生可以根据与患者健康有关的生物、心理、社会等各方面的问题，针对患者的具体情况和最新的临床诊疗指南，向患者解释病情，提出切实可行的有效建议，告诉患者与其疾病有关的注意事项。

（三）处方

开具药物处方是全科医生的一项基本工作。全科医生开处方时要把握社区卫生服务的特性和社区居民的需求特点，遵循国家处方管理规定，所以必须遵循以下用药原则：少而精和个体化。明确用药目的，简化用药方案；如需用药，能外用不口服，能口服不注射，能注射不输液；要高度重视老年人、小儿、妊娠期和哺乳期妇女等特殊人群的用药特点；还要注意药物治疗对疾病的进一步检查和诊断具有正面肯定和负面干扰的影响。

一旦决定开具处方，医生就有义务向患者解释：为什么开此药物；服药的重要性；如何合理服药；药物的预期作用及效果；可能出现的不良反应及相应处理方法；用药时饮食如何调整；何时需要更换处方。对重要的告知内容要确认患者已经清楚并记录在案，要求患者出现相关问题及时联系医生进行鉴别和处理。

（四）转诊

实行双向转诊是全科医生协调性服务的重要内容。要建立正规的转诊程序并规范管理，明确转诊指征，加强全科医生的转诊能力。转诊过程中应保持患者信息的完整记录和连续管理，对患者照顾的责任从全科转移到专科。

转诊的原因经常是以下几种：①获得专科医疗。②需要对复杂问题在诊断和治疗方面得到专科医生的帮助。③进行特殊仪器的检查和治疗，如内镜检查和手术等。④考虑到患者或其家属的焦急情绪和压力，到相关专家那里证实全科医生的诊断和治疗方案。⑤对有不遵医行为的患者借专科医生的权威施加影响。

全科医生有关转诊的责任包括：①为患者选择转诊专科和专科医生。②对专科医生提供患者的详尽资料，并明确告知此次转诊的目的与要求。③保持与患者及专科医生的联系，当好患者与专科医生的协调者。④做好转回社区前的准备。

（五）实验室检查和其他辅助检查

实验室检查以及其他辅助检查能过帮助全科医生做出临床判断，全科医生需考虑：是否需要做实验室检查，做什么检查，哪些辅助检查有助于医生对病情做出正确诊断等，全科医生应能够判读并解释基本的检查项目，要注意任何检查项目都会有假阳性或假阴性结果。要选用费用相对低且灵敏度和特异性高的检查方法。有些检查对患者是有损伤的，要加以防范。

（六）观察/随访

观察/随访是指由医生提出、患者认可的持续性观察，可以在诊室进行，也可以在家中进行。先由医生与患者提前预约随访时间，随访频率依具体病情而定。随访中需做很多事情：验证诊断的正确性，回顾治疗是否得当，检查患者的遵医行为，预见和确认可能的并发症，评价患者在生理、心理、社会等各方面的功能状态，使之达到相对健康和生命质量的最佳状态。

（七）预防

以预防为导向的健康照顾是全科医学的基本原则之一，全科医生在医疗过程中开展三级预防有其独特的优势。全科医生的临床预防工作包括临床健康咨询、患者教育、免疫接种、疾病筛检、化学预防等，还要组织和管理社区居民自我保健和社区慢性病的综合防治。

第三章　社区医疗

第一节　分级诊疗制度

一、分级诊疗制度建立的意义

分级诊疗制度的建立旨在扭转当前不合理的医疗资源配置格局，解决资源配置不均衡问题。围绕城乡协同医疗卫生服务网络建设，依托广大医院和基层医疗卫生机构，探索合理配置资源、有效盘活存量、提高资源配置使用效率的医疗卫生服务体制架构，推动党和政府为保障人民群众健康所做出承诺的实现。

二、分级诊疗制度的内涵

分级诊疗制度的内涵概括起来16个字，即：基层首诊、双向转诊、急慢分治、上下联动。

基层首诊就是坚持群众自愿的原则，通过政策引导，鼓励常见病、多发病患者首先到基层医疗卫生机构就诊。双向转诊就是通过完善转诊程序，重点畅通慢性期、恢复期患者向下转诊，逐步实现不同级别和类别医疗机构之间的有序转诊。急慢分治是通过完善亚急性、慢性病服务体系，将度过急性期的患者从三级医院转出，落实各级各类医疗机构急慢病诊疗服务功能。上下联动是在医疗机构之间建立分工协作机制，促进优质医疗资源纵向流动。

建立分级诊疗制度，需实现慢性病、常见病、多发病的基层首诊和转诊，并构建布局合理、层级优化、功能完善、协同联动的城乡医疗卫生服务体系，结合疾病诊疗特点，围绕患者预防、治疗、康复、护理等不同需求，提供科学、适宜、连续、高效的诊疗服务。

长期以来，我国卫生事业一直坚持城乡三级医疗服务网络建设，新常态下分级诊疗制度建设的内涵侧重于体系、各层级间诊疗功能的有机整合与协同，通过统筹城乡医疗资源明确各级各类医疗卫生机构职责分工，有效引导优质医疗资源和患者的下沉，规范就医秩序，确保基本医疗卫生服务的公平可及。

三、实现三级诊疗制度的措施

（一）加强医学分级诊疗制度，控制公立综合医院数量

为全面深化医药卫生体制改革，推进“健康山东”建设，山东省人民政府印发了《山东省“十三五”深化医药卫生体制改革规划》（以下简称《规划》）。《规划》中提出：按照“居民自愿、基层首诊、政策引导、创新机制”的原则，全面推进家庭医生签约服务，畅通上下转诊渠道，综合运用医疗、医保、医药、价格等手段，推动形成基层首诊、双向转诊、急慢分治、上下联动的就医新秩序，城市三级医院普通门诊就诊人次占医疗卫生机构总诊疗人次的比重明显降低。到2020年，基本建立符合实际的分级诊疗制度。

合理控制公立综合性医院数量和规模，大力推进面向基层、偏远和欠发达地区的远程医疗服务体系建设，鼓励二、三级医院向基层医疗卫生机构提供远程服务，提高优质医疗资源的可及性和医疗服务的整体效率。推进大医院与基层医疗卫生机构资源共享和业务协同，健全基于互联网、大数据技术的分级诊疗信息系统。支持社会力量举办医学检验、病理诊断、医学影像、消毒供应、血液净化、安宁疗护等专业机构，鼓励公立医院面向区域提供相关服务，实现区域资源共享。加强医疗质量控制，推进同级医疗机构间及医疗机构与独立检查检验机构间检查检验结果互认。

（二）提升基层医疗卫生服务能力，提高全科医生工作待遇

全面加强基层医疗卫生机构标准化建设。力争到2020年社区卫生服务机构、乡镇卫生院和村卫生室达标率达到100%。以常见病、多发病的诊断和鉴别诊断为重点，强化乡镇卫生院、社区卫生服务中心基本医疗服务能力建设。提升乡镇卫生院和二级以下医院开展急诊抢救、常规手术、孕产妇正常分娩、高危孕产妇初筛，以及儿科常见病、传染病、精神疾病、老年病的诊疗与康复等医疗服务能力。

规范社区卫生服务管理，推动实施社区卫生服务提升工程。积极推进乡村和社区卫生中心（站）紧密型一体化管理。加强县级公立医院综合能力建设和学科建设，重点加强县域内常见病、多发病相关专业科室以及紧缺专业临床专科建设，进一步降低县域外就诊率。建立与开展分级诊疗工作相适应、能够满足基层医疗卫生机构实际需要的药品供应保障体系，实现药品使用的上下联动和相互衔接。

完善基层管理和运行机制。巩固完善多渠道补偿机制，深化基层医疗卫生机构收入分配制度改革，进一步完善绩效工资制度，落实基层医疗卫生机构在核定的收支结余中提取职工福利基金和奖励基金政策。落实基层医疗卫生机构用人与分配自主权，优先保障乡镇卫生院用编进人需求。根据国家部署，实施乡镇卫生院全科医生特设岗位计划，推行“3+2”全科医生定向培养模式，单位在绩效工资分配时，加大向全科医生倾斜力度，提高全科医生工资待遇水平，解决部分地区乡镇卫生院全科医生匮乏问题。

（三）完善双向转诊机制，强化医保杠杆作用

进一步完善和落实医保支付与医疗服务价格政策，调动三级公立医院参与分级诊疗的积极性和主动性，引导三级公立医院逐步下转常见病、多发病和处于疾病稳定期或恢复期的患者。

强化医疗保险的杠杆作用，对双向转诊患者连续计算起付线，对未经转诊的参保患者降低医保基金支付比例。

优化转诊服务，上级医院对转诊患者实行优先就诊、优先诊疗、优先住院等便利。鼓励上级医院出具治疗方案在下级医院或基层医疗卫生机构治疗。

继续扩大分级诊疗的病种数，完善出、入院标准和转诊办法，以畅通向下转诊为重点，建立绿色通道，形成相对稳定、紧密衔接的双向转诊渠道。

每所乡镇卫生院、社区卫生服务中心根据自身情况和地理位置至少与两家二级以上医院签订双向转诊协议。超出诊疗能力的患者，就近转至上级医院（传染病按规定转诊至定点医院）。对于诊断明确、病情稳定的慢性病患者、康复期患者转至下级医疗机构，为患者提供连续诊疗服务。

（四）加强医疗联合体建设

以资源共享、人才下沉、技术协作为重点，建立医疗资源纵向联合体，鼓励有条件的地区建立以所有权为基础的资产整合型医疗联合体。城市要以三级医院为龙头，与二级医院、社区卫生服务中心建立医疗联合体，县级区域要以县级医院为龙头，与乡镇卫生院建立医疗共同体，并强化乡镇卫生院与村卫生室一体化管理。支持乡镇卫生院领办或延伸举办村卫生室，推进社区卫生服务中心（站）业务一体化管理。鼓励护理院、专业康复机构等加入医联体，为患者提供连续性诊疗服务。

根据不同区域医疗机构优势专科资源，以若干所医疗机构特色专科技术力量为支撑，以专科协作为纽带，组建区域间特色专科联盟，形成补位发展模式，重点提升重大疾病救治能力。推进医疗机构间以专科协同组建儿童、妇产等专科医疗联合体。在医疗联合体内部明确三级医院、二级医院和基层医疗卫生机构的责权利关系，签订双向转诊协议，健全相关管理、运行和考核等机制，建立责任分担和利益共享机制。建立医联体内人员柔性流动、双向交流渠道，上级医院下派到县级医院及基层医疗机构的医务人员可按相关

规定纳入城市医生下乡管理，基层医疗机构的医务人员到上级医院学习工作视同进修。由医疗机构派遣在医疗联合体内各医疗机构执业的医务人员无须办理医生多点执业相关手续。推进医疗联合体内部技术共享、专业共建、人才共有、设备共用、信息系统互联、检查结果互认。

建立完善医保调控机制。医疗联合体内符合规定的双向转诊患者，统筹地区内简化医保转诊、报销手续，起付线连续计算。在医联体内探索医保基金总额打包付费改革。把医联体建成责任共同体、利益共同体、服务共同体、发展共同体。

（五）推进家庭医生签约服务

引导居民或家庭在与家庭医生团队签约的同时，自愿选择一所二级医院、一所三级医院，建立“1＋1＋1”组合签约服务模式，签约居民可在签约组合内任意选择一家医疗机构就诊，到组合外就诊须由家庭医生转诊。

强化家庭医生签约服务与医保政策衔接。完善医保差异化支持政策，可根据签约服务增加的门诊人次，提高基层医疗卫生机构医保年度经费总额。签约服务费用由医保基金、基本公共卫生服务经费和签约居民付费等分担。在就医、转诊、用药、医保等方面对签约居民实行差异化政策，通过给予家庭医生团队一定比例的医院专家号、预约挂号、预留床位等方式，方便签约居民优先就诊和住院，增强签约服务吸引力。到 2020 年，力争将签约服务扩大到全人群，形成长期稳定的契约服务关系，基本实现全覆盖。

（六）家庭医生提供个性化服务包，满足多元化健康需求

签约家庭医生将享受到医生为居民提供的基本医疗、基本公共卫生、社区康复与护理等服务。家庭医生最吸引人的就是方便和个性化，为此，根据签约服务内容、服务对象及享受的医疗保险类型，制订种类合理、适合不同人群及不同病种的基础服务包，其中包括基本医疗和基本公共卫生服务。除此之外，还将为签约市民提供层次分明、特色突出的差异化、个性化服务包，满足群众多元化健康需求。

第二节　居民健康档案的建立和管理

一、居民健康档案概述

（一）健康档案的定义

健康档案是记录有关居民健康状信息的系统化文件，是社区卫生服务工作中收集、记录社区居民健康信息的重要工具。建立居民健康档案是社区顺利开展各项卫生保健工作，满足社区居民的预防、保健、医疗、康复、健康教育、生育指导“六位一体”的卫生服务需求，提供经济、有效、综合、连续基层卫生服务的重要保证。

（二）建立居民健康档案的意义

1.对于决策管理部门

通过社区卫生服务获得居民健康信息，并及时进行健康评估，为决策管理部门完善社区保障体系提供理论依据。

2.对于社区卫生服务机构

通过收集居民健康信息，为居民提供便捷、有效、连续性的健康服务，提高工作效率和资源利用效率，有利于“六位一体”功能的实现，有利社区诊断的完成，并可由此评估社区居民对卫生服务的需求。

（三）社区居民健康档案的基本要求

1.资料的真实性

居民健康档案由各种原始资料组成，这些资料必须真实反映社区居民的健康状况。健康档案除具有

医学效应外，还具有法律效应，这都要求资料的真实性和可靠性。

2.资料的科学性

居民健康档案是一种医学信息资料，具有可交流性，这就要求资料记录的规范化、数据记录的严谨性。

3.资料的完整性

完整的社区卫生服务档案应包括个人、家庭、社区三部分。所记录的内容必须完整，能反映病情、就医背景、病情变化、潜在的危险因素、问题评价、处理方案等，并能从生物、心理、社会三方面记录。

4.资料的连续性

健康档案是以问题为导向的记录方式，健康档案对健康问题的记录是连续性的，这就要求全科医生要善于观察，勤于记录。

5.资料的可用性

健康档案应该能够查找方便、更新及时，是具有充分使用价值的“活”档案。

二、居民健康档案的建立和管理

（一）居民健康档案的建立

1.建档对象

辖区内常住居民（指居住半年以上的户籍及非户籍居民），以 0～6 岁儿童、孕产妇、老年人、慢性病患者、严重精神障碍患者和肺结核患者等人群为重点。

2.建档方式

医务人员主动入户建档及辖区居民接受服务时为其建档。

3.确定建立居民健康档案

对尚未建立健康档案者交代健康档案的用途及意义，遵循自愿与引导相结合的原则建立健康档案，并在医疗过程中不断使用、更新健康档案。

（二）居民健康档案的内容（个人健康档案）

1.人口学资料

姓名、性别、年龄、地址、文化程度、职业、婚姻、医疗保险形式、目前所患疾病等（《个人基本信息表》）。

2.健康体检

包括一般体格检查及部分辅助检查项目。了解健康状况、进行健康评价、危险因素控制（《健康体检表》）。

3.重点人群健康管理

0～6 岁儿童、孕产妇、老年人、慢性病患者、严重精神障碍患者和肺结核患者的健康管理记录。

4.其他

医疗卫生服务记录：诊疗记录、会诊记录、转诊记录。

（三）居民健康档案的管理和使用

（1）居民电子健康档案数据应存放在信息中心服务器中，并备份管理。

（2）已建档居民到社区卫生服务中心（站）复诊时，应持居民有效身份识别标识（如医保卡、就诊卡或身份证等），调取本人健康档案，由接诊医生根据复诊情况，及时更新、补充相应记录内容，并补充和/或更新长期性和暂时性健康问题目录。

（3）入户开展医疗卫生服务时，应事先查阅服务对象的健康档案并携带相应表单（或 iPAD 直接录入），在服务过程中记录、补充相应内容。同时更新电子档案。

（4）对于需要转诊、会诊的服务对象，由接诊医生填写转诊记录、会诊记录。

（5）所有的服务记录由全科医生团队成员统一汇总、及时归档。

第三节　家庭医生签约服务

家庭医生签约服务是以全科医生为核心，以家庭医生服务团队为支撑，通过签约的方式，促使具备家庭医生条件的全科（临床）医生与签约家庭建立起一种长期、稳定的服务关系，以便对签约家庭的健康进行全过程的维护，为签约家庭和个人提供安全、方便、有效、连续、经济的基本医疗服务和基本公共卫生服务。家庭医生签约服务是落实医改政策的体现，是基层服务模式的转变。其工作方式是以个人为主体，以家庭为单位，以社区人群的健康需求为导向，通过建立长期稳定的服务关系，实现为家庭及其每个成员提供连续、安全、有效、适宜、综合、协调的服务。

一、如何建立契约关系

家庭医生同签约居民之间建立的服务关系，有着明显的长期性、稳定性和情感性特点。通过具备家庭医生条件的全科（临床）医生主动跟居民建立起稳定的联系，将服务时间和空间进行延展，增进签约双方的相互信任，逐步明确签约服务双方的权利和义务，让居民或家庭充分了解签约、主动签约，签约的过程也正是家庭医生服务价值的体现和使命的担当（表 3-1）。

（一）签约主体

签约服务的主体分为责任主体和服务主体。家庭医生为签约服务的第一责任人，责任主体为家庭医生本人，以家庭医生为核心组成的签约服务团队为服务主体。

（二）签约对象

优先覆盖老年人、孕产妇、儿童、残疾人，以及高血压、糖尿病、结核病等慢性疾病患者和严重精神障碍患者等重点人群。

（三）签约方式

居民或家庭自愿选择 1 个家庭医生签订服务协议，明确签约服务内容、方式、期限，以及双方的责任、权利、义务及其他有关事项。签约周期原则上为 1 年，期满后居民可续约或选择其他家庭医生签约。

1.责任区覆盖

根据服务半径和服务人口，合理划分签约服务的责任区域，鼓励和引导居民就近签约责任区域的家庭医生。

2.自愿选择签约

可以跨区域签约，形成有序竞争，居民自愿选择家庭医生签约。

3.鼓励组合式签约

引导居民或家庭在与家庭医生签约的同时，自愿选择一所综合医院，建立医联体内组合签约服务模式，并逐步过渡到基层首诊、上下联动、双向转诊、分级诊疗的综合就医模式。

（四）签约流程

签约时，家庭医生需根据协议约定，提供签约相关信息，包括签约目的和意义、签约后的权利和义务，以及签约后可以获得的照顾等。

1.签约目的和意义

对普通居民而言，通过签约家庭医生，从健康咨询到求医问诊，从健康评估到健康管理，从专业医疗卫生服务到转诊绿色通道，拥有一位健康顾问和值得信赖的医生朋友，能够获得连续、全程、可及的医疗卫生服务。

2.签约服务的内容和方式

对签订服务协议上明确责任医生应该提供的服务项目，家庭医生需要逐项同签约对象告知并说明。

表 3-1　某社区卫生服务中心家庭医生签约服务协议书

甲方(家庭医生):______________

(责任居委会______________联系电话______________团队______________)

乙方(签约对象):______________

(家庭地址______________联系电话______________)

为了提高居民健康水平,规范家庭医生签约服务期间甲、乙双方的权利和义务,依照家庭医生签约服务工作的相关规定,本着平等、尊重和自愿的原则,经甲、乙双方协商一致,达成本协议如下。

一、甲方服务内容

根据家庭医生签约服务包的内容为乙方提供基本医疗和基本公共卫生服务。根据乙方的个性化需求,提供适宜的健康管理服务。

二、乙方的权利与义务

(一)乙方享有的权利

(1)全程、全周期、连续的医疗卫生服务咨询和健康管理服务。

(2)政府规定的重点人群(如0～36个月儿童、65岁以上老人)享有每年一次的免费健康体检服务。

(3)中医"治未病"服务。

(4)及早发现高血压、糖尿病等慢性病患病风险,并得到健康指导和干预。

(5)特殊时期健康管理服务(如孕产妇健康管理、儿童期健康管理、肺结核患者健康管理等)。

(6)由家庭医生确认后,优先获得家庭病床服务及临终关怀等服务。

(7)病情稳定的慢性病患者,由家庭医生确认后,治疗性用药单次配药可满足1～2个月长处方用量。

(8)通过甲方提供的快速绿色转诊通道,根据病情需要由家庭医生确认后,优先转诊至上级医院,并享有专家门诊或优先检查、住院、手术等服务。

(9)老年护理、疾病康复等指导服务。

(10)其他个性化签约服务包内容和健康管理服务。

(二)乙方的义务

(1)需配合甲方提供健康相关信息,以建立和完善个人及家庭健康档案。

(2)需遵从甲方的就医路径引导、健康指导和健康生活方式建议等。

(3)根据签约服务包不同,支付相应的签约服务费。

(三)本协议自甲方和乙方签字后生效,有效期为一年。期满后如需解约,双方需在原先签署的协议书上说明情况并签字认可,协议终止。期满后双方如无异议且经双方确认后,协议可自动续约,每次续约期限为一年。

(四)本协议书一式两份,甲、乙双方各持一份。

甲方(家庭医生)签名______________　　乙方(签约对象)签名:______________

日期:______年______月______日　　日期:______年______月______日

3.签约后的权利和义务

签约是双方的约定,涉及责任、权利、义务是需要双方共同履行和遵守的,需要双方共同知晓、确认和维护,这才能真正体现出签约服务在分级诊疗和落实健康管理责任中的契约精神。

4.签约后可获得的支持

签约服务在就医、转诊、用药、医保等方面对签约居民提供差异化政策。家庭医生要充分理解政策内容,结合签约对象的具体情况解释和告知其流程、方法、注意事项等,以便签约居民更好的配合并享受到差异化政策的优惠措施。

(五)关于解约

协议自双方签字确认后生效,签约周期一般为1年,签约周期内无特殊情况中途不得解约。期满后居民和签约医生在双方自愿的基础上可选择续签,如居民提出不再续约或选择其他家庭医生签约,经双方确认同意则到期后解约。

二、如何签约并提供约定服务

(一)签约服务包的设计原则

签约服务包按照社区居民的需求,根据服务内容不同可分为基础、初级、中级和高级服务包。

1.基础服务包

以基本公共卫生个体服务为主要内容,基础服务包主要整合了国家基本公共卫生服务项目,免费向居民提供,体现服务的公益性。

2.初级服务包

针对服务对象的需求,选择针对性强、群众认可度高、实施效果好、基层医疗卫生机构能承担的中、西医基本医疗项目和基层适宜技术纳入签约服务内容,提供适合不同人群、不同病种的初级服务包。标准初级服务包由政府与患者共同购买服务,体现政府公益性与市场化结合。

3.中级、高级服务包

充分考虑居民的健康服务需求和基层卫生机构的承担能力,进一步制定特色突出的差异化、菜单式的中级、高级服务包群。主要满足居民个性化需求。由患者购买服务,重点体现社区卫生签约服务的专业性、便利性和优惠性等特点。

(二)服务对象的分类

目前,家庭医生签约服务优先覆盖的重点人群包括老年人、孕产妇、儿童、残疾人,以及高血压、糖尿病、结核病等慢性疾病患者、严重精神障碍患者、低保及农村贫困人口、计划生育特殊家庭。在此基础上,力争将签约服务扩大到全人群。按照人群生命周期的不同阶段,服务的侧重点不同。按照不同疾病和疾病周期,为服务对象提供更有针对性的服务。

(三)签约服务的内容

居民签约后,将享受家庭医生团队提供的基本医疗、公共卫生和约定的健康管理服务。

1.基本医疗卫生服务

涵盖常见病和多发病的中、西医诊治,合理用药,就医路径指导和预约转诊服务等。

(1)家庭医生以“预约门诊”的方式,为签约对象提供基本医疗和慢性病管理服务,可以采取电话预约、现场预约、短信预约、网络预约等多种预约形式。

(2)在确保绿色转诊和基本用药的前提下,家庭医生尽可能引导签约对象到基层医疗卫生服务机构的家庭医生处首诊和定点就诊。

(3)家庭医生对需要进一步专科诊疗者,实施精准转诊,家庭医生的定向转诊更倾向于优势专科、优质服务、名优专家。

(4)家庭医生为签约对象合理配药并追踪用药情况、用药效果。

(5)家庭医生可以根据签约对象的需求和实际情况,为签约对象建立家庭病床,提供上门出诊等服务。

2.公共卫生服务

涵盖国家基本公共卫生服务项目和规定的其他公共卫生服务项目。

(1)家庭医生应根据签约居民的健康状况、体检和就诊情况,及时更新健康档案信息。

(2)家庭医生要主动在签约对象中开展慢性病高危人群的早期发现和有效干预。

(3)家庭医生根据签约对象的分类和需求,按照相关工作要求,为签约对象提供相应的基本公共卫生服务。

3.健康管理服务

主要针对居民健康状况和需求,制订个性化的签约服务内容,包括健康评估、康复指导、家庭病床、家庭护理、中医药“治未病”等特色服务、远程健康监测等。

（四）签约服务的形式

家庭医生签约服务原则上采取个人签约、团队服务的形式。家庭医生作为签约服务的第一责任人，要履行签约服务契约，稳固签约服务关系，认真负责地做好签约服务。

1.签约服务团队的组成

家庭医生签约服务团队主要由家庭医生、社区护士、公共卫生医生（含助理公共卫生医生）等组成，并有二级以上医院医生（含中医类别医生）提供技术支持和业务指导。

2.签约服务团队的建设

家庭医生是团队的核心，在签约服务中强调中西医结合、医护组合、医防融合的专业互补，全科同专科合作和联动，社区支持的开发和利用等。

（五）签约服务需注意的伦理问题

签约与不签约的区别在于签约服务在就医、转诊、用药、医保等方面对签约居民提供的差异化政策。从医学伦理学的基本原则对签约服务带来的差异化进行分析和把握，有助于家庭医生更好地理解和落实签约服务。

(1)在就医方面，可提供门诊服务、上门服务、错时服务、预约服务等多种形式签约服务。

(2)在转诊方面，可实现定向转诊，方便签约居民优先就诊和住院。二级以上医院的全科医学科或指定科室可对接家庭医生转诊服务，为转诊患者建立绿色转诊通道。

(3)在用药方面，签约慢性病患者可以酌情延长单次配药量，可以开具上级医疗机构的延续用药处方。

(4)在医保方面，签约居民在基层就诊或通过家庭医生转诊会提高医保报销比例或实现诊疗费的减免。

第四节　双向转诊

一、概述

双向转诊是指不同层级医疗卫生机构之间根据患者病情需要互相转诊。双向转诊涉及两个方面：一方面，由于基层医疗卫生机构的全科医生需要将无法确诊的患者及危重患者转移到上级医疗卫生机构进行治疗；另一方面，上级医疗卫生机构对诊断明确、经过治疗病情稳定转入恢复期的患者，需要将其转回所在辖区基层医疗卫生机构继续治疗和康复。双向转诊的核心是两者明确各自的职能，形成合理地分工合作关系，优势互补。

（一）双向转诊的重要性

(1)有效引导和分流患者：通过实施全科医生首诊负责制发挥基层医疗卫生服务机构作用，方便患者就医、节省医疗费用。

(2)促进卫生软资源重新配置，形成层级分明、定位准确、业务密切合作的医疗卫生服务框架，充分发挥基层医疗卫生机构基本医疗网底的作用。

(3)医疗服务：为患者提供连续的、高效的、可及的医疗服务。

(4)全科医生：提升全科医生的诊疗水平和全科医生的临床服务能力。

（二）双向转诊的原则

1.分级诊疗原则

为合理利用医疗卫生资源，按照区域卫生行政规划及医疗卫生保险定点机构管理规定，结合患者需求，基层医疗卫生服务机构与上级医疗卫生机构、专科医院建立双向转诊协作关系，在此基础上建立区域内双向转诊网络。

2.就近转诊原则

根据医疗卫生机构区域布局，除有特殊约定转诊关系外，应按方便、及时、快捷的原则就近转诊。

3.自主选择原则

坚持以人为本，全科医生应尊重患者的知情权，认真介绍可转往医院及其专科情况，最终由患者自主选择是否转诊及转往的上级医院。

（三）双向转诊条件

1.合理的顶层设计

各级政府和卫生行政部门要有合理的区域整体卫生规划和卫生机构设置规划，构建结构适宜的医疗卫生服务体系。

2.准确定位医疗卫生机构的功能

根据《医疗机构管理条例》的有关规定划分不同医疗机构的功能和任务。一级医疗卫生机构承担社区预防保健和常见病、多发病的诊疗工作；而三级医疗卫生机构承担省内及跨省疑难危重患者的诊治任务，同时还承担医学院校的教学及科研任务。

3.完善双向转诊的标准和流程

建立双向转诊制度，明确各级医疗卫生机构职能，制定出各级各类医疗机构的诊治范围、诊疗程序、转诊标准及双向转诊路径等，形成完善的分级医疗卫生服务体系。

4.发挥全科医生及其团队作用

全科医生及其团队是患者和上级医疗卫生机构之间的桥梁，可以保证患者得到连续、高效和可及的医疗卫生服务。

二、双向转诊指征

（一）向上级医疗机构转诊参考指征

目前，《国家基本公共卫生服务规范（第三版）》已制定孕产妇、高血压患者、2 型糖尿病患者、严重精神障碍患者的转诊指征，其他疾病尚未制订统一的标准。指征可参考如下：①急重症及疑难复杂病例。②法定甲、乙类传染病患者。③因技术、设备条件限制不能诊断、治疗的患者。④由上级医疗机构与社区卫生服务机构共同商定的其他可转诊患者。

（二）向基层医疗卫生服务机构转回参考指征

目前，尚未制订统一的转回基层医疗卫生服务机构的标准，结合基层医疗卫生服务机构的特点，指征可参考如下：①急性期治疗后病情稳定，具有出院指征，需继续康复治疗的患者。②诊断明确，需要长期治疗的慢性患者。③其他常见病、多发病患者。④各种恶性肿瘤的晚期但非手术治疗或需临终关怀、长期护理的患者。⑤由上级医疗机构与社区卫生服务机构共同商定的其他转诊患者。

三、双向转诊方法

（一）基层医疗卫生服务机构

（1）基层医疗卫生服务机构和上级医疗卫生机构要把双向转诊工作具体落实，由专人负责，严格按照双向转诊的原则和指征，开辟绿色通道。

（2）全科医生对需要转诊的患者，上转时填写《社区卫生服务双向转诊上转单》，注明初步诊断，由经治医生签字并加盖公章，同时电话通知上级医疗卫生机构分管工作人员，经认可后转诊。危急重症患者转诊时，需派专人护送，并向接诊医生说明患者病情，同时提供相关检查、治疗资料。

（3）双向转诊单（表 3-2）分存根栏与转诊栏，患者上转时需持“双向转诊转出单”就诊，存根栏由转出基层医疗卫生机构留存。

（4）基层医疗卫生服务机构对转回患者及时建立或完善健康档案，结合上级医疗卫生机构的意见制定管理和治疗方案，保证其医疗服务连续性和有效性。

表 3-2　双向转诊转出单

存　根

患者姓名＿＿＿＿＿＿性别＿＿＿＿＿＿年龄＿＿＿＿＿＿档案编号＿＿＿＿＿＿

家庭住址＿＿＿＿＿＿联系电话＿＿＿＿＿＿

于＿＿年＿＿月＿＿日因＿＿＿＿＿＿病情需要，转入＿＿＿＿＿＿单位＿＿＿＿＿＿科室＿＿＿＿＿＿医生。

转诊医生(签字)：＿＿＿＿＿

年　月　日

双向转诊(转出)单

(机构名称)＿＿＿＿＿＿

现有患者＿＿＿＿＿＿性别＿＿＿＿＿＿年龄＿＿＿＿＿＿因病情需要，需转入贵单位，请予以接诊。

初步印象：

主要现病史：

主要既往史：

治疗经过：

转诊医生(签字)：

联系电话：

＿＿＿＿＿＿(机构名称)

年　月　日

(二)上级医疗卫生机构

(1)上级医疗卫生机构设立专职机构或指定部门，统一协调管理双向转诊工作。制订具体实施方案，保证双向转诊的畅通。

(2)上级医疗卫生机构接诊后，应认真填写双向转诊单，并及时安排转诊患者至相应专科病区或门诊就诊。

(3)上级医疗卫生机构对基层医疗卫生机构转诊患者进行相应的诊断、治疗期间，专科医生有义务接受全科医生的咨询，并将患者的治疗情况及时反馈给全科医生。

(4)当患者诊断明确、病情稳定进入康复期时，专科医生应填写“双向转诊回转单”(表 3-3)，说明诊疗过程、继续治疗建议和注意事项，及时将患者转回基层医疗卫生服务机构，并根据需要指导治疗和康复，必要时接受再次转诊。

(5)实行临床检验及其他大型医疗设备检查资源共享，共建医联体内检验及各种检查可以结果共享。

表 3-3　双向转诊回转单

存　根

患者姓名：＿＿＿＿＿＿性别：＿＿＿＿＿＿年龄：＿＿＿＿＿＿病案号：＿＿＿＿＿＿

家庭住址：＿＿＿＿＿＿＿＿＿＿＿＿联系电话：＿＿＿＿＿＿

于＿＿＿年＿＿＿月＿＿＿日因病情需要，转回＿＿＿＿＿＿单位＿＿＿＿＿＿接诊医生。

转诊医生(签字)：＿＿＿＿＿

＿＿＿年＿＿＿月＿＿＿日

续表

双向转诊(回转)单
(机构名称)_______________ 现有患者_______________因病情需要,需转回贵单位,请予以接诊。 诊断结果_______________住院病案号_______________ 主要检查结果: 治疗经过、下一步治疗方案及康复建议: 转诊医生(签字): 联系电话: _________(机构名称) _____年_____月_____日

第五节　突发公共卫生事件预防与控制

突发公共卫生事件关系到公众健康,基层医疗卫生机构医务人员是有效处置公共卫生事件的主要力量。基层医疗卫生机构医务人员需要参与对公共卫生事件的监测和调查,并采取控制措施;需要对突发公共卫生事件中的受害人和相关人员进行临床处理和医学观察;需要用基础、临床、公共卫生等知识教育和指导群众,消除恐惧。

一、突发公共卫生事件的定义和特征

突发公共卫生事件是指突然发生的,造成或可能造成社会公众健康严重损害的重大传染病疫情、群体性不明原因疾病、重大食物和职业中毒以及其他严重影响公众健康的事件。

突发公共卫生事件的特征如下。①突发性和意外性:发生突然,难以预测。②群体性和社区危害性:往往同时波及多人甚至整个工作或生活的群体。③对社会危害的严重性:由于其发生突然,累计数众,损失巨大,往往引起社会恐慌,危害严重。④处理的综合性和系统性:现场抢救、控制和转运救治,原因调查和善后处理涉及多系统、多部门,必须在政府领导下协调处理。⑤常与违法行为、违章操作、责任心不强等有直接关系。

二、突发公共卫生事件的界定和分类

(1)突发公共卫生事件的界定:①生物病原体所致疾病;②食物中毒事件;③有毒有害因素污染造成的群体中度、中度死亡;④自然灾害;⑤意外事故;⑥不明原因引起的群体发病或死亡。

(2)根据突发公共卫生事件的性质、危害程度、涉及范围,突发公共卫生事件分为4级:特大(Ⅰ级)、重大(Ⅱ级)、较重(Ⅲ级)、一般(Ⅳ级)。

确立"发现在早,控制在小"的原则,建立起灵敏的、以基层为触觉的危机响应体系,是基层医疗卫生机构应对突发公共卫生事件的重要保障。

三、突发公共卫生事件的监测、报告与预警

国家建立公共卫生信息监测体系,构建覆盖国家、省、市(地)、县(区)的疾病预防控制机构及医疗卫生

机构和卫生行政部门的信息网络系统，并向乡(镇)、村和城市社区延伸。基层医疗卫生机构应主动利用网络收集和监测本社区的突发公共卫生事件苗头，收集和反馈省、市乃至全国的最新疫情信息，对本辖区内的突发公共卫生事件进行监控和处理。

各级、各类医疗机构承担责任范围内的突发公共卫生事件和传染病疫情监测信息报告任务。全科医生应严格执行首诊负责制、严格门诊工作日志制度，对于可能上升为突发公共卫生事件的线索应增强报告意识，及时上报相关管理部门，核实情况并按照规定时限，用最快的通讯方式向发病地疾病预防控制机构和卫生行政部门进行报告。

接到报告的卫生行政部门应在2小时内向本级人民政府报告，并同时通过突发公共卫生事件信息报告管理系统向卫生健康委员会报告。卫生健康委员会对可能造成重大社会影响的突发公共卫生事件，应当立即向国务院报告。

突发公共卫生事件预警是指在突发公共卫生事件发生之前或早期及时发出警报，以便相关责任部门及受事件影响的目标人群据此及时作出反应。突发公共卫生事件预警包括征兆预警和早期预警，如公共卫生状况恶化预警、传染病流行因素异常预警、突发公共卫生事件后的次生公共卫生事件预警、综合征预警和类似事件预警等。

各级人民政府卫生行政部门根据监测信息，按照公共卫生事件的发生、发展规律和特点，分析其对公众身心健康的危害程度、可能的发展趋势，及时做出预警。目前，我国预警能力建设仍处于起步阶段，加强风险评估、强化预防是当前卫生应急工作的重点。自2012年3月开始，各地已逐步启动每月一次的日常风险评估，及时对监测发现的重大公共卫生事件风险进行快速评估并做出判断，通过评估确认为重、特、大突发公共卫生事件的或存在重、特、大突发公共卫生事件隐患的，要及时报告、及时处置，并依法做好相关信息发布和风险沟通工作。

四、突发公共卫生事件的基层应对

(一)突发公共卫生事件的发现

全科医生应学会在临床思维中运用流行病学的基本方法，具有发现异常情况的基本意识，在日常诊疗、社区随访中，如发现社区学校、幼托机构及辖区内其他单位集体场所短期内发生2例及以上相似病例，或发病较平常异常增加时，应该引起重视。

全科医生重点了解患者的发病时间是否相对集中、所出现的症状是否与某种传染病相吻合、发病地点是否相对集中、在发患者群上是否存在有关联的人患病症状相同，即了解疾病的三间分布：时间分布、地区分布、人群分布。

(二)突发公共卫生事件的处置

针对突发公共卫生事件的特点，在处置中基层医疗卫生机构应关注以下几方面的问题。

1.服从统一指挥

突发公共卫生事件实行分级管理，各级人民政府负责突发公共卫生事件应急处理的统一领导和指挥。

2.积极寻求和采取应对措施

广泛地收集信息，关注事件动态，提高应对能力，依据有关规范和要求，保证流行病学调查、健康教育、消毒隔离等各项防控措施能落到实处。

3.强调快速反应

快速反应是处置突发公共卫生事件的关键环节。全科医生要树立积极的、敏锐的保护人群健康的意识，在突发公共卫生事件的处置中争分夺秒。

4.增强法律意识，重视客观记录

全科医生要增强法律意识，对于重大传染病疫情，疑似患者、传染病患者、密切接触者要承担相应的义务，即：接受隔离，接受治疗，接受检疫、检查、查询、调查等。采取切实措施的同时，全科医生要重视告知书、知情同意书、病史记录、调查记录等相关资料的整理，尽可能完整客观地记录，以便职责确认，责任明确。

5.宣传有“度”，防患于未然

突发公共卫生事件发生之初，就应有针对性地广泛开展健康教育，提供有关生理和心理卫生知识的宣教与咨询，指导辖区居民合理饮食、健身锻炼、合理就医、理性消费等，必要时在上级卫生部门的指导下有序开展应急免疫接种和预防用药等工作。全科医生在社区有着特殊的身份，是老百姓健康的维护者，尤其要注意从客观、科学、理性的角度，向着有利于事件控制和维护公众健康安全的角度动员辖区居民积极应对，密切关注突发公共卫生事件的发展动态。全科医生要具备发现突发公共卫生事件隐患的敏锐性，也要有对事件防患于未然的前瞻性。

第六节　医疗风险与纠纷防范

医疗卫生行业是高风险行业，一旦发生医疗行为就包含着一定的医疗风险，医疗过程中发生的医疗纠纷有医疗事故和医疗损害。想要避开医疗风险，一定要做好医疗差错事故和医疗纠纷的防范。

一、医疗损害和医疗事故的定义

(一)医疗损害

患者在诊疗过程中受到损害，医疗机构及其医务人员有过错的，由医疗机构承担赔偿责任。

(二)医疗事故

医疗机构及其医务人员在医疗活动中违反医疗卫生管理法律、行政法规、部门规章和诊疗护理规范、常规，因过失造成患者人身损害的事故。

二、医疗事故的防范及注意事项

(一)医疗事故的构成要件

(1)医疗事故的主体是合法的医疗机构及其医务人员。

(2)医疗机构及其医务人员违反了医疗卫生管理法律、法规和诊疗护理规范、常规。

(3)医疗事故的直接行为人在诊疗、护理中存在主观过失。

(4)患者存在人身损害后果。

(5)医疗行为与损害后果之间存在因果关系。

(二)医疗事故等级

一级医疗事故：造成患者死亡、重度残疾。

二级医疗事故：造成患者中度残疾、器官组织损伤导致严重功能障碍。

三级医疗事故：造成患者轻度残疾、器官组织损伤导致一般功能障碍。

四级医疗事故：造成患者明显人身损害的其他后果的。

(三)医疗事故赔偿

医疗事故赔偿包括医疗费、误工费、住院伙食补助费、陪护费、残疾生活补助费、残疾用具费、丧葬费、被抚养人生活费、交通费、住宿费、精神损害抚慰共11项。

(四)医疗事故的防范

在日常工作中，医疗机构应当坚持“预防为主”的原则，切实采取有效措施防止医疗事故的发生，做到以事前防范为主，防患于未然。要做到有效防范医疗事故除了设立医疗质量监控部门或人员、加强医疗质量监督管理、提高医务人员技术水平、改善服务态度外，还应制订切实可行的防范医疗事故预案。医疗事故预案是在医疗事故出现之前制订的一系列应急反应程序，明确应急机制中各成员部门及其人员的组成、具体职责、工作措施以及相互之间的协调关系。预案在其针对的情况出现时启动。

（1）提高防范意识，做好相关防范措施，如护理人员的“三查七对”。

（2）重视检查、治疗及手术前的谈话，履行告知、知情、同意义务，充分做好检查前和术前及治疗时与患者及家属的沟通，让他们充分知情同意。

（3）完善基层医疗卫生服务机构各项规章制度及治疗规范，对各项规章制度及治疗规范要定期检查，并有相对应的奖惩措施，在诊疗过程中要严格遵守。

（4）强调全科医生责任制。对于基层医疗卫生机构工作，要严格根据各项规范要求开展医疗工作，上级医生应对下级医生做好指导和审核工作。

（5）规范医疗文书的书写。严格按照健康档案、处方、检查单等的规范要求书写医疗文书。

（6）了解医疗相关法律法规。对全科医务人员要进行相关的法律、法规的培训和考核，增强法律意识。

（五）签订医疗事故赔偿协议书的注意事项

医疗事故赔偿协议是医疗机构与患者就医疗事故所达成的赔偿协议。

1.医疗事故的赔偿协议

医疗事故的赔偿协议应包括以下内容：①医疗事故赔偿协议书的双方当事人，即医疗机构和患方。②患者的基本情况。③双方共同认定的医疗事故等级。④医疗事故原因。⑤赔偿数额。⑥赔偿款给付时间。⑦违约责任等。

2.明确医疗事故等级

医疗事故等级是医疗机构和患方认定赔偿数额的关键因素。在签订医疗事故赔偿协议书时，双方当事人必须就该医疗事故有明确的等级鉴定，且该鉴定必须是双方都是认可的。

3.详尽的医疗事故原因

患者在签订医疗事故赔偿协议书时应当详细写明医疗事故原因，即医疗机构在该事故中存在的过错，且该过错与人身损害后果之间是存在因果关系的。

4.赔偿数额和给付时间

作为医疗事故赔偿协议书的核心，赔偿数额应当精确、全面，有理有据。赔偿款项给付时间应当具体、确定，不宜用“大约、左右、大概”等约数字眼。

5.违约责任

在协议书中应当增加医疗机构逾期不予给付赔偿款项所负的责任，由此延误患者治疗、病情恶化的后续治疗费用由医疗机构承担。或是通过法律途径解决付款事宜。

综上，医疗事故赔偿协议书的达成必须符合《医疗事故处理条例》及其他相关规定。

三、医疗风险的防范

（一）医疗风险的高危项目

（1）输血反应：预防输血治疗出现意外的关键环节是定血型、配血交叉实验的确认、输血申请、配血、发血、审核制度的执行、输血反应发生后的及时处理、输血反应原因分析与报告制度的执行等。

（2）严重的用药错误：如诊断不明的情况下用药、应做药敏试验未做而用药、超量用药、用药途径错误、发错药等，在查对制度执行方面的过失或错误。

（3）严重的手术后诊断与手术前诊断不符：如术前检查的遗漏或缺项、未经认真的术前讨论、术后诊断与术前诊断出现病变部位或系统错误、误诊等。

（4）严重的麻醉意外与事故：如麻醉用药未经核对导致不可逆的患者损伤或死亡、麻醉操作的严重失误、麻醉用药剂量过大等。

（5）严重的药物不良反应：如采集病史不详、未了解患者过敏史或过敏体质，导致严重的变态反应、休克、脏器衰竭、全身反应严重，或引起全身过敏性剥脱性皮炎、视力减退，或诱发某些脏器严重受损和毒性损害;未按规定或医嘱、输液速度控制不当导致肺水肿或增加心脏负担等严重反应。

(6)严重的基层医疗卫生服务机构感染事件:发生传染病的医源性感染和致病菌在医疗用品间传播导致基层医疗卫生服务机构发生院内感染;发生医源性食品中毒、无菌手术切口绿脓杆菌或产气杆菌感染者。

(7)医疗事故:各类医疗事故。

(8)基层医疗卫生服务机构内突发事件:火灾、房屋倒塌、突发冲突事件,造成基层医疗卫生机构工作无法正常进行的其他事件等。

(9)过度医疗产生的不良后果:滥用抗生素药物引起菌群失调导致多重感染、各种有创操作失误等。

(二)医技科室的高危项目

(1)因电路设施故障或调控部件失灵,突发伤人事件。

(2)违反技术操作规程,使患者过度接受放射辐射而导致损害。

(3)危重患者在接受检查时,因准备工作失误,导致患者停留等待时间过长,使患者病情加重而发生意外。

(4)提取患者的检查标本、体液、血样等,因保管不善、操作不当遗失、作废,又对患者提出重复提取或无法报告结果而造成的损害。

(三)后勤保障服务的高风险项目

(1)患者进入基层医疗卫生服务机构后所经道路、楼梯、门窗等因标志不清、地面不平、扶手不牢、照明不良、就医流程不畅而造成患者行走障碍、跌倒、碰撞、刮擦等造成的损害。

(2)机构内水沟、井盖等物品标识不清,树枝倒塌、污水、污物处理不当,布局不符合环保标准等造成患者损伤或影响健康和治疗。

(3)消防通道不畅、消防用具失灵、防火器材不足等,发生火灾时影响应急措施的实施,使患者受到伤害。

(4)保安部门安全制度执行不良,患者的财产和人身安全受到损害。

(5)病床和门窗不牢、玻璃装饰坠落等伤及患者。

(6)机构内与患者相关的电器、电路、使用的电动医疗仪器设备等性能不良,导致患者被电击造成后果。

(7)中心供氧、负压吸引故障严重影响患者治疗造成后果。

(四)基层医疗卫生服务机构常见的医疗纠纷的特点

(1)由于医疗设备配置不高,某些患者可能得不到有效诊断和(或)治疗而发生意外,从而引发医疗纠纷。

(2)在转诊转院的环节上,可能出现不规范现象,导致患者拖延转诊时间,病情得不到有效控制而发生意外,引起医疗纠纷。

(3)由于基层医务人员以诊治常见病、多发病与慢性病为主,在诊疗急重症患者方面经验不足,在临床工作实践中如果不注意仔细观察、辨证分析病情及其细微变化,容易误诊或延误患者治疗时机。

(4)由于基层医疗设备收益率低,医方可能对患者进行不必要的检查或重复检查,从而引发患者不满。由于其药品流量小,药库储存量小,尤其是缺失某种抢救药品,而发生医疗事故。

(五)医疗风险的防范措施

基层医疗卫生服务机构根据发生医疗纠纷的特点,结合相关法律规定,制订防范、处理医疗事故的预案,预防医疗事故的发生。

1.尊重患者权益,切实履行义务是防范医疗纠纷的前提

根据《民法通则》《侵权责任法》和《消费者权益保护法》的有关条款,患者享有生命权、人身权、健康权、姓名权、肖像权、公平医疗权、疾病认知权、自主选择权、知情同意权、名誉权、隐私保护权、监督权、客观病历资料查阅复印权、求偿权、免责权、请求回避权等。

在基层医疗卫生服务机构管理中，无论在医疗手术、特殊检查、一般检查、转诊、疫苗接种还是体格检查以及家庭病床服务中都应尽量与服务者签订有效的知情同意书，特别是在家庭病床服务中，应注意以下几个方面：①除法律、法规规定外，未经患者同意或患者亲属同意，患者的病历资料不得交予其他人或组织阅读，不得随意公开居民健康档案内容。②全科诊室设置、全科医生诊疗应采取"一对一"的方式进行，给患者提供一种安全、宽松、值得信赖、得到尊重的心理环境。③在婚前医学检查中，不涉及与检查项目无关内容。④不应在公开场合随意评论服务居民家中琐事及家庭纠纷，注意居民隐私权的保护。

同时，应当加强对患者的义务宣传。患者的义务包括自觉遵守医方规章制度、尊重医务人员、支付医疗费用、接受治疗等。对自带药品到机构输液的患者，机构可以要求患者提供病历、检查药品是否合格、要求对方医院出具处方或医嘱。

基层医疗卫生机构和医务人员的义务主要包括诊疗义务、制作和保存病历的义务、为取得患者有效承诺的说明义务、转诊义务等。

2.加强法制教育，增强法律意识，建立科学严谨的基层医疗卫生机构管理制度

机构管理者应依法管理，并通过对职工的法制教育增强职工自我保护意识。在法律规定的范围内开展各项服务。要建立健全的随诊上门服务管理制度，针对家庭病床治疗的特点和存在的法律风险加强防范措施。

3.加强医务人员的培训，提高业务素质和水平

全科医生作为居民健康的守护神，肩负有重要责任，只有提高业务素质，改善服务质量，才能为城乡居民提供可持续的、可及的基本医疗卫生服务。

4.机构和医务人员要树立证据意识

(1)了解举证责任倒置：法律规定在医疗损害赔偿案件中，适用举证责任倒置原则，即由医疗机构就医法律行为与损害结果之间不存在因果关系及不存在医疗过错承担举证责任。如果机构不能举证，采用过错推定原则，机构承担败诉的法律后果。

(2)按照法律规定形成、收集和保存证据：在医疗事故争议中，最重要的证据就是健康档案和病历，因此，应根据证据真实性、关联性和合法性的基本要求进行健康档案和病历资料的书写、保管、查阅、复制和封存。基层医疗卫生机构尤其应规范健康档案和病历，健全门诊档案病历。注意健康档案和病历修改与涂改的区别，注意病历资料之间的逻辑性，严格按照《医疗机构病历管理规定》《病历书写基本规范(试行)》建立一系列的考评考核制度。

5.加强沟通技巧和职业道德教育

加强人文、心理等素质教育，加强沟通技巧的训练。医务人员要及时将患者的诊疗计划、计划的必要性及疾病发生发展和可能的转归，以患者能够接受的方式，与患者及其家属交谈，同时注意倾听他们的意见，并及时将上述内容准确地记录下来，避免和化解医疗纠纷。管理者应从体制上和机制上激发医务人员为居民服务的主动性和创造性。

第七节　社区康复医学

一、概念

自世界卫生组织首次提出社区康复的概念以来，随着经济社会的发展和残疾人权利意识的不断提升，在联合国组织的持续推动下，社区康复已逐渐成为多个国家，尤其是发展中国家，社区发展的主要策略之一。目前，社区康复是我国社区建设的重要组成部分，是指在政府领导下，各相关部门密切配合，社会力量

广泛支持，残疾人及其亲友积极参与，采用社会化方式，使广大残疾人得到全面地康复服务，以实现机会均等、充分参与社会生活的目标。

二、我国社区康复的主要特色

（一）立法保障

《残疾人保障法》规定，社区康复是我国残疾人康复工作的基础，各级人民政府和有关部门，应当组织力量，进行指导，开展社区康复工作。

（二）政府主导

我国坚持政府主导的工作方式，将社区康复纳入当地经济社会发展规划、社区建设规划、区域卫生规划和政府年度工作计划，统筹规划，统一实施。

（三）服务网络

在政府的组织领导下，卫生、民政、教育、残联等部门分工协作，依托社区原有的初级卫生保健网络、基层社会服务网络或社会保障网络，协调一致地开展工作。

（四）服务模式

采取全面康复的模式，促进残疾人在身心功能上、教育上、职业上、社会上都得到康复。

（五）实施方法

1.组织方法

实行社区康复与初级卫生保健相结合、与社区服务相结合。

2.康复方法

实行现代功能训练与中国传统医药和民间方法相结合、家庭康复与社区康复站训练相结合、社区康复与转介服务相结合。

三、我国社区康复的实施

（一）我国社区康复的发展模式及存在问题

1.我国社区康复的发展模式

目前，我国社区的发展模式主要包括社区医疗合作型（CBR 模式）、社区康复治疗附属某区域性大型医院模式、社区康复与社区卫生站合作捆绑模式及社会力量独立办社区康复中心或康复医院模式。

2.我国社区康复存在的问题

(1)资源配备不足且分配不均：我国有超过 8 500 万残疾人，其中有 75.4%生活在农村和基层，而全国 80%的医疗资源集中在大城市，其中的 30%又集中在大医院，且 56%的社区卫生场所没有设立康复科。

(2)社区康复观念淡薄：许多人并不了解社区康复，更不可能接受社区康复服务。

(3)各级医院之间没有形成有效联动：转诊机制未建立，无法实现康复治疗的高效配合。

(4)专业康复治疗人才配备不足：社区康复人员以初级职称为主，一年中只有 25%的康复人员参加过康复培训。

(5)经济因素：医保对康复治疗方面覆盖范围较小，经济因素成为制约社区康复发展的重要因素。

3.解决途径

(1)康复医联体建设：将不同级别、不同类别医疗机构之间，通过纵向或横向医疗资源整合形成医疗机构联合组织，从而实现三级医疗机构、二级医疗机构、基层医疗机构资源共享。开展康复分级诊疗，制定双向转诊模式，打通康复快捷转诊通道，从而形成良性循环，打破资源过度集中状态。

(2)人才队伍建设：加强临床、教学、科研和管理工作，加大力度开展人才队伍建设。

(3)加强科普宣传力度：通过媒体平台和社区宣教活动加大康复知识理念的传播。

(4)加强政策扶持力度：完善社区康复工作条例建设，加大社区康复治疗医保覆盖范围，真正解决民之所需。

(5)创建标准化技术管理体系:加大人工智能在社区康复中的应用范围,推进远程会诊模式的普及,使资源得到高效运用。

(6)加强社区硬件设施建设:利用国家及社会提供的资金,配备必要的康复设施,建设无障碍通道,建立残疾人教育基地等。

目前,在世界范围内,社区康复已经具备比较丰富的实践基础和理论支撑,但是社区康复在中国的本土化进程尚处于试点阶段,如何走出中国特色、创新中国模式是社区康复未来发展的重要方向。

(二)社区康复的组织管理

我国社区康复工作由政府统一组织实施,体现了政府领导、部门配合、社会参与、共同推进的社会化工作机制,明确各有关部门职责,实行目标管理。

各级残疾人康复工作办公室将社区康复工作纳入当地相关部门职责范围和业务范畴,加强沟通,密切合作,制订工作计划,分解任务指标,协调实施,并负责社区康复工作的日常管理。

卫生部门负责将残疾人社区康复工作纳入社区卫生服务和初级卫生保健工作计划。完善基层卫生机构的康复服务设施,为残疾人直接提供医疗康复服务。培训人员,提高社区卫生服务机构人员的康复知识和技能水平。普及康复知识,开展健康教育,指导社区内的康复服务及残疾人开展自我康复训练,做好残疾预防工作。

民政部门负责将残疾人社区康复工作纳入社区服务工作计划。提供残疾人社区康复服务场所,制定优惠政策,对贫困残疾人进行救助。

教育部门负责指导教育机构对残疾儿童进行康复训练,发挥特殊教育机构作用,对社区进行技术指导。

残疾人联合会(残联)负责组织制订并协调实施社区康复工作计划,建立技术指导组,督导检查,统计汇总,推广经验,管理经费。组织康复需求调查,建立残疾人社区康复服务档案,组织相关人员培训,建立社区康复协调员工作队伍。提供直接服务或转介服务。指导残联康复机构建设。普及康复知识,提高残疾人自我康复意识。

(三)社区康复的服务内容

目前,社区康复服务的主要内容有以下几个方面。

(1)开展需求调查,掌握残疾人功能障碍情况及康复治疗、家庭病床、双向转诊和健康指导等需求,纳入居民健康档案。

(2)根据残疾人的需求及基层卫生机构的职能、条件,为有关残疾人提供相应的社区康复服务。

为偏瘫、截瘫、脑瘫、截肢、小儿麻痹后遗症、骨关节疾病等肢体功能障碍者,制订训练计划,指导其在社区和家庭开展运动功能、生活自理能力和社会适应能力等方面的康复训练,做好训练记录,进行效果评估。

提供精神卫生服务和心理咨询服务。早期发现精神疾病患者,采取家庭治疗、定期门诊等方式,并依托社区内的工疗站、农疗站和娱疗站等机构,对康复期的精神疾病患者进行治疗和综合性康复,督促患者服药,监护随访患者,规范填写表格(卡片),预防病情复发,对重度急性期患者和复发患者及时转诊。帮助各类残疾人树立康复信心,正确面对自身残疾,通过开展宣传教育活动,鼓励残疾人亲友理解、关心残疾人,积极参与社区康复活动。

有条件的社区卫生服务机构应为视力障碍者进行眼科常规检查。早期发现低视力者,开具转介证明,转介到相应的专业眼科诊疗单位,及时随诊,掌握诊疗情况,指导患者到康复服务专门机构就医。将白内障患者转介到条件具备的医疗单位,接受相关咨询、治疗。

对听力障碍儿童做到早期发现,及时转介到有关部门,监测听力障碍儿童病情的发展、变化,指导听力障碍儿童使用助听器,协助康复服务专门机构指导听力障碍儿童及家长进行听力语言康复训练并接受相关咨询。

做好儿童生长发育监测,发现发育迟缓儿童应及时转介到有关部门进行智力和生长发育测评,指导家长开展训练，做好记录，进行评估。

(3)将残疾预防与康复知识的普及纳入居民健康教育，举办培训班、发放普及读物、开展康复咨询和指导。

(4)根据残疾人的需要，提供用品用具的信息、选购、适配、家庭租赁、使用指导以及简易康复训练器具制作等服务。

(5)开展妇幼保健服务，减少出生缺陷和残疾的发生。进行新生儿筛查，做到“早发现、早干预、早治疗”。加强计划免疫和慢性病监测，减少因病致残。对新婚夫妇、孕妇、哺乳期妇女和0～2岁婴幼儿施行科学补碘，合理用药，减少药物致残。

第四章　社区常见症状的诊断与处理

第一节　发　热

正常人的体温受体温调节中枢的调控，并通过神经、体液因素使产热和散热过程呈动态平衡，保持体温在相对恒定的范围内。当机体在致热原作用下或各种原因引起体温调节中枢的功能障碍时，体温升高超出正常范围，称为发热。

一、正常体温与生理变异

正常人体温一般为 36～37 ℃，在 24 小时内，下午体温较早晨稍高，剧烈运动、劳动或进餐后体温也可略升高，但一般波动范围不超过 1 ℃。妇女月经前及妊娠期体温略高于正常。老年人因代谢率偏低，体温相对低于青壮年。

二、发生机制

（一）致热原性发热

致热原分为外源性致热原和内源性致热原两大类。

1.外源性致热原

外源性致热原的种类甚多。①各种微生物病原体及其产物，如细菌、病毒、真菌、支原体等。②炎性渗出物及无菌性坏死组织。③抗原抗体复合物。④某些类固醇物质，特别是肾上腺皮质激素的代谢产物原胆烷醇酮。⑤多糖体成分及多核苷酸、淋巴细胞激活因子等。

2.内源性致热原

又称白细胞致热原，如白介素-1（IL-1）、肿瘤坏死因子（TNF）和干扰素等。通过血-脑脊液屏障直接作用于体温调节中枢的体温调定点，使调定点上升，体温调节中枢必须对体温加以重新调节发出冲动，并通过垂体内分泌因素使代谢增加或通过运动神经使骨骼肌阵缩（临床表现为寒战），使产热增多。也可通过交感神经使皮肤血管及竖毛肌收缩，停止排汗，散热减少。这一综合调节作用使产热大于散热，体温升高引起发热。

（二）非致热原性发热

常见于以下几种情况。

（1）体温调节中枢直接受损：如颅脑外伤、出血、炎症等。

（2）引起产热过多的疾病：如癫痫持续状态、甲状腺功能亢进症等。

（3）引起散热减少的疾病：如广泛性皮肤病、心力衰竭等。

三、病因与分类

发热的病因很多，临床上可分为感染性与非感染性两大类。

（一）感染性发热

各种病原体如病毒、细菌、支原体、立克次体、螺旋体、真菌、寄生虫等引起的感染，不论是急性、亚急性或慢性感染，局部感染或全身性感染，均可引起发热。

（二）非感染性发热

主要有下列几类原因。

1.无菌性坏死物质吸收

（1）机械性、物理性或化学性损害，如大手术后组织损伤、内出血、大血肿、大面积烧伤等。

（2）因血管栓塞或血栓形成而引起的心肌、肺、脾等内脏梗死或肢体坏死。

（3）组织坏死与细胞破坏，如癌、白血病、淋巴瘤、溶血反应等。

2.抗原-抗体反应

如风湿热、血清病、药物热、结缔组织病等。

3.内分泌与代谢性疾病

如甲状腺功能亢进症、重度脱水等。

4.皮肤散热减少

如广泛性皮炎、鱼鳞癣、慢性心力衰竭等引起的发热。

5.体温调节中枢功能失常

中枢性发热常见于如下情况：①物理性，如中暑；②化学性，如重度安眠药中毒；③机械性，如脑出血、脑震荡、颅骨骨折等。上述各种原因可直接损害体温调节中枢，致使其功能失常而引起发热，高热无汗是这类发热的特点。

6.自主神经功能紊乱

（1）原发性低热：由于自主神经功能紊乱所致的体温调节功能障碍或体质异常，低热可持续数月甚至数年之久，热型较规则，体温波动范围较小，多在 0.5 ℃以内。

（2）感染后低热：由于病毒、细菌、原虫等感染导致发热后，低热不退，而原有感染已愈。

（3）夏季低热：低热仅发生于夏季，秋凉后自行退热，每年如此反复出现，连续数年后多可自愈。

（4）生理性低热：如精神紧张、剧烈运动后可出现低热。月经前及妊娠初期也可有低热现象。

四、临床表现

（一）发热的分度

按发热的高低可分为低热（37.3～38 ℃）、中等热（38.1～39 ℃）、高热（39.1～41 ℃）、超高热（41 ℃以上）。

（二）发热的临床经过及特点

发热的临床经过一般分为以下 3 个阶段。

1.体温上升期

体温上升有两种方式。

（1）骤升型：体温在几小时内急骤上升达 39～40 ℃或以上，常伴有寒战。小儿易发生惊厥。见于疟疾、大叶性肺炎、败血症、流行性感冒、急性肾盂肾炎、输液或某些药物反应等。

（2）缓升型：体温在数天内逐渐上升达高峰，多不伴寒战。如伤寒、结核病、布氏杆菌病等所致的发热。

2.高热期

高热期是指体温上升达高峰后保持一定时间，持续时间的长短可因病因不同而有差异。如疟疾可持续数小时，大叶性肺炎、流行性感冒可持续数天，伤寒则可为数周。在此期中体温已达到或略高于上移的体温调定点水平，体温调节中枢不再发出寒战冲动，故寒战消失。皮肤血管由收缩转为舒张，使皮肤发红并有灼热感。呼吸加快变深。开始出汗并逐渐增多。产热与散热过程在较高水平保持相对的平衡。

3.体温下降期

由于病因的消除，致热原的作用逐渐减弱或消失，体温中枢的体温调定点逐渐降至正常水平，产热相对减少，散热大于产热，使体温降至正常水平。此期表现为出汗多，皮肤潮湿。

体温下降有以下两种方式。

(1)骤降：指体温于数小时内迅速下降至正常，有时可略低于正常，常伴有大汗淋漓。常见于疟疾、急性肾盂肾炎、大叶性肺炎及输液反应等。

(2)缓降：指体温在数天内逐渐降至正常，如伤寒、风湿热等。

五、热型及其临床意义

将发热患者在不同时间测得的体温数值分别记录在体温单上，把各体温数值点连接起来成体温曲线，该曲线的不同形态(形状)称为热型。不同病因所致的发热热型也常不同。临床上常见的热型有以下几种。

(一)稽留热

稽留热是指体温恒定地维持在 39～40 ℃的高水平，达数天或数周，24 小时内体温波动范围不超过 1 ℃。常见于大叶性肺炎、斑疹伤寒及伤寒高热期。

(二)弛张热

弛张热又称败血症热型。体温常在 39 ℃以上，波动幅度大，24 小时内波动范围超过 2 ℃，但都在正常水平以上。常见于败血症、风湿热、肺结核及化脓性炎症等。

(三)间歇热

体温骤升达高峰后持续数小时，又迅速降至正常水平，无热期(间歇期)可持续 1 天至数天，如此高热期与无热期反复交替出现。常见于疟疾、急性肾盂肾炎等。

(四)波状热

体温逐渐上升达 39 ℃及以上，数天后又逐渐下降至正常水平，持续数天后又逐渐升高，如此反复多次。常见于布氏杆菌病。

(五)回归热

体温急剧上升至 39 ℃或以上，持续数天后又骤然下降至正常水平。高热期与无热期各持续若干天后规律性交替一次。可见于回归热、霍奇金病等。

(六)不规则热

发热的体温曲线无一定规律，可见于结核病、风湿热、支气管肺炎、渗出性胸膜炎等。

六、伴随症状

(一)寒战

常见于大叶性肺炎、败血症、急性溶血、输血反应等。

(二)结膜充血

常见于麻疹、流行性出血热、斑疹伤寒、钩端螺旋体病等。

(三)单纯疱疹

口唇单纯疱疹多出现于急性发热性疾病，常见于大叶性肺炎、流行性脑脊髓膜炎、间日疟、流行性感冒等。

(四)淋巴结肿大

常见于传染性单核细胞增多症、风疹、淋巴结结核、淋巴瘤、转移癌等。

(五)肝大、脾大

常见于传染性单核细胞增多症、病毒性肝炎、白血病、淋巴瘤、黑热病等。

(六)出血

发热伴皮肤黏膜出血可见于重症感染及某些急性传染病,如流行性出血热、病毒性肝炎、斑疹伤寒、败血症等。

(七)关节肿痛

常见于败血症、风湿热、结缔组织病、痛风等。

(八)皮疹

常见于麻疹、猩红热、风疹、水痘、斑疹伤寒、风湿热、结缔组织病、药物热等。

(九)昏迷

先发热后昏迷者常见于流行性乙型脑炎、斑疹伤寒、流行性脑脊髓膜炎、中毒性菌痢、中暑等;先昏迷后发热者,见于巴比妥类药物中毒等。

七、问诊要点

(1)起病时间、季节、起病情况(缓急)、病程、程度(热度高低)、频度(间歇性或持续性)、诱因。

(2)有无畏寒、寒战、大汗或盗汗。

(3)其他系统症状询问:是否伴有咳嗽、咳痰、咯血、胸痛,腹痛、恶心、呕吐、腹泻,尿频、尿急、尿痛,皮疹、出血、头痛、肌肉关节痛等。

(4)患病一般情况,如精神状态、食欲、体重改变、睡眠及大小便情况。

(5)诊治经过(药物、剂量、疗效)。

(6)传染病接触史、疫水接触史、手术史、流产或分娩史、服药史、职业特点等。

八、病案分析

案例:男性,38 岁,农民。淋雨后出现咳嗽、咳痰,高热,体温达 38 ℃以上,自服感冒药物 3 天,病情加重,不思饮食,体温升上达 39 ℃以上,咳铁锈色痰,意识模糊,血压下降。

分析:患者咳嗽、咳痰、发热,症状逐渐加重,咳铁锈色痰,考虑大叶性肺炎。并发意识模糊,血压下降,有重症肺部感染、感染性休克及呼吸衰竭的可能性。应积极抗感染、抗休克治疗,必要时给予呼吸支持,建议转上级医院积极抢救。

第二节 咳嗽与咳痰

咳嗽是一种反射性防御动作,通过咳嗽可以清除呼吸道分泌物及气道内异物。同时,咳嗽也有不利的一面,咳嗽可使呼吸道内感染扩散,剧烈的咳嗽可导致呼吸道出血,甚至诱发自发性气胸等。

一、病因

(一)呼吸道疾病

当肺泡内有分泌物、渗出物、漏出物进入小支气管时可引起咳嗽,或某些化学刺激物刺激分布于肺的 C 纤维末梢亦可引起咳嗽,如:咽喉炎、喉结核、喉癌等可引起干咳;气管-支气管炎、支气管扩张、支气管哮喘、支气管内膜结核,各种物理(包括异物)、化学、过敏因素对气管、支气管的刺激,肺部细菌、结核菌、真菌、病毒、支原体、寄生虫感染,以及肺部肿瘤均可引起咳嗽和(或)咳痰。呼吸道感染是引起咳嗽、咳痰最常见的原因。

（二）胸膜疾病

如各种原因所致的胸膜炎、胸膜间皮瘤、自发性气胸或胸腔穿刺等均可引起咳嗽。

（三）心血管疾病

二尖瓣狭窄或其他原因所致的左心衰竭引起肺淤血或肺水肿时，肺泡及支气管内有浆液性或血性渗出物可引起咳嗽。

（四）中枢神经因素

从大脑皮质发出冲动传至延髓咳嗽中枢，可随意引起咳嗽反射或抑制咳嗽反射。

（五）其他因素所致慢性咳嗽

如服用血管紧张素转化酶抑制剂后咳嗽、胃食管反流病所致咳嗽、习惯性及心理性咳嗽等。

二、发病机制

咳嗽是由于延髓咳嗽中枢受刺激引起的。来自耳、鼻、咽喉、支气管、胸膜等部位咳嗽感受区的刺激传入延髓咳嗽中枢，该中枢再将冲动传向运动神经，即喉下神经、膈神经和脊髓神经，分别引起咽肌、膈肌和其他呼吸肌的运动来完成咳嗽动作，表现为深吸气后声门关闭，继以突然剧烈的呼气，冲出狭窄的声门裂隙，产生咳嗽动作和发出声音。

咳痰是一种病态现象。当呼吸道发生炎症时，黏膜充血、水肿，黏液分泌增多，毛细血管壁通透性增加，浆液渗出。此时含有红细胞、白细胞、巨噬细胞、纤维蛋白等物质的渗出物与黏液、吸入的尘埃和某些组织破坏物混合而成痰，随咳嗽动作排出。

三、临床表现

（一）咳嗽的性质

咳嗽无痰或痰量极少，称为干性咳嗽。干咳或刺激性咳嗽常见于急性或慢性咽喉炎、喉癌、急性支气管炎初期、气管受压、支气管异物、支气管肿瘤、胸膜疾病、原发性肺动脉高压、二尖瓣狭窄等。咳嗽伴有咳痰称为湿性咳嗽，常见于慢性支气管炎、支气管扩张、肺炎、肺脓肿和空洞型肺结核等。

（二）咳嗽的时间与规律

突发性咳嗽常由于吸入刺激性气体或异物、淋巴结或肿瘤压迫气管和支气管分叉处所引起。发作性咳嗽可见于百日咳、支气管内膜结核、以咳嗽为主要症状的支气管哮喘（变异性哮喘）等。长期的慢性咳嗽多见于慢性支气管炎、支气管扩张、肺脓肿及肺结核。夜间咳嗽常见于左心衰竭和肺结核患者，引起夜间咳嗽的原因可能与夜间肺淤血加重及迷走神经兴奋性增高有关。

（三）咳嗽的音色

咳嗽的音色指咳嗽声音的特点。咳嗽声音嘶哑多为声带的炎症或肿瘤压迫喉返神经所致；鸡鸣样咳嗽表现为连续阵发性剧咳伴有高调吸气回声，多见于百日咳、会厌疾病、喉部疾病或气管受压；金属音咳嗽常见于因纵隔肿瘤、主动脉瘤或支气管癌直接压迫气管所致的咳嗽；咳嗽声音低微或无力见于严重肺气肿、声带麻痹及极度衰弱者。

（四）痰的性质和痰量

痰的性质可分为黏液性、浆液性、脓性和血性等。黏液性痰多见于急性支气管炎、支气管哮喘及大叶性肺炎初期，也可见于慢性支气管炎、肺结核等；浆液性痰见于肺水肿；脓性痰见于化脓性细菌性下呼吸道感染；血性痰是由于呼吸道黏膜受侵害、损害毛细血管或血液渗入肺泡所致。

痰量增多常见于支气管扩张、肺脓肿和支气管胸膜瘘，且咳痰与体位有关。痰量多时静置后可出现分层现象：上层为泡沫，中层为浆液或浆液脓性，下层为坏死物质。

恶臭痰提示有厌氧菌感染；铁锈色痰为典型肺炎链球菌肺炎的特征；黄绿色或翠绿色痰，提示铜绿假单胞菌感染；白色黏稠痰且牵拉成丝难以咳出，提示有真菌感染；大量稀薄浆液性痰中含粉皮样物质，提示棘球蚴病(包虫病);粉红色泡沫痰是肺水肿的特征;一日咳浆液泡沫痰数百至上千毫升者需考虑肺泡癌的可能。

四、伴随症状

(一)咳嗽伴发热

咳嗽伴发热多见于急性呼吸道感染、肺结核、胸膜炎等。

(二)咳嗽伴胸痛

咳嗽伴胸痛常见于肺炎、胸膜炎、支气管肺癌、肺栓塞和自发性气胸等。

(三)咳嗽伴呼吸困难

咳嗽伴呼吸困难见于喉水肿、喉肿瘤、支气管哮喘、慢性阻塞性肺疾病、重症肺炎、肺结核、大量胸腔积液、气胸、肺淤血、肺水肿、气管或支气管异物。

(四)咳嗽伴咯血

咳嗽伴咯血常见于支气管扩张、肺结核、肺脓肿、支气管肺癌、二尖瓣狭窄、支气管结石、肺含铁血黄素沉着症等。

(五)咳嗽伴大量脓痰

咳嗽伴大量脓痰常见于支气管扩张、肺脓肿、肺囊肿合并感染、支气管胸膜瘘等。

(六)咳嗽伴有哮鸣音

咳嗽伴有哮鸣音多见于支气管哮喘、慢性喘息性支气管炎、心源性哮喘、弥漫性泛细支气管炎、气管与支气管异物等。当支气管肺癌引起气管和支气管不完全阻塞时可出现呈局限性分布的吸气性哮鸣音。

(七)咳嗽伴有杵状指(趾)

咳嗽伴有杵状指(趾)常见于支气管扩张、慢性肺脓肿、支气管肺癌和脓胸等。

五、问诊要点

(一)发病性别与年龄

疾病的发生与性别和年龄有一定关系。如异物吸入或支气管淋巴结肿大是导致儿童呛咳的主要原因。长期咳嗽对青壮年来说首先须考虑的是肺结核、支气管扩张;而对40岁以上的男性吸烟者则须考虑慢性支气管炎、肺气肿、支气管肺癌;对青年女性患者须注意支气管结核和支气管腺瘤等。

(二)咳嗽的程度与音色

单声咳嗽常出现在干性胸膜炎、大叶性肺炎等患者;声嘶多出现在声带炎症或肿瘤压迫喉返神经的患者;鸡鸣样咳嗽多出现在百日咳、喉部疾病患者;金属音咳嗽多为胸部肿瘤患者;发作性咳嗽或嗅到不同异味时咳嗽加剧多见于支气管哮喘患者;慢性干咳(3个月以上)需注意有无后鼻部分泌物滴流、变异性哮喘、慢性支气管炎和胃食管反流的存在及是否服用降压药物所致。

(三)咳嗽伴随症状

肺炎、肺脓肿、脓胸、胸膜炎等咳嗽可伴高热、胸痛;支气管扩张、肺结核(尤其是空洞型)、支气管肺癌可伴咯血;伴大量脓臭痰,且痰液收集静置后出现明显分层现象者多见于支气管扩张和肺脓肿;伴随有进行性体重下降者须考虑有无支气管肺癌或结核等。

六、案例分析

案例:年轻女性,长期咳嗽,痰量少,闻到刺激性气味时咳嗽加重,偶有明显喘憋,曾行胸部CT检查未发现明显异常,皮肤经常性有过敏性改变,口服抗生素及感冒药物治疗无效。

分析:患者发病时肺部无明显炎症改变,主要症状为刺激性干咳,并有皮肤过敏性疾病,考虑为过敏性哮喘。转上级医院行肺功能及哮喘激发试验,最终诊断为咳嗽变异性哮喘。给予长效吸入剂治疗后,病情好转,未再出现明显发作。

第三节 胸 痛

胸痛是一种常见而又能危及生命的病症，造成胸痛的原因复杂多样，如胸壁疾病、呼吸系统疾病、心血管疾病、食管疾病等，其中，急性冠脉综合征、主动脉夹层、肺栓塞、气胸、心包炎、心包填塞和食管破裂等又是严重危及生命的疾病。胸痛的程度因个体痛阈的差异而不同，有时与疾病病情轻重程度不完全一致。如何快速、准确地诊断和鉴别急性冠脉综合征及其他致死性胸痛的病因，成为临床处理的难点和重点。

一、病因

引起胸痛的原因主要有以下疾病。

（一）胸壁疾病

急性皮炎、皮下蜂窝织炎、带状疱疹、肋间神经炎、肋软骨炎、流行性肌炎、肋骨骨折、多发性骨髓瘤、急性白血病等。

（二）呼吸系统疾病

(1)胸膜疾病引起的胸痛：①胸膜炎、胸膜腔积液、结核性胸膜炎，胸痛症状明显；②胸膜肿瘤；③气胸，可分为自发性气胸和创伤性气胸；④血胸。

(2)肺部疾病引起的胸痛：①支气管炎、肺炎；②原发性支气管肺癌：简称肺癌，肿瘤位于胸膜附近时，可表现隐痛、钝痛，侵犯肋骨、脊柱时疼痛持续而明显；③肺栓塞：包括肺血栓栓塞症、脂肪栓塞、羊水栓塞、空气栓塞等，以胸膜炎样疼痛多见；④肺动脉高压；⑤其他。

（三）心血管疾病

1.冠状动脉性心脏病

冠状动脉性心脏病包括冠状动脉粥样硬化性心脏病和冠状动脉功能性改变（即冠状动脉痉挛）。冠状动脉粥样硬化性心脏病又分为心绞痛（分稳定型心绞痛和不稳定性心绞痛）和急性心肌梗死，其发病部位、疼痛性质、诱因和持续时间等详见表 4-1。

表 4-1 不同疾病的胸痛特点

疾病	年龄	疼痛部位	疼痛性质	影响疼痛因素
自发性气胸	青壮年	患侧胸部	呈撕裂样疼痛	因咳嗽或呼吸而加剧
结核性胸膜炎、心包炎	青壮年	患侧胸部、腋下	呈隐痛、钝痛、刺痛	因咳嗽或呼吸而加剧
心绞痛	40 岁以上	胸骨后或心前区	呈压榨样疼痛、窒息感	时间短暂，休息或含服硝酸酯类药物后缓解
心肌梗死	40 岁以上	胸骨后或心前区	呈压榨样疼痛、濒死感	持续时间长，休息或含服硝酸酯类药物后不易缓解
肋间神经痛	不定	沿肋间神经呈带状分布	刀割样、触电样灼痛	因咳嗽或呼吸而加剧
支气管肺癌	40 岁以上	胸膜或胸壁	持续、固定、剧烈的疼痛	因咳嗽或呼吸而加剧
食管疾病	不定	食管或胸骨后	呈隐痛	进食时发作或加剧，服用抗酸剂和胃动力药可减轻或缓解

2.心脏瓣膜病

主动脉瓣狭窄、主动脉瓣关闭不全。

3.心肌疾病

肥厚型心肌病、限制型心肌病。

4.心包疾病

(1)急性心包炎:由病毒性心包炎所致者伴有剧烈胸痛、发热。

(2)心肌梗死后综合征。

5.血管疾病

(1)主动脉夹层:突发剧烈疼痛,呈撕裂样、刀割样,持续疼痛。

(2)上腔静脉阻塞综合征。

(四)纵隔疾病

纵隔炎、纵隔气肿、纵隔肿瘤等。

(五)食管疾病

1.胃食管反流病

指胃食管反流引起的胃灼热、反流等症状,如反流性食管炎、非糜烂性反流病。

2.食管癌

早期进食时发生胸骨后灼痛、刺痛,摄入刺激性食物时更明显,晚期可有放射痛,可出现持续性、穿透性胸背部疼痛。

3.食管裂孔疝

食管裂孔疝发生时可能会引起胸痛。

(六)横膈病变

可由横膈肌本身或腹腔脏器疾病所引起,多常见于膈胸膜炎、膈下脓肿、膈疝等。

(七)腹部脏器疾病

以下疾病表现为不同部位的胸痛:胆石症、肝炎、肝脓肿、肝癌、急性胰腺炎、脾梗死等。

(八)其他

痛风、过度通气综合征、神经症等。

上述各种疾病引起的胸痛,以急性冠脉综合征(ACS)所占比例最高。

二、发病机制

各种化学因素、物理因素及刺激因子均可刺激胸部的感觉神经纤维而产生痛觉冲动,并传至大脑皮质的痛觉中枢引起胸痛。胸部的感觉神经纤维有肋间神经感觉纤维、支配主动脉的交感神经纤维、支配气管与支气管的迷走神经纤维、膈神经的感觉纤维。另外,除患病器官的局部疼痛外,还可见远离该器官的某部体表或深部组织疼痛,称为放射痛或牵涉痛。其原因是内脏病变与相应区域体表的传入神经进入脊髓同一节段并在后角发生作用,来自内脏的感觉冲动可直接激发脊髓感觉神经元,引起相应体表区域的痛感,如:心绞痛时除出现心前区、胸骨后疼痛外,也可放射至左肩、左臂内侧或左颈、左侧面颊部。

三、临床表现

(一)发病年龄

青壮年胸痛多考虑结核性胸膜炎、自发性气胸、心肌炎、心肌病、风湿性心瓣膜病;40 岁以上者胸痛须注意心绞痛、心肌梗死和支气管肺癌。

(二)胸痛部位

大部分疾病引起的胸痛常有一定部位。

(1)胸壁疾病所致的胸痛常固定在病变部位,且局部有压痛。若为胸壁皮肤的炎症性病变,局部可有红、肿、热、痛表现;带状疱疹所致胸痛可见成簇的水泡沿一侧肋间神经分布并伴剧痛,且疱疹不超过体表中线;肋软骨炎引起的胸痛,常在第 1～2 肋软骨处见单个或多个隆起、局部有压痛,但无红肿表现。

(2)胸膜炎引起的疼痛多在侧胸部。

(3)肺尖部肺癌(肺上沟癌、Pancoast 综合征)引起的疼痛多以肩部、腋下疼痛为主,向上肢内侧放射。

(4)心绞痛及心肌梗死疼痛多在胸骨后、心前区或剑突下,并向左肩和左臂内侧放射,甚至放射至无名指与小指,也可放射于左颈或面颊部,易误认为牙痛。

(5)主动脉夹层引起的疼痛多位于胸背部,向下放射至下腹、腰部与两侧腹股沟和下肢。

(6)食管及纵隔病变引起的胸痛多在胸骨后。

(7)肝胆疾病及膈下脓肿引起的胸痛多在右下胸,侵犯膈肌中心部时疼痛放射至右肩。

(三)胸痛的性质

胸痛的程度可呈剧烈、轻微和隐痛,胸痛的性质则呈现出多种多样的表现:带状疱疹呈刀割样或灼烧样剧痛;食管炎多呈烧灼感;肋间神经痛为阵发性烧灼痛或刺痛;气胸在发病初期有撕裂样疼痛;胸膜炎常呈隐痛、钝痛和刺痛;心绞痛常为压迫、发闷或紧缩感;心肌梗死则疼痛更为剧烈并有恐惧、濒死感;主动脉夹层常呈突然发生胸背部撕裂样剧痛或锥痛;肺梗死亦可突然胸部剧痛或绞痛,常伴有呼吸困难与发绀。

(四)疼痛的持续时间

(1)平滑肌痉挛或血管狭窄缺血所致的疼痛为阵发性。

(2)炎症、肿瘤、栓塞或梗死所致疼痛呈持续性,根据不同疾病持续时间长短不同。①疼痛时间短暂(持续 1～5 分钟):心绞痛发作。②疼痛持续很长(数小时或更长)且不易缓解:急性心肌梗死。

(五)影响疼痛的因素

主要为疼痛发生的诱因、加重与缓解的因素。

(1)心绞痛发作可在劳力或精神紧张时诱发,休息后或含服硝酸甘油或硝酸异山梨酯后 1～2 分钟内缓解;而对心肌梗死所致的疼痛则含服硝酸甘油或硝酸异山梨酯无效。

(2)食管疾病多在进食时发作或加剧,服用抗酸剂和促胃动力药可减轻或消失。

(3)胸膜炎及心包炎引起的胸痛可因咳嗽或用力呼吸而加剧。

(六)胸痛伴随症状

(1)胸痛伴咳嗽、咳痰和(或)发热常见于气管、支气管和肺部疾病。

(2)胸痛伴呼吸困难常提示病变累及范围较大,如大叶性肺炎、自发性气胸、渗出性胸膜炎和肺栓塞等。

(3)胸痛伴咯血主要见于肺栓塞、支气管肺癌、肺结核等。

(4)胸痛伴苍白、大汗、血压下降或休克多见于心肌梗死、夹层动脉瘤、主动脉窦瘤破裂和高危肺栓塞。

(5)胸痛伴吞咽困难多提示食管疾病,如食管癌、反流性食管炎等。

四、辅助检查

(一)心肌损伤标志物

心肌损伤标志物包括心肌肌钙蛋白(cTn)、肌酸激酶同工酶(CK-MB)、肌红蛋白等是一系列反映心肌细胞坏死的生物分子。心肌肌钙蛋白水平在急性心肌梗死的诊断中起重要作用,肌酸激酶同工酶的增高程度能较准确地反映心肌梗死的范围。

近年来,多种新型生物标志物如缺血修饰蛋白、心型脂肪酸结合蛋白等也逐渐应用于临床,这些心肌结构蛋白含量的增高是诊断心肌梗死的敏感指标。

(二)*D*-二聚体

D-二聚体是交联纤维蛋白在纤溶系统作用下产生的可溶性降解产物,为特异性的纤溶过程标志物,可作为急性肺栓塞的筛查指标。*D*-二聚体$<500\ \mu g/L$可以基本除外急性肺血栓栓塞症。

(三)心电图

所有因胸痛就诊的患者均需行心电图检查,首次心电图检查应在接诊患者 10 分钟内完成,心电图检查是诊断缺血性胸痛的重要手段。

（四）超声心动图

超声心动图是一项诊断胸痛的重要无创性检查方法，如果发现新发的室壁矛盾运动、主动脉内出现游离内膜瓣、右心扩张并室间隔左移呈"D"字形等，可有助于急性心肌梗死、主动脉夹层及急性肺栓塞的诊断。对于其他非致命性胸痛，如应激性心肌病、心包积液等，超声心动图也具有重要的诊断价值。

（五）心脏负荷试验

心脏负荷试验包括平板运动试验、负荷超声心动图、负荷心肌核素灌注显像。各类负荷试验均有助于协助排查缺血性胸痛，但对于存在血流动力学障碍、致命性胸痛、严重主动脉瓣狭窄、梗阻性肥厚型心肌病等情况者禁忌选择心脏负荷试验。

（六）胸部 X 线检查

胸部 X 线检查适用于排查呼吸系统疾病导致的胸痛，可发现的疾病包括肺炎、纵隔与肺部肿瘤、肺脓肿、气胸、胸椎与肋骨骨折等。心脏与大血管的轮廓变化有时可提示主动脉夹层、心包积液等疾病，但缺乏特异性。

（七）CT 检查

普通胸部、腹部 CT 扫描的清晰成像对于大部分胸腔、腹腔疾病可提供直观的诊断依据。注射对比剂选择性 CT 血管成像是主动脉夹层、急性肺栓塞等胸痛相关性疾病的首选确诊检查，也是筛查冠心病的重要手段。CTA 能快速、有效地鉴别引起胸痛的疾病，是用于识别冠状动脉疾病最敏感的非侵入性检查方法。

五、治疗原则

根据不同疾病的胸痛特点、临床表现、辅助检查结果进行鉴别，明确诊断，针对不同病因给予相应的个体化积极治疗。特别是心血管疾病、呼吸系统引起的胸痛，高效、快速的急救体系是降低病死率的重要保证。对患者危险分层是选择正确治疗方案的重要方法，能有效去除病因，积极精准救治，挽救生命。

第四节　头　痛

头痛是神经内科最常见的症状，常指眉弓、耳轮上缘与枕外隆突连线以上部位的疼痛。

一、病因

分为原发性和继发性。前者无确切病因，也称为特发性头痛，如偏头痛、紧张型头痛。后者常由各种颅内病变、颅外病变或全身性疾病所致，如脑血管疾病、颅内感染、脑外伤、发热、高血压病、乙醇中毒等。

二、临床表现

主要为全头或局部的胀痛、钝痛、搏动性疼痛、戴帽感或紧缩感等，可伴恶心、呕吐、眩晕或视力障碍等。

三、诊断思路

对头痛患者的病史采集应重点询问头痛的诱因、起病方式、发作频率、发作时间、持续时间、头痛的部位、性质、疼痛程度以及伴随症状，同时注意询问头痛的前驱症状、头痛加重或减轻的因素，并全面了解患者的年龄、性别、睡眠、职业情况、既往病史和伴随疾病、外伤史、服药史、中毒史和家族史等一般情况。诊断头痛时，首先区分原发性头痛或是继发性头痛，诊断原发性头痛应在排除继发性头痛的基础上。

头痛的疼痛部位和起病方式对头痛的诊断有一定参考价值，见表 4-2 和表 4-3。

表 4-2 头痛部位的可能病因

疼痛部位	病因
全头	脑肿瘤、颅内感染、颅内出血、紧张性头痛、低颅压性头痛
前头部	鼻窦炎性头痛、后颅窝肿瘤、小脑幕上肿瘤、丛集性头痛
偏侧头痛	血管性偏头痛、耳源性头痛、鼻窦炎性头痛、牙源性头痛
眼部	高颅压性头痛、青光眼、一氧化碳中毒性头痛、丛集性头痛
双颞部	垂体瘤、蝶鞍附近肿瘤
枕颈部	高颅压性头痛、高血压头痛、蛛网膜下隙出血、脑膜炎、后颅窝肿瘤、颈性头痛、肌挛缩性头痛

表 4-3 头痛起病方式的可能病因

起病方式	病因
急性头痛	高血压脑病、蛛网膜下隙出血、脑梗死、脑出血、脑炎、癫痫、腰椎穿刺导致的低颅压、青光眼、急性虹膜炎
亚急性头痛	高血压性头痛、颅内占位病变、良性颅内压增高
慢性头痛	偏头痛、丛集性头痛、紧张性头痛、鼻窦炎、药物依赖性头痛

四、治疗

头痛的防治包括病因治疗、对症治疗和预防性治疗。病因明确的应尽早去除病因，如颅内感染应抗感染治疗、颅内肿瘤需行手术切除等。病因不能立即去除的继发性头痛及原发性头痛急性发作，可给予止痛治疗以终止或减轻头痛症状，同时应对伴随症状如眩晕、呕吐等给予对症治疗。对慢性头痛反复发作者应给予适当的预防性治疗，以预防头痛的频繁发作。

五、案例分析

案例：女性，17 岁，因“阵发性头痛 6 月，加重半天”入院。患者自 6 个月前无明显诱因地出现头痛，呈搏动性跳痛，左侧颞部头痛为主。发作前 5～10 分钟可出现黑矇、暗点，随后即出现头痛。有时伴有恶心、呕吐、畏声，持续约半小时，睡眠后头痛减轻。头痛发作与月经期无明显时间关系。今晨 8 点患者再次出现头痛发作，持续时间较前延长，头痛程度较前加重。无发热、肢体麻木、活动不灵等症状。患者既往体健，否认外伤史。母亲有“偏头痛”病史。

查体：体温 36.5 ℃，血压 108/70 mmHg。心、肺、腹部查体未见异常。神经系统查体：神志清，语言清晰，颅神经检查未见异常，四肢肌力 5 级，肌张力正常，双侧肢体深感觉、浅感觉无异常，平衡及共济运动协调，双侧腱反射对称等叩(＋＋)，双下肢巴氏征阴性，脑膜刺激征阴性。

分析：患者发病主要表现为阵发性头痛，既往无发热、头部外伤史。颅脑 MRI、MRA 未见异常。脑电图未见异常。诊断考虑为偏头痛，治疗给予布洛芬缓释胶囊 0.3 g，口服，2 次/天；氟桂利嗪胶囊 5 mg，口服，1 次/晚，症状缓解后停服。

第五节 眩 晕

眩晕是指没有自身运动时的旋转感或摆动感等运动幻觉。头晕是指非幻觉性的空间位置感受障碍，但不包括现实感丧失和思维迟钝、混乱等障碍。头昏是指头脑不清晰感或头部沉重压迫感，通常与自身运动并无关联。

一、病因

眩晕分为周围性眩晕和中枢性眩晕。中枢性眩晕由脑组织、脑神经疾病引起，如听神经瘤、脑血管病变等；周围性眩晕多数与耳部疾病有关，部分疾病反复发作性眩晕，自行缓解。

二、常见疾病的诊断和治疗

(一)前庭周围性病变

1.良性发作性位置性眩晕

发病率最高，以 50～70 岁的女性患者居多，发病机制主要是椭圆囊斑中的碳酸钙颗粒脱落并进入半规管。表现为短暂性视物旋转或不稳感，多在起卧床、翻身、抬头和低头时发生。体格检查见眼球震颤。治疗常用手法复位。

2.前庭神经炎

可能与前驱病毒感染有关。剧烈的眩晕常持续 1～3 天、部分可达 1 周。眩晕消失后，多数患者尚有步态不稳感，持续数天到数周。体格检查见眼震、闭目难立(多向患侧倾倒)，冷热试验显示患侧前庭功能显著减退。治疗上应尽早使用糖皮质激素，尽早进行适当的活动。

3.梅尼埃病

其病理改变主要为膜迷路积水。确定的梅尼埃病诊断标准为：①自发性眩晕发作至少 2 次，持续 20 分钟至 12 小时；②至少 1 次纯音测听为低到中频感音性聋；③患侧耳聋、耳鸣或耳胀满感，呈波动性；④排除其他疾病引起的眩晕。

眩晕发作期可使用前庭抑制剂如地西泮、异丙嗪、东莨菪碱、甲氧氯普胺等，症状控制后应及时停药。预防眩晕复发的治疗包括：限制食盐的摄入，忌烟酒、咖啡等刺激性食物，口服倍他司汀或利尿剂等。

4.突发性感音性聋伴眩晕

突发性感音性聋的诊断标准为：①突发的感音性耳聋于 72 小时内达到高峰；②与病前或对侧比较，听力图中至少 2 个连续频段的听力下降≥20 分贝。治疗主要是及早应用糖皮质激素、改善微循环等措施，可给予高压氧治疗。

(二)前庭中枢性病变

脑干和小脑病变以脑梗死最多，其次为脑出血、多发性硬化、肿瘤、感染和变性病等。绝大多数患者伴随中枢神经系统损害的表现，如偏瘫、偏身感觉障碍、构音障碍、锥体束征或共济失调等，常可见不同类型的眼震。神经影像学检查常能帮助确定病变的性质。

三、防治原则

(一)病因治疗及预防措施

良性发作性位置性眩晕应重视手法复位；前庭神经炎、突发性感音性聋需激素治疗；脑梗死应溶栓或抗栓治疗；禁烟酒和倍他司汀或激素可能减少梅尼埃病的发作。

(二)康复训练

前庭神经炎急性期后，鼓励患者尽早活动，促进中枢代偿。各种原因造成前庭功能低下的慢性眩晕患者，前庭康复训练可能使其受益。

四、案例分析

案例：女性，58 岁，因“突发眩晕伴恶心、呕吐 20 分钟”入院。患者于 20 分钟前无明显诱因地出现头晕、视物旋转，不敢睁眼，转头时头晕加重，伴恶心、呕吐，呕吐呈非喷射性，呕吐物为胃内容物，无复视、耳鸣、听力下降，无意识障碍、肢体活动不灵，无胸闷、心慌、腹痛、腹泻等不适。既往有“高脂血症”病史。否认外伤史。

查体：体温 36.4 ℃，血压 128/82 mmHg。心、肺、腹部检查未见异常。神经系统查体：神志清，语言清晰，双眼水平性眼震，余颅神经检查未见异常，四肢肌力 5 级，肌张力正常，双侧肢体深、浅感觉无异常，平衡及共济运动不能配合，双侧腱反射对称等叩(＋＋)，双下肢巴氏征阴性，脑膜刺激征阴性。

分析：患者为中年女性，急性发病，突发眩晕伴恶心、呕吐，结合颅脑 CT 未见异常，眼震电图示有位置性眼震。诊断考虑为良性位置性眩晕，给予手法复位治疗。

第六节　关节痛

关节痛主要由关节炎症或各种原因导致的关节损伤引起，是临床常见症状。关节主要由关节面、关节软骨、关节囊、关节腔、滑液、韧带等组成，其任何组成部分发生病变均可导致关节痛。因此，关节痛既可能是关节本身的病变，也可能是全身性疾病的一个症状。

一、病因

关节痛病因颇多，自身免疫系统疾病、内分泌代谢性疾病、创伤、骨质疏松、骨骼退变、先天畸形、细菌或病毒感染、肿瘤等均可损害关节结构，进而引起关节疼痛。

（一）炎症

炎症是关节疼痛的最常见原因，可以分为非特异性炎症和特异性炎症。

1.非特异性炎症

细菌感染、病毒感染及原发疾病造成的无菌性炎症均可损伤关节结构，导致炎症发生，可见关节周围红、肿、热、痛等炎症表现。

(1)化脓性关节炎：由非特异性炎症引起的关节内病变，常见的致病菌为金黄色葡萄球菌、肺炎链球菌、溶血链球菌等。最常见于髋关节、膝关节，其次为肩关节、肘关节、踝关节，以单发多见。近年来，随着抗生素的广泛应用和耐药菌群的增多，多关节感染的比例也逐渐增多。病变关节部位疼痛伴活动受限是常见症状。该病可通过血液传播、邻近病灶直接蔓延、开放性关节损伤感染，也可由医源性途径造成。其病变发展过程可以分为 3 个阶段，分别是浆液性渗出期、浆液纤维素渗出期、脓性渗出期。细菌进入关节腔后，滑膜明显充血、水肿，出现白细胞浸润和浆液性渗出物，关节软骨尚完整。此时 C-反应蛋白(CRP)及红细胞沉降率(ESR)均明显升高。随着病变继续发展，渗出物逐渐增多并混浊，滑膜炎症加重，血管通透性明显增加，关节液中出现大量纤维蛋白，影响软骨代谢。同时白细胞释放大量溶酶体，使软骨断裂、崩溃、塌陷，关节软骨破坏。最后炎症侵犯至软骨下骨质，滑膜和关节软骨都被破坏，关节周围形成蜂窝织炎。修复后关节重度粘连，甚至出现纤维性或骨性强直，病变转为不可逆。

(2)病毒性关节炎：多种病毒感染后均可引起关节炎，如风疹病毒、麻疹病毒、疱疹病毒、乙肝病毒、艾滋病毒、腮腺炎病毒和肠道病毒等。其中，风疹病毒主要存在于患者外周血淋巴细胞中，外周血淋巴细胞对风疹血凝抗原高度敏感，从而在关节内形成病毒-抗体免疫复合物，引发关节炎。大、小关节均可累及，症状与类风湿关节炎相似。病毒性关节炎多为自限性疾病，无需特殊治疗。

2.特异性炎症

主要是由于特异性细菌或病毒感染所致，通常缺乏炎症的一般表现，对症治疗效果不佳，需治疗原发感染。

(1)结核性关节炎：肺结核患者常伴有关节症状，通常是由原发病灶中的结核分枝杆菌通过血液等途径蔓延至骨关节而引起的。多发生在大的负重关节，如髋关节和骶髂关节，其次是膝关节、肩关节、踝关节、肘关节及腕关节。关节病变多为单发性，少数为多发性。病变起源于单纯滑膜结核或骨结核，由长骨干骺端逐渐侵及关节腔，破坏关节软骨面，最终形成全关节结核。进一步发展，会导致病灶部位积聚大量脓液、结核性肉芽组织、死骨和干酪样坏死组织，形成冷脓肿，破溃后形成瘘管或窦道，并引起继发性感染。此时关节已完全损毁，遗留各种关节功能障碍。X线检查可见关节间隙狭窄、软骨下骨侵蚀、溶骨性病变或骨质疏松。

(2)布氏杆菌性关节炎：骨关节炎是布氏菌病最常见并发症，主要包括外周关节炎、骶髂关节炎和脊椎炎。其中，外周关节炎最为多见，如膝关节、髋关节、踝关节和腕关节的急性炎症，可有局部红、肿、热、痛的炎症表现，关节疼痛休息后不能缓解，伴有关节周围骨质疏松症。布氏杆菌进入人体后大部分由溶酶体消化吸收，仅有少数被淋巴细胞摄取，经淋巴结进入淋巴循环，特异性侵袭网状内皮组织，并在内质网内折叠重组，经溶血素释放进入全身，造成细胞坏死。其影像学主要表现为软组织肿胀，软骨及软骨下骨质侵蚀、硬化，关节边缘模糊，关节间隙狭窄或增宽。

(3)艾滋病(AIDS)：艾滋病患者常伴发关节疼痛，多为局部病毒感染引起的下肢非糜烂性关节炎，以膝关节最为常见，也可发生于肩关节和肘关节。高活性抗逆转录病毒疗法(HAART，也称序贯鸡尾酒疗法)可显著降低艾滋病患者关节炎的发病率，但常引起关节疼痛。其症状多类似于风湿性关节炎，X线检查见关节周围骨质减少，关节间隙狭窄。可继发关节畸形，伴有明显的骨膜反应。人类免疫缺陷病毒(HIV)也可引发脊椎关节炎(多为反应性或银屑病性关节炎)，患者可见与年龄相关性血清抗核抗体(ANA)升高，而类风湿因子(RF)无明显差异。

(二)免疫性疾病

多种免疫因子可直接沉积或通过循环作用于关节表面，引起关节及周围组织的炎症。

1.类风湿关节炎

属于自身免疫性疾病，反复发作于手、腕、足等小关节，多呈对称分布。最初可仅表现为关节滑膜的慢性炎症。早期滑膜充血水肿，形成滑膜炎。炎症消退后滑膜边缘增生形成肉芽组织血管翳，并逐渐侵袭关节软骨表面及软骨下骨，出现骨质坏死及结缔组织增生，常伴有骨质疏松，出现骨质钙化，造成关节硬化、关节腔狭窄或消失，最终出现关节或骨性强直。

2.强直性脊柱炎

强直性脊柱炎是血清阴性脊柱关节病，多发生于骶髂关节和小关节突关节，尤其是软骨下骨及骨-软骨交界面。关节病变可分为两个过程：慢性炎症期和渐进性关节强直。外周关节肿胀疼痛，关节强直，多数患者伴有HLA-B27升高，最终导致脊柱活动度下降和后凸畸形。有研究表明多种炎性细胞因子(TNF、IFN-γ等)均可诱发炎症，炎症引起的局部损伤触发修复反应，羟磷灰石结晶沉积于韧带或肌腱等软组织，导致椎骨边缘与相邻关节内的骨质增生，生成骨赘及骨刺连接相邻结构，最终导致关节强直或脊柱强直。

3.系统性红斑狼疮

系统性红斑狼疮是一种累及多系统多器官的自身免疫性疾病，常见于青年女性。关节痛常出现在指、腕、膝关节以及掌指关节，其中以桡腕关节和掌指关节多见，为对称性的多关节疼痛。具有压痛、肿胀、积液等炎症的典型表现。神经胶质细胞释放的前炎性细胞因子(IL-6、IL-17、IL-18、INF-α等)刺激滑膜产生免疫级联反应。免疫复合物直接沉积或抗体侵袭中小血管，出现管壁的炎症和坏死，形成血栓堵塞管腔，造成狭窄，导致局部缺血和功能障碍，小动脉周围出现向心性纤维增生，称为洋葱皮样变。

(三)代谢性疾病

激素及其他体液的异常可通过循环系统作用于骨关节，造成骨的生成和破坏失衡，破坏关节结构和稳定性。

1.痛风

由单钠尿酸盐沉积于骨关节引发的急、慢性炎症和组织损伤，常见于手足小关节，其中以跖趾关节最为常见，累及大关节者较少见。尿酸盐结晶沉积引发免疫炎性反应，白细胞显著增加并吞噬尿酸盐，进而释放各种化学趋化因子(包括促炎因子和抗炎因子)。长期尿酸盐结晶沉积导致单核细胞、上皮细胞和巨大细胞浸润，造成关节骨质破坏、关节周围组织纤维化，继发退行性改变等。X线检查可见骨质不同程度缺损、关节面不平、关节间隙狭窄，并有痛风石形成等表现。

2.糖尿病性骨关节病

多见于中年以上男性，主要包括骨质减少、骨质疏松和低应力性骨折，并继发邻近软组织肿胀、溃疡。由于患者胰岛素不足，导致体内营养物质代谢失衡，影响骨的生成，长期服用降糖药物可造成钙盐丢失，造成骨质减少、骨质疏松，但二甲双胍可作为胰岛素增敏剂而在一定程度上有所改善。糖尿病引起的神经和血管病变也可对关节产生多种损伤，患者神经感觉减退，长期过度负荷损伤关节及周围组织。微循环障碍造成末梢循环缺血，肢端溃烂。患者血糖过高，创面长久不易愈合，继发感染形成坏疽。

（四）外伤和手术创伤

创伤可直接损伤关节结构，破坏关节稳定性，创伤后的修复过程也存在致痛因素。

1.术后关节痛

手术直接或间接造成对关节的损伤，可引起关节疼痛，其中以骨折后髓内钉治疗及关节置换术后的疼痛较为常见。疼痛可能是由于手术中对组织和神经的损伤或内置物的植入引起的，也可由恢复期活动时假体与关节面磨损所致，少数由术中或术后感染导致。修复期新生组织的生长及假体摩擦产生的碎屑刺激关节产生非感染性炎症，导致纤维组织增生代替原来组织，限制关节活动并失去分泌作用，导致关节疼痛。感染所致的膝关节痛可出现白细胞计数增多，出现化脓性关节炎的症状。有研究表明体重指数与术后关节痛（骶髂关节痛）有关，因此，控制体重也有助于减少术后关节痛的发生。

2.创伤性骨关节炎

创伤后关节结构破坏引起软骨变性，继而软骨下骨、滑膜、关节囊及周围组织破坏，并最终导致关节疼痛，活动障碍。青壮年常见，多发生于髋、膝、踝、肩、肘等大关节。关节受到创伤后软骨失去弹性并脱落，经纤维素包裹形成关节内游离体，反复刺激使软骨下松质骨暴露、增殖、硬化，并伴有滑膜炎及关节囊纤维变性，严重影响关节活动。

（五）退变

随着年龄增长关节退变，承受能力减弱，容易发生关节损伤。

1.骨关节炎

骨关节炎是一种以关节退行性变和继发骨质增生为特征的慢性关节疾病。通常累及关节软骨或整个关节，包括软骨下骨、关节囊、滑膜和关节周围肌肉。好发于掌指关节、腕关节及负重较大的髋关节、膝关节、颈椎和腰椎等。首先，局部关节软骨软化、糜烂，软骨下骨质外露，骨的重塑造成软骨下骨质硬化，骨赘形成，伴有骨骺膨胀。随后继发滑膜炎症，关节囊及韧带增厚并纤维化，限制关节活动，出现屈曲畸形或脱位。X线检查可见关节腔不对称狭窄，关节面凹凸不平，并有不同程度的骨质增生，形成骨赘。有研究表明，IL-1β（白介素-1β）诱导骨关节炎的促炎症反应，从而导致神经生长因子（NGF）表达增加，造成关节疼痛。

2.粘连性肩关节囊炎

又称肩周炎、冻结肩，最常发生于40～60岁女性，主要在肩关节周围疼痛并造成肩关节活动障碍。该病病因复杂，通常是由于随年龄增长肩关节各部分发生退行性改变，承受能力减弱；相关肌肉和肌腱、滑囊、关节囊发生慢性损伤，肩关节周围组织炎细胞浸润，毛细血管通透性增加，导致局部水肿；成纤维细胞和成肌细胞增殖、迁移，发生炎性挛缩使肩关节囊内空间减小，从而限制关节活动。此外，还发生滑膜充血、水肿，最终导致关节囊腔粘连、狭窄，最终肩关节各方向活动受限。

3.骨质疏松

骨质疏松是一种以骨质脆性增加为特征的代谢性骨病。研究表明，绝经后的骨质疏松患者骨重塑更加频繁，破骨细胞吸收减少，成骨细胞正常或生成减少，骨小梁表面产生吸收陷窝，导致骨小梁变细，间隙增加，骨量减少，进而软骨下松质骨吸收增加，发生骨变形的危险性增加，容易发生脆性骨折。此外，骨质疏松患者的TNF-α、IL-1β、IL-6、IL-1等细胞因子明显增加，与骨质疏松性疼痛密切相关。

（六）肿瘤

肿瘤细胞侵袭性较强，容易发生远处转移，临床上表现为关节痛的肿瘤多是骨转移及副癌综合征。

1.骨转移

大多数转移性骨肿瘤来源于乳腺癌、前列腺癌、肾癌、甲状腺癌、肺癌等肿瘤，其中以乳腺癌和前列腺癌最多见，消化道肿瘤骨转移相对少见。约70%的骨转移发生在中轴骨，仅10%见于四肢骨。肿瘤细胞可通过血行转移或直接蔓延至骨组织，形成溶骨性及成骨性转移瘤。骨细胞与肿瘤细胞相互作用，肿瘤细胞产生的活性因子可促进骨生成，形成骨刺。肿瘤细胞侵袭骨膜及软组织，并通过分泌炎性介质作用于末梢神经产生疼痛。肿瘤压迫神经也会导致神经支配部位的疼痛。

2.副癌综合征

肿瘤细胞分泌的物质作用于全身而产生全身症状，骨关节的症状主要包括肥大性骨关节病和杵状指（趾）。以骨关节疼痛、杵状指、滑膜炎为主要临床表现，可见于患有支气管、肺等部位肿瘤的患者。患者前列腺素 E_2（PGE_2）显著增高，加速骨代谢，并能扩张外周血管，造成杵状指。同时，缺氧诱导血管内皮因子生成增多，造成血管增生、水肿，成纤维细胞及成骨细胞增殖，对杵状指的形成起重要作用。

（七）先天性疾病

由于遗传或胚胎发育过程中的不良因素造成胎儿先天不足，关节结构不稳或异常，较易发生不同程度的关节病，并可随年龄增长而不断变化。

1.股骨髋臼撞击综合征

股骨髋臼撞击综合征是比较常见的髋关节畸形，好发生25～50岁，可见于90%的髋关节疼痛和特发性髋关节炎患者。造成该病的骨形态学改变可分为两种：①股骨头的头颈交界处前上部存在不规则的骨性突出，这种不规则的股骨头强行进入髋臼，压缩关节软骨并形成对软骨的剪切力，长期磨损造成关节损伤。②髋臼过深、后倾或前突均会导致髋臼对股骨头的过度覆盖，股骨头和髋臼边缘多次摩擦导致髋臼唇及周围关节软骨的骨化。X线检查可见轻度的α角（指在股骨头颈倾斜轴位像上，股骨头同心圆中点在前方的延长线与股骨头颈轴线的夹角）增加以及CE角（两股骨头中心连线的垂线与通过股骨头中心连接髋臼外缘直线之间的夹角）减小。

2.发育性髋关节脱位

发育性髋关节脱位是小儿常见的下肢畸形，包括髋关节不稳定、半脱位和脱位，病变主要位于髋臼、股骨近端及关节囊。患者髋臼发育不良，造成股骨头覆盖差，关节囊韧带松弛，股骨头与髋臼失去正常的结构关系，造成关节不稳。

3.先天性平足畸形

先天性平足畸形是由于足弓降低或消失而引起的疾病，可造成下肢疼痛、无力、行走不便等症状。距跟舟关节内侧副韧带在胫跗加入和足中段病变是造成先天性平足的常见原因。由于解剖结构的改变造成负重关节应力不均，破坏足弓正常的功能。行走时长期磨损也会造成滑囊炎、腱鞘炎等，进而肿胀疼痛。

（八）心因性疼痛

通常患者主诉症状严重，且疼痛范围不定。疼痛与情绪变化（主要是恐惧）有关，也可因某种特定的动作或行为引起，可伴有神经官能症表现，如抑郁、焦虑、幻觉等。实验室检查及影像学检查均无明显异常改变。安慰剂治疗或增加对患者的关注均有良好效果。

（九）其他

1.儿童生长痛

多见于儿童及青少年，发病率为3%～49%，为间歇性疼痛，常于傍晚或夜间睡眠时发作，多与遗传有关。患儿骨骼生长迅速，超过周围神经、肌腱的生长速度，关节面受力不均引起疲劳性疼痛。与患者体内钙、锌等微量元素的缺乏也有一定关系。一般经休息后可缓解，并能随年龄增长症状逐渐消失。

2.血液疾病致关节痛

溶血性贫血、白血病等多种血液疾病可引起骨关节的疼痛，甚至以骨关节疼痛为首发症状，以儿童多见。肿瘤细胞过度增殖或通过分泌作用造成骨质破坏及关节结构损伤。与其他疾病症状多有相似,但血常规及骨髓常规检查明显高于正常。

二、诊断

(一)诊断方法

1.询问病史

通过询问患者关节痛的发生、发展过程,起病的缓急,疼痛的部位以及与天气的关系,疼痛昼夜间有无差别等可为关节痛的诊断提供线索。

2.体格检查

通过对患者的全身关节进行系统的检查,先从颈椎开始,然后是胸椎与腰椎,之后是下颌部、肩部、上肢、骨盆及下肢关节等,有助于判断关节痛的性质和部位。

3.实验室检查

相关的实验室检查包括红细胞沉降率测定、抗链球菌"O"试验、血清类风湿因子测定、血尿酸测定、X线检查、关节腔穿刺液检查、关节滑膜活检等,有利于明确关节痛的原因。

4.其他检查

针对病因进行相应的检查,如怀疑感染性关节炎时需进行细菌培养,怀疑血液病性关节炎时需进行血涂片检查及骨髓检查等。

(二)诊断思路

1.判断关节痛是功能性的还是器质性的

(1)功能性关节痛:①关节痛的部位与范围不定,且时常变化。关节痛与患者情绪密切相关,受刺激、情绪不佳时疼痛可发作或加剧,部分患者关节可出现暂时性强直现象,尤其是癔症患者。②除关节痛外,患者常有一系列的神经官能症表现,如头晕、头痛、失眠、多梦、易惊、心悸、焦虑、烦躁、四肢麻木等。③暗示治疗有效。④实验室检查及X线检查均无明显异常。

(2)器质性关节痛:①关节疼痛部位明确,红、肿、热、痛明显。②各种关节炎有特征性的临床表现,继发性关节痛有原发病的特征性临床表现。③实验室检查及X线检查发现异常。

2.确定关节痛的性质

(1)自身免疫性关节痛:自身免疫性关节痛的临床表现各异。风湿热所致的关节痛多侵犯大关节,表现为大关节游走性疼痛。类风湿性关节炎所致的关节痛多见于女性,常侵犯腕、掌、指关节,呈对称性分布,严重者可发生关节畸形。系统性红斑狼疮所致的关节痛多见于年轻女性,常伴有低热、皮疹及肾损伤等。

(2)感染性关节痛:除具有感染所致的全身症状外,还伴有局部症状,如:化脓性关节炎表现为关节疼痛、肿胀、积脓等;由结核杆菌直接感染引起的结核性关节炎常表现为多发性游走性关节痛,急性期关节有红、肿、热、痛,伴有发热,易与风湿性关节炎混淆,波及的主要关节为指、腕、膝、踝、肩、腰椎等,部分患者仅表现为关节酸痛;布氏杆菌病性关节痛表现为持续性广泛性钝痛,发热时加重,并伴脊柱关节僵硬。

(3)创伤性关节痛:常由于关节内骨折、脱位、半月板破裂影响负重的关节面而导致,表现为活动时关节疼痛加剧并伴有活动受限,最常发生于膝关节,其次为踝、肘、肩、髋等关节。

(三)明确关节痛的病因

1.依据患者病史

(1)创伤性关节炎:关节痛并伴有创伤史。

(2)化脓性关节炎:关节痛并伴有发热史,局部关节红、肿、热、痛明显。

(3)结核性关节炎:有结核病史,关节痛并伴低热、盗汗、消瘦等。

(4)系统性红斑狼疮性关节痛:关节痛伴发热、皮疹、肌痛、肾损伤。

(5)类风湿性关节炎:关节痛以腕、掌、指关节为主,呈对称性分布,可伴有关节畸形。

(6)风湿热:关节痛发生于青少年期,伴有心肌炎、环形红斑、舞蹈病等。

(7)骨质疏松:常发生于老年人,有骨质疏松病史。

(8)无菌性股骨头坏死:有长期酗酒或接受皮质激素治疗史,伴有髋、骶及下腹痛。酗酒之所以会对股骨头产生破坏作用,是因为乙醇会增加血液黏稠度,而股骨头自身血运较差,血液黏稠度升高使该处的微循环容易出现问题,进而造成坏死。

(9)痛风:有血尿酸水平增高史,关节痛发作时血尿酸水平增高。

(10)糖尿病:有糖尿病病史并伴有糖尿病周围神经或血管病变。

(11)布氏杆菌病:有布氏杆菌接触史。

2.依据疾病临床特点

(1)感染性关节炎。①化脓性关节炎:多为单个大关节受累,起病急骤,伴有寒战、高热(体温 39～40 ℃)等毒血症表现。关节液为脓性,革兰染色镜检或细菌培养均可找到致病菌。②结核性关节炎:患者伴有消瘦、微热、盗汗、疲乏等全身中毒症状,早期关节明显肿胀及肌肉萎缩,后期关节畸形及功能障碍。结核菌素(PPD)试验阳性,活动期红细胞沉降率增快,关节液培养结核杆菌阳性,X 线检查关节间隙变窄,骨质破坏,周围有脓肿阴影。③布氏杆菌病:患者有布氏杆菌接触史,表现为长期发热、多汗、关节痛及肝大、脾大等。布氏杆菌抗体检测阳性。关节痛呈持续性广泛性钝痛,尤其是发病早期患者、发热不明显患者及发热间歇期患者,极易误诊为腰肌劳损、颈椎病、腰椎间盘突出症或强直性脊柱炎等而延误治疗。该病引起关节痛的机制主要为脊柱炎、关节滑膜炎,神经根、神经干受侵,肌肉痉挛等。

(2)自身免疫性关节炎。①风湿性关节炎:表现为大关节游走性疼痛。关节红、肿、热、痛明显,活动受限,病变关节主要为膝、髋、踝等下肢大关节,其次为肩、肘、腕关节,手足小关节少见。急性期有发热、红细胞沉降率增快、血清抗“O”试验阳性。采用非甾体抗炎药(NSAIDs)如肠溶阿司匹林、布洛芬、双氯芬酸钠、吲哚美辛、吡罗昔康、萘普生等治疗效果明显。②类风湿性关节炎:对称性小关节受累为其特点,关节呈梭形肿胀,活动期有晨僵现象,晚期出现关节畸形。血清及关节液类风湿因子检测阳性。X 线检查示关节骨质疏松、关节间隙狭窄、软骨骨质破坏、关节半脱位。③still 病:为全身结缔组织和自身免疫性功能异常疾病,是类风湿关节炎的一个特殊类型。临床以高热、一过性皮疹、关节痛和白细胞计数升高为主要表现。几乎所有的患者有关节痛,以膝、腕关节受累最常见,其次为踝关节、肩关节、肘关节、近端指间关节、掌关节及远端指间关节。发病早期关节受累少,随疾病进展可表现为多关节炎,晚期可出现关节僵硬、畸形。④系统性红斑狼疮:常见于青年女性,患者面部有蝶形红斑,伴有脱发、光过敏、雷诺现象和发热、消瘦、疲乏等全身症状。抗核抗体(ANA)阳性、抗双链 DNA(ds-DNA)抗体阳性和抗 Sm 抗体阳性为其特征性表现。⑤强直性脊柱炎:男性多见,多在 35 岁前发病。早期表现为骶髂关节痛,随疾病进展可出现脊柱强直、僵硬、驼背等。X 线检查早期可无异常或表现为双侧骶髂关节炎,晚期可见典型的脊柱竹节样改变。类风湿因子检测阴性,人类白细胞抗原-B27(HLA-B27)阳性。

(3)内分泌代谢性疾病。①痛风:多见于体型肥胖的中老年男性和绝经期女性。病变多累及拇指和第一跖趾关节,患者在急性关节炎期夜间常突发剧烈疼痛而惊醒。饮酒、劳累、受寒、进食嘌呤含量高或高脂肪食物、感染、创伤、手术等可诱发关节痛。实验室检查可见血尿酸水平增高和痛风石形成,关节液中性粒细胞内有被吞噬的尿酸盐结晶。X 线检查急性期可见关节周围软组织肿胀;反复发作后,受累关节面不光滑,关节间隙变窄,可见痛风石沉积影,骨质呈穿凿样、虫蚀样缺损。②骨关节炎(OA):多发生于 50 岁以上中老年人,不伴全身症状,病变关节可出现酸痛、轻度僵硬,活动时有摩擦音,不发生关节强直。关节液呈非炎性改变。X 线检查可见关节间隙变窄、骨赘形成、软骨下骨钙化、骨囊性变。③糖尿病:患者血糖水平异常,多并发周围神经或血管病变。糖尿病患者除糖代谢异常外,常伴有钙、磷、镁等骨矿物代谢异常,可引起骨质疏松和骨质溶解;并发周围神经病变时下肢感觉障碍,不能抑制关节的过度活动,易导致关节损伤;并发周围血管病变时会加重脱钙,造成跖跗关节、跖趾关节的疼痛、畸形。

(4)血液病性关节炎。①关节炎型过敏性紫癜:起病急骤,皮肤呈对称性紫癜(以四肢多见),腹痛和关节痛,以膝关节受累多见,其次为踝、肘和腕,为多发性、游走性和对称性。②白血病性关节病:有白血病的临床表现——感染、发热、出血、关节疼痛、肝大、脾大等。血涂片及骨髓涂片镜检可见异常增生的白细胞。该病骨髓腔内有大量白细胞增生、压迫、浸润，破坏骨膜、骨皮质和关节所致，儿童以四肢骨及关节受累为主，疼痛部位可固定，也可呈游走性，易误诊为风湿或类风湿性关节炎。因此，临床上遇到骨关节痛诊断为风湿或类风湿性关节炎而经抗风湿治疗效果不佳时，应高度警惕白血病性关节病，应反复进行血常规和骨髓常规检查。

(5)创伤性关节痛。①创伤性关节炎：多发生于重体力劳动者或运动员，关节肿胀、压痛、运动障碍，活动过多时疼痛加重，X线检查可见阳性改变。②颞颌关节脱位：前牙开合状不能闭嘴，涎液外流，语言不清，咀嚼、吞咽障碍，两颊变平，脸型变长，关节附近疼痛或肿胀。耳屏前凹明显，单侧脱位时下颌中线明显偏向健侧。X线检查可见髁突从关节凹移位至关节结节之前上方。

(6)关节周围病变。①肩周炎：以肩关节疼痛和肩关节活动障碍为特征，左肩多于右肩，好发于40岁以上人群，女性多于男性。X线检查未见骨质破坏，部分患者表现为骨质疏松。②腱鞘囊肿：多见于中青年人，女性多于男性。腕背关节最常受累，其次为腕掌、手掌、指掌和足背，膝关节两侧及腘窝也可发生。表现为外形光滑、皮色正常、张力较大的凸起肿块，呈囊性感或骨突样感，有轻压痛。

3.其他原因

(1)肺癌：关节痛是肺癌的肺外表现之一，以胫腓骨和桡骨远端关节疼痛较为明显，严重者可累及股骨、肱骨、掌骨和跖骨等，也可累及膝、踝、腕等大关节。

(2)甲状腺功能亢进症：疼痛多发生于腰背部、髋部、肋骨及四肢关节。

(3)肢端肥大症：生长激素分泌过多使骨、软骨、软组织细胞数增加，导致骨和软骨过度增生，关节囊增生等，表现为关节僵硬、肿胀、周期性疼痛，活动后加剧。

三、关节痛的治疗

关节痛的病因复杂，牵涉范围广泛，种类繁多，需结合患者病史、体格检查及实验室检查等进行综合分析才能明确诊断。关节痛的治疗除对症治疗以解除患者疼痛外，还要积极治疗原发病，消除其病因。创伤性关节痛应及时清创、关节制动、抗感染并进行早期功能锻炼。化脓性关节炎应采用广谱抗生素控制感染，积极治疗原发病。关节脱位者应尽快复位。

(一)创伤性关节痛

治疗主要是恢复韧带的正常力学功能，保持关节的稳定性。关节脱位者需采用闭合复位、石膏固定，拆除固定后开始关节屈伸活动。创伤性滑膜炎及关节血肿应给予制动，抽液并加压包扎。

(二)急性化脓性关节炎

早期大剂量联合抗生素治疗；用石膏托固定患肢于功能位；抽尽关节内的脓液后注射抗生素；行关节切开排脓引流术，确保关节功能；炎症消退后进行早期功能锻炼。

(三)类风湿性关节炎

1.常规药物治疗

(1)非甾体抗炎镇痛药：非甾体抗炎镇痛药为治疗类风湿性关节炎的一线药物，可分为：非特异性环氧化酶-1(COX-1)抑制剂，如肠溶阿司匹林、对乙酰氨基酚、吲哚美辛等；倾向性环氧化酶-2(COX-2)抑制剂，如醋氯芬酸、美洛昔康等；特异性COX-2抑制剂，如罗非昔布等。

(2)糖皮质激素：糖皮质激素为治疗类风湿性关节炎的三线药物，是目前抗炎效果最强的药物，但不能阻断类风湿关节炎的病情进展和关节破坏。

(3)慢作用抗风湿药(SAARDS)：SAARDS为治疗类风湿关节炎的二线药物，包括改变病情药(DMARDS)和细胞毒性药物。此类药物起效时间较长，能控制类风湿关节炎的病情进展，对早期(症状出现时间＜3个月)及明确诊断为类风湿关节炎的患者应尽早采用此类药物进行治疗。改变病情药有抗疟药、金制剂、青霉胺、柳氮磺胺吡啶和雷公藤等；细胞毒性药物有硫唑嘌呤、氨甲蝶呤、环孢素、环磷酰胺等。

2.治疗新策略

包括生物制剂以及正在探索中的干细胞移植、基因治疗等。

（四）风湿性关节炎

（1）抗风湿治疗：常用肠溶阿司匹林，成人3～4 g/d，儿童80～100 mg/(kg·d)，分3～4次饭后服用，症状控制后剂量减半，总疗程为6～8周，必要时可延长至12周甚至更长。也可选用双氯芬酸钠、吲哚美辛、塞来昔布胶囊、洛索洛芬钠等。

（2）激素治疗：泼尼松30～40 mg口服，1次/天，症状控制后递减剂量，以10 mg/d维持。

（3）抗生素治疗：目前首选青霉素，800 000～1 600 000 U肌内注射，2～3次/天，疗程为10～14天。或苄星青霉素G 120 U肌内注射。对青霉素过敏或耐药者可选用红霉素0.25 g，4次/天。用于抗链球菌感染时，也可选用罗红霉素150 mg，2次/天，疗程为10天。阿奇霉素、林可霉素、喹诺酮类或头孢类抗菌药也可酌情选用。

（五）痛风性关节炎

（1）禁食富含嘌呤的食物，如鱼虾、动物内脏等，多饮水，预防血尿酸水平升高及尿酸盐沉积。

（2）常规治疗仍以西药为主，通常选用非甾体类抗炎镇痛药、秋水仙碱、别嘌醇、非布司他、苯溴马隆、碳酸氢钠等。

（六）骨关节炎

骨关节炎的名称极多，如肥大性骨关节炎、退行性关节炎、变性性关节炎、增生性骨关节炎或骨关节病，均指一种疾病，国内统一使用骨关节炎。骨性关节炎是一种常见的关节病变，其患病率随着年龄而增加，女性比男性多发。骨关节炎以手的远端和近端指间关节、膝关节、肘关节、肩关节及脊柱关节容易受累，而腕、踝关节则较少发病。骨性关节炎由组织变性及积累性劳损引起，多见于超重的中老年人，最常见的发病部位是膝关节、手指、颈部、腰椎等处，症状主要为关节疼痛、僵硬（经轻微活动后会觉疼痛减轻），重者可出现关节肿胀、肌肉萎缩等。临床数据显示，45岁以下人群骨关节炎患病率仅为2%，而65岁以上人群患病率高达68%。

骨关节炎的治疗包括药物治疗、辅助治疗和手术治疗。对于疾病已经发展到晚期的患者，手术治疗不失为一种好的治疗手段。对于早中期的患者，一般采取药物治疗并配合其他方法辅助治疗。要积极采取正确、有效的手段，尽早治疗疾病，尽早控制病情。

1.手术治疗

目前，骨关节炎常用的手术治疗方法包括关节镜手术、截骨术和人工关节置换术。软骨碎片脱落到关节腔内，形成游离体（“关节鼠”），可采用关节镜手术清除。关节镜手术可以很好地鉴别病变和估计关节病变的程度，对关节腔进行灌洗和清理，能清除关节腔内的游离体，使患者的活动能力得到一定程度的改善。各种矫形截骨术是用以改善关节力线平衡的。胫骨截骨术主要用于膝关节内外翻畸形（即“O”形或“X”形腿）的患者，通过手术使弯曲的腿尽量恢复到正常状态。如果患者病情发展到严重阶段，关节软骨丢失严重，关节间隙过小，关节功能丧失，严重影响日常生活，经保守治疗无效，应考虑人工关节置换，主要是人工膝关节置换术和人工髋关节置换术。通过关节置换能比较好地恢复关节的活动能力，提高患者的生活质量，但人工关节置换术创伤较大，置换的人工关节的使用寿命也有一定限度，并且手术费用较高。

2.药物治疗

在采用外科手术以前，药物治疗是医生和患者多选用的一种比较有效的治疗方法。依据关节炎的种类、症状的特点、伴发疾病等情况选择合适的治疗药物。治疗原则是早期诊断和尽早合理、联合用药。

对骨关节炎来说，治疗药物可以分为两大类：非特异性药物和特异性药物，即“对症治疗”药物和“对因治疗”药物。骨关节炎的非特异性药物常用的是非甾体抗炎药，它们通常被称为止痛药。止痛药，顾名思义，即具有止痛的作用，能缓解头痛、肌肉痛，包括骨关节炎伴随的关节疼痛，这类药物不专门针对骨关节炎进行治疗，所以我们也把这种药物称作“对症治疗”药物。这类药物起效快，对于各种原因引起的疼痛，止痛效果都比较好，对于缓解骨关节炎引起的关节疼痛效果也不错。这类药物在体内代谢较快，维持时间很短，一旦代谢完毕疼痛马上又开始了。重要的是，止痛控制了疾病的表面症状，却掩盖了病情仍在继续发展的本质。另外，还有一种对症治疗药物——激素类药物，该类药物可进行关节腔内注射，也能达到迅速消炎止痛的目的，但每年治疗次数不能超过3次，若长期使用，可加剧关节软骨的损害及骨关节炎症状。非特异性药物治疗骨关节炎只能暂时缓解疾病症状，而不能真正对骨关节炎的病因——关节软骨起作用，也不能阻止骨关节炎病情的发展。

3.物理治疗

骨关节炎属于非细菌性炎症，主要的病理特点是由于关节组织的血液循环障碍，导致组织细胞的营养供给不良，致使组织细胞发生病变。常用的物理治疗方法有直流电疗法、药物离子导入、低频脉冲电疗法、中频电流疗法、高频电疗法、磁场疗法、超声疗法、针灸、光疗法(即红外线、紫外线)、冷疗法。微波热疗是近些年国内外开展的非常成功的理疗手段，对细胞功能的康复和致炎物质的清除有非常好的疗效。

4.中医治疗

中医治疗是在关节疾病处于早、中期时经常使用的一种方法。中医传统理论认为关节炎的病因是“风寒湿邪，痹阻经脉，致使经脉不通，不通则痛”，所以中药治疗一般以祛风散寒、解痉通络、活血化瘀为目的。中医治疗包括推拿、按摩、针灸、艾灸、阻滞、小针刀、臭氧注射等一系列方法。中药是结合了针灸与药物的原理，具有不错的疗效。中医药治疗方法能使僵硬的关节肌肉得到放松，解除肌肉痉挛，可以达到疏通经络、消肿止痛的作用。

5.其他

(1)骨髓移植：通过恢复免疫系统功能来促使患者痊愈的自身骨髓移植法，在治疗儿童风湿性关节炎方面取得了较好的疗效。

(2)免疫及生物治疗：主要针对关节炎发病及导致病变进展的主要环节进行治疗，如针对细胞因子的靶分子治疗、血浆置换、免疫净化、免疫重建、间充质干细胞移植等；主要应用于其他治疗无效、迅速进展及难治性重症关节炎患者，如类风湿关节炎。

(3)康复、职业训练、功能锻炼及生活方式的调整：患者应当积极自我保健，注意减肥，适当锻炼，如进行游泳、骑自行车等运动。避免不正确的姿势及有害关节的动作，如登山、长时间伏案等。保护关节，减少负重，如在膝关节使用护膝、久坐站起时借助支持物等。在活动时，可利用拐杖、步行器协助活动或行走等。

(4)食疗：医食同源，自古就有利用调整饮食防治疾病的方法，简称为“食疗”。食疗具有方便、可长期服用且无不良反应(当然需要对症选食)的特点，特别适用于慢性疾病患者。对于类风湿性关节炎患者而言，食疗作为药物治疗的辅助疗法，占有重要地位。选用食物时一定要对症，否则会影响效果。中医学将类风湿性关节炎归为痹症，并分为风痹、寒痹、湿痹、热痹四型，根据不同的类型对症选用不同的食品。一般而言，风痹宜用姜、葱等；寒痹宜用胡椒、干姜等食品；湿痹宜用薏仁、山药等；热痹宜用冬瓜、丝瓜、绿豆芽等。

四、案例分析

案例：女性患者，56岁，既往有糖尿病、腰腿痛病史多年。双膝关节疼痛5年余，加重伴活动受限半个月，活动受凉后加重，休息后减轻。在当地门诊行理疗及口服消炎止痛药效果不明显。双膝关节X线检查示双膝骨质增生，退行性变表现，右侧为著。

查体：双膝关节轻微变形伴红肿，双膝关节周围皮温升高、压痛(+)，关节处于屈曲位，伸直时疼痛加重，浮髌试验(—)，屈伸活动受限。右小腿及足部无明显肿胀，右足诸趾活动良好，浅感觉反射正常。

分析：患者为中年女性，有多年腰腿痛病史，双膝关节轻微变形伴红肿，双膝关节周围皮温升高、压痛(+)，诊断考虑为双膝关节炎，应住院行中医综合治疗。

第七节　腰背痛

一、定义

腰背痛是指背部、腰骶部和骶髂部的急、慢性疼痛，多由局部的肌肉、韧带、关节、椎间盘、骨骼、神经等受到损伤而引起，是目前的常见病和多发病。

二、病因病机

(一)急、慢性损伤

1.急性损伤

如急性腰扭伤，韧带、肌肉拉伤，胸、腰椎压缩性骨折，胸、腰椎小关节紊乱，急性椎间盘突出等。

2.慢性损伤

大部分由于脊柱小关节退变、肌肉劳损、骨质增生、脊柱滑脱等引起。

(二)炎性病变

炎性病变分为细菌性炎症和无菌性炎症两种。

1.细菌性炎症

可分为化脓性感染和特异性感染。化脓性感染多见于椎间隙感染、硬膜外脓肿、椎体骨髓炎等；特异性感染见于脊柱结核等。

2.无菌性炎症

无细菌感染引起的疼痛以软组织的炎性反应为主，如风湿性肌纤维组织炎、类风湿性关节炎、第三腰椎横突综合征、强直性脊柱炎、骶髂关节致密性骨炎等。

(三)脊柱退行性改变

如腰椎间盘退变、小关节退变性骨关节炎、腰椎管狭窄症、腰椎滑脱及脊柱不稳定等。

(四)骨发育异常

如脊柱侧凸畸形、半椎体、驼背、骶椎腰化或腰椎骶化、脊柱裂、铡刀棘突等。

(五)姿势不良

长期不正常姿势导致的脊柱侧凸、腰椎反弓、腰背肌劳损；长期单一姿势，如伏案工作或弯腰工作，妊娠、肥胖所致的脊柱生理曲度过曲或变直。

(六)肿瘤

骨与软组织肿瘤、骨髓或神经肿瘤等。

(七)内脏疾病引起的牵涉痛

盆腔疾病、前列腺疾病可引起下腰痛；肾脏疾病如结石、肾下垂、肾盂肾炎；腹膜后疾病如脓肿、血肿等可引起腰背痛；肝脏和心脏病变可引起背部疼痛。

(八)内分泌因素

原发性或继发性骨质疏松症、女性更年期腰痛等。

三、临床特点及诊断

形成腰背痛的原因比较多，不同疾病引起的腰背疼痛具有不同特点。以下简述常见腰背痛的临床特点。

（一）急性损伤

外伤史明显，疼痛部位固定，多伴有活动受限，移动腰部或大声说话时会引起疼痛加剧。

（二）慢性损伤

1.腰肌劳损

常因腰扭伤治疗不彻底或累积性损伤引起。患者自觉腰骶酸痛、钝痛，休息时缓解，劳累后加重。特别是弯腰工作时疼痛明显，而伸腰或叩击腰部时可缓解疼痛。

2.腰肌纤维组织炎

常因寒冷、潮湿、慢性劳损所致的腰背部筋膜及肌肉组织水肿、纤维变性引起。大多数患者感到腰背部弥漫性疼痛，以腰椎两旁肌肉及髂嵴上方为主，晨起时加重，活动数分钟后好转，但活动过多时疼痛又加重，轻叩腰部则疼痛缓解。

3.增生性脊柱炎

增生性脊柱炎又称退行性脊柱炎，多见于50岁以上患者，晨起时感腰痛、酸胀、僵直、活动不便，活动腰部后疼痛好转，但过多活动后腰痛又加重，平卧可缓解。疼痛不剧烈，敲打腰部有舒适感，腰椎无明显压痛。

4.脊柱滑脱

脊柱滑脱有慢性腰痛史，疼痛部位以腰骶部为主，腰部可触及台阶感。

（三）炎性病变

1.结核性脊椎炎

结核性脊椎炎是感染性脊椎炎中最常见的一种疾病，腰椎最易受累，其次为胸椎。背部疼痛常为结核性脊椎炎的首发症状。疼痛多局限于病变部位，呈隐痛、钝痛或酸痛，夜间明显，活动后加剧，伴有低热、盗汗、乏力、食欲缺乏。晚期可有脊柱畸形、冷脓肿及脊髓压迫症状。

2.化脓性脊柱炎

本病不多见，常因败血症、外伤、腰椎手术、腰椎穿刺和椎间盘造影感染所致。患者感剧烈腰背痛，有明显压痛、叩痛，伴畏寒、高热等全身中毒症状。

3.肌纤维组织炎

当机体受到剧烈运动、风寒、外伤或姿势异常等不良因素刺激时，可以导致肌肉软组织的过度牵拉，组织充血水肿，肌肉局部缺血，缺血、水肿引起局部纤维浆液渗出，诱发肌肉筋膜炎，最终形成纤维组织炎。

4.强直性脊柱炎

以脊柱和骶髂部的炎症与骨化为主要表现，是一种慢性全身免疫系统紊乱导致的疾病，致残率极高。开始时疼痛为间歇性，数月或数年后发展为持续性，以后炎性疼痛消失，脊柱由下而上部分或全部强直，出现驼背畸形。

（四）脊柱病变

1.脊椎骨折

有明显的外伤史，且多因由高空坠下，足或臀部先着地，骨折部有压痛和叩痛，脊椎可能有后突或侧突畸形，并有活动障碍。

2.腰椎间盘突出

青壮年多见，以$L_{4\sim5}$、L_5S_1椎间盘易发。常有搬重物或扭伤史，可急性发病，也可缓慢发病。主要表现为腰痛伴下肢放射痛。有时候疼痛剧烈，咳嗽、喷嚏时疼痛加重，卧床休息时缓解。可有下肢麻木、冷感或间歇性跛行。

3.腰椎管狭窄

因组成椎管的骨组织或纤维组织发生异常，引起椎管内的有效容量减小，以致位于椎管中的脊髓受压或刺激而产生功能障碍及一系列症状。主要症状为腰骶部疼痛及间歇性跛行，腰骶部疼痛常涉及两侧，站立、行走时加重，卧床、坐位时减轻。

（五）脊椎肿瘤

以转移性肿瘤多见，如前列腺癌、甲状腺癌、乳腺癌等转移或多发性骨髓瘤累及脊椎。其表现为顽固性腰背痛，剧烈而持续，休息和药物治疗均难缓解，并有放射性神经根痛。

（六）内脏疾病引起的腰背痛

1.泌尿系统疾病

肾小球肾炎、肾盂肾炎、泌尿道结石、结核、肿瘤、肾下垂、肾积水等多种疾病可引起腰背痛。不同疾病的腰背痛有其不同特点，肾小球肾炎呈深部胀痛，位于腰肋三角区，并有轻微叩痛；肾盂肾炎腰痛较鲜明，叩痛较明显；肾脓肿多为单侧腰痛，常伴有局部肌紧张和压痛；肾结石多为绞痛，叩痛剧烈；肾肿瘤引起的腰痛多为钝痛或胀痛，有时呈绞痛。

2.盆腔器官疾病

男性前列腺炎和前列腺癌常引起下腰骶部疼痛，伴有尿频、尿急，排尿困难；女性慢性附件炎、子宫颈炎、子宫脱垂和盆腔炎可引起腰骶部疼痛，且伴有下腹坠胀感和盆腔压痛。

3.消化系统疾病

消化系统的传入纤维与一定皮肤区的传入纤维进入相同的脊髓段，故内脏传入的疼痛感觉刺激兴奋了皮肤区的传入纤维，引起感应性疼痛。胃十二指肠溃疡后壁慢性穿孔时直接累及脊柱周围组织，引起腰背肌肉痉挛，出现疼痛。出现上腹部疼痛的同时，可出现下胸上腰椎区域疼痛。急性胰腺炎常有左侧腰背部放射痛。胰腺癌患者可出现腰背痛，取前倾坐位时疼痛缓解，仰卧位时加重。溃疡性结肠炎和克罗恩病在出现消化道功能紊乱的同时，常伴有下腰痛。

4.呼吸系统疾病

胸膜炎、肺结核、肺癌等可引起后胸部、侧胸部、肩胛部疼痛。背痛的同时常伴有呼吸系统症状与体征，胸膜病变时常在深呼吸时加重，而脊柱本身无病变、无压痛、运动不受限。

四、治疗

腰背痛大多数患者可以经保守治疗后缓解或治愈。

（一）绝对卧床休息

有些腰背痛患者，如压缩性骨折等，应严格卧床休息，强调大、小便均不应下床或坐起。卧床休息后可佩戴腰围下床活动，3个月内不做弯腰持物动作。缓解后应加强腰背肌锻炼，以减少复发的概率。

（二）牵引治疗

采用微电脑三维牵引可以增加椎间隙的宽度，减轻肌肉与软组织的紧张程度，减少椎间盘内压，减轻对神经根的刺激和压迫，但需要在专业医生指导下进行。

（三）理疗和推拿

可缓解肌肉痉挛，促进局部血液循环，减轻软组织水肿及粘连，促进局部无菌性炎症恢复。

（四）针灸

中医针法和灸法的总称。针法是用特制的针灸针，刺入患者体内特定穴位，运用操作手法以达到治病的目的；灸法是用燃烧着的艾绒温灼相应穴位表面的皮肤，利用热刺激来达到温通经脉、调和气血的目的。

（五）手法正骨治疗

手法正骨是以中国传统医学的伤科正骨、内科推拿法为基础，与现代脊柱生理解剖学、生物力学相结合，根据脊椎小关节的病理变化，研究出的治疗脊柱关节紊乱、椎间软组织劳损、关节滑膜嵌顿和椎间盘突出等病症的有效方法。这种手法既能治疗骨病变又能治疗软组织病变，具有准确、轻巧、无痛、安全及有效的特点。

（六）针刀疗法

针刀疗法是用针刀在拟定的治疗部位刺入病变处进行松解，剥离粘连，以达到止痛祛病的治疗方法。优点是：治疗过程操作简单，不受环境和条件的限制；治疗时针眼小，不用缝合，对组织的损伤也小，且不易引起感染，无明显不良反应；患者也无痛苦和恐惧感，术后无需休息，治疗时间短，疗程短，患者易于接受。

（七）药物治疗

疼痛较重时要及时口服非甾体类药物，如贝速清、扶他林等。骨质疏松患者要注意补充钙剂。可以口服活血止痛的中成药或膏药局部外敷。

五、注意事项

腰背痛患者日常工作生活应注意以下事项，以保持治疗效果，防止复发。

(1)长时间保持同一坐姿或站姿之后，应放松腰部或伸展腰肢。

(2)适度变换颈部姿势，最好每工作一小时休息几分钟。

(3)过于肥胖者应该恰当减肥以减少腰部负担。

(4)不宜选用过软的床垫，较硬的床垫对腰部有助益。同时，尽量不要俯卧，对腰部不利。

(5)尽量避免弯腰或扭腰，弯腰或持物时要尽量小心。

(6)禁止在床上或半卧在沙发上看书、电脑、手机等。

(7)未经主治医生允许，不许私自停用药物或改变药量。

(8)三个月内不负重，半年内不进行较重的锻炼和活动。普通活动以身体较舒适、无疲劳感为度。

(9)定期复诊：即使无症状也要按期复诊，以纠正不良姿势，指导康复锻炼，防止复发。

六、案例分析

案例：男性，34 岁，工人。患者腰骶部疼痛 6 年，为持续性疼痛，夜间疼痛加重，无法平卧，被动侧卧位，晨僵明显。期间经断续治疗未见明显好转，且有进行性加重趋势。查体见：胸椎生理曲度变大，腰椎生理曲度变直，椎旁肌肉肌张力增高，第 3～10 胸椎棘突间及椎旁压痛(＋)、叩击痛(＋)。第 4 腰椎至第 2 骶椎旁压痛(＋)、叩击痛(＋)，臀中肌压痛(＋)，无放射痛。左侧直腿抬高试验 50°(＋)。右侧直腿抬高试验 50°(＋)。腰椎屈伸受限：前屈 20°，后伸 10°。双侧“4”字实验(＋)。双侧股神经牵拉试验(－)。实验室检查：HLA-B27 抗原(＋)。

分析：该患者为青年男性，6 年的腰骶部疼痛病史及影像、实验室检查结果符合强直性脊柱炎的表现。强直性脊柱炎是原因不明的以中轴关节慢性炎症为主的全身性免疫性疾病，其特点为病变几乎累及全部的骶髂关节，常发生椎间盘纤维环及其附近韧带钙化和骨性强直，晚期可发生脊柱强直和关节畸形。目前尚缺乏经济、安全、有效且能显著缓解病情的药物，近年来寻找强直性脊柱炎的合理治疗方案成为中、西医研究的共同热点。有医院采用三维平衡整脊疗法联合针刺、中药、督灸治疗强直性脊柱炎，取得了很好疗效。

第八节　腹　痛

腹痛是临床常见症状，病因复杂，多为器质性病变引起，但也可为功能性腹痛。病变多来自腹内组织或器官，但也可由胸部疾病或全身性疾病所致。

一、病因

（一）急性腹痛

急性腹痛有起病急、病情重和转变快的特点，常涉及是否手术治疗的紧急决策。

(1)腹膜炎症：多数为胃肠道穿孔引起的，少部分为自发性腹膜炎。

(2)腹腔器官急性炎症,如急性胃炎、急性肠炎、急性胰腺炎、急性出血性坏死性肠炎、急性胆囊炎等。

(3)空腔脏器阻塞或扩张,如肠梗阻、胆道结石、胆道蛔虫症、泌尿系统结石梗阻等。

(4)脏器扭转或破裂,如肠扭转、肠绞窄、肠系膜或大网膜扭转、卵巢扭转、肝破裂、脾破裂、异位妊娠破裂等。

(5)腹腔内血管阻塞,如缺血性肠病、腹主动脉夹层动脉瘤等。

(6)胸腔疾病所致的腹部牵涉性痛,如肺炎、肺梗死、心绞痛、心肌梗死、急性心包炎、胸膜炎、食管裂孔疝。

(7)腹壁疾病,如腹壁挫伤、脓肿及腹壁带状疱疹。

(8)全身性疾病所致的腹痛,如风湿热、尿毒症、急性铅中毒、血卟啉病、腹型过敏性紫癜、腹型癫痫等。

(二)慢性腹痛

起病缓慢、病程长,疼痛多为间歇性,以钝痛或隐痛居多,也可有烧灼痛或绞痛发作。

(1)慢性炎症,如反流性食管炎、慢性胃炎、慢性胆囊炎及胆道感染、慢性胰腺炎、结核性腹膜炎、溃疡性结肠炎、Crohn 病等。

(2)空腔脏器的张力变化,如胃肠痉挛或胃肠、胆道运动障碍等。

(3)胃肠病,如胃十二指肠溃疡、胃泌素瘤等。

(4)腹腔内脏器的扭转或梗阻,如慢性胃扭转、肠扭转。

(5)脏器包膜的牵张:实质性器官因病变肿胀,导致包膜张力增加而发生的腹痛,如肝淤血、肝炎、肝脓肿、肝癌等。

(6)中毒与代谢障碍,如铅中毒、尿毒症。

(7)肿瘤压迫及浸润:以恶性肿瘤居多,可能与肿瘤不断长大,压迫与浸润感觉神经有关。

(8)胃肠神经功能紊乱,如胃肠神经症。

二、临床表现与诊断

(一)腹痛部位

一般腹痛部位即为病变所在,如:胃十二指肠疾病、急性胰腺炎引起的疼痛多在中上腹部;胆囊炎、胆石症、肝脓肿等引起的疼痛多在右上腹;急性阑尾炎疼痛在右下腹麦氏点;小肠疾病引起的疼痛多在脐部或脐周;膀胱炎、盆腔炎症及异位妊娠破裂引起的疼痛在下腹部;弥漫性或部位不定的疼痛见于急性弥漫性腹膜炎(原发性或继发性)、机械性肠梗阻、急性出血性坏死性肠炎、血卟啉病、铅中毒、腹型过敏性紫癜等。

(二)腹痛的性质和程度

突发的中上腹剧烈刀割样痛、烧灼样痛多为胃十二指肠溃疡穿孔;中上腹持续性剧痛或阵发性加剧应考虑急性胰腺炎;胆石症或泌尿系统结石常为阵发性绞痛,相当剧烈,致使患者辗转不安;阵发性剑突下钻顶样疼痛是胆道蛔虫症的典型表现;持续性、广泛性剧烈腹痛伴腹壁肌紧张或板样强直提示为急性弥漫性腹膜炎;隐痛或钝痛多为内脏性疼痛,多由胃肠张力变化或轻度炎症引起;胀痛可能为实质脏器的包膜牵张所致。

(三)诱发因素

胆囊炎或胆石症发作前常有进食油腻食物史,而急性胰腺炎发作前则常有酗酒、暴饮暴食史。部分机械性肠梗阻与腹部手术史有关。腹部受暴力作用引起的剧痛伴有休克者,可能是肝、脾破裂所致。

(四)发作时间与体位的关系

餐后疼痛可能是胆胰疾病、胃部肿瘤或消化不良所致;饥饿痛发作呈周期性、节律性者见于胃窦、十二指肠溃疡;子宫内膜异位症患者腹痛与月经周期相关;卵泡破裂者发作在月经间期。某些体位可使腹痛加剧或减轻,是诊断腹痛原因的重要线索。例如:左侧卧位可使胃黏膜脱垂患者的疼痛减轻;膝胸或俯卧位可使十二指肠壅滞症患者的腹痛及呕吐症状缓解;胰体癌患者仰卧位时疼痛明显,而前倾位或俯卧位时减轻;反流性食管炎患者烧灼痛在躯体前屈时明显,而直立位时减轻。

(五)伴随症状

腹痛伴有发热、寒战者显示有炎症存在,见于急性胆道感染、胆囊炎、肝脓肿、腹腔脓肿,也可见于腹腔外疾病。腹痛伴黄疸者可能与胆道疾病或胰腺疾病有关。急性溶血性贫血也可出现腹痛与黄疸。腹痛伴休克,同时有贫血者可能是腹腔脏器破裂(如肝、脾或异位妊娠破裂);无贫血者则见于胃肠穿孔、绞窄肠梗阻、肠扭转、急性出血坏死性胰腺炎。腹腔外疾病如心肌梗死、肺炎也可有腹痛与休克,应特别警惕。伴呕吐者提示食管、胃肠病变,呕吐量大提示胃肠道梗阻;伴反酸、嗳气者提示胃十二指肠溃疡或胃炎;伴腹泻者提示消化吸收障碍或肠道炎症、溃疡或肿瘤。此外,腹痛伴血尿者可能为泌尿系统疾病(如泌尿系统结石)所致。

(六)诊断方法及步骤

腹痛的诊断应根据详细的病史资料、腹痛的上述临床表现总结出腹痛的特点,分析其可能的病理本质,结合全面的体格检查特别是腹部检查,作出初步诊断,进一步部署必要的实验室检查和特殊检查,一般不难确诊。对急性腹痛应特别注意其严重程度及威胁生命的体征,分清内科与外科治疗的限度。对慢性腹痛则应注意腹腔外或全身性病变引起腹痛的鉴别,并注意器质性与功能性疾病的鉴别。对一时尚无明确诊断者,应密切随访观察,根据症状的轻重缓急,给予相应处理。切勿随意使用镇痛药,禁用麻醉剂,切忌听之任之。几种常见腹痛疾病的诊断要点详见表 4-4。

表 4-4　腹痛疾病的诊断要点举例

疾病	病史	腹痛部位	性质	腹部体征	伴随症状	实验室检查	特殊检查
急性肠胃炎	饮食不节,暴饮暴食史	中上腹或全腹	持续胀痛阵发剧痛	局部压痛,肠鸣音活跃	恶心,呕吐,腹胀发热等。	白细胞增多大便异常	
急性胰腺炎	暴饮暴食史胆结石史	上腹偏左或正中	持续剧痛,向左腰背放射	上腹压痛肌紧张轻重不等,重者腹胀,腹水征,肠鸣音减少	恶心,呕吐,发热,休克等	血细胞增多,血尿淀粉酶增高,腹水淀粉酶升高。	腹部平片,B型超声显示局部炎症腹胀,胆系结石。
急性胆囊炎	中年女性多见,脂餐后发作,胆结石史	右上腹向右肩放射	胀痛,绞痛	右上腹压痛,Muphy 征阳性	恶心,呕吐,发热,可有黄疸	白细胞升高	B 型超声可见结石
急性阑尾炎	中青年,多无诱因	转移性腹痛至右下腹	剧痛	麦氏点压痛肌紧张,反跳痛	早期恶心,呕吐,发热	白细胞增多	
胃十二指肠穿孔	中年男性多见,胃溃疡史,餐后发作	先上腹,迅速扩散全腹	剧烈刀割样	腹部压痛板样强直,肝浊音消失	休克	白细胞增多。	X 线示膈下游离气体,腹穿抽出渗液
肾输尿管结石	中青年多见	双腰或下腹部	绞痛性质。	肠鸣音消失,输尿管区压痛	恶心,呕吐,尿路症状	白细胞增多,尿常规异常	B 型超声,腹部平片发现结石

三、治疗

(1)急性腹痛在未明确诊断前,不能给予强效镇痛药,更不能给予吗啡或哌替啶等具有一定麻醉作用的镇痛药,以免掩盖病情或贻误诊断。只有当诊断初步确立后,才能应用镇痛药或解痉药,缓解患者的痛苦。

(2)已明确腹痛是因胃肠穿孔所致者应禁食、补充能量及电解质,并及时应用广谱抗生素,为及时手术治疗奠定良好的基础。

(3)如急性腹痛是因肝或脾破裂所致时,如肝癌癌结节破裂或腹外伤致肝脾破裂等,腹腔内常可抽出大量血性液体，患者常伴有失血性休克，此时，除应用镇痛药外，还应给予积极补充血容量等抗休克治疗，为手术治疗创造良好条件。

(4)腹痛是因急性肠梗阻、肠缺血、肠坏死或急性胰腺炎所致者，应禁食并插鼻胃管行胃肠减压，然后再采用相应的治疗措施。

(5)已明确腹痛是因胆石症或泌尿系统结石所致者，可给予解痉治疗，胆总管结石者可加用哌替啶止痛治疗。

(6)生育期妇女发生急性腹痛，尤其是中、下腹部剧痛时，应询问停经史，并及时作盆腔 B 型超声检查，以明确有无宫外孕、卵巢囊肿蒂扭转等妇产科疾病。

(7)急性腹痛患者虽经多方检查不能明确诊断时，如生命体征尚平稳，在积极行支持治疗的同时，仍可严密观察病情变化。观察过程中如症状加重，当怀疑患者有内脏出血、肠坏死、空腔脏器穿孔或弥漫性腹膜炎时则应及时剖腹探查，以挽救患者生命。

四、转诊指征

(1)急性腹痛且伴有急腹症者。

(2)急性腹痛虽无明显急腹症表现，但经观察及对症处理无明显改善，腹痛原因不明者。

(3)慢性腹痛原因不明或已明确病因经治疗无好转者。

(4)反复发作的腹痛，近期发作频繁，症状加重者。

五、案例分析

案例：男，32 岁。上午无明显诱因的出现上腹部疼痛，伴有发热，体温 38.3 ℃，伴有恶心、呕吐胃内容物，无呕血、黑便。下午腹痛部位转至右下腹，体温达 39.2 ℃。既往体健。

查体：急性热病容，体温 39.2 ℃，心率 100 次/分，腹平软，麦氏点压痛、反跳痛，无肌紧张。

分析：年轻男性，转移性右下腹痛，伴有发热，考虑为急性阑尾炎，应转诊手术治疗。

第九节 腹 泻

正常人每天排便 1 次，重量为 150～200 g，含水分 60%～85%，少数人每 2～3 天排便 1 次或每天排便 2～3 次，但粪便成型，也属正常。腹泻是指排便次数明显超过平日习惯的频率，粪质稀薄，水分增加，或含未消化食物，或含有脓血、黏液，常伴有排便急迫感、肛门不适、失禁等症状。临床上常以每天大便重量超过 200 g 作为腹泻的客观指标。临床上，按病程长短将腹泻分急性腹泻和慢性腹泻两类。急性腹泻发病急，病程在 2～3 周之内，大多系感染引起的；慢性腹泻病程至少在 4 周以上，常为 6～8 周，发病原因更为复杂，可为感染性或非感染性因素所致。

一、病因

(一)急性腹泻

(1)肠道疾病：包括病毒、细菌、真菌、原虫、蠕虫等感染所引起的肠炎，急性出血性坏死性肠炎，Crohn 病或溃疡结肠炎急性发作，急性肠道缺血等。

(2)全身性感染：如败血症、伤寒或副伤寒、钩端螺旋体病。

(3)急性中毒：服食毒蕈、河豚、鱼胆及化学药物(如砷、磷)等引起的腹泻。

(4)其他：如变态反应性肠炎、过敏性紫癜、服用某些药物(如 5-氟尿嘧啶、利血平及新斯的明)等引起的腹泻。

（二）慢性腹泻

1.消化系统疾病

(1)胃部疾病：慢性萎缩性胃炎、胃萎缩及胃大部切除后胃酸缺乏。

(2)肠道感染：如肠结核、慢性细菌性痢疾、慢性阿米巴性肠病、血吸虫病、梨形鞭毛虫病、钩虫病、绦虫病等。

(3)肠道非感染病变：Crohn病、溃疡性结肠炎、结肠多发性息肉病、吸收不良综合征。

(4)肠道肿瘤：结肠癌、结肠其他恶性肿瘤、小肠淋巴瘤。

(5)胰腺疾病：慢性胰腺炎、胰腺癌、囊性纤维化、胰腺广泛切除。

(6)肝胆疾病：肝硬化、胆汁淤滞性黄疸、慢性胆囊炎与胆石症。

2.全身性疾病

(1)内分泌及代谢性疾病：如甲状腺功能亢进症、肾上腺皮质功能减退症、胃泌素瘤、类癌综合征及糖尿病性肠病。

(2)药物不良反应：如利血平、甲状腺素、洋地黄类、考来烯胺(消胆胺)等。

(3)神经功能紊乱：如肠易激综合征、神经功能性腹泻。

(4)其他：系统性红斑狼疮、尿毒症、硬皮病、糖尿病、放射性肠炎等。

二、诊疗思路

（一）起病及病程

急性腹泻起病多急骤，病程较短，多为感染或食物中毒所致；慢性腹泻起病缓慢，病程较长，多见于慢性感染、炎症、吸收不良、肠道肿瘤或神经功能紊乱。

（二）腹泻次数及粪便性质

(1)急性腹泻：每天排便次数可多达10次以上，粪便量多而稀薄。如为细菌感染，则初始为水样便，后发展为黏液血便或脓血便。肠阿米巴病的粪便呈暗红色(或果酱样)。

(2)慢性腹泻：多数患者每天排便数次，可为稀便，亦可带黏液、脓血，见于慢性细菌感染或肠阿米巴病，但亦可见于炎症性肠病及结直肠癌。粪便中带大量黏液而无病理成分者常见于肠易激综合征。

（三）腹泻与腹痛的关系

急性腹泻常有腹痛，尤以感染性腹泻为明显。小肠疾病引起的腹泻疼痛常在脐周，便后腹痛缓解不显；而结肠疾病引起的疼痛多在下腹部，便后疼痛常可缓解或减轻；分泌性腹泻往往无明显腹痛。

（四）伴随症状

了解腹泻的伴随症状对了解腹泻的病因和机制、腹泻引起的病理生理改变，乃至做出临床诊断都有重要价值。

(1)伴发热者可见于急性细菌性痢疾、伤寒或副伤寒、肠结核、结肠癌、小肠恶性淋巴瘤、Crohn病、溃疡性结肠炎急性发作期、败血症、病毒性肠炎、甲状腺危象等。

(2)伴里急后重者见于结肠病变，如急性痢疾、直肠癌等。

(3)伴明显消瘦者多见于小肠病变，如胃肠道恶性肿瘤、吸收不良综合征等。

(4)伴皮疹或皮下出血者见于败血症、伤寒或副伤寒、麻疹、过敏性紫癜、糙皮病等。

(5)伴腹部包块者见于胃肠恶性肿瘤、肠结核、Crohn病及血吸虫性肉芽肿。

(6)伴重度失水者常见于分泌性腹泻，如霍乱、细菌性食物中毒或尿毒症等。

(7)伴关节痛或肿胀者见于Crohn病、溃疡性结肠炎、红斑狼疮、肠结核、Whipple病等。

（五）实验室检查

应尽量采集新鲜标本作显微镜检查，以确定是否存在红细胞、白细胞、阿米巴原虫、寄生虫卵等病理成分。粪便细菌培养对确定病原体有重要意义。疑有血吸虫病者应作粪便孵化检查。疑有吸收不良者可作粪便脂肪定量测定。

（六）X 线及结肠镜检查

慢性腹泻疑有结肠病变者可做钡剂灌肠 X 线检查。结肠镜检查对结肠病变所致腹泻的诊断有重要意义，可直接观察病变性质并作活检。

三、治疗

病因治疗和对症治疗都很重要。在未明确病因之前要慎重使用止痛药及止泻药，以免掩盖症状造成误诊，延误病情。

（一）病因治疗

（1）抗感染治疗：根据不同病因，选用相应的抗生素。

（2）其他：乳糖不耐受症不宜用乳制品，成人乳糜泻应禁食麦类制品，慢性胰腺炎可补充多种消化酶，药物相关性腹泻应立即停用有关药物。

（二）对症治疗

（1）一般治疗：纠正水和电解质失衡、酸碱平衡紊乱和营养失衡。酌情补充液体，补充维生素、氨基酸、脂肪乳剂等营养物质。

（2）黏膜保护剂：双八面体蒙脱石、硫糖铝等。

（3）微生态制剂：如双歧杆菌，可以调节肠道菌群。

（4）止泻剂：根据具体情况选用相应止泻剂。

（5）其他：山莨菪碱、溴丙胺太林、阿托品等具解痉作用，但青光眼、前列腺肥大、严重炎症性肠病患者慎用。

四、转诊指征

（1）腹泻次数频繁、量多，有电解质紊乱和酸碱平衡失调，经充分补液、止泻药、抗生素等治疗后症状仍无明显好转，且出现血压下降、脉搏增快等生命指征变化者。

（2）腹泻伴血便、黏液脓血便者。

（3）腹泻伴腹痛、包块者。

（4）腹泻伴肠外表现，如肝大、脾大、消瘦、贫血等。

五、案例分析

案例：女，43 岁，一天前吃了海鲜，清早起床感腹痛，为阵发性绞痛，腹痛后出现腹泻，为稀水样便，量大，无黏液脓血，便后腹痛症状可稍好转，数分钟后症状反复。

查体：38.2 ℃，口唇干燥，腹平软，全腹压痛，左下腹压痛明显，其他检查未见异常。

分析：患者既往体健。患者发病与进食海鲜有关，并伴有腹痛、腹泻、发热，考虑急性肠炎可能性大，应完善血常规、大便常规检查，如无条件，可口服或静脉给予抗生素及补液治疗。一般情况下患者数小时内症状可好转，如无好转则建议转诊。

第十节　呕　吐

呕吐是由于胃部肌肉强力收缩迫使胃内容物（可含小肠内容物）经口排出的病理生理反射。从某种意义上说，呕吐是机体的一种保护性作用，它可把对机体有害的物质排出体外，但实际上很多呕吐并非摄入有害物质引起，频繁和剧烈的呕吐可引起失水、电解质紊乱和营养障碍，对机体实为不利。

一、病因

（一）常见的中枢性呕吐

1.颅内压增高

脑水肿、颅内占位病变、脑炎、脑膜炎等均可引起颅压增高而发生呕吐。呕吐呈喷射状，可相当严重。多不伴有恶心，但有剧烈头痛。呕吐与饮食无关，亦可伴有不同程度的意识障碍。

2.化学感受器触发区受刺激

呕吐常伴有明显的恶心，见于代谢障碍如酮症酸中毒、代谢性酸中毒、低血钠、低血氯、尿毒症，内分泌系统疾病如甲状腺危象、肾上腺危象、早期妊娠。药物作用于此区亦可产生恶心、呕吐。

3.脑血管运动障碍

偏头痛可诱发严重的恶心、呕吐。

4.第Ⅷ颅神经疾病

临床常见者有梅尼埃综合征、迷路炎、晕车、晕船等，多伴有眩晕，呕吐较重，亦可为喷射状。小脑后下动脉血栓形成、基底动脉供血不足若累及前庭神经核时，可发生眩晕及呕吐。

5.神经性呕吐

其特点为病程较久，多见于青年女性，反复发作，饭后发生多次小量呕吐，呕吐物为食物，常不伴有恶心，呕吐不费力，多有神经官能症症状，呕吐的发生或加重与精神及情绪因素有关。虽有较频繁的呕吐但体重无明显改变。

（二）常见的反射性呕吐

1.腹部器官疾病

（1）胃十二指肠疾病：急性胃炎可引起明显的恶心、呕吐，同时有上腹痛或不适，呕吐后腹痛可缓解。如同时有腹泻则称为急性胃肠炎。慢性胃炎恶心多见，虽可有呕吐但不重。幽门梗阻时，呕吐重，呕吐物量大，多为隔夜食物并有酸臭味，不混有胆汁。

（2）肠道疾病：急性肠炎、急性阑尾炎皆可引起轻度的恶心、呕吐。急性阑尾炎最早症状为上腹痛、恶心、呕吐，很易与急性胃炎相混。小肠梗阻可发生严重恶心、呕吐，若梗阻的部位在小肠上部，则呕吐发生早、呕吐物量大并混有胆汁；梗阻在小肠下部，因部分肠内容物已在小肠上端吸收，故呕吐物量小但可有粪臭。

（3）胆道疾病：急性胆囊炎、慢性胆囊炎、胆石症皆可引起恶心、呕吐，但不严重。有明显的右上腹痛，可有发热、黄疸及发冷、发热。

（4）肝脏疾病：肝炎、肝硬化患者的恶心、呕吐可为顽固症状，可同时伴有黄疸。

（5）胰腺疾病：急性胰腺炎时可发生严重的恶心、呕吐，同时有严重上腹痛。可有发热、黄疸及休克现象。

（6）腹膜疾病：急性腹膜炎时可出现较重的恶心、呕吐，并有严重的全腹痛。

（7）尿路结石：肾绞痛发作时可有恶心呕吐。

（8）妇科疾病：宫外孕破裂、卵巢囊肿蒂扭转可发生恶心、呕吐，但主要表现为腹痛。

2.胸部器官疾病

急性下壁心肌梗死、右心功能不全可引起恶心、呕吐，且有时较顽固。

3.头部器官疾病

闭角型青光眼由于眼压突然升高，经三叉神经的反射作用可引起恶心、呕吐。

二、伴随症状

（1）伴腹泻者多见于急性胃肠炎或细菌性食物中毒、霍乱、副霍乱和各种原因导致的急性中毒。

(2)呕吐大量隔夜宿食,且常在晚间发生,提示有幽门梗阻、胃潴留或十二指肠淤滞。

(3)呕吐物多且有粪臭者可见于肠梗阻。

(4)伴右上腹痛及发热、寒战或黄疸者应考虑胆囊炎或胆石症。

(5)呕吐后上腹痛缓解常见于溃疡病。

(6)伴头痛及喷射性呕吐者常见于颅内高压症或青光眼。

(7)伴眩晕、眼球震颤者,见于前庭器官疾病。

(8)正在应用某些药物如抗生素、抗癌药等,则呕吐可能与药物不良反应相关。

(9)已婚育龄妇女伴停经,且呕吐在早晨者就注意早孕。

(10)有肾功能不全、糖尿病、电解质紊乱、重症甲亢等病史,呕吐伴有明显的恶心者,应考虑尿毒症、酮症酸中毒、低钠、低氯、甲亢危象。

三、处理原则

(一)神经性呕吐

消除呕吐诱因,并对症治疗。常用药物:多潘立酮 10 mg,3 次/天,餐前半小时口服;甲氧氯普胺 10 mg,2 次/天,餐前半小时口服。必要时,可同时应用安定等镇静药物。

(二)急、慢性胃炎

抗酸药与胃动力药联合应用。抗酸药主要有 PPI 制剂和 H_2受体拮抗剂。急性胃肠炎时合用抗生素治疗,呕吐量较大时应静脉补液。

四、转诊指征

(1)呕吐伴呕血。

(2)各种原因导致的机械性梗阻。

(3)呕吐伴腹部剧烈疼痛。

(4)伴全身症状。

五、案例分析

案例:男,50 岁。患者于 10 年前无明显诱因地开始出现上腹部隐痛,多于进食后 3~4 小时发作,饥饿时或夜间疼痛明显,进食后腹痛可暂时缓解,伴反酸、嗳气,曾行胃镜检查诊断为十二指肠球部溃疡,曾服用抗酸药物治疗(具体药名、药量不详),但腹痛呈周期性反复发作。7 天前上述症状加重并开始出现上腹膨胀不适,伴恶心、呕吐,呕吐量大,每次可达 1 000~2 000 mL,呕吐物含大量宿食并有腐败酸臭味,但不含胆汁。

查体:上腹部隆起并可见胃型及蠕动波,无腹壁静脉曲张。腹软,上腹部深压痛阳性,无反跳痛及肌紧张,未触及包块,肝脾肋下未触及,莫菲氏征(—)。肝肾区叩痛阴性,全腹叩诊呈鼓音,移动性浊音阴性,腹部振水音呈阳性,肠鸣音为 4 次/分,未闻及气过水声。

分析:该患者男性,曾行胃镜检查诊断为十二指肠球部溃疡,呕吐物含大量宿食并有腐败酸臭味,不含胆汁,考虑为幽门梗阻。本病为十二指肠溃疡并发症,应转诊完善胃镜、血常规、生化等检查并给予相应治疗。

第十一节 便 秘

便秘表现为排便次数减少、粪便干硬和(或)排便困难。排便次数减少是指每周排便少于 3 次;排便困难包括排便费力、排出困难、排便不尽感、排便费时和需手法辅助排便。慢性便秘则是指便秘的病程至少为6个月。

一、病因

(一)结肠肛门疾病

(1)先天性疾病,如先天性巨结肠。

(2)肠腔狭窄,如炎症性肠病、外伤后期及肠吻合术后的狭窄、肿瘤及其转移所致的肠狭窄。

(3)出口性梗阻,如盆底失弛缓症、直肠内折叠、会阴下降、直肠前突等。

(4)肛管及肛周疾病,如肛裂、痔等。

(5)其他,如肠易激综合征。

(二)肠外疾病

(1)神经与精神疾病,如脑梗死、脑萎缩、截瘫、抑郁症、厌食症等。

(2)内分泌与代谢病,如甲状腺功能低下、糖尿病、铅中毒、B族维生素缺乏。

(3)盆腔疾病,如子宫内膜异位症等。

(4)药源性疾病,如刺激性泻药(酚酞、大黄、番泻叶)长期大量服用可引起继发性便秘,麻醉药(吗啡类)、抗胆碱药、钙离子通道阻滞剂、抗抑郁药等可引起肠应激下降。

(5)肌病,如皮肌炎、硬皮病等。

(三)不良生活习惯

(1)食量过少、食物精细、食物热量过高、蔬菜水果少、饮水少,对肠道刺激不足。

(2)运动少、久坐、卧床,使肠动力减弱。

(3)不良的排便习惯。

(四)社会-心理因素

(1)人际关系紧张、家庭不和睦、心情长期处于压抑状态,都可使自主神经紊乱,引起肠蠕动抑制或亢进。

(2)生活规律改变,如外出旅游、住院、突发事件影响,都可导致排便规律改变。

二、诊断与鉴别诊断

(一)慢性便秘的诊断

首先排除器质性疾病和药物因素导致的便秘,且符合罗马Ⅲ诊断标准。①必须包括以下至少2项(4个25%):至少25%的排便感费力;至少25%的排便为干球粪或硬粪;至少25%的排便有不尽感;至少25%的排便需手法辅助(手指协助、盆底支持)。②每周排便<3次。③不用泻药时很少出现稀便。④不符合肠易激综合征的诊断标准。

注:诊断前上述症状出现至少6个月,且近3个月症状符合以上诊断标准。

(二)慢性便秘的鉴别诊断

对近期内出现便秘,便秘伴随症状发生变化的患者,鉴别诊断尤为重要。对年龄>40岁、有报警征象者,应进行必要的实验室、影像学和结肠镜检查,以明确便秘是否为器质性疾病所致、是否伴有结直肠的影像学改变(报警征象包括便血、粪便隐血试验阳性、贫血、消瘦、明显腹痛、腹部包块、有结直肠息肉史和结直肠肿瘤家族史)。

(三)判断便秘的严重程度

判断便秘患者的病情严重程度有助于准确认识病情及合理选择治疗方案。根据便秘和相关症状轻重及对生活的影响程度分为轻度便秘、中度便秘和重度便秘。轻度者症状较轻,不影响日常生活,通过整体调整、短时间用药即可恢复正常排便。重度者则为便秘症状重且持续,严重影响生活、工作,需药物治疗,不能停药或者对药物治疗无效。中度则介于两者之间。

三、治疗

（一）治疗原则

慢性便秘的治疗原则是进行个体综合治疗，具体包括合理的膳食结构，建立正确的排便习惯。对明确病因者针对病因治疗。需长期使用通便药维持治疗者应避免滥用泻药。应严格掌握外科手术适应证，并对手术疗效作出客观预测。应增加纤维素和水分的摄入，每天摄入膳食纤维 25～35 g。每天至少饮水 1.5～2.0 L。因在晨起和餐后结肠活动最活跃，建议患者在晨起或餐后 2 小时内尝试排便，排便时要集中精力，减少外界因素的干扰，逐渐建立良好的排便习惯。对于久病卧床、运动少的老年患者，适度运动也对排便有利。除此之外，调整患者的精神心理状态非常重要。

（二）药物治疗

经上述处理无效者，可酌情选用促胃肠动力药、泻药及生理盐水灌肠治疗。

1.泻药

泻药是通过刺激肠道分泌、减少吸收、增加肠腔内渗透压和流体静力压而发挥作用的，一般分为刺激性泻剂（如大黄、番泻叶、酚酞、蓖麻油）、盐类泻剂（又称容积性泻剂，如硫酸镁）、渗透性泻剂（如甘露醇、乳果糖）、膨胀性泻剂（如用麸皮、甲基纤维素、聚乙二醇、琼脂等）、润滑性泻剂（如液状石蜡、甘油）。可根据便秘的轻重有针对性地选择泻剂。慢性便秘以膨胀性泻剂为宜，仅在必要时选择刺激性泻剂，且不可长期服用；急性便秘可选择盐类泻剂、刺激性泻剂及润滑性泻剂，但时间不要超过 1 周；对长期慢性便秘，特别是引起粪便嵌塞者，可采用灌肠治疗，灌肠液分盐水和肥皂水两种，温盐水较肥皂水刺激性小。

2.促动力药

常用的促动力药有莫沙必利和伊托必利，其作用机制是：刺激肠肌间神经元，促进胃肠平滑肌蠕动，促进小肠和大肠运转。对慢传输性便秘有效，可长期间歇使用。

3.生物反馈疗法

生物反馈疗法是通过测压和肌电设备使患者直观地感知其盆底肌的功能状态，“意会”在排便时如何放松盆底肌，同时增加腹内压实现排便的疗法。对部分有直肠、肛门盆底肌功能紊乱的便秘患者有效。

4.手术治疗

经上述治疗无效的慢性传输型便秘，可采用结肠次全切除术和回直肠吻合术。出口梗阻型便秘可根据不同情况采取不同手术，如：直肠前突明显可采用修补阴道后壁或直肠前壁的方法；对盆底失弛缓症可用切除部分耻骨直肠肌的方法，但疗效不确定。

四、转诊指征

饮食调整和药物治疗后症状无明显缓解或逐渐加重者；食欲下降或短期内明显消瘦者；大便便条逐渐变细或大便表面有刮痕者；大便带血者；有明显的腹胀甚至有恶心、呕吐，腹壁可见肠型，排便前后有明显的腹痛者。

五、案例分析

案例：女，76 岁，反复便秘 10 余年，平素 5～7 天大便一次，色黄干结，伴有腹胀，排便后减轻，无腹痛发热，无黏液脓血，无恶心呕吐，无反酸，无嗳气，曾服用“杜秘克、麻仁软胶囊”等通便药物，初始效果可，大便 2～3 天一次，色黄质软，长期服用后效果不佳，大便仍是 4～5 天一次，色黄干结，无腹痛，无黏液脓血。半月来，便秘进一步加重，数天未行，予“开塞露、甘油灌肠”后，10 天内行大便 2 次，色黄干结，努挣出汗，伴有腹胀、乏力、气短、口干、视物模糊、腰膝酸软，夜间手心出汗。小便正常，饮食睡眠可，平素易感冒，10 年来体重未见明显减轻。

分析：患者为老年女性，病程长，不伴有全身症状，大便干结，排便困难，考虑为功能性便秘。可指导患者进行饮食治疗，选用无毒副作用的泻药，如聚乙二醇电解质散剂等。

第十二节　水　肿

组织间隙过量的体液潴留称为水肿，通常指皮肤及皮下组织液体潴留，体腔内体液增多则称积液。根据分布范围，水肿可分为局部水肿和全身性水肿。全身性水肿主要有心源性水肿、肾源性水肿、肝源性水肿、营养不良性水肿、黏液性水肿、特发性水肿、药源性水肿、老年性水肿等，往往同时有浆膜腔积液，如腹水、胸腔积液和心包腔积液。根据水肿的程度可分为轻、中、重度水肿，轻度水肿仅见于眼睑、眶下软组织及胫骨前、踝部皮下组织，指压后可见组织轻度凹陷，体重可增加5%左右；中度水肿时全身疏松组织均有可见性水肿，指压后可出现明显的或较深的组织凹陷，平复缓慢；重度者全身组织严重水肿，身体低垂部皮肤胀紧发亮，甚至可有液体渗出，有时可伴有胸腔积液、腹水、鞘膜腔积液。

一、病因

（一）全身性水肿

1.心脏疾病

风湿病、高血压病、梅毒、充血性心力衰竭、缩窄性心包炎等。

2.肾脏疾病

急性肾小球肾炎、慢性肾小球肾炎、肾病综合征、肾盂肾炎肾衰竭期、肾动脉硬化症、肾小管病变等。

3.肝脏疾病

肝硬化、肝坏死、肝癌、急性肝炎等。

4.营养性因素

（1）原发性食物摄入不足：见于战争或其他原因（如严重灾荒）所致的饥饿。

（2）继发性营养不良性水肿：见于多种病理情况，如继发性摄食不足（神经性厌食、严重疾病时食欲缺乏、胃肠疾病、妊娠呕吐、口腔疾病等）、消化吸收障碍（消化液不足、肠道蠕动亢进等）、排泄或丢失过多（大面积烧伤和渗出、急性或慢性失血等），以及蛋白质合成功能受损、严重弥漫性肝脏疾病等。

5.妊娠因素

妊娠后半期、妊娠期高血压疾病等。

6.内分泌疾病

抗利尿激素分泌异常综合征、肾上腺皮质功能亢进（库欣综合征、醛固酮分泌增多症）、甲状腺功能低下（垂体前叶功能减退症、下丘脑促甲状腺素释放激素分泌不足）、甲状腺功能亢进等。

7.特发性因素所致水肿

该型水肿为一种原因未明或原因尚未确定的（原因可能一种以上）综合征，多见于妇女，往往与月经的周期性有关。

8.结缔组织病所致水肿

常见于红斑狼疮、硬皮病、皮肌炎等。

（二）局部水肿

1.淋巴性水肿

（1）原发性淋巴性水肿，如先天性淋巴性水肿、早发性淋巴性水肿。

（2）继发性淋巴性水肿，如肿瘤、感染、外科手术、丝虫病引起的象皮腿、流行性腮腺炎所致胸前水肿等。

2.静脉阻塞性水肿

肿瘤压迫或肿瘤转移、局部炎症、静脉血栓形成、血栓性静脉炎、下肢静脉曲张等，可分为慢性静脉功能不全、上腔静脉阻塞综合征、下腔静脉阻塞综合征及其他静脉阻塞。

3.炎症性水肿

炎症性水肿是最常见的局部水肿，见于丹毒、疖肿、蜂窝织炎等所致的局部水肿。

4.变态反应性水肿

荨麻疹、血清病，以及食物、药物的过敏反应等。

5.血管神经性水肿

属于变态反应或神经源性水肿，可因昆虫、机械刺激、温热环境或感情激动而诱发。部分病例与遗传有关。

二、诊断思路

（一）病史

除询问一般病史外，对水肿患者注意追问以下情况：水肿开始的时间；水肿最初出现的部位；发病缓急及发展演变情况；水肿的严重程度，是全身还是局限性水肿；水肿的性质、治疗经过、目前水肿的状况；水肿与体位和月经周期的关系；既往有无心脏病、肾脏病、肝脏病、内分泌功能失调等病史。

（二）临床表现

1.水肿的一般表现

全身性水肿时体重会增加，水肿程度对体重变化的影响比较明显，可较好地反映细胞外液的变化。因此，动态地测量体重变化是观察和诊断水肿消长的最有价值指标，它比临床上观察皮肤凹陷要敏感得多。水肿时还可出现受累部位活动受限和穿鞋、穿衣紧胀等感觉。

2.水肿的特殊表现

心源性水肿时，水肿首先出现在身体的低垂部位，如站立时下肢尤其是足踝部最早出现水肿，而在卧位时以骶骨部和臀部最明显。其发生机制主要与重力作用有关，毛细血管静水压易受重力的影响，距心脏水平面向下垂直距离越远的部位，外周静脉压和毛细血管静水压越高，越有利于组织间液积聚。肾性水肿时水肿先出现在面部，眼部尤其明显。

3.水肿时的皮肤表现

皮下水肿是全身或躯体局部水肿的重要特征。当皮下组织有过多的液体积聚时，可出现皮肤肿胀、皱纹变浅和弹性差等，这时用手指按压骨骼突出处时可留下凹陷，称为凹陷性水肿，又称为显性水肿。出现凹陷性水肿说明水肿已经比较严重。

（三）伴随症状

伴有呼吸困难常为心源性水肿；伴黄疸、腹水与肝、脾大者提示为肝病性，也可为心源性；有慢性腹泻、消耗性疾病或消化障碍者，则须考虑水肿为营养不良性；伴畏寒、乏力、反应迟钝、少动懒言等症状，则应考虑甲状腺功能减退症或垂体前叶功能减退症；水肿于月经前7～14天出现，伴兴奋性增高、头痛、烦躁、失眠等症状者，常为月经前期紧张综合征。

（四）体格检查

端坐呼吸、心脏扩大、颈静脉怒张、肝脾淤血肿大等，提示为心源性水肿；脾大、腹壁静脉怒张、门脉高压合并水肿者，提示肝硬化；如表情迟钝、毛发稀少、皮肤粗糙，提示有甲状腺功能低下即黏液性水肿的可能。此外，肝脏疾病患者和肾脏疾病患者的面容及皮肤色素等方面有不同的表现。体格检查时除进行细致的全身检查外，对水肿患者体格检查时还应注意水肿的局部表现。如水肿的分布、水肿的指压特征、水肿部位的表现、水肿的发展速度、水肿的严重程度等。

（五）辅助检查

根据引起水肿原因不同，需要进行的实验室检查也不尽相同。临床常见的水肿往往由于一些重要的系统或器官的疾病所引起，故除水肿的一般实验室检查外，还需要针对其原发病进行检查，以确定水肿的治疗和估计水肿的预后。对于全身性水肿的患者一般应考虑进行下列的实验室检查。

1.血浆总蛋白与清蛋白的测定

如血浆总蛋白低于55 g/L或清蛋白低于23 g/L,表示血浆胶体渗透压降低。其中清蛋白的降低尤为重要,当其降低至25 g/L以下时易产生腹水。血浆总蛋白与清蛋白降低常见于肝硬化、肾病综合征及营养不良。

2.尿液检查与肾功能试验

出现全身性水肿时应检查尿内是否有蛋白、红细胞及管型等。如无蛋白尿很可能水肿不是由心脏或肾脏病引起的。心力衰竭患者常有轻度或中度蛋白尿,而持久性重度蛋白尿为肾病综合征的特征。持久性蛋白尿,尿中红细胞与管型增多,伴有肾功能明显减退者,常提示水肿为肾脏病所致;心力衰竭患者虽亦可有上述表现,但尿液检查和肾功能的改变在程度上一般都比较轻。与水肿有关的肾功能试验,常选用酚磺酞(亦称酚红)试验、尿浓缩和稀释试验、尿素廓清试验等,可检测肾脏的排泄功能。

3.血红细胞计数和血红蛋白含量测定

血红细胞计数和血红蛋白含量明显减少者(即贫血),应考虑此水肿可能与慢性肾脏病有关。

4.计算水和钠盐每天的摄入量和排出量

计算每天水和钠盐的摄入量和排出量,必要时测定血浆氯化钠含量,有助于了解体内水、钠盐的潴留情况。

三、治疗

由于引起水肿的原因非常多,每一种病因所引起的水肿其治疗各不相同,无法有统一的治疗方法。但根本原则都是:根据病因情况对症治疗,治疗病因、消除水肿、维持生命体征稳定。比如:心源性水肿,一旦诊断明确,应该治疗心力衰竭(利尿、扩血管、强心等),心力衰竭控制好后,水肿自然消退。肝源性水肿,若为乙肝引起的肝硬化所致,则大部分与低蛋白血症有关,这时候需要抗肝硬化治疗,如抗病毒治疗、护肝、营养支持、治疗腹水等。肾源性水肿原因也较多,主要还是对因治疗,若为肾病,则可用糖皮质激素、免疫抑制剂等治疗;肾病被控制后,水肿自然消退。其余病因所导致的水肿,都遵循治疗原发疾病、维持生命体征的基本原则。

四、转诊指征

水肿患者如出现以下情况需转诊至专科医生。

(1)严重的心力衰竭,经治疗后呼吸困难或水肿无明显好转。

(2)肾源性水肿患者出现肾衰竭。

(3)肝硬化患者出现严重的水肿,伴有大量腹水或出现肝性脑病、肝肾综合征。

(4)水肿推测是由肿瘤、静脉血栓等原因引起,全科医生无法确诊或进一步治疗。

(5)病因不明的水肿患者。

第五章　全科医生常用的临床技术

第一节　生命体征的监测

生命体征是体温、脉搏、呼吸、血压的总称，受大脑皮质控制，是机体内在活动的一种客观反映，是衡量机体身心状况的可靠指标之一。

一、体温的监测

（一）正常体温及体温测量的方法

1.正常体温

体温是由三大营养物质——糖、脂肪、蛋白质，氧化分解释放的能量而产生的。临床上常以口腔、直肠、腋窝等处的温度来代表体温。正常体温的范围：口温 36.3～37.2 ℃；肛温 36.5～37.7 ℃；腋温 36.0～37.0 ℃。

2.体温测量的方法

（1）口温：口腔体温计的水银端斜放于舌下热窝，闭口勿咬，用鼻呼吸，时间 3 分钟。

（2）腋温：擦干腋窝中的汗液，体温计水银端放于腋窝正中，体温计紧贴皮肤，屈臂过胸，夹紧，时间 10 分钟。

（3）肛温：患者取侧卧、俯卧、屈膝仰卧位，暴露测温部位，润滑肛表水银端，插入肛门 3～4 cm，时间 3 分钟。

3.注意事项

（1）定期检查体温计的准确性，避免影响体温测量的各种因素。

（2）精神异常、昏迷、婴幼儿、口腔疾病、口鼻手术、张口呼吸者，禁忌口温测量；腋下有创伤或出汗较多、手术、炎症、肩关节受伤或消瘦夹不紧温度计者，禁忌腋温测量；直肠或肛门手术、腹泻、心肌梗死患者，禁忌肛温测量。

（3）测口温时，若不慎咬破温度计，首先应及时清除玻璃碎屑，再口服蛋清或牛奶。

（二）异常体温的监测

1.体温过高

（1）体温过高指机体体温升高超过正常范围。一般而言，当腋下温度超过 37 ℃或口腔温度超过 37.3 ℃，一昼夜体温波动在 1 ℃以上可称为发热。

（2）临床分级以口腔温度为例，发热程度可划分如下。

低热型：37.3～38 ℃；中热型：38.1～39 ℃；高热型：39.1～41 ℃；超高热型：>41 ℃。

(3)护理措施。①降低体温:可选用物理降温或药物降温方法。物理降温可采用冷毛巾、冰袋、温水拭浴、乙醇拭浴方式,达到降温目的。②观察生命体征,定时测体温,高热时应每 4 小时测量一次体温。③观察是否出现寒战,淋巴结肿大,出血,肝大、脾大,结膜充血,单纯疱疹,关节肿痛及意识障碍等伴随症状。④观察饮水量、饮食摄取量、尿量及体重变化。⑤补充营养和水分:给予高热量、高蛋白、高维生素、易消化的流质或半流质食物。鼓励患者多饮水,以每天 3 000 mL 为宜,以补充高热消耗的大量水分,并促进毒素和代谢产物的排出。⑥促进患者舒适:退热期往往大量出汗,应及时擦干汗液,更换衣服和床单,防止受凉,保持皮肤的清洁、干燥。

2.体温过低

(1)定义:体温过低是指体温低于正常范围。

(2)临床分级。轻度:32.1～35.0 ℃;中度:30.0～32.0 ℃;重度:<30.0 ℃,瞳孔散大,对光反射消失;致死温度:23.0～25.0 ℃。

(3)临床表现:发抖,血压降低,心跳呼吸减慢,皮肤苍白冰冷,躁动不安,嗜睡,意识障碍,甚至出现昏迷。

(4)护理措施:①提供合适的环境温度,维持室温在 22～24 ℃。②给予毛毯、棉被、电热毯、热水袋,添加衣服等保暖措施,防止体热散失。③观察生命体征,加强监测体温的变化,至少每小时测量一次体温,直至恢复至正常且稳定。同时注意呼吸、脉搏、血压的变化。

二、脉搏的监测

(一)正常脉搏及脉搏的测量

1.正常脉搏

动脉管壁随着心脏收缩和舒张所产生的有节律的搏动称为动脉脉搏,简称脉搏。正常成人在安静状态下为 60～100 次/分,老年人 55～60 次/分,婴儿 120～140 次/分,幼儿 90～100 次/分,学龄期儿童 80～90 次/分。

2.脉搏的测量(以桡动脉为例)

卧位或坐位,手腕伸展,手臂放舒适位置。操作者以示指、中指、无名指的指端按压在桡动脉处,按压力量适中,以能清楚测得脉搏搏动为宜。正常脉搏测 30 秒,乘以 2。若发现患者脉搏短绌,应由 2 名操作者同时测量,一人听心率,另一人测脉率,由听心率者发出“起”或“停”口令,计时 1 分钟,记录方式为心率/脉率。如心率 200 次/分,脉率为 60 次/分,则应写成 200/60 次/分。

3.注意事项

(1)勿用拇指诊脉,因拇指小动脉的搏动较强,易与患者的脉搏相混淆。

(2)异常脉搏应测量 1 分钟;脉搏细弱难以触诊时,应测心尖冲动 1 分钟。

(二)异常脉搏的监测

1.异常脉搏的评估

(1)脉率异常。①心动过速:成人脉率超过 100 次/分。常见于发热、甲状腺功能亢进、心力衰竭、血容量不足等。②心动过缓:成人脉率少于 60 次/分。常见于颅内压增高、房室传导阻滞、甲状腺功能减退、阻塞性黄疸等。

(2)节律异常。①间歇脉:在一系列正常规则的脉搏中,出现一次提前而较弱的脉搏,其后有一较正常延长的间歇(代偿间歇),称为间歇脉。如每隔一个或两个正常搏动后出现一次期前收缩,则前者称二联律,后者称三联律。常见于各种器质性心脏病,正常人在过度疲劳、精神兴奋、体位改变时偶尔也会出现间歇脉。②脉搏短绌:在同一单位时间内脉率少于心率,称为脉搏短绌,简称绌脉。其特点是心律完全不规则,心率快慢不一,心音强弱不等。常见于心房纤颤的患者。

(3)强弱异常。①洪脉:当心排出量增加,周围动脉阻力较小,动脉充盈度和脉压较大时,则脉搏强而大,称为洪脉。常见于高热、甲状腺功能亢进、主动脉瓣关闭不全等。②细脉或丝脉:当心排出量减少,周围动脉阻力较大,动脉充盈度降低时,则脉搏弱而小,扪之如细丝,称为细脉。常见于心功能不全、大出血、休克、主动脉瓣狭窄等。③交替脉:指节律正常,而强弱交替出现的脉搏。为心肌损害的一种表现,常见于高血压心脏病、冠状动脉粥样硬化性心脏病等。④水冲脉:脉搏骤起骤降,急促而有力。常见于主动脉瓣关闭不全、甲状腺功能亢进等。⑤重搏脉:正常脉搏波在其下降支中有一重复上升的脉搏波(降中波),但比脉搏波的上升支低,不能触及。在某些病理情况下,此波增高可触及,称为重搏脉。常见于伤寒、一些长期热性病和肥厚性梗阻性心肌病。⑥奇脉:吸气时脉搏明显减弱或消失称为奇脉。常见于心包积液和缩窄性心包炎,是心包填塞的重要体征之一。

(4)动脉壁异常。早期动脉硬化,表现为动脉壁变硬,失去弹性,呈条索状;严重时则动脉迂曲甚至有结节。

2.异常脉搏的护理

(1)指导患者增加卧床休息的时间,适当活动,以减少心肌耗氧量,必要时采用氧疗。

(2)观察脉搏的脉率、节律、强弱等;观察药物的治疗效果和不良反应。

(3)准备抗心律失常药物。

(4)指导患者进清淡易消化的饮食;戒烟限酒;善于控制情绪;勿用力排便。

三、血压的监测

血压是血管内流动着的血液对单位面积血管壁的侧压力(压强)。在不同血管内,血压被分别称为动脉血压、毛细血管压和静脉血压,而一般所说的血压是指动脉血压。

(一)正常血压及血压的测量方法

1.正常血压

影响血压的因素有每搏输出量、心率、外周阻力、主动脉和大动脉管壁的弹性、循环血量与血管容量。测量血压一般以肱动脉为标准。正常成人安静状态下的血压比较稳定,其正常范围为收缩压 90~139 mmHg,舒张压 60~89 mmHg,脉压 30~40 mmHg。

2.血压的测量方法(以肱动脉为例)

(1)体位:手臂位置(肱动脉)与心脏保持同一水平。坐位时平第四肋;仰卧位时平腋中线。

(2)手臂:卷袖,露臂,手掌向上,肘部伸直。

(3)血压计:打开,垂直放置,开启水银槽开关。

(4)缠袖带:驱尽袖带内空气,平整置于上臂中部,下缘距肘窝 2~3 cm,松紧以能插入一指为宜。

(5)充气:触摸肱动脉搏动,将听诊器置于肱动脉搏动最明显处,一手固定,另一手握加压气球,关气门,充气至肱动脉搏动消失再升高 20~30 mmHg。

(6)放气:缓慢放气,速度以水银柱下降 4 mmHg/s 为宜,注意水银柱刻度和肱动脉声音的变化。

(7)判断:听诊器出现的第一声搏动音,此时水银柱所指的刻度为收缩压;当搏动音突然变弱或消失,水银柱所指的刻度即为舒张压。

3.注意事项

(1)对需密切观察血压者,应做到“四定”,即定时间、定部位、定体位、定血压计。

(2)发现血压听不清或异常,应重测。重测时,驱尽袖带内空气,待水银柱降至“0”点,稍等片刻后再测量。必要时作双侧对照。

(3)注意测压装置等因素引起的误差。选择合适袖带,偏瘫患者选择健侧上肢测量。

(4)应间隔 1~2 分钟重复测量,取两次读数的平均值记录。首诊要测量两上臂血压,以后通常测量较高读数一侧的上臂血压。

(二)异常血压的评估及护理

1.异常血压的评估

(1)高血压是指 18 岁以上成年人在未使用降压药物的情况下,收缩压≥140 mmHg 和(或)舒张压≥90 mmHg。

(2)低血压是指血压<90/60 mmHg。常见于大量失血、休克、急性心力衰竭等。

(3)脉压异常:脉压增大常见于主动脉硬化、主动脉瓣关闭不全、动静脉瘘、甲状腺功能亢进等;脉压减小常见于心包积液、缩窄性心包炎、外周循环衰竭等。

2.异常血压的护理

(1)选择易消化、低脂、低胆固醇、低盐、高维生素、富含纤维素的食物。高血压患者应减少钠盐摄入,逐步降至 6 g/d。

(2)控制情绪:精神紧张、情绪激动、烦躁、焦虑、忧愁等都是诱发高血压的精神因素,应加强自我修养,保持心情舒畅。

(3)坚持运动:积极参加力所能及的体力劳动和适当的体育运动,以改善血液循环,增强心血管功能。

四、呼吸的监测

机体与环境之间所进行的气体交换过程称为呼吸。呼吸系统由呼吸道(鼻腔、咽、喉、气管、支气管)和肺两部分组成。

(一)正常呼吸及呼吸的测量

1.正常呼吸

正常成人安静状态下的呼吸频率为 16～20 次/分,节律规则,呼吸运动均匀无声且不费力,呼吸与脉搏的比例为 1∶4。

2.呼吸的测量

(1)体位舒适。

(2)操作者将手放在患者的诊脉部位似诊脉状,眼睛观察患者胸部或腹部的起伏。

(3)观察呼吸频率(一起一伏为一次呼吸)、深度、节律、音响、形态及有无呼吸困难。

(4)正常呼吸测 30 秒,乘以 2。

3.注意事项

(1)呼吸受意识控制,测呼吸前不必解释,在测量过程中不使患者察觉,以免影响测量准确性。

(2)危重患者呼吸微弱,可用少许棉花置于患者鼻孔前,观察棉花被吹动的次数,计时 1 分钟。

(二)异常呼吸的评估及护理

1.异常呼吸的评估

(1)频率异常。①呼吸过速:指呼吸频率>24 次/分。②呼吸过缓:指呼吸频率<12 次/分。

(2)深度异常。①深度呼吸:又称为库斯莫呼吸,指一种深而规则的大呼吸。②浅快呼吸:是一种浅表而不规则的呼吸,有时呈叹息样。

(3)节律异常。①潮式呼吸:又称陈-施氏呼吸,是指呼吸由浅慢逐渐变为深快,然后再由深快转为浅慢,再经一段呼吸暂停(5～20 秒)后,又开始重复以上过程的周期性变化,其形态犹如潮水起伏。②间断呼吸:又称为毕奥呼吸,表现为有规律的呼吸几次后,突然停止呼吸,间隔一个短时间后又开始呼吸,如此反复交替,即呼吸和呼吸暂停现象交替出现。

(4)声音异常。①蝉鸣样呼吸:表现为吸气时产生一种极高的似蝉鸣样音响。②鼾声呼吸:表现为呼吸时发出一种粗大的鼾声,由于气管或支气管内有较多的分泌物积蓄所致。

(5)呼吸困难。表现为呼吸费力,可出现发绀、鼻翼扇动、端坐呼吸,辅助呼吸肌参与呼吸活动,造成呼吸频率、深度、节律的异常。临床上可分为以下 3 种。①吸气性呼吸困难:吸气显著困难,吸气时间延长,有明显的三凹征(吸气时胸骨上窝、锁骨上窝、肋间隙出现凹陷)。②呼气性呼吸困难:呼气费力,呼气时间延长。③混合性呼吸困难:吸气、呼气均感费力,呼吸频率增加。

2.异常呼吸的护理

(1)选择营养丰富、易于咀嚼和吞咽的食物,注意水分的供给。

(2)密切观察呼吸及相关症状、体征的变化。注意观察药物疗效及不良反应。

(3)必要时给予氧气吸入。

(4)戒烟酒，稳定患者情绪，教会患者呼吸训练的方法。

(三)促进呼吸功能恢复的护理技术

1.清除呼吸道分泌物

(1)有效咳嗽：促进有效咳嗽是清除呼吸道分泌物的主要措施。①改变患者姿势，使分泌物流入大气道内以便于咳出。②鼓励患者做缩唇呼吸，即：鼻吸气，口缩唇呼气，以引发咳嗽反射。③在病情允许的情况下，增加患者活动量，有利于痰液的松动。④双手稳定地按压胸壁下侧，提供一个坚实的力量，有助于咳嗽。有效咳嗽的步骤为：患者取坐位或半卧位，屈膝，上身前倾，双手抱膝或在胸部和膝盖上置一枕头并用两肋夹紧，深吸气后屏气3秒(有伤口者，应将双手压在切口的两侧)，然后患者腹肌用力，两手抓紧支持物(脚和枕)，用力做爆破性咳嗽，将痰液咳出。

(2)叩击：指用手叩打胸背部，借助振动，使分泌物松脱而排出体外。叩击的手法是：患者取坐位或侧卧位，操作者将手固定成背隆掌空状，即：手背隆起，手掌中空，手指弯曲，拇指紧靠示指，有节奏地从肺底自下而上，由外向内轻轻叩击。边叩击边鼓励患者咳嗽。注意不可在裸露的皮肤、肋骨上下、脊柱、乳房等部位叩击。

(3)体位引流：将患者置于特殊体位，将肺与支气管所存积的分泌物，借助重力作用使其流入大气管并咳出体外，称为体位引流。对严重高血压、心力衰竭、高龄、极度衰弱、意识不清的患者应禁忌。

(4)吸痰：吸痰法指经口、鼻腔、人工气道将呼吸道的分泌物吸出，以保持呼吸道通畅，预防吸入性肺炎、肺不张、窒息等并发症的一种方法。吸痰装置有中心吸引器(中心负压装置)和电动吸引器两种，它们利用负压吸引原理，连接导管吸出痰液。在紧急状态下，可用注射器吸痰和口对口吸痰。前者用50～100 mL注射器连接导管进行抽吸；后者由操作者托起患者下颌，使其头后仰并捏住患者鼻孔，口对口吸出呼吸道分泌物，解除呼吸道梗阻症状。

操作步骤：①接通电源，打开开关，检查吸引器性能，调节负压，一般成人40.0～53.3 kPa(300～400 mmHg)，儿童<40.0 kPa。②检查患者口、鼻腔，取下活动义齿。③患者头部转向一侧，面向操作者。④连接吸痰管，试吸少量生理盐水。⑤一手反折吸痰导管末端，另一手用无菌血管钳(镊)或者戴手套持吸痰管前端，插入口咽部(10～15 cm)，然后放松导管末端，先吸口咽部分泌物，再吸气管内分泌物。每次吸痰时间<15秒。⑥吸痰管退出时，用生理盐水抽吸。⑦观察气道是否通畅、患者的反应以及吸出液的色、质、量。⑧安置患者，拭净脸部分泌物，保持体位舒适，整理床单位，整理用物。

2.氧气疗法

氧气疗法指通过氧气吸入提高患者的动脉血氧分压(PaO_2)和动脉血氧饱和度(SaO_2)，增加动脉血氧含量(CaO_2)，纠正各种原因造成的缺氧状态，促进组织的新陈代谢，维持机体生命活动的一种治疗方法。

(1)供氧装置：有氧气筒及氧气压力表和管道氧气装置(中心供氧装置)两种。

(2)氧气浓度与流量的关系：吸氧浓度(%)=21+4×氧流量(L/min)

(3)氧疗方法。①鼻氧管给氧法：将鼻氧管前端插入鼻孔内约1 cm，导管环固定稳妥即可。②面罩法：将面罩置于患者的口鼻部供氧，氧气自下端输入，呼出的气体从面罩两侧孔排出。给氧时必须有足够的氧流量，一般需6～8 L/min。适用于张口呼吸且病情较重患者。③氧气头罩法：将患者头部置于头罩里，罩面上有多个孔，可以保持罩内一定的氧浓度、温度和湿度。头罩与颈部之间要保持适当的空隙，防止二氧化碳潴留及重复吸入。此法主要用于小儿。④氧气枕法：氧气枕是一长方形橡胶枕，枕的一角有一橡胶管，其上有调节器可调节氧流量，氧气枕充入氧气，接上湿化瓶即可使用。

(4)操作步骤(鼻氧管给氧法)：①用湿棉签清洁鼻腔并检查，将鼻导管与湿化瓶的出口连接。②调节氧流量，湿润鼻氧管，将鼻氧管插入患者鼻孔内1 cm，将导管环绕患者耳部，向下放置并调整松紧度。③观察缺氧症状，有无不良反应，氧气装置有无漏气及是否通畅。④停止用氧时，先取下鼻氧管，氧气筒先关总开关，放出余气后，关流量开关后卸表。卸表口诀：一关(总开关及流量开关)、二扶(压力表)、三松(氧气筒气门与氧气表连接处)、四卸(表)。

(5)注意事项:①吸氧前,检查氧气装置有无漏气,是否通畅。②注意用氧安全,做好“四防”:防震、防火、防热、防油。③使用氧气时,应先调节流量后应用。停用氧气时,应先拔出导管,再关闭氧气开关。中途改变流量,先将鼻氧管与湿化瓶连接处分离,调好流量后再接上。④常用湿化液为灭菌蒸馏水。急性肺水肿者用20%~30%乙醇,以降低肺泡的表面张力。⑤氧气筒内的氧气不要用尽,压力表至少要保留0.5 mPa(5 kg/cm^2)。⑥对未用完或已用尽的氧气筒,应分别悬挂“满”或“空”标志。

第二节　药物注射法

临床上常用的注射法包括皮内注射、皮下注射、肌内注射、静脉注射。

一、皮内注射法

皮内注射法是将少量药液或生物制品注射于表皮与真皮之间的方法。

(一)目的

(1)进行药物过敏试验,以观察有无过敏反应。

(2)预防接种。

(3)局部麻醉的起始步骤。

(二)操作步骤(以药物过敏试验为例)

(1)吸取药液,核对患者信息。

(2)选择注射部位:如药物过敏试验常选用前臂掌侧下段;预防接种常选用上臂三角肌下缘。

(3)用75%乙醇溶液消毒皮肤。第二次核对,排尽空气。

(4)左手绷紧局部皮肤,右手持注射器,针头斜面向上,与皮肤呈5°刺入皮内。待针头斜面完全进入皮内后,放平注射器。左手拇指固定针栓,注入药液0.1 mL,使局部隆起形成一皮丘。

(5)注射完毕,迅速拔出针头,勿按压针眼。再次核对,记录。

(三)注意事项

(1)严格执行查对制度和无菌操作原则。

(2)做药物过敏实验前,应备好相应抢救药物与设备,询问患者的用药史、过敏史及家族史,如患者对皮试药物有过敏史,禁止皮试。

(3)做药物过敏试验消毒皮肤时忌用含碘消毒剂,以免影响对局部反应的观察。

(4)药物过敏试验结果如为阳性,告知患者或家属不能再用该种药物,并记录在病历上。

(5)如皮试结果不能确认或怀疑假阳性时,应采取对照试验。

二、皮下注射法

皮下注射法是将少量药液或生物制剂注入皮下组织的方法。

(一)目的

(1)注入小剂量药物:用于不宜口服给药而需在一定时间内发生药效时,如胰岛素注射。

(2)预防接种。

(3)局部麻醉用药。

(二)操作步骤

(1)吸取药液,核对患者信息。

(2)选择注射部位:常选择上臂三角肌下缘、两侧腹壁、后背、大腿前侧和外侧等部位。

(3)常规消毒皮肤、待干。第二次核对,排尽空气。

(4)一手绷紧局部皮肤,一手持注射器,以示指固定针栓,针头斜面向上,与皮肤呈30～40°,快速刺入皮下。松开绷紧皮肤的手,抽动活塞,如无回血,缓慢推注药液。

(5)注射毕,用无菌干棉签轻压针刺处,快速拔针后按压片刻。再次核对,记录。

(三)注意事项

(1)严格执行查对制度和无菌操作原则。

(2)对过于消瘦者,可捏起局部组织,适当减小进针角度;刺激性强的药物不宜皮下注射。

(3)长期注射者应有计划地更换注射部位;应避开炎症、破溃或者有肿块的部位。

三、肌内注射法

(一)目的

用于不宜或不能静脉注射,且要求比皮下注射更快发生疗效时。

(二)方法

肌内注射法是将一定量药液注入肌肉组织的方法。最常用的注射部位为臀大肌,其次为臀中肌、臀小肌、股外侧肌及上臂三角肌。

(1)臀大肌注射的定位方法有两种。①十字法:从臀裂顶点向左侧或向右侧划一水平线,然后从髂嵴最高点作垂线,将一侧臀部分为四个象限,其外上象限并避开内角(髂后上棘至股骨大转子连线),即为注射区。②连线法:从髂前上棘至尾骨作一连线,其外1/3处为注射部位。

(2)臀中肌注射的定位方法:①以示指尖和中指尖分别置于髂前上棘和髂嵴下缘处,在髂嵴、示指、中指之间构成一个三角形区域,其示指与中指构成的内角为注射区。②髂前上棘外侧三横指处(以患者的手指宽度为准)。

(3)股外侧肌注射的定位方法:大腿中段外侧。一般成人可取髋关节下10 cm至膝关节上10 cm,宽约7.5 cm的范围。此处大血管、神经干很少通过,且注射范围较广,可供多次注射,尤适2岁以下幼儿。

(4)上臂三角肌注射的定位方法:上臂外侧,肩峰下2～3横指处。此处肌肉较薄,只可作小剂量注射。

(三)操作步骤

(1)吸取药液,核对患者信息。

(2)协助患者取合适体位,选择注射部位。

(3)常规消毒皮肤,待干,二次核对,排尽空气。

(4)左手拇、示指绷紧局部皮肤,右手持注射器,中指固定针栓,将针头迅速垂直刺入,松开绷紧皮肤的手,抽动活塞。如无回血,缓慢注入药液。

(5)注射毕,用干棉签轻压进针处,快速拔针,按压片刻,记录。

(四)注意事项

(1)严格执行查对制度和无菌操作原则。注射时切勿将针梗全部刺入,以防针梗从根部折断。

(2)两种药物同时注射时,注意配伍禁忌。

(3)对2岁以下婴幼儿不宜选用臀大肌注射,因其臀大肌尚未发育好,注射时有损伤坐骨神经的危险,最好选择股外侧肌、臀中肌和臀小肌注射。

(4)对需长期注射者,应交替更换注射部位,并选用细长针头,以避免或减少硬结的发生。如因长期多次注射出现局部硬结时,可采用热敷、理疗等方法予以处理。

四、静脉注射法

静脉注射法是自静脉注入药液的方法。临床上常用的静脉如下。①四肢浅静脉:上肢常用肘部浅静脉(贵要静脉、肘正中静脉、头静脉)、腕部及手背静脉;下肢常用大隐静脉、小隐静脉及足背静脉。②头皮静脉:患儿多采用头皮静脉。③股静脉:股静脉位于股三角区,在股神经和股动脉的内侧。

(一)目的

(1)注入药物,用于药物不宜口服、皮下注射、肌内注射或需快速发挥药效时。

(2)药物浓度高、刺激大、量多而不宜采取其他注射方法时。

(3)注入药物作诊断性检查。

(4)静脉营养治疗。

(二)操作步骤

(1)吸取药液,核对患者信息、选择合适静脉。

(2)在穿刺部位的下方垫小棉枕,在穿刺部位上方(近心端)约 6 cm 处扎紧止血带。

(3)常规消毒皮肤,待干,嘱患者握拳。二次核对,排尽空气。

(4)以左手拇指绷紧静脉下端皮肤,使其固定。右手持注射器,示指固定针栓,针头斜面向上,与皮肤呈 15°～30°,自静脉上方或侧方刺入皮下,再沿静脉走向滑行刺入静脉,见回血,可再沿静脉走行进针少许。

(5)松开止血带,患者松拳,固定针头(如为头皮针,用胶布固定),缓慢注入药液。

(6)注射毕,用无菌干棉签轻压针刺处,快速拔针并按压至不出血为止。再次核对,记录。

(三)注意事项

(1)严格执行查对制度和无菌操作原则。

(2)选择粗直、弹性好、易于固定的静脉,避开关节和静脉瓣,下肢静脉不应作为成年人穿刺血管的常规部位。

(3)静脉注射对组织有强烈刺激性的药物时,一定要确认针头在静脉内后方可推注药液,以免药液外溢导致组织坏死。

(4)股静脉注射时如误入股动脉,应立即拔出,用无菌纱布按压 5～10 分钟。根据病情及药物性质,掌握推药速度。

第三节　药物过敏试验

药物过敏反应是异常的免疫反应,临床表现可有发热、皮疹、血清病样综合征、血管神经性水肿等,严重者可发生变态反应性休克危及生命。

一、青霉素过敏试验及其过敏反应的处理

青霉素主要用于敏感的革兰阳性球菌、阴性球菌和螺旋体感染。青霉素最常见的不良反应是变态反应。

(一)青霉素过敏试验法

青霉素过敏试验通常以 0.1 mL(含青霉素 20～50 U)的试验液皮内注射,根据皮丘变化、患者全身的情况判断试验结果,试验结果阴性方可使用青霉素。

1.试验液的配制

以青霉素钠 80 万 U 为例,每毫升含青霉素 200～500 U 的试验液为标准(表 5-1)。

2.试验方法

确定患者无青霉素过敏史,于前臂掌侧下段皮内注射青霉素皮试溶液 0.1 mL(含青霉素 20 U 或 50 U),注射后观察 20 分钟,20 分钟后判断试验结果。

表 5-1　青霉素过敏试验操作步骤

青霉素钠	加 0.9%氯化钠溶液(mL)	青霉素钠含量(U/mL)
80 万 U	4	20 万
0.1 mL 上液	0.9	2 万
0.1 mL 上液	0.9	2 000
0.1 mL 上液	0.9	200

3.试验结果判断

阴性:皮丘大小无改变,周围无红肿,无红晕,无自觉症状,无不适表现。

阳性:皮丘增大隆起,出现红晕,直径>1 cm,周围有伪足并伴局部痒感,可有头晕、心慌、恶心,甚至发生变态反应性休克。

(二)注意事项

(1)青霉素过敏试验前应详细询问用药史、药物过敏史及家族过敏史。

(2)凡初次用药、停药 3 天后再用,应用过程中更换青霉素批号,均须按常规做过敏试验。

(3)试验液必须现用现配,浓度与剂量要准确。

(4)首次注射后必须观察 30 分钟,注意局部反应和全身反应,并倾听患者的主诉,做好急救准备。

(5)皮试结果阳性者不可使用青霉素,并在体温单、病历、医嘱单、床头卡上醒目注明,同时将结果告知患者及其家属。

(6)如对皮试结果有怀疑,应在对侧前臂皮内注射生理盐水 0.1 mL 做对照,确认青霉素皮试结果阴性方可用药。使用青霉素治疗过程中要继续严密观察用药反应。

(三)青霉素导致的变态反应性休克及其处理

1.临床表现

青霉素导致的变态反应性休克多发生在注射后 5～20 分钟内,甚至可在数秒内发生,既可发生于皮内试验过程中,也可发生于初次肌内注射或静脉注射时(皮内试验结果阴性),还有极少数患者发生于连续用药过程中。其临床表现主要包括以下几个方面。

(1)呼吸道阻塞症状:表现为胸闷、气促、哮喘与呼吸困难,伴濒死感,主要由于喉头水肿、肺水肿、支气管痉挛引起。

(2)循环衰竭症状:表现为面色苍白、发绀、出冷汗、脉搏细弱、血压下降,主要由于周围血管扩张导致的有效循环量不足。

(3)中枢神经系统症状:表现为面部及四肢麻木、意识丧失、抽搐或大小便失禁等,主要由于脑组织缺氧。

(4)其他过敏反应表现:可有荨麻疹、恶心、呕吐、腹泻、腹痛等。

2.急救措施

(1)立即停药,协助患者平卧,就地抢救。

(2)盐酸肾上腺素是抢救变态反应性休克的首选药物。立即皮下注射 0.1%盐酸肾上腺素 1 mL,小儿剂量酌减。症状如不缓解,可每隔半小时皮下或静脉注射该药 0.5 mL,直至脱离危险期。

(3)给予氧气吸入,改善缺氧。

(4)应用激素类药物和抗组胺类药物。

(5)扩充血容量,如血压仍不回升,可应用升压药。

(6)若发生呼吸、心搏骤停,立即进行复苏抢救。

(7)密切观察病情,记录患者生命体征、神志和尿量的变化。

二、链霉素过敏试验及其过敏反应的处理

链霉素主要对革兰阴性细菌及结核杆菌有较强的抗菌作用。链霉素有毒性作用，主要损害第Ⅷ对脑神经，还可致皮疹、发热、荨麻疹、血管性水肿等变态反应。使用前应做皮肤过敏试验。

(一)链霉素过敏试验法

1.试验液的配制

以每毫升试验液含链霉素 2 500 U 为标准配制(表 5-2)。

表 5-2　链霉素过敏试验操作步骤

链霉素	加 0.9%氯化钠溶液(mL)	链霉素含量(U/mL)
100 万 U	3.5	25 万
0.1 mL 上液	0.9	2.5 万
0.1 mL 上液	0.9	2500

2.试验方法

取上述皮试药液 0.1 mL(含链霉素 250 U)作皮内注射，注射后观察 20 分钟，20 分钟后判断皮试结果，结果判断标准与青霉素相同。

(二)链霉素过敏反应的临床表现及处理

链霉素过敏反应的临床表现与青霉素过敏反应大致相同。轻者表现为发热、皮疹、荨麻疹；重者可致变态反应性休克。变态反应性休克处理同青霉素变态反应性休克基本相同。

三、破伤风抗毒素过敏试验及脱敏注射法

破伤风抗毒素(tetanus-antitoxin，TAT)是用破伤风类毒素免疫马的血浆经物理、化学方法精制而成，是一种特异性抗体，能中和患者体液中的破伤风毒素。常在救治破伤风患者时应用，有利于控制病情发展；并常用于有潜在破伤风危险的外伤伤员，作为被动免疫的预防注射。

TAT 对于人体是一种异种蛋白，具有抗原性，注射后可引起变态反应。主要表现为发热、速发型或迟缓型血清病。首次使用 TAT 前，必须做过敏试验。结果阴性方可把所需剂量一次注射完。若皮试结果阳性，可采用脱敏注射法或注射人破伤风免疫球蛋白，注射过程中要密切观察病情，一旦发现异常，立即采取处理措施。

(一)TAT 过敏试验

1.TAT 皮试液配制

用 1 mL 注射器吸取 TAT 药液(1 500 U/mL)0.1 mL，加生理盐水稀释至 1 mL(1 mL 内含 TAT 150 U)，可供皮试使用。

2.皮内试验方法

取上述皮试液 0.1 mL(内含 TAT 15 U)皮内注射，20 分钟后判断结果。

3.皮试结果判断标准

阴性：局部无红肿、全身无异常反应。

阳性：皮丘红肿，硬结直径＞1.5 cm，红晕范围直径超过 4 cm，有时出现伪足或有痒感，全身过敏性反应表现与青霉素过敏反应相类似。

(二)TAT 脱敏注射法

脱敏注射法是将所需要的 TAT 剂量分次少量注入体内(表 5-3)。这种脱敏只是暂时的，经过一定时间后，IgE 再产生而重建致敏状态。日后如再用 TAT，还需重做皮内试验。采用 TAT 脱敏注射时，应按抢救变态反应性休克的要求准备好急救物品。

表 5-3　TAT 脱敏注射法操作步骤

次数	TAT(mL)	加 0.9 氯化钠溶液(mL)	注射途径
1	0.1	0.9	肌内注射
2	0.2	0.8	肌内注射
3	0.3	0.7	肌内注射
4	余量	稀释至 1 mL	肌内注射

按上表，每隔 20 分钟肌内注射 TAT 一次，直至完成总剂量注射(TAT 1500 U)。在脱敏注射过程中，应密切观察患者的反应。如发现患者有面容苍白、发绀、荨麻疹及头晕、心跳等不适或过敏性休克时，应立即停止注射并配合医生进行抢救。如过敏反应轻微，可待症状消退后，酌情减少剂量、增加注射次数，密切观察患者情况，使脱敏注射顺利完成。

四、普鲁卡因与碘过敏试验

(一)普鲁卡因过敏试验

首次应用普鲁卡因或普鲁卡因青霉素者均须做过敏试验。

(1)过敏试验方法：皮内注射 0.25%普鲁卡因溶液 0.1 mL，20 分钟后观察试验结果并记录。

(2)结果的判断和过敏反应的处理同青霉素过敏试验及过敏反应处理。

(二)碘过敏试验

1.过敏试验方法

(1)口服法：口服 5%～10%碘化钾 5 mL，每天 3 次，共 3 天。

(2)皮内注射法：皮内注射碘造影剂 0.1 mL，20 分钟后观察结果。

(3)静脉注射法：静脉注射碘造影剂(30%泛影葡胺)1 mL，5～10 分钟后观察结果。在静脉注射造影剂前，须先作皮内注射，然后再行静脉注射，结果阴性时方可进行碘剂造影。

2.结果判断

(1)口服法：有口麻、头晕、心慌、恶心呕吐、流泪、流涕、荨麻疹等症状为阳性。

(2)皮内注射法：局部有红肿、硬块，直径超过 1 cm 为阳性。

(3)静脉注射法：有血压、脉搏、呼吸及面色改变为阳性。

有少数患者虽过敏试验为阴性，但在注射碘造影剂时也会发生过敏反应，故造影时仍需备好急救药品，过敏反应的处理同青霉素过敏反应的处理。

第四节　冷、热疗法

一、冷疗法

(一)目的

减轻局部充血或出血；减轻疼痛；控制炎症扩散；降低体温。

(二)禁忌证

(1)血液循环障碍。

(2)慢性炎症或深部化脓病灶。

(3)组织损伤、破裂或有开放性伤口处。

(4)对冷过敏。

(5)冷疗的禁忌部位：枕后、耳郭、阴囊处、心前区、腹部、足底。

(三)冰袋操作步骤

(1)将冰块放入盆内用冷水冲去棱角，将冰块装至冰袋1/2～2/3，排出冰袋内空气并夹紧袋口，用毛巾擦干冰袋，倒提，检查是否漏水，将冰袋装入布套。

(2)置冰袋于前额、头顶部和体表大血管流经处(颈部两侧、腋窝腹股沟等)，扁桃体摘除术后的患者将冰囊置于颈前颌下。

(3)放置时间不超过30分钟，观察效果与患者反应。

(四)注意事项

(1)随时观察、检查冰袋有无漏水，是否夹紧。冰块融化后应及时更换，保持布袋干燥。

(2)观察用冷部位局部情况，皮肤色泽，防止冻伤。倾听患者主诉，有异常时立即停止冷疗。

(3)如为了降温，冰袋使用30分钟后需测量体温，当体温降至39 ℃以下时，应取下冰袋，并做好记录。

(五)冷湿敷的操作步骤

(1)患者取舒适卧位，暴露患处，垫一次性治疗巾，受敷部位涂抹凡士林，其上盖一层纱布。

(2)敷布浸入冰水中，拧至半干，抖开并敷于患处，每3～5分钟更换一次，持续15～20分钟。

(3)观察局部皮肤变化及患者反应。

(4)擦干冷敷部位，擦掉凡士林。

(5)记录冷敷的部位、时间、效果、患者的反应等。

(六)注意事项

(1)敷布湿度应以不滴水为宜，并注意观察局部皮肤情况及患者反应。

(2)若为降温，使用冷湿敷30分钟后应测量体温并记录。

二、热疗法

(一)目的

促进炎症的消散和局限；减轻疼痛；减轻深部组织的充血；保暖与舒适。

(二)禁忌

(1)未明确诊断的急性腹痛。

(2)面部危险三角区的感染。

(3)各种脏器出血及出血性疾病。

(4)软组织损伤或扭伤的初期(48小时内)。

(三)热水袋热敷的操作步骤

(1)测量并调节水温。备热水袋，放平热水袋、去塞，一手持袋口边缘，一手灌水。灌水至热水袋的1/2～2/3，将热水袋缓慢放平，排出袋内空气并拧紧塞子，用毛巾擦干热水袋，倒提，检查是否漏水，将热水袋装入布套。

(2)放置所需部位，袋口朝向身体外侧，热敷时间不超过30分钟。

(3)观察效果与患者反应、热水温度等。

(四)注意事项

(1)检查热水袋有无破损，热水袋与塞子是否配套，以防漏水。

(2)炎症部位热敷，热水袋灌水至热水袋的1/3，以免压力过大，引起疼痛。

(3)特殊患者使用热水袋，应再包一块大毛巾或放于两层毯子之间，以防烫伤。

(五)热湿敷的操作步骤

(1)暴露患处，垫一次性治疗巾，受敷部位涂抹凡士林，其上盖一层纱布。

(2)敷布浸入热水中,拧至半干,抖开,折叠敷布并敷于患处,其上盖棉垫,每 3～5 分钟更换一次敷布,持续 15～20 分钟,水温保持 50～60 ℃,拧至不滴水为宜。

(3)观察效果及患者反应。

(4)热湿敷毕,轻轻拭干热敷部位。

(六)注意事项

(1)若患者热敷部位不禁忌压力,可用热水袋放置在敷布上再盖以大毛巾,以维持温度。

(2)面部热敷者,应热敷后 30 分钟方可外出,以防感冒。

第五节　洗胃术

洗胃是将胃管插入患者胃内,反复注入和吸出一定量的溶液,以冲洗并排除胃内容物,减轻或避免因吸收而中毒的胃灌洗方法。

一、目的

(1)解毒,服毒后 4～6 小时内洗胃最有效。

(2)减轻胃黏膜水肿。

二、常用的洗胃溶液

(1)酸性物:镁乳、蛋清水、牛奶。

(2)碱性物:5%醋酸、白蜡、蛋清水、牛奶。

(3)氰化物:3%过氧化氢溶液催吐,1∶15 000～1∶20 000 高锰酸钾洗胃。

(4)敌敌畏:2%～4%碳酸氢钠溶液、1%盐水、1∶15 000～1∶20 000 高锰酸钾溶液。

(5)1605、1059、4049(乐果):2%～4%碳酸氢钠溶液。禁用高锰酸钾。

(6)敌百虫:1%盐水或清水,1∶15 000～1∶20 000 高锰酸钾。禁用碱性药物。

(7)酚类:50%硫酸镁导泻,温开水或植物油洗胃至无酚味为止,洗胃后多次服用牛奶、蛋清保护胃黏膜。禁用液体石蜡。

(8)河豚、生物碱、毒蕈:1%～3%鞣酸。

(9)巴比妥类:硫酸钠导泻。

三、操作步骤

(一)口服催吐法

(1)协助患者取坐位,围好围裙,取下义齿,置污物桶于患者坐位前或床旁。

(2)自饮灌洗液:指导患者每次饮洗胃溶液 300～500 mL。

(3)催吐:自呕或用压舌板刺激舌根部催吐。

(4)结果:反复自饮—催吐,直至吐出的灌洗液澄清无味。

(二)电动吸引器洗胃

(1)接通电源,检查吸引器功能,检查口腔,取下活动性义齿,放置咬口器。

(2)检查并打开洗胃管,测量长度(前额发际至剑突),用液状石蜡润滑胃管前端,由口腔插入 55～60 cm,确定胃管在胃内后,用胶布固定胃管。

(3)将胃管与洗胃机的冲洗管连接,开始洗胃。

(4)机器自动切换,先抽尽胃内容物,然后反复冲洗,每次灌洗量为 300～500 mL,直至洗出液澄清无味。

(5)洗胃结束后,分离胃管与冲洗管,向患者解释后将胃管反折,迅速拔出,记录灌洗液的名称和量,洗出液的颜色、气味、性质、量,以及患者的反应。

四、注意事项

(1)呼吸心搏骤停者应先复苏后洗胃。洗胃前先检查生命体征,如有呼吸道分泌物增多或缺氧,应先吸痰,再插胃管洗胃。

(2)了解患者的中毒情况,如患者中毒的时间、途径、种类、性质、量等,来院前是否呕吐。

(3)准确掌握洗胃禁忌证和适应证。强酸、强碱及腐蚀性药物中毒时禁忌洗胃;胃癌、食道阻塞、肝硬化伴食管胃底静脉曲张及消化性溃疡患者一般不洗胃。

(4)当中毒物质不明时,抽出的胃内容物需送检,洗胃溶液可选用温开水或生理盐水。

(5)洗胃过程中应随时观察患者的面色、生命体征、意识、瞳孔变化、鼻腔黏膜情况及口中气味等。

第六节　灌肠术

灌肠是将一定量的液体由肛门经直肠灌入结肠,以帮助患者清洁肠道、排便、排气或者由肠道用药、供给营养的方法,达到确定诊断和治疗的目的。根据灌肠目的可分为保留灌肠和不保留灌肠,根据灌入的液体量可将不保留灌肠分为大量不保留灌肠和小量不保留灌肠。

一、大量不保留灌肠

(一)目的

(1)解除便秘、肠胀气。

(2)清洁肠道为肠道手术、检查或分娩做准备。

(3)稀释并清除肠道内的有害物质,减轻中毒。

(4)灌入低温液体,为高热患者降温。

(二)操作步骤

(1)确认患者,协助取左侧卧位,双膝屈曲,将裤子褪至膝部,臀部移至床沿。盖好被子,暴露臀部,消毒双手。

(2)将治疗巾铺在患者臀部下面,暴露肛门,将弯盘放在患者臀部旁边,纱布(纸巾)放在治疗巾上。

(3)取出灌肠袋,关闭引流管上的开关,将灌肠液倒入灌肠袋内,测水温,灌肠袋挂于输液架上,液面高于肛门 40～60 cm。

(4)戴手套,润滑肛管前端,排尽引流管内气体,关闭开关。一手垫卫生纸分开臀部,暴露肛门,嘱患者深呼吸,一手将肛管轻轻插入直肠 7～10 cm,固定肛管。

(5)打开开关,使液体缓缓流入。灌入液体过程中,密切观察袋内液面下降速度和患者的情况,待灌肠液快要流尽时夹闭引流管,用卫生纸包裹引流管并轻轻拔出,弃于医用垃圾桶内,擦净肛门,脱下手套,消毒双手。

(6)协助患者取舒适的卧位,嘱其尽量保留 5～10 分钟后再排便;扶助能下床的患者如厕排便。

(7)整理用物,开窗通风,观察大便性状,必要时留取标本送检。

(三)注意事项

(1)急腹症、妊娠、严重心血管疾病等患者禁忌灌肠。

(2)伤寒患者灌肠时溶液不得超过 500 mL,压力要低(液面不得超过肛门 30 cm)。

(3)充血性心力衰竭、水钠潴留患者禁用 0.9%氯化钠溶液灌肠;肝性脑病患者禁用肥皂水灌肠,以减少氨的产生和吸收。

(4)准确掌握灌肠溶液的温度、浓度、流速、压力和溶液的量,一般温度为 39～41 ℃,降温时用 28～32 ℃,中暑时用 4 ℃。

(5)灌肠时患者如有腹胀或便意时,应嘱患者做深呼吸以减轻不适。

(6)灌肠过程中观察患者的病情变化,如发现脉速、出冷汗、面色苍白、剧烈腹痛、心慌气急时,应立即停止灌肠并通知医生,采取急救措施。

二、小量不保留灌肠

适用于腹部或盆腔手术后的患者、危重患者、年老体弱患者、小儿及孕妇等。常用的灌肠液有“1∶2∶3”溶液(50%硫酸镁 30 mL、甘油 60 mL、温开水 90 mL)、甘油 50 mL 加等量温开水、各种植物油 120～180 mL。溶液温度为 38 ℃。

(一)目的

(1)软化粪便以解除便秘。

(2)排除肠道内的气体,减轻腹胀。

(二)操作步骤

(1)核对患者,协助患者取左侧卧位,双腿屈膝,将裤子褪至膝部,臀部移至床沿,臀下垫橡胶单与治疗巾。

(2)润滑肛管,戴手套,将弯盘置于臀边,排气,夹闭引流管。

(3)左手垫卫生纸分开臀部,暴露肛门,嘱患者深呼吸,右手将肛管从肛门轻轻插入 7～10 cm。

(4)注入灌肠液,固定肛管,松开调节夹,缓缓注入溶液直至灌肠溶液全部注入完毕。

(5)夹闭肛管尾端或反折肛管尾端,用卫生纸包住引流管轻轻拔出,放入弯盘内。

(6)协助患者取舒适卧位,嘱患者尽量保留溶液 10～20 分钟再排便。

(7)整理用物,洗手,并记录。

(三)注意事项

(1)灌肠时插管深度为 7～10 cm,压力宜低,灌肠液注入的速度不得过快。

(2)每次抽吸灌肠液时应反折肛管尾段,防止空气进入肠道,引起腹胀。

三、保留灌肠

将药液灌入到直肠或结肠内,通过肠黏膜吸收达到治疗疾病的目的。

(一)目的

(1)镇静、催眠。

(2)治疗肠道感染。

(二)常用溶液

灌肠溶液量不超过 200 mL,溶液温度 38 ℃。镇静、催眠用 10%水合氯醛,剂量按医嘱准备;抗肠道感染用 2%小檗碱,0.5%～1%新霉素或其他抗生素溶液。

(三)操作步骤

(1)根据病情选择不同的卧位,慢性细菌性痢疾,病变部位多在直肠或乙状结肠,取左侧卧位;阿米巴痢疾病变多在回盲部,取右侧卧位,以提高疗效。

(2)将治疗巾垫于臀下,使臀部抬高约 10 cm。

(3)戴手套,润滑肛管前段,排气后轻轻插入肛门 15～20 cm,缓慢注入药液。

(4)药液注入完毕后注入温开水 5～10 mL,使溶液全部注完,拔出肛管,擦净肛门,取下手套。嘱患者尽量保留药液在 1 小时以上。

(5)整理床单位,清理用物,洗手,并做好记录。

(四)注意事项

(1)保留灌肠前嘱患者排空肠道有利于药液吸收。了解灌肠目的和病变部位,以确定患者卧位和插入肛管的深度。

(2)保留灌肠应选择稍细的肛管并且插入要深,液量不宜过多压力要低,灌入速度宜慢,以减少刺激,使灌入的药液较长时间的保留,利于肠黏膜吸收。

(3)肛门、直肠、结肠手术的患者及大便失禁的患者,不宜做保留灌肠。

四、简易通便法

通过简便经济有效的措施,帮助患者解除便秘。适用于年老体弱、久病卧床便秘者。常用的方法有以下两种。

(1)开塞露法:将开塞露的前端剪去,先挤出少许液体润滑开口处。患者取左侧卧位,轻轻插入肛门后将药液全部挤入直肠内,嘱患者保留 5～10 分钟后排便。

(2)甘油栓法:戴手套的手捏住甘油栓底部,轻轻插入肛门至直肠内,抵住肛门处轻轻按摩,嘱患者保留 5～10 分钟后排便。

第七节　导尿术

一、普通导尿术

导尿术是指在严格无菌操作下,将导尿管经尿道插入膀胱引流尿液的方法。为患者导尿时必须严格遵守无菌操作原则及规程。

(一)目的

(1)为尿潴留患者引流出尿液,以减轻患者痛苦。

(2)协助临床诊断,如测量膀胱容量、压力及检查残余尿液;留取未受污染的尿标本做细菌培养;进行尿道或膀胱造影。

(3)为膀胱肿瘤患者进行膀胱化疗。

(二)导尿前准备

1.术前准备

携带用物至床旁,核对患者信息。

2.患者准备

将便盆放至床尾或床旁椅上,患者脱去对侧裤腿,盖在近侧腿部,并盖上浴巾,对侧腿用盖被遮盖。

3.体位

协助患者取屈膝仰卧位,双腿略外展,暴露外阴。将治疗巾垫于患者臀下,弯盘放置于靠近外阴处。

4.消毒

消毒双手,核对检查并打开导尿包,操作者一只手戴上手套,将消毒棉球倒入小方盘内。根据男、女性患者尿道的解剖特点进行消毒。

(三)具体操作步骤

1.女性患者导尿的具体操作

(1)初步消毒:一手夹取消毒棉球消毒阴阜、大阴唇,另一戴手套的手分开大阴唇,消毒小阴唇和尿道口;污染棉球弃于弯盘内;消毒完毕脱下手套放置在弯盘内,将弯盘和小方盘移至床尾处。

(2)洗手,将导尿包放在患者两腿之间,按无菌技术操作原则打开。

(3)戴无菌手套,取出孔巾,铺在患者的外阴处并暴露会阴部。

(4)按操作顺序整理好用物,取出导尿管,用含润滑液的棉球润滑尿管前段,将导尿管与集尿袋的引流管连接好,取消毒棉球放于弯盘内。

(5)再次消毒:将弯盘放置于外阴处,一手分开并固定小阴唇,另一手持镊子夹取消毒棉球,分别消毒尿道口、两侧小阴唇、尿道口。将污染棉球和镊子放床尾的弯盘内。

(6)将方盘置于洞巾口旁,嘱患者张口呼吸,用另一镊子夹持导尿管对准尿道口轻轻插入尿道内 4～6 cm,见到尿液流出后再插入 1 cm 左右,松开固定小阴唇的手,下移并固定导尿管,将尿液引入集尿袋内。

2.男性患者导尿的具体操作

(1)初步消毒:一手夹取棉球进行初步消毒,依次为阴阜、阴茎、阴囊。另一戴手套的手取无菌纱布裹住阴茎将包皮向后推暴露尿道口,自尿道口向外向后旋转擦拭尿道口、龟头及冠状沟。将污染棉球、纱布置于弯盘内;消毒完毕后将小方盘、弯盘移至床尾,脱下手套。

(2)洗手,将导尿包放在患者两腿之间,按无菌技术操作原则打开。

(3)取出无菌手套,按无菌技术操作原则戴好无菌手套,取出孔巾,铺在患者的外阴处并暴露阴茎。

(4)按操作顺序整理好用物,取出导尿管,用含润滑液的棉球润滑导尿管前段,将导尿管与集尿袋的引流管连接,取消毒棉球放于弯盘内。

(5)再次消毒:将弯盘移至近外阴处,一手用纱布包住阴茎并将包皮向后推,暴露尿道口。另一只手持镊子夹消毒棉球再次消毒尿道口、龟头及冠状沟。将污染棉球、镊子放至床尾的弯盘内。

(6)一手继续持无菌纱布固定阴茎并使耻骨前弯消失,利于插管。提起阴茎,使之与腹壁成 60°角,将方盘置于孔巾口旁,嘱患者张口呼吸,用另一镊子夹持导尿管对准尿道口轻轻插入尿道 20～22 cm,见尿液流出后再插入 1～2 cm,将尿液引入集尿袋内或方盘内。

(7)若需做尿液培养则用无菌标本瓶接取中段尿液 5 mL,盖好瓶盖,放置合适处。

3.操作后处理

(1)导尿完毕,轻轻拔出导尿管,撤下孔巾,擦净外阴,收拾导尿用物弃于医用垃圾桶内,撤出患者臀下的小橡胶单和治疗巾,放于治疗车下层。脱去手套,用消毒液消毒双手,协助患者穿好裤子,整理床单位。

(2)清理用物,测量尿量,尿标本贴标签后送检。

(3)消毒双手,记录。

(三)注意事项

(1)严格执行查对制度和无菌操作技术原则。

(2)在操作过程中注意保护患者的隐私,采取适当的保暖措施,防止患者着凉。

(3)对膀胱高度膨胀且极度虚弱的患者,第一次放尿不超过 1 000 mL,以免引起虚脱和血尿。

(4)老年女性尿道口回缩,插管时应仔细观察、辨认,避免误入阴道。若误入阴道,应更换无菌导尿管后重新插管。

(5)为避免损伤和导致泌尿系统的感染,须掌握男性和女性尿道的解剖特点。

二、留置导尿术

留置导尿是在导尿后,将导尿管保留在膀胱内持续引流尿液的方法。

(一)目的

(1)抢救危重、休克患者时正确记录每小时尿量、测量尿比重,以密切观察患者的病情变化。

(2)某些泌尿系统疾病手术后留置导尿管，便于引流和冲洗，并减轻手术切口的张力，促进切口愈合。

(3)盆腔手术前排空膀胱，使膀胱持续保持空虚状态，避免术中误伤。

(4)帮助尿失禁或会阴部有伤口的患者引流尿液，保持会阴部的清洁干燥。

(5)帮助尿失禁患者行膀胱功能训练。

(二)操作步骤

(1)留置导尿的初步消毒、再次消毒会阴部及尿道口，以及插入导尿管的方法同导尿术。

(2)见到尿液流出后再插入7～10 cm，夹住导尿管尾端或连接集尿袋，连接注射器并根据导尿管上注明的气囊容积向气囊内注入等量的无菌溶液，轻拉导尿管，有阻力感即证实导尿管固定于膀胱内。

(3)导尿成功后，夹闭引流管，撤下孔巾，擦净外阴，用安全别针将集尿袋的引流管固定在床单上，集尿袋固定于床沿下，开放导尿管。

(4)协助患者穿好裤子，记录放置导尿管的时间、患者的反应等。

(三)注意事项

(1)同导尿术。

(2)气囊导尿管固定时要注意不能过度牵拉尿管，以防膨胀的气囊卡在尿道内口，压迫膀胱壁或尿道，导致黏膜组织的损伤。

(四)留置导尿患者的护理

(1)防止泌尿系统逆行感染的措施。①保持尿道口清洁：女患者用消毒棉球擦拭外阴及尿道口，男患者用消毒棉球擦拭尿道口、龟头及包皮，每天1～2次。排便后及时清洗会阴部及肛门。②集尿袋的更换：注意观察并及时排空集尿袋内的尿液，记录尿量、颜色、性状，并每周更换集尿袋1～2次。若尿液性状、颜色改变，应及时更换。③尿管的更换：定期更换尿管，更换频率通常根据导尿管的材质决定，一般为1～4周更换1次。

(2)留置导尿管期间，如病情允许，应鼓励患者每天摄入水分在2 000 mL以上(包括口服和静脉输液等)，以达到冲洗尿道的目的。

(3)注意患者的主诉并观察尿液情况，发现尿液混浊、沉淀、有结晶时及时处理，每周检查尿常规1次。

(4)训练膀胱反射功能，可采用间歇性夹管的方式。夹闭导尿管，每3～4小时开放一次，使膀胱定时充盈和排空，促进膀胱功能的恢复。

第八节　阴道冲洗术

阴道冲洗是指利用药液对阴道进行冲洗，以达到清洁阴道、子宫颈和阴道穹隆部的目的，并能治疗阴道或子宫颈等生殖器的炎症。

一、目的

(1)控制及治疗炎症，促进阴道血液循环。

(2)清洁阴道，减少阴道分泌物。

二、操作步骤

(1)准备药液500～800 mL，水温控制在40～42 ℃，置于冲洗筒内，并挂于灌洗架上，高度距离床沿60～70 cm。排出管内空气，夹闭冲洗管备用。

(2)嘱患者排空膀胱，去除裤子，取截石位，臀下放小垫子，铺橡皮单和治疗巾，擦洗会阴部。

(3)用阴道窥器扩张阴道，暴露子宫颈。

(4)将冲洗管轻轻插入阴道内 5～6 cm 后，打开止血钳，使冲洗液徐徐灌入。冲洗过程中，转动冲洗管在阴道内上、下、左、右移动，使阴道壁及子宫颈穹隆部均能被药液冲洗。

(5)冲洗完毕，夹闭冲洗管，轻轻向下按压阴道窥器，使阴道内的药物流出，然后轻轻抽出冲洗管。

(6)撤出阴道窥器，打开止血钳，再次冲洗外阴，子宫颈或阴道内如需上药，冲洗完毕并擦干后进行。

(7)记录灌洗液的量。

三、注意事项

(1)阴道流血、怀孕期及产后患者，禁止采用阴道冲洗，以避免逆行感染和造成流产。

(2)冲洗药液的温度和浓度要适宜，不能温度过高或浓度过大，以免烫伤或腐蚀阴道黏膜。

(3)对未婚者，禁止使用阴道窥器。

(4)阴道冲洗器必须一人一用一消毒，防止交叉感染。

第九节　眼冲洗法

眼冲洗法是指用洗眼溶液清洁结膜囊、结膜和角膜的方法。

一、目的

(1)冲洗结膜囊可除去结膜囊内的异物或分泌物，减少对眼的损害。

(2)可清除灰尘或细菌，避免感染。

二、操作步骤

(1)患者取仰卧位或坐位，头稍向后仰，并向患侧倾斜，嘱患者不可用力闭眼。

(2)将受水器紧贴患眼侧面的面颊部，使受水器凹处对准颧突的下方，保持水平。

(3)擦净眼分泌物及眼药膏，用棉签分开上、下眼睑。

(4)操作者手持洗眼壶，壶嘴距离患眼 3～5 cm，避免触及眼睑和眼球，冲洗液可采用生理盐水、3%碳酸氢钠溶液等，温度为 18～20 ℃。

(5)用棉签蘸肥皂水洗净睫毛、眼睑、眉毛及其周围皮肤，清洗范围上至眉弓上 3 cm，下至鼻唇沟，内至鼻中线，外至太阳穴。

(6)冲洗结膜囊时，嘱患者向各个方向转动眼球，并轻轻推动眼睑，翻转眼睑，充分冲洗结膜各部，冲洗时冲力不宜太大，距离以 3～4 cm 为宜。

(7)冲洗完毕，用棉签拭净眼睑及其周围皮肤，将受水器内的污水倒出，清洗消毒后备用。

三、注意事项

(1)一般冲洗液不能直射角膜，洗眼壶勿接触眼部，以防污染洗眼壶或碰伤眼部。

(2)角膜溃疡、角膜穿孔、眼球穿通伤冲洗时，注意勿加压于眼球，不可翻转眼睑，以防眼内容物被压出，眼球穿通伤患者若有眼内组织嵌顿时，做眼部冲洗应注意区分异物与眼内组织。

(3)如为不合作或刺激症状重的患者，可先表面麻醉，再作冲洗；眼部暴露不满意者可用开睑钩拉开上、下眼睑后冲洗。

(4)冲洗液温度要适宜(可用手背试温)，冬季要加温(32～37 ℃)。

(5)如化学伤冲洗,冲洗液量(一般要 2 000 mL 以上)及时间比一般眼部冲洗均增加,冲洗时冲力宜大,才能清除结膜囊内的化学物质。如眼部有固体化学物质(如石灰),应先用镊子取出后再冲洗。冲洗后再次检查有无异物残留在结膜、角膜上。

第十节 人工呼吸

一、目的

借助救助者用力吹气的力量,把气体吹入患者的肺泡,使肺间歇性膨胀,以维持肺泡通气和氧合作用,减轻机体的缺氧及二氧化碳潴留。

二、操作步骤

(一)口对口人工呼吸

(1)患者取仰卧位,去枕,松开衣领、裤带,迅速清除口腔和鼻腔内的分泌物、异物及假牙,口鼻处盖一块纱布或手帕。

(2)抢救者一手小鱼际置于患者前额,用力向后压使其头部后仰,另一手示指、中指置于患者下颌骨的下方,将颏部向前向上抬起。

(3)抢救者用拇指和示指捏住患者鼻孔,双唇包住患者口部,用力吹气,使胸廓扩张。

(4)吹气完毕,救护者头稍抬起并侧转换气,同时松开捏患者鼻孔的手,让患者的胸廓及肺部依靠自身的弹性自动回缩,排出肺内的二氧化碳。每 5～6 秒吹气 1 次(每分钟 10～12 次),每次吹气时间不超过2 秒钟。

(二)口对鼻人工呼吸

在保持气道畅通的情况下,救护者于深吸气后,以口唇紧密封住患者鼻孔周围,用力向鼻孔内吹气。吹气时,用手将患者颏部上推,使上、下唇合拢,呼气时放开。其他要点同口对口人工呼吸。

三、注意事项

(1)吹气量要足够。吹气不可过猛、过大,尤其是小儿,以防肺泡破裂。吹气时间宜短,一般在一次呼吸周期的 1/3 为宜。

(2)舌后坠的患者,应先用舌钳将舌拉出口腔外,或用通气管进行人工呼吸。

(3)对婴幼儿应采用口对鼻人工呼吸。

(4)尚有微弱呼吸的患者,人工呼吸应与患者的自主呼吸同步进行,即在患者吸气时,救护者用力吹气以辅助进气;患者呼气时,松开口鼻,便于排出气体。

(5)救助者在操作过程中,应根据患者的胸部起伏及呼气时气体的逸出情况,来判断通气情况。

第十一节 经外周静脉穿刺中心静脉置管技术

经外周静脉穿刺中心静脉置管(PICC)是由周围静脉穿刺置管,将导管末端置于上腔静脉中下 1/3 的方法。常用于中、长期的静脉输液或化疗用药等,可在血管内保留 7 天至 1 年。常用的 PICC 导管有两种:一种是三向瓣膜式 PICC 导管;另一种是末端开放式 PICC 导管。

一、适应证与禁忌证

适用于需要输注化疗药物等刺激性溶液、静脉营养等高渗溶液、中长期静脉输液治疗、外周静脉条件差且需静脉用药的患者。

禁用于严重出血性疾病,上腔静脉压迫综合征,不合作、躁动、穿刺部位或附近组织有感染、皮炎、蜂窝织炎、烧伤,乳腺癌根治术后患侧,预插管位置有放射性治疗史、血栓形成史、血管外科手术史、外伤史的患者。

二、操作步骤

(1)洗手、戴口罩,查对医嘱和导管维护单;检查无菌物品的有效期;评估输液接头、穿刺点、敷料。

(2)打开换药包,在穿刺肢体下铺防水垫巾。用皮尺在肘横纹上方 10 cm 处测量臂围,并做记录,去除胶痕。

(3)更换接头:洗手,用预充注射器(或抽好 10 mL 生理盐水的注射器)预先冲洗接头待用;卸下旧接头;洗手,戴手套,打开酒精棉片包,用酒精棉片消毒厄式接头横截面及侧面,用力多方位擦拭至少 15 秒;连接新接头。

(4)冲洗导管:抽回血,判断导管的通透性;用预充注射器脉冲式冲洗导管;实行正压封管;脱手套。

(5)更换透明敷料:①去除透明敷料外胶带。②自下而上,去除原透明敷料。③评估穿刺点有无异常。④洗手,戴无菌手套,消毒。左手持纱布覆盖在正压接头上,提起套管,右手持酒精棉球,避开穿刺点直径 1 cm 处,顺时针去脂、消毒;取第二个酒精棉球,避开穿刺点直径 1 cm 处,逆时针去脂、消毒;取第三个酒精棉球,消毒方法同第一个棉球,勿用乙醇棉签消毒穿刺点,以免引起化学性静脉炎。再取碘伏棉球 1 个,以穿刺点为中心,顺时针消毒皮肤、导管;取第二个碘伏棉球,逆时针消毒皮肤、导管,同时左手翻转导管;取第三个碘伏棉球,顺时针消毒皮肤、导管至导管连接器翼型部分,消毒范围在 10 cm 以上。⑤无张力放置透明敷料:用手按压导管边缘及透明敷料四周,使其贴紧皮肤。⑥将胶带打两折,蝶形交叉固定连接器翼型部分与透明敷料。⑦在记录胶带上标注操作者姓名、日期及 PICC 名称,贴于透明敷料上缘。

(6)整理用物,脱无菌手套,交代注意事项,洗手,填写 PICC 维护记录单。

三、注意事项(三向瓣膜 PICC)

(1)禁止使用 10 mL 以下的注射器冲管及给药。

(2)可以加压输液或输液泵给药,但不能用高压注射泵推注造影剂。

(3)将体外导管放置呈“S”形、“U”形或“L”形弯曲,以降低导管张力,避免导管在体内、外移动。

(4)在给予高浓度药物(如脂肪乳、血及血制品)后应及时给予 20 mL 生理盐水脉冲式冲管。需要输注较长时间的药物(如高营养液等)时,输液期间至少每隔 8 小时脉冲式冲管 1 次。

(5)输液接头更换时机:①每 7 天常规更换 1 次;②输液接头可能发生损坏时;③每次经由输液接头取过血后;④不管什么原因取下输液接头。

(6)更换敷料时机:①置管后 24～48 小时内;②每周常规更换 1 次透明贴膜;③贴膜有潮湿、翘起、污染随时更换;④夏季出汗或患者有易感染因素时,酌情增加更换敷料的次数。

四、常见并发症的处理

(一)机械性静脉炎

1.原因

采用盲穿方式穿刺置入 PICC;静脉壁受到刺激;导管材质硬,型号和血管不符;导管上有颗粒物;用乙醇溶液消毒穿刺点;置管肢体过度的活动;维护不当。

2.临床表现

沿静脉走行的发红、肿胀、疼痛,皮肤有“红线”样改变,触之有条索状改变,有时局部出现硬结。

3.预防及处理

(1)采用B超引导下置管。

(2)选择最小的导管进行治疗。

(3)选择柔软材质的导管。

(4)置管前配戴无粉手套。

(5)乙醇溶液勿接触穿刺点。

(6)使用固定装置来固定导管。

(7)热敷、患肢抬高;用肝素钠乳膏、喜辽妥、50%硫酸镁溶液、水胶体敷料湿敷;经常做握拳、松拳动作(每天200~300次);合并使用抗生素。

(二)血栓性堵塞

1.原因

血液凝固在导管管腔内;导管留置时间较长,纤维蛋白鞘形成;导管头端异位;冲管技术不佳;封管液应用不当;导管打折扭曲。

2.临床表现

导管不完全堵塞表现为能够输入液体但输液速度减慢,不能抽出回血或回抽阻力很大;导管完全堵塞指既不能从导管内输入液体,也不能从导管内抽出回血。

3.预防及处理

(1)肝素盐水回抽法:用10 mL一次性注射器抽取配有50~100 U/mL的肝素盐水5 mL反复抽吸。

(2)尿激酶(每毫升5 000 U尿激酶)三通连接法疏通导管:去除正压接头,改用三通接头。一端连接空注射器;另一端连接装有含尿激酶的注射器。首先使导管通向空注射器,将注射器活塞回抽形成真空后关闭注射器的通道,接通导管与另一支注射器,利用负压使尿激酶进入导管。保留10分钟后打开三通回抽,如见回血,则回抽3 mL血弃掉,再用生理盐水冲管或重复冲洗几次后封管。

(3)加强护士培训:正确封管,选择合适的封管液。

(三)药物性堵塞

1.原因

(1)输注两种及以上不相容药物或有配伍禁忌的两种药物中间未充分冲管。

(2)脂类或药物颗粒堵塞。

(3)输注高浓度、黏稠性高的药物。

(4)输注血液、清蛋白、血浆等血液制品后未及时冲管。

2.临床表现

不能从导管内输入液体,也不能从导管内抽出回血。

3.预防及处理

(1)不相容药物或有配伍禁忌药物之间充分冲管。

(2)使用精密过滤输液器。

(3)根据药物性质增加冲管次数。

(4)必要时拔管。

(四)穿刺点渗血

1.原因

凝血机制异常;导管进出穿刺点频繁;穿刺位置不好;过于频繁的穿刺点换药,维护手法不当;置管后功能性锻炼过度;置管后压迫时间不足。

2.临床表现

穿刺点有血迹，出血多时可浸透敷贴。

3.预防及处理

(1)置管前查凝血。

(2)固定良好，解决导管自由进出。

(3)选择肘关节下两横指处进针，或肘关节上方进针。

(4)至少每周换药1次。

(5)置管后压迫10～20分钟，必要时用弹力绷带加压包扎。

(6)应用止血药物。

(五)导管脱出

1.原因

固定不当；活动过度；胸腔压力改变(严重呕吐、咳嗽)。

2.临床表现

导管不断脱出体外，甚至异位到其他静脉。

3.预防及处理

(1)固定好导管。

(2)置管后运动幅度不要过大。

(3)尽量避免使胸腔压力增大的活动。

(4)更换敷料时，切忌将导管带出体外。

(5)定期行X线检查导管的位置。

(六)导管内自发性反血

1.原因

瓣膜受损、导管受损；导管异位，导管末端弯曲，使瓣膜偶然打开；胸腔内压力突然地升高，如剧烈咳嗽。

2.临床表现

从导管处可见血液反流，有时会堵塞导管。

3.预防及处理

(1)置管前检查瓣膜功能。

(2)定期行X线检查定位导管位置。

(3)尽量避免使胸腔压力增大的因素。

(4)采用生理盐水或肝素盐水脉冲方式冲洗导管，必要时增加冲管次数。

(5)每天观察导管情况。

第十二节　造口护理技术

直肠癌是消化道常见的恶性肿瘤，腹会阴联合直肠癌根治术(Miles术)是当前治疗低位直肠癌的主要手术方式。手术能有效地延长患者的寿命，但却终身需要使用造口袋。直肠低位前切除术，即Dixon手术，由于吻合口在齿状线附近，术后的一段时间内患者控制排便功能较差，推荐在低位吻合、超低位吻合后行临时性横结肠造口或回肠造口。

一、肠造口定位

(一)部位选择

(1)根据手术方式及患者生活习惯选择造口位置。

(2)造口位于腹直肌内。

(3)患者自己能看清造口位置。

(4)造口位置应避开瘢痕、皮肤凹陷、皱褶、皮肤慢性病变、系腰带及骨隆突处等影响造口袋粘贴的部位。

(二)定位方法

根据患者的情况选定造口位置,做好标记,嘱患者改变体位时观察预选位置是否满足上述要求,以便及时调整。

二、肠造口护理

(一)肠造口评估

(1)活力:正常肠造口颜色呈红色,表面光滑湿润。造口术后早期,肠黏膜轻度水肿属正常现象,一般1周左右水肿会消退。

(2)高度:肠造口一般高出皮肤表面1～2 cm,利于排泄物进入造口袋内。

(3)形状与大小:肠造口一般呈圆形或椭圆形,一般结肠造口比回肠造口直径大。

(二)造口袋的使用

1.佩戴造口袋

一般于手术当天或术后2～3天开放造口后即可佩戴造口袋。造口袋有2种。

(1)一件式造口袋:底盘与便袋一体,使用时将底盘直接粘贴于周围皮肤上,用法简单,但清洗不太方便。

(2)两件式造口袋:底盘与便袋分离,使用时先将底盘粘贴于造口周围皮肤上,再将便袋安装在底盘上,便袋可取下进行清洗。当造口袋内充满1/3的排泄物时,应及时倾倒,以免因重力牵拉而影响造口底盘的粘贴。

2.更换造口袋

(1)取下造口袋:动作轻柔,避免损伤皮肤。

(2)清洁造口及其周围皮肤:先用温水或生理盐水清洁造口及其周围皮肤,再用干燥清洁的软毛巾、纱布或纸巾抹干,观察造口及其周围皮肤情况。

(3)测量造口:用造口测量尺测量造口的大小。

(4)裁剪底盘开口:根据测量的结果,将底盘开口裁剪至合适大小,原则上底盘开口直径大于造口直径1～2 mm。

(5)粘贴底盘:撕下底盘的粘贴保护纸,底盘开口正对造口将底盘平整地粘贴在造口周围皮肤上,用手按压底盘及周边,使其与皮肤紧密粘贴。若为两件式造口袋,先粘贴底盘再将便袋安装在底盘上。

(6)扣好造口袋尾夹。

3.饮食指导

(1)进食高蛋白、高热量、富含维生素的少渣食物。

(2)食用含有过多膳食纤维的食物,可能会引起粪便干结和排便困难,甚至出现肠梗阻,故只能适量进食。

(3)大蒜、洋葱、豆类食物、地瓜等可产生刺激性气味或胀气,不宜过多食用。

(4)少吃辛辣刺激食物,多饮水。

4.造口及其周围皮肤常见并发症的护理

(1)造口缺血坏死：多由于造口处血运不良、张力过大引起。术后密切观察肠造口的颜色，解除可能对造口产生压迫的因素。若肠造口出现暗红色或暗紫色，提示肠黏膜缺血；若局部或部分肠管变黑，提示肠管缺血坏死。均应及时报告医生给予处理。

(2)粪水性皮炎：多由于造口位置不当、造口袋粘贴困难、底盘开口裁剪过大等导致的粪便长时间刺激皮肤所致。针对患者不同情况，指导患者使用合适的造口护理用品并正确护理造口。

(3)造口出血：多由于肠造口黏膜与皮肤连接处的毛细血管及小静脉出血或肠系膜小动脉未结扎、结扎线脱落所致。出血量少时，可用棉球和纱布稍加压迫；出血较多时，可用1%肾上腺素溶液浸湿的纱布压迫或用云南白药粉外敷；大量出血时，需缝扎止血。

(4)皮肤黏膜分离：常因造口局部坏死、缝线脱落或缝合处感染等引起。分离较浅者，可先用水胶体敷料保护，再用防漏膏阻隔后粘贴造口袋；分离较深者，多用藻酸盐类敷料填塞，再用防漏膏阻隔后粘贴造口袋。

(5)造口回缩：可能是造口肠段肠系膜牵拉回缩、造口感染等因素所致。轻度回缩时，可使用凸面底盘的造口袋；回缩严重者需手术重建造口。

(6)造口脱垂：大多数是由于术中肠段保留过长或固定不牢固、腹壁肌层开口过大、术后腹内压增高等因素引起的。轻度脱垂时，无需特殊处理；中度脱垂可手法复位并用腹带稍加压包扎；重度脱垂者需手术处理。

(7)造口狭窄：造口周围瘢痕挛缩，可引起造口狭窄。观察患者是否出现腹痛、腹胀、恶心、呕吐、停止排便、排气等肠梗阻症状，也可将示指缓慢插入造口进行探查。若造口狭窄，在造口处拆线，愈合后定期进行扩肛治疗。

(8)造口旁疝：主要因造口位于腹直肌外、腹部肌肉力量薄弱及持续腹内压增高等所致。应指导患者避免做增加腹内压的动作，如避免提举重物、治疗慢性咳嗽和排尿困难、预防便秘，可佩戴特制的疝气带；严重者需行手术修补。

5.心理护理

在面对手术后造口时，有许多患者无法接受。因此，应主动与患者交谈，鼓励患者及其家属多与同病种的患者交流，使其以积极乐观的态度面对造口，鼓励患者掌握造口自我护理技能，尽快恢复正常生活。

第十三节　鼻饲技术

鼻饲是将导管经鼻腔插入胃内，从管内注入流质食物、药物和水分，以维持患者营养治疗的技术。

一、目的

对不能自行经口进食的患者以鼻胃管供给食物、药物和水分，以维持患者营养和治疗的需要。

二、操作步骤

(一)插管

(1)取下义齿。能配合者取半坐位或坐位；无法坐起者取右侧卧位；昏迷者取去枕平卧位。头向后仰。

(2)将治疗巾围于患者颌下，弯盘放置在便于取用处。

(3)观察鼻腔是否通畅，选择通畅的一侧，用棉签清洁鼻腔。

(4)应根据患者的身高确定插入长度，一般为前额发际至胸骨剑突处或由鼻尖经耳垂至胸骨剑突处的距离，一般成人为 45～55 cm。

(5)将少许液体石蜡倒于纱布上，润滑胃管前端。

(6)开始插管：①一手持纱布托住胃管，一手持镊子夹住胃管前端，沿选定侧鼻孔轻轻插入。②插入胃管 10～15 cm(咽喉部)时，清醒患者，嘱患者做吞咽动作，顺势将胃管向前推进至预定长度；昏迷患者，左手将患者头托起，使下颌靠近胸骨柄，缓缓插入胃管至预定长度。

(7)确认胃管是否在胃内：①在胃管末端连接注射器抽吸，能抽出胃液。②置听诊器于患者胃部，快速经胃管向胃内注入 10 mL 空气，能听到气过水声。③将胃管末端置于盛水的治疗碗中，无气泡逸出。

(8)确定胃管在胃内后，将胃管用胶布在鼻翼及面颊部固定。

(9)灌注食物：①连接注射器于胃管末端，抽吸见有胃液抽出，再注入少量温开水。②缓慢注入鼻饲液或药液，每次鼻饲量不超过 200 mL，间隔时间应在 2 小时以上，每次注入前应先用水温计测试温度，以 38～40 ℃为宜。每次抽吸鼻饲液后应反折胃管末端，避免灌入空气，引起腹胀。③鼻饲完毕后，再次注入少量温开水。

(10)将胃管末端反折，用纱布包好，用橡皮筋扎紧或用夹子夹紧，用别针固定于大单、枕旁或患者衣领处。

(11)操作后处理，协助患者清洁鼻孔、口腔，嘱患者保持原卧位 20～30 分钟，洗净鼻饲用的注射器，放于治疗盘内，用纱布盖好备用，洗手记录。

(二)拔管

(1)将弯盘置于患者颌下，夹紧胃管末端，轻轻揭去固定的胶布。

(2)用纱布包裹近鼻孔处的胃管，嘱患者深呼吸，在呼气时拔管，边拔边用纱布擦胃管，待胃管末端到达咽喉处时快速拔出。

(3)操作后处理：①将胃管放入弯盘内，移出患者视线。②清洁患者口鼻、面部，擦去胶布痕迹，协助患者漱口，采取舒适卧位。③整理床单位，清理用物，洗手，记录。

三、注意事项

(1)插管时动作应轻柔，避免损伤食管黏膜，尤其是通过食管 3 个狭窄部位(环状软骨水平处、平气管分叉处、食管通过膈肌处)时。

(2)插入胃管过程中，如果患者出现呛咳、呼吸困难、发绀等，表示胃管误入气管，应立即拔出。

(3)每次鼻饲前应先证实胃管在胃内且通畅，并用少量温水冲管后再进行喂食，鼻饲完毕后再次注入少量温开水，防止鼻饲液凝结。

(4)鼻饲液温度应保持在 38～40 ℃，避免过冷或过热；新鲜果汁与奶液应分别注入，防止产生凝块；药片应研碎溶解后注入。

(5)食管静脉曲张、食管梗阻的患者禁忌使用鼻饲法。

(6)长期鼻饲者应每天进行 2 次口腔护理，并定期更换胃管，普通胃管每周更换 1 次，硅胶胃管每月更换 1 次。

第十四节　压疮的治疗与护理

压疮是指身体局部组织长期受压，血液循环障碍，局部组织持续缺血、缺氧，营养缺乏，致使皮肤失去正常功能而引起的组织破损和坏死，又称为压力性溃疡。由于压力、剪切力或摩擦力而导致的皮肤、肌肉和皮下组织的局限性损伤，常发生于骨隆突处。

一、压疮的分期

2014 年，美国国家压疮咨询委员会/欧洲压疮咨询委员会（NPUAP/EPUAP）压疮分类系统将压疮分为 6 期。

（1）Ⅰ期压疮：皮肤完整、发红，与周围皮肤界限清楚，压之不褪色，伴疼痛、皮温变化，常局限于骨隆突处。

（2）Ⅱ期压疮：部分表皮缺损，皮肤表浅溃疡，基底红、无结痂；也可为完整或破溃的充血性水疱。

（3）Ⅲ期压疮：全层皮肤缺失，但骨、肌腱或肌肉尚未暴露，可有潜行和窦道。

（4）Ⅳ期压疮：全层皮肤缺失，伴骨、肌腱或肌肉外露，局部可有坏死组织或焦痂，通常有潜行和窦道。

（5）可疑深部组织损伤：深度未知，皮肤完整，但由于压力或剪切力造成皮下软组织损伤，皮肤颜色改变，呈紫色或褐红色，或出现充血性水疱，可伴疼痛、硬块；肤色较深部位，深部组织损伤难以检出，须在完成清创后方能准确分期。

（6）难以分期的压疮：深度不可知，全层皮肤缺失，但溃疡基底部覆有腐痂和（或）痂皮，需在腐痂或痂皮充分去除后方能确定真正的深度和分期。

二、压疮的治疗与护理

采取以局部治疗为主、全身治疗为辅的综合性治疗措施。

（一）全身治疗

积极治疗原发病，补充营养和进行全身抗感染治疗等。

（二）局部治疗与护理

评估、测量并记录压疮的部位、大小（长、宽、深）、创面组织形态、渗出液、有无潜行或窦道、伤口边缘及其周围皮肤状况等，对压疮的发展进行动态评估，根据压疮分期的不同和伤口情况采取针对性的治疗和护理措施。

1. Ⅰ期压疮

此期护理的重点是去除致病原因，防止压疮继续发展。除加强压疮的预防措施外，局部皮肤可使用半透膜敷料或水胶体敷料加以保护。

2. Ⅱ期压疮

此期护理的重点是保护皮肤，预防感染。除继续加强上述措施以避免损伤继续发展外，应注意对出现水疱的皮肤进行护理。未破的小水疱应尽量减少摩擦，防止水疱破裂、感染，使其自行吸收。大水疱可在无菌操作下用无菌注射器抽出疱内液体，不必剪去表皮，局部消毒后再用无菌敷料包扎。若水疱已破溃并露出创面，需消毒创面及创面周围皮肤，并根据创面类型选择合适的伤口敷料。

3. Ⅲ期压疮

此期护理的重点为清洁伤口，清除坏死组织，处理伤口渗出液，促进肉芽组织生长，并预防和控制感染。根据伤口类型选择伤口清洗液。创面无感染时多采用对健康组织无刺激的生理盐水进行冲洗；创面有感染时，需根据创面细菌培养及药物敏感试验结果选择消毒液或抗菌液，以达到抑菌或杀菌的目的，从而控制感染和促进伤口愈合，如可选用 1：5 000 呋喃西林溶液清洗创面；对于溃疡较深、引流不畅者，可用 3%过氧化氢溶液冲洗，抑制厌氧菌生长。

4. Ⅳ期压疮

此期除继续加强浅度溃疡期的治疗和护理措施外，采取清创术清除焦痂和腐肉，处理伤口潜行和窦道以减少无效腔，并保护暴露的骨骼、肌腱和肌肉。对深达骨质、保守治疗不佳或久治不愈的压疮，可采取外科手术治疗，如手术修刮引流、植皮修补缺损或皮瓣移植术等。

5. 难以分期压疮

此期在完全减压的基础上，采取清创术。对难以切除的焦痂和腐肉，可用无菌刀片在表面划痕后，使用水凝胶敷料加外用水胶体敷料溶解。

6.可疑深部组织损伤

此期损伤深度未知，故首先继续完全减压，无血疱、黑硬者，选择大于病变面积 2～3 cm 的水胶体敷料，促进淤血吸收、软化硬结；有血疱、黑软者，在无菌操作下剪开疱皮，彻底引流，使用泡沫敷料覆盖，促进愈合。

密切观察发展趋势，好转者可 2～3 天更换敷料；恶化者依据Ⅲ～Ⅳ期治疗原则处理。

第十五节　无菌术及无菌原则

微生物普遍存在于人体及其赖以生存的周围环境中。在外科手术及各种医疗处置过程中，如不采取有效的措施，病原微生物即可通过直接接触、飞沫或空气传播进入伤口引起感染。无菌术是针对可能的感染来源和途径采取有效预防的方法，包括灭菌法、消毒法、无菌操作规则及管理制度等。灭菌系指杀灭或清除传播媒介上一切微生物的处理，而消毒是指杀灭或清除传播媒介上病原微生物和其他有害的微生物，使其达到无害化的处理。无菌操作规则和管理制度则是在医疗实践中总结出来且人为确定的规范，目的是保证已经灭菌的物品、已做消毒准备的手术人员和已消毒的手术区域不再被污染，防止手术切口和手术野的感染。在外科手术和伤口处理的过程中，必须严格遵循无菌原则。

一、灭菌和消毒的处理流程

(一)一般手术器械、物品、敷料的处理流程

一次性材料如纱布、手套、一次性注射器等，使用后应按医用垃圾进行无害化处理，不宜再用。可重复使用的器械、器具和物品手术后依据物品种类、污染的性质和程度不同而进行不同的处理，再重新灭菌后方可使用，包括以下处理程序。

1.回收

一般无特殊污染的器械直接置于封闭的窗口中，由医院消毒供应中心(central sterile supply department，CSSD)集中回收处理。被朊毒体、气性坏疽及突发的原因不明的传染病病原体污染的诊疗器械、器具和物品，应双层封闭包装并标明感染性疾病名称，由 CSSD 单独回收处理。在诊疗场所直接采用封闭方式回收，避免反复装卸。

2.清洗

超声清洗或机械清洗适用于大部分常规器械的清洗。手工清洗适用于精密、复杂器械的清洗和有机物污染较重的器械的初步处理。清洗步骤包括冲洗、洗涤、漂洗、终末漂洗。

3.消毒

清洗后的器械尚需消毒，首选机械热力消毒，也可采用 75%乙醇溶液、酸性氧化电位水或采用湿热消毒方法，湿热消毒温度应≥90 ℃，时间≥5 分钟。

4.干燥

首选干燥设备进行干燥处理，金属类干燥温度为 70～90 ℃，塑胶类干燥温度为 65～75 ℃。不应使用自然干燥方法进行干燥。

(二)特殊污染器械、器具和物品的处理流程

有特殊污染的患者，宜选用一次性诊疗器械、器具和物品，使用后应进行双层密闭封装焚烧处理。可重复使用的器械、器具和物品需要特殊处理，具体流程如下。

1.朊毒体污染的处理流程

应先浸泡于1 mol/L氢氧化钠溶液内作用60分钟,然后进行常规清洗、干燥,再高温高压灭菌。压力蒸汽灭菌参数应选用:134~138 ℃,18分钟;132 ℃,30分钟;121 ℃,60分钟。

2.气性坏疽污染的处理流程

应先采用含氯或含溴消毒剂1 000~2 000 mg/L浸泡30~45分钟;有明显污染物时应采用含氯消毒剂5 000~10 000 mg/L浸泡至少60分钟,然后进行常规清洗、干燥,再进压力蒸汽灭菌(参数同朊毒体)。

3.突发的原因不明的传染病病原体污染的处理

应符合国家当时发布的规定和要求。处理方法可参照气性坏疽污染的处理流程。

(三)器械检查、保养和包装

(1)检查:对干燥后的每件器械、器具和物品进行检查,保证质量合格、功能完好,无损毁。

(2)保养:应使用润滑剂进行器械保养,不应使用液状石蜡等非水溶性产品作为润滑剂。

(3)包装:包括装配、包装、封包、注明标识等步骤。手术器械采用闭合式包装方法,应由2层包装材料,分2次包装。包内应放置包内化学指示物。

(四)灭菌后物品的标记和储存

医用物品进行灭菌前包装外应设有灭菌化学指示物(即专用胶带),灭菌后使用前应检查其是否变色。灭菌物品包装的灭菌化学指示物应具有追溯性,应注明物品名称、包装者、灭菌器编号、灭菌批次、灭菌日期和失效日期。环境的温度、湿度达到规定要求时,使用纺织品材料包装的无菌物品有效期为14天;未达到环境标准时,有效期为7天;使用医用一次性纸袋包装的无菌物品,有效期为1个月;使用一次性医用皱纹纸和医用无纺布包装的无菌物品、使用一次性纸塑袋包装的无菌物品或硬质容器包装的无菌物品,有效期均为6个月。

二、灭菌方法

手术使用的医疗器械、器具及物品必须达到灭菌标准,常用的有高温灭菌法、低温灭菌法和电离辐射灭菌法3种灭菌方法。

(一)高温灭菌法

高温灭菌法是利用高温使微生物的蛋白质及酶发生凝固或变性而死亡,这是应用最广泛而有效的灭菌方法。高压可增加高温的灭菌效果,用高温加高压灭菌,不仅可杀死一般的细菌,对细菌芽孢也有杀灭效果,是最可靠、应用最普遍的物理灭菌法,主要用于手术器械和物品的灭菌。高压蒸汽灭菌器的类型和样式较多,常用的有以下3种。

1.压力蒸汽灭菌

适用于耐湿热的器械、器具和物品的灭菌。近年来普遍应用的预真空(或称脉动真空)压力蒸汽灭菌器,可根据待灭菌物品不同,选择适宜的压力蒸汽灭菌器和灭菌程序。压力蒸汽灭菌器的灭菌参数为132~134 ℃,205.8 kPa,4分钟。

压力蒸汽灭菌的注意事项:①包裹不应过大、过紧,一般应<30 cm×30 cm×50 cm;②高压锅内的包裹不要排得太密,灭菌包之间应留间隙,以利于灭菌介质的穿透,保证灭菌效果;③压力、温度和时间达到要求时,指示带上和化学指示剂即应出现已灭菌的色泽或状态;④易燃、易爆物品,如碘仿、苯类等,禁用高压蒸汽灭菌;⑤应有专人负责,每次灭菌前,应检查安全阀的性能,以防压力过高发生爆炸,保证安全使用;⑥从灭菌器卸载取出的物品,待温度降至室温时方可移动,冷却时间应超过30分钟。

2.快速压力蒸汽灭菌

适用于裸露的器械、器具和物品的灭菌。快速压力蒸汽灭菌(132 ℃)所需最短时间为:不带孔物品3分钟;带孔物品4分钟。

注意事项:①宜使用卡式盒或专用灭菌容器盛放裸露物品;②快速压力蒸汽灭菌方法不包括干燥程序;③运输时避免污染;④4小时内使用,不能储存。

3.干热灭菌法

(1)烧灼灭菌法:对器械有损害作用,已不再使用。

(2)干烤灭菌法:适用于耐热、不耐湿,蒸汽或气体不能穿透的物品的灭菌,如玻璃、油脂(如凡士林纱布条)粉剂等物品的灭菌。用干热灭菌箱(多采用机械对流型烤箱)进行灭菌。干热灭菌条件为:160 ℃维持 2 小时;170 ℃维持 1 小时;180 ℃维持 30 分钟。灭菌温度和时间达到要求时,应打开进风柜体的排风装置。

(二)低温灭菌法

低温灭菌法包括环氧乙烷灭菌法、过氧化氢等离子体低温灭菌法、低温甲醛蒸汽灭菌法 3 种。

1.环氧乙烷灭菌法

适用范围广,不损伤拟灭菌的物品,且穿透力较强,可杀灭各种微生物以达到灭菌效果,是目前应用最多、最主要的低温灭菌法。适用于不耐高温、湿热的物品,如电子仪器、光学仪器、医疗器械、塑料制品、金属制品、内镜、透析器和一次性使用的诊疗用品等。有各种类型的专用的环氧乙烷灭菌器。100%的环氧乙烷小型灭菌器自动化程度比较高,可自动抽真空、自动加药、自动调节温度和相对湿度,可自动控制灭菌时间。灭菌参数见表 5-4。

表 5-4　小型环氧乙烷灭菌器灭菌参数

环氧乙烷作用浓度	灭菌温度	相对湿度	灭菌时间
450～1200 mg/L	37～63 ℃	40%～80%	1～6 小时

注意事项:①金属和玻璃材质的器械灭菌后可立即使用;②残留环氧乙烷的排放:设置专用的排气系统,并保证足够的时间进行灭菌后的通风换气;③环氧乙烷灭菌器及气瓶(或气罐)应远离火源和静电。

2.过氧化氢等离子体低温灭菌法

适用于不耐高温、湿热的诊疗器械(如电子仪器、光学仪器等)的灭菌。灭菌参数见表 5-5。

表 5-5　过氧化氢等离子体低温灭菌参数

过氧化氢作用浓度	灭菌腔壁温度	灭菌时间
>6 mg/L	45～65 ℃	28～75 分钟

注意事项:①灭菌前物品应充分干燥;②灭菌物品应使用专用包装材料和容器;③灭菌物品及包装材料不应含植物性纤维材质,如纸、海绵、棉布、木质类、油类、粉剂类等。

3.低温甲醛蒸汽灭菌法

适用于不耐高温的医疗器械的灭菌。甲醛气体毒性较大,使用甲醛灭菌器进行灭菌应该配合专用的排气系统排放残留的甲醛气体。甲醛灭菌器非常昂贵,国内基本不用。

(三)电离辐射灭菌法

属于工业灭菌法,钴-60(^{60}Co)电离辐射,灭菌效果可靠。适用于所有的医疗器械、大规模生产的一次性物品,如塑料注射器、丝线等,也用于某些药物如抗生素、激素、类固醇、维生素等的灭菌消毒。在医院里基本不用。

三、消毒法

目前仅适用于医院环境表面、物体表面及皮肤黏膜的消毒,室内空气消毒等。

(一)常用消毒剂及其使用方法

1.乙醇

乙醇属于中效消毒剂,具有中效、速效、无毒,对皮肤黏膜有刺激性,对金属无腐蚀性,受有机物影响很大,易挥发、不稳定等特点。适用于皮肤、环境表面及医疗器械的消毒等。用 75%酒精棉球擦拭进行皮肤消毒。必须使用医用乙醇配制消毒剂。

2.碘附

碘附属于中效消毒剂，具有中效、速效、低毒，对皮肤黏膜无刺激并无黄染，对铜、铝碳钢等二价金属有腐蚀性，受有机物影响很大，稳定性好等特点。适用于皮肤、黏膜等的消毒。根据有效碘含量，用灭菌蒸馏水将碘附稀释成所需浓度。目前所广泛应用的有：①0.2%安尔碘皮肤消毒剂，适用于皮肤表面消毒；②0.5%安尔碘Ⅲ型皮肤黏膜消毒剂，稀释后可用于口腔黏膜、阴道及创面消毒。碘附应置于阴凉处避光、防潮、密封保存。碘附对二价金属制品有腐蚀性，不应做相应金属制品的消毒。

3.过氧乙酸消毒剂

过氧乙酸属于灭菌剂，具有广谱、高效、低毒，对金属及织物有腐蚀性，受有机物影响大，稳定性差等特点。适用于耐腐蚀物品、环境及皮肤等的消毒与灭菌。适用于医院环境的室内物体表面消毒，包括台面、桌面、脚踏凳及地面、墙面等。取过氧乙酸原液加入灭菌蒸馏水后混匀配制成0.2%～0.5%过氧乙酸消毒溶液，擦拭或喷洒消毒30分钟。

4.含氯消毒剂

含氯消毒剂属于高效消毒剂，具有广谱、高效、低毒，有强烈的刺激性气味，对金属有腐蚀性，对织物有漂白作用，受有机物影响很大，消毒液不稳定等特点。可杀灭肠道致病菌、化脓性球菌、致病性酵母菌和细菌芽孢，并能灭活病毒，有较好的杀灭效果。适用医院环境及地面消毒、墙面及各类用品表面的消毒。常用的含氯消毒剂为三氯异氰尿酸，含有效氯40%±4%。用蒸馏水将含氯消毒剂配制成所需浓度的溶液，一般配制成1 000～2 000 mg/L消毒剂，擦拭或喷洒消毒。所需溶液应现配现用。

（二）空气消毒法

医院的诊疗环境被分为4类：Ⅰ类环境包括层流洁净手术室、层流洁净病房；Ⅱ类环境包括普通手术室、产房、婴儿室、早产儿室、普通保护性隔离室、供应室洁净区、烧伤病房、重症监护病房。Ⅰ、Ⅱ类环境要求物体表面的细菌总数≤5 cfu/m^2。Ⅲ类环境包括儿科病房、妇产科检查室、注射室、换药室、治疗室、供应室清洁区、急诊室、化验室、各类普通病房和房间，Ⅲ类环境要求物体表面的细菌总数≤10 cfu/cm^2。Ⅳ类环境包括传染病科及病房，Ⅳ类环境要求物体表面细菌总数≤15 cfu/m^2。空气消毒主要用于医院Ⅱ、Ⅲ、Ⅳ类环境的室内空气消毒。

1.循环风紫外线空气消毒器

紫外线表面作用强，可杀灭悬浮在空气、水中和附于物体表面的细菌、支原体和病毒等。这种消毒器由高强度紫外线灯和过滤系统组成，可以有效地滤除空气中的尘埃，并可将进入消毒器的空气中的微生物杀死。开机30分钟后即可达到消毒要求，对人安全因而可在有人的房间内进行消毒。

2.静电吸附式空气消毒器

这类消毒器采用静电吸附原理，加以过滤系统，不仅可过滤和吸附空气中带菌的尘埃，也可吸附微生物。在一个20～30 m^{2}的房间内，使用一台大型静电吸附式空气消毒器，消毒30分钟后，应达到国家卫生标准。可用于在有人的房间内的空气消毒。

第十六节　止血和缝合技术

一、止血

（一）皮下及软组织止血

先用血管钳尖端准确地夹住出血点，应避免钳夹组织过多，造成组织坏死过多而影响切口愈合，然后用结扎法或电凝法止血。

1.结扎止血

助手将血管钳轻轻提起，血管钳保持直立，术者将结扎线从右向左绕过血管钳，助手将血管钳放平略偏向一侧露出钳端，术者在钳端的深面做结，此时徐徐放开血管钳，第一结扎紧后，再做第二结。结扎时应打方结，避免扎线扭折、突然过猛用力或过度向上提拉线结，以致将线扯断或将组织撕脱。

2.电凝止血

向上轻轻提起血管钳，除所夹的出血点以外，不与周围组织接触，擦干血液，将电凝器与血管钳接触，待局部发烟即可。电凝时间不宜过长，以免烧伤范围过大而影响切口愈合。在空腔脏器、血管附近及皮肤等处不能用电凝止血，以防组织坏死后发生并发症。电凝止血能节省时间并可减少异物存留，但对较大的血管出血，仍应以结扎止血为宜，以免发生继发性出血。

(二)深部组织出血

对于深部组织出血除用结扎和电凝止血法外，尚可根据情况使用其他方法。

1.缝合止血(贯穿缝合)

缝合止血多用于钳夹的组织较多、单纯结扎有困难或线结容易滑脱时。术者将血管钳放平，轻轻提起，在血管钳的深面从组织中穿过缝针、拉出缝线后绕过钳端再从第一次穿过缝针的附近深面组织中穿过，将两端缝线拉拢，在血管钳后方呈“8”字形打结，故也称为“8”字缝合。结扎时随着助手将血管钳徐徐松开，术者将结扎线拉紧。对于较粗的血管，应尽量将血管游离出来后先结扎，然后在结扎线的远端再缝合结扎更加妥善。缝合止血切勿穿透动、静脉壁，否则可发生出血、血肿，甚至以后发生动静脉瘘。对于压力较高的粗大血管，为了避免单纯结扎勒断血管壁造成大出血的可能，可将血管断端用无损伤针线连续缝合关闭。

2.止血剂止血

用一般方法难以止血的创面或肝脏、骨质的渗血可用局部止血剂。常用的有止血海绵、止血纱布等，用时应先用纱布吸拭创面，看清创面后再敷上止血剂，加压片刻后可达止血目的。也可用自身组织如网膜、肌肉等作为止血材料，骨质渗血可用骨蜡。但有活动出血时，这些方法效果多不满意。

3.填塞止血

填塞止血为临时性止血法，系用无菌绷带、纱布或纱垫将出血处加压填塞止血。对于较大的活动性出血，应尽可能采用结扎或缝合止血法。填塞止血留置的纱布易引起感染和继发性出血等并发症，只有在紧急情况下被迫使用。可待 5～7 天后将所填的纱布或无菌绷带逐渐取出，并清点取出纱布的数量是否与所填塞时的数量相符。

(三)止血带止血

在肢体上进行手术时，为了暂时阻断血流，创造“无血”手术野，减少术中失血量并便于精细地解剖，一般选用气囊止血带止血。若用橡皮管止血带时，局部应垫以纱布或手术巾，以防损伤软组织、血管及神经。使用止血带的方法是先将肢体抬高，加用驱血带后，在上臂或大腿上 1/3 处捆上止血带，气囊止血带的压力应维持在 23.9～26.6 kPa(180～200 mmHg)，过低时可阻断静脉血的回流反而增加肢体的淤血及出血量。上止血带的时间不应超过 1 小时，若连续使用，每隔 1 小时需放松 1 次，待血流恢复后再扎紧。在放松止血带时，由于大量的血液流入扩张的血管床内而使全身有效血容量锐减，尤其是下肢，可导致血压下降，即所谓“止血带性休克”。因此，必须严格掌握使用止血带的方法，防止并发症的发生。

(四)大血管出血的处理

手术过程中有可能造成大血管的破裂出血，务必提高警惕以防止发生大血管出血，并及时正确处理。

(1)血管丰富的部位或脏器，可先将其主要的供血动脉加以控制，如肝、脾手术；尤其是动脉瘤手术时，可先显露其上、下端的动、静脉并加以控制。

(2)分离大血管时，应在血管鞘内进行，先将血管鞘提起、切开，沿血管纵轴将其向上下分离约达血管周径的 2/3，然后用直角血管钳钝性分离血管后侧，分离时应避免伤及血管分支(特别是来自后侧者)。若动、静脉并行，直角血管钳应先从两血管间伸入再转向外侧。在鞘内分离血管比较容易，且不易损伤并行的血管及邻近组织。

(3)结扎较粗的动脉时，应选择粗细合适的线，过细的线容易勒破血管壁，对有动脉粥样硬化者，甚至可将血管撕裂；过粗的线则不易扎紧。结扎时宜缓慢，用力均匀。一般应用双重结扎，打三叠结，或贯穿缝扎。结扎离血管断端不要太近，线结线头应留得稍长以防线结滑脱。如果血管包含在大块组织内时，应将其分离后再结扎，否则不便结扎或结扎不牢靠，而且组织坏死松动后，尚可发生继发性出血。切断大血管时，应在结扎线之间夹上双钳后，再将其切断，才较安全。

(4)术中如缝针误穿入大血管时，应将缝针立即退出，并加压片刻后，出血便可停止。切不可继续将针穿过进行结扎，这样可造成更大的血管壁撕裂与出血。

(5)如手术中出现大出血，术者应保持镇静，切忌慌乱。可能时，先用手指捏压住出血处，吸除积血，然后慢慢松开，看清出血点，准确地予以钳夹或缝合止血。当大血管被撕裂时，可用无损伤血管钳、环形血管钳等器械暂行夹闭，然后加以缝合止血。对一时难以止住的大出血，可将主要的血管捏住，以暂时阻断出血部位的血流，如肝、胆出血时可压迫肝十二指肠韧带；脾破裂时可夹住脾蒂；肠出血时压迫肠系膜上动脉；盆腔出血时压迫髂动脉及腹主动脉。这些压迫止血的方法属临时性的，必须随即采用有效的永久性止血措施。

二、缝合

(一)缝线

1.用于结扎与缝合的线应具备的条件

(1)适用性好，可用于各种手术，缝线的直径均匀一致，抗张强度高度一致，即使较细的缝线，其抗张力度也很大。

(2)无菌性好。

(3)柔韧性强，操作方便自如，打结牢固而无磨损或切割。

(4)组织反应轻微，不利于细菌生长。

(5)无电解性(金属缝线)、无表面张力、无过敏性和致癌性。

2.单股纤维缝线与多股纤维线

根据缝线组成的股数分为单股纤维缝线与多股纤维缝线。后者是由数条或数股纤维丝捻数或编织而成，虽具有更大的抗张强度、良好的柔韧性和弹性，但在缝合时多股纤维间容易藏污染物，故已经感染的创口不宜使用。近年来在多股合成纤维线的表面加用涂料后可用于感染切口的缝合，也适用于肠道手术。

3.可吸收性缝线与不吸收性缝线

根据缝线可否被组织吸收的性能分为可吸收性缝线与不吸收性缝线。

(1)可吸收性缝线：又可分为天然可吸收性缝线与合成可吸收性缝线两种。前者又称羊肠线，是由羊肠道的黏膜下层或牛肠道的浆膜层加工后的丝带，经电子纺织精制成的不同规格的单纤维缝线。根据其吸收速率决定肠线的类型，普通肠线吸收迅速，抗张强度只能维持 7 天，而经铬盐溶液处理后的铬化肠线则可保持抗张强度 14～21 天，吸收时间在 90 天以上。合成可吸收缝线没有天然缝线的抗原性，组织反应性小，抗张强度大，可以制成 10-0 的极细缝线，适用于眼科、神经和血管等组织的缝合。已用于临床的合成可吸收性缝线有保护薇乔-coated VICRYL 缝线和 PDSⅡ缝线，前者是丙交酯和乙交酯(来自乳酸和羟基乙酸的共聚物)；后者由聚酯(聚-P-二氧杂环己烷)构成，均具有穿过组织流畅、打结定位准确、结扎平稳、抗张强度大、组织反应小等特点，可以制成 10-0 的极细缝线，被吸收的性能良好，能维系伤口长达 3～6 周，基本上 56～70 天被吸收。其缺点是价格比较贵。使用可吸收缝线结扎时，用三叠结，剪断后所留的线头应较长，否则线结易松脱。不可用针持或血管钳夹榨缝线或将线扭折以至断裂。在胰腺手术时，不可用肠线结扎与缝合，因肠线易被胰酶消化吸收，可发生继发性出血或吻合口破裂；而合成可吸收缝线则是通过水解作用，引起聚合物链的分解而被吸收的，故其使用的限制较少。

(2)不吸收性缝线:大致可分为3类。

丝线:目前临床使用最多的仍是丝线,因它对组织反应较小,质软不滑,便于打结不易滑脱,拉力较强,价廉容易获得;但不能被吸收而形成永久性异物,故应尽量选用细丝线。0号甚至3-0丝线也耐较大的张力。通常丝线被拉断的原因有:①质量差,直径不均匀;②消毒的方法不当,如高压灭菌时间太长或反复消毒,均可使丝线拉力减小;③打结时扭折方向或用力过猛等才是丝线易折断的主要原因。0至3-0为常用的细丝线,适用于一般的结扎和缝合,其拉力可达0.5～0.75 kg;5-0至7-0为最细缝线,可用于血管、神经的吻合或精细的整形手术,其拉力在0.15 kg以下;1～4号称为中号丝线,其拉力在0.9～1.65 kg,多用以缝合腹膜、筋膜等;4号以上的称为粗丝线,常用于结扎大血管减张缝合等,其拉力可达2.7～4.5 kg。由于丝线为细纤维组合而成,纤维间容易藏污染物,故已感染的创口,除缝皮外不宜使用。胃肠道吻合时不宜用较粗的丝线做连续缝合,否则易引起吻合口溃疡与出血。使用丝线应先浸湿,以增加其拉力及便于结扎与缝合。

由聚酰胺聚合物合成的尼龙线:尼龙缝线是一种化学合成的聚酰胺聚合物,Ethilon尼龙缝线是经挤压塑形成无表面张力的单股纤维缝线,抗张强度大,组织反应特别轻微,在体内以每年15%～20%的速度水解,常用于眼科和显微外科手术。单股尼龙缝线有恢复其直线挤压塑形的倾向(称为"记忆"的特性)因此,常需打三叠结,否则有松脱的可能。Nurolon编织型尼龙线是由纤维细丝紧密编织而成,并在表面加以涂层,操作及手感与丝线无异,适合于任何组织的缝合。此外,Ethibond优质聚酯纤维缝线主要用于心血管外科,如血管吻合、人工异体材料的缝置等。Prolene聚丙烯缝线已被广泛用于心血管外科、普通外科、整形外科和眼科手术的缝合。

外科不锈钢缝线:具有无毒、易弯、纤细等特点。有单纤维和捻搓型多股纤维两类,具有抗张强度大、组织反应小,打结便利的特点。只要缝线不断裂,其抗张强度就不会丧失。可用于腹壁缝合、胸骨缝合、减张缝合、皮肤缝合以及各种矫形外科手术。合金缝线的缺点为操作困难:有切割组织的可能、缝线断裂或扭结等,当植入另外一种合金异体后可出现电解反应操作时可能刺伤术者而传播免疫缺陷病毒和肝炎的危险。

(二)缝合方法

根据切口边缘的形态,将缝合法分为单纯缝合法、内翻缝合法和外翻缝合法三类,每类又有间断和连续两种。

1.单纯缝合法

缝合后,切口边缘对合。

(1)间断缝合法:为最常用的方法。用于皮肤、肌膜、皮下组织的缝合等(图5-1A)。

(2)连续缝合法:优点是节省用线和时间(图5-1B)。

(3)"8"字缝合法:常用于腱膜的缝合,结扎较牢固,且可节省时间(图5-1C)。

(4)毯边缝合法:又称锁边缝合法,常用于胃肠吻合时的后壁全程缝合,或整张植皮的边缘固定缝合等(图5-1D)。

2.内翻缝合法

缝合后切口内翻、外面光滑,常用于胃肠道缝合。

(1)垂直式内翻缝合法:分间断和连续两种,常用的为间断法。多用于胃肠吻合时缝合浆肌层(图5-2A)。

(2)间断水平褥式内翻缝合法:用于缝合浆肌层或修补胃肠道小穿孔(图5-2B)。

(3)连续水平褥式内翻缝合法:多用于缝合浆肌层(图5-2C)。

(4)连续全层水平褥式内翻缝合法:又称康乃尔(Connell)缝合法,多用于胃肠吻合时缝合前壁全层(图5-2D)。

(5)荷包口内翻缝合法:用于埋藏阑尾残端、缝合小的肠穿孔,或固定胃、肠、膀胱、胆囊造口等的引流管(图5-2E)。

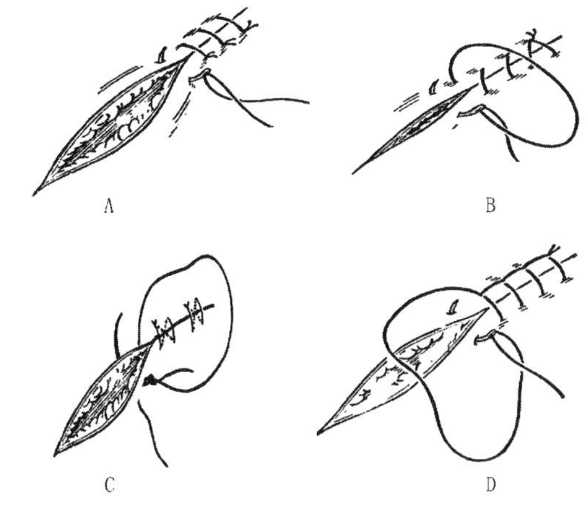

图 5-1　单纯缝合法

A.间断缝合法；B.连续缝合法；C.“8”字缝合法；D.毯边缝合法

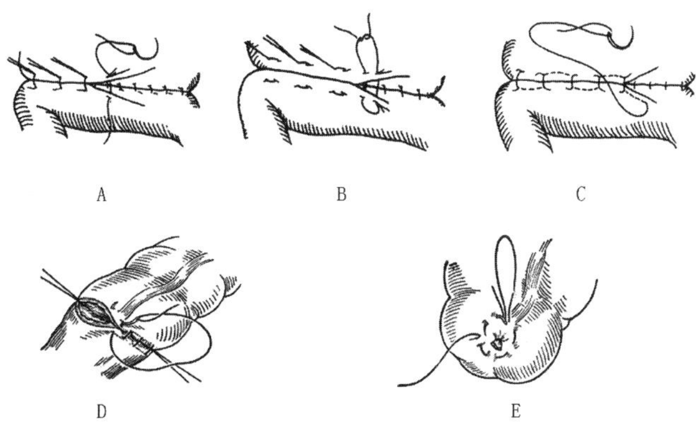

图 5-2　内翻缝合法

A.垂直式内翻缝合法；B.间断水平褥式内翻缝合法；C.连续水平褥式内翻缝合法；D.连续全层水平褥式内翻缝合法；E.荷包口内翻缝合法

3.外翻缝合法

缝合后切口外翻、内面光滑。常用于血管吻合、腹膜缝合、减张缝合等，有时也用于缝合松弛的皮肤以防止皮缘内卷而影响愈合。

(1)间断垂直褥式外翻缝合法：常用于松弛的皮肤缝合(图 5-3A)。

(2)间断水平褥式外翻缝合法：常用于血管吻合和减张缝合(图 5-3B)。

(3)连续外翻缝合法：多用于缝合腹膜或吻合血管。

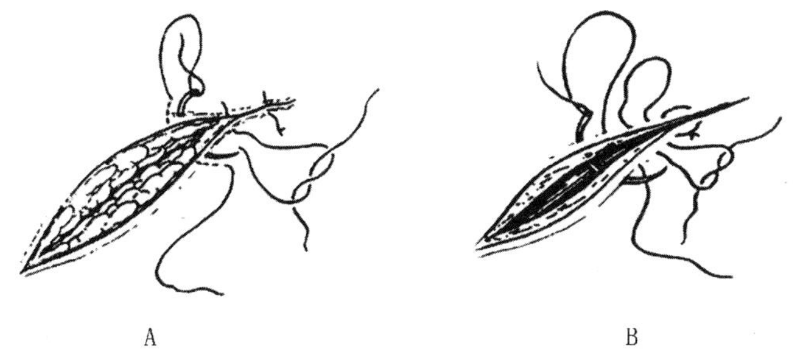

图 5-3　外翻缝合法

A.间断垂直褥式外翻缝合法；B.间断水平褥式外翻缝合法

(三)注意事项

(1)无论何种缝线(可吸收或不可吸收)均为异物,因此尽可能减少缝线用量。为了减少缝线量,肠线亦用连续缝合。

(2)切口的张力与缝合的密度(即针数)成正比。增加缝合后切口抗张力的方法是增加缝合密度,而不是增粗缝线。

(3)用丝线、棉线时连续缝合线相对较多,异物反应也较大,特别是伤口感染后的处理较间断缝合更为困难。如无特殊,一般少用连续缝合。

(4)缝皮肤时应将创缘对合好。正确的方法是由伤口一侧垂直穿入,等距离地从另一侧垂直穿出,包括切口深度的2/3左右,不宜过深或过浅。结扎时以将创缘对合为宜,过浅或过松将留下死腔,造成积血和积液;伤口对合不齐,导致伤口感染或裂开;过深或过紧则皮缘容易内卷或下陷,并可影响切口血液循环而发生肿胀,妨碍伤口愈合。皮肤以间断缝合为佳,每针边距0.5～0.6 cm,针距1.0～1.2 cm,具体应依据皮下脂肪的厚度及皮肤的松弛情况决定。皮肤缝线线头应留长,一般为0.5～0.8 cm,便于以后拆线。

第十七节　切开排脓术

急性化脓性感染如已经形成脓肿,应切开引流。有时急性感染处的组织虽已坏死,但尚未形成明显脓肿,为减少炎症向四周扩延和防止皮肤坏死,也可做减张切开,如蜂窝织炎、新生儿皮下坏疽、痈等。术前清洗局部皮肤,如涂有油脂类药物时,可用松节油或乙醚等擦净,剃去毛发。全身情况严重或并发深部脓肿者,术前应用抗生素及全身支持疗法。表浅脓肿可用局部麻醉;深部脓肿可用神经阻滞麻醉或全身麻醉。

一、脓肿引流应遵循的原则

(1)虽然近年来新的广谱抗生素已广泛用于临床,各种有效的支持疗法能改善患者的一般情况,但是只要脓肿已经形成,就应该及时地引流。

(2)引流脓肿,尤其是深部的腹腔内脓肿,必须有明确的定位诊断,可以借助B超、CT引导下穿刺,必要时还可以在脓腔内注入水剂造影剂并在X线下定位,以便设计引流的切口与路径,尽可能减少破坏重要的解剖结构与生理功能。

(3)合理使用穿刺置管引流。由于此法操作简单,创伤小、痛苦小、容易被患者接受,只要定位准确,置入的导管位置恰当,管径适宜(必要时可使用套管针 Trocar),尤其是用于表浅、单腔的肝脓肿、脓胸的患者,也能取得良好的效果。其缺点是导管较细时,引流不够通畅。

(4)要保证引流通畅,切口应够长。位于脓肿的低位,如果脓肿较大,可做对口引流;或在脓腔内放置多条引流管或双套管,利于负压吸引和冲洗。脓腔切开后,可用手指轻轻地探查脓腔,将脓腔内的纤维间隔分开以利引流。

(5)对厌氧菌感染,应广泛、多处切开,且用过氧化氢溶液冲洗。

(6)脓肿切开后,应将脓汁作细菌培养及药物敏感试验。

(7)对于胸腔或腹腔深部置管引流的患者,最好采用闭式引流以防经管道的逆行感染。

(8)脓腔内应放置适当的引流物。胶管、塑胶管、Penrose引流管是靠体内液体与大气压力差引流的,必要时辅助体位引流或负压吸引。烟卷与纱布引流则是靠虹吸作用和毛细管作用,将液体引出体外的,要及时更换,以免引流物被黏稠的引流液黏附而失去引流作用。术中当引流口或脓腔内有出血时,可先用凡士林纱布填塞止血,24小时后应及时更换引流物。

二、手术步骤

（一）切口

应在脓肿最隆起的部位切开，其长度应与脓腔大小相近似。如果脓腔的位置较深且为多房性者，为使引流通畅，可做两个切口，以便对口引流。为了彻底减张，对痈可行“十”字形或多“十”字形切口。在切开关节附近的脓肿时，应尽量远离关节，以免术后形成瘢痕，影响关节活动。在切开深部脓肿时，应当以拉钩充分拉开切口，在直视下操作，以免损伤重要的血管和神经。

（二）切开脓肿

达到脓腔壁时，先用尖刀切一小口，然后用止血钳从切口插入脓腔，撑开止血钳，扩大创口，排出脓汁，再用手指插入脓腔内探查，如有分隔，轻轻剥开，以确保引流通畅。

（三）放置引流

将生理盐水纱布或凡士林纱布条放入脓腔底，并轻松折叠充填脓腔，纱布条尾部留于切口外。脓腔大时，可用多个引流条。对深部脓肿，首次充填引流条要稍紧些，以便压迫止血和扩大引流口。术后用厚敷料覆盖，并以橡皮膏或绷带固定。

三、术中注意事项及异常情况的处理

（一）术中出血

术中遇到出血点均应结扎止血，尤其对动脉性出血更应注意。在分离脓腔及扩大创道时，常引起炎症组织的出血，一般无具体出血点，可用引流条加压充填止血。

（二）深部脓肿

对不易找到脓腔的深部脓肿，可用长针试验穿刺，抽得脓汁后，将针留于原位，按针头指示的方向切开，即可找到脓腔。但须注意，试验穿刺时不宜抽脓过多，以免脓腔缩小，增加手术困难。

（三）颈前部脓肿及蜂窝织炎

由于炎症肿胀，可压迫气管引起呼吸困难，严重者可发生窒息（婴幼儿常见），须紧急切开减张。

（四）乳房脓肿

可在乳晕以外波动或压痛最明显的部位做一与乳头呈放射状的切口，注意不能切入乳晕内，否则可形成乳瘘；乳房后脓肿可在乳房下缘作弧形切口，乳晕周围的脓肿，亦可沿乳晕边缘作一弧形切口，用血管钳插入脓腔撑开引流，然后将示指伸入脓肿范围，分离其中间隔（图 5-4）。

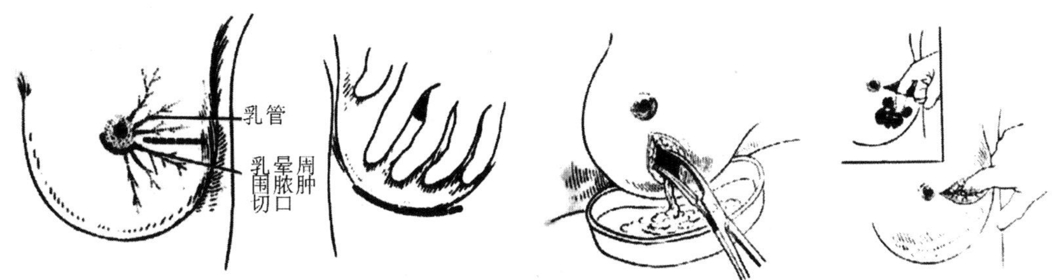

图 5-4　乳房脓肿的处理

四、术后处理

为防止炎症扩散应给予抗生素，并常规给予止痛药物。如敷料被脓汁浸透，应立即更换。术后 24 小时更换引流条。将引流条缓缓取出，用生理盐水棉球清除脓腔内及切口周围的脓汁，再将新引流条松松放入创底，以防止创道早期闭塞和积脓。可以应用呋喃西林、康复新或玉红膏的纱条贴于创面，促进肉芽组织生长。

第十八节 肛门、直肠检查法

一、检查体位

患者的体位对直肠、肛管疾病的检查很重要，体位不当可能引起疼痛或遗漏疾病，所以应根据患者的身体情况和检查的具体要求选择不同的体位(图 5-5)。

(1)左侧卧位：患者向左侧卧位，左下肢，右下肢屈曲贴近腹部，是直肠指诊、结肠镜检查常用的体位。

(2)膝胸位：患者双膝跪于检查床上，肘关节紧贴床面，臀部抬高，大腿垂直床面，与髋关节呈 60°，头偏向一侧，是检查直肠肛管的常用体位。该体位肛门部显露清楚，肛镜与硬式乙状结肠镜插入方便，亦是前列腺按摩的常规体位。

(3)截石位：患者仰卧于专门的检查床上，双下肢抬高并外展，屈髋屈膝，是直肠肛管手术的常用体位，需要做双合诊时亦选择该体位。

(4)蹲位：取下蹲排大便姿势，是用于检查内痔和脱肛程度的常用体位。蹲位时直肠肛管承受压力最大，可使直肠下降 1～2 cm，因而可见到内痔和脱肛最严重的情况，有时也可扪及较高位置的直肠肿物。

(5)弯腰前俯位：双下肢略分开站立，身体前倾，双手扶于支撑物上。该方法是肛门视诊最常用的体位。

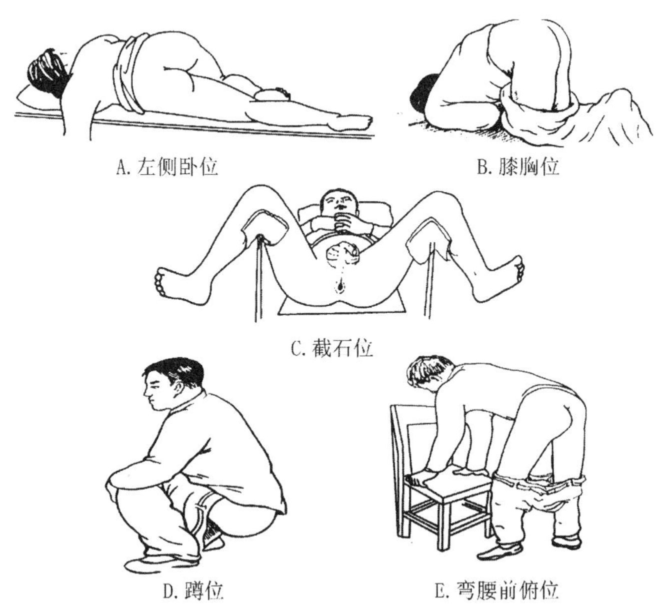

图 5-5 直肠肛管检查体位

二、肛门视诊

常用体位有左侧卧位、膝胸位、弯腰前俯位和截石位。用双手拇指或示指、中指、环指三指分开臀沟，观察肛门处有无红肿、出血、脓液、粪便、黏液、瘘口、外痔、疣状物、溃疡、肿块及直肠黏膜脱垂等。

三、直肠指诊

直肠指诊是简单而重要的检查方法，对及早发现肛管、直肠癌意义重大。据统计，75%的直肠癌可在直肠指诊时被发现，而直肠癌延误诊断的病例中 85%是由于未做直肠指诊。直肠指诊时应注意：①右手戴手套涂以润滑液，首先进行肛门周围指诊，检查肛周有无肿块、压痛、疣状物及外痔等；②测试肛管括约肌的松紧度，正常时仅能伸入一指并感到肛门环收缩，在肛管后方可触及肛管直肠环；③检查肛管直肠壁有无触痛、波动、肿块及狭窄，触及肿块时要确定大小形状、位置、硬度、有无溃疡及活动度；④直肠前壁距肛缘 4～5 cm，男性可触及前列腺，女性可触及子宫颈，不要误认为病理性肿块；⑤根据要求，必要时做双合诊检查；⑥抽出手指后，观察指套有无血迹或黏液。

四、肛门镜检查

肛门镜的长度一般为 7 cm，内径大小不一(图 5-6)。肛门镜检查时多选用膝胸位。肛门镜检查之前应先做肛门视诊和直肠指诊，如有局部炎症、肛裂、妇女月经期或指诊时患者已感到剧烈疼痛应暂缓肛门镜检查。肛门镜检查时还可同时取活检。

检查方法：右手持镜，拇指顶住芯子，肛门镜尖端涂以润滑剂。左手分开臀沟，用肛门镜头轻压肛门片刻再缓慢推入。先朝脐孔方向，通过肛管后改向骶凹，将肛门镜全部推进后拔出芯子。拔出芯子后要注意芯子有无血迹。调好灯光，由深至浅缓慢退出，边退边观察，注意黏膜颜色，有无溃疡、出血、息肉、肿瘤及异物等。在齿状线处注意有无内痔、肛瘘内口、肛乳头及肛隐窝有无炎症等。肛门周围病变的记录方法，一般用时钟定位记录，并注明体位。如检查时取膝胸位，则以肛门后方中点为 12 点，前方中点为 6 点；截石位则相反(图 5-7)。

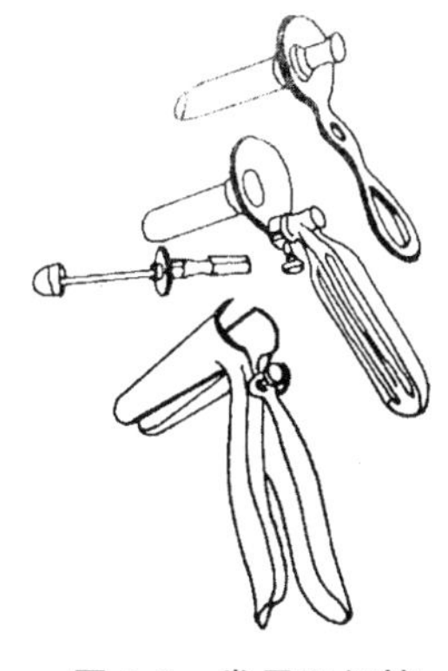

图 5-6　常用肛门镜

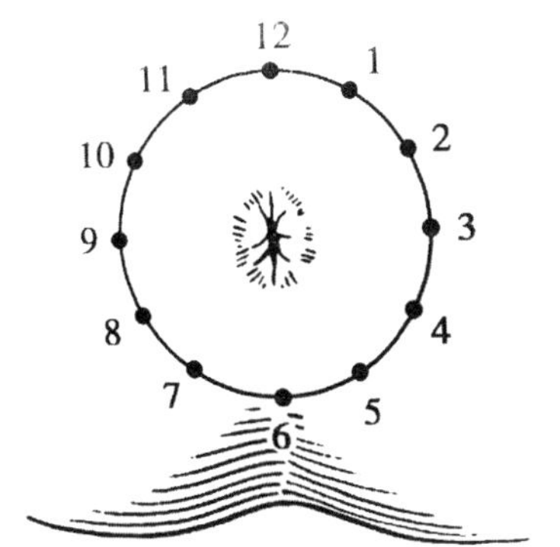

图 5-7　肛门镜检查的时钟定位法(截石位)

五、乙状结肠镜检查

常见的有硬式乙状结肠镜和纤维乙状结肠镜。检查前为便于观察，应予清洁灌肠。按用肛门镜插入方法，缓慢插入 10 cm 后，取出镜芯，在光源直视下看见肠腔再推进，切忌暴力，必要时可注气扩充肠管后再推进。肠镜全部进入后，缓慢退出，边退出边观察，并可进行活组织检查。乙状结肠镜检查有一定的并发症，如出血、穿孔等。要求检查者动作轻柔，遇有阻力或患者剧痛时，不要强行检查。

六、纤维电子结肠镜检查

目前临床上应用较广。直肠疾病如息肉、肿瘤等常规要求检查全部结肠，以免遗漏同时多发性结直肠肿瘤。纤维电子结肠镜不仅能观察到直肠、结肠的病变，同时还能进行肿物活检、结直肠息肉的摘除、出血点的止血、肠扭转的复位、肠吻合口良性狭窄的扩张等治疗。还能通过纤维电子结肠镜用激光或微波治疗结直肠息肉。但应注意纤维电子结肠镜在肿瘤定位上欠准确。

七、影像学检查

(1)钡剂灌肠或气钡双重造影检查：对肛管齿状线附近的病变无意义，对结直肠内肿瘤、憩室、直肠黏膜脱垂等病变有重要诊断价值。

(2)CT:是X线扫描技术和电子计算机技术密切结合产生的一种影像学新技术,具有较高的密度分辨率和空间分辨率,可进行组织、器官密度的相对定量分析,测定其CT以指导疾病的鉴别。CT能够显示肠腔内、外以及临近组织器官情况,对于肠道肿瘤的形态、大小、肠壁浸润深度、淋巴结转移以及外侵情况能较为清晰地显示。

(3)MRI:与CT相比,MRI没有电离辐射,成像有横断面、矢状面等各种层面,软组织分辨率提高,不需造影,无伪影,因而具有一定优势,尤其对于观察软组织的细微变化较好。对于直肠癌的术后局部复发,有一定诊断价值。

(4)EUS:该技术利用特殊的腔内超声探头,能清晰地显示直肠结构,对于术前较为准确地判断直肠肿瘤尤其是直肠癌的浸润深度,进行准确的术前分期提供了良好的工具。利用直肠腔内超声探头换能器频率的转换可达到不同的诊断目的;高频率探头能清晰地分辨直肠壁的层次,而低频率探头可提供盆腔深部结构影像和周围淋巴结的信息。

八、直肠肛管功能检查

方法主要有直肠肛管测压、直肠感觉试验和模拟排便试验。直肠上段的病变及直肠排便功能的障碍通过一般的检查多难以诊断。一般乙状结肠镜或钡剂灌肠可诊断直肠上段和乙状结肠下段的病变。而直肠排便功能的异常如长期便秘等,可以通过排粪造影显示排便过程中直肠形态的改变,有助于疾病分型和治疗方案的选择。盆底肌电图以及诱发肌电图有助于了解盆底肌肉及其支配神经的生理功能以及病理改变。

排粪造影实属钡剂灌肠检查的一种,属于传统的X线检查范畴。当前已成为肛门直肠盆底功能的常规检查。检查时取左侧卧位,将配制好的钡剂在施加一定压力后注入肛门,量约250 mL,可分次注入,直至感觉直肠不适为止。然后边注射残余钡剂边退出肛门。需要观察小肠者在检查前1～2小时口服稀钡200 mL以充盈末端回肠。排粪造影过程中显示的肛直肠角改变和直肠膨出等,对于肛门直肠疾病尤其是功能性改变的诊断有相当大的价值。

第十九节　中医适宜技术

一、拔罐法

拔罐法是以罐为工具,利用燃烧热力或负压抽吸,排出罐内空气形成负压,使罐吸附在皮肤穴位上,造成局部淤血现象,达到温经通络、祛风散寒、消肿止痛,吸毒排脓为目的一种技术操作。

拔罐法古称角法,又称吸筒法,早在马王堆汉墓出土的帛书《五十二病方》中就有记载,历代中医文献中亦多论述,主要为外科治疗疮疡时,用来吸血排脓。后来又扩大应用于肺结核、风湿病等内科病证。随着医疗实践的不断发展,不仅罐的质料和拔罐的方法不断得到改进和发展,而且治疗的范围也逐渐扩大,外科、内科等都有它的适应证,并经常和针刺配合使用。因此,拔罐法成为针灸治疗中的一种重要方法。

中医治疗疾病的一种方法。又名火罐气、吸筒疗法。以罐为器,利用燃烧的热力排去其中的空气以产生负压,使之吸着于皮肤,造成被拔部位的皮肤淤血现象,从而达到治疗疾病的目的。罐的质地、形式多种多样。拔罐法适用于风湿痹痛、腹痛、消化不良、头痛、高血压、感冒、咳嗽、腰背痛、月经病、软组织损伤、目赤肿痛、睑腺炎(麦粒肿)、丹毒等,尤其对小儿患者更为适用。高热、抽搐、痉挛等症,皮肤过敏或溃疡破损处,肌肉瘦削或骨骼凹凸不平,以及毛发多的部位不宜使用,孕妇腰骶部及腹部均须慎用。

应用各种方法排除罐筒内空气以形成负压,使其吸附体表以治疗疾病的方法。又称为吸筒疗法、拔筒法。古代有以兽角制成的，称为角法。通过吸拔，可引致局部组织充血或淤血，促使经络通畅、气血旺盛，具有活血行气、止痛消肿、散寒、除湿、散结拔毒、退热等作用。

适用于感冒咳嗽，肺炎，哮喘，头痛，胸胁痛，风湿痹痛，腰腿痛，扭伤，胃痛，疮疖肿痛，毒蛇咬伤（排除毒液）等病症。使用时应注意选用罐口光滑、大小适宜，拔罐时间不宜过长。常用拔罐方法有闪罐法、投火法、抽气法、水罐法、留罐法、走罐法、刺络拔罐法等。

罐的种类很多，临床常用的有竹罐、陶罐、玻璃罐和抽气罐等。常用方法有火罐法、水罐法、抽气法等。

（一）火罐法

利用燃烧时的火焰的热力，排去空气，使罐内形成负压，将罐吸着在皮肤上，有下列几种方法。

1.投火法

将薄纸卷成纸卷，或裁成薄纸条，燃着到 1/3 时，投入罐里，将火罐迅速扣在选定的部位上。投火时，不论使用纸卷和纸条，都必须高出罐口一寸多，等到燃烧一寸左右后，纸卷和纸条，都能斜立罐里一边，火焰不会烧着皮肤。初学投火法，还可在被拔地方，放一层湿纸，或涂点水，让其吸收热力，可以保护皮肤。

2.闪火法

用 7～8 号粗铁丝，一头缠绕石棉绳或线带，做好乙醇棉棒。

使用前，将棉棒蘸取少量 95%乙醇溶液，用乙醇灯或蜡烛燃着，将带有火焰的乙醇棒一头，往罐底一闪，迅速撤出，马上将火罐扣在应拔的部位上，此时罐内已成负压即可吸住。

闪火法的优点是：当闪动乙醇棒时火焰已离开火罐，罐内无火，可避免烫伤，优于投火法。

3.滴酒法

向罐子内壁中部，滴 1～2 滴乙醇溶液，将罐子转动一周，使乙醇均匀地附着于罐子的内壁上（不要沾罐口），然后用火柴将乙醇点燃着，将罐口朝下，迅速将罐子扣在选定的部位上。

4.贴棉法

取大约 0.5 cm 见方的脱脂棉一小块，蘸少量乙醇溶液，紧贴在罐壁中段，用火柴燃着，马上将罐子扣在选定的部位上。

准备一个不易燃烧及传热的块状物，直径 2～3 cm，放在应拔的部位上，上置小块酒精棉球，将棉球燃着，马上将罐子扣上，立刻吸住，可产生较强的吸力。

（二）水罐法

一般应用竹罐。先将罐子放在锅内加水煮沸，使用时将罐子倾倒用镊子夹出，甩去水液，或用折叠的毛巾紧扪罐口，乘热按在皮肤上，即能吸住。

（三）抽气法

先将青、链霉素等废瓶磨成的抽气罐紧扣在需要拔罐的部位上，用注射器从橡皮塞抽出瓶内空气，使产生负压，即能吸住。或将抽气筒套在塑料罐的活塞上，把空气抽出，即能吸着。目前已经利用抽气原理研制出多种抽气拔罐，可以临床选择应用。

二、刮痧法

刮痧是以中医经络学说为理论指导，采用针灸、按摩、点穴、拔罐等非药物疗法，工具是水牛角为材料制作的刮痧板，对人体具有活血化瘀、调整阴阳、舒筋通络、调整信息、排除毒素、自家溶血等作用，既可保健又可治疗的一种自然疗法。它是中医学的重要组成部分，刮痧具有适应证广、疗效明显、操作方便、经济安全等优点，深受广大患者的欢迎。

（一）刮痧的作用

刮痧于人体，主要可以起到下面三方面的作用。

1.促进代谢，排出毒素

人体时刻都在不停地进行着新陈代谢的活动，代谢过程中产生的废物要及时排泄出去。刮痧能够及时地将体内代谢的“垃圾”通过刮拭排到体表，沉积到皮下的毛孔，使体内的血流畅通，恢复自然的代谢活力。

2.舒筋通络

现在有越来越多的人受到颈椎病、肩周炎、腰背痛的困扰。这是因为人体的“软组织”(关节囊、韧带、筋膜)受损伤时，肌肉会处于紧张、收缩甚至痉挛状态，出现疼痛的症状，若不及时治疗，就人形成不同程度的粘连、纤维化或瘢痕化，从而加重病情；刮痧能够舒筋通络消除疼痛病灶；解除肌紧张，在明显减轻疼痛症状的同时，也有利于病灶的恢复。

3.调整阴阳

“阴平阳秘，精神乃治。”中医十分强调机体阴阳关系的平衡。刮痧对人体功能有双向调节作用，可以改善和调整脏腑功能，使其恢复平衡。

(二)刮痧基本手法

1.拿刮板法

用手掌握着刮板，治疗时刮板厚的一面对手掌，保健时刮板薄的一面对手掌。

2.刮拭方向

颈、背、腹、上肢、下肢部从上向下刮拭，胸部从内向外刮拭。

3.补刮、泻刮

一般来讲，顺着经络的走行进行刮拭即为补刮；逆着经络的走行进行刮拭即为泻刮。

4.刮痧时间

用泻刮或平补平泻手法进行刮痧，每个部位一般要刮 3～5 分钟；用补刮手法每个部位刮拭时间为5～10 分钟。对于保健刮痧无严格的时间限制，以自我感觉满意、舒服为原则。

(三)刮痧注意事项

(1)刮痧治疗时应注意室内保暖，尤其是在冬季应避寒冷与风口。夏季刮痧时，应回避风扇直接吹刮拭部位。

(2)刮痧出痧后 30 分钟以内忌洗凉水澡。

(3)前一次刮痧部位的痧斑未退之前，不宜在原处进行再次刮拭出痧。再次刮痧时间需间隔 3～6 天，以皮肤上痧退为标准。

三、推拿疗法

推拿疗法又称按摩疗法。术者运用各种手法于患者体表一定部位或穴位上，以达到治疗疾病的一种疗法。具有扶正祛邪、散寒止痛、健脾和胃、导滞消积、疏通经络、滑利关节、强筋壮骨等作用；更具有保健强身，预防疾病，延年益寿的效果。适用于发热畏寒、头痛身痛、咳喘并作、脘痛纳呆、腹胀泄泻、痹证、痿证、中风后遗症、月经不调、跌打损伤、腰伤腿痛、关节不利、痈肿疮疖，以及骨折后遗症等。

四、牵引疗法

牵引疗法是通过机械牵引的方式，被动扩大椎间隙、椎间孔，减轻神经根压迫刺激，利于水肿消除，或可松解局部粘连，并调整脊椎内外平衡，甚至增加负压，以利于髓核的回纳的一种治疗方法。适用于颈椎病、腰腿痛引起的颈肩腰背酸痛、头晕眼花、手脚麻木等。

五、艾灸法

艾灸疗法简称“灸法”或“灸疗”，是中医学的重要组成部分。艾灸法通过经络的传导作用，深入脏腑、温通经络、调和气血、扶正祛邪、调整生理功能，增强抗病能力，起到防病治病，保健强身之功效。药卷灸疗法、艾条灸疗法、艾柱灸疗法、温灸器灸疗法等。

艾灸常用方法如下。

(一)直接灸

直接灸是将大小适宜的艾柱直接放在皮肤上施灸。

(二)间接灸

间接灸是用药物将艾柱与皮肤隔开进行施灸的方法。如生姜间隔灸、隔蒜灸、隔盐灸、隔附子饼灸等。

1.隔姜灸

隔姜灸是用鲜姜切成直径 2～3 cm、厚 0.2～0.3 cm 的薄片,中间以针刺数孔,然后将姜片置于应灸的腧穴部位或患处,再将艾柱放在姜片上点燃施灸。当艾柱燃尽,再易柱施灸。灸完所规定的壮数,以使皮肤红润而不起泡为度。常用于因寒而到的呕吐、腹痛、腹泻及风寒痹痛等。

2.隔蒜灸

隔蒜灸是用鲜蒜切成直径 0.3 cm、厚 0.2 cm 的薄片,中间以针刺数孔,然后置于应灸俞腧或患处,然后将艾柱放在蒜片上,点燃施灸。待艾柱燃尽,易炷再灸,直至灸完规定的壮数。此法多用于治疗瘰疬,肺结核及初起的肿疡等症。

3.隔盐灸

用纯净的食盐填敷于脐部,或于盐上再置一薄姜片,上置大艾柱施灸。多用于治疗伤寒阴证或吐泻并作,中风脱证等。

4.隔附子饼灸

将附子研成粉末,用酒调和做成直径约 3 cm、厚约 0.8 cm 的附子饼,中间以针刺数孔,放在应灸腧穴或患处,上面再施艾柱施灸,直到灸完所规定壮数为止。多用治疗命门火衰而致的阳痿、早泄或疮疡久溃不敛等症。

六、耳穴压豆法(耳针法)

中医认为,人的五脏六腑均可以在耳朵上找到相应的位置,当人体有病时,往往会在耳郭上的相关穴区出现反应,刺激这些相应的反应点及穴位,可起到防病治病的作用,这些反应点及穴位就是耳穴。

耳穴压豆法是在耳针疗法的基础上发展起来的一种保健方法。具体操作是将表面光滑近似圆球状或椭圆状的中药王不留行籽或小绿豆等,贴于 0.6 cm×0.6 cm 的小块胶布中央,然后对准耳穴贴紧并稍加压力,使患者耳朵感到酸麻胀或发热。贴后嘱患者每天自行按压数次,每次 1～2 分钟。每次贴压后保持 3～7 天。

耳针是采用针刺刺激耳郭上的穴位或反应点,通过经络传导,达到防治疾病目的的一种操作方法。

七、水针疗法

水针疗法指在经络、腧穴、压痛点或皮下反应物上,注射适量的药液,以治疗疾病的方法。又称腧穴注射疗法、穴位注射疗法。由于应用药液剂量较常规小,故又名小剂量药物穴位注射。如采用麻醉性药物(如普鲁卡因)者,则称为穴位封闭疗法。针具根据使用药物的剂量大小及针刺的深浅,选用不同规格的注射器和针头,经常规消毒即可使用。一般可使用 1 mL、2 mL、5 mL 注射器,若肌肉肥厚部位可使用 10 mL、20 mL 注射器。针头可选用 5～7 号普通注射针头、牙科用 5 号长针头,以及封闭用的长针头。

八、毫针法

针具多用 28～32 号之半寸长的不锈钢毫针。首先对耳穴进行消毒,由于耳穴感染可引起严重后果,故一般先用 2%碘酒涂抹,再用蘸有 75%乙醇溶液的棉球脱碘消毒。进针时,用左手拇、示指固定耳郭,中指托着针刺部耳背,这样既可掌握针刺深度,又可减轻针刺疼痛。然后用右手拇指、示指、中指持针,在反应点进针。针刺深度视耳郭不同部位厚薄而定,以刺入耳软骨(但不可穿透)且有针感为度。针感多表现为疼痛,少数亦有酸、胀、凉、麻的感觉。留针时间为 20～30 分钟。起针时左手托住耳背,右手起针,并用消毒干棉球压迫针眼，以防出血。每次一侧或双侧针刺，每天或隔天1次。

九、三棱针法

三棱针古称锋针，三棱针刺法具有开窍泄热，活血祛瘀，疏经通络，治疗顽固性痹证的作用，既适用于实证和热证，也可用于寒实证。常用于某些急症和慢性病，如昏厥、高热、中暑、中风闭证、急性咽喉肿痛，目赤红肿，顽癣、疖痈初起、扭挫伤、疳疾、痔疮、久痹、头痛、丹毒、指(趾)麻木等。

十、电针法

电针是在针刺腧穴“得气”后，在针上通以接近人体生物电的微量电流，以防治疾病的一种疗法。适用于治疗各种痛证、痹证、痿证、中风后遗症、外伤性瘫痪、脏器功能失调以及针刺麻醉等。

十一、穴位贴敷法

穴位贴敷法是指在一定的穴位上贴敷药物，通过药物和穴位的共同作用以治疗疾病的一种外治方法。其中某些带有刺激性的药物贴敷穴位可以引起局部发泡化脓如“灸疮”，则此时又称为“天灸”或“自灸”，现代也称发泡疗法。若将药物贴敷于神阙穴，通过脐部吸收或刺激脐部以治疗疾病时，又称敷脐疗法或脐疗。

原理和特点：穴位贴敷法既有穴位刺激作用，又通过皮肤组织对药物有效成分的吸收，发挥明显的药理效应，因而具有双重治疗作用。经皮肤吸收的药物极少通过肝脏，也不经过消化道，一方面可避免肝脏及各种消化酶、消化液对药物成分的分解破坏，从而使药物保持更多的有效成分，更好地发挥治疗作用；另一方面也避免了因药物对胃肠的刺激而产生的一些不良反应。所以，此法可以弥补药物内治的不足。除极少有毒药物外，穴位贴敷法一般无危险性和毒副作用，是一种较安全、简便易行的疗法。对于衰老稚弱者、病药格拒者、药入即吐者尤宜。

十二、红外线治疗

通过红外线预防和治疗疾病及促进机体康复。适应于风湿性关节炎、神经根炎、神经炎、多发性末梢神经炎、弛缓性麻痹、周围神经损伤、软组织损伤、褥疮、慢性淋巴结炎、慢性静脉炎、注射后硬结、术后粘连、瘢痕挛缩、湿疹、神经性皮炎、皮肤溃疡等。

十三、熏洗法

熏洗法是将药物煎汤，趁热在患处熏蒸、淋洗，以达到疏通腠理、祛风除湿、清热解毒、杀虫止痒目的的一种外治方法。

十四、湿敷法

湿敷法是将无菌纱布用药液浸透，敷于局部，以达到疏通腠理、清热解毒、消肿散结等目的的一种外治方法。

十五、蜡疗法

蜡疗法的原理是利用加热的医用蜡贴敷于人体体表或某些穴位上，产生刺激作用或温热作用，使局部血管扩张，血流加快而改善周围组织的营养，促进组织愈合；或起到温通经络，行气活血，祛湿散寒，而达到温中散寒、消肿定痛之功效。另一方面，热蜡在冷却过程中，体积渐渐缩小，产生柔和的机械压迫作用，能防止组织内的淋巴液和血液渗出，或促进渗出液的吸收，从而达到消肿止痛的目的。蜡疗法的种类包括黄蜡疗法、石蜡疗法、地蜡疗法等。

十六、单方、验方

(一)苏陈九宝汤加减

(1)方源:《集验方》。

(2)组成:麻黄 3 g,桂枝 6 g,杏仁 10 g,甘草 3 g,苏子 6 g,陈皮 6 g,薄荷 3 g,桑白皮 3 g,大腹皮 3 g,乌梅 3 g,生姜 3 g。

(3)用法:水煎服。

(4)功用:温肺散寒,化痰降气。

(5)主治:风寒咳嗽、外感风寒、痰多咳嗽,咳痰清稀,舌淡脉浮紧。

(二)麻黄杏仁甘草石膏汤

(1)方源:《伤寒论》。

(2)组成:麻黄 9 g,杏仁 9 g,炙甘草 6 g,石膏 18 g。

(3)用法:水煎服。

(4)功用:辛凉疏表,清肺平喘。

(5)主治:肺炎、外感风邪、邪热壅肺。身热不解,咳逆气急,甚则鼻煽,有汗或无汗,舌苔黄,脉数。

(6)使用注意:本方为清宣肺热,治疗外邪未解,肺热咳喘的常用方剂。以发热、喘急,苔薄黄,脉滑数为辨证要点。急性气管炎,肺炎属于肺热炽盛可用本方。对于麻疹已透或未透而出现身热烦躁、咳嗽气粗而喘,亦可用本方加味。

多用于肺炎初期,且不可连续用。风寒喘咳、痰热壅盛者,非本方所宜。

(三)桔梗汤

(1)方源:《伤寒论》。

(2)组成:甘草 6 g,桔梗 3 g。

(3)用法:水煎服。

(4)功用:宣肺利咽,清热解毒。

(5)主治:咽痛(扁桃腺炎)、风邪热毒客于少阴,上攻咽喉,咽痛喉痹。

(6)使用注意:扁桃腺炎轻症可仅用甘草汤;重症可用小柴胡汤加石膏、桔梗;若是扁桃体化脓用白虎增液汤加马勃。

(四)心梗饮

(1)方源:《冠心病资料汇编》。

(2)组成:瓜蒌、薤白、丹参、蒲黄各 12 g,茯苓、郁金、当归各 15 g,桑寄生、香附、延胡索各 9 g,陈皮、半夏各 6 g。

(3)用法:水煎服。

(4)功用:活血化瘀、宽胸理气。

(5)主治:心绞痛、心肌梗死。症见有胸闷气短,心前区作痛,心烦不安,舌质黯紫或有瘀斑,脉弦涩或弦细。

(五)茯苓桂枝白术甘草汤

(1)方源:《伤寒论》。

(2)组成:茯苓 12 g,桂枝 9 g,白术 6 g,炙甘草 6 g。

(3)用法:水煎服。

(4)功用:温阳化饮,健脾利湿。中阳不足之痰饮。

(5)主治:眩晕、胸胁支满,目眩心悸,短气而咳,舌苔白滑,脉弦滑或沉紧。主要用于治疗多种原因引起的眩晕,胃肠神经官能症等疾病。

（六）吴茱萸汤

(1)方源:《伤寒论》。

(2)组成:吴茱萸 9 g,人参 9 g,生姜 18 g,大枣 4 枚。

(3)用法:水煎服。

(4)功用:温中补虚,降逆止呕。

(5)主治:①美尼尔氏征、偏头疼。②阳明寒呕。胃中虚寒,食谷欲呕,胸膈满闷,或胃脘痛,吞酸嘈杂。③厥阴头痛。头痛干嗳,吐涎沫。④少阴吐利。呕吐下利,手足逆冷,烦躁欲死。

(6)使用注意:本方辛苦甘温,对热性呕吐、头痛、胃腹痛不宜使用。服本方汤剂后,常觉胸中难受,头痛增剧或眩晕,但半小时左右反应即消失,故服药后可稍事休息,以减轻反应。

（七）降压方

(1)方源:《张志远临证七十年精华录·下》。

(2)组成:山楂 40 g,桂枝 15 g,益母草 20 g。

(3)用法:水煎服。

(4)功用:降低血压,开通水道。

(5)主治:原发性高血压、水肿者。

（八）半夏厚朴汤

(1)方源:《金匮要略》。

(2)组成:半夏 12 g,厚朴 9 g,茯苓 12 g,生姜 15 g,苏叶 6 g。

(3)用法:水煎服。

(4)功用:行气散结,降逆化痰。

(5)主治:抑郁状态、梅核气,咽中如有物阻,咳吐不出,吞咽不下,胸膈满闷,或咳或呕,舌苔白润或白滑,脉弦缓或弦滑。

（九）安魂汤

(1)方源:《医学衷中参西录》。

(2)组成:龙眼肉 18 g,炒酸枣仁 12 g,生龙骨 15 g,生牡蛎 15 g,清半夏 9 g,茯苓 9 g,生赭石 12 g。

(3)用法:水煎服。

(4)功用:补心血、化痰饮、安心神。

(5)主治:神经衰弱、心中气血虚损,兼心下有停饮,致惊悸不眠。

（十）补阳还五汤

(1)方源:《医林改错》。

(2)组成:黄芪 120 g,当归尾 6 g,赤芍 6 g,地龙 3 g,川芎 3 g,红花 3 g,桃仁 3 g。

(3)用法:水煎服。

(4)功用:补气活血通络。

(5)主治:脑卒中后遗症、中风及中风后遗症。半身不遂,口眼㖞斜,语言蹇涩,口角流涎,小便频数或遗尿不禁,舌黯淡,苔白,脉缓。

（十一）甘草泻心汤

(1)方源:《伤寒论》。

(2)组成:甘草 12 g,黄芩 9 g,人参 9 g,干姜 9 g,黄连 3 g,大枣 4 枚,半夏 9 g。

(3)功用:补虚和中,泄热消痞。

(4)主治:①口腔溃疡。②中虚湿热痞利重症,心下痞硬,但以满为主,下利日数十行,腹中雷鸣,干呕,少气,心烦不得安。③狐惑病(口、眼、生殖器综合征)属湿热型 表情沉默,精神不振,身热,失眠,烦躁,喉痛,咽烂,阴痒阴部或阴中溃疡,唇内侧糜烂或舌两侧溃疡,颊黏膜有溃疡面,不欲饮食,恶闻食臭。

（十二）栀子豉汤

(1)方源:《伤寒论》。

(2)组成:栀子 9 g,香豉 4 g。

(3)用法:水煎服。

(4)功用:清宣郁热、畅利气机。

(5)主治:食管炎、烦热,胸中窒者;及大下后身热不退,心下结痛,或痰在膈中。

（十三）葛根芩连汤

(1)方源:《伤寒论》。

(2)组成:葛根 15 g,黄连 9 g,甘草 6 g,黄芩 9 g。

(3)用法:水煎服。

(4)功用:解表清里。

(5)主治:痢疾、协热下利。身热下利,胸脘烦热,口干作渴,喘而汗出,舌红苔黄,脉数或促。泄泻或痢疾,身热,脉洪大有力。兼见喜冷性饮食或暴注下迫、肛门灼热等现象。

(6)使用注意:身不发热,脉无力,喜热不喜冷者,忌之。

（十四）大黄牡丹汤

(1)方源:《金匮要略》。

(2)组成:大黄 12 g,牡丹皮 3 g,桃仁 9,冬瓜仁 30 g,芒硝 9 g。

(3)用法:水煎服,芒硝溶服。

(4)功用:泻热破结,散结消肿。

(5)主治:急性阑尾炎、肠痈初起,湿热瘀滞证。证见右下腹肿痞,疼痛拒按,按之痛如淋,小便自调,时时发热,自汗恶寒,或右足屈而不伸,苔黄腻,脉滑数。

（十五）柴胡桂枝干姜汤

(1)方源:《伤寒论》。

(2)组成:柴胡 24 g,桂枝 9 g,干姜 9 g,栝楼根 12 g,黄芩 9 g,牡蛎 6 g(先煎),炙甘草 6 g。

(3)用法:水煎服。

(4)功用:和解散寒,生津敛阴。

(5)主治:慢性肝炎、伤寒少阳证,往来寒热,寒重热轻,神经官能症,胸胁满,微结,小便不利,渴而不呕,但头汗出,心烦;牡疟寒多热少,或但寒不热。

(6)使用注意:本方以口苦便溏为主证;慢性肝炎,证见胁痛、腹胀、便溏、泄泻、口干者,往往有效,临床上无名的低烧,使用本方亦有疗效。

（十六）茵陈蒿汤

(1)方源:《伤寒论》。

(2)组成:茵陈 18 g,栀子 12 g,大黄 6 g。

(3)用法:水煎服。

(4)功用:清热,利湿,退黄。

(5)主治:急性黄疸型肝炎、湿热黄疸。一身面目俱黄,黄色鲜明,发热,无汗或但头汗出,口渴欲饮,恶心呕吐,腹微满,小便短赤,大便不爽或秘结,舌红苔黄腻,脉沉数或滑数有力。

（十七）麻子仁丸

(1)方源:《伤寒论》。

(2)组成:麻子仁 20 g,芍药 9 g,枳实 9 g(炙),大黄 12 g,厚朴 9 g,杏仁 9 g。

(3)用法:上六味,蜜和为丸,如梧桐子大。每服 10 丸,每日 3 服。

(4)功用:润肠泻热,行气通便。

(5)主治:老年人习惯性便秘、肠胃燥热,津液不足,大便秘结,小便频数。现用于习惯性便秘见有上述症状者。

(十八)猪苓汤加生薏苡仁

(1)方源:《伤寒论》。

(2)组成:猪苓(去皮)、茯苓、泽泻、阿胶、滑石(碎)各 10 g,生薏苡仁 30 g。

(3)用法:水煎服。

(4)功用:利水,养阴,清热。

(5)主治:泌尿系统感染、水热互结证。小便不利,发热,口渴欲饮,或心烦不寐,或兼有咳嗽、呕恶、下利,舌红苔白或微黄,脉细数。又治血淋,小便涩痛,点滴难出,小腹满痛者。

(十九)越婢汤加减

(1)方源:《金匮要略》。

(2)组成:麻黄 12 g,石膏 25 g,白术 12 g,防己 12 g,赤小豆 15 g,茯苓 12 g,车前子 9 g,生姜 9 g,甘草 6 g,大枣 15 枚。

(3)用法:水煎服。

(4)功用:发汗利水。

(5)主治:急性肾炎、风水恶风,一身悉肿,脉浮不渴,续自汗出,无大热者。

(二十)益寿丹

(1)方源:《袖中方》。

(2)组成:黄芪 200 g(煮水入药),苍术 100 g,玄参 100 g,山药 200 g,玉竹 200 g,桑叶 200 g(煮水入药),黄精 200 g。

(3)用法:水泛为丸,每次 10 克,日 3 服。

(4)功用:补肾益气,滋阴清热。

(5)主治:糖尿病。

(二十一)温经汤

(1)方源:《金匮要略》。

(2)组成:吴茱萸、麦冬(去心)各 9 g,当归、芍药、川芎、人参、桂枝、阿胶、牡丹皮(去心)、生姜、甘草、半夏各 6 g。

(3)用法:水煎服,阿胶烊冲。

(4)功用:温经散寒,养血祛瘀。

(5)主治:月经不调、冲任虚寒、淤血阻滞证。妇女下腹寒冷,淤血阻滞,月经不调,或前或后,或多或少,或过期不止,五心烦热,唇舌干燥,久不受孕,舌苔薄白,脉沉细。

(二十二)通乳汤

(1)方源:《何任医案选》。

(2)组成:通草 4.5 g,山甲片 9 g,王不留行 9 g,当归 6 g。

(3)用法:水煎服,用乳蹄汤冲药汁服。

(4)功用:疏经通乳。

(5)主治:乳汁不通、产后无乳。

(二十三)生化汤合活络效灵丹加减

(1)方源:《傅青主女科》《医学衷中参西录》。

(2)组成:当归 10 g,炮姜 10 g,川芎 10 g,桃仁 10 g,甘草 10 g,丹参 15 g,乳香 5 g,没药 5 g,三棱 10 g,莪术 10 g,益母草 10 g。

(3)用法:水煎服。

(4)功用:活血化瘀,软坚散结。

(5)主治:子宫肌瘤。月经不调,色暗红,量少,有血块,经期伴小腹隐痛,舌暗苔干,脉浮涩。

(二十四)少腹逐瘀汤

(1)方源:《医林改错》。

(2)组成:当归 12 g,川芎 6 g,赤芍 10 g,生蒲黄 10 g,炒五灵脂 6 g,肉桂 6 g,没药 10 g,延胡索 12 g,炒干姜 6 g,炒小茴香 6 g。

(3)用法:水煎服。

(4)功用:活血祛淤,温经止痛。

(5)主治:不孕、少腹淤血积块,疼痛或不痛,或痛而无积块,或少腹胀满,或经期腰酸、小腹胀,或月经一月见三五次,接连不断,断而又来,其色或紫或黑,或有血块,或崩或漏,兼少腹疼痛,或粉红兼白带或淤血阻滞,久不受孕等证。

(二十五)通窍活血汤

(1)方源:《医林改错》。

(2)组成:赤芍 3 g,川芎 3 g,桃仁 9 g(研泥),红枣 7 个(去核),红花 9 g,老葱 3 根(切碎),鲜姜 9 g,麝香 0.15 g(绢包)。

(3)用法:水煎服。

(4)功用:活血化淤,通窍活络。

(5)主治:黄褐斑、用于血瘀所致的斑秃,酒渣鼻,荨麻疹,白癜风,油风等。偏头痛,日久不愈,头面淤血,头发脱落,眼疼白珠红,酒渣鼻,久聋,紫白癜风,牙疳,妇女干血劳,小儿疳证等。

(二十六)生发方

(1)方源:《李孔定医学三书》。

(2)组成:沙参 30 g,白术 30 g,茯苓 30 g,泽泻 12 g,赤芍 30 g,青皮 12 g,黄柏 15 g,黄精 30 g,制首乌 30 g,绞股蓝 30 g,侧柏叶 30 g,川芎 12 g。

(3)用法:清热利湿。

(4)主治:脱发、脾虚湿滞,肺燥血瘀。青壮年头发油腻,脱发不绝,将发展成早秃者。

十七、中医药预防时令性疾病的方法、方药

《黄帝内经》强调“人以天地之气生,四时之法成”,即人是自然界的产物,依靠天地之气和水谷精气而生存,随着四时生长收藏的规律而生活;阐述了中医天人相应的整体观念。自然界天地阴阳之气的运动变化与人体是息息相通的,因此人的生理活动、病理变化必然受着诸如时令气候节律等因素的影响。

一年之中有春温、夏热、秋凉、冬寒的四时气候更迭,从而使万物表现出生、长、收、藏的变化规律。

(一)春生

“春三月,此为发陈。天地俱生,万物以荣。”春季是万物复苏的季节。春季应于肝,肝主藏血,主疏泄。春季肝气升发,故在春季应注意养肝柔肝。在起居方面,应该晚睡早起。春季阴寒未去阳气渐生,故应注意“春捂”,穿衣要注意保暖。春天最有利于人体采纳真气,晨练也是一大养生方法,但要选择轻柔的项目,如太极拳,散步,慢跑等,不要做剧烈的运动,不宜过度劳累。在饮食方面,宜食用辛甘温之品,如五谷、芥菜、芹菜、油菜、菠菜等低脂肪、高维生素、高矿物质的食物。忌酸味食物,因为酸味具有收敛的功效,影响阳气的升发。春季推陈出新,利于各种细菌、病毒的生存和传播,故容易患流感等热病。春季又是疾病容易复发的季节,尤其是过敏性哮喘、支气管炎、高血压病、冠心病等。平时要注意讲卫生,保持室内空气流通,经常锻炼,提高机体免疫力。

春季常用方药如下。

1.支气管炎

方名:款冬花饮。

组成:炙款冬花 9 g,冰糖 9 g。

用法:开水冲泡,时时服之。可加入紫苑 9 g。

主治：支气管炎及外感引起的咳嗽。

2.春季卡他性结膜炎

方名：散风止痒散。

组成：麻黄 3 g，红花 6 g，茅根 12 g，炒薏仁 15 g，川乌 6 g。

用法：水煎服后熏洗双眼。风寒症状明显，奇痒不可忍者加细辛 3 g；以睑结膜型为主，结膜表面呈暗滞色者加云苓 9 g；角膜周围污秽，有膜高起，侵入角膜缘加木贼 9 g。

3.春季皮炎

方名：消风散。

组成：防风 6 g，白芷 6 g，荆芥 3 g，白附子 3 g，苍术 3 g，川芎 3 g，泽泻 12 g，钩藤 12 g，桑叶 12 g，生薏苡仁 12 g，羌活 5 g。

用法：水煎服。

（二）夏长

“夏三月，此为蕃秀。天地气交，万物华实。”此时天气下降，地气上升，自然界万物繁茂秀美。心气通于夏，心主血，藏神，为君主之官。故在夏季养生，要注意养心。起居方面，要晚睡早起，以适应夏季阴气不足。民间讲“冬练三九，夏练三伏”，但是夏季气候炎热，应避免在烈日下长时间活动，避免大汗，以防中暑。锻炼最好在清晨和傍晚气温低的时候进行。锻炼时衣着宽松轻薄，便于散热。患有甲亢、心脏病、高血压的患者不宜在夏季剧烈活动。要常备一些防暑的药品，如藿香正气水、双黄连等。夏季腠理开，汗液外泄，邪气得入。故夏季夜晚睡觉时，不宜扇风，空调温度不宜过低，以低于室外温度 2～4 度为宜，否则容易造成手足不遂，麻木不仁的痹症。“暑多挟湿”，而“脾喜燥恶湿”。在夏季，人体消化功能弱，宜食用清热消暑，健脾益气的食物，如茄子、丝瓜、黄瓜、西瓜、西红柿、酸梅汤、绿豆汤等。要忌生冷油腻，这类食物易损伤脾胃，容易引起肠炎、胃炎等病。由于夏季阳气充盛，中医讲“冬病夏治”，一些冬季常发的慢性病，在夏天治疗可以好转或痊愈。可以使用三伏贴，针灸保健等。

夏季常用方药如下。

1.暑湿感冒

方名：新加香薷饮。

组成：香薷 6 g，银花 9 g，鲜扁豆花 9 g，厚朴 6 g，连翘 6 g。

用法：水煎服，常用于夏季感冒、急性胃肠炎等属外感风寒夹湿证者。

2.空调病

组成：生姜、葱白适量。

用法：水煎服，亦可泡脚，使身体有微温感，微出汗，即达到驱散风寒、舒筋活血、止痛的作用。

3.疰夏

方名：芦根绿豆粥。

组成：新鲜芦根 100 g，绿豆 50 g，粳米 100 g。

用法：食疗。芦根切短，加水煎煮半小时后取出渣，再加入绿豆、粳米同煮，直至绿豆煮烂为止。食入呆钝、胸闷腹胀、头重身困等暑湿困脾者，可用藿香正气软胶囊以化湿宽中，每有显效。

（三）秋收

“秋三月，此为容平。天气以急，地气以明。”此时自然界万物平定收敛。秋季阳气渐衰，阴气渐长，秋季养生要注意顾护阳气。秋季干燥，燥邪伤人，易伤人体津液。肺为娇脏，喜润恶燥，燥邪犯肺，形成肺燥，故秋季要注意防止燥邪对人体的损伤。起居方面，要“早卧早起，与鸡俱兴”。早卧顺应阴气的收藏，早起顺应阳气的生长。民间讲此时应“秋冻”，是因为让机体冻一冻，可以提高耐寒能力，另外也能避免因穿衣过多，使汗出过多，耗伤阴津。秋季是锻炼的好时机，可适当地增加运动量，以抵抗冬季的严寒，但应注意不要过量出汗。运动前可喝些温开水、牛奶等，保持呼吸道的湿润。秋季肺气盛，饮食要“少辛增酸”。少食辛味发散之品，多食酸味之品，以增加肝脏的功能，防治肺气过盛而侮肝脏。另外要吃一些滋阴润燥的食品，如银耳、甘蔗、梨、蜂蜜等。

秋季常用方药如下。

1.温燥咳嗽

方名：桑杏汤。

组成：桑叶 3 g，杏仁 4.5 g，沙参 6 g，象贝 3 g，香豉 3 g，栀皮 3 g，梨皮 3 g。

用法：水煎服，用于秋感温燥之气，身热不甚，口渴，鼻干咽燥，干咳无痰或痰少而黏。

2.带状疱疹

方名：蚯蚓白糖浸液。

组成：蚯蚓 7 条，白糖适量。

用法：取活蚯蚓 7 条，洗净泥土后置于容器内，然后加适量白糖，待蚯蚓溶化分解后，即成蚯蚓白糖液。同时，用棉签蘸药液涂擦患处，每天 2～3 次，直到痊愈为止。

（四）冬藏

“冬三月，此为闭藏”冬季是生机潜伏，万物蛰藏的时令。此时阴气盛极，阳气潜伏。故冬季养生应敛阳护阴。起居方面，要“早卧晚起，必待日光”。早睡养身体阳气，晚起以养阴气，待日出，可避免严寒。要注意保暖，尤其是双脚的保暖。足部受寒会影脏腑功能。冬季不可终日紧闭门窗，要注意室内空气流通。冬季锻炼不要在恶劣环境进行，锻炼前要做好准备活动，避免关节扭伤。冬季应于肾，肾主藏精，为先天之本，在志为惊恐。冬季饮食要注意养阳，但不能过于温燥以免伤阳。“冬令进补”，冬季脾胃功能相对旺盛，可以使用一些补养的食物。偏阳虚的人以羊肉、鸡肉等温热的食物为宜；偏阴虚的人以鹅肉、鸭肉为好。饮食宜“少咸增苦”，因为肾主咸，心主苦，冬季肾气本就充盛，多食咸，易使肾气太过而克制心气。《四时调摄笺》中指出：“冬日肾水味咸，恐水克火，故宜养心。”所以，冬季饮食之味宜减咸增苦以养心气，以保心肾相交。

冬季常用方药如下。

1.预防流感

方名：玉屏风散加减。

组成：黄芪 10 g，防风 6 g，白术 10 g，金银花 6 g，板蓝根 15 g，薄荷 10 g，甘草 6 g。

用法：水煎服，用于冬季流感预防。

2.风湿性关节炎

方名：蠲痹汤。

组成：羌活 10 g，独活 10 g，桂心 6 g，秦艽 6 g，当归 9 g，川芎 10 g，炙甘草 3 g，海风藤 6 g，桑枝 9 g，乳香 2 g，木香 2 g。

用法：水煎服，用于风、寒、湿三气合并而成痹者。

根据时令气候节律特点来制订适宜的治疗原则，称为“因时制宜”。所以治病时，要考虑当时的气候条件。例如：春夏季节，气候由温渐热，阳气升发，人体腠理疏松开泄，即使外感风寒，也应注意慎用麻黄、桂枝等发汗力强的辛温发散之品，以免开泄太过，耗伤气阴；而秋冬季节，气候由凉变寒，明盛阳衰，人体腠理致密，阳气潜藏于内，此时若病热证，也当慎用石膏、薄荷等寒凉之品，以防苦寒伤阳；故曰：“用温远温，用热远热，用凉远凉，用寒远寒”（《素问・六元正纪大论》）。所谓“用温远温”“远”，避之谓；前者之“温”，指药物之温，后者之“温”，指气候之温；就是说用温性药时，当避其气候之温；余者与此同义。明・吴昆《素问吴注》：“言顺于四时之气，调摄精神，亦上医治未病也。”

第二十节　小儿推拿术

一、基础知识

（一）小儿推拿发展简史

小儿推拿疗法是一门古老的医疗学科，是祖国医学宝库重要的组成部分之一，是我国劳动人民对于小儿防病治病的一种特殊治疗方法，小儿推拿疗法有着其独特的风格，神奇的疗效，被愈来愈多的人们所接受。

小儿推拿疗法在我国有着悠久的历史，早在隋唐时期就有用推拿治疗小儿疾病的记载，但没有形成一套独立完整的体系，如唐代《千金方》中记载了用五物甘草生摩膏方预防及治疗小儿疾病的方法。

小儿推拿疗法独特体系的形成是在明、清时代，当时有许多有关小儿推拿专著问世，但是最早的是明代《小儿按摩经》(1601 年）又叫《保婴神术》。当时在推拿治疗疾病方面已经积累了丰富的经验，形成了小儿推拿这一独特的体系。同时不少的小儿推拿专著有《小儿推拿秘诀》《小儿推拿广意》《幼科推拿秘书》《保赤推拿法》《厘正按摩要术》等，使小儿推拿理论更为完善，为当时婴幼儿的医疗保健做出了很大的贡献，同时也为今天小儿推拿疗法的发展，奠定了一个良好的基础。

（二）流派问题

小儿推拿从古到今流派很多，其中主要有以下几个流派：以青岛李德修为代表的三字经小儿推拿流派，山东省中医院孙重三小儿推拿，青医附院张汉臣小儿推拿，以冯泉福为代表的北京小儿捏脊流派，上海海派儿科推拿，湖南集汉、苗医于一统的刘开运小儿推拿流派。诸流派各有特点，疗效确切，丰富了儿科的治疗手段。

（三）小儿生理病理及生长发育特点

1.小儿的生理特点——脏腑娇嫩、形气未充

所谓脏腑娇嫩、形气未充，是指小儿出生以后，五脏六腑都是娇嫩的，其形体结构、四肢百合、筋骨筋肉、精血津液、气化功能都是不够成熟和相对不足的。具体表现在肌肤柔嫩、腠理疏松、气血未充、脾胃薄弱、肾气未固、神气怯弱、筋骨未坚等方面。这种生理现象主要表现在三岁以下的婴幼儿。

从脏腑娇嫩的生理特点表现来说，五脏六腑的形气皆属不足，但其中以肺、脾、肾三脏表现更为突出，而心、肝两脏相对有余。根据小儿五脏三不足两有余的特点，可以进一步认识认识小儿生理特点在脏腑中的表现：

(1)小儿脾常不足：这是针对小儿脾胃薄弱而言，脾胃后天之本主运化水谷精微，为气血生化之源，小儿发育迅速，生长旺盛，营养精微需求相对要多，而小儿脾胃薄弱，运化未健，若稍有饮食不节，饥饱不适宜损伤脾胃而生病，故小儿有脾常不足的生理特点。

(2)小儿肺常不足：这是针对小儿卫外功能不足而言，肺主皮毛，肺脏娇嫩，卫外不固，而易为外邪所侵，故小儿比成人更易患时行疾病，同时脾与肺为母子关系，脾之运化依赖肺气散布以滋养，肺之气化赖脾之精微而充养，小儿脾胃薄弱，肺气也薄弱，故小儿有肺常不足的生理特点。

(3)小儿肾常不足：这是针对小儿气血未充肾气未固而言，肾为先天之本，肾中元阴元阳为生命之根，各脏腑之阴取自于肾阴之滋润，各脏腑之阳依赖于肾阳之温养，小儿生长发育，抗病能力以及骨髓、脑髓、发耳、齿等正常发育与功能皆与肾有关，小儿出生，发育不够成熟，脏腑娇嫩，气血未充，肾气未盛，先天有五迟五软等疾病，病后易出现肾气虚衰，阴盛格阳证，故小儿有肾常虚的生理特点。

(4)小儿肝常有余：小儿五脏六腑之气血均属不足，所谓肝常有余，不是指小儿肝阳亢盛的病理概念，而是指小儿生长旺盛易动肝风而言。

(5)小儿心常有余:所谓小儿心常有余同样不是指小儿心火亢盛的病理概念,而是指小儿发育迅速,心火易动而言。

2.生长发育特点——生机蓬勃、发育迅速

小儿时期机体各组织器官的形态发育和气化功能都是稚弱而不够成熟完善的,但又是不断成熟和完善向成人方向发展的。这好比旭日东升,草木方萌,蒸蒸日上,欣欣向荣。小儿为稚阴稚阳之体,生长发育迅速,机体对水谷精气的需要相对比成人迫切。

3.小儿的病理特点

(1)易于感触、易于传变:易于感触,即小儿容易感染病邪,发病容易。小儿肌肤疏薄,脾胃不足,抗病力弱,加上寒暖不能自调,饮食不知自节,一旦调护失宜则易于感触病邪,特别是肺、脾、肾三脏病证最多。

易于传变,即小儿病后容易发生变化,传变迅速。小儿脏腑娇嫩,内脏精气未充,感邪之后最易传变。

(2)易虚易实、易寒易热:虚实主要是指人体正气强弱与病邪的盛衰而言。“邪气盛则实,精气夺则虚”。小儿患病以后实证可以迅速转化为虚证或者虚实并见、正虚邪实、虚实错杂的症候。

寒热主要是指疾病病理表现两种不同的症候。小儿为纯阳之体,发育旺盛,易患时行疾病,并易从热化。但小儿毕竟脏腑薄弱,气血未充,邪气易实,正气易伤,故热病又易寒化。特别是阳虚之体,更易寒从内生,而出现阴寒内盛之征。

(3)脏气清灵、易趋康复:小儿体禀纯阳,生机蓬勃,又少七情之害,脏气清灵,反应灵敏,疾病比较单纯,故小儿患病以后,只要辨证正确,治疗及时,护理仔细,也易康复。

二、儿科四诊

四诊即望、闻、问、切4种诊察疾病的方法。由于小儿具有独特的生理病理特点,疾病的表现形式也常与成人有所不同,所以儿科四诊有它自己的特点。在儿科四诊中,望诊最为重要。

三、小儿推拿的适应证、禁忌证及注意事项

(一)适应证

小儿推拿疗法对于小儿一般的常见病都可适用,如:外感、发热、咳嗽、气喘、腹泻、呕吐、厌食、疳积等都有良好的效果。对于小儿急慢惊风、麻疹、水痘、麻痹等症也都有开窍镇静、透发解肌及增长肌肉的作用。

(二)禁忌证

凡皮肤破损、溃疡、创伤等外科疾病患者不宜采用推拿疗法。

(三)操作注意事项

(1)推拿室的要求:清洁卫生,温度适宜,空气流通。

(2)医生的要求:经常修剪指甲,操作前洗手;平心静气,细致耐心。

(3)辅料的应用:滑石粉、姜汁、乙醇等。

(4)推拿手法:轻快柔和,富有节律;多取患儿左手。

(5)时间的长短:补虚——时间长,手法轻;泻实——时间短,手法重。

四、小儿推拿手法

(一)推法

1.运推

由此穴运推之彼穴,有运输之意。运推穴相连。如运八卦、运水入土。操作:用食中二指夹持小儿腕部,拇指桡侧或指腹运推。

2.刮推

“刮推指锋”,用于中指端刮推至横纹,有止呕降逆之意。

3.搓推

“搓推往来反”,如搓四横纹,有健脾益气作用。操作:用拇指的桡侧搓。

(二)揉法

可分为指揉、掌揉。

指揉:用单指指腹作用于点形穴位。

掌揉:用掌或掌指作用于特定的部位。

揉法特点:揉法不离穴。

(三)拿法

可分为对拿、握拿。

对拿:用拇指和示指相对用力拿相应的穴位,如对拿列缺。

握拿:用多指握拿相应的部位,如握拿肩井。

拿法特点:拿法如摄物。

(四)按法

操作:双拇指指腹相对用力按压或双掌根相对用力按压特定穴位或部位。如双拇指对按牙关(颊车)。

按法特点:按法指腹见。

(五)摩法

操作:用掌或掌根旋摩于特定的部位。如摩腹。

摩法特点:摩法如磨旋。

(六)振颤

操作:用指端固定于相应的穴位,进行上下颤动。振颤方向应垂直向下。

特点:振颤如电传。

(七)捣法

操作:关节突起敲,如捣小天心,治疗眼疾,内视向外捣,外视向内捣

(八)捻法

操作:如捻线,如捻手背皮肤,有疏肝作用。

(九)掐法

操作:指甲掐,如掐十宣,掐人中。既要有效果,又要避免掐破皮,为此,多用旋转掐法。

(十)分筋法

操作:如弹拨琴弦,又称弹筋拨络法,多用于小儿麻痹症、急惊厥。

(十一)提捏法

操作:提捏皮肤。如提捏天突,提捏大椎。

(十二)捏脊法

操作:两手拇指指腹沿脊柱由骶尾部上推,双手示指交替捏拿,所提捏肌肤在手下滚动至大椎穴,连捏7遍为正捏脊,有健脾胃壮气血,补阳作用。

五、小儿推拿的常用穴位

(一)头面部

1.开天门

部位:眉心至前发际成一直线(图5-8)。

操作:双拇指指腹交替推之,由眉心推至前发际。

次数:24次或49次(临床一般用49次)。

功效:正推,开窍醒神;反推,宁心安神。

主治:正推,头晕、头痛、头昏、嗜睡等;反推,心神不宁、夜寐不安等。

2.推坎宫(分推太阴、太阳)

部位:两眉外梢后陷中,左为太阳、右为太阴(图 5-9)。

操作:于开天门后双拇指指腹由眉心经眉弓分推至两侧太阴、太阳穴。

功效:开窍醒神(用力);宁心安神(轻力)。

主治:揉太阳(用于男孩),揉太阴(用于女孩)外感表证,发热无汗;揉太阳(用于女孩),揉太阴(用于男孩)主治表虚自汗,易外感,汗出过多。

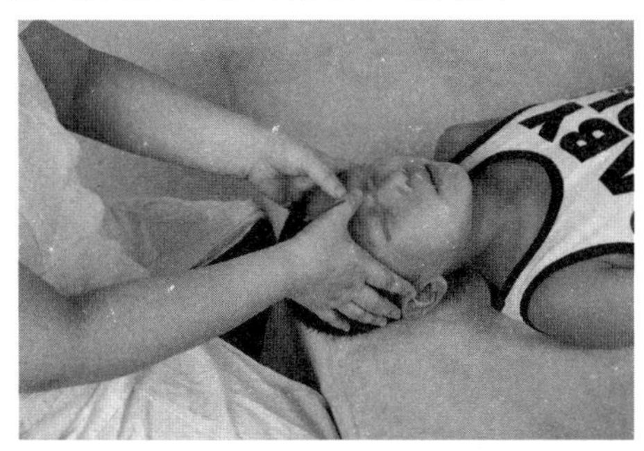

图 5-8　开天门

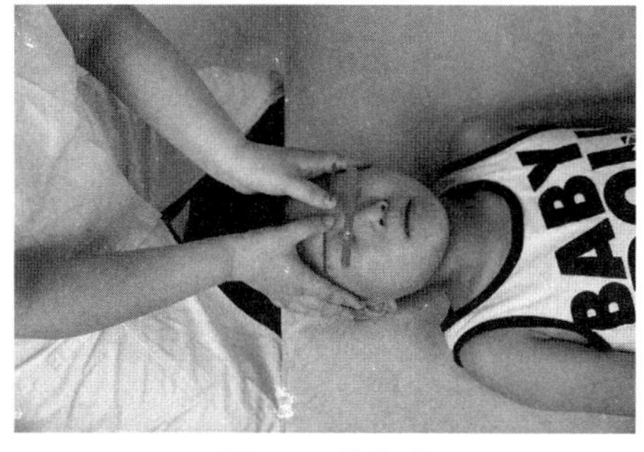

图 5-9　推坎宫

3.百会

部位:两耳尖连线与颅脑正中线交点(图 5-10)。

操作:揉、颤、搓擦(由后向前)。

功效:镇惊升阳(用揉、颤法),滋阴潜阳(搓擦法)。

主治:镇惊升阳用于惊吓、善惊易恐、心胆虚怯、惊惕不安、遗尿、泄泻、体温不足、阳虚发热等脏腑之阳虚证;滋阴潜阳用于阴虚盗汗、潮热、难寐、惊恐、便秘、溲赤等脏腑之阴虚证。

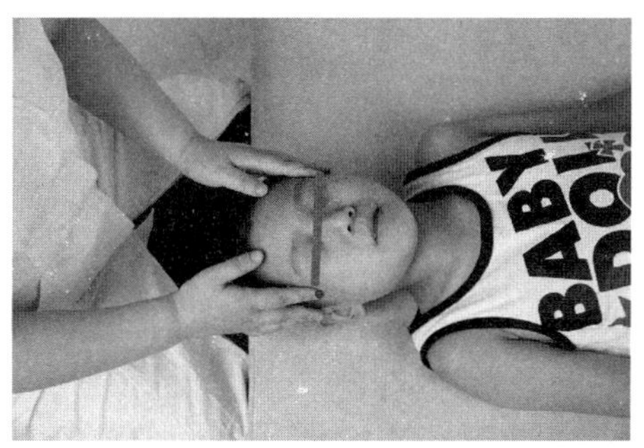

图 5-10　揉百会

(二)上肢部穴位

1.脾穴

部位:拇指桡侧赤白肉际由指端至指根(图 5-11)。

操作:屈指由指端至指根为补脾,直指由指根至指端为清脾。

功效:补能健脾壮气血,燥湿止泻;清能清热利湿,健脾止痢。

主治:补脾用于虚寒泄(痢)、不思饮食、腹胀、呕逆、慢惊风、肌衄、异嗜食物、四肢不温、流口涎、贫血;清脾用于湿热泻(痢)、便秘、腹胀、厌食、呕吐、痰热咳嗽。

2.肝穴

部位:示指指面,由指根至指端(图 5-12)。

操作:平肝,用推法,由指根推至指端;肝穴只清不补。

功效:平肝熄风、解热镇惊、疏肝郁、除烦躁。

主治:急慢惊风、发热外感、目疾、脾虚、贫血等。

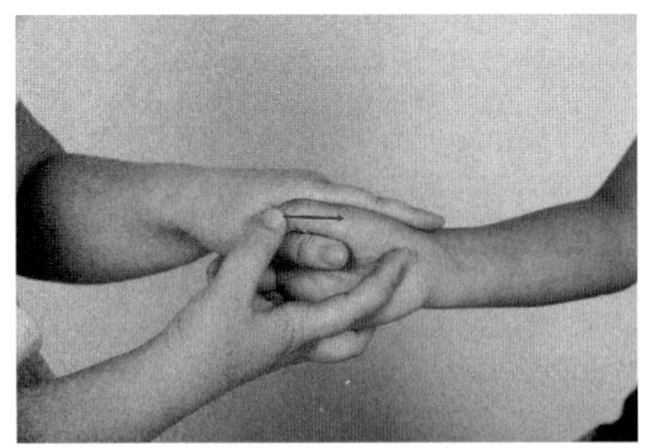
图 5-11　补脾

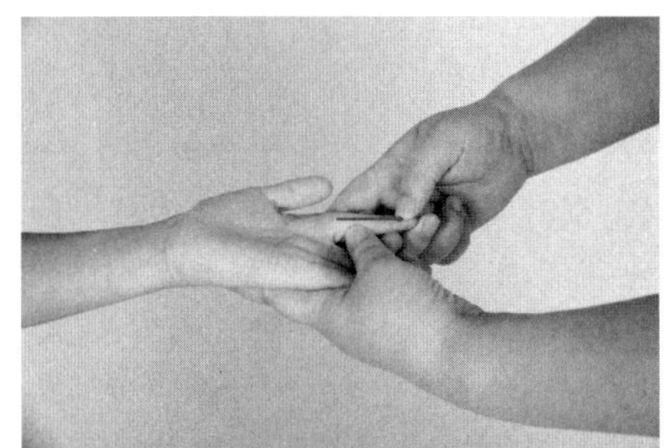
图 5-12　平肝

3.心穴

部位:中指指面,由指根至指端(图 5-13)。

操作:指根推至指端。

功效:清心火、补气血、利尿。

主治:口舌生疮、面红唇红、吐弄舌、难寐、烦躁、贫血、小便短赤等。

4.肺穴

部位:无名指面,指根至指端(图 5-14)。

操作:推法,清肺由指根推至指端;补肺由指端推至指根。

功效:清肺能宣肺解表、止咳化痰;补肺能益气。

主治:清肺用于外感发热、咳嗽痰多、便秘等;补肺用于少气懒言、咳声无力、自汗、易外感等。

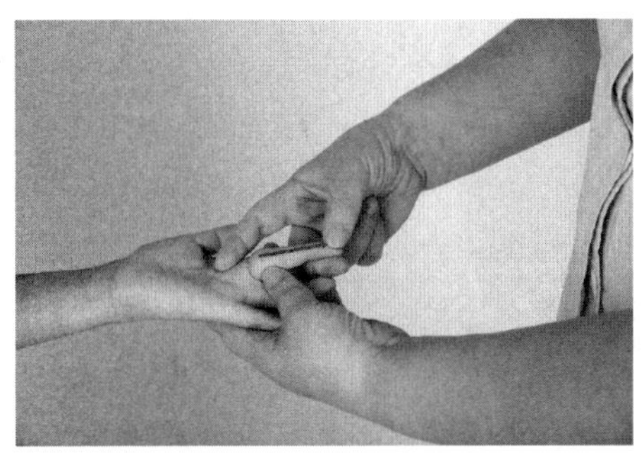
图 5-13　清心

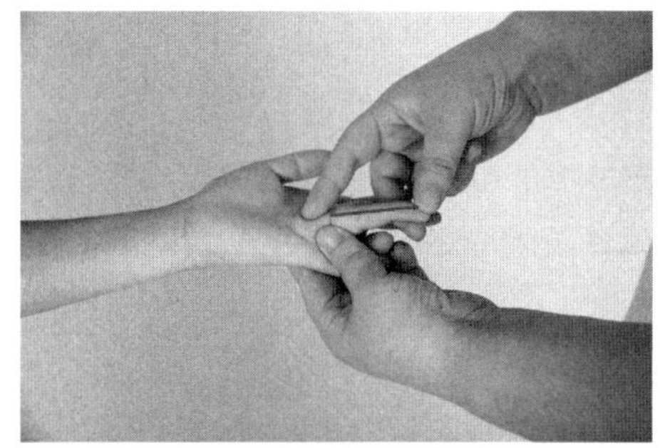
图 5-14　清肺

5.肾穴

部位:小指指面,由指端至指根(图 5-15)。

操作:推法,指端推至指根或指根推至指端。

功效:指端推至指根为补肾阴,能培补元阴、能制五脏之热;指根推至指端为补肾阳,能培补元阳、能制五脏之寒。

主治:补肾阴,能制五脏之热;补肾阳,能制五脏之寒。

6.胃穴

部位:大鱼际外侧赤白肉际处,拇指根至腕横纹(图 5-16)。

操作:清胃,由腕横纹推至拇指根。

功效:清胃热、降逆。

主治:呕吐、厌食、腹胀、口气臭秽、消谷善饥等。

7.板门

部位:拇指根下平肉处,内有筋头(图 5-17)。

操作:揉板门。

功效:止呕、降逆。

主治:霍乱、吐泻(急性胃肠炎)。

8.大肠

部位:示指桡侧由指端至虎口成直线(图 5-18)。

操作:直推法,由指端推至虎口为补大肠;由虎口推至指端为清大肠。

功效:补法温中、涩肠、止泻;泻法清热、利湿、通便。

主治:补法治疗虚寒泻痢、脱肛、气虚咳痰(常配运土入水)。泻法治疗便秘、湿热泻痢、肺热咳痰(常配运水入土)。

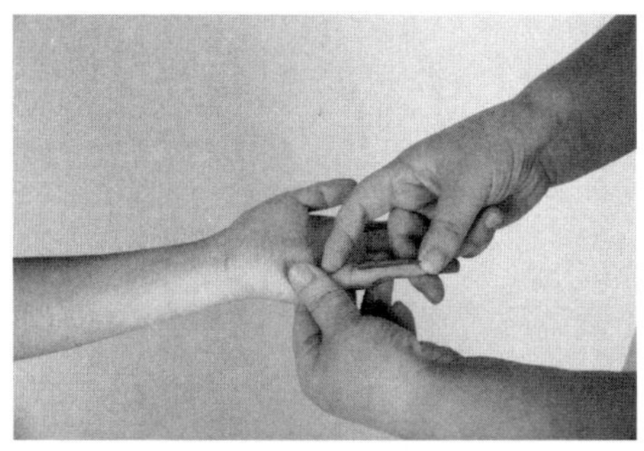

图 5-15　补肾

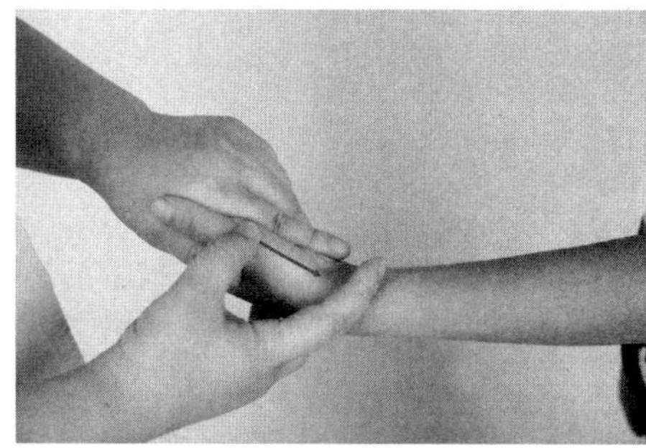

图 5-16　清胃

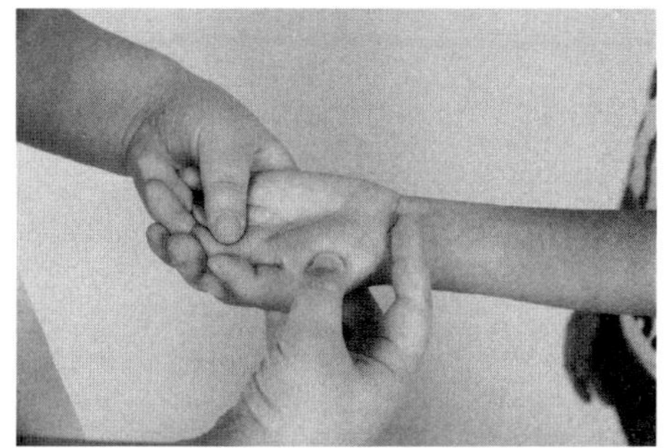

图 5-17　揉板门

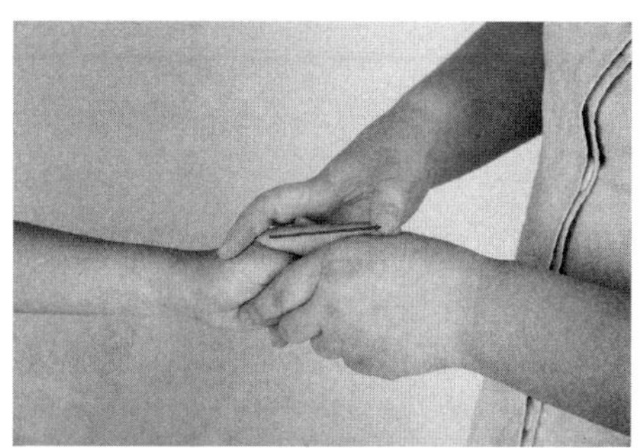

图 5-18　清大肠

9.小肠

部位:小指尺侧,由指根至指端(图 5-19)。

操作:直推法。由指根推至指端为清小肠;由指端推至指根为固膀胱。

功效:利尿(清小肠);止遗(固膀胱)。

主治:清法用于小便不通、短赤、尿急尿痛、泄泻;补法用于遗尿、便秘。

10.小天心

部位:腕横纹上,大小鱼际交会处(图 5-20)。

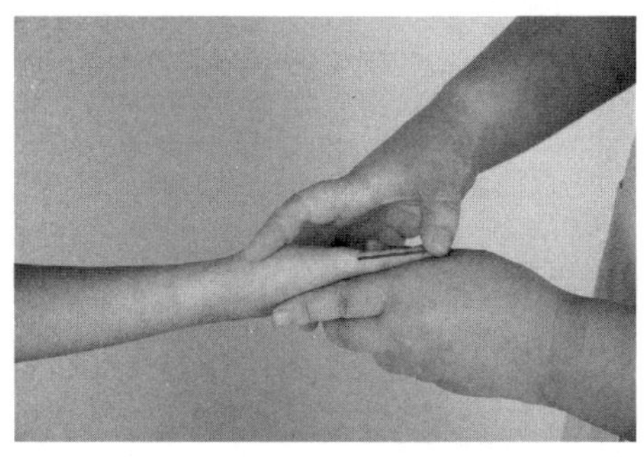

图 5-19　清小肠

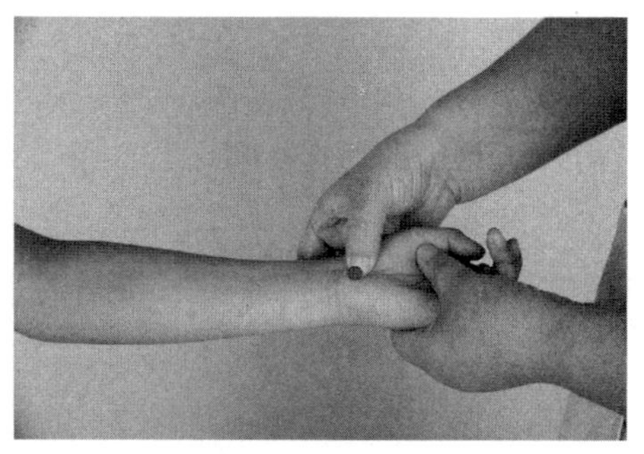

图 5-20　捣小天心

操作:揉、捣、掐。

功效:揉能安神定惊,主治睡卧不宁、惊惕不安、慢惊风;捣能清热明目,主治眼疾。

11.内八卦

由乾、坎、艮、震、巽、离、坤、兑八宫组成(图 5-21)。

部位:以掌心为圆心,以掌心至中指根的 2/3 为半径画圆,圆弧线上平均分成 8 份即是。

操作:以一手拇指轻掩离卦,另一拇指从乾卦开始顺时针至兑卦为顺运;反之,为逆运。

主治:脏腑一切寒热证。顺运治寒,通一身之气血,开脏腑之闭结;逆运治热,降胃气,消宿食,进饮食。

12.四横纹

部位:示指、中指、无名指、小指四指掌横纹处(图 5-22)。

操作:搓、擦。

功效:调和气血、退热消胀、散瘀结。

主治:疳积、瘦弱、腹胀、不思饮食、脚软、气促、咳痰等。

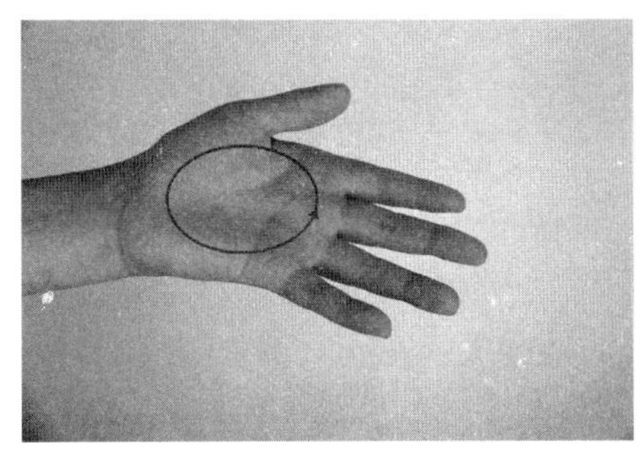

图 5-21 运内八卦

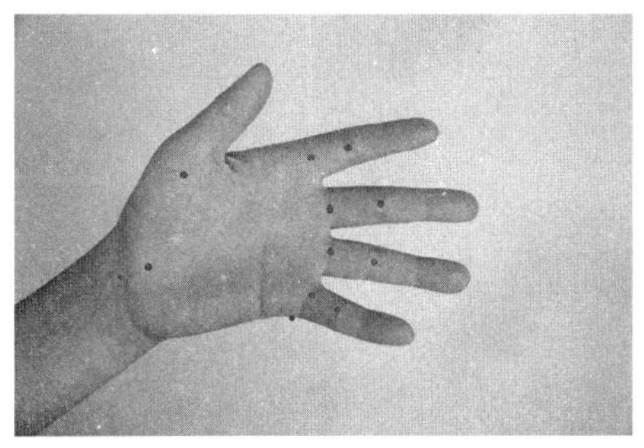

图 5-22 四横纹

13.四缝

部位:示指、中指、无名指、小指第二横纹处(图 5-23)。

操作:挑刺出血。

功效:除湿健脾。

主治:疳积。

14.小横纹

部位:小指指掌关节横纹处(图 5-24)。

操作:揉法。

功效:开胸散瘀、止咳化痰。

主治:一切呼吸系统疾病——咳、喘、痰,为治疗呼吸系统疾病的要穴。

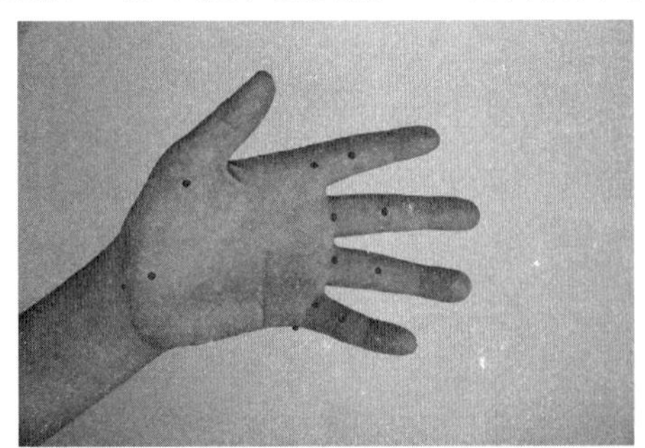

图 5-23 四缝挑刺出血

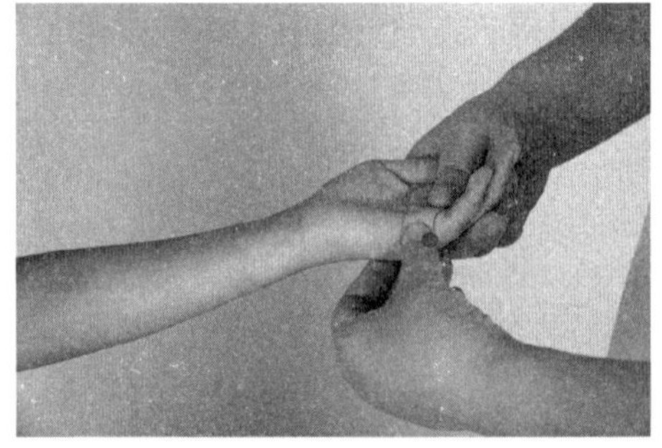

图 5-24 揉小横纹

15.运土入水

部位:起于拇指桡侧少商穴,经脾、胃、阳、阴、小鱼际至肾穴(图 5-25)。

操作:运法。

功效:温中健脾止泻。

主治:虚寒泄痢、下元虚寒性的遗尿。

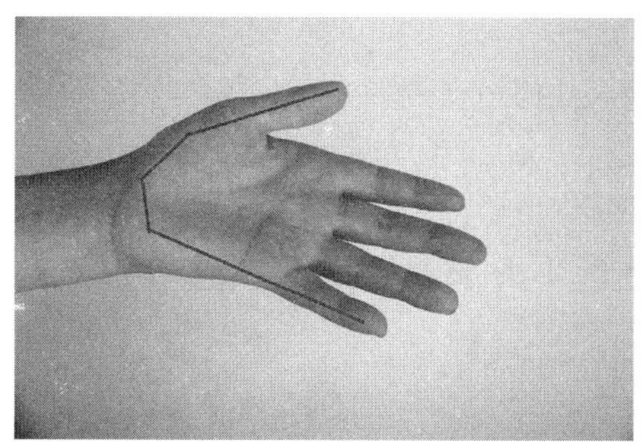

图 5-25　运土入水

16.运水入土

部位:补肾阴,经小鱼际、阴、阳、胃至脾。

功效:润肠通便。

主治:便秘、湿热泄痢。

17.三关、六腑

部位:前臂桡侧由腕至肘——三关;前臂尺侧由肘至腕——六腑(图 5-26、图 5-27)。

操作:三关,由腕推至肘为补;六腑,由肘推至腕为清六腑(六腑只清不补)

功效:补三关,大补大热之功,能培补元气、熏蒸取汗;清六腑,能清六腑之热,泻五脏之火;关三腑一,其性温;腑三关一,其性凉。

主治:一切脏腑之寒热证。

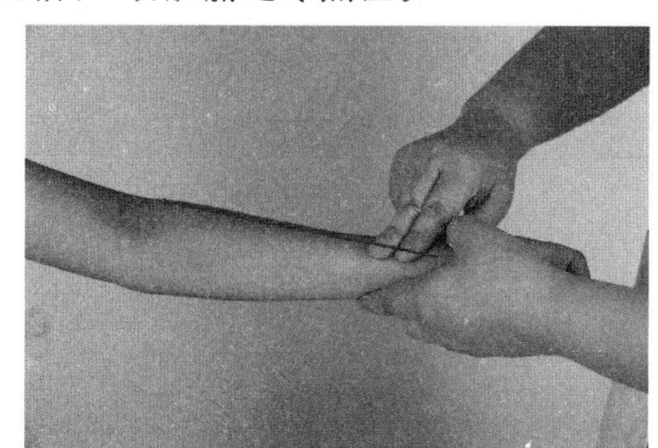

图 5-26　推三关

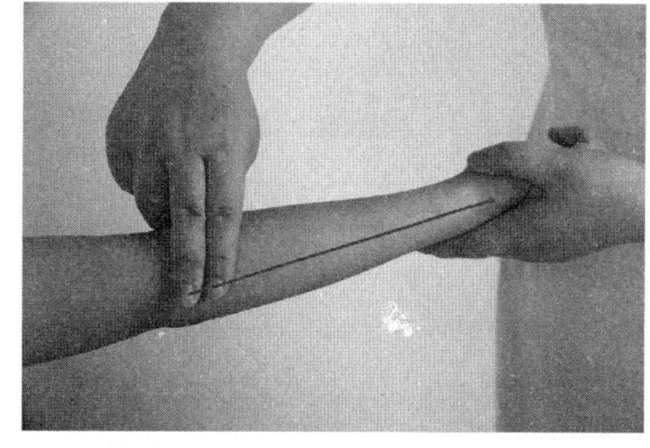

图 5-27　退六腑

18.天河水

部位:前臂正中有腕横纹至肘横纹成一直线(图 5-28)。

操作:由腕横纹至肘横纹为清天河水,反之为取天河水。

功效:清热解表。

主治:清天河水主治恶寒发热,流清涕;取天河水主治阴虚、高热等一切热症。

19.总筋

部位:腕横纹中点处(图 5-29)。

操作:揉。

功效:清热散结。

主治:口疮、流口水、潮热等一切热症。

20.二马(二人上马)

部位:四五掌骨岐缝间,正对内八卦兑宫(图 5-30)。

操作:揉法。

功效：温补下元，补命门真火。

主治：遗尿、虚寒泻痢、慢惊神怯、腹寒痛、厌食等。

21.外劳宫

部位：三四掌骨岐缝间，正对掌心内劳宫(图 5-31)。

操作：揉法。

功效：温中散寒兼有解表散寒的作用。

主治：脾胃虚寒、腹痛、泻痢、消化不良、表证恶寒发热等。

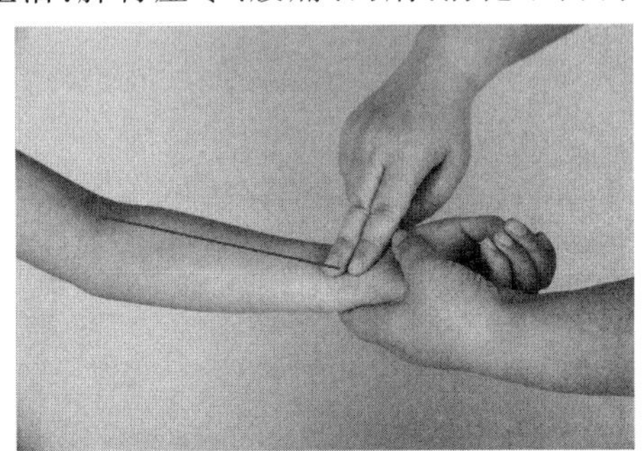

图 5-28 **清天河水**

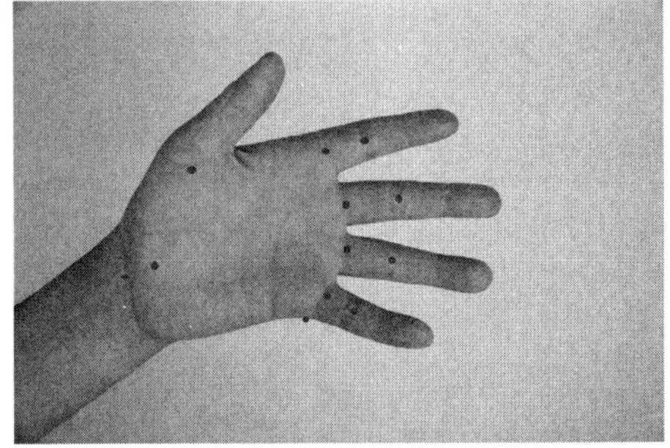

图 5-29 **揉总筋**

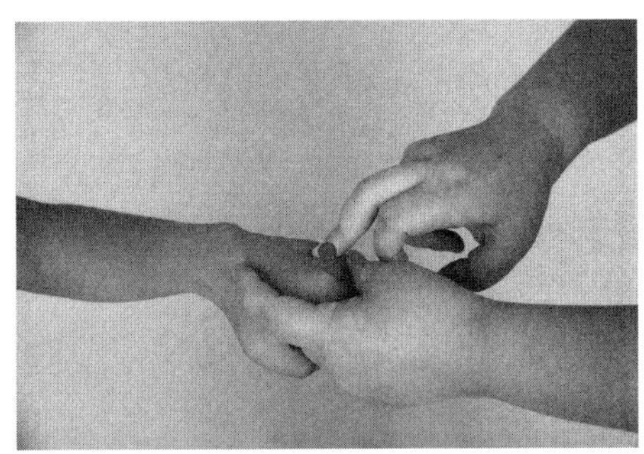

图 5-30 **揉二马**

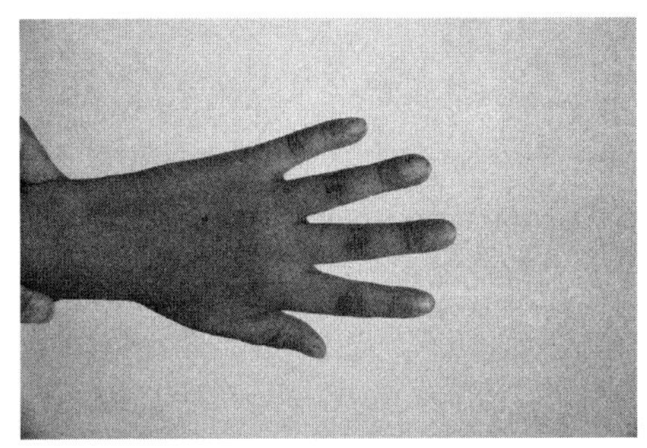

图 5-31 **揉外劳宫**

22.一窝风

部位：手背腕横纹中点(图 5-32)。

操作：揉法。

功效：解表散寒为主、兼有温中散寒的作用。

主治：外感表证、中焦寒证。

23.两扇门

部位：手背中指根两侧凹陷处(图 5-33)。

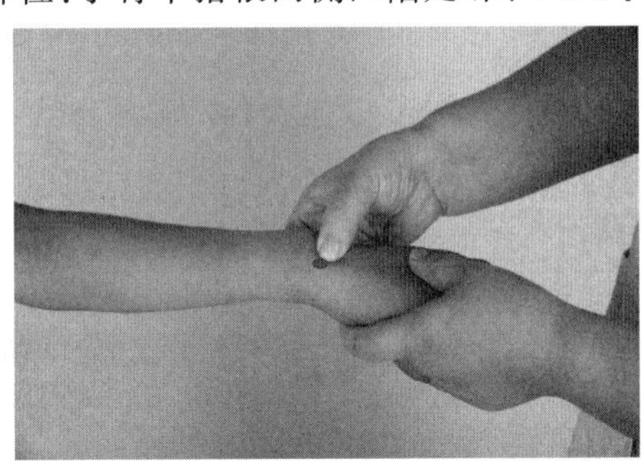

图 5-32 **揉一窝风**

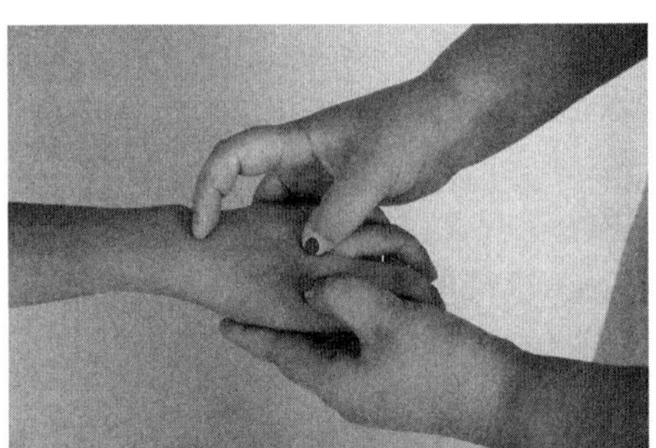

图 5-33 **揉两扇门**

操作：拇、示二指揉。

功效：解表发汗。

主治:外感表证、恶寒、无汗。

24.膊阳池

部位:手背一窝风之后三寸(图 5-34)。

操作:以中指端揉之。

功效:疏风解表,通利二便。

主治:大便秘结,小便赤涩,感冒头痛。

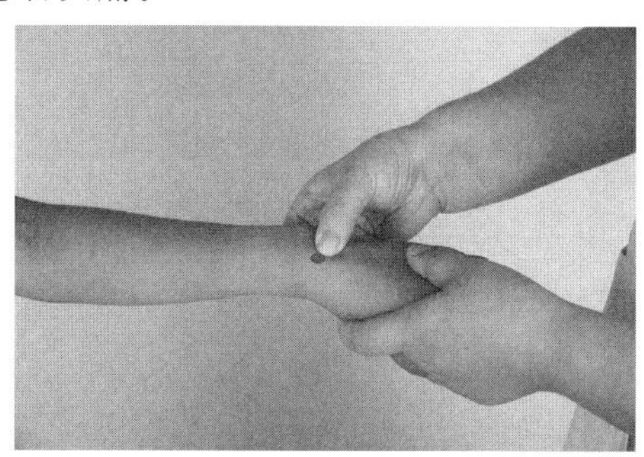

图 5-34　揉膊阳池

(三)胸腹部穴位(部位及功效同成年人)

1.天突、膻中

部位:天突位于胸骨上凹陷中。膻中位于两乳头连线中点处。

操作:震颤法。

功效:宽胸顺气,降痰定喘。

主治:一切呼吸系统疾病,喘、哮、痰、气管炎等

2.中脘

部位:腹部,前正中线上,肚脐上四寸。

操作:揉、推。

功效:由喉间推至中脘下——降逆;由中脘推至喉间——催吐。

揉法:顺揉中脘——消食导滞;逆揉中脘——健脾和胃。

3.神阙

部位:肚脐正中。

操作:按揉。

功效:顺揉为泻,逆揉为补。

主治:泻法用于便秘、湿热泻痢、食积等;补法用于一切虚寒性泻痢。

(四)腰背部及下肢部穴位

1.天柱骨

部位:颈后发际正中至大椎呈一直线。

操作:食中指并拢,用指腹由上而下直推。

功效:降逆止呕,祛风散寒。

主治:呕吐恶心,外感发热。

2.肺俞

部位:第三胸椎棘突下旁开 1.5 寸。

操作:揉、颤。

功效:通宣理肺、止咳化痰、顺气定喘。

主治:一切呼吸系统疾病。

临床:外揉为泻、清肺;内揉为补、补肺益气。刺拔罐治疗肺炎效佳;亦可治疗痰闭所致急惊厥,效佳。

3.命门

部位:第二、三腰椎棘突间。

操作:搓。

功效:温补肾阳、培元固本。

主治:先天不足、下寒腹痛、遗尿等。

4.七节骨

部位:尾骨尽头至第四腰椎成一直线。

操作:推。

功效:调理胃肠。上推上捏为补,下推下捏为泻。

主治:补法用于虚寒泻痢等;泻法用于便秘、湿热泻痢等。

5.脊

部位:大椎穴至尾骨一直线。

操作:捏、推、擦。

功效:调理脏腑,平衡阴阳。上捏为补,下推清热。

主治:一切虚实病症;小儿强壮穴。

6.涌泉

部位:脚底人字形纹缝顶点。

操作:搓法能引热下行。

临床:口疮时用吴茱萸研末、醋调敷于双脚涌泉穴,效佳;如吴茱萸加醋敷于男左脚、女右脚治久泻不止效佳。

六、小儿常见病推拿治疗

(一)夜啼

1.病因病机

(1)脾脏虚寒:腹痛而啼,半夜啼哭,多因母体素体虚,加上过食寒凉。

(2)心火亢盛:母体素盛,加上过食肥甘厚味致胎儿热扰心神,阳不入阴,心烦而啼。

(3)惊恐:小儿肾气未充易受惊恐。

2.临床表现

(1)脾脏虚寒。

症状:哭声低而无力,半夜尤甚,面色青白,四肢不温,腹痛喜踡卧,伴泄泻,腹胀,食欲缺乏,指纹淡。

治则:温中健脾,散寒止啼。

处方:补脾,补肾阳,清天河,关三腑一,顺运内八卦,运土入水,平肝,小天心,神门。

(2)心火旺盛。

症状:夜啼,声高有力,时间多在上半夜或下半夜两三点,烦躁难寐,面红目赤,四肢温,舌红,小便短赤,大便秘结。

治则:清心导火止啼。

处方:取天河,补肾阴,清心,平肝,逆运内八卦,关一腑三,运水入土,揉小天心,神门,清肺,涌泉。

(3)惊啼。

症状:啼哭,哭声尖嚎,恐惧不安,状似恐怖,面色晦暗,善惊易恐,大便泄泻,小便清长,肢体欠温,畏寒,耳冷,二阴色暗。

治则:温肾壮阳,安神止啼。

处方:清天河,补肾阳,补三关,二马,气海,关元,百会,命门,补脾,清补肺,小天心,神门,顺运内八卦,清心。

（二）泄泻

1.病因病机

(1)感受外邪：风、寒、暑、湿之邪。

(2)饮食所伤：多食，食热性或寒凉的食物。

(3)素体虚弱：先天禀赋不足。

2.分型与治疗

(1)寒泻。

症状：①外感风寒泻。大便泄泻稀水，粪色淡黄，恶寒发热无汗，胸闷泛恶，腹胀疼痛，有时肠鸣，舌苔薄白而腻，脉紧。②中寒泄泻。粪色清白或完谷不化，冷而无臭气，面唇色淡或青，四肢厥冷，不欲乳食口不渴，心不烦，腹冷痛剧烈，时有啼哭，喜热、小便清长，舌淡苔白润，脉沉迟。

治则：温中散寒，止泻。

处方：清天河，关三腑一，顺运内八卦，补脾，一窝风，外劳宫，补肾阳，补大肠，运土入水，清小肠，左揉神阙，上推龟尾、七节骨。

(2)湿热泻。

症状：大便黏腻，臭秽，次多，泄泻急速，量多，肛门灼热，身热，面红唇赤，心烦少寐，腹痛阵作且剧，小便短赤，舌红苔黄腻，脉濡数。

治则：清热利湿，健脾止泻。

处方：清脾，取天河水，补肾阴，平肝，清肺，逆运内八卦，清胃，运水入土，清大肠，清小肠，右揉神阙，下推龟尾、七节骨。

(3)伤食泻。

症状：泄泻有酸臭气，面色淡黄，或发热，或不发热，胸闷，嗳气酸馊，或泛恶欲吐，不欲乳食，腹胀疼痛，腹痛则屑，泄则痛减，小便量少，苔黄垢。

治则：消食导滞，止泻。

处方：取天河，平肝，清肺，清脾，清胃，退六腑，逆运内八卦，清大肠，清小肠，掐足三里，右揉神阙，下推龟尾七节骨

（三）呕吐

1.饮食停滞

症状：呕吐酸腐，吐后方舒，脘腹胀满，腹痛拒按，四肢温，大便秘结，小便短赤，舌红苔厚，脉滑实。

治则：消食导滞，降逆止呕。

处方：清胃，取天河水，补肾阴，退六腑，逆运内八卦，板门，平肝，清大小肠，推天柱骨，顺揉腹，下推龟尾、七节骨。

2.胃中积热

症状：呕吐物热臭，食入即吐，面红唇赤，四肢温热，口气臭秽，舌红苔黄脉数。

治则：清胃泻热，降逆止呕。

处方：清脾胃，取天河水，补肾阴，退六腑，逆运内八卦，板门，平肝，运水入土，清大小肠，推天柱骨，顺揉腹，下推龟尾、七节骨。

3.脾胃虚寒

症状：一般病程较长，朝食暮吐，吐出物多为清水或完谷，四肢清冷，腹痛绵绵，面黄唇淡，舌淡苔白，脉细无力。

治则：温中散寒，降逆止呕。

处方：补脾胃，清天河水，补肾阳，关三腑一，顺运内八卦，板门，平肝，运土入水，补大肠，清小肠，外劳宫，正捏脊。

4.胃阴不足

症状：见于热病伤阴，久病气阴未复，频做干呕，口渴，心烦，口唇干，颧红，潮热，盗汗，便秘，溲赤，舌淡红少苔，脉细数。

治则：滋阴养胃，降逆止呕。

处方：清胃，取天河水，补肾阴，腑三关一，逆运内八卦，总筋，板门，平肝，推天柱骨，顺揉腹，搓擦百会，搓涌泉。

5.肝气犯胃

症状：气候影响，加上过食辛热，风火相煽犯胃。呕逆，吐酸，嗳气频频，烦躁易哭闹，胁胀不舒，睡卧不宁，时或惊惕，舌边红，苔黄腻，脉弦数。

治则：疏肝理气，和胃降逆。

处方：平肝，取天河水，补肾阴，腑三关一，逆运内八卦，运水入土，清大小肠，推天柱骨，搓擦百会，顺揉脘腹。

（四）便秘

便秘是指大便干结，排便时间延长或排便不通畅。

1.病因病机

（1）胃肠积热：素体阳盛，加之后天过食辛辣厚味，内热炽盛，伤津耗液，大肠传导失司。

（2）阴虚肠燥：素体阴亏，后天失养，血虚阴亏，肠津缺乏，肠道传导失司。

（3）气血亏虚：先天不足，后天失养，脾胃虚弱，气血生化不足，气虚则传导鼓动无力，血虚则脏腑失养，肠道失于濡润，排便困难。

2.分型与治疗

（1）实热秘。

症状：便干而硬，排出困难，面赤唇红，口渴喜冷饮，烦躁不寐，腹痛腹胀，发热或有干咳，小便短赤或清长，不能食，恐惧排便，舌红苔黄而干，脉数。

治则：清热，润肠，通便。

处方：取天河，补肾阴，清大肠，平肝，清心，逆运内八卦，运水入土，清三关六腑，清肺，顺时针摩腹，下推龟尾七节骨，小天心。

（2）虚热秘。

症状：便干而硬，排出困难，五心烦热，盗汗，口干欲饮，两颧潮红，舌红少苔，脉细数，小便短赤，或干咳，或目涩。

治则：滋阴清热，润肠通便。

处方：取天河，补肾阴，清大肠，平肝，清心，逆运内八卦，运水入土，清三关六腑，清肺，顺时针摩腹，下推龟尾、七节骨，小天心，揉总筋，百会，推脊，涌泉。

（3）气血亏虚。

症状：排便困难，不干，面白无华，倦怠乏力，少气懒言，少食，自汗，四肢欠温，爪甲不荣，小便清长量多，畏寒，舌淡苔白润，脉细无力。

治则：益气养血，通便。

处方：清天河，补肾阳，关三腑一，补脾，清补肺，顺运内八卦，运水入土，清大肠，顺时针摩腹，下推龟尾七节骨。

（五）发热

发热指体温升高，也包括体温不高，自觉发热，或触摸发热的症状，可见于感冒、阴虚，气虚、食积、惊吓等原因。

1.病因病机

（1）外感风寒、风热之邪：风寒或风热之邪，郁遏卫阳，郁而发热。

(2)阴虚:阴不制阳,阳相对亢盛。

(3)气虚:阴盛于内,阳浮于外。

(4)食滞:食滞于中,郁而化热。

(5)惊吓:“惊恐伤肾”,气乱而发热。

2.分型与治疗

(1)外感发热。

1)风寒证。

症状:发热,恶寒重,无汗,鼻塞,咳嗽,脉浮紧。

治则:解表散寒退热。

处方:清天河,补肾阳,关三腑一,一窝风,平肝,清心,清肺,顺运内八卦,两扇门,外劳宫,太阴或太阳。

2)风热证。

症状:发热,恶风,有汗或无汗,伴流浊涕,鼻塞,咳嗽,脉浮数。

治则:解表祛风清热。

处方:取天河,补肾阴,腑三关一,逆运内八卦,平肝,清肺,一窝风,两扇门,清心,内劳宫。

(2)阴虚发热。

症状:午后或入夜低热,伴有颧红、盗汗,口干,五心烦热,便秘,舌红,苔少而干,脉细数。

治则:滋阴降火清热。

处方:取天河,补肾阴,关一腑三,逆运内八卦,揉总筋,平肝,清肺,清心,二马,运水入土,搓擦百会,推脊,擦涌泉。

(3)气虚发热。

症状:早上或上午发热,伴有气短,懒言,疲乏无力,饮食欠佳,甚者可致畏寒肢冷,小便清长,大便溏结不调。

治则:益气、健脾、退热。

处方:清天河,补肾阳,补脾,关三腑一,顺运内八卦,运水入土,平肝,清补心,清补肺,正捏脊,揉百会。

(4)食积发热。

症状:高热,面红,便秘烦躁,渴而引饮,舌红苔厚,指纹深紫。

治则:清泻里热,消食导滞。

处方:取天河,补肾阴,清胃,板门,清大肠,平肝,顺运内八卦,清肺,退六腑,顺时针摩腹,下推龟尾七节骨,小天心。

(5)惊吓发热。

症状:高热不退(体温一般在 39.5～41 ℃之间),惊惕不安,昏迷,伴呕吐,腹痛,上午轻,下午、夜间重,耳冷或热,脉弦数如豆,第二掌骨侧神门脉搏动明显。

治则:安神镇惊,滋阴退热或助阳退热。

处方:补肾阳,清天河,三关,二马,顺运内八卦,平肝,清补肺,补脾,清补心,正捏脊,百会(揉或点掐)。

(六)遗尿

遗尿是指 3 岁以上小儿,睡中尿床,醒后方知,多见于幼童、儿童甚至 16 岁以上的成年人。经常尿床可影响小儿身心健康,成人可引起精神抑郁。

1.病因病机

(1)下元虚寒,肾气不足。

(2)肺脾气虚,膀胱失约。

(3)肝经湿热,火热内迫。

2.临床表现及治疗

(1)下元虚寒。

症状:寐中遗尿,小便量多,味淡,色清,伴神疲乏力,善惊易恐,舌淡苔白,脉沉细。

治则:温补下元,缩尿止遗。

处方:补肾阳,补脾,清天河水,三关,顺运内八卦,平肝,清补肺,补膀胱,运水入土,揉二马,正捏脊,揉颤百会,揉关元,搓命门、肾俞。

(2)肺脾气虚。

症状:寐中遗尿,量比上型少,味淡,少气懒言,易外感,不思饮食,泄泻,四肢欠温。

治则:健脾益气,固涩止遗。

处方:补肾阳,补脾,补肺,清天河水,三关,顺运内八卦,平肝,补膀胱,运水入土,揉二马,正捏脊,揉颤百会,揉关元,搓命门、肾俞。

(3)肝经湿热。

症状:遗尿,量少,次多,味臊,色黄,多见于午睡之时,伴面赤唇红,烦躁,舌红苔黄,脉弦。

治则:清热利湿,疏肝止遗。

处方:平肝,取天河水,补肾阴,退六腑,逆运内八卦,运水入土,清大小肠,搓擦百会,推脊。

第六章　全科医生常用的临床辅助技能

第一节　特检科检查报告常识

一、心电图测量和正常数据

心电图是心脏检查中最重要、最常用、安全准确的检查方法。心电图的变化对各类心脏疾病的诊断、疗效评价、预后评估提供了重要的依据和参考。

(一)心电图检查注意事项

(1)运动、饱餐、吸烟、浓茶等对心电图检查结果有影响应避免,检查前请安静休息 10 分钟以上。

(2)女性体检者避免穿连衣裙、连裤丝袜,请于检查前做好准备。

(3)检查时请平躺在检查床上,露出手腕、脚踝、胸部,双手自然放在身体两侧,全身放松,心情平静,检查中切勿讲话或改变体位。

(二)正常心电图波形特点和正常值

1.P 波

P 波代表心房肌除极的电位变化(图 6-1)。

形态:P 波的形态在大部分导联上一般呈钝圆形,有时可能有轻度切迹。心脏激动起源于窦房结,因此心房除极的综合向量是指向左、前、下的,所以 P 波方向在Ⅰ、Ⅱ、aVF、V_4～V_6导联向上,aVR 导联向下,其余导联呈双向、倒置或低平。

时间:正常人 P 波时间一般<0.12 秒。

振幅:P 波振幅在肢体导联一般<0.25 mV,胸导联一般<0.2 mV。

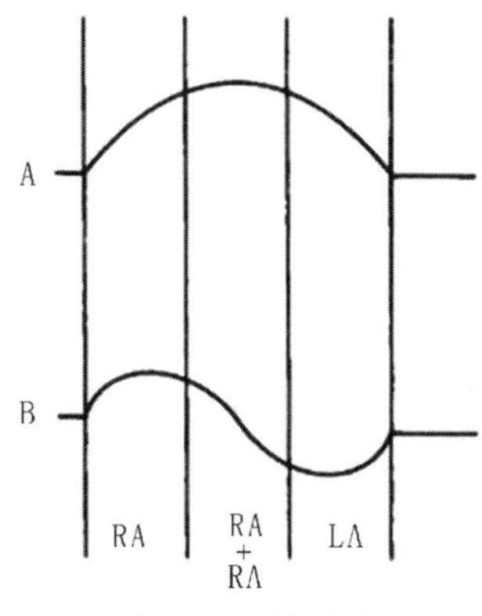

图 6-1　P 波形态

2.PR 间期

从 P 波的起点至 QRS 波群的起点，代表心房开始除极的时间(图 6-2)。

心率在正常范围时，PR 间期为 0.12～0.2 秒，幼儿及心动过速的情况下，PR 间期相应缩短。在老年人及心动过缓的情况下，PR 间期可略延长，但不超过 0.22 秒。

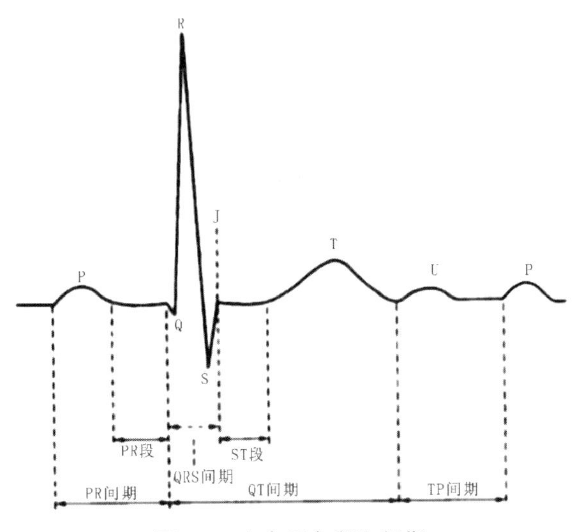

图 6-2 心电图各段和间期

3.QRS 波群

QRS 波群心室肌除极的电位变化(图 6-2)。

时间：正常成年人 QRS 时间<0.12 秒，多数在 0.06～0.1 秒。

波形和振幅：正常人 V_1、V_2 导联多呈 rS 型，V_1 的 R 波一般不超过 1.0 mV。V_5、V_6 导联 QRS 波群可呈 qR、qRs、Rs、R 型，且 R 波一般不超过 2.5 mV。正常人胸导联的 R 波自 V_1～V_6 逐渐增高，S 波逐渐变低，V_1 的 R/S<1，V_5 的 R/S 大于 1。在 V_3 或 V_4 导联，R 波和 S 波的振幅大体相等。在肢体导联，Ⅰ、Ⅱ、Ⅲ导联的 QRS 波群在没有电轴偏移的情况下，其主波一般向上。aVR 导联的 QRS 波群主波向下，可呈 QS、rS、rSr 或 Qr 型。aVL 与 aVF 导联的 QRS 波群可呈 qR、Rs 或 R 型，也可呈 rS 型，Ⅰ导联的 R 波<1.5 mV，aVL 导联的 R 波<1.2 mV，aVF 导联的 R 波<2.0 mV。6 个肢体导联的 QRS 波群振幅(正向波与负向波振幅的绝对值相加)一般不应都<0.5 mV，6 个胸导联的 QRS 波群振幅(正向波与负向波振幅的绝对值相加)一般不应都<0.8 mV。否则称为低电压。

4.R 峰时间

过去称为类本位曲折时间或室壁激动时间，指 QRS 起点至 R 波顶端垂直线的间距。如有 R 波，则应测量至 R 峰；如 R 峰呈切迹，应测量至切迹第二峰。正常人 R 峰时间在 V_1、V_2 导联不超过 0.04 秒，V_5、V_6 导联不超过 0.05 秒。

5.Q 波

除 aVR 导联外，正常人的 Q 波时间<0.04 秒，Q 波振幅小于同导联中 R 波的 1/4。正常人 V_1、V_2 导联不应出现 Q 波，但偶尔可呈 QS 波(图 6-2)。

6.J 点

QRS 波群的终末与 ST 段起始之交接点称为 J 点。J 点大多在等电位线上，通常随 ST 段的偏移而发生移位(图 6-2)。

7.ST 段

自 QRS 波群的终点至 T 波起点间的线段，代表心室缓慢复极过程。正常的 ST 段多为一条等电位线，有时亦可有轻微的偏移，但在任一导联，ST 段下移一般不超过 0.05 mV；ST 段上抬在 V_1～V_2 导联一般不超过 0.3 mV，V_3 不超过 0.5 mV，在 V_4～V_6 导联及肢体导联不超过 0.1 mV(图 6-2)。

8.T 波

T 波代表心室快速复极时电位变化(图 6-2)。

9.QT 间期

指 QRS 波群的起点至 T 波终点的间距,代表心室肌除极和复极全过程所需的时间。QT 间期长短与心率的快慢密切相关,心率越快,QT 间期越短,反之则越长。心率在 60～100 次/分时,QT 间期的正常范围为 0.32～0.44 秒(图 6-2)。

10.U 波

在 T 波之后 0.02～0.04 秒出现的振幅低小的波称为 U 波,代表心室后继电位,其产生机制目前尚未完全清楚。U 波方向大体与 T 波相一致。U 波在胸导联较易见到,以 V_3～V_4 导联较为明显。U 波明显增高常见于血钾过低(图 6-2)。

二、常见心电图报告解读

(一)窦性心律

窦性心律属于正常节律(图 6-3)。

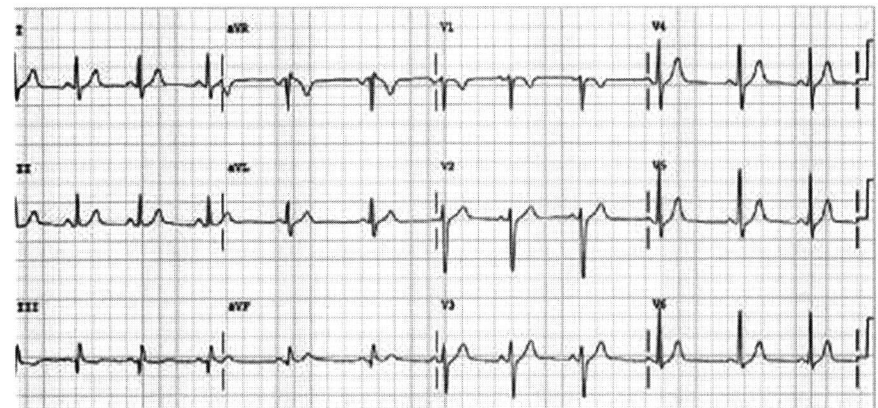

图 6-3 正常心电图

(二)窦性心动过缓

窦性心律的频率<60 次/分。近年大样本人群调查显示:约 15%的正常人静息心率可<60 次/分,尤其是男性。老年人和运动员心率可以相对较缓。窦房结功能障碍、颅内压增高、甲状腺功能低下、服用某些药物等亦可引起窦性心动过缓。在心电图上 R-R 间距超过 5 个大格可快速判断为窦性心动过缓(图 6-4)。

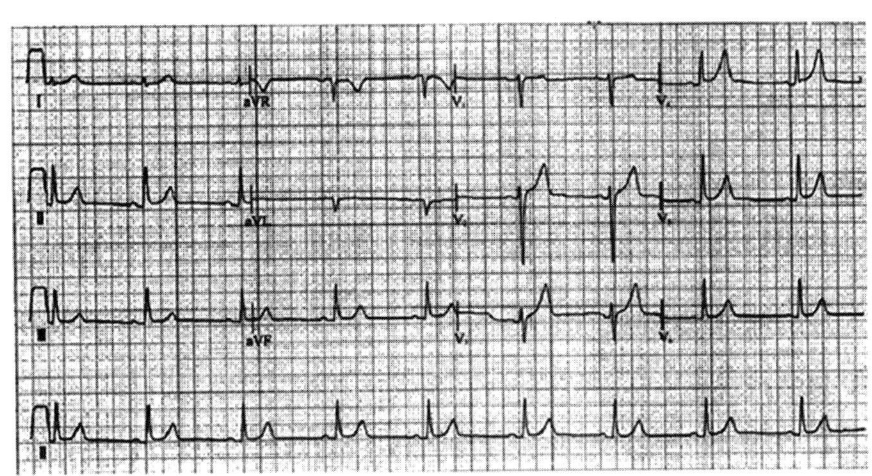

图 6-4 窦性心动过缓

(三)窦性心动过速

窦性心动过速指成人窦性心律频率＞100 次/分。常见于运动、精神紧张、发热、甲状腺功能亢进、贫血、失血、心肌炎和拟肾上腺素类药物作用等情况。在心电图上 R-R 间距小于 3 个大格可快速判断为窦性心动过速(图 6-5)。

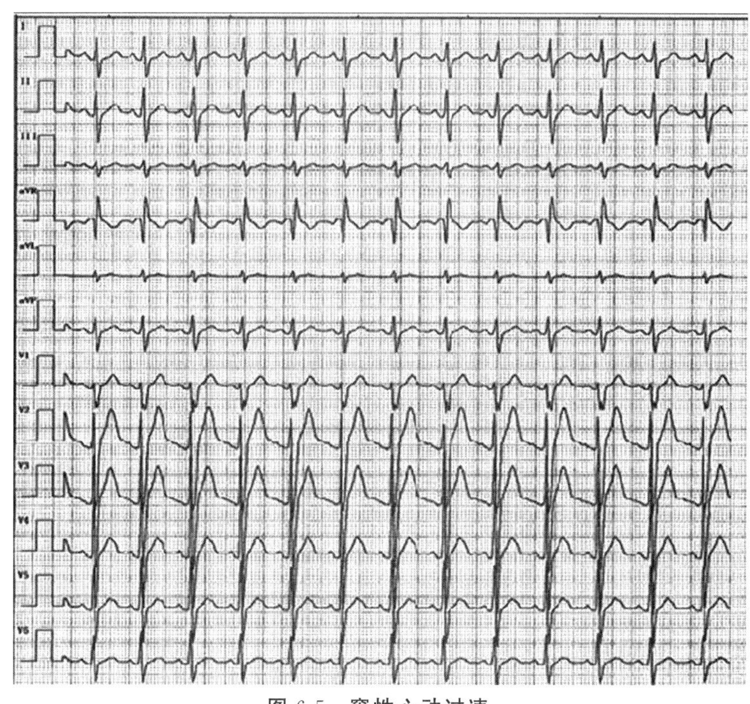

图 6-5　窦性心动过速

(四)窦性心律不齐

较常见的一类心律不齐,与呼吸周期有关,多见于青少年,一般无临床意义。另有一些比较少见的窦性心律不齐与呼吸无关,例如:与心室收缩排血有关的窦性心律不齐、窦房结内游走性心律不齐等(图 6-6)。

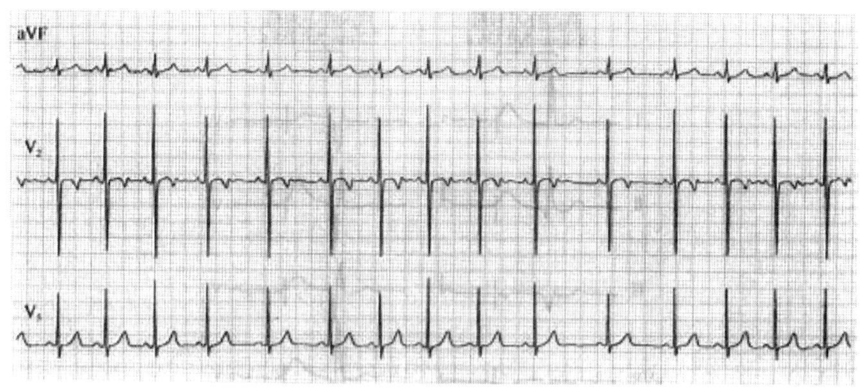

图 6-6　窦性心律不齐

(五)ST 段异常

ST 段异常抬高多见于急性心肌梗死、急性心包炎等;若异常压低,多见于冠状动脉供血不足、心内膜下心肌梗死、急性心肌炎、心室肥大、心房肥大等。

(六)Q-T 间期

Q-T 间期延长见于心肌梗死、冠状动脉供血不足、低钾血症、低钙血症、药物的影响,也可见于遗传性原发性 Q-T 间期延长。

(七)P-R 间期

中老年患者 P-R 间期延长常见于房室传导阻滞。

(八)T 波

多数 T 波轻微改变没有太大意义。但如果 T 波明显增高,可能是心肌梗死早期或者是高钾血症。T 波低平或倒置可见于冠心病心肌缺血、高血压、围绝经期综合征(女性更年期)、电解质紊乱、心肌炎、心肌病、神经功能异常、药物影响等。

(九)U 波

U 波倒置见于高血压、心肌缺血、左室负荷过重或电解质改变等。U 波明显增高见于血钾过低。

(十)左心室高电压

左心室高电压代表心室除极时间增长,主要是由于心室壁增厚导致,临床上以高血压、冠心病患者多。

(十一)期前收缩

按起源部位可分为窦性、房性、房室交界性和室性 4 种。其中以室性早搏最常见,其次是房性,交界性较少见。

1.房性期前收缩

起源于窦房结以外心房的任何部位。心电图特征:①提前出现的 P′波(P′波可重叠于前一窦性搏动的 T 波中)。②P′-R 间期正常或轻度延长。③P′波形态与窦性 P 波不同。④P′后 QRS 波群可正常或畸形。⑤常有不完全的代偿间歇,即包括房早在内的两个正常 P 波之间的时间短于两倍的正常 P-P 间距(图 6-7)。

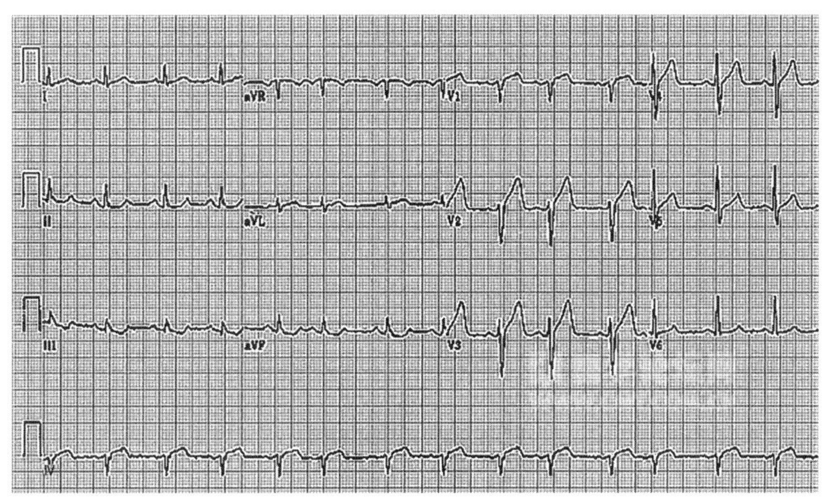

图 6-7　房性期前收缩

2.室性期前收缩

在窦房结冲动尚未抵达心室之前,由心室中的任何一个部位或室间隔的异位节律点提前发出电冲动引起心室的除极,称为室性期前收缩,简称室性早搏。心电图特征:①提前出现的宽大的 QRS 波群,QRS 波间期大于 0.11 秒,其前无过早的 P 波出现。②P 波可出现在 ST 段上或埋在 QRS、T 波内,P-R 时间常在 0.12～0.20 秒,P 波与提前的 QRS 波无关。③ST 段及 T 波方向常与 QRS 波方向相反。④通常有完全性代偿间歇,即期前收缩前后两窦性心搏相隔的时间为正常心动周期的 2 倍(图 6-8)。

(十二)心房颤动

心房颤动简称房颤,是最常见的持续性心律失常。心电图特征:①P 波消失,代以 f 波(心房颤动波)。②f 波频率在 350～600 次/分,且大小不均、形态不同、间隔不等。③心室率极不规则,通常在 100～160 次/分。当心室率>100 次/分时,诊断为快速心房颤动(图 6-9)。

(十三)急性心肌梗死

急性心肌梗死是冠状动脉急性、持续性缺血缺氧所引起的心肌坏死。心电图显示特征性 ST-T 改变及异常 Q 波出现(图 6-10,表 6-1)。

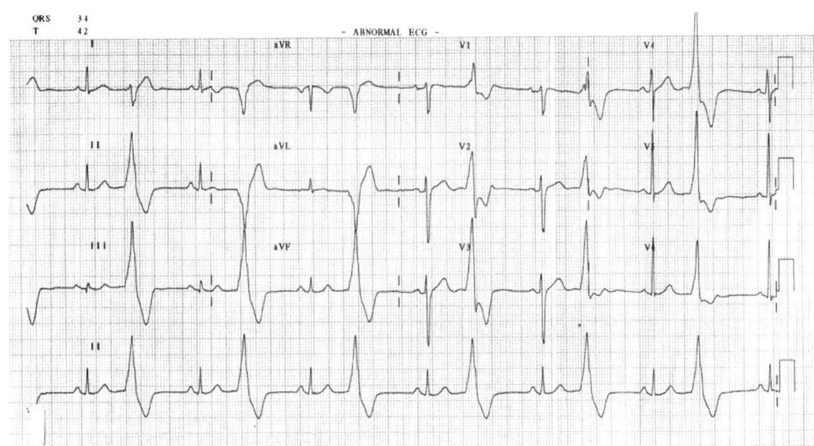

图 6-8　室性早搏呈二联律

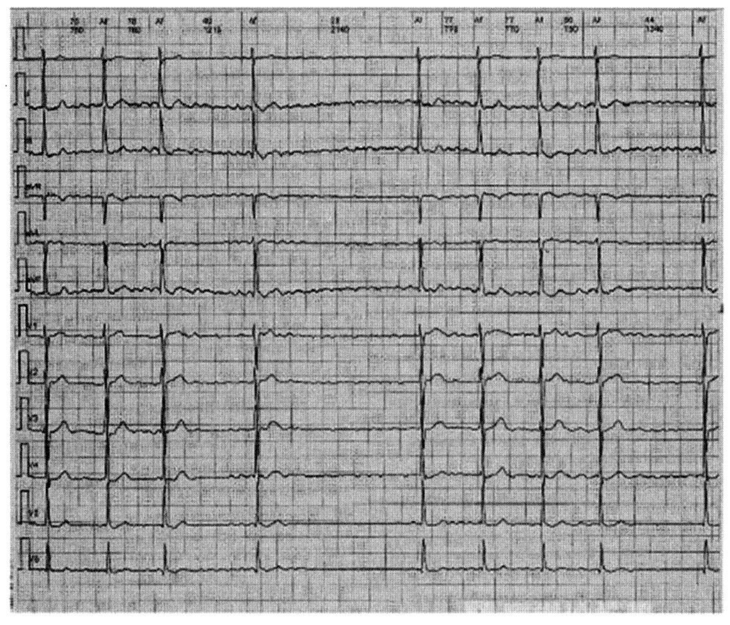

图 6-9　心房颤动

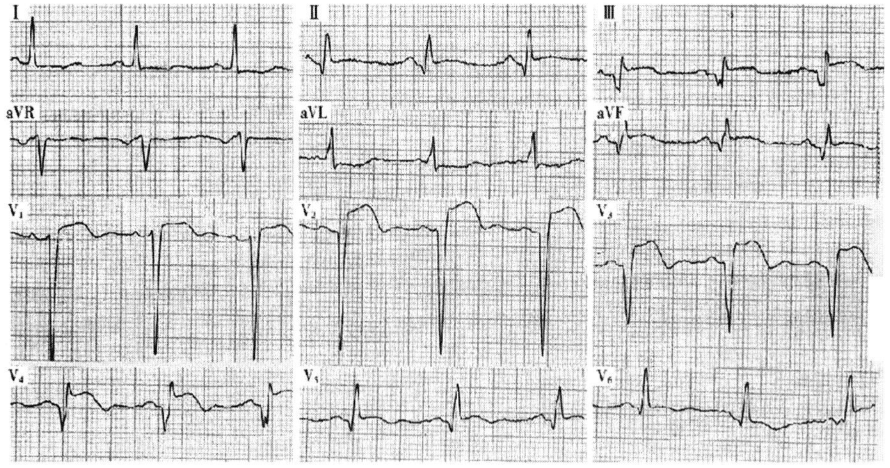

图 6-10　急性心肌梗死特征性的 ST-T 改变及异常 Q 波出现

表 6-1　心肌梗死的定位诊断

受累心壁	导联	受累血管	镜像改变
前间壁	V_1、V_2、V_3	前降支或对角支	V_7、V_8、V_9
前壁	V_2、V_3、V_4、V_5	前降支	Ⅱ、Ⅲ、aVF
广泛前壁	V_1～V_5、Ⅰ、aVL	前降支	Ⅱ、Ⅲ、aVF
侧壁	V_5、V_6	回旋支	Ⅱ、Ⅲ、aVF
高侧壁	Ⅰ、aVL	回旋支	Ⅱ、Ⅲ、aVF
下壁	Ⅱ、Ⅲ、aVF	右冠状动脉或回旋支	Ⅰ、aVL
后壁	V_7、V_8、V_9	右冠状动脉或回旋支	V_1、V_2、V_3、V_4
右室	V_{4R}、V_{5R}、V_{6R}	右冠状动脉	无

三、超声检查

(一)总论

超声医学是利用超声波的物理特性与人体器官、组织的声学特性相互作用后得到诊断或治疗效果的一门学科。向人体发射超声，由于声的透射、反射、折射、衍射、衰减、吸收而产生各种信息，将其接收、放大和信息处理形成波型、曲线、图像或频谱，以此进行疾病诊断的方法学，称为超声诊断学。

超声检查注意事项如下。

(1)常规空腹超声检查前需禁食 8～12 小时，如患者当天同时有胃镜，请将常规空腹超声检查安排在胃镜检查之前。钡餐检查后 3 天方能进行超声检查。ECT 检查后隔天方能进行超声检查，以保证造影剂代谢完全。

(2)经腹部检查子宫附件(包括产后子宫)、产科(妊娠 3 个月内或怀疑前置胎盘者)、膀胱、前列腺时，需膀胱充盈后才可检查(俗称憋尿)。

(3)经阴道检查子宫附件时需排空尿液，经直肠检查前须排便后方能检查。

(4)心脏检查：对于不能配合做心脏检查的小儿，请提前 30 分钟应用镇静剂，待患儿熟睡后再检查；对于正行 24 小时动态心电图检查者，则需等检查结束后才能进行心脏检查。

(5)检查成人心脏超声、肾脏超声、乳腺超声、高频超声、胎儿超声、颈部血管超声、外周血管超声、三维彩超、男性高频超声等，无特殊准备需求。

(6)年老体弱者需有家人陪护，如有不适及时告知登记处或诊室医生。

(二)腹部脏器常见疾病

1.脂肪肝声像图表现

肝脏大小正常或轻度增大，肝实质回声细小、致密，回声强度由浅至深部逐渐减弱，肝内血管因衰减而显示不清晰。另有肝局限性脂肪浸润不均或称非均匀性脂肪肝，在肝内出现片状低回声，无包膜。

2.肝硬化声像图表现

早期超声图像改变不明显，中晚期表现为肝左叶、右叶缩小，尾状叶呈代偿性增大，肝包膜不平整，呈锯齿状或凹凸状。肝内回声弥漫性增粗增强，肝实质回声不均匀，有结节感(图 6-11)。肝静脉内径明显变细，走向僵直、迂曲，门脉主支和分支内径增粗。常伴有脾大、腹水等。

3.肝囊肿声像图表现

肝内出现单个或多个圆形或椭圆形无回声区，壁薄，呈细光带回声，边缘整齐光滑，囊肿后方回声增强，部分囊肿内有分隔光带，为多房性囊肿。彩色多普勒血流成像(CDFI)检查囊肿内无彩色血流信号，囊壁偶见短条状彩色血流信号。

4.肝血管瘤声像图表现

毛细血管瘤呈圆形或椭圆形高回声区，边界清晰，边缘不整齐，呈花边状。肿瘤大小常较小，直径一般在 1～3 cm，彩色多普勒探测由于血流速度甚低，大多数病变均难以显示血流。海绵状血管瘤一般较大，形态不规则，内部呈网络状，低回声，边缘回声增强。彩色多普勒探测可有星点状血流信号(图 6-12)。

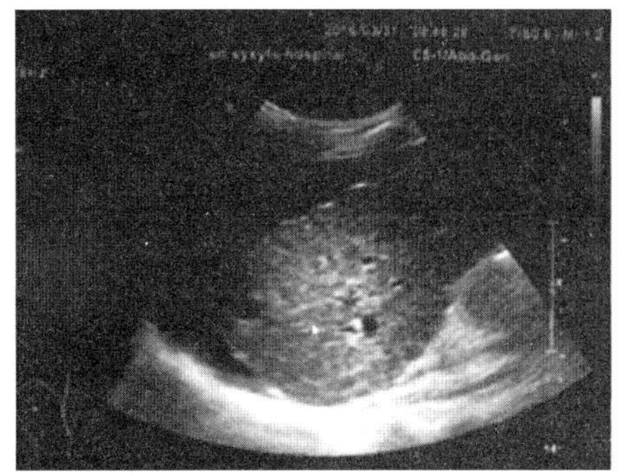

图 6-11　肝硬化并腹水

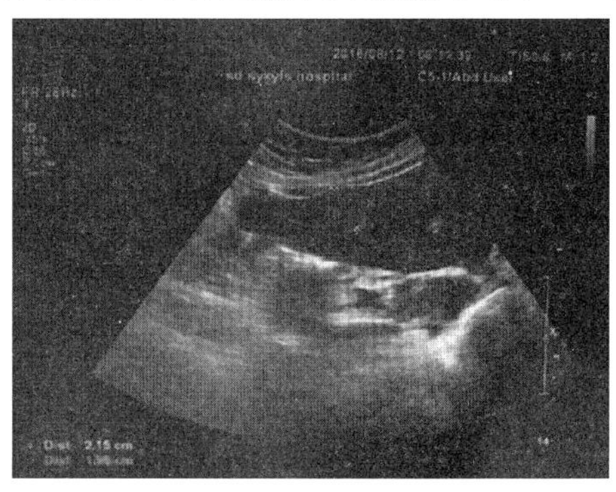

图 6-12　肝血管瘤

5.原发性肝癌声像图表现

(1)直接征象：肝内出现单个质硬的实质回声肿瘤，其形态和内部回声与肿瘤的大小有密切关系。当肿瘤≤5 cm 时，多呈圆形低回声或结节状低回声。肿瘤周围可有声晕，周围及内部彩色血流显示不丰富。当肿瘤＞5 cm 时，呈圆形或不规则结节状等回声，少数呈结节状高回声，肿瘤周围多有声晕，周围及内部彩色血流显示丰富，肿瘤周围有丰富抱球样血流。肝癌伴癌肿出血、坏死液化时，肿瘤呈混合性回声。弥漫性肝癌呈肝内布满低回声结节，有时仅呈现肝内光点增粗而无结节样回声(图 6-13)。

(2)间接征象：肿瘤压迫血管，造成血管变细、绕行；肿瘤增大或位于第一肝门处时，可压迫肝管引导肝内胆管扩张。

(3)转移征象：肝癌伴肝内局部转移，在原发肿瘤周围出现卫星状布散的小结节；肝癌伴门静脉、下腔静脉癌栓时，门静脉或下腔静脉内出现低回声，该处无彩色血流信号；肝癌伴淋巴结转移，在肝门处、腹主动脉旁、锁骨上出现圆形低回声肿大淋巴结；晚期肝癌患者出现腹水、胸腔积液。

6.转移性肝癌声像图表现

肝内出现 2 个以上(极少有单个)大小相仿的圆形或椭圆形实质回声肿块，内部回声呈多样化，周边可见低回声晕环(图 6-14)。

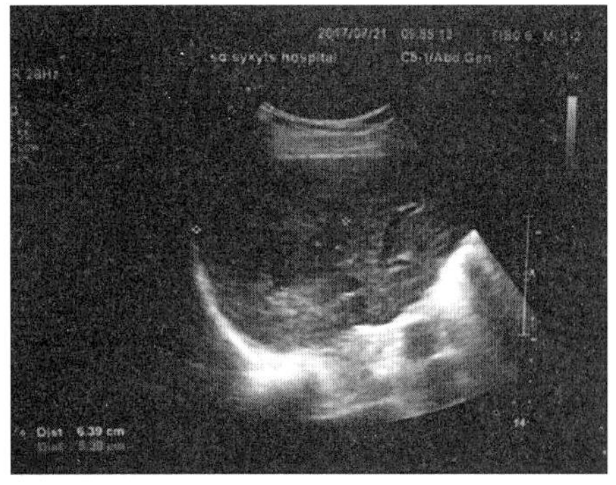

图 6-13　原发性肝癌

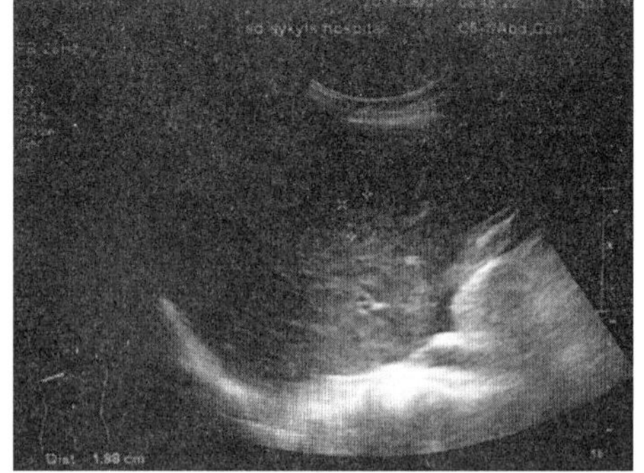

图 6-14　转移性肝癌

7.胆囊结石声像图表现

(1)典型胆囊结石：无回声胆囊内出现强光团，强光团后方伴声影，且随体位改变沿重力方向移动(图 6-15)。

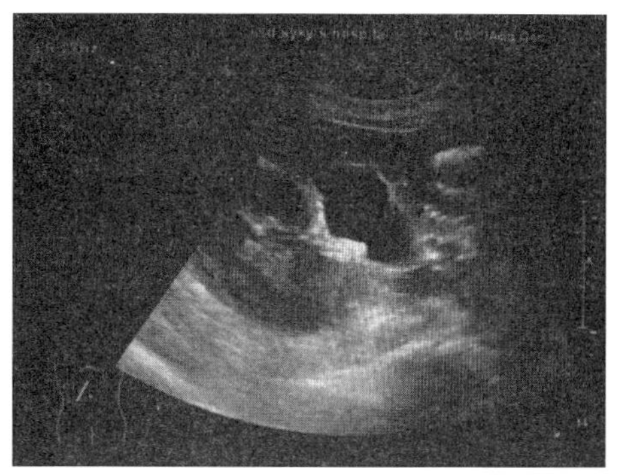

图 6-15　胆囊结石

(2)非典型胆囊结石:结石位于胆囊颈部,横切时胆囊颈部与结石构成"靶环征"图像,通常胆囊体积增大,形态饱满。

(3)胆囊充满型结石:胆囊出现弧形增强光带,后方呈一片声影,称胆囊壁结石声影(WES)三联征。胆囊内无胆汁暗区回声,胆总管常呈代偿性扩张。

(4)胆囊泥沙样结石:胆囊内出现等回声团,仰卧时常呈片状且沉积在胆囊后壁,后方无声影。异常回声随体位改变其沉积形态及位置均发生改变。

8.胆囊炎声像图表现

(1)急性胆囊炎:胆囊增大,形态饱满,胆囊壁可增厚呈双层或多层弱回声带,亦可薄如正常。胆囊内常呈带有细光点的无回声区。多伴有胆囊颈部结石,超声检查时探头压及胆囊区,压痛明显,即墨菲征阳性。

(2)慢性胆囊炎:胆囊大小多为缩小,亦可正常,胆囊壁增厚且毛糙,胆囊内胆汁透声差,即在无回声胆汁暗区内有点状增强光点飘动。

9.胆囊息肉样病变超声表现

为单发或多发中等回声突出物,呈球形、桑葚状或乳头状,有蒂或是基底较窄,可见于胆囊任何部位,通常＜10 mm;CDFI 一般检测不出血流信号。

10.胆囊癌

胆囊癌常与胆囊良性疾病同时存在,最常见是与胆囊结石共存。

超声检查:胆囊癌因肿瘤病理形态不同,分为多种类型。

(1)隆起型:胆囊内有低回声或不均匀回声隆起突出物,形态有结节状,蕈伞状或圆球形,基底宽,边缘不整齐,内部彩色信号偏多或丰富。

(2)厚壁型:胆囊壁呈非均匀性增厚,内壁不平整,胆囊形态僵硬,在增厚的胆囊壁内有彩色血流信号。

(3)混合型:同时具有隆起型和厚壁型的特征。

(4)实块型:胆囊形态失常,胆囊内胆汁无回声区被低回声或不均匀实质肿块回声所充填,常伴有结石回声,实质肿块内可有彩色血流信号。

11.急性胰腺炎超声表现

胰腺弥漫性均匀性增大或局限性增大,形态饱满,边界常不清楚。胰腺内部回声明显减低似无回声暗区,主胰管显示不清或轻度扩张,如为坏死性胰腺炎常伴有胰腺周围积液。

12.慢性胰腺炎超声表现

胰腺大小正常、轻度增大或缩小,胰腺边界不整齐,内部回声多增强,分布不均匀,常有不规则低回声或高回声团块。主胰管呈囊状或串珠状扩张。胰管内有时有增强回声,后方伴声影,为胰管结石。如胰腺局部及周围出现无回声暗区表明有假性囊肿形成。

13.胰腺癌超声表现

胰腺内出现低回声肿块,边界不整齐,轮廓不清晰,肿瘤常向周围组织呈蟹足样浸润。肿瘤较大时,癌瘤中心产生液化、坏死而呈混合性肿块。胰腺癌压迫周围脏器及血管，亦可压迫胆管、胰管引起梗阻。如胰头癌可使十二指肠曲扩大，肝左叶受压移位，向后挤压下腔静脉而使其变窄，远端则出现扩张。压迫胆总管时，可使胆总管远端肝总管、左右肝管、肝内胆管、胆囊及主胰管扩张。胰颈癌使门静脉、肠系膜上静脉受压移位，胰体尾部癌使肝静脉及肠系膜上动脉移位，可压迫胃、脾、左肾造影移位。晚期胰腺癌，肝内出现转移性肿瘤，胰腺周围、腹主动脉旁出现转移性淋巴结肿大及腹水。

14.肾积水超声表现

轻度肾积水，在声像图上出现肾窦分离，肾盂肾盏均有轻度积水，但肾实质厚度和彩色血流不受影响。中度肾积水，肾窦回声中出现无回声区，因各人肾盂肾盏原来形态不同，显示各种形态的肾积水声像图，肾盏积水明显可见(图 6-16)。重度肾积水，肾盂肾盏明显扩大，显示各种形状的无回声区，肾实质明显变薄，肾实质内彩色血流明显减少或消失。对肾积水可用超声向下追踪探测，常能找到梗阻部位和梗阻原因。

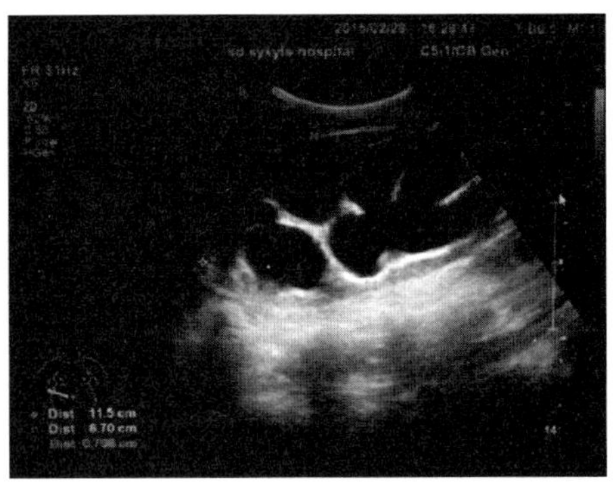

图 6-16　肾积水

15.肾囊肿

肾囊肿种类颇多，在声像图中形态各异，容易鉴别。

(1)单纯性肾囊肿：呈圆形的无回声区，囊壁薄而光滑，后方回声增强为其特征，囊肿常向肾表面凸出，其大小不一，巨大者可超过 10 cm 直径，超声能显示的最小囊肿为 3 mm。

(2)多房性肾囊肿：在无回声的囊内有菲薄的隔，呈条带状高回声，各房中囊液相通。

(3)肾盂旁囊肿：位于肾窦回声内，容易压迫肾盂或肾盏，造成肾积水。

(4)肾盂源性囊肿(或称肾盏憩室)：在肾实质内出现无回声区。囊肿不大，一般 1～2 cm，个别有大的可达 5 cm，一般不易与单纯性囊肿区别，除非在囊腔内有砂样结石形成，改变体位时，结石在囊腔内向重力方向移位，声像图显示为一个无回声囊肿，在其重力方向出现彗尾征，就容易识别，这种囊肿称为肾钙乳症。

16.多囊肾声像图表现

表现为两肾增大，随病情轻重不同，肾增大程度出入很多，囊的多少和大小也各不相同，囊少而大者病情轻；囊多而小者，病情反而严重。声像图所见往往是全肾布满大小不等囊肿，甚至肾实质回声与肾窦回声都分不清楚。囊肿随年龄的增大而增多增大，囊肿出现愈早，预后愈不佳。

17.肾细胞癌声像图表现

肾区出现占位性病灶，局部向肾表面隆起或明显凸出，呈圆形或类圆形，边界清晰，但晚期肾癌向周围浸润时，边界常不清晰。肿瘤内部回声多变。2 cm 以下肿瘤多为低回声；2～4 cm 中等大小肿瘤常为中等回声；3 cm 大小的肾癌，偶有呈高回声的。出现不均匀回声的肾癌，常因肿瘤内出血或液化所致，见于 5 cm以上的大肿瘤。

18.血管平滑肌脂肪瘤声像图

血管平滑肌脂肪瘤又称错构瘤，肿瘤无包膜，呈圆形或类圆形高回声或强回声，无声影。肿瘤为单发或多发，且以多发性为多见。大肿瘤常有内部出血，呈不均匀回声，多次内部出血形成洋葱片状图案，容易识别,有利于鉴别诊断。

(三)甲状腺疾病

1.毒性弥漫性甲状腺肿

本病简称“甲亢”,声像图表现为:甲状腺弥漫性、对称性、均匀性增大,包膜规则,内部回声较正常略低,少数呈散在、局灶性减低。彩色多普勒可见甲状腺内部血流信号极为丰富,呈“火海征”(图6-17)。

2.亚急性甲状腺炎声像图表现

甲状腺肿大,探头挤压时有压痛,内部可见散在的边界欠清的低回声区,后期如有钙化,则可见散在强回声光点及后方回声衰减。观察低回声区域的减少是判定疗效的有用方法。部分患者可伴有颈部淋巴结增大。

3.慢性淋巴细胞性甲状腺炎声像图表现

甲状腺弥漫性轻中度肿大,以前后径改变最明显,峡部也明显增厚,包膜完整,表面凹凸不平。内部回声弥漫性减低、不均匀,内可见因瘢痕或纤维组织增生而形成的条状或点状强回声,呈网格状(图6-18)。早期腺体内血流信号明显增加,但不及Graves病;晚期血流信号无明显增加或轻度增加。

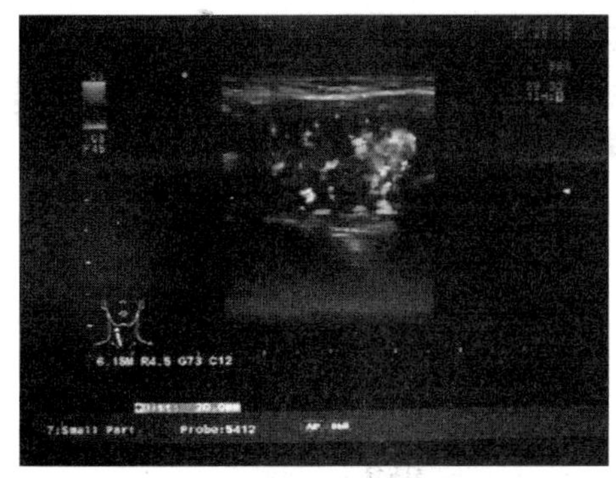

图6-17　毒性弥漫性甲状腺肿

甲状腺内部血流丰富,呈“火海征”

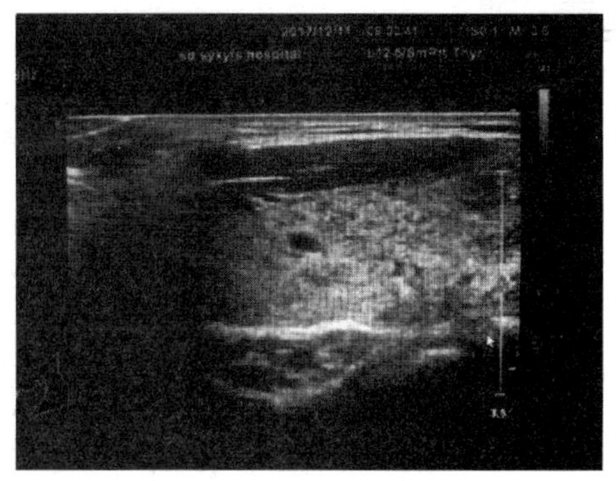

图6-18　慢性淋巴细胞性甲状腺炎声像图

4.单纯性甲状腺肿声像图表现

甲状腺弥漫性、对称性肿大,表面光滑无结节,腺体回声正常或不均。当滤泡充满胶质而扩张时,则显示为无回声区、弥漫性、多发性改变。

5.结节性甲状腺肿声像图表现

甲状腺两侧叶非对称性肿大,可见大小各异的结节,结节回声强度不一,可伴有囊性变、钙化等。由于结节的包膜非常薄,与周围组织分界不清。所有的结节均在甲状腺包膜内部,当结节较大时,可引发气管受压,偏移的现象。结节以外的腺体组织回声不均,可见强回声点或强回声条(图6-19)。

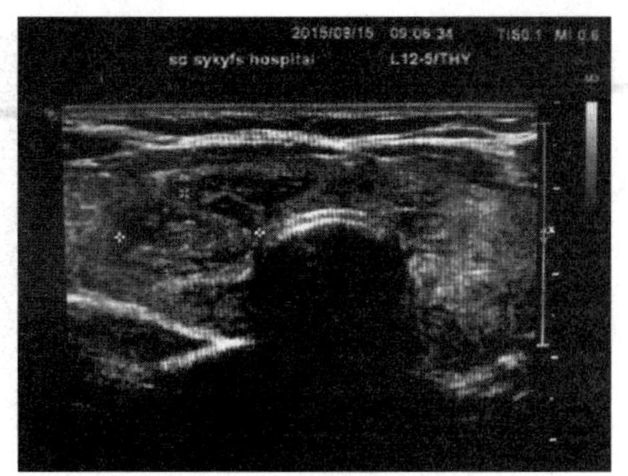

图6-19　结节性甲状腺

6.甲状腺腺瘤声像图表现

多为单发,边界清楚,边缘平滑,包膜完整,呈圆形或椭圆形,周边有完整晕环,内部呈均匀低回声或等回声,也可为略强回声。后方回声可增强,一般无衰减。若伴有囊性变、坏死、出血和钙化则回声不均匀。随着肿瘤的增大,可使周围组织受压、偏移。

7.甲状腺癌

可分为乳头状癌,滤泡型癌,髓样癌,未分化癌及其他类型的恶性肿瘤。以乳头状癌最为多见,髓样癌和未分化癌较少见。声像图表现:边界不清楚,边缘不光滑,可呈蟹足样、锯齿状改变,包膜不完整,多无声晕,内部可呈低回声、等回声,以低回声多见,不均质,内可见微小钙化点,呈散在或局灶性分布,后方回声衰减。可发现周围组织的浸润。在甲状腺癌中乳头状癌的声像图最具有上述特征。而滤泡型癌的滤泡相互融合,可出现囊肿样图像。超声检查时,还应注意颈部淋巴结是否肿大,对诊断有一定帮助。

(四)乳腺疾病

1.乳腺纤维腺瘤声像图表现

乳腺组织内出现圆形或椭圆形肿块,长轴与乳腺腺体平面平行,纵横比≤1,边界清晰,包膜完整光滑,可有侧方声影,内部呈均匀低回声,后方回声可增强(图 6-20)。探头加压时有一定的压缩性。随着病变的进展,有些腺瘤发生变性、钙化等,变得形态不规则,回声不均质,与乳腺癌不易鉴别。多数纤维腺瘤内血流信号不丰富,仅可见点状血流信号。

2.乳腺增生声像图表现

乳腺小叶增生是一种乳腺弥漫性疾病,在声像图上表现为两侧乳腺回声增粗、增强,结构紊乱。如有囊性扩张,则在乳腺组织内出现无回声区,壁薄,后方回声增强,如有纤维结节形成,乳腺内可见低回声区,形态一般呈圆形,无包膜,内无血流信号。

3.乳腺癌

半数以上发生于乳腺外上象限,其次为乳腺中央区和内上象限。肿块质硬,边界不清,多为单发。如果癌瘤位置浅,则侵犯皮肤,与皮肤粘连导致皮肤出现凹陷,呈橘皮样外观;如累及乳头,可出现乳头回缩、下陷现象。乳腺癌早期即可侵犯同侧腋窝和锁骨下淋巴结,晚期可发生血行转移,侵及肺、肝及骨骼等。

声像图特征:患侧乳腺组织内出现异常回声肿块,形态不规则,边界不清楚,无包膜,边缘不光滑,呈锯齿样或蟹足样(图 6-21),内部多为低回声,分布不均匀,可有强回声钙化点,中心液化或坏死时,可见不均质的低回声或无回声区。肿块后方回声衰减。探头加压时,肿块不被压缩。多普勒探测,肿块周边及内部有较丰富血流,多呈高阻动脉血流。部分患者在同侧腋窝扫查到转移性淋巴结肿大。

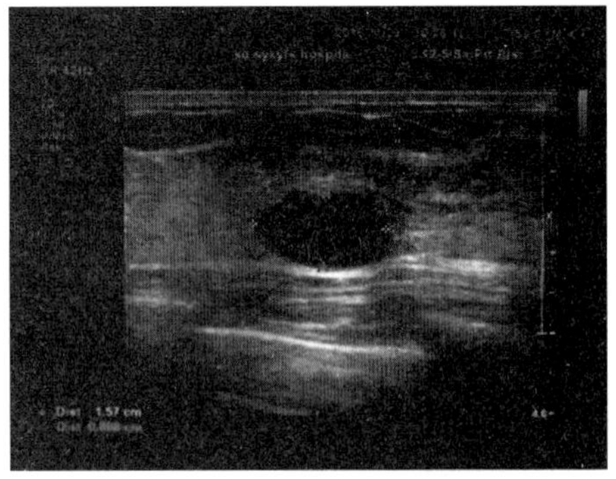

图 6-20 乳腺纤维腺瘤

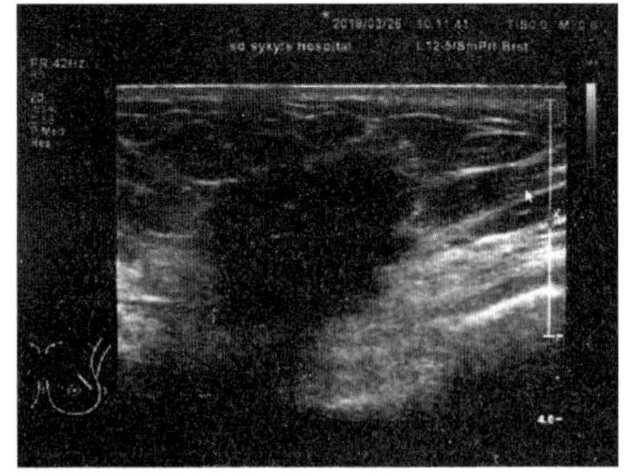

图 6-21 乳腺癌

4.乳腺炎和乳腺脓肿声像图表现

乳腺腺体层明显增厚,回声减低。乳腺导管尤其是主导管不同程度扩张。炎症肿块边界不清,内部回声增强,分布不均。形成脓肿时,内部呈不均质无回声区,边界增厚而不光滑。慢性炎症或脓肿液化不全时,内部见不均质的回声点或回声团。多数急性乳腺炎的腺体内血流信号轻度增加。形成脓肿时,脓肿壁上可探及低速低阻血流信号。

（五）子宫及其附件疾病

1.子宫肌瘤

其声像图表现各异，取决于肌瘤的大小、部位和生长时间长短。

（1）肌壁间肌瘤：子宫增大，增大程度与肌瘤大小和数目成正比，肌层内低回声区或等回声区，边界清楚，周围显示环状彩色血流信号。肌瘤较大时，可压迫和推挤宫腔，使宫腔内膜回声移位或变形（图6-22）。

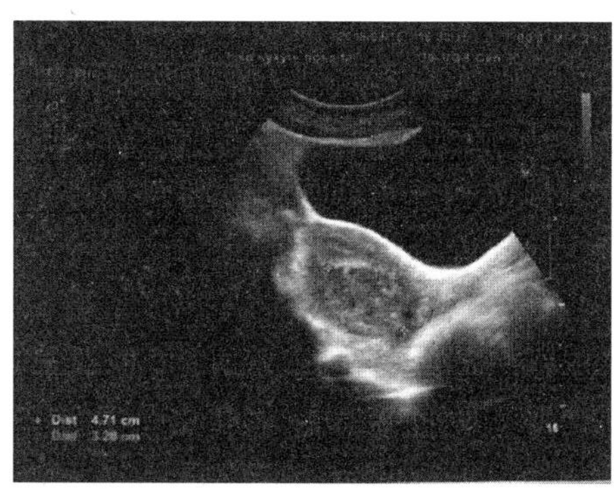

图6-22　子宫肌瘤

（2）浆膜下肌瘤：子宫增大，形态失常，肌瘤向子宫表面突出，呈弱或中等回声。

（3）黏膜下肌瘤：子宫内膜变形或缺损，内膜下肌层可见低回声结节突向宫腔，肌瘤完全突入宫腔时，宫腔内显示实性占位，但肌瘤与宫腔内膜间有裂隙，呈现“宫腔分离征”。CDFI检测：瘤体周边呈环状或半环状血流信号，内部呈条状血流信号。

2.子宫腺肌症

子宫呈球形增大，中等大小，一般不超过3个月妊娠大小；受累肌层回声不均质，可见到多个小无回声区，以后壁为著；宫腔线向前偏移。

3.子宫内膜癌

早期病变，声像图变化可不明显。随病变扩大，子宫增大，外形不规则，回声衰减。子宫内膜呈非均匀性增厚，边缘不光滑，多为弥漫性或局限性不规则的中强回声，可侵入肌层，如有子宫颈堵塞则可伴有宫腔积脓。晚期子宫内膜癌，常可于子宫的一侧或双侧探及肿块、腹水或有远处转移灶等征象。

4.子宫颈腺体囊肿

子宫颈肥大，可见单个或多个腺体囊肿，大小不等，有时可见成串分布或成堆分布，但均限于子宫颈内口至外口间的子宫颈前后唇腺体中。

5.卵巢非赘生性囊肿

（1）滤泡囊肿：为卵巢的生理性囊肿。声像图表现：圆形、壁薄、液清呈无回声区，直径一般在1～3 cm，很少超过5 cm。

（2）黄体囊肿：由卵巢黄体血肿液化形成的囊肿，其直径在3 cm左右。声像图表现：卵巢切面亦可出现无回声区囊肿图像，其内可见细光点，壁厚。

（3）黄素囊肿：多呈双侧性。声像图表现：卵巢见一较大圆形或椭圆形无回声区，壁薄，内有“车轮样”隔及清亮囊液。囊肿大小不一，一般为3～5 cm。

6.卵巢肿瘤

（1）黏液性囊腺瘤：占卵巢所有肿瘤20％，恶变率5％，绝大多数单侧，瘤体较大，破裂可造成肿瘤的广泛种植。声像图特点：圆形或椭圆形无回声区，边缘光滑，囊壁呈均匀厚壁型（＞5 mm），分隔较多且厚，呈多房性，房腔大小不一。肿瘤体积较大，内径多在10 cm以上。少数肿瘤有乳头状物生长时，囊壁上可见局限性光团呈乳头状突向囊内或壁外。

(2)黏液性囊腺癌:多由黏液性囊腺瘤演变而来,常见一侧。声像图特点:肿瘤呈椭圆形或分叶状无回声区,囊腔内分隔较多,呈多房性,囊肿内壁有不规则较大实质光团,分隔、囊肿壁厚薄不均。常伴腹水。

(3)浆液性囊腺瘤:为最常见的卵巢肿瘤。大部分为良性,但有较高的恶性变倾向。常为单侧性。分单纯性及乳头状两种。声像图特点:多为单房、壁薄、光滑、边界清,内部回声少,内有光带分隔为多房性,后壁及肿瘤后方回声增强。囊肿一般 5～10 cm,中等大小。囊肿内壁显示有乳头状实质光团则为乳头状浆液性囊腺瘤。

(4)浆液性囊腺癌:为成人最常见的恶性卵巢肿瘤。声像图特点:一侧或双侧附件区出现圆形无回声区,囊壁不均匀增厚,有分隔时,隔膜较厚且不均,囊壁可见乳头状光团而且形态不规则,突向囊内或侵犯外壁。

(5)卵巢成熟囊性畸胎瘤:又称皮样囊肿。声像图特点:囊实性包块,内有弥散样强回声光团后方伴声影,是其特征性表现;以毛发和油脂为主要成分的囊性畸胎瘤表现为整团的强回声,后方伴声影;点状或短线状的强回声,常由杂乱的毛发造成;脂-液分层;块状强回声后方伴声影,常由骨骼或牙齿造成。

四、肺功能检查

(一)肺功能检查简介

肺脏具有呼吸、防御、代谢等多项功能,一般所说肺功能是指肺的呼吸功能。肺功能检查是呼吸系统疾病的必要检查之一,对于早期检出肺、气道病变,评估疾病的病情严重程度及预后,评定药物或其他治疗方法的疗效,鉴别呼吸困难的原因,诊断病变部位,评估肺功能对手术的耐受力或劳动强度耐受力及对危重患者的监护等方面有重要的指导意义。

肺功能检查包括通气功能、换气功能、呼吸调节功能及肺循环功能等,检查项目及测定指标众多,过去的肺功能仪主要以机械和化学方法检测为主,费时费力,而且检测误差较大,限制了其在临床上的广泛应用,医务工作者对其知识也了解有限。近年来,随着科学技术的发展,新的检测技术的出现,尤其是电子计算机的应用,使肺功能检测技术得到了很大的发展,其在临床上的重要性也日益受到重视。

(二)肺功能检查目的

(1)早期检出肺、呼吸道病变。

(2)鉴别呼吸困难的原因,判断气道阻塞的部位。

(3)评估肺部疾病的病情严重程度。

(4)评估外科手术耐受力及术后发生并发症的可能性。

(5)健康体检、劳动强度和耐受力的评估;

(6)危重患者的监护等。

(三)肺功能检查特点

(1)肺功能检查是一种物理检查方法,对身体无任何损伤,无痛苦和不适。

(2)肺功能检查具有敏感度高、重复检测方便和患者易于接受等优点。

(3)与 X 线胸片、CT 等检查相比,肺功能检查更侧重于了解肺部的功能性变化,是呼吸系统疾病的重要检查手段。

(四)肺功能检查的重要性

(1)诊断患者呼吸功能状况,确诊肺功能损伤的性质与程度。

(2)要确诊 COPD 必须进行肺功能检查。

(3)肺功能检查有助于临床医生明确 COPD 的严重程度,并依据疾病严重程度制定相应的治疗方案。

(五)肺功能检测注意事项

(1)因鼻子被夹住,所以应保持用嘴呼吸。

(2)尽可能含紧口嘴,保证测试过程中不漏气。

(3)尽可能配合操作者的口令,同时做呼气和吸气动作。

(4)尽最大可能吸气,然后以最大力量、最快速度呼出。

五、碳-14(^{14}C)呼气试验

幽门螺杆菌(*Hp*)可引起多种胃病,包括胃炎、胃溃疡、十二指肠溃疡、非溃疡性消化不良、胃癌等。因此,根除幽门螺杆菌已经成为现代消化道疾病治疗的重要措施。为明确患者有无幽门螺杆菌的感染,临床上需要一种敏感性高、特异性强、快速、简单、安全、廉价的幽门螺杆菌诊断方法,也就是^{14}C呼气试验。该检查以无痛、无创、快速简便、无交叉感染的优点,被国内外专家一致推荐为诊断幽门螺杆菌的金标准,在临床上已被广泛推广应用。

(一)原理

幽门螺杆菌可产生高活性的尿素酶。当患者服用^{14}C标记的尿素后,如患者的胃内存在幽门螺杆菌感染,胃中的尿素酶可将尿素分解为氨和^{14}C标记的CO_2,^{14}C标记的CO_2通过血液经呼气排出,定时收集呼出的气体,通过分析呼气中^{14}C标记的CO_2的含量即可判断患者是否存在幽门螺杆菌感染。

(二)临床适应证

(1)消化不良初诊者,临床怀疑有幽门螺杆菌感染。

(2)急慢性胃炎和胃、十二指肠溃疡、黏膜相关性淋巴组织淋巴瘤患者。

(3)预防胃癌或有胃癌家族史者。

(4)幽门螺杆菌根除治疗后疗效评价和复发诊断。

(5)长期使用非甾体抗炎药类药物者等。

(6)幽门螺杆菌感染的流行病学调查与筛选。

(三)检测方法

1.患者准备

受检者必须停用抗生素和铋剂30天,停用质子泵抑制剂2周。检查前禁食6小时以上。

2.检查流程

(1)检查时先让患者口服一粒^{14}C尿素胶囊。

(2)静坐15分钟后,受试者直接向呼气卡呼气,患者持续呼气时间达到3分钟后即可停止呼气。

(3)呼气卡插入检测仪中进行检测。

(4)检查过程中患者应当保持安静,剧烈运动后血中的酸碱度变化可能影响同位素标记CO_2的呼出。

(四)注意事项

下列因素可导致假阴性,应予避免。

(1)受检者在近1个月内使用了抑制幽门螺旋杆菌的药物,如抗生素、铋剂等。

(2)受检者在近1周内曾有上消化道出血的病史。

(3)受检者没有空腹,胃中有食物,口服^{14}C尿素胶囊难以与胃黏膜接触。

(4)孕妇、哺乳期妇女尽量不做此试验。

第二节 放射诊断报告常识

一、总论

(一)不同成像技术的特点和临床应用

1.X线图像成像的特点和临床应用

X线透过人体直接形成的图像为X线图像,其由从黑到白不同灰度的影像组成,通过影像的密度及

其变化来反映人体组织结构的解剖和病理状态。虽然现代成像技术对疾病的诊断有很大的优越性，但是不能完全取代X线检查，比如在乳腺、胃肠道以及介入放射学领域，X线检查仍具有较高的应用价值，而骨骼系统疾病和胸部疾病的检查也多首选X线。

2.CT图像的特点和临床应用

CT图像是经数字转换的重建模拟图像，是由一定数目从黑到白不同灰度的像素按固定矩阵排列而成。与传统的X线图像不同，CT图像的密度分辨力高，所以CT能清楚地显示出由软组织构成的各器官结构。CT检查的应用范围几乎包括了全身各个系统，尤其是针对中枢神经系统、头颈部、呼吸系统、消化系统、泌尿系统及内分泌系统等病变的检出和诊断有显著的优越性。对于心血管系统、生殖系统和骨骼肌肉系统的病变，CT的诊断价值仍有突出性。然而，CT检查的应用仍有它的局限性。CT检查中，X线的辐射剂量显著高于传统X线检查，这就在一定程度上限制了CT检查的应用，特别是在妇科、产科及儿科等领域中的应用。

3.MRI图像的特点和临床应用

MRI与CT一样，其图像也是数字化图像，是重建模拟灰度图像，然而，与CT图像不同的是MRI图像上的灰度，并不是代表组织或病变的密度，而是表示它们各自的MRI信号，反映的是弛豫时间的长短。MRI图像有许多成像参数。MRI检查有很多优势，多参数、多序列、多方位成像和较高的组织分辨率，并且无X线辐射损伤，还拥有功能磁共振成像等，其广泛应用于人体各系统以及各部位的检出、诊断。但是在临床应用中，MRI也有它的局限性和不足。如患者体内有铁磁性植入物、心脏起搏器等，或早期妊娠、幽闭恐惧症等的患者，均不能行MRI检查。此外，呼吸系统的多数疾病均不适宜MRI检查，MRI对胃肠道黏膜等的小病变显示也有局限性。

（二）不同成像技术的比较及综合应用

近年来，医学影像技术迅速发展，形成了包含X线、超声、CT、MRI和核素显像等多种成像技术的检查体系。我们必须掌握各种疾病在不同成像技术和检查方法中的影像表现和诊断要点，而且还要熟知各个成像技术和检查方法的优、缺点，从而在短时间、低花费的前提下，获得可靠、准确的影像学诊断。

1.不同成像技术和方法的比较

在不同系统、不同解剖部位中，各种成像技术的适用范围和诊断效果有很大的差异。比如，在中枢神经系统疾病中，基本不再使用X线检查，目前应用较广泛的是CT和MRI；而对于乳腺，X线检查仍然是首选和常用的检查技术，尽管超声、CT和MRI检查有一定的应用价值。另外，因X线平片有良好的密度自然对比，故在呼吸系统疾病的检查中，X线仍是首选的检查技术，也是诊断呼吸系统疾病的主要方法。另外，同一种成像技术中不同检查方法的适用范围和图像效果亦有很大的差异。比如，急性脑梗死为中枢神经系统疾病，需首先选用CT或MRI检查，但在脑梗死超急性期时，需进一步应用CT灌注检查或MRI的弥散检查，进一步发现病灶和明确诊断。因此，对某一疾病的检查，当选择好所使用的成像技术后，依具体情况，进一步选用最佳的扫描方法对于疾病的检出及诊断仍具有非常重要的临床意义。

2.不同成像技术和方法的综合应用

影像检查时，不同成像技术和方法的综合应用非常重要，目的是为了更好地发现病变、明确范围、清晰显示病变特点、提高病变诊断的准确性和正确的评估病变分期，以利于临床医生制订出合理、有效的治疗方案。这种综合应用包括X线检查、超声、CT和MRI这些不同成像技术不同检查方法的综合应用。比如，急性脑血管病患者，通常首先选择平扫CT检查，明确颅内有无急性出血。当发现急性出血时，根据出血部位、影像特征及相关临床表现，从而鉴别高血压性脑出血、动脉瘤、脑血管畸形等所导致的出血，此时则需行X线数字减影血管造影(DSA)或CTA、MRA检查，以明确出血的原因；如果CT检查未有急性脑出血表现，则不除外脑梗死超急性期，这种情况下，则需进一步CT灌注检查或MRI检查(包括DWI序列)。

二、呼吸系统

（一）常用成像技术的应用价值和限度

呼吸系统常用的影像检查方法有X线、CT、MRI、血管造影等，应了解各种检查方法的优、缺点及适用范围，针对呼吸系统疾病诊断选择最佳影像检查方法。

1.X线的应用价值和限度

CR及DR作为数字化成像技术，因其操作简单、清晰度高，主要用于检查呼吸系统疾病，主要用于健康筛查、疾病诊断、疗效评估或术后随访，进而了解病变的演变过程、疾病的转归和预后。但是，由于X线检查为结构重叠图像，而导致容易漏诊，如心影后方的小病灶以及后肋膈角区的病灶。因其密度分辨率低，不能清晰地显示出病灶的细节，对位于纵隔的病变，有时仅能显示出纵隔形态的改变。X线检查显示肺内微小病变的能力亦有待提高。

X线检查用于观察心、血管时，使用价值非常有限，仅限于显示出整体轮廓、形态、位置等有无异常；无法具体显示内部结构。诊断冠心病的"金标准"仍是冠状动脉造影；但其是有创性检查，需被检查者住院检查，且有一定的适应证和并发症。

2.CT检查的应用价值和限度

CT检查在呼吸系统疾病的定位、定性诊断方面都具有绝对的优势，是呼吸系统理想的检查方法。它基本能准确地显示出肺部疾病的细节，为进一步的诊断及鉴别提供更详细、具体的依据。但是，普通CT检查的辐射剂量显著高于X线检查，目前可使用低剂量CT检查来有效地降低辐射剂量。另外异病同影、同病异影等现象亦可给诊断与鉴别诊断带来困难。

CT血管成像技术及后处理目前在检查心血管系统疾病中应用较为广泛，CTA技术不仅方便、安全而且基本无创，而且CT检查能清楚显示心血管的解剖结构。

3.MRI检查的应用价值和限度

MRI检查具体软组织分辨率高、多参数成像、无放射损伤等优点，对于肺、纵隔、胸膜病变的定位、定性有更进一步的诊断价值。但是，MRI对肺部组织细微结构、钙化、骨折等显示均有其局限性，而且检查用时较长，并存在许多禁忌证。

4.成像技术的优选和综合应用

适用于呼吸系统的影像学检查方法很多，熟练掌握多种影像检查技术在呼吸系统疾病诊断中的的应用价值与局限性，是能优选和综合应用影像检查技术的前提，其选择原则如下：安全、实用、经济、简便。

（二）呼吸系统正常影像学表现

1.胸部的正常X线表现

胸部正侧位X线平片可以显示胸廓骨骼及软组织结构，以及气管支气管、肺叶肺段及肺门、纵隔、胸膜及膈肌等结构（图6-23）。

2.胸部CT的正常表现

通过胸部CT检查除可以更加详尽地观察以上胸片所见内容之外，还能进一步清楚的显示肺段、肺小叶及纵隔内心脏、血管、淋巴结、胸腺等的细微结构（图6-24、图6-25）。

（三）常见呼吸系统疾病

1.肺癌

肺癌即支气管肺癌，是起源于支气管上皮、腺上皮或肺泡上皮的恶性肿瘤，是肺内最常见的原发恶性肿瘤。早期肺癌多无明显症状，中晚期肺癌患者可出现咯血、刺激性干咳和胸痛等临床症状。间断性痰中带血丝也是肺癌患者常见的重要临床表现。

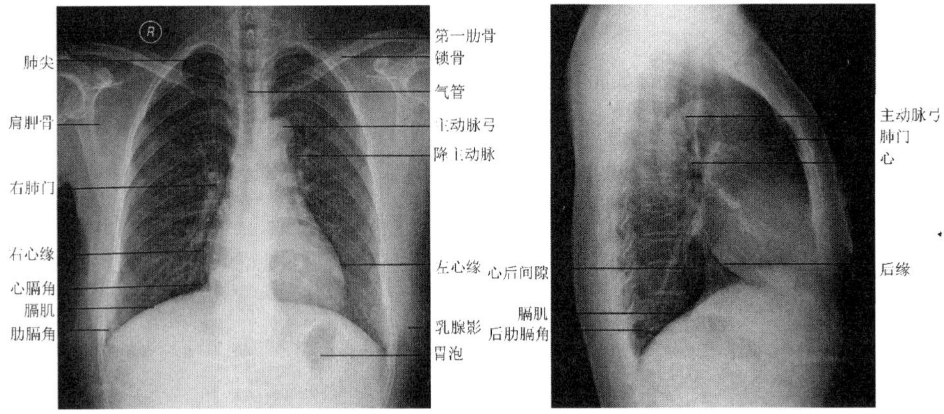

图 6-23　**胸部后前位、侧位片**

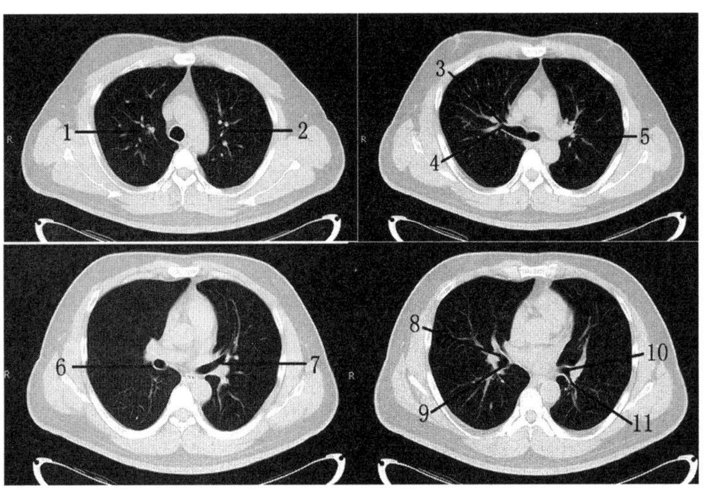

图 6-24　**正常胸部 CT(肺窗)**

1.右上叶尖后段支气管；2.左上叶尖后段支气管；3.右上叶前段支气管；4.右上叶后段支气管；5.左上叶尖后段支气管；6.中间段支气管；7.左舌叶支气管；8.右中叶支气管；9.右下叶支气管；10.左下叶支气管；11.左下叶背段支气管

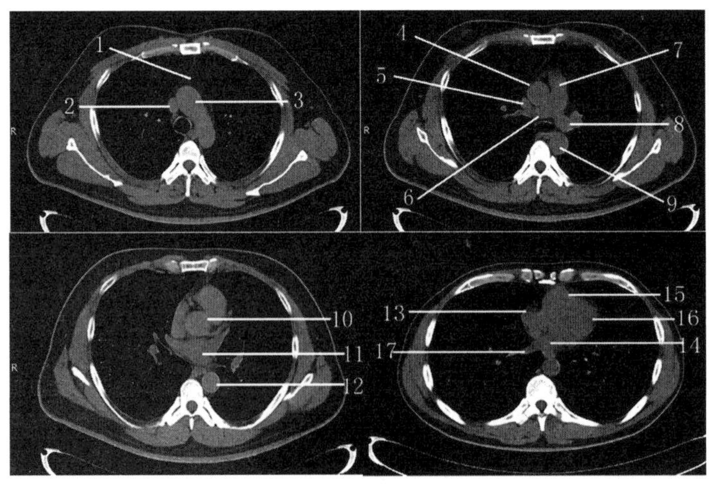

图 6-25　**正常胸部 CT(纵隔窗)**

1.胸腺；2.上腔静脉；3.主动脉弓；4.升主动脉；5.上腔静脉；6.右肺动脉；7.主肺动脉；8.左肺动脉；9.降主动脉；10.升主动脉；11.左心房；12.降主动脉；13.右心房；14.左心房；15.右心室；16.左心室；17.肺静脉

胸部CT扫描是诊断肺癌的首选影像学检查方法，在常规CT扫描基础上结合薄层扫描及针对病灶的靶扫描有助于发现较早期病变，提高检出率。

(1)中央型肺癌：胸部正侧位X线平片可以观察到肺门影的不规则增大及支气管变窄、截断等征象。CT较平片更能清楚地、详尽地显示较早期的中央型肺癌，主要影像学特征为支气管管壁的增厚、管腔的狭窄甚至截断，以及肺门肿块影；CT三维重建可以多方位地显示病变范围、形状，并能显示出可能出现的阻塞性肺气肿、肺炎、肺不张等征象(图6-26)。

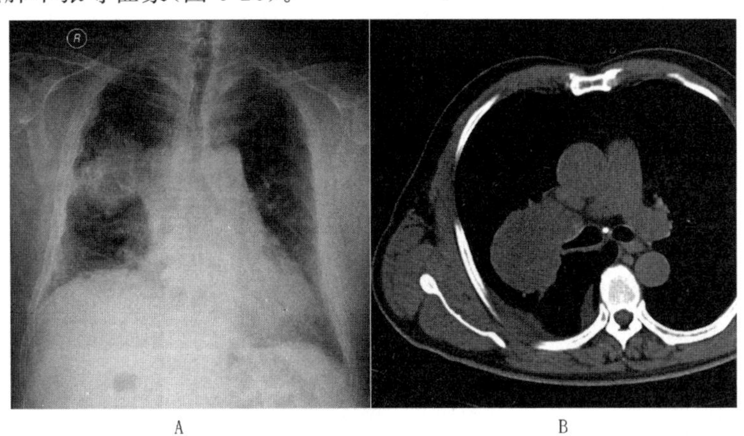

A　　B

图6-26　中央型肺癌

A.左肺门区肿块；B.右肺门肿块

(2)周围型肺癌：胸部X线平片上可以观察到肺野中外带的不规则或类圆形肿块影，边缘毛刺、分叶等征象；需要进一步CT检查明确病变的形态、边缘与邻近结构、内部结构及瘤周结构等的具体征象，纵隔窗还可显示出淋巴结大小及邻近胸膜的侵袭或远处转移等征象(图6-27)。

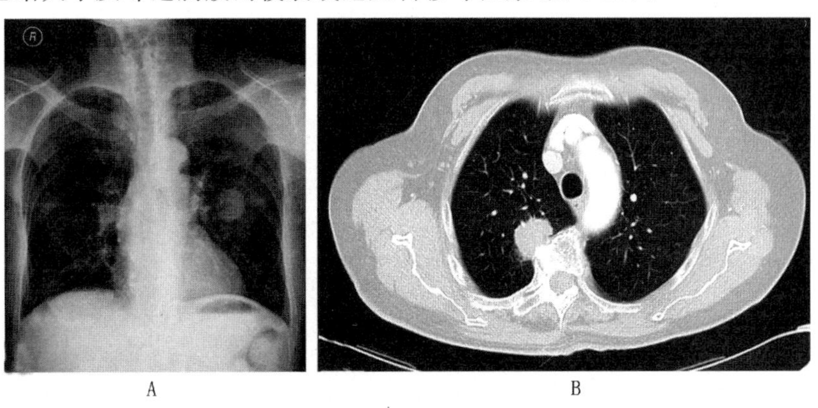

A　　B

图6-27　周围型肺癌

A.左肺癌，边界清，见轻微分叶征；B.右肺上叶肺癌，见毛刺征

2.肺感染性疾病

肺感染性疾病种类繁多，其中常见病变包括各种类型的肺炎、肺结核、各种真菌感染等。

(1)肺炎：①大叶性肺炎是由小的感染性颗粒作为病原被吸入到肺的外周，引起一个肺叶或肺段发病的急性肺部炎症，大量渗出液充满肺泡间隙并通过肺泡孔及Lamber通道蔓延，形成大叶性或多个肺段性肺实变；实变期影像上表现为大片状、均匀性稍高密度影，边界较清，无多灶性分布(图6-28)。②小叶性肺炎又称支气管肺炎为多发性肺小叶病变，一般侵及两肺终末及呼吸性细支气管，以下叶多见；渗出物充满细支气管，形成多灶性、小片状模糊影，进一步形成小叶性肺实变、肺脓肿、肺不张和肺气肿；影像上表现为多发不规则小片状或斑片状高密度影，临近可见透亮影(图6-29)。

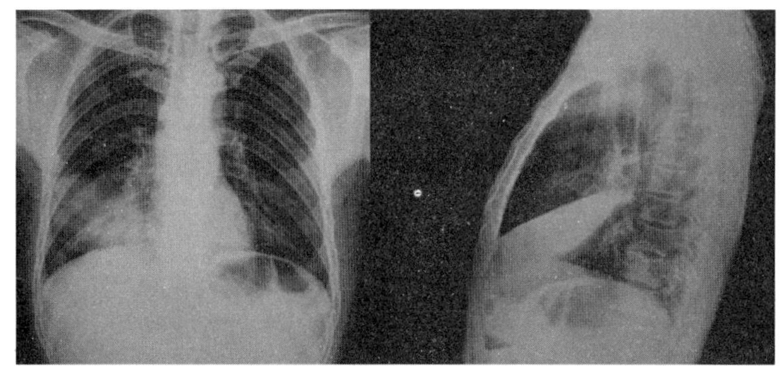

图 6-28 大叶性肺炎

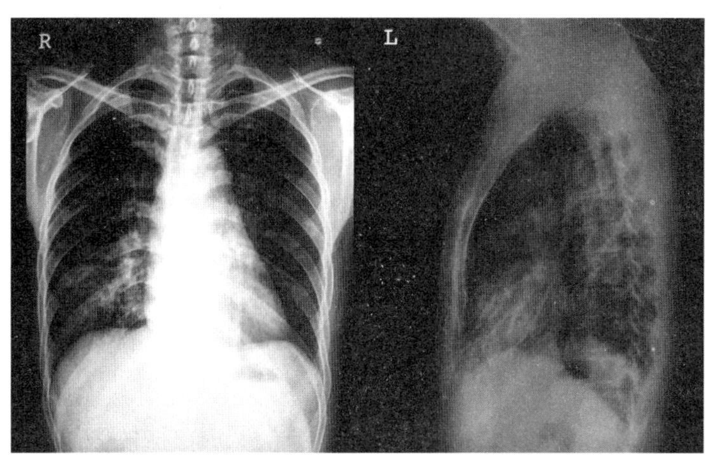

图 6-29 小叶性肺炎

(2)结核病:由结核分枝杆菌引起的慢性传染性疾病,可侵及许多脏器,以肺部结核感染最为常见。排菌者为其重要的传染源。肺结核可分四型。

原发型肺结核(Ⅰ型):机体初次受结核杆菌感染后所发生的肺结核,包括原发综合征(原发病灶、淋巴管炎与肿大的肺门淋巴结连接在一起,形成哑铃状)及支气管淋巴结结核。

血行播散型肺结核(Ⅱ型):包括急性粟粒性肺结核和亚急性血行播散性肺结核,前者双肺见分布、大小和密度都均匀的粟粒样病变;后者双肺见不均匀分布、大小不一和密度不均匀的结节样病变。

继发型肺结核(Ⅲ型):病变多位于双肺上叶及下叶背段,为多种病变同时存在,包括渗出、增殖、纤维化钙化和空洞等影像学表现。

结核性胸膜炎(Ⅳ型):多表现为单侧的胸腔积液,后期胸膜肥厚、粘连,甚至出现钙化(图 6-30)。

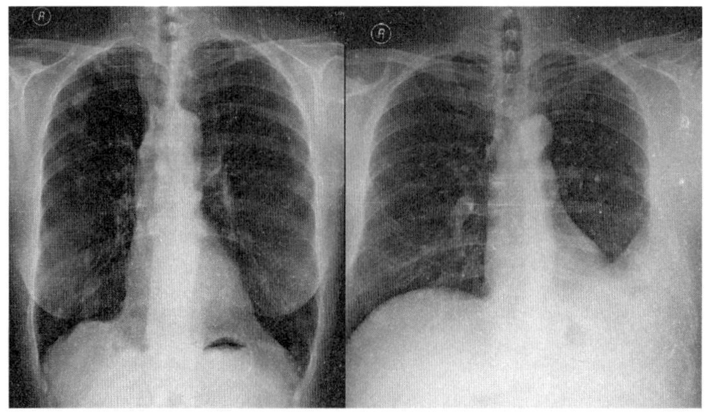

图 6-30 浸润性肺结核、结核性胸膜炎

三、消化系统

(一)胃肠道

1.正常表现

(1)食管:吞钡后观察,食管多位于中线偏左,轮廓光滑,管壁柔软,蠕动自如。食管有 4 处生理性狭窄。食管的黏膜皱襞表现为数条纤细纵行而平行的条纹状影,通过贲门与胃小弯的黏膜皱襞相连续。

(2)胃:胃分为胃底、胃体、胃窦三部分,胃体又可分为胃小弯和胃大弯两侧(图 6-31)。胃黏膜皱襞间的沟内充钡,呈条纹状致密影,皱襞则为条状透亮影。胃小弯的皱襞平行整齐,向大弯处逐渐变粗而成横行或斜行。

(3)十二指肠:十二指肠是小肠始段全程呈 C 型,可分为球部、降部、水平部和升部。球部轮廓光滑整齐,黏膜皱襞为纵行彼此平行的条纹。降部以下则与空肠相似,黏膜呈羽毛状(图 6-32)。

(4)空肠与回肠:空肠位于左上中腹,常显示为羽毛状影像;回肠肠腔较小,皱襞呈纵行(图 6-33)。

(5)结肠及阑尾:结肠共分六部分即盲肠、升结肠、横结肠、降结肠、乙状结肠和直肠,X 线表现的主要特征是充盈像可见多数大致对称的袋状影,称为结肠袋(图 6-34)。

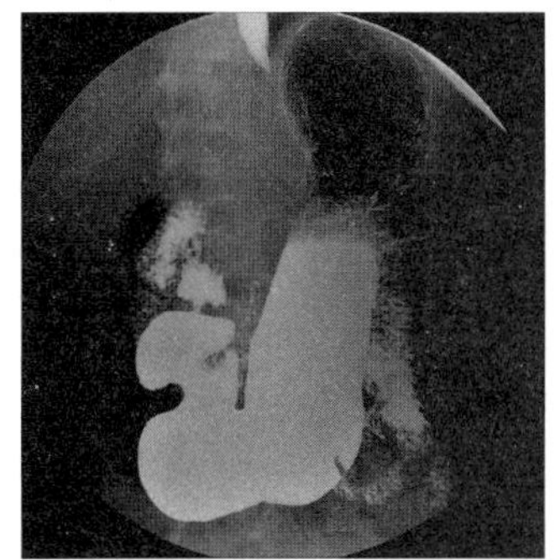

图 6-31　正常胃充盈像

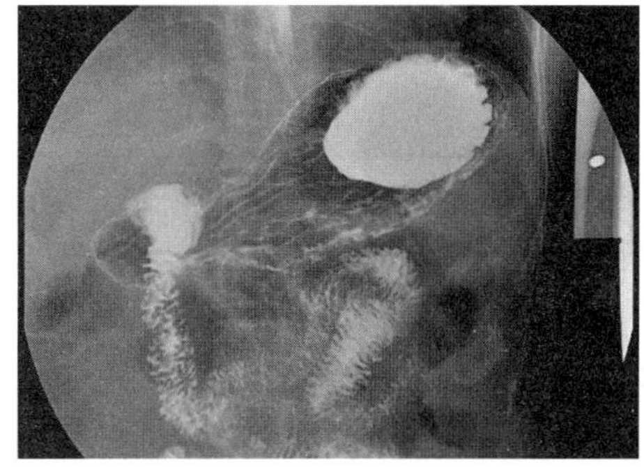

图 6-32　正常十二指黏膜像

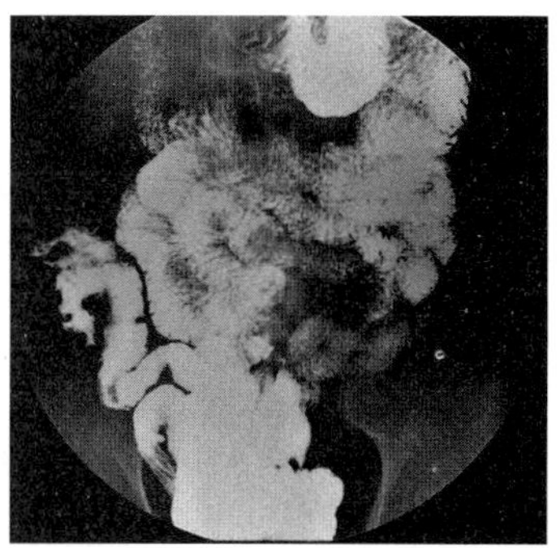

图 6-33　正常小肠黏膜像

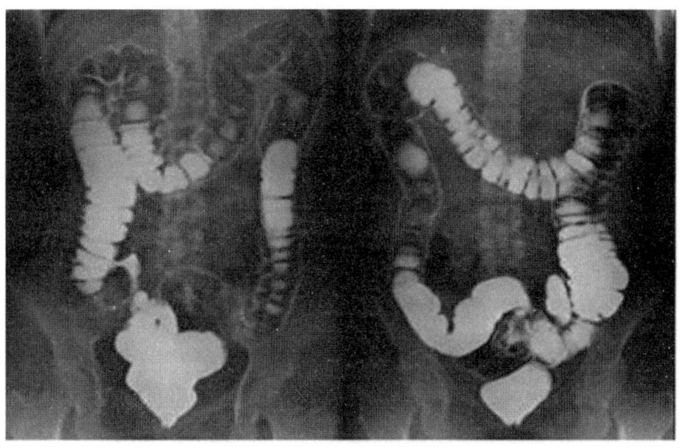

图 6-34　正常结肠双对比造影像

2.常见疾病

(1)食管癌:食管癌为我国最常见的消化道恶性肿瘤之一,其发病率北方高于南方,男性多于女性。多在 40 岁以上发病。食管癌发生于食管的黏膜,以鳞状上皮癌多见。中晚期食管癌典型症状为进行性吞咽困难,或伴有胸骨后痛、呕吐,癌肿侵犯喉返神经可以出现声音嘶哑。中晚期食管癌,髓质型表现为不规则的充盈缺损及龛影,管腔不均匀狭窄,狭窄以上食管扩张。蕈伞型表现为管腔内不规则的充盈缺损,管腔偏心性狭窄。溃疡型表现为龛影的一部分位于食管腔内而另一部分位于腔外。缩窄型表现为管腔呈环状狭窄,边缘光滑整齐,近端食管明显扩张(图 6-35)。

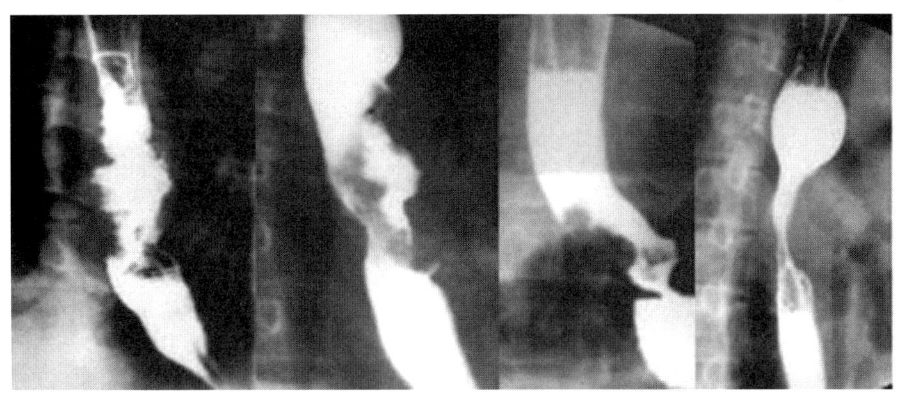

图 6-35 食管癌 X 线表现

(2)慢性胃炎:慢性胃炎是由多种病因引起的胃黏膜的慢性炎症性病变。其病理分为 3 型:浅表型、萎缩型和肥厚型。临床表现主要有上腹钝痛,饱胀不适、恶心、呕吐、上腹烧灼感和反酸。萎缩性胃炎时,胃酸减少,周期性反复发作。浅表性胃炎表现为黏膜粗乱。萎缩性胃炎胃黏膜变细、变平甚至消失。肥厚性胃炎胃体胃窦部黏膜粗大、迂曲,排列紊乱(图 6-36)。

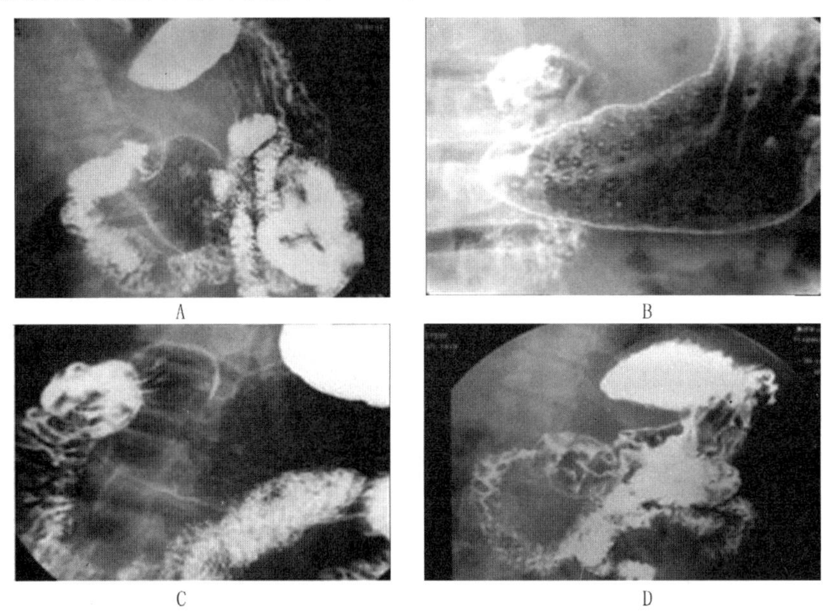

图 6-36 各型慢性胃炎

A.浅表性胃炎;B.糜烂性胃炎;C.萎缩性胃炎;D.肥厚性胃炎

(3)胃溃疡:胃溃疡从黏膜开始并侵及黏膜下层,常深达肌层,溃疡口部黏膜呈炎性水肿。临床主要症状为上腹部疼痛,具有反复性、周期性、规律性特点。疼痛多在进食后,持续 1~2 小时逐渐好转,具有饭后痛的规律,还可出现呕吐、恶心、嗳气、反酸,有出血者则有呕血或黑便。出现穿孔者有急腹症的症状。直接征象:腔外龛影,龛影为造影剂充填胃壁缺损的直接投影。切线位良性龛影呈乳头状、半圆形、长方形、锥形,边缘光滑。龛影口部可见黏膜线、狭颈征、项圈征。正面观龛影表现为圆形,椭圆形的钡斑,由于溃疡周围水肿,钡斑周围可见环状透光区(图 6-37)。

(4)胃癌:胃癌是胃肠道最常见的恶性肿瘤,好发年龄为 40~60 岁,常见于胃窦部。早期胃癌常无明显的症状,随病程的进展,常有上腹不适,消化不良,食欲不振,上腹痛等症状。如伴有消化道出血多为呕血、黑便。上腹痛不易缓解,腹部肿块扪之甚硬。进展期胃癌表现为腔内不规则的充盈缺损,癌性溃疡龛影(腔内龛影),黏膜破坏、中断,胃腔变窄,胃壁僵硬,蠕动消失,局部扪及肿块。CT 表现直接反映了肿瘤的大体形态。蕈伞型可见向胃腔内突出的息肉状肿块。浸润型表现为胃壁不均匀增厚,其范围可局限也可呈弥漫性。溃疡型则表现为在肿块的表面有不规则的凹陷形成(图 6-38)。

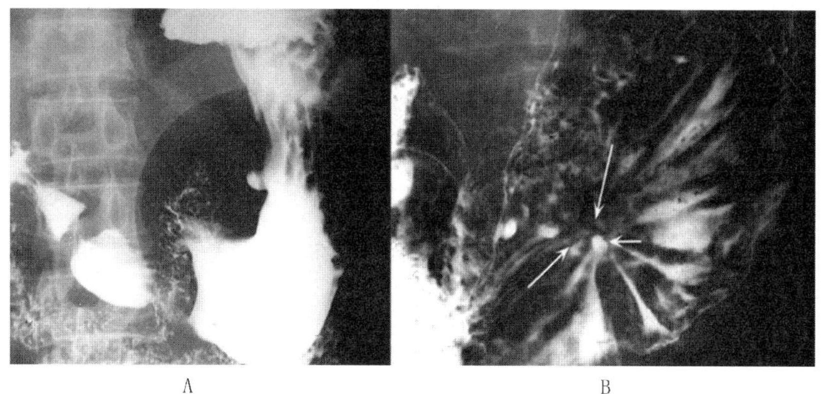

A　　B

图 6-37　胃溃疡

A.切线位:胃体小弯侧龛影可见狭颈征、项圈征;B.正面观:龛影呈圆形,周围黏膜放射状纠集

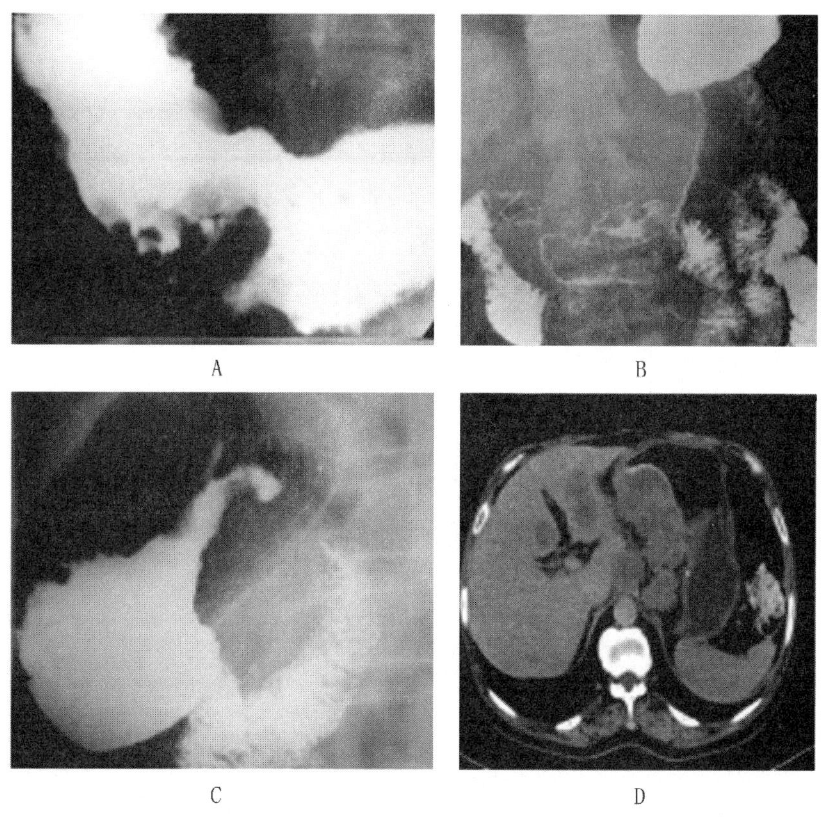

A　　B

C　　D

图 6-38　胃癌

A.蕈伞型或肿块型;B.溃疡型;C.浸润型;D.胃癌的 CT 表现

(5)结肠癌:结肠癌是常见的胃肠道的恶性肿瘤,发病率仅低于胃癌与食管癌,多发生在乙状结肠和直肠。发病年龄多在 40～50 岁之间。临床表现为腹部肿块、便血和腹泻,或有顽固性便秘,也可以有脓血便和黏液样便。直肠癌主要表现为便血、大便变细和里急后重感。增生型 X 线表现为肠腔内可见肿块,其轮廓不规则,该处结肠袋消失、肠壁僵硬。浸润型表现为局限性肠管狭窄,呈偏心性狭窄或环状狭窄。溃疡型表现为肠腔内较大的龛影,龛影周围常有不同程度的充盈缺损和狭窄,肠壁僵硬,结肠袋消失。CT 表现为局限性肠壁增厚,肠腔狭窄,肠腔内不规则肿块(图 6-39)。

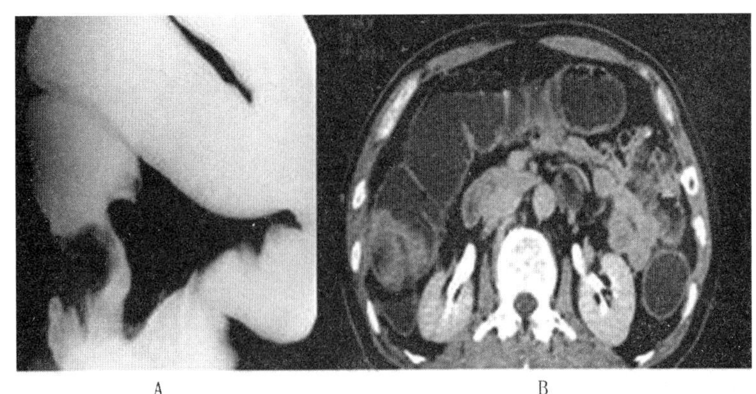

图 6-39　结肠癌

A.浸润型结肠癌；B.CT 显示结肠腔内肿块

（二）肝脏、胆道系统、胰腺和脾

1.影像学表现

(1)肝脏：正常肝脏 CT 平扫密度均匀，呈均匀的软组织密度，CT 值为 40～70 Hu，高于周围脾、胰和肾等结构的密度，肝内血管呈管道样分布，密度低于肝实质。正常肝脏的轮廓边缘光整，其形态和显示的结构因层面不同而有差异(图 6-40)。各期增强扫描表现(图 6-41)。

(2)胆道系统：胆囊的大小、位置和外形因人而异。胆囊分为胆囊底、体、颈三部分；胆囊腔表现为均匀水样低密度，壁光滑锐利。增强扫描胆囊腔内无强化，胆囊壁薄厚一致，均匀强化，胆总管显示为低密度(图 6-42)。

(3)胰腺：正常胰腺实质密度均匀，略低于邻近肝脏；60 岁以上老人胰腺逐渐萎缩变细。增强扫描胰腺实质明显强化，其强化时间早于肝实质。

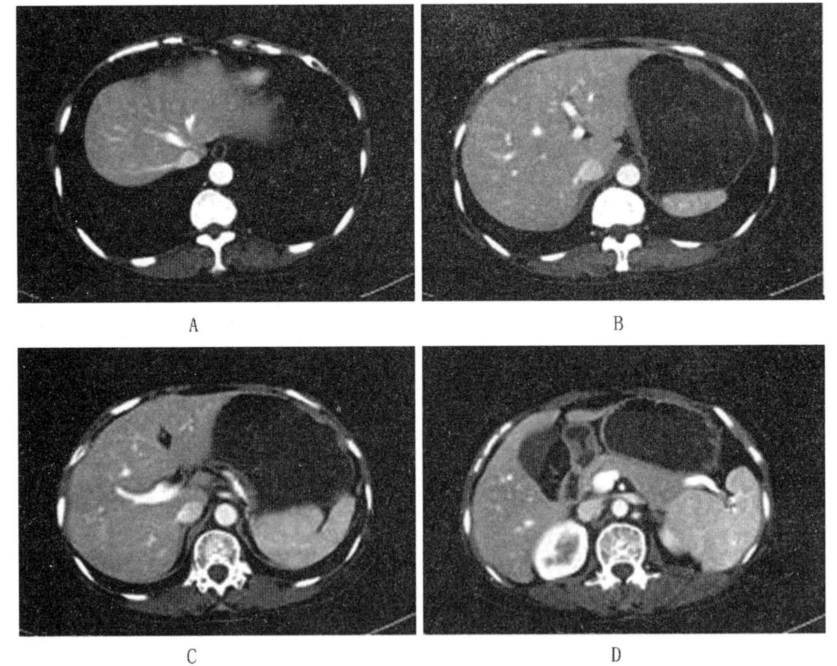

图 6-40　正常肝脏 CT 增强扫描

A.肝脏第二肝门层面，左、中、右肝静脉汇入下腔静脉；B.门脉左、右分支层面；C.肝门层面；D.肝脏下部层面，显示胆囊

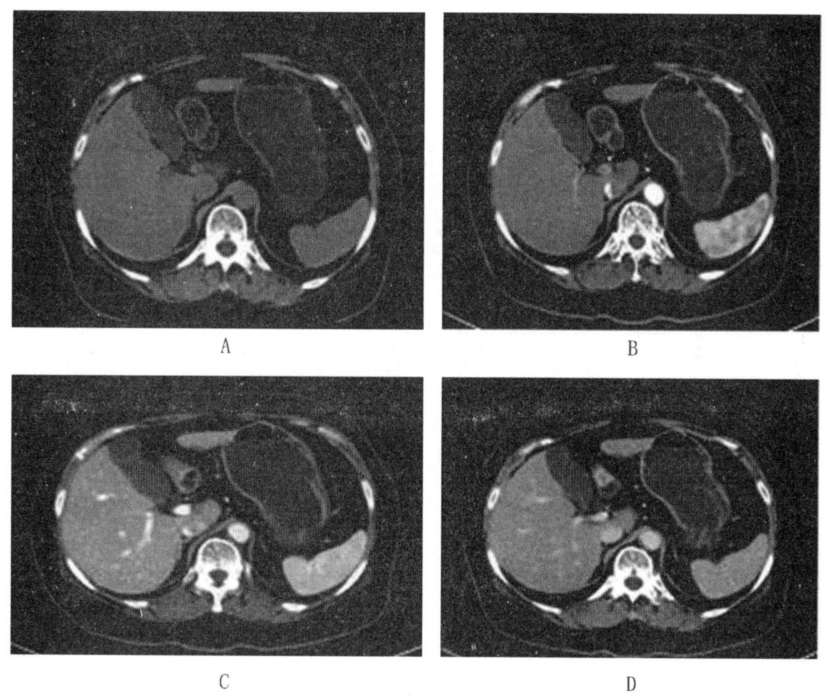

A　B　C　D

图 6-41　正常肝门 CT 平扫及增强扫描

A.平扫，肝脏密度高于脾脏，其内血管呈低密度；B.动脉期，肝动脉强化，脾脏强化明显高于肝脏；C.门静脉期，肝实质明显强化，门脉强化明显；D.平衡期，肝脏密度明显下降

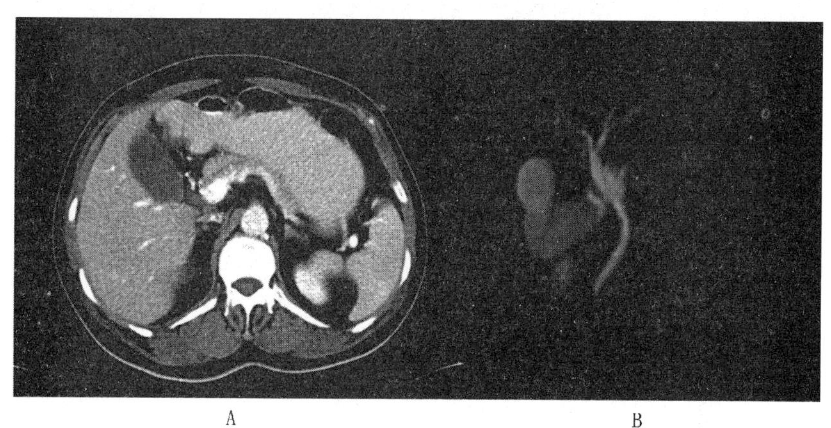

A　B

图 6-42　正常胆囊 CT 及 MRCP 表现

A.胆囊正常 CT；B.正常 MRCP，清楚显示正常的胆囊和胆管

(4)脾脏：脾脏在 CT 横断面上表现为外缘光滑，内侧面形态不规则，呈波浪状或分叶状。脾脏密度均匀，略低于肝实质。增强扫描动脉期脾脏强化不均匀，门静脉期和实质期的密度逐渐呈均匀强化。

2.常见疾病

(1)脂肪肝：常见病因有肥胖、糖尿病、酗酒、库欣综合征。根据脂肪浸润程度和范围，脂肪肝分为弥漫性和局限性脂肪肝。临床表现略有差异，肝大，高脂血症。CT 扫描是最有价值的影像学检查。平扫显示肝实质密度均匀减低，肝脏 CT 值低于脾脏。弥漫性脂肪肝表现为全肝密度减低；局灶性脂肪肝表现为肝叶或肝段局部密度减低(图 6-43)。

(2)肝细胞癌：肝细胞癌是常见的肝脏恶性肿瘤之一，男性多见，好发于 30～60 岁。其发病与肝硬化、病毒性肝炎密切相关。病理上分巨块型、结节型、弥漫型。察觉症状多出现在中晚期，表现为肝区疼痛，消瘦乏力，腹部包块。60%～90%肝细胞癌 AFP 提示阳性。晚期出现黄疸。CT 平扫：巨块型和结节型肝癌表现为单发或多发不规则肿块；弥漫型肝癌则可见分布较广泛、边界不清的低密度小结节。增强扫描：动脉期肿瘤迅速出现明显的斑片状、结节状早期强化；门静脉期肿瘤增强密度迅速下降；平衡期肿瘤密度继续降低。整个对比剂增强过程表现为“快进快出”的特征(图 6-44)。

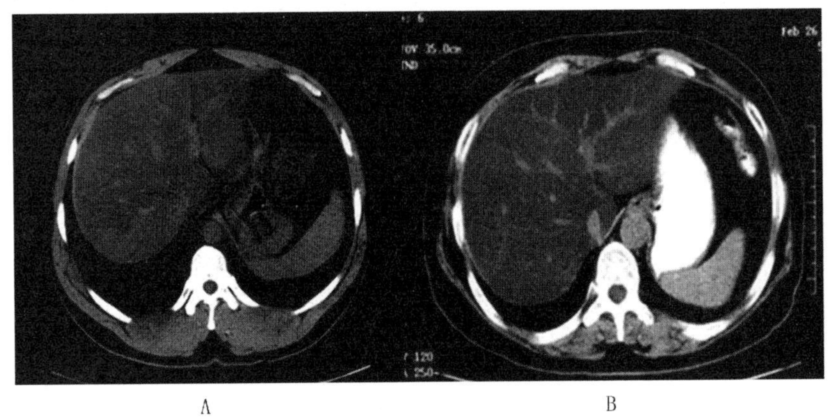

A　　B

图 6-43　脂肪肝 CT

A.平扫，肝密度明显降低，比脾的密度低，其内可见血管影分布正常；B.对比增强扫描，肝实质均匀强化，但强化程度低

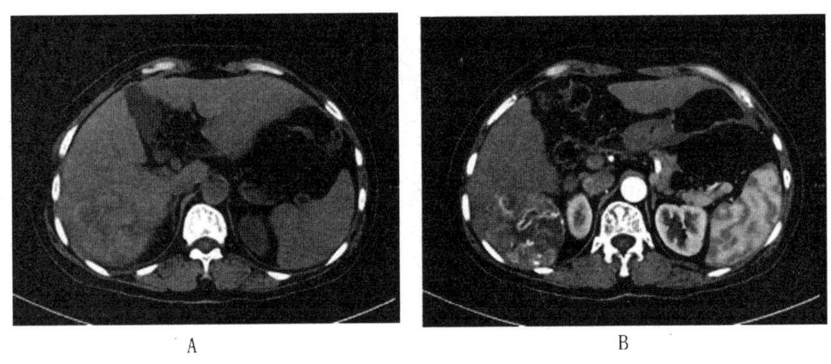

A　　B

图 6-44　原发性肝癌

A.CT 平扫，肝右叶见低密度肿块；B.动脉期，肿瘤不均匀明显强化，周围肝实质未见强化；C、D.门静脉期及延迟期肿块强化密度减低，造影剂呈快进快出表现

(3)肝海绵状血管瘤：肝海绵状血管瘤是较为常见的肝良性肿瘤，好发于女性。通常无任何症状，多在体检时偶尔发现，巨大血管瘤可出现压迫周围结构导致上腹部胀痛不适。CT 平扫：肝实质内圆形或类圆形低密度肿块，边界较清楚。增强扫描：动脉期可见肿瘤自边缘开始出现斑片状、结节状连续或不连续的明显强化，增强密度高于正常肝，接近同层大血管内的密度。门静脉期强化灶互相融合，同时向中央区扩展；延迟扫描整个肿瘤均匀强化，增强程度也逐渐均匀下降，可高于或等于周围正常肝实质的增强密度。整个对比剂增强过程表现为“早出晚归”的特征(图 6-45)。

(4)肝囊肿：临床上较常见有单纯性肝囊肿和多囊肝，囊壁较薄，囊内充满密度均一液体。好发于肝右叶，生长缓慢。临床症状无或轻微，常偶然检查发现。CT 平扫：肝实质内圆形低密度区，边缘光滑，境界清楚，囊内密度均匀。增强扫描：显示囊肿无强化(图 6-46)。

(5)胆石症与慢性胆囊炎：胆石症是发生在胆道系统的常见疾病。胆结石经常合并有胆囊炎。临床表现主要症状为反复发作、突然发作的右上腹绞痛，呈持续性，3～4 小时后缓解，并放射至后背和右肩胛下部，同时出现呕吐症状。CT 平扫可表现为胆囊及胆管内高密度、等密度或低密度影 3 种类型。胆囊内高密度结石显示清晰，常伴有慢性胆囊炎。肝内胆管结石表现为点状、条状高密度影，边缘较清晰。合并胆囊炎时多数可见胆囊缩小，胆囊壁增厚和钙化(图 6-47)，胆囊窝内有或无液体密度。增强扫描：结石不强化，胆囊壁或胆管壁可发生强化。

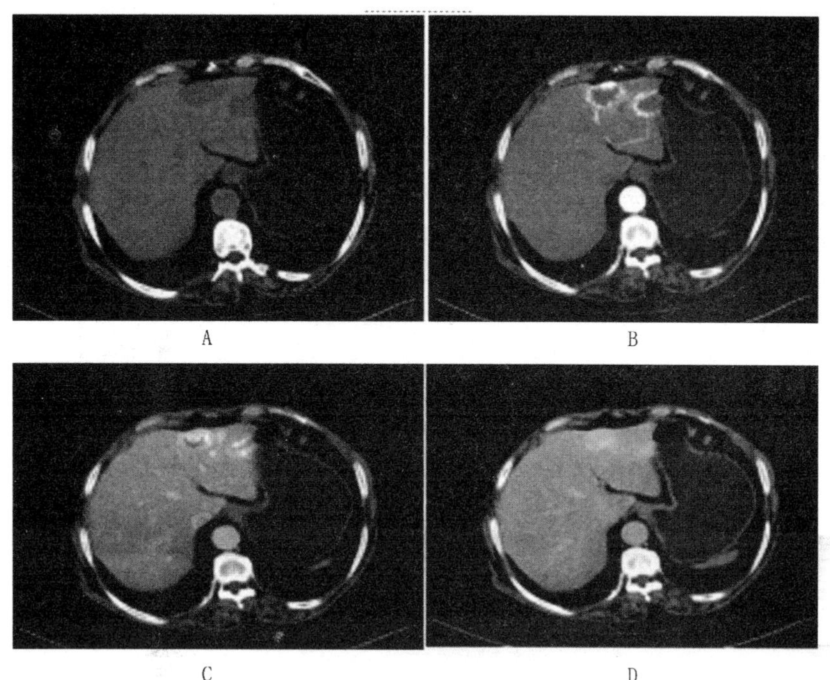

图 6-45　肝海绵状血管瘤

A.CT 平扫显示肝脏左叶低密度灶；B.增强扫描动脉期，病灶边缘结节状强化；C.门脉期，造影剂向中心扩散；D.延迟期，病灶呈等密度充填；造影剂呈早出晚归表现

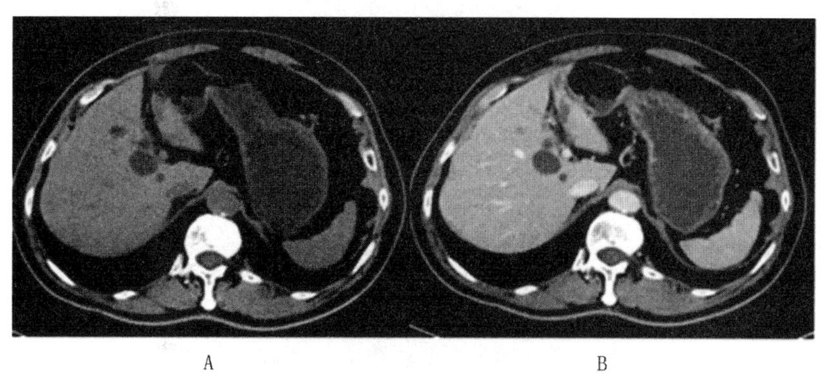

图 6-46　肝囊肿

A.CT 平扫肝右叶多个低密度影；B.增强扫描病灶无强化

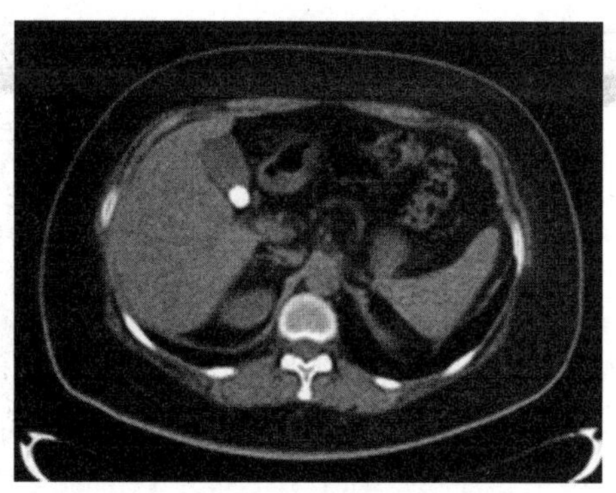

图 6-47　胆囊结石

(6)胰腺癌：胰腺癌是胰腺最常见的肿瘤。临床表现主要为腹部胀痛不适、体重减轻、黄疸和腰背部疼痛。CT 是首选的检查方法。平扫胰腺体积局部增大、肿块形成。胰管、胆总管扩张形成所谓的“双管征”，是

诊断胰头癌较可靠的征象。增强扫描正常胰腺组织明显强化，肿瘤因其少血供而呈软强化(图 6-48)。

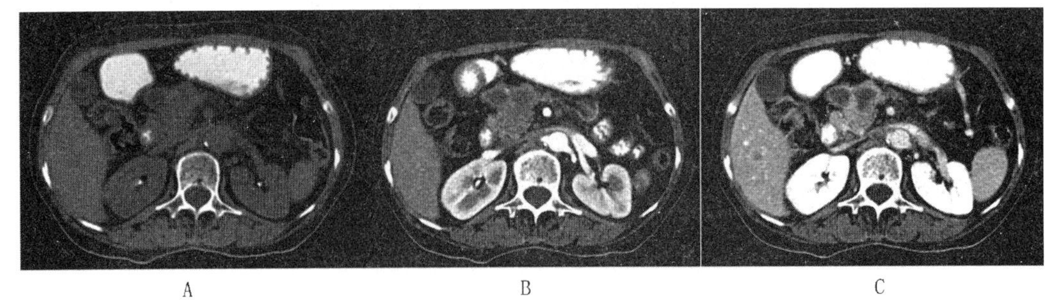

图 6-48 胰腺癌 CT 表现

A.CT 平扫胰腺低密度肿块；B、C.增强扫描胰腺明显强化，肿块轻度强化

四、骨与关节

(一)正常影像学表现

1.正常 X 线表现

(1)四肢长骨：由于儿童长骨发育阶段的主要特点是骨干未完全骨化，两端仍为软骨，它分为骨干、干骺端、骨骺和骺板四部分(图 6-49)。而成人长骨分为骨干和骨端两部分。

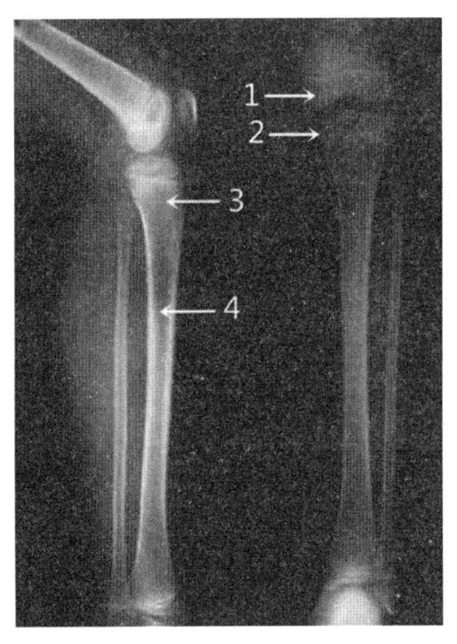

图 6-49 正常儿童长骨

1.骨骺；2.骺板；3.干骺端；4.骨干

(2)脊柱：脊柱是由脊椎骨及椎间盘构成。脊椎骨又分椎体与椎弓，椎弓包括椎根、椎板、棘突、横突(图 6-50)。

(3)四肢关节：四肢关节主要由骨端、关节软骨和关节囊组成。

2.正常 CT 表现

(1)四肢长骨：其表现与 X 线一致。

(2)脊柱：椎体用骨窗观察，表面为薄层骨皮质，内部骨松质呈海绵状，在骨窗上显示为薄层骨皮质包绕的海绵状松质骨结构，后缘平直或浅凹；椎体、椎弓根和椎弓板共同构成骨性椎管；黄韧带表现为软组织密度，附着在椎弓板和关节突的内侧；侧隐窝呈漏斗状，位于椎体后外方，其后方为上关节突，两侧为椎弓根内壁，前后径>3 mm，为神经根的走行通道。在 CT 图像上椎间盘呈密度均匀的软组织密度，并且不能分辨纤维环与髓核(图 6-51)。

(3)四肢关节：骨性关节面 CT 图像呈线样高密度影；关节软骨显示不清；关节间隙表现为低密度的间隙。

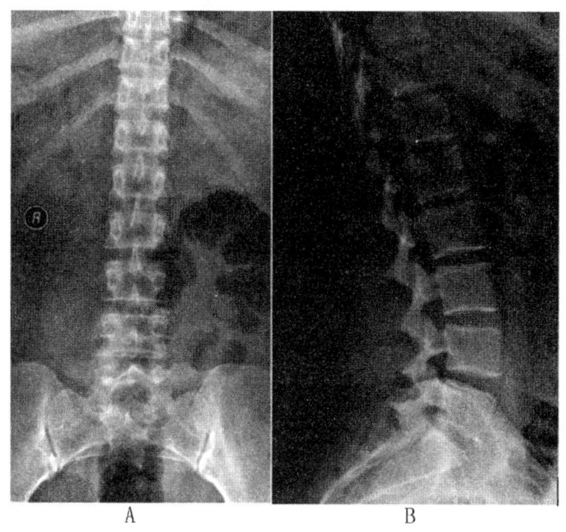

图 6-50　腰椎 X 线表现

A.正位片；B.侧位片

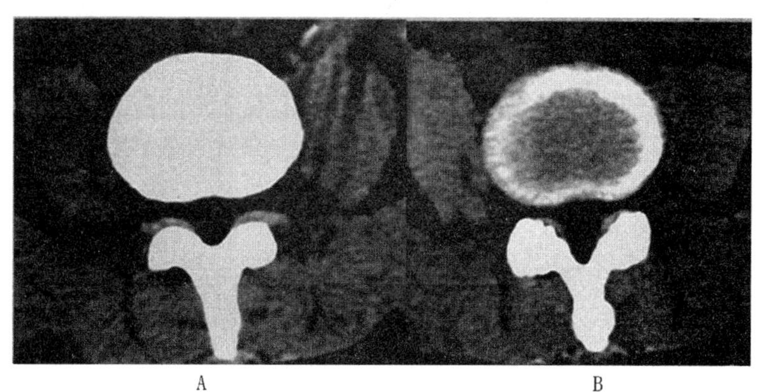

图 6-51　正常成人腰椎 CT 表现

A.椎体中部层面；B.椎间盘层面

（二）异常影像学表现

1.骨质疏松

骨质疏松是指在单位体积内正常钙化的骨组织含量减少，即骨组织的有机成分和钙盐量都减少，但二者比例正常。在 X 线上表现为骨质密度减低和骨小梁稀疏。长骨上表现为骨小梁变细、数目减少、间隙增宽，骨皮质出现分层和变薄现象。脊椎椎体表现为骨皮质变薄，正常的骨小梁减少或消失；疏松的骨骼易引起骨折，轻微外伤即可导致椎体压缩呈楔形状。在临床上骨质疏松可广泛继发于多种疾病。广泛性骨质疏松常见于老年及绝经后妇女、内分泌障碍、营养性或代谢障碍、先天性疾病、医源性或乙醇中毒等。局限性骨质疏松主要见于失用性骨折、感染、恶性肿瘤等。

2.骨质软化

骨质软化是指单位体积内骨组织有机成分正常，而矿物质含量减少。X 线上主要表现为骨密度减低，骨皮质变薄和骨小梁减少变细，以腰椎和骨盆尤为明显。与骨质疏松不同的是其骨小梁或骨皮质因含有大量未钙化的骨样组织而边缘模糊。

3.骨质破坏

骨质破坏是局部正常骨质被病理组织替代导致骨组织的缺失。其病理基础主要是病变组织自身或者由其引起的破骨细胞活动增强所致。骨松质和骨皮质都可以发生骨质破坏。X 线主要表现为骨皮质局部密度减低，骨小梁稀疏或消失而产生骨质缺损区，其内正常骨质结构消失。骨质破坏主要发生于感染、肉芽肿、肿瘤或肿瘤样变等疾病。

4.骨质增生硬化

骨质增生硬化是指单位体积内骨量增多。X线表现为骨质密度增高，骨皮质增厚，骨小梁增粗致密、骨小梁间隙变窄或消失，皮髓质难以分界。位于长骨者可表现为髓腔变窄或消失，骨干增粗或变形。骨质增生硬化可见于多种疾病，主要包括慢性病变，外伤、感染及某些骨肿瘤病变。

5.骨质坏死

骨质坏死是指骨组织局部代谢停止，坏死的骨质称为死骨。死骨的形成主要由于血液供应中断而导致。骨质坏死主要表现为局限性密度增高。骨质坏死常见于慢性化脓性骨髓炎，也可见于骨结核、骨缺血性坏死和外伤骨折后。

（三）骨与关节创伤

骨与关节创伤是常见病，影像学检查为主要检查手段，X线平片为最简便常用的方法；CT对于显示关节骨质损伤的范围、形态及骨端、骨性关节面较X线有明显优势；MRI能够直接显示软组织，如软骨、韧带和肌腱。

1.骨折

(1)骨折概论：骨折是指骨的完整性或连续性中断，包括骨小梁和(或)骨皮质的断裂。根据作用力的方式和骨质自身情况的不同可分为创伤性骨折、疲劳骨折和病理骨折。儿童骨折主要发生于骺板。根据骨折整复后是否再易发生移位分为稳定骨折和不稳定骨折。

(2)主要影像学表现：平片上骨折线呈锐利、透亮的低密度线影或裂隙影，骨皮质显示清晰，而骨松质表现为骨小梁连续性中断、扭曲或者嵌插、错位。CT为X线的重要补充，对解剖结构比较复杂的部位，明确骨折位置及小碎片的数目、移位情况有重要意义。

(3)骨折类型：根据骨折线的形态可分为横形骨折、斜形骨折和螺旋形骨折。附着点的骨质由于肌肉收缩、肌腱韧带牵拉导致撕裂，称为撕脱骨折。粉碎性骨折为骨质断裂大于3块者。压缩骨折常发生于椎体。青枝骨折多见于儿童，主要表现为骨皮质出现皱褶、凹陷或隆起，而未见骨折线显示，如同嫩枝折曲后的表现。

(4)骨折移位和成角：根据骨折断端移位情况可分为横向移位、重叠移位、分离移位、断端嵌入、成角、旋转移位。其中对位不良主要包括横向移位、纵向移位(分离和重叠)，对线不良主要包括成角移位。

(5)骨折的诊断与复查：首先判断是否骨折，其次判断骨折断端移位情况，主要以骨折近端为准判断远折端移位情况；还应观察断端成角情况，成角方向为断端成角的两个尖端所指的方向。骨折复位复查，以骨折对位对线的标准为准。完全复位的标准主要包括对线正常，对位需达2/3以上者。骨折愈合对骨与关节的功能和外观的影响是评价复位标准的重要依据。一般骨折复位后2～3周复查，评估骨折固定位置和骨痂生成情况。摄片时应暂时解除固定物，避免骨痂形成多少及部位因遮挡显示不清。若断端未有骨痂链接，称为无效骨痂。当有效骨痂生长到一定程度，才能使断端稳固，从而达到临床愈合标准。

(6)骨折的愈合：纤维骨痂于骨折后1周形成，进而形成骨样骨痂，二者在平片上显示不清；骨性骨痂在2～3周形成，表现为平行于骨干的梭形高密度影，即外骨痂，同时，由于内骨痂、环形骨痂和髓腔内骨痂的密度增高，可见模糊的骨折线影。临床愈合期一般于骨折3周后，主要表现为骨痂逐渐缩小、致密，边缘清楚，骨折处有骨小梁通过。

(7)骨折的并发症和后遗症：①延迟愈合或不愈合；②外伤后骨质疏松；③畸形愈合；④骨缺血性坏死；⑤创伤性骨关节病；⑥骨化性肌炎；⑦神经、血管损伤。

(8)疲劳骨折：正常骨组织由于长期、反复应力作用，逐渐形成的慢性骨折，临床诊断时部分已有骨痂生成。好发于跖骨和胫腓骨，也见于肋骨、股骨干及股骨颈等部位。某些特殊职业，如长途行军、径赛运动员与舞蹈演员，也常发生疲劳骨折。

(9)病理性骨折：由于某些病变使骨质强度下降，轻微外力亦可导致骨折，称为病理性骨折。骨病变常见于局限性病变，如肿瘤、肿瘤样变、炎性病变；也可为全身性病变，如骨质疏松、骨质软化和骨发育障碍(如成骨不全)等。

2.四肢骨折

一般有明确的外伤史，主要原因包括直接或间接暴力；病理性骨折可没有明确外伤史或仅有轻微外伤史。临床一般表现主要为局部疼痛、肿胀、功能障碍等。

(1)肱骨骨折：肱骨外科颈骨折常见于成人，多发生于肱骨解剖颈下 2～3 cm，包括裂隙样骨折、外展型骨折和内收型骨折 3 型，多伴有肱骨大结节撕脱骨折。肱骨髁上骨折：常见于儿童，骨折分为两型。①伸直型：较常见，远折端向背侧移位，导致骨折向掌侧成角；②屈曲型：较少见，远折端向掌侧移位，导致骨向背侧成角。肱骨髁上骨折常合并旋转移位。

(2)前臂骨折：Colles 骨折最常见，指桡骨远端距远端关节面 2.5 cm 内的骨折，伴骨折远端向背侧移位和向掌侧成角，导致手呈银叉样改变。

(3)股骨颈骨折：常发生于老年人，尤其是绝经后妇女。骨质疏松为其主要诱因，轻微外伤即导致股骨颈骨折，多单侧发生。易合并股骨头缺血性坏死。根据骨折的稳定性，主要分为无错位嵌入型骨折和错位型骨折。

(4)胫腓骨骨折：二者均发生骨折最多见，其次为胫骨单骨折，腓骨单骨折少见。双骨折时，腓骨骨折位置多高于胫骨，摄片时应主要包括腓骨上下端，避免漏诊。胫骨中下 1/3 处骨折易导致延迟愈合，甚至不愈合。

3.脊椎骨折

多由暴力传导所致，最常发生于胸腰段脊椎。损伤主要包括单纯的横突、棘突以及上下关节突、椎弓峡部不连，此类骨折很少导致神经损伤和脊柱畸形；损伤类型主要包括楔形压缩骨折、爆裂骨折、安全带损伤及骨折-脱位。损伤后可导致局部疼痛、活动受限，甚至出现畸形，易合并神经功能障碍，严重时可导致截瘫、死亡。寰枢椎损伤由于颈髓受压容易导致严重并发症，因此在搬动过程中应格外注意。主要影像表现如下。

(1)楔形压缩骨折：最常见于胸腰椎，平片主要表现为椎体前上部皮质断裂，终板塌陷，而后柱结构正常，导致椎体楔形改变。

(2)爆裂骨折：是压缩骨折的特殊类型，常引起脊髓压迫。可发生上部和(或)下部终板的粉碎性骨折。前中柱均受累，骨碎片突入椎管，同时导致椎板骨折。

(3)安全带骨折：多发生于车祸，主要表现为骨折线横行穿过棘突、椎板、椎弓与椎体，后部张开；或者仅有棘上、棘间与黄韧带断裂，关节突分离；或者骨折与韧带断裂二者同时存在。

(四)骨与关节发育异常

1.发育性髋关节发育不良

指由于髋臼与股骨头正常对应关系缺失而导致的两者与周围软组织的发育不良。本病为较常见，多与遗传因素相关，女性多见，多发生单侧，左侧较右侧多见。新生儿期即可表现为腹股沟皮肤皱纹的不对称，两侧肢体长短不一致。行走后，单侧脱位可出现跛行；双侧脱位，步态摇摆呈鸭步。早诊断早治疗可避免严重畸形，因此早期诊断具有重要意义。X 线常规拍摄双髋正位和双髋外展位。诊断本病的直接依据为股骨头是否位于髋臼窝内。正常情况下，两侧股骨干长轴延长线向上可经过髋臼中心，说明无脱位；若位于髋臼中心以外，则说明脱位或倾向脱位。此外，还可表明患侧骨盆骨发育不良，主要表现为骨骺出现晚且小，耻骨、坐骨间骨骺线宽且联合晚，患侧闭孔较对侧小等(图 6-52)。

2.椎弓峡部不连及脊椎滑脱

椎弓峡部不连是指椎弓峡部骨质不连续，也称椎弓崩裂。常发生于 L_5 椎体，峡部不连可发生于单侧，也可双侧。由于椎弓峡部不连引起椎体向前移位，称为脊椎滑脱，即真性脊椎滑脱。而由于脊椎退变所引起的椎体向前移位则成为假性脊椎滑脱。多发生于 20～40 岁成年人，男性多见。主要临床表现为下腰痛，并向髋部及双下肢放射。

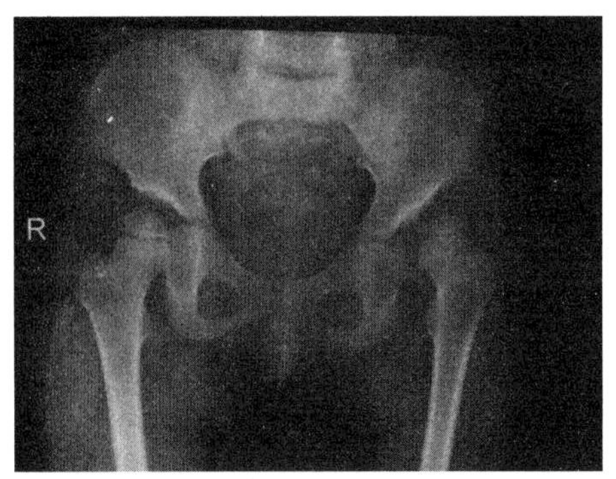

图 6-52 先天性髋脱位

正位片椎弓崩裂可表现为椎弓峡部裂隙、密度增高、结构紊乱等；侧位片示，椎弓的上、下关节突之间椎弓峡部缺损，呈自后上斜向前下方的裂隙样骨质缺损，边缘可有硬化。左右斜位片显示峡部最清楚、最可靠，并可明确不连的位置(图 6-53)。椎体滑脱移位以侧位片显示佳，将下一椎体的上缘分为四等份，根据向前移位椎体后下缘在下一椎体上缘的位置，可将脊椎滑脱分四度：如前移椎体位于第一等份内的为Ⅰ度滑脱，位于第二等份则为Ⅱ度滑脱，依此类推。

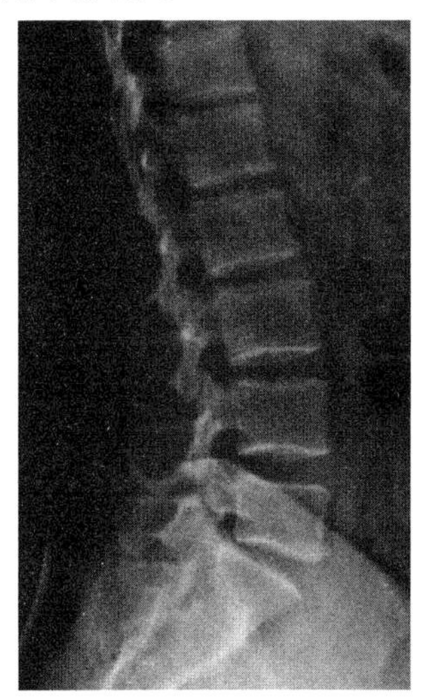

图 6-53 L_5 椎弓峡部裂并Ⅰ度滑脱

(五)骨软骨缺血坏死

成人股骨头缺血坏死最常见于外伤、服用皮质激素以及酗酒。多见于 30～60 岁男性患者，50%以上患者最终双侧股骨头均受累。主要临床症状和体征为髋部压痛、活动受限、跛行以及 4 字试验阳性。

X 线检查主要表现为股骨头内散在的斑片状或条带状硬化区，边界模糊，少数患者内见混杂斑片状和(或)伴硬化边的囊状透光区，股骨头塌陷，关节间隙变窄。CT 对于诊断股骨头缺血坏死较 X 线检查略敏感。早期表现为股骨头正常星芒征消失，股骨头内见簇状、条带状及斑片状高密度硬化影，边缘较模糊。中期，股骨头内可出现软组织密度，周围伴有硬化边。晚期，股骨头塌陷(图 6-54)、关节面硬化、关节间隙变窄。MRI 是早期诊断股骨头缺血性坏死最敏感和特异的方法。

(六)慢性骨关节病

1.类风湿关节炎

类风湿关节炎(RA)是以多发性、非特异性慢性关节炎症为主的全身系统性疾病，其主要特征为对称性侵犯手足小关节。RA 发病隐匿，主要侵犯手、足小关节，呈对称性，极少累及中轴骨。

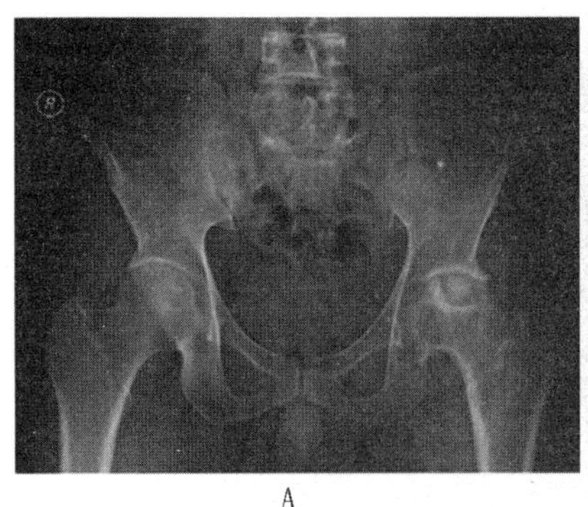
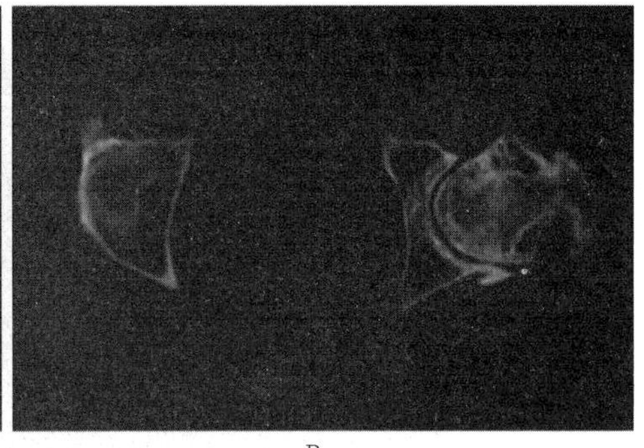

A　　　　　　　　B

图 6-54　成人股骨头缺血坏死影像表现

A.正位平片;B.CT 横断位

手足小关节是最早、最常累及的部位。极少侵犯膝、肘、肩和髋等大关节。最早表现为多发手足小关节对称性的梭形软组织肿胀,关节间隙逐渐变窄(图 6-55)。类风湿关节炎早期最重要的征象为边缘性侵蚀骨侵蚀,即骨侵蚀最先出现于关节软骨边缘。RA 的又一重要特征为骨质疏松。晚期,可导致关节发生强直、脱位或半脱位。

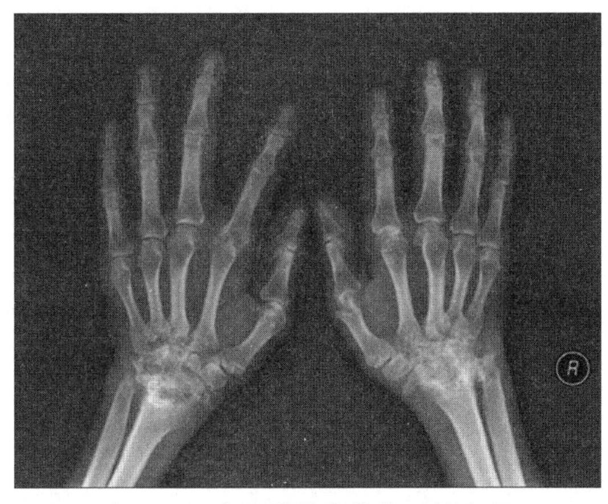

图 6-55　类风湿性关节炎 X 线表现

2.强直性脊柱炎

强直性脊柱炎(AS)是一种病因不明的,以中轴关节慢性炎症为主的全身性疾病。骶髂关节受累基本上可见于所有病例,常由于脊柱韧带的广泛骨化导致骨性强直。本病常发生于 10～40 岁男性,以 20 岁左右为发病高峰。发病隐匿,病程长短不一。临床表现为间歇性下腰痛,或伴低热,实验室检查血沉加快,HLA-B27 呈阳性。

本病最先累及的部位是骶髂关节,其特征的双侧对称性发病为诊断本病的主要依据。影像学表现早期关节面模糊,进一步侵蚀破坏,关节软骨呈鼠咬状,边缘增生硬化,主要发生于为主,可出现关节间隙的假增宽。最后关节间隙变窄、骨性强直、硬化消失。

自发病后,骶髂关节炎进一步向上侵及椎体,呈“方椎”改变;炎症逐渐累及纤维环及前纵韧带深层使其发生骨化,形成平行于脊柱的韧带骨赘,导致脊柱呈竹节外观,即“竹节椎”(图 6-56)。晚期,关节囊、黄韧带、棘间和棘上韧带亦可见骨化,轻微外伤即可引起骨折。

3.退行性骨关节病

退行性骨关节病又叫骨关节炎(OA),是以关节软骨退变、关节面及其边缘新骨生成为特征的一组非炎症性的骨关节病变。原发性者最常见,多发生于老年人。主要累及髋关节、膝关节、指间关节、脊椎等关节。临床主要症状为关节活动僵硬、疼痛。平片表现为关节间隙变窄、软骨下骨质硬化、骨赘形成。后期关节稳定性变差、关节畸形、游离体生成及关节面下形成囊性变等。

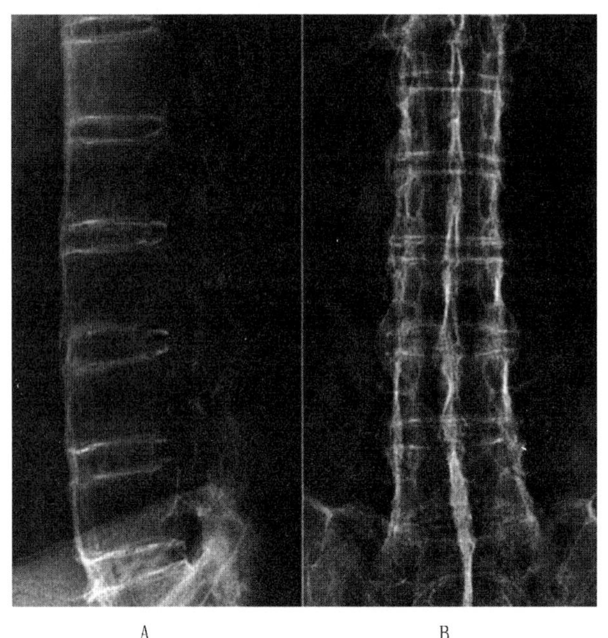

A　　B

图 6-56　强直性脊柱炎影像学表现

A.腰椎侧位片;B.腰椎正位片

4.椎间盘突出与膨出

椎间盘膨出是指由于椎间盘的变性导致纤维环松弛,进而使椎间盘纤维环超出椎体边缘向周围弥漫性膨隆。椎间盘突出是指由于退变及外伤引起纤维环变性、断裂,部分髓核或纤维环内层经纤维环缺口处向外突出。椎间盘突出常发生于后纵韧带侧后方。30～50 岁为本病好发年龄,男性发病率高于女性。最常发生于 $L_{4/5}$、L_5S_1,其次是 $C_{4/5}$、$C_{5/6}$。

X 线的间接征象表现,主要包括椎间隙变窄或呈前窄后宽;椎体后缘呈唇样骨质增生、生成骨桥或游离骨片;伴或不伴脊柱曲度异常或侧弯。CT 上表现:椎间盘周围见密度与其相同的局限性膨隆,椎间盘外周曲线不连续;突出的椎间盘可见钙化。可导致硬膜囊、脊髓或马尾神经腹侧受压变形、移位;还可压迫一侧神经根,并使其移位,侧隐窝变浅(图 6-57)。

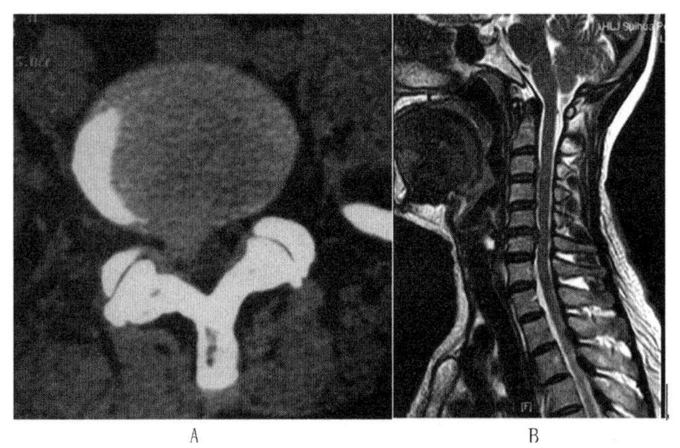

A　　B

图 6-57　间盘突出影像学表现

A.椎间盘突 CT 表现;B.椎间盘突出 MRI

(七)骨肿瘤与瘤样病变

1.骨软骨瘤

骨软骨瘤又称骨软骨性外生骨疣,是指以软骨瘤为主的骨性突出物附着于骨表面。本病为最常见的骨肿瘤，多单发。肿瘤由骨性基底、软骨帽和纤维包膜共同组成。本病多见于 10～30 岁男性。肿瘤早期临床无症状，或仅表现为局部扪及硬结。

本病好发于长骨干骺端，以股骨下端和胫骨上端最多见。平片主要显示肿瘤的两个部分，骨性基底和软骨盖帽。前者呈由母骨骨皮质向外延伸的骨性赘生物，其骨小梁与母骨连续。位于长管状骨者多背离关节生长，其内可见骨小梁，基底部顶端略为膨大，或呈菜花状，或呈丘状隆起（图 6-58）。

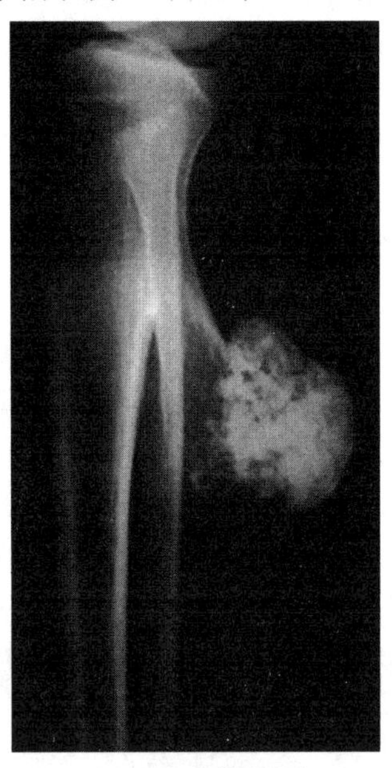

图 6-58　骨软骨瘤

2.骨巨细胞瘤

骨巨细胞瘤是一种具有局部侵袭性的交界性肿瘤，大部分为良性，少数恶性。骨巨细胞瘤是常见的骨肿瘤之一。20～40 岁为本病好发年龄。骨巨细胞瘤极少发生于骨骺愈合前。主要临床表现为局部疼痛和压痛。

X 线为诊断本病的首选影像检查，好发于四肢长骨骨端，最常发生于股骨下端。其主要特征性改变为偏心性膨胀性骨质破坏，可呈多房性，瘤内钙化罕见；骨壳薄且轮廓完整，其内可见纤细骨嵴，构成分房状，为其典型皂泡样改变（图 6-59）。

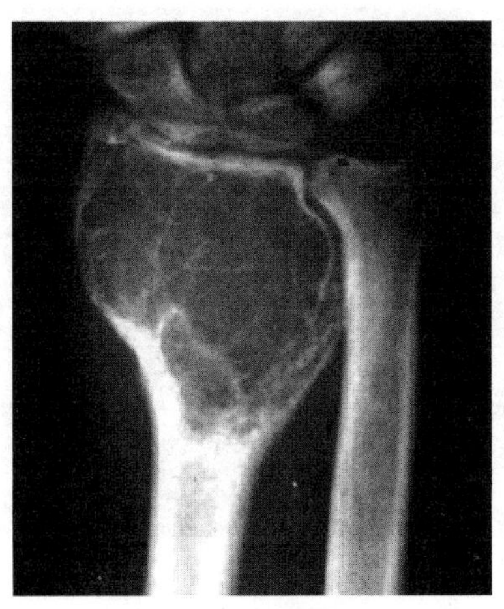

图 6-59　骨巨细胞瘤

3.骨肉瘤

骨肉瘤又叫成骨肉瘤，是指骨样组织或骨质直接以瘤细胞生成的恶性肿瘤。在原发性恶性骨肿瘤中最多见。男性发病率高，好发于 15～25 岁的青少年。其主要临床症状包括疼痛、局部肿胀和活动障碍。

依靠 X 线检查可诊断绝大多数骨肉瘤。该病好发于长骨干骺端，特别是股骨远端和胫骨近端最常见。X 线主要影像学表现包括：①骨质破坏：多起自干骺端中央或边缘部分；②肿瘤骨：骨质破坏区和软组织肿块内肿瘤骨的形成为诊断的重要依据；③软组织肿块：多呈圆形或半圆形，边界欠清晰，其内可见瘤骨；④骨膜新生骨和 Codman 三角：该病可形成形态不一的骨膜新生骨和 Codman 三角。

五、中枢神经系统

(一)颅脑正常 CT 表现

骨窗中颅骨及气腔的显示佳，主要观察颅骨内外板、颅缝、颈静脉结节、岩骨、蝶骨小翼、蝶鞍、颈静脉孔、破裂孔及诸鼻窦，颅骨为高密度，窦腔为低密度。

脑实质分为大脑额、颞、顶、枕叶及脑干、小脑。脑实质由皮质和髓质组成，皮质密度略高于髓质，平扫上易辨别二者。丘脑位于第三脑室的两侧。豆状核位于尾状核与丘脑的外侧，呈楔形，自内而外分别为苍白球和壳核。屏状核位于近岛叶皮层下豆状核外侧，呈带状。内囊为尾状核、丘脑和豆状核之间的带状白质结构，分前肢、膝部和后肢。外囊为豆状核与屏状核之间的带状白质结构。

脑室系统由颅脑内含脑脊液的腔隙组成。幕上：双侧侧大脑半球分别有一个侧脑室，第三脑室位于中线区、两侧丘脑之间，二者经室间孔相通。幕下：第四脑室位于延髓、脑桥的背侧以及小脑之间，经过中脑导水管与幕上的第三脑室相通，第四脑室向下与蛛网膜下隙和脊髓中央管相通。

蛛网膜下隙指蛛网膜与软脑膜之间含脑脊液的腔隙，其主要包括脑沟、脑裂、脑池(图 6-60)。

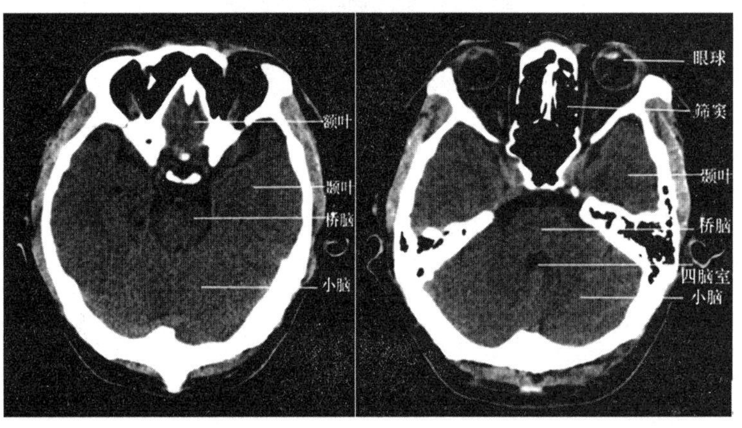

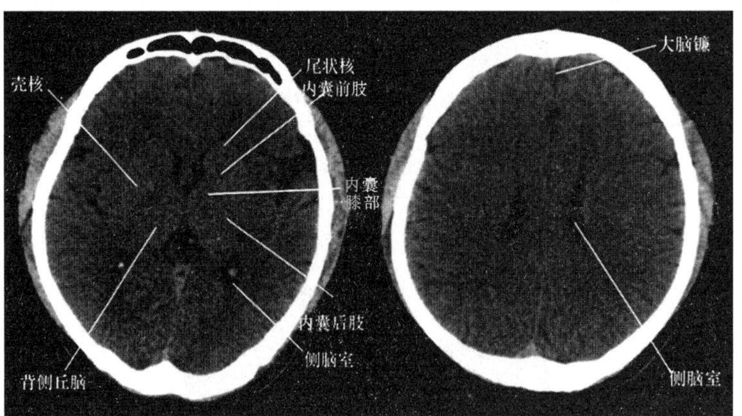

图 6-60　正常颅脑 CT 表现

(二)常见疾病

1.胶质瘤

神经胶质瘤又叫神经上皮肿瘤，是起源于不同神经上皮细胞肿瘤的总称，在颅内原发性肿瘤中最常见。根据 WHO，主要分为星形细胞瘤、少突胶质细胞瘤、混合性胶质瘤、室管膜肿瘤及髓母细胞瘤等。通过星形细胞瘤来描述该病变。

（1）临床上可于数年前出现局灶性或全面性癫痫发作。后期可出现活动障碍、智力障碍以及颅内压增高等表现。

（2）星形细胞瘤分级：Ⅰ级为良性，Ⅱ级为良、恶交界性，Ⅲ～Ⅳ级为恶性。

（3）幕上星形细胞瘤的影像学表现。Ⅰ级：密度均匀，边界清楚，轻度伴或不伴灶周水肿。增强后无强化或呈轻度强化。Ⅱ级：平扫多呈低密度为主的混杂密度。肿瘤边界欠清，内可形成钙化。瘤周水肿明显。可见占位效应。增强扫描呈不规则环形或结节样强化。Ⅲ～Ⅳ级：肿瘤体积较大，可发生出血或坏死，边缘不清，形态不规则，水肿及占位效应明显。增强扫描呈结块状、多环形强化（图 6-61）。

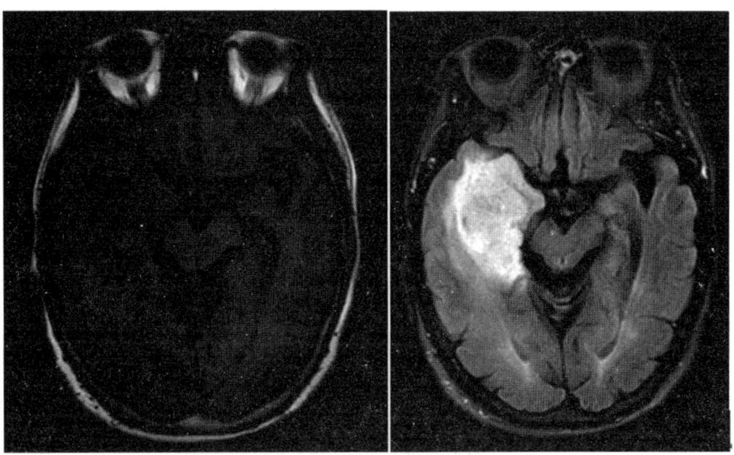

图 6-61　脑胶质瘤

2.脑出血

起病急，常见诱因为活动、情绪激动等，临床主要表现为突发头疼、频繁呕吐，病情进展迅速，表现为不同程度的意识障碍、偏瘫、失语或昏迷，24 小时内达高峰，因出血部位不同其神经定位体征不同。50～70 岁为高血压好发年龄，男性稍多，常于冬春季发病，活动后和情绪激动时易发病。

CT 平扫急性期呈边界清晰的高密度影，周围环绕低密度水肿带，存在占位效应；吸收期（3～7 天）血肿逐渐缩小，密度减低，血肿边缘模糊，水肿带加宽，若血肿较小可完全吸收；囊变期（2 个月后）病灶吸收呈裂隙状低密度影，伴不同程度的脑萎缩（图 6-62）。

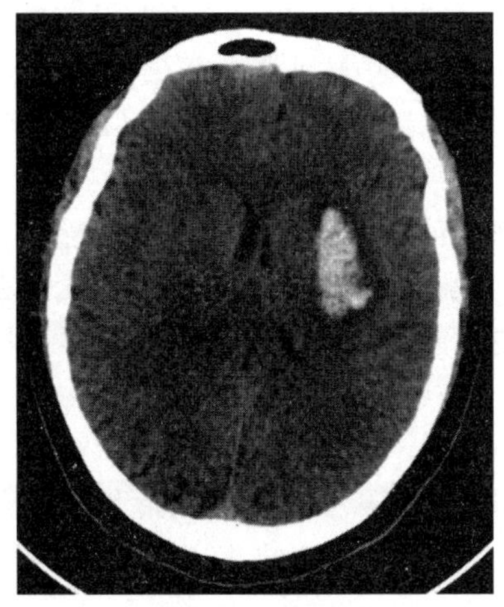

图 6-62　脑出血

3.脑梗死

因梗死部位不同该病临床表现各异，常见临床表现包括偏瘫、偏身感觉障碍、偏盲及失语等症状，小脑或脑干梗死临床主要表现为共济失调、吞咽困难、呛咳等。腔隙性脑梗死主要表现为轻度偏瘫、偏身感觉障碍、下肢运动受限等，总体症状较轻且局限，预后良好，部分患者可以没有明显临床症状。

CT 平扫：24 小时内，CT 上可无阳性发现，或仅出现模糊的低密度区，邻近脑沟变浅；部分可有动脉致密征（大脑中动脉或颈内动脉等血栓形成呈条状高密度影）、岛带征（岛叶、最外囊和屏状核之间的灰白质交界带消失）；24 小时后 CT 呈边界清晰的低密度灶，其部位和范围与闭塞血管供血区一致，皮髓质一起受累，多呈扇形，基底贴近硬膜，可出现占位效应；由于缺血区血管重新恢复血流灌注，所引起的梗死区继发性出血时称为出血性梗死；因脑水肿消失及吞噬细胞浸润 2～3 周出现“模糊效应”，病变呈等密度；1～2 个月后边界清楚的低密度软化灶形成，进而导致脑萎缩。增强扫描：梗死后由于血脑屏障破坏，新生毛细血管和血液灌注过度，增强扫描呈不均匀、脑回状、条状或环状强化（图 6-63）。

MRI 平扫：在脑梗死 6 小时内，T_1WI、T_2WI 可无异常信号，但 DWI（弥散加权）可出现异常高信号，之后 T_1WI 呈低信号、T_2WI 及 FLAIR 呈高信号；梗死 1～7 天，水肿加重，占位效应明显，T_1WI 呈低信号、T_2WI 呈高信号，有时可见血管流空；梗死后期，小病灶可不显示，大病灶可生成软化灶，与脑脊液信号类似，并伴有局限性脑萎缩。增强扫描或 MRA 可直接显示血管狭窄或中断情况。

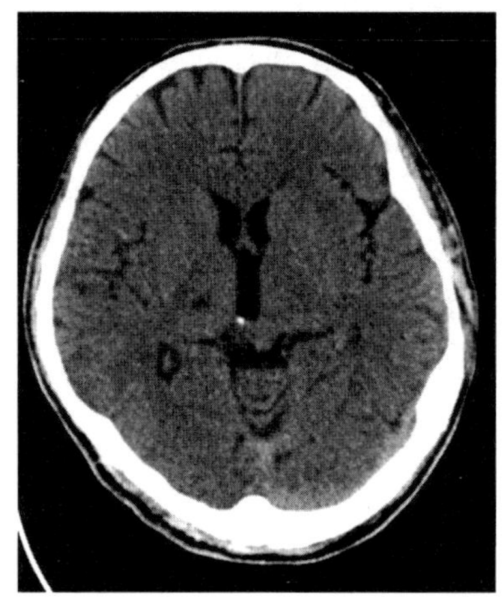

图 6-63　右侧基底节区腔隙性脑梗死

4.蛛网膜下隙出血

临床表现三联症包括剧烈头痛、脑膜刺激征、血性脑脊液。

CT 平扫：直接征象为高密度影充填于脑沟、脑池和脑裂中，随着时间延长，脑脊液冲淡出血灶及血红蛋白的降解，密度逐渐减低，3 天后呈等密度，1 周后复查 CT 呈阴性。在 CT 上，大脑中动脉破裂表现为血液在同侧外侧裂附近积聚；大脑前动脉破裂表现为血液在视交叉池及侧裂池的前部积聚；椎-基底动脉破裂，间接征象有脑积水、脑水肿、脑梗死、脑内血肿、脑室内出血、脑疝等（图 6-64）。

5.硬膜下血肿

临床主要表现为颅内压增高、头痛、偏瘫、失语、记忆力减退等。

CT 上表现为颅骨内板下方高密度影，呈梭形，边界锐利，多发生在骨折部位，尤其是骨折线通过脑膜中动脉或静脉窦的区域。一般不可越过颅缝，若骨折线跨越颅缝，血肿则可跨越；MRI 急性期：T_1 呈等信号，T_2 呈低信号；亚急性期和慢性期：T_1、T_2 均呈高信号。

6.硬膜外血肿

典型急性硬膜外血肿多发生于男性青壮年发生颅骨线形骨折的患者，额颞部和顶颞部最多。该病临床表现可因出血速度、血肿部位及年龄不同而有差异，临床存在其特征性改变，即昏迷—清醒—再昏迷。

CT 平扫表现为颅骨内板下方高密度影，呈梭形，边界锐利，多发生于颅骨骨折部位，尤其是骨折线通过脑膜中动脉或静脉窦的区域。一般不可越过颅缝，若骨折线跨越颅缝，血肿可跨越；MRI 表现见于硬膜下血肿（图 6-65）。

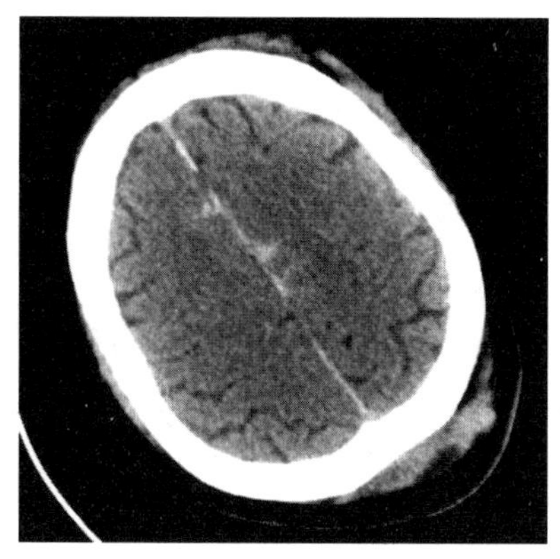

图 6-64　蛛网膜下隙出血

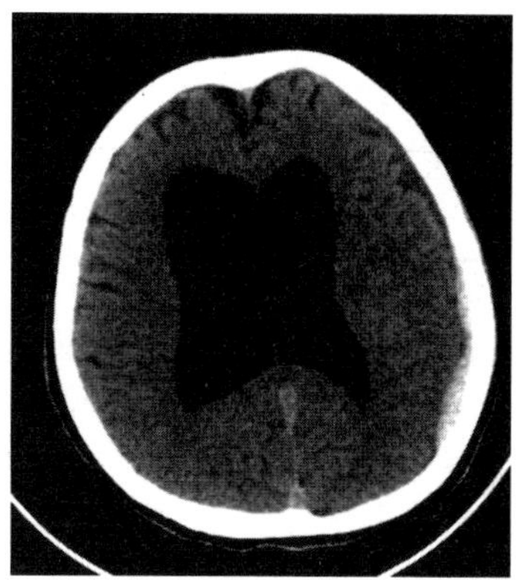

图 6-65　硬膜外血肿

第三节　检验报告解读常识

一、血液的一般检验

(一)红细胞、血红蛋白、血细胞比容测定

1.检测方法

主要采用血液分析仪检测法，在仪器技术结果不可靠(如红细胞数量较低、存在干扰等)需要确认、不具备条件使用血液分析仪时，可采用显微镜检查法进行红细胞计数、氰化高铁血红蛋白分光光度法测定血红蛋白。

2.参考区间(仪器法，静脉采血)

(1)红细胞：成年男性(4.3～5.8)$\times 10^{12}$/L；成年女性(3.8～5.1)$\times 10^{12}$/L。

(2)血红蛋白：成年男性 130～175 g/L；成年女性 115～150 g/L；新生儿 180～190 g/L；婴儿 110～120 g/L；儿童 120～140 g/L。

(3)血细胞比容：成年男性 0.40～0.50；成年女性 0.35～0.45。

3.临床意义

(1)贫血中的应用：①确定有无贫血及贫血的严重程度；②贫血的类型(表 6-2)。

表 6-2　贫血的诊断标准

项目	血红蛋白/(g/L)	血细胞比容	红细胞/($\times 10^{12}$/L)
成年男性	120	0.40	4.0
成年女性	110(孕妇低于 100)	0.35	3.5
1 个月内新生儿	145		
1～4 个月新生儿	90		
4～6 个月以上新生儿	100		
6 个月～6 岁儿童	110		
6～14 岁儿童	120		

临床不仅要根据红细胞计数、血红蛋白浓度及血细胞比容的变化对贫血进行诊断，还要利用这 3 项的

数值，计算出红细胞平均指数，帮助对贫血做形态学分类，初步判断贫血的原因以及对贫血进行鉴别诊断。红细胞平均指数(表6-3)分别为平均红细胞体积(MCV)、平均红细胞血红蛋白量(MCH)、平均红细胞血红蛋白浓度(MCHC)。

表6-3 正常人静脉血红细胞平均指数的参考区间及临床意义

贫血形态学类型	MCV(82～100 fl)	MCH(27～34 pg)	MCHC(316～354 g/L)	常见原因或疾病
正常细胞性贫血	正常	正常	正常	非增生性贫血
小细胞低色素性贫血	＜正常	＜正常	＜正常	缺铁性贫血，慢性失血，珠蛋白生成障碍等
单纯小细胞性贫血	＜正常	＜正常	正常	感染，中毒，如慢性炎症、尿毒症巨幼细胞性贫血
大细胞性贫血	＞正常	＞正常	正常	

常见贫血举例如下。①缺铁性贫血：小细胞不均一性贫血，Hb、HCT、MCV、MCH、MCHC都降低，RBC-RDW升高，结合病史、临床症状及其他检查(如铁代谢)进行诊断。②巨幼细胞性贫血：大细胞不均一性贫血，Hb、HCT降低，MCV＞100 fl，考虑巨幼贫，其他检查如维生素B_{12}叶酸测定帮助诊断。③溶血性贫血：正细胞均一性贫血，临床病史、贫血、黄疸表现疑似溶血性贫血，Hb、HCT降低，MCV、MCH、MCHC正常，网织红细胞增加。可结合血细胞形态学，异形红细胞增加(如红细胞碎片)，其他实验如血清间接胆红素增加、尿胆原阳性、血清乳酸脱氢酶活性增加、尿含铁血黄素实验阳性等帮助诊断。

(2)红细胞增多：①排除血液浓缩引起的红细胞相对增多，见于严重呕吐、腹泻、大量出汗、大面积烧伤等。②继发性红细胞增多：由已知病因或疾病引起。缺氧、红细胞生成素分泌增多是主要原因。③真性红细胞增多症(PV)，排除以上原因，男性Hb＞180 g/L，女性Hb＞170 g/L可考虑PV，结合全血细胞分析，PV时外周血三系(粒系、红系、血小板)均有增多。建议骨髓象检测或基因分析排除MPN。

(二)白细胞计数及白细胞分类计数

分类计数一般有百分率和绝对值两种表示方法。分析结果，一般第一眼看比值，但是有时其中一种白细胞极度升高，导致其他细胞的比值相对下降，但是后者的计数值可能还是正常的，故而“计数”和“比值”两项的要结合起来看。由于白细胞数的生理性变化和波动较大，提倡多几次血细胞分析检查。强调重视进行血涂片镜检的白细胞分类计数和对白细胞及其他血细胞的形态变化观察。

1.检测方法

主要采用血液分析仪检测方法，在仪器计数结果异常(如白细胞数量较低、存在干扰等)需要确认或没有条件使用血液分析仪时，可采用手工显微镜法进行白细胞计数及白细胞分类计数。

2.参考区间(仪器法，静脉采血)

白细胞：成年人$(3.5～9.5)\times10^9$/L。具体分类计数见表6-4。

表6-4 成人白细胞分类计数参考区间

白细胞分类	百分率/(%)	绝对值(/L)
中性杆状核粒细胞	0～5	$(0.04～0.05)\times10^9$
中性分叶核粒细胞	50～70	$(2.0～7.0)\times10^9$
淋巴细胞	20～40	$(0.8～4.0)\times10^9$
单核细胞	3～8	$(0.3～0.8)\times10^9$
嗜酸性粒细胞	0.5～5	$(0.05～0.5)\times10^9$
嗜碱性粒细胞	0～1	$(0～0.1)\times10^9$

注意：以上参考范围是成人标准，新生儿、婴幼儿正常的生理状况淋巴细胞百分率偏高。

3.临床意义

(1)生理性变化：白细胞计数结果有明显的生理性波动。如：早晨较低，傍晚较高；餐后较餐前高；月经期、分娩、哺乳期亦可增高；新生儿及婴儿明显高于成人。

(2)病理性变化:①中性粒细胞和白细胞增多,可升至(10～30)×10^9/L,其中最常见是的化脓性感染,尤其是革兰阳性球菌感染;某些慢性感染性疾病需结合其他检查结果,如CRP、ESR、PCT等。②淋巴细胞增多和(或)中性粒细胞减少:常见于某些病毒感染;某些感染性疾病,尤其是革兰阴性杆菌感染(如伤寒、副伤寒等),伤寒时嗜酸性粒细胞常为0。当出现异型淋巴细胞比率增多时,多见于病毒感染,以传染性单核细胞增多症(EB病毒感染)最为常见。③嗜酸性粒细胞升高:见于过敏性疾病,提示寄生虫感染。④白细胞极度增多:需结合病史考虑白血病的可能性,血细胞涂片中可出现异常原始、幼稚细胞,必要时可进行骨髓相关检查。⑤白细胞数病理性减少:可见于某些血液病(如再生障碍性贫血、粒细胞缺乏症、巨幼细胞性贫血等);脾功能亢进(门静脉硬化、班替综合征等);肿瘤化疗,电离辐射(如X线)及某些药物(氯霉素、磺胺类药物等)反应等。

(三)血小板计数

1.检测方法

主要采用血液分析仪检测方法,在仪器检测报告显示血小板数量、图形异常或报警提示时,应使用显微镜或流式细胞仪检测法对血小板计数结果进行复核。

2.参考区间(仪器法,静脉采血)

血小板:成年人(125～350)×10^9/L。

3.临床意义

血小板计数是人体止血与凝血功能障碍筛查的重要指标之一。

(1)病理性增高。血小板计数>350×10^9/L为血小板增多。

若血小板计数>450×10^9/L,很少高于1 000×10^9/L,血小板轻度或中度增多,血涂片检查,血小板形态及功能一般正常。

疾病/症状:①常为反应性血小板增多,继发于某种疾病或生理性因素,如感染、炎症、肿瘤、创伤等,血小板可出现反应性增多、轻度增多或呈一过性增多;②其他疾病:心脏疾病、肝硬化、慢性胰腺炎、肾衰竭、先兆子痫、严重冻伤等。

若血小板计数持续>600×10^9/L,多在(1 000～3 000)×10^9/L,血涂片形态和大小多样,可见巨大血小板和血小板聚集成团等。

疾病/症状:考虑骨髓增殖性肿瘤(MPN),结合患者病史,如脾大并有出血倾向或血栓形成是ET诊断的重要依据。建议进一步进行骨髓或细胞遗传学和基因检查。

(2)病理性减少:血小板计数<125×10^9/L为血小板减少。关注血小板计数和平均血小板体积(MPV)可以了解血小板减少是由于生成减少还是消耗增加。消耗增加时MPV常常升高,提示骨髓反应性血小板产生增加。

常见疾病:①血小板生成障碍:再生障碍性贫血、急性白血病、急性放射病、巨幼细胞性贫血、骨髓纤维化等;②血小板消耗过多:如弥散性血管内凝血(DIC)、血栓性血小板减少性紫癜等;③血小板破坏增多:特发性血小板减少性紫癜(ITP)、脾功能亢进、系统性红斑狼疮、血小板同种抗体等。

正常人血小板减少要排除EDTA抗凝剂抵抗及冷凝集所引起的假性减低,可通过血涂片镜检帮助排查。

目前没有一个确切的血小板计数值可以预示患者出血或者不出血,但大多数血小板>50×10^9/L的患者是没有出血症状的。

结合生化检查,患者有无肝脏疾病、肾脏疾病。肝脏损伤或疾病可导致凝血因子减低,引起凝血障碍并出现与之相关的血小板减少。

(四)红细胞沉降率(ESR)测定

1.检测方法

有魏氏检测法、自动化沉降分析法、全自动快速血沉分析仪法

2.参考区间(仪器法,静脉采血)

成年男性0～15 mm/h;成年女性0～20 mm/h。

3.临床意义

红细胞沉降率对某一疾病的诊断不具有特异性，但对判断疾病处于静止期与活动期、病情稳定与复发、肿瘤良性与恶性具有鉴别意义，是临床广泛应用的检验指标。

(1)生理性增快：12 岁以下儿童或 60 岁以上高龄者、妇女月经期、妊娠 3 个月以上 ESR 可加快，与生理性贫血及纤维蛋白原含量增加有关。

(2)病理性增快。①炎症性疾病：血沉加速，表示病情复发和活跃；②组织损伤和坏死：较大组织损伤、手术创伤可致血沉增快，如无并发症多于 2～3 周内恢复；亦可用于鉴别功能性病变与器质性疾病，如急性心肌梗死时增快，而心绞痛则正常；③恶性肿瘤；④高球蛋白血症：如多发性骨髓瘤、肝硬化、巨球蛋白血症、红斑狼疮、慢性肾炎等；⑤贫血。

(3)ESR 减慢：临床意义不大，见于红细胞增多、纤维蛋白原缺乏等。

二、尿液检查

(一)尿液标本采集

常规尿液分析应留取新鲜尿，以清晨第一次尿为宜；急诊时可随时留取。24 小时尿液分析时要选择适当的防腐剂。尿液化学检测及有形成分检测见表 6-5。

表 6-5　尿常规的常用分析

常用检测项目	临床意义	备注
尿蛋白	阳性——蛋白尿	
尿葡萄糖	主要用于糖尿病的筛查和病情判断的检测指标。尿糖血糖升高性糖尿见于糖尿病、摄入性糖尿等。血糖正常性糖尿常见于新生儿糖尿妊娠期、哺乳期糖尿等	需结合血糖检查以提高诊断准确性。
尿酮体	酮尿常见于糖尿病酮症酸中毒	
尿胆红素	阳性是肝脏或胆道系统梗阻性损害的有力证据	
尿胆素原	用于黄疸的诊断和鉴别诊断	结合血清胆红素分析
尿血红蛋白和红细胞	血红蛋白定性试验用于初筛，无论血红蛋白尿、肌红蛋白尿或红细胞尿均呈阳性。结合尿显微镜检查用于判断是否有红细胞存在，有完整红细胞，形态正常，非肾性血尿；有红细胞，形态畸形，提示肾小球源性血尿。	
尿白细胞	脓细胞多见于泌尿系统炎症；出现闪光白细胞多见于急性肾盂肾炎。	
微生物	尿亚硝酸盐，阳性，提示细菌增加(如大肠埃希菌等)；尿沉渣还可对细菌、类酵母样菌进行定量分析。	只有某些特定细菌能进行硝酸盐-亚硝酸盐的转化，所以阴性不能排除尿路感染。
上皮细胞	肾小管上皮细胞常提示肾小管病变 膀胱炎可见大量大圆上皮细胞 肾盂肾炎可见尾形上皮细胞 鳞状上皮增多见于尿道炎	
结晶	亮氨酸和酪氨酸结晶见于严重肝损害 碳酸钙结晶提示结石可能性	与红细胞同时存在，对判断结石较有意义
管型	若有管型或较多颗粒管型与蛋白尿同时出现，提示肾脏疾病	

(二)尿本-周蛋白试验

1.检验方法

(1)过筛法:热沉淀反应法、对甲苯磺酸法。

(2)确证试验:免疫电泳分析法。

2.临床意义

阳性见于:①浆细胞恶性增殖;②多发性骨髓瘤,约50%患者阳性;③巨球蛋白血症,约15%患者阳性;④其他疾病:肾淀粉样变、慢性肾盂肾炎及恶性淋巴瘤等。

三、粪便检查

(一)粪便理学检验

1.颜色

正常粪便呈棕黄色,灰白色见于阻塞性黄疸、胆汁减少或缺乏;红色见于下消化道出血;柏油样便见于阿米巴痢疾;米泔水样便见于霍乱、副霍乱等。

2.性状

正常为有形软便;黏液脓性血便多见于细菌性痢疾;酱色黏便多见于阿米巴痢疾;稀汁样便可见于急性胃肠炎。米泔水样并有大量肠黏膜脱落,见于霍乱、副霍乱等。

(二)粪便隐血试验

1.检测方法

常用化学法或免疫法测定粪便中血红蛋白,也可联合测定转铁蛋白。

2.临床意义

消化道出血时本试验可阳性。一般而言,阳性,有完整红细胞提示下消化道出血;阳性,无红细胞可能提示上消化道出血。消化道恶性肿瘤时一般粪便隐血可持续阳性;溃疡病时呈间断性阳性。

(三)粪便有形成分检验(表6-6)

表6-6 粪便有形成分检验

项目名称	参考范围	临床应用
红细胞	0/HPF	下消化道炎症(如细菌性痢疾、阿米巴痢疾、溃疡性结肠炎)、外伤、肿瘤及其他出血性疾病时可见到数量不等的红细胞。阿米巴痢疾以红细胞为主,细菌性痢疾时红细胞少于白细胞。
白细胞	0~3/HPF	正常粪便中不见或偶见。小肠炎症时白细胞数量不多(<15个/HP);结肠炎症如细菌性痢疾时可出现大量白细胞;肠道寄生虫病时可见较多的嗜酸性粒细胞(瑞氏染液染色后)。
吞噬细胞	0/HPF	正常粪便中无,出现该细胞见于急性细菌性痢疾、急性出血性肠炎或溃疡性结肠炎。
淀粉颗粒	阴性	
脂肪颗粒	阴性	正常粪便中无,若大量出现则提示消化不良或胰腺外分泌功能不全。
寄生虫卵和原虫	0/HPF	正常粪便中无,寄生虫病感染时可见相应寄生虫卵或包囊,其中隐孢子虫原虫现已确诊为免疫缺陷综合征病、儿童腹泻的重要原虫,为艾滋病的重要检测项目之一。
真菌与酵母样菌		酵母菌常见于正常粪便中,真菌则少见;酵母样菌大量出现见于菌群失调等。
结晶	阴性	夏科-莱登结晶出现有意义,常见于肠道溃疡,尤以阿米巴痢疾粪便中最易检出,过敏性肠炎及钩虫病患者粪便中亦常可见

四、肾脏功能检查与肾脏疾病

(一)首选试验

1.尿常规

除尿蛋白、血尿等,还应关注尿液理化性质(尿比重、尿量、尿pH值等指标)。

2.尿常规蛋白定性阴性

可选择24小时尿蛋白定量、尿微量清蛋白测定,敏感性较定性试验高。

3.血清肾功能检测

血清肾功能检测的常用分析见表6-7。

表6-7 血清肾功能检测的常用分析

检测项目	临床意义	备注
半胱氨酸蛋白酶抑制剂C	反映肾小球滤过功能的内源性指标,浓度与肾清除率呈线性	敏感性高于血肌酐,有利于肾损害的早期诊断
血肌酐(Cr) 尿素(urea)	增高,表明肾功能损害 尿素/肌酐比值及升高情况较有意义,正常约为20:1(毫克浓度) ①比值升高,Cr、Ur同时升高,Ur升高更显著,提示肾性疾病 ②比值升高,Ur升高Cr正常,提示肾前性氮质血症 ③比值不高,Cr、Ur同时升高,提示肾后性因素	当肾清除率下降到正常的50%以下时,Ur和Cr才迅速升高,此时肾功能常已严重损害。
肾小球滤过率	①<80 mL/min,提示肾功能有损伤 ②50~80 mL/min,肾功能不全代偿期 ③25~50 mL/min,肾功能不全失代偿期 ④<25 mL/min,肾衰竭期(尿毒症期) ⑤10 mL/min,尿毒症终末期	主要用于判断肾损害程度
血尿酸(UA)	主要作为痛风指标 肾功能减退时,血尿酸也上升	

(二)次选试验

1.血脂检测

肾病综合征表现有高胆固醇血症。

2.血常规、血沉检测

急、慢性肾炎及肾病综合征可有不同程度贫血,急性肾小球肾炎活动期血沉可加快。

3.血电解质检测

肾功能减退时,可出现高磷和低钙血症;严重受损时,镁排出减少以及治疗镁制剂可引起高镁血症;肾衰竭晚期时或急性肾衰竭常伴有代谢性酸中毒,导致血钾浓度升高,常>5.5 mmol/L;血钠正常或降低。

4.甲状旁腺激素测定(PTH)

PTH对于保持钙离子内环境稳定具有关键作用。美国临床实践指南推荐对慢性肾病患者定期检测血清钙、磷和PTH以用于患者骨代谢的监测及疗效评估。PTH还可评估肾病患者骨营养不良的危险程度,肾衰期血中1,25$(OH)_2D_3$浓度降低,使肠道钙吸收障碍,导致PTH分泌增加。

五、心肌标志物与心脏疾病

(一)急性心肌损伤标志物(表6-8)

1.心肌肌钙蛋白I/T(cTnI/cTnT)

(1)检测方法:通常采用ECLIA法和CLIA法。

(2)临床意义:①cTn对心肌损伤具有很高的敏感性和特异性,是急性冠状动脉综合征(ACS)诊断的首选标志物,cTnI或cTnT敏感性无差别。②当心肌缺血导致心肌损伤时,首先是在胞质中游离的少量cTnI和cTnT迅速释放进入血液循环,外周血中浓度迅速升高,在发病4小时内即可测得。升高持续时间可长达2周,有很长的诊断窗口期。

表 6-8　急性心肌损伤的常用分析

检测项目	临床意义	备注
肌红蛋白(Myo)	早期指标,特异性差,诊断时要排除其他因素 胸痛后 6～10 小时,Myo 正常,可基本排除心肌梗死 胸痛后 3～6 小时,Myo 升高,结合 cTnI 及 cTnT 判断 胸痛后 12 小时,检测 Myo 无意义	开始升高时间:2～6 小时 达峰值时间:6～12 小时 恢复正常时间:1 天
肌酸激酶同工酶(CK-MB mass)	CK-MB 质量测定比活性检测特异性和敏感性高 升高时,结合 cTnI 及 cTnT 判断是否心肌梗死或心绞痛	开始升高时间:2～6 小时 达峰值时间: 14～24 小时 恢复正常时间:3 天
心肌肌钙蛋白 I/T(cTnI/cTnT)	首选指标,特异性高 cTnI 或 cTnT 正常,建议 2 小时后重复测定,若胸痛 8 小时后仍正常,心肌损伤可能性很小 胸痛后 10 小时～5 天内,cTnI 或 cTnT 增加,提示心肌梗死,用于晚期诊断心肌梗死	开始升高时间:3～8 小时 达峰值时间:cTnI 12～24 小时 cTnT 12～96 小时 恢复正常时间:cTnI 7～10 天 cTnT 7～14 天

注意:CK-MB 单独作为标志物诊断心肌梗死,一定用质量测定,活性测定不能独立应用。如果只能做活性检测,建议与 cTnI/cTnT 联合判断

2.血清肌红蛋白测定(Myo)

(1)检测方法:常采用乳胶增强透射比浊法、ECLIA 法和非均相免疫法测定。

(2)临床意义:①Myo 分子量少,更易从坏死肌肉细胞(如心肌梗死、创伤)中释放,故心肌损伤后血中的肌红蛋白升高早于其他心肌损伤标志物,其阴性结果能有效地排除心脏病发作,但其阳性结果必须通过肌钙蛋白检测来确认。②由于血液中肌红蛋白能被肾脏迅速清除,所以测定肌红蛋白也有助于观察急性心肌梗死病程中有无再梗死以及梗死有无扩展,同时也是溶栓治疗中评价有否再灌注的较为敏感和准确的指标。

3.血清肌酸激酶同工酶(CK-MB)质量测定

(1)检测方法:常采用 ECLIA 法和非均相免疫法测定。

(2)临床意义:血清 CK-MB 质量升高常见于肌肉损伤,通常用于心肌梗死的诊断。在发生急性心肌梗死后 3～8 小时内,可在血液中检测到 CK-MB 质量的升高,并且维持一段时间的高水平。

(二)慢性心力衰竭标志物

脑型尿钠肽(BNP)/N 末端前脑型尿钠肽(NT-proBNP)。

1.心力衰竭诊断

早期即可升高,可用于无症状性心力衰竭诊断和早期诊断的筛选指标。含量不高时,基本可排除心力衰竭。

2.呼吸困难鉴别诊断

可用于鉴别心源性和肺源性所致的呼吸困难。异常增高提示心力衰竭所致,不增高提示肺源性呼吸困难。

六、糖代谢检测与糖尿病

(一)血糖

1.参考区间

空腹血糖 3.9～6.1 mmol/L。

2.糖尿病诊断

(1)空腹血糖≥7.0 mmol/L 或随机血糖≥11.1 mmol/L,同时有糖尿病症状。

(2)空腹血糖在5.6～6.9 mmol/L或随机血糖在6.5～11.0 mmol/L时，建议重复检测或进行口服糖耐量检测。

(二)口服葡萄糖耐量试验(OGTT)

OGTT是在口服一定量葡萄糖后2小时内做系列血糖测定，可用于评价个体的血糖调节能力，判断有无糖代谢异常，有助于早期发现空腹血糖轻度增高但未达到糖尿病诊断标准的糖耐量异常患者。

1.方法

试验当天空腹取静脉血2 mL后，口服无水葡萄糖75 g(溶于250～300 mL水中，5～10分钟喝完)；儿童以每千克体重1.75 g计算，总量不超过75 g葡萄糖；妊娠妇女用量为100 g。从喝一口糖计时，服糖后30分钟、1小时、2小时、3小时分别取血测血糖。

2.参考区间

空腹血糖＜6.1 mmol/L，2小时血糖＜7.8 mmol/L。

3.糖尿病诊断

糖尿病(DM)：OGTT 2小时血糖≥11.1 mmol/L。

空腹血糖受损(IFG)：空腹血糖5.6～7.0 mmol/L，OGTT 2小时血糖＜7.8 mmol/L。

糖耐量减低(IGT)：空腹血糖＜7.0 mmol/L，OGTT 2小时血糖7.8～11.1 mmol/L。

(三)糖化血红蛋白

1.参考区间

成人HbA1c：3.6%～6.0%。

2.糖尿病诊断

HbA1c≥6.5%作为糖尿病的诊断标准；HbA1c水平在5.7%～6.4%为糖尿病高危人群。

3.临床意义

(1)反映近6～8周的血糖水平。

(2)血糖控制稳定达标者每年至少2次，治疗方案变动或血糖未达标者，至少需要季度检测。

(四)尿糖

血糖＞9.92 mmol/L时，尿糖阳性；尿糖结果阴性不能排除糖尿病。

(五)果糖胺/糖化血清蛋白

反映近2～3周的血糖水平，可用于糖尿病的筛查、疗效判断及并发症的预测。

(六)尿微量清蛋白测定

有利于早期发现糖尿病肾病。

(七)血清C肽测定

1.评估空腹低血糖

用于鉴别诊断是胰岛素瘤的过度分泌导致的低血糖和患者注射使用胰岛素而导致的低血糖，以保证合理治疗患者。

2.评估胰岛素的分泌情况

通过空腹、刺激和抑制实验并定量测定C肽可用于评估胰岛素分泌能力和分泌速度，并以此鉴别糖尿病的类型。例如糖尿病患者在用胰高血糖素刺激后C肽＞1.8 ng/mL，可能是2型糖尿病；若＜0.5 ng/mL则可能是1型糖尿病。

3.常规监测

对糖尿病患者的常规监测作用不大。

(八)血清胰岛素测定

(1)糖尿病的早期检测和诊断：糖尿病临床症状出现之前，胰岛素对服用葡萄糖的反应较迟钝。基础条件下或葡萄糖处理后的胰岛素水平可评估胰腺分泌胰岛素的能力。

(2)对空腹低血糖患者进行评估:主要用来确定葡萄糖/胰岛素的比值以说明关于胰岛素分泌的问题。

(3)确认需要胰岛素治疗的糖尿病患者,并将他们与靠饮食控制的糖尿病患者区分开来;并评估各种胰岛素制剂在此类患者中的作用持续时间。

七、肝脏功能检查与肝脏疾病

(一)转氨酶

1.血清丙氨酸氨基转移酶(ALT)

(1)参考区间:试剂中不含磷酸吡哆醛时,成年男性 9～50 U/L,女性 7～40 U/L;试剂中含磷酸吡哆醛时,成年男性 9～60 U/L,女性 7～45 U/L。

(2)临床意义:ALT 是反映肝损伤的灵敏指标,各种急性肝损伤时,可在临床症状(如黄疸)出现之前急剧升高等,并一般与病情轻重和恢复情况相平行;慢性肝损伤也可升高。

2.天冬氨酸氨基转移酶(AST)

(1)参考区间:试剂中不含磷酸吡哆醛时,成年男性 15～40 U/L,女性 13～35 U/L;试剂中含磷酸吡哆醛时,成年男性 15～45 U/L,女性 13～40 U/L。

(2)临床意义:AST 主要用于肝脏疾病试验诊断。肝细胞损伤时,ALT 和 AST 都升高。严重肝坏死时,转氨酶降低。AST/ALT 比值也很重要。对于急、慢性肝炎的诊断、鉴别诊断及判断转归有一定的价值。急性肝炎时,比值＜1;肝硬化时比值≥2;肝癌时比值≥3(两者都明显升高时该比值才有意义)。

(二)谷氨酰转肽酶(GGT)

(1)主要反映慢性肝细胞损伤,比转氨酶敏感。慢性肝炎 ALT 可正常,GGT 仍增高。

(2)胆汁淤积时,与碱性磷酸酶同时明显升高。

(三)血清蛋白测定

(1)肝实质受损时,总蛋白和清蛋白都降低。也可见于吸收不良、肾病、妊娠期等。

(2)清蛋白增高常见于血液浓缩出现的假性增多,真性增高基本未发现。

(3)总蛋白升高除外血液浓缩,常见于多发性骨髓瘤等免疫球蛋白病。

(4)清蛋白降低明显、A/G 比倒置,是慢性肝炎的重要特征。

(四)血清前清蛋白(PA)

(1)作为肝功能受损的敏感指标,在急性病毒性肝炎时极度降低。

(2)作为营养不良的指标。

(五)碱性磷酸酶(ALP)

1.参考区间

成年男性 45～125 U/L;20～49 岁女性 35～100 U/L;50～79 岁女性 50～135 U/L。

2.临床意义

(1)ALP 主要来自肝脏和骨骼。注意生长期儿童 ALP 主要来自骨骼,ALP 水平偏高,参考范围不同:1～12 岁者＜500 U/L;12～15 岁者＜750 U/L;＞15 岁者 40～150 U/L。

(2)ALP 主要用于骨骼、肝胆系统疾病的诊断和鉴别诊断。急性肝炎时 ALP 轻中度升高,肝硬化、胆石症、肿瘤等引起胆汁淤积时 ALP 明显增高,达 5～20 倍。

(六)血清胆红素测定

1.参考区间

成人血清总胆红素浓度:3.4～17.1 μmol/L(0.2～0.1 mg/dL)。

成人血清结合胆红素浓度:0～3.4 μmol/L(0～0.2 mg/dL)。

2.临床意义

(1)肝实质细胞受损时,总胆红素和结合胆红素都会明显升高。

(2)肝严重受损,肝细胞大量坏死时,胆红素持续升高,而 ALT 逐渐降低,出现“酶胆分离”。

(3)主要用于黄疸的鉴别诊断(图 6-66)。①判断黄疸有无及程度。隐性黄疸或亚临床黄疸:总胆红素 17.1～34.2 μmol/L;临床肉眼可见黄疸:总胆红素＞34.2 μmol/L;34.2～171 μmol/L 为轻度黄疸,171～342 μmol/L 为中度黄疸,＞342 μmol/L 为重度黄疸。②分析黄疸原因:溶血性黄疸通常为轻度黄疸,总胆红素＜855 μmol/L;肝细胞性黄疸为轻、中度黄疸,见于各种肝实质损伤等;梗阻性黄疸通常为中、重度黄疸,胆红素增高较前两者明显,见于肝内、外胆管阻塞性疾病和肝内胆汁淤积。

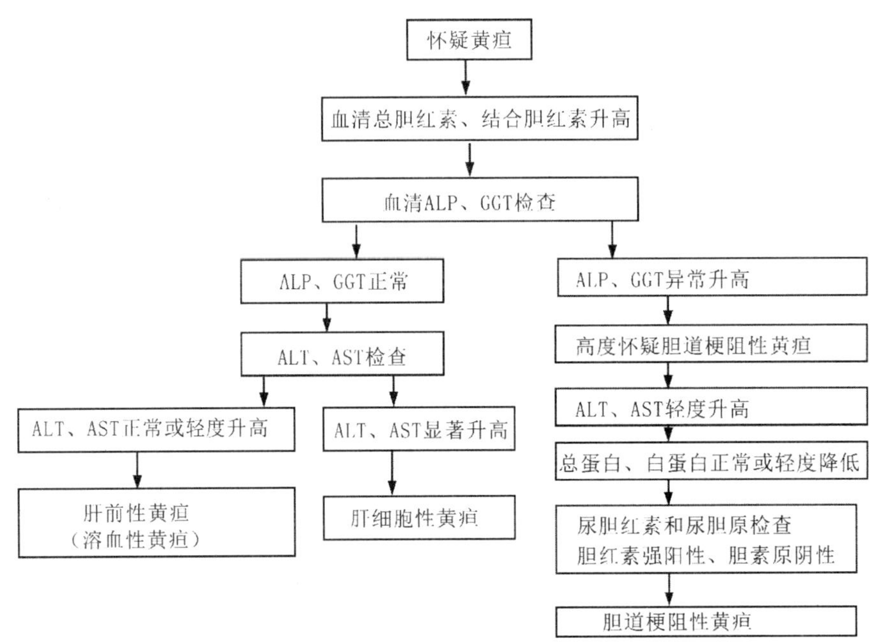

图 6-66　黄疸实验室诊断路径图

(七)病毒血清学检测

见表 6-9。

表 6-9　乙肝抗原、抗体检测结果的分析

乙肝 表面抗原	乙肝 表面抗体	乙肝 e 抗原	乙肝 e 抗体	乙肝 核心抗体	临床意义
+	−	+	−	−	潜伏期或急性乙肝早期
+	−	+	−	+	急性或慢性乙肝,传染性强(大三阳)
+	−	−	+	+	乙肝后期或慢性乙肝(小三阳)
−	+	−	+	+	乙肝康复,有免疫力
−	+	−	+	−	乙肝康复,有免疫力
+	−	−	−	−	乙肝感染或无症状携带者
−	+	−	−	−	乙肝康复或接种过疫苗,有免疫力
−	−	−	−	−	未感染过乙肝,为易感者

八、脂质代谢及相关疾病

(一)血清总胆固醇(CHO)

1.参考值

参考区间:3.1～5.7 mmol/L。

理想范围:＜5.18 mmol/L。

边缘升高:5.18～6.10 mmol/L。

升高：≥6.22 mmol/L。

2.临床意义

高胆固醇血症是冠心病的主要危险因素之一。①病理性升高：有原发和继发两类。原发性升高由遗传因素引起；继发性升高见于肾病综合征、甲状腺功能减退、糖尿病和胆道梗阻等。②病理性降低：也有原发与继发。原发性降低由遗传因素引起；继发性降低见于甲状腺功能亢进、营养不良和肝功能严重低下。

（二）血清甘油三酯（TG）

1.参考值

参考区间：0.56～1.71 mmol/L。

理想范围：<1.7 mmol/L。

边缘升高：1.7～2.25 mmol/L。

升高：2.26～5.64 mmol/L。

很高：≥5.65 mmol/L。

2.临床意义

饮食方式、年龄、性别等生理性因素对 TG 水平影响较大。高脂饮食后 TG 升高，一般餐后 2～4 小时达高峰，8 小时后基本恢复空腹水平。

（1）病理性升高：原发性见于家族性高 TG 血症与家族性混合型高脂（蛋白）血症；继发性见于冠心病、脑血管病变、糖尿病、甲状腺功能减退、肾病综合征、脂肪肝、妊娠和胰腺炎等。

（2）病理性降低：原发性见于无 β-脂蛋白血症和低 β-脂蛋白血症；继发性见于继发性脂质代谢异常，如消化道疾病（肝疾病、吸收不良综合征）、内分泌疾病（甲状腺功能亢进、慢性肾上腺皮质不全）、癌症晚期、恶病质及肝素等药物的应用。

（三）血清高密度脂蛋白胆固醇（HDL-C）

1.参考值

参考区间：成年男性 1.16～1.42 mmol/L，成年女性 1.29～1.55 mmol/L；正常人 HLD-C 占总胆固醇的 25%～30%。

理想范围：>1.04 mmol/L。

升高：≥1.55 mmol/L。

降低：<1.04 mmol/L。

2.临床意义

（1）升高：与心血管疾病的发病率和病变程度呈负相关。

（2）降低：动脉粥样硬化、冠心病、慢性肝病、急性应激反应（心肌梗死、外科手术、损伤）、糖尿病、甲状腺功能亢进或减低、慢性贫血等。

（四）血清低密度脂蛋白胆固醇（LDL-C）

1.参考值

参考区间：LDL-C 水平随年龄上升，中、老年人平均为 2.7～3.1 mmol/L。

理想范围：<3.37 mmol/L。

边缘升高：3.37～4.12 mmol/L。

升高：>4.14 mmol/L。

2.临床意义

（1）升高：LDL 是动脉粥样硬化发生和发展的主要脂类危险因素。与动脉粥样硬化、冠心病、脑血管病变等相关。

（2）减低：见于营养不良、慢性贫血、骨髓瘤、创伤和严重肝病等。

（五）血清载脂蛋白

1.血清载脂蛋白 AⅠ（ApoAⅠ）

血清载脂蛋白 AⅠ（ApoAⅠ）与 HDL-C 呈明显的正相关。ApoAⅠ浓度偏低见于冠心病和脑血管病患者。

2.血清载脂蛋白 B(ApoB)

血清载脂蛋白 B(ApoB)与 LDL-C 呈正相关。高浓度的 ApoB 是冠心病的危险因素，且 ApoB 是各项血脂指标中较好的动脉粥样硬化标志物。

九、急性胰腺炎的检查

（一）淀粉酶（AMY）

1.血淀粉酶

增高见于胰腺或腮腺组织损伤。注意怀疑急性胰腺炎时要及时抽血，因为血淀粉酶增高是一过性的，错过时间容易得出假阴性结果。超过 500U 即有诊断意义。

2.尿淀粉酶

与血淀粉酶意义相同，但是更具有组织特异性，比血淀粉酶更有价值。

（二）血清脂肪酶测定（LIP）

持续时间长，一般就诊较晚的患者推荐用 LIP。

十、肿瘤标志物检测

肿瘤标志物检测及临床应用见表 6-10。

表 6-10　肿瘤标志物检测及临床应用

项目名称	参考范围	临床应用
甲胎蛋白测定（AFP）	0～7 ng/mL	AFP 来源于卵黄囊、未分化肝细胞和胎儿胃肠道。生理性升高：妊娠 3 个月后 AFP 升高、分娩后 3 周恢复；孕妇血清 AFP 异常升高，应考虑胎儿神经管缺损畸形的可能；病理性升高：见于原发性肝癌、病毒性肝炎、肝硬化、生殖胚胎性肿瘤。未发现 AFP 与肿瘤大小、恶性程度间有相关性。
癌胚抗原测定（CEA）	0～4.7 ng/mL	CEA 属癌胚胎性抗原，只在胚胎期产生，为非特异性广谱肿瘤标志物，结合其他标志物鉴别诊断肺癌、结肠癌、乳腺癌、胃癌、胰腺癌等。
糖类抗原 125 测定（CA125）	0～35 U/mL	主要用于卵巢癌、子宫内膜癌等诊断，与 HE4 联合检测，可有效提高灵敏度和准确性。CA125 升高也可见于多种妇科良性疾病，需结合临床及其他检查鉴别诊断。
糖类抗原 15-3 测定（CA15-3）	0～25 U/mL	主要用于乳腺癌诊断。
糖类抗原 19-9 测定（CA19-9）	0～39 U/mL	用于胰腺癌、胆道恶性肿瘤以及胃癌、结肠癌、肝癌的诊断；CA19-9 升高也见于胃肠道和肝的多种良性和炎症病变。
糖类抗原 72-4 测定（CA72-4）	0～6.9 U/mL	升高见于胃癌、卵巢癌、大肠癌、乳腺癌以及胰腺癌等肿瘤，与 CA125 联合检测对原发及复发性卵巢癌诊断的特异性可达 95%。
糖类抗原 242 测定（CA242）	0.051～15 U/mL	CA242 主要用来筛检结肠癌、胰腺癌和肺癌。其检测具有比其他肿瘤标志物有更高的灵敏度。
神经元特异性烯醇化酶测定（NSE）	0～16.3 ng/mL	约 70%的小细胞肺癌患者血清 NSE 升高，主要用于小细胞肺癌与非小细胞肺癌的鉴别诊断。
细胞角蛋白 19 片段测定 CYFRA21-1	0～3.3 ng/mL	对非小细胞肺癌的诊断具有重要价值，特异性＞87%，其血清浓度及敏感性随病情进展而升高，对鳞状细胞肺癌的敏感性高达 76.5%，可以很好地区分肺鳞癌和良性肺部疾病。

续表

项目名称	参考范围	临床应用
鳞状细胞癌相关抗原测定(SCC)	0.011～2.5 ng/mL	作为子宫颈、肺部、头颈部、外阴和食管等部位的鳞状细胞癌诊断的血清标志物，是目前诊断宫颈癌最有价值的肿瘤标志物。
总前列腺特异抗原测定(TPSA)	0～4 ng/mL	升高见于前列腺癌、前列腺增生、前列腺炎、肾脏泌尿系统疾病。
游离前列腺特异抗原测定(FPSA)	0～1.5 ng/mL	升高见于前列腺癌，FPSA/TPSA 比值可帮助鉴别前列腺癌与前列腺增生，前列腺癌患者 FPSA/TPSA 比值明显低于前列腺增生患者

十一、子宫颈/阴道细胞学的 TBS 系统

(一)简介

液基细胞学检查是采用液基薄层细胞检测系统检测子宫颈细胞并进行细胞学分类诊断，它是目前国际上较先进的一种子宫颈癌细胞学检查技术，与传统的子宫颈刮片巴氏涂片检查相比明显提高了标本的满意度及子宫颈异常细胞检出率，同时能发现部分癌前病变，微生物感染如真菌、滴虫、病毒、衣原体等。

薄层液基细胞学(TCT)检查是普查子宫颈癌，早期诊断，早期治疗，降低子宫颈癌死亡率的有效方法。尤其是通过发现子宫颈癌上皮内病变采取合适的处理，可阻止这些癌前病变发展为子宫颈癌，大大提高了妇女的生活质量。

(二)工作原理

通过采集阴道或子宫颈分泌物，获得脱落细胞后浸入液基细胞处理试剂中进行处理，试剂中的裂解成分能对红细胞进行裂解，去除红细胞对检验结果造成的干扰；同时试剂中的固定成分能保存固定白细胞、脱落上皮细胞等有价值的细胞；并使包裹在黏液中的有效细胞充分分离出来，防止有价值细胞的丢失。将有效细胞制备成细胞悬液，最后通过过滤离心方法清除黏液对制片的干扰，制成脱落细胞薄片。可用 HE 染色、巴氏染色或其他免疫组织化学染色等方法使细胞着色，再通过人工观察分析来检查阴道或子宫颈的细胞形态，诊断子宫颈癌及其癌的前期变化、人乳头瘤病毒和单纯疱疹病毒感染。

(三)标本质量分级

1.满意标本

(1)姓名、年龄、采样日期：患者的一致性。

(2)末次月经、IUD、放疗等：绝经、反应性改变。

(3)常规涂片至少有 8 000～12 000 个，液基标本至少 5 000：代表整个子宫颈。

2.不满意标本(分为两类)

(1)拒绝接收的标本：①不能明确是谁的标本：无意义；②玻片破碎，不能被修复：出不了结果。

(2)经评价不满意的标本：①常规涂片不足 8 000 个，在液基薄片不足 5 000 个：不能代表整个子宫颈的状况。②由于血液，炎细胞，细胞过度重叠，固定差，过度干燥，污染：有效细胞无法阅读。

(四)TCT 细胞学诊断及判读意见/结果

总体分为 3 类：未见上皮内病变细胞或恶性细胞；其他(宫内膜细胞出现在 40 岁以后妇女涂片中)；上皮细胞不正常。

1.未见上皮内病变细胞或恶性细胞

(1)生物性病原体(图 6-67)：①滴虫；②形态符合白色假丝酵母菌(念珠菌)的细菌；③菌群失调提示细菌性阴道病；④形态上符合放线菌的细菌；⑤符合单纯疱疹病毒的细胞学改变。

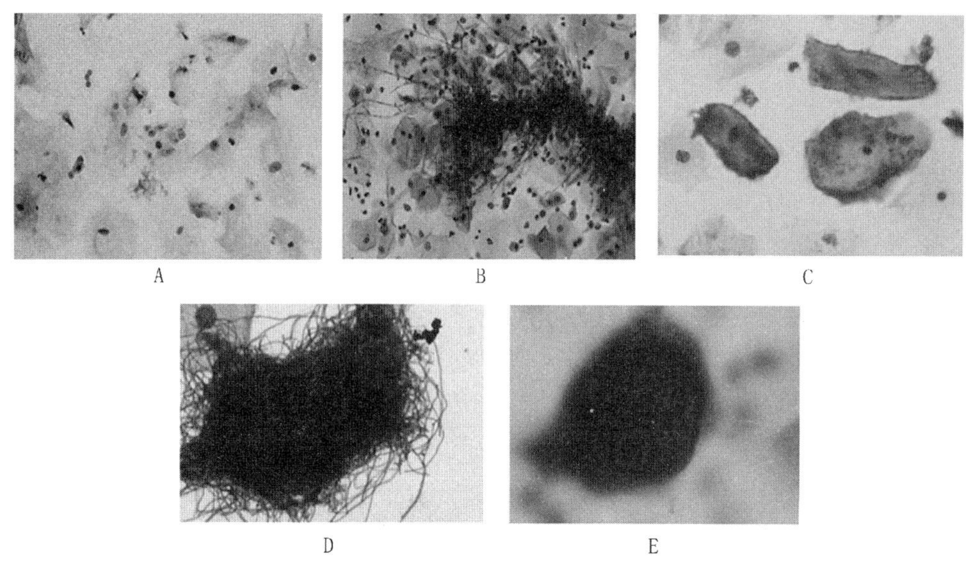

图 6-67 生物性病原体

A.滴虫;B.白色念珠菌;C.菌群失调;D.放线菌;E.单纯疱疹病毒

(2)其他非肿瘤性改变(图 6-68):①反应性细胞改变,见于炎症(包括典型的修复),放射治疗,宫内节育器(IUD);②子宫切除后是否有腺细胞;③萎缩。

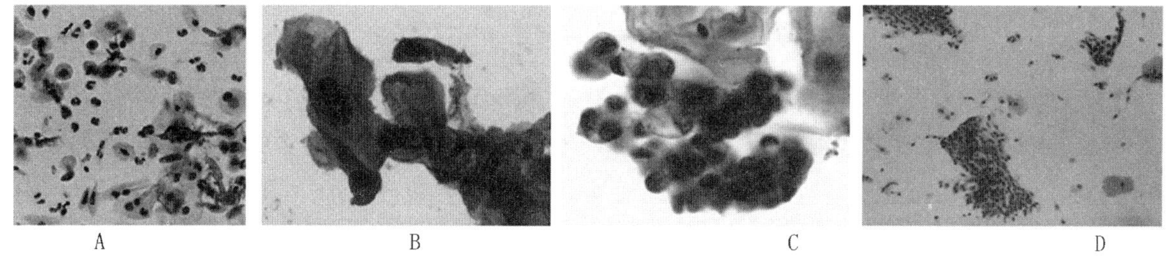

图 6-68 其他非肿瘤性改变

A.炎症;B.放疗后;C.IUD;D.萎缩

2.其他子宫内膜细胞

见于≥40 岁的妇女。

3.上皮细胞异常

(1)鳞状细胞。①非典型鳞状上皮:意义不明确(ASC-US);不排除高级别鳞状上皮内病变(ASC-H)②低级别鳞状上皮内病变(LSIL)。③高级别鳞状上皮内病变(HSIL)。④鳞状细胞癌(SCC)。

(2)腺细胞:①非典型腺细胞。②非典型腺细胞(倾向肿瘤性)。③子宫颈管原位癌。④腺癌。

(五)部分结果判读要点

1.不典型鳞状细胞(ASC)包括 ASC-US 和 ASC-H

(1)ASC-US 的诊断要点(图 6-69):核增大是正常中层鳞状细胞核的 2.5～3(约 35 μm^2)倍。核浆比例轻度增加。核的形状不规则、轻微的染色质增多、分布不规则。胞浆有致密橘黄色胞浆、挖空、化生型胞浆、成熟鳞状细胞胞质。

(2)ASC-H 的诊断要点(图 6-70):细胞核是正常化生细胞核的 1.5～2.5 倍(50～60 μm^2)。核浆比例接近 HSIL。细胞核不正常,如染色增多、染色质不规则和核形状局部不规则不如 HSIL 明显。

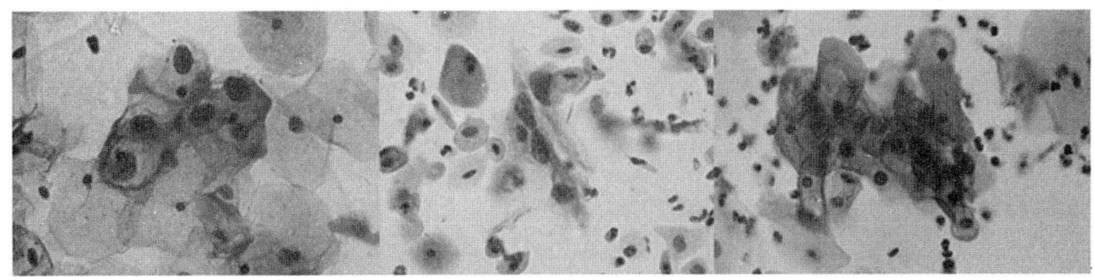

图 6-69　ASC-US

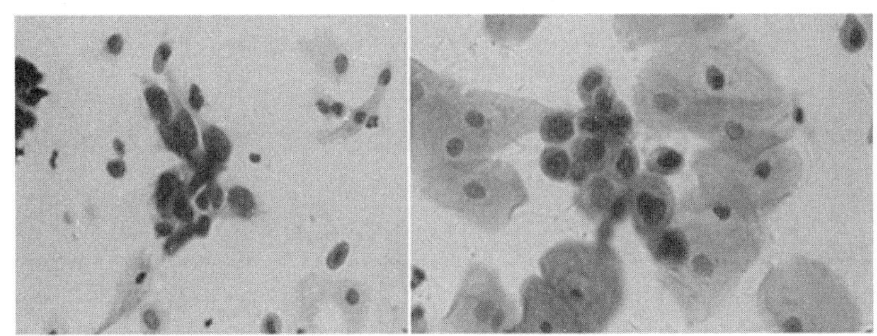

图 6-70　ASC-H

2.低级别鳞状上皮内病变(LSIL)的诊断要点

核增大、至少是正常中层细胞核的 3 倍。核浆比例升高。核大小和形状可以有不同,染色质增多、常是粗颗粒状、均匀分布,亦可表现得模糊不清或致密、不透明、可有双核或多核。胞质:有致密橘黄色胞浆、挖空、成熟的鳞状细胞胞质。详见图 6-71。

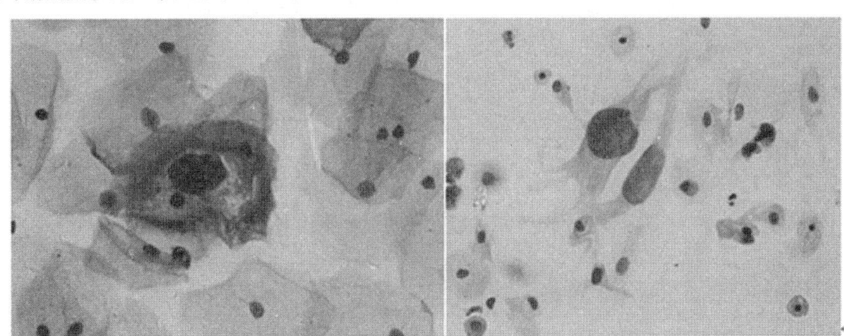

图 6-71　**低级别鳞状上皮内病变**

3.高级别鳞状上皮内病变(HSIL)的诊断要点

细胞大小不同,可以从相似于低度病变大小的细胞到十分小的基底型细胞。核增大程度与低度病变相同或较小,但胞浆面积下降。核浆比例显著上升。染色质增粗成块。核形不规则,核膜可出现内陷、锯齿状或有裂隙。胞质:多形态、不成熟,花边状,脆弱的或致密化生的,也可以是成熟和致密角化的。详见图 6-72。

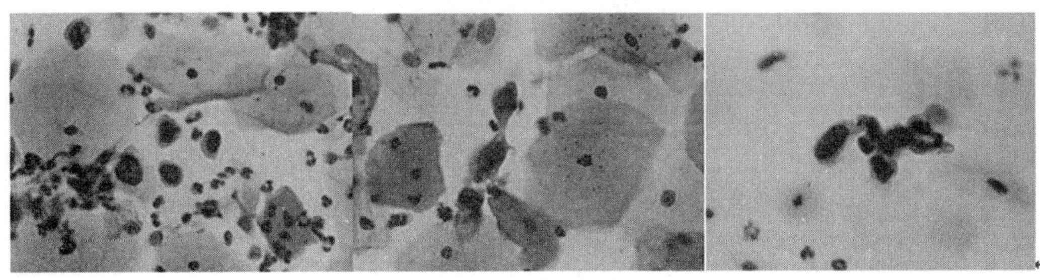

图 6-72　**高级别鳞状上皮内病变**

4.鳞状细胞癌(SCC)的诊断要点

细胞大小和形态显著不一致——多相性。可有明显的细胞核和细胞质畸形,或有明显增大的单个或多个核仁,染色质贴边或可以有明显的分布不均。背景中常有坏死,出血和癌细胞碎屑(黏附的肿瘤素质)。详见图 6-73。

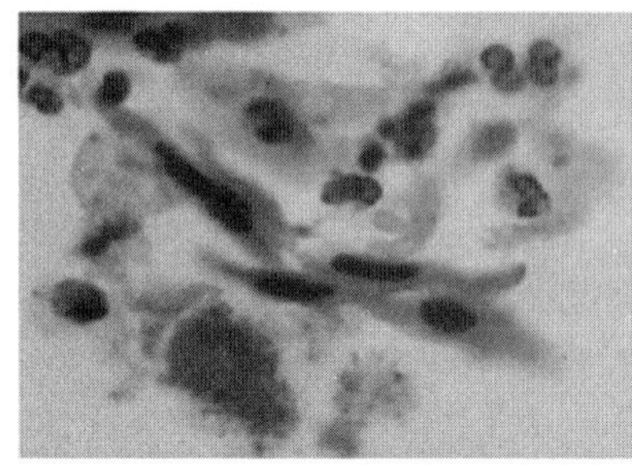
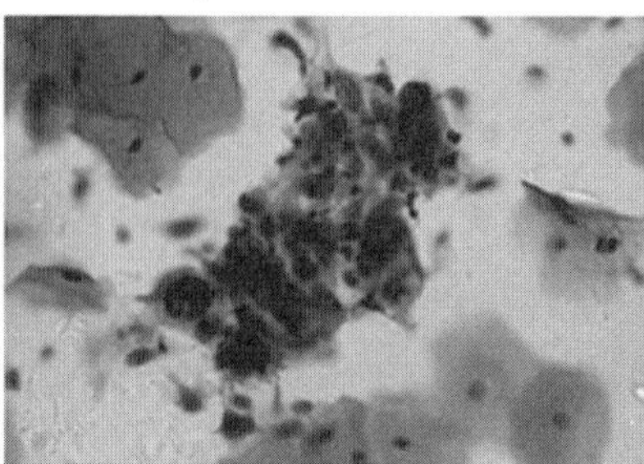
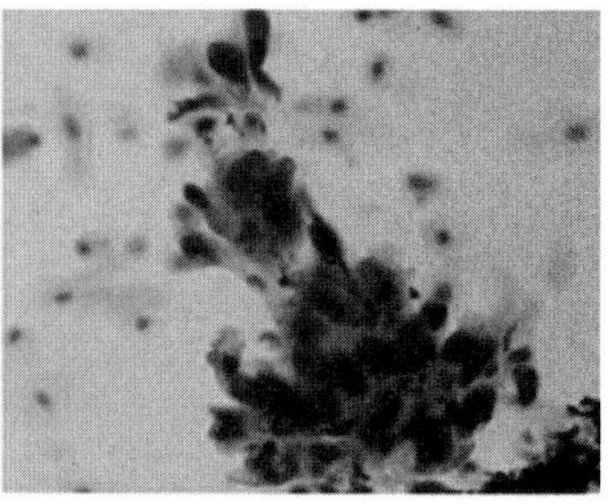

图 6-73　鳞状细胞癌

5.非典型颈管细胞且无其他具体指定的诊断要点

细胞呈片状或条索状排列,有些拥挤、核重叠。细胞核超过了反应性或柱状细胞型的修复性改变但缺乏原位腺癌或浸润癌的特点。核增大到正常颈管细胞核的 3~5 倍、排列拥挤、大小不一。核浆比例增加,染色质轻度增多。核仁可以存在,核分裂象少见。胞质丰富,细胞界限常可辨认。详见图 6-74。

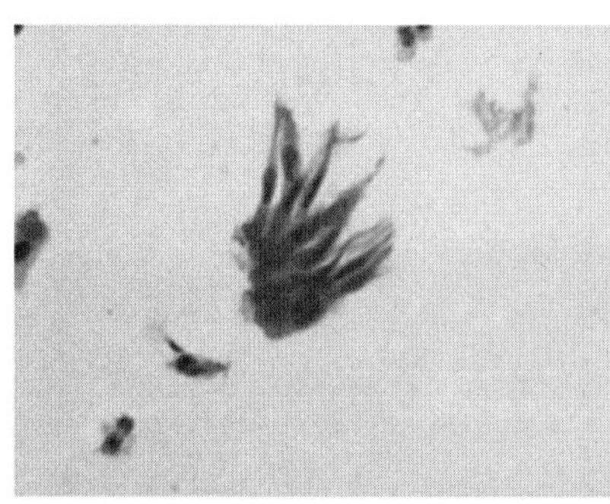
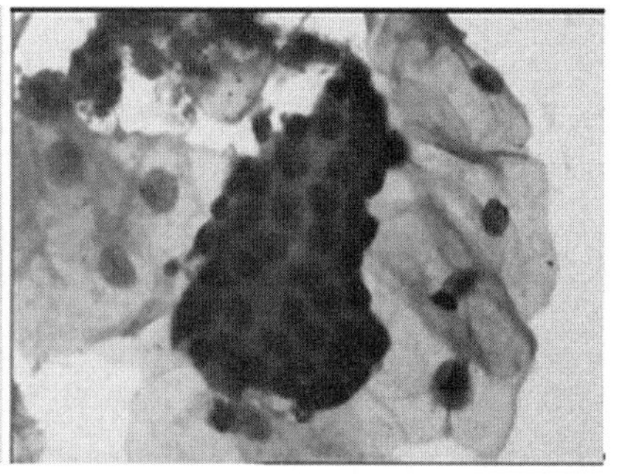

图 6-74　非典型颈管细胞且无其他具体指定

6.非典型颈管细胞倾向瘤变的诊断要点

无论在数量上还是在质量上,颈管柱状细胞的形态学改变均不足以诊断原位腺癌或浸润腺癌,不正常细胞成片或呈条索状,核拥挤、重叠。少数细胞群可以显示玫瑰花样排列或羽毛状排列。核增大,染色质增多,有时可见核分裂象。核浆比升高。胞质量减少,细胞界限可不清。详见图 6-75。

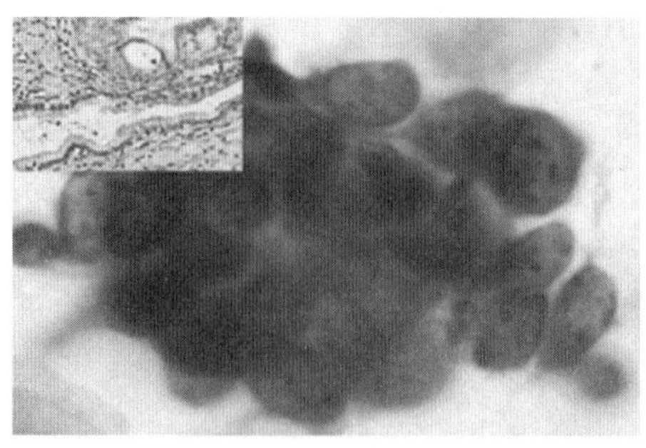

图 6-75　非典型颈管细胞倾向瘤变

7.颈管原位腺癌的诊断要点

颈管腺上皮高度病变的特点是核增大、深染、成层,核分裂活跃,但没有浸润。排列呈羽毛样边缘、菊花团样结构、假复层柱状细胞条。细胞核拥挤、重叠失去蜂窝状排列。核浆比例增加。核染色质增多、均匀分布，有特征的粗颗粒状染色质。核仁常小或不明显，核分裂象和凋亡体常见。胞质量和细胞内黏液减少。涂片背景无肿瘤素质，如果同时存在鳞状病变，可存在不正常的鳞状细胞。详见表 6-76。

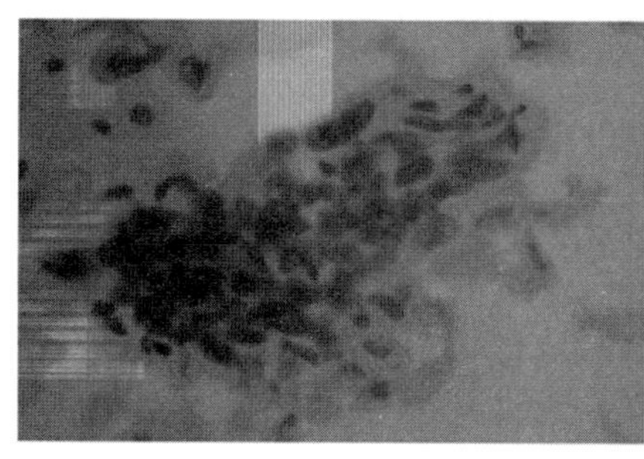
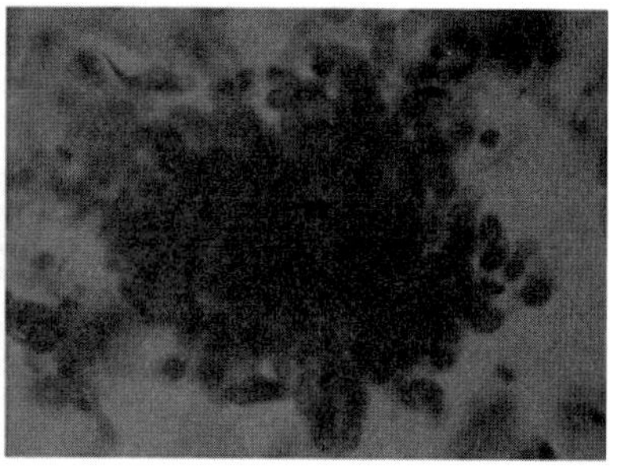

图 6-76　颈管原位腺癌

8.颈管腺癌的诊断要点

细胞单个散在，细胞片或三维细胞团和合体状排列常见，典型的有柱状结构。增大的、多形性的核有不规则的染色质分布、染色质透亮。核膜不规则，大核仁可以存在。胞质常有细小空泡，肿瘤素质可见。不正常的鳞状细胞可以存在，可以是同时存在的鳞状病变或显示部分鳞化的腺癌。详见图 6-77。

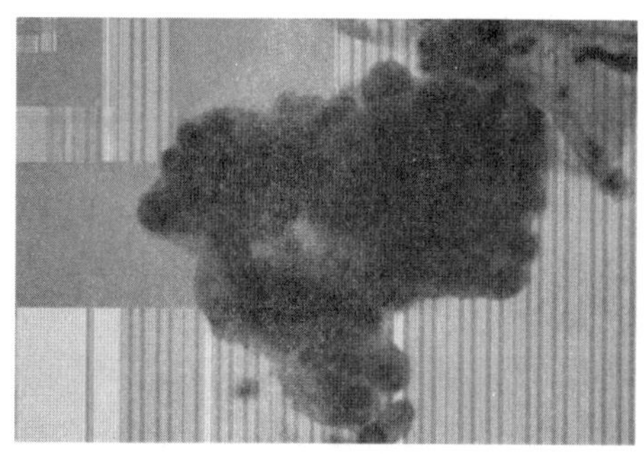

图 6-77　颈管腺癌

9.非典型宫内膜细胞的诊断要点

细胞呈小群出现，每群常 5～10 个，细胞核较正常宫内膜细胞增大。染色质轻度增多，可以有小核仁。胞质少，有时有空泡，胞界不清。

10.子宫内膜腺癌的诊断要点

细胞单个散在或呈小的紧密的团。分化好的肿瘤，细胞核可轻度增大；随恶性程度增加细胞核变得较大、大小不同和极性丧失明显。染色质增加，分布不均匀，在高度恶性肿瘤可见核内透亮区。核仁可以小或显著，随恶性程度增加核仁变大。胞质少，嗜碱性，常有空泡。细颗粒状或渗出液样肿瘤素质可以不同程度存在。详见图 6-78。

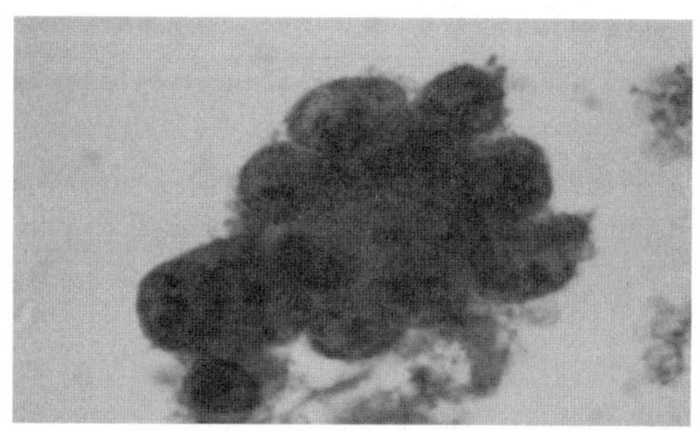

图 6-78　子宫内膜腺癌

第四节 临床合理用药

药品是指用于预防、诊断、治疗疾病，有目的地调节人的生理机能并规定有适应证或者功能主治、用法和用量的物质，包括中药材、中药饮片、中成药、化学原料药及其制剂、抗生素、生化药品、放射性药品、血清、疫苗、血液制品和诊断药品等。药品的使用对象为人，并有目的地调节人的生理机能和用量需求，由于患者无法辨认其内在质量，许多药品需要在医生的指导下使用，而不由患者自行决定。同时，药品的用法用量、用药时间与疗程等因素在很大程度上决定其使用效果，不合理用药不仅不能“治病”，还可能“致病”，甚至危及生命安全。

一、合理用药

合理用药的基本要素是安全、有效、经济。合理用药有助于得到最好的临床获益，同时将用药风险控制在最低限度，节约有限的医药资源，体现了“以人为本”的现代药物治疗学理念。合理用药的基本原则如下。

(1)诊断明确并且选择正确的药物，做到有的放矢，防止误诊误治。

(2)注意患者的疾病史和用药史，防止因疾病史和用药史不明而导致患者药源性疾病的发生。

(3)明确患者适应证，防止因药物无适应证滥用而造成不良后果。

(4)根据药物的药动学及药效学特点，合理选择和使用药物，包括合理的给药途径、恰当的剂量、准确的给药时间和间隔、适宜的疗程等。

(5)个体化用药方案。由于患者存在个体差异，相同治疗方案也会存在不同的治疗效果，因此需要监测患者的血药浓度变化、药物基因组学及药物反应来不断调整给药方案，达到患者的个体化用药。

(6)注意药物在体内和体外的相互作用。

(7)警惕药物的不良反应。

二、药品的体内过程

药物经使用部位吸收进入血液，随血流循环分布至全身或特定器官，经过肝脏和(或)其他器官或组织代谢，经肾脏或其他排泄器官排出体外，即药物的吸收、分布、代谢和排泄。

(一)吸收

指药物从用药部位进入血液循环的过程。药物的吸收速率可受许多因素的影响，包括药物的脂溶性、解离度等理化性质、给药途径、剂型及制剂因素、合并用药及吸收部位的血流状况等。药物给药途径包括口服给药、皮下给药、注射给药、直肠给药、皮肤给药等，不同给药途径的吸收快慢不同，一般来说，不同途径的吸收速度：吸入给药＞肌内注射＞皮下注射＞直肠给药＞黏膜给药＞口服＞皮肤给药。

(二)分布

药物的分布是指药物进入血液循环后通过各种生理屏障向不同部位转运，分不到人体的各个器官和组织。有些药物可分布于全身，有些则选择性地分布于某些甚至某个组织。一般来说，血流丰富的组织，如心脏、肝脏和肾脏分布较多。药物分布的速度、靶组织的浓度与各组织的血流量、膜的通透性和生理特性相关。

(三)代谢

大多数药物在体内经过肝脏等器官的代谢而失效，也有药物经过代谢后产生具有药理活性的代谢产物。某些药物在胃肠道吸收时，随血流首次进入肝脏，可被代谢而失效，这种现象称为首过效应。药物在肝中主要被肝药酶(主要是细胞色素 P450)代谢。能增强肝药酶活性的药物称为肝药酶诱导剂或酶促剂，如苯巴比妥、苯妥英钠、利福平等。能抑制肝药酶活性的药物称肝药酶抑制剂，如咪唑类抗真菌药、大环内酯类抗生素、异烟肼、西咪替丁等。药物与肝药酶诱导剂或酶抑制剂结合时，其作用可被减弱或被增强，联合用药时应注意药物的相互作用，适当增加或减少药物的剂量。

（四）排泄

进入体内的药物最终可通过排泄器官或分泌器官以原型或者代谢产物的形式排出体外。主要途径为肾脏排泄和胆汁分泌，肾脏排泄主要为肾小球滤过和肾小管分泌排泄。药物作用随着药物的排泄而相应减弱或消失。药物的半衰期是表示药物排泄速度的参数，其数值越大表示排泄速度越慢，可根据药物的半衰期来确定给药间隔。各种药物的排泄途径和速度各不相同，而且排泄速度与排泄器官的功能状态密切相关，因此应用主要经肾脏排泄的药物时应特别注意患者的肾功能，并根据患者的肾功能的好坏而适当的调整药物的剂量。很多药物经肝以原形或与葡萄糖醛酸及谷胱甘肽结合后主动转运到胆汁，自胆汁排泄入十二指肠后再被肠黏膜吸收，重新进入体循环，这个过程被称为肝肠循环。药物肝肠循环可使药物在机体内停留的时间延长，相应的治疗作用和毒副作用也随之增加。

三、影响药物作用的因素

（一）机体自身的因素

1.生理状态

生理状态包括性别、年龄、营养状态、遗传因素等。

2.病理状态

疾病状态下，机体对药物的敏感性，以及药物在体内的过程都会发生改变，从而影响药物的效应。其中包括肝功能、肾功能、免疫功能、神经与精神状态等。

3.个体差异

不同个体之间对同一药物的反应存在先天性的差异，称为药物作用的个体差异。如对同一药物，有的个体只需很小剂量就可以达到应有的效应，常规剂量就能产生强烈效应或中毒反应，称为高敏性；而有的个体对药物敏感性很低，需要用较大的剂量才能达到同等药效，称为机体的耐受性。

（二）药物因素

1.药物剂型和给药途径

不同剂型的药物或者同种药物的不同剂型的吸收量或吸收速率不同，进而影响药物作用的快慢和强弱。不同给药途径同样可以影响药物吸收的量和速度，吸收速度快慢比较如下：静脉注射＞吸入给药＞肌内注射＞皮下注射＞直肠黏膜＞口服＞皮肤给药。

2.联合用药和药物相互作用

药物相互作用是指两种或多种药物同时或先后经相同或不同途径给药时，药物之间在体内相互作用，导致药物的作用和效应发生改变（治疗作用/不良反应增强或减弱），甚至出现不应有的效应。

3.患者的依从性

药物治疗的依从性是指患者对医生开具的处方或医嘱的服从程度，是药物发挥疗效的重要保证。患者对药物治疗的依从性差，药物的治疗效果就无法保障，严重者可导致疾病恶化甚至死亡，浪费了医疗资源。影响药物依从性的因素有。

（1）患者因素：患者的年龄、性别、文化程度、职业、心理素质、社会地位、经济状况及所患疾病的种类均可影响药物治疗的依从性。患者因对疾病不了解，对治疗的效果缺乏信心，担忧服药带来的影响（ADR、成瘾性），以及老人因健忘而漏服，小儿因任性而拒服，都能影响患者的依从性。

（2）药物因素：药物的口味、治疗方案和使用方法的复杂程度、用药种类多少、使用频率频率的高低以及药物的疗效、不良反应等因素都影响药物的依从性。

（3）医护因素：医护人员未在患者用药前进行有效的沟通、发药时交代不清或交代错误、对患者的用药情况观察不够仔细和及时，以及不良的服务态度等，均可导致药物治疗的不依从性。提高患者依从性可通过加强依从性教育，改进用药计划，改善医患之间的沟通以及调动患者对于依从的自觉性等措施来实现。

四、特殊人群的用药

(一)儿童用药

儿童作为一个特殊的群体，机体机能处于仍处于生长发育阶段是其突出特点。在整个生长发育过程中，各脏器和身体机能不断成熟和完善，不同年龄段儿童的身高、体重、体表面积、组织器官、内脏功能等差别很大，对药物的吸收、分布、代谢、排泄都与成人不尽相同。因此不能简单的把儿童看作“成人的缩影”，在治疗疾病用药时仅仅将成人剂量进行简单的公式化的缩减，而应该根据疾病的特点、生理特点、个体特点选择适宜的药物和剂量，保证药物治疗的安全性和有效性。

1.儿童生长发育分期

儿童生长发育分期根据生长发育快慢的不同，临床将儿科年龄划分为七个时期。

(1)胎儿期：从精子和卵子结合开始，直到小儿出生统称为胎儿期。在孕期的最初 3～4 个月，是胎儿发育的关键时期，此时如受到各种不利因素的影响，如病毒、药物、放射线以及母体叶酸缺乏等，均可影响胎儿器官的正常分化发育，造成流产和各种畸形。

(2)新生儿期：指自出生起到生后 28 天。胎儿从母体娩出后，为了适应外界生存环境，新生儿生理功能需要进行有利于生存的一系列重大调整，约需一个月功能才逐渐完善。新生儿的生理与代谢变化迅速，其体内药物代谢动力学过程亦随之迅速变化；对药物的吸收、分布、代谢、排泄等过程有其特殊性。

(3)婴儿期：从出生 28 天后到满 1 周岁以前为婴儿期，这段时期生长迅速；如体重比出生时增长 3 倍，身长增加 50%，对营养素和能量的需求量相对较高，但是消化吸收功能又不完善，因此消化紊乱和营养紊乱性疾病多见。同时基础免疫程序在这个阶段完成。

(4)幼儿期：1 周岁以后到满 3 周岁之前称为幼儿期。此期儿童的体格生长速度相对较慢，语言、行动和表达能力增强。接触外界机会增多，因此，感染的机会较婴儿期多。

(5)学龄前期：3 周岁后到 6～7 岁入小学前为学龄前期。幼儿园的学前教育，增加了儿童间的交流，也增加了相互交叉感染的机会。此阶段儿童行动能力进一步增强，但对各种危险的识别能力不足，故应注意防止各种传染病和意外创伤及中毒。

(6)学龄期：从 6～7 岁入小学起到 12～13 岁进入青春期为止称为学龄期或小学学龄期。此期间各器官外形和功能逐渐发育(除生殖器外)接近成人；智能发育更加成熟，是学习的重要时期。

(7)青春期：从第二性征出现到生殖功能基本发育成熟、身高停止增长的时期称为青春期。

2.儿童解剖生理和病理特点

儿童的解剖生理基础以及患病时的疾病状态，是影响药代动力学和药效动力学的最重要因素之一，为患儿制订药物治疗方案时要充分考虑到该特点。

(1)解剖生理特点：从出生到长大成人，机体组织器官和脏器功能也在不断变化，对药物的反应不尽相同。如婴儿期皮肤、黏膜娇嫩。皮肤角化层薄，黏膜血管丰富，经皮吸收药物较成人快而多，用药不当可因药物吸收过量导致中毒，如用阿托品滴眼可产生严重全身反应；外用新霉素治疗烫伤可发生严重的听力减退；硼酸治疗湿疹可引起呕吐和肾功能损害等不良反应。又如婴幼儿血脑屏障不完善，中枢神经系统对地西泮、麻醉剂、吗啡类药(如可待因和哌替啶)等特别敏感，易致呼吸中枢抑制；小儿新陈代谢旺盛，体液所占的比例较大，会对给药后药物分布容积及药物效应强度产生影响，特别是对影响水盐代谢或酸碱代谢的药物敏感，如应用利尿药后极易产生低钠或低钾血症。再如新生儿肝肾功能极度不成熟，尤其早产儿血浆蛋白亲和力低、红细胞缺乏葡萄糖-6-磷酸脱氢酶(G-6-PD)和谷胱甘肽还原酶，应用对乙酰氨基酚、磺胺类药物，过量维生素 K_3 等可引起高胆红素血症和核黄疸。

(2)病理特点：小儿的皮肤黏膜娇嫩，屏障功能差，免疫功能不如成人健全，易发生感染，且感染易扩散，甚至出现各种并发症，如新生儿局部皮肤的轻微感染，如脐炎不及时处理即可能导致脓毒血症的发生。儿童期易患疾病的种类、临床表现与成人也有很大的不同，如先天性、遗传性疾病和 感染性疾病较成人多见，但心脑血管病及2型糖尿病等代谢性疾病较成人少。另外对统一致病因素的反应不同年龄段儿童的反应也有差异，胎龄<35周、体重低于2500g的新生儿易发生呼吸窘迫综合征；肺炎链球菌所致的肺部感染在婴儿期常为支气管肺炎，而年长儿则发生大叶性肺炎等。

(3)心理特点：一方面由于儿童年幼不具备语言表达能力或表达能力差，治疗时应密切观察药物反应，及时调整治疗方案和处理可能发生的药物相关事件。另一方面儿童对于色彩鲜艳、形状可爱、味感好的药物更易接受，可据此特点制备相应的制剂，继而提高儿童用药的依从性。

3.儿童药代动力学特点

儿童由于解剖、生理、生化特点，尤其是肝肾功能与成人差异很大，其药物代谢动力学(pharmacokinetic，PK，简称药动学)有其自身独特的规律。

(1)吸收。①口服给药：一方面新生儿、婴幼儿胃酸缺乏或过低，酸不稳定的药物，如青霉素类口服时吸收增强；弱酸性药物如苯巴比妥、苯妥英钠、利福平等吸收减少。另一方面新生儿胃蠕动差，胃排空时间长达6～8小时(6～8个月才接近成人水平)，口服给药吸收的量难以预料，因此大多数新生儿患者宜采用肠道外给药。②透皮给药：新生儿、婴幼儿的皮肤、黏膜面积相对较大，且皮肤角化层薄，药物相对成人易透皮吸收，甚至可能出现中毒。另外药物对局部皮肤的刺激导致炎症机会增多。③肌内注射、皮下注射：由于小儿(学龄前儿童)臀部肌肉不发达、皮下脂肪少。以及局部血流量少，药物吸收不佳；过多注射，药物局部贮积、刺激，易造成局部继发感染。④直肠给药：药物从直肠下部吸收后，不经过肝肠直接进入体循环，保证了通过肝脏代谢的药物的有效性；脂溶性的药物在直肠易吸收，适用剂型为栓剂和部分灌肠剂。对于呕吐的婴儿和不愿口服用药的幼儿适用直肠给药。

(2)分布。与成人比较，影响儿童药物分布的主要因素有体液量、组分、血浆蛋白。儿童体液占体重比例较成人大，水盐转换率快，易造成水、电解质调节失衡，直接影响药物的吸收和代谢。而体内脂肪与体重的比例低于成人，水溶性药物的分布容积增大。儿童期血浆蛋白(特别是清蛋白)浓度较低，与药物结合能力弱，使得血浆中游离药物浓度增高。因此蛋白结合率高的药物如苯妥英钠、磺胺类、水杨酸盐和地西泮应慎用于高胆红素血症患儿。此外婴幼儿，尤其是新生儿血脑屏障不完善，一些药物对血脑屏障的通透性增加。

(3)代谢。儿童(尤其是小婴儿)肝药酶发育尚未成熟，酶的活性较低，对多数药物的代谢能力较成人差。尤其是新生儿，某些药物代谢酶量少、活性低甚至缺如，对一些主要经肝脏代谢的药物，应谨慎使用。足月新生儿体内的细胞色素P450酶活性和NADPH-细胞色素C-还原酶的活性大约是成人的50%；体内的葡萄糖醛酸酶活性仅为成人的1%。新生儿体内的高铁血红蛋白还原酶活性亦较低，某些有氧化作用的药物可能引起高铁血红蛋白血症，如磺胺、氯丙嗪等。

4.儿童用药剂量

从新生儿到青春期，不同年龄段儿童对统一药物的用药剂量差别很大，即使是同一年龄的儿童其发育水平也可能相差较大，因此儿童用药剂量较成年人更须准确。应按药品说明书推荐的儿童剂量确定；如果说明书中未提供儿童剂量，可参考国内外相关诊疗指南或权威书籍。

5.儿童用药注意事项

(1)根据儿童疾病特点，选择合理药物：由于儿童特殊的病理生理特点和对药物反应的特殊性，儿童用药除需要全面了解所用药物及患者的情况外，还必须熟悉儿科用药的药物选择、给药方法、剂量计算、药品不良反应及儿童禁忌、慎用药物的等方面的特点，尽可能避免或减少不良反应和药源性疾病，以达到最好的治疗效果。

儿童易患感染性疾病，且多为急性感染，病情变化快而且容易进展，抗感染药物的使用在儿科尤为常用。儿科抗菌药物的使用应尽早明确感染指征，只有诊断为细菌性感染者，才可以应用抗菌药物，并应尽早查明感染病原，根据病原种类及细菌药物敏感试验结果选用抗菌药物；确诊为病毒性感染(如麻疹、风疹、流感等)，则应选用抗病毒药物或某些中药制剂。需要注意的是：氨基糖苷类抗菌药物可能有耳、肾毒性，儿童应尽量避免应用，当应用指征明确又无其他低毒性的抗菌药物可供选用时，可选用该类药物，但在治疗过程中要严密观察不良反应，有条件者应监测血药浓度，根据监测结果个体化给药。四环素类抗菌药可导致牙齿黄染及牙釉质发育不良，8岁以下儿童禁用。喹诺酮类抗菌药对骨骼发育可能产生不良影响，该类药物应避免用于未成年人，尤其是低年龄段儿童。

(2)严格掌握用药剂量，根据具体情况进行调整：药物剂量应随儿童年龄（日龄、月龄）及病情不同而调整，不可将儿童视为缩小的成人，按照成人剂量简单缩减，而应该根据儿童的生理特点和药物在儿童体内的而代谢动力学特点，确定用药剂量和用药间隔。由于很多药物的代谢受到患者肝肾功能的影响，加之儿童期个体肝肾功能不完善，因此用药时要关注患儿的肝肾功能，必要时调整用药剂量。此外，对于一些个体差异大、治疗窗比较窄的药物需要进行血药浓度监测。

(3)根据儿童不同时期的特点，选择合适的剂型和给药途径：儿童易接受的剂型是口服溶液剂、糖浆剂、颗粒剂、混悬剂、注射剂以及贴剂、栓剂等。给药途径不仅影响药物吸收，而且关系到药物分布和药效的发挥，应依据儿童各生长发育阶段的生理特点和病情需要慎重选择适当的给药途径。一般原则为能口服者尽量口服，以减少注射给药给患儿带来的不良刺激。婴幼儿以及不能吞咽药片的儿童，最好选用液体制剂、颗粒剂。同时要注意到药物色泽、形状和味道对儿童依从性的特殊影响。注射给药药效发挥较口服快，对重症、急症或者有呕吐者多用。尤其是新生儿经脉给药可直接进入血液循环，对危重新生儿是较可靠的给药途径。透皮给药安全、方便，但因制剂工艺复杂，目前上市的药品不多，需要注意的是新生儿长期大量透皮给药可能发生中毒反应。

(4)密切观察药物治疗反应：由于年幼儿童不具备语言表达能力或表达能力差，治疗时应密切观察药物治疗反应。

(二)老年人用药

由于老年人在生理、心理等方面均处于衰退状态，通常老年人同时患有多种疾病，且多为慢性病，需长期治疗，因此用药种类多，容易出现药物相互作用和药物蓄积，不良反应也明显增加。为了达到正确使用药物，应了解老年期各系统、器官和组织的生理、生化功能和病理、生理学所发生的特征性改变，以及老年人药动学和药效学的改变特点，减少或避免不良反应以及药源性疾病的发生。

1.老年人的药代动力学特点

(1)吸收：老年人胃肠道肌肉纤维萎缩，张力降低，胃排空延缓，胃酸分泌减少，胃液的 pH 升高，一些酸性药物解离部分增多，吸收减少。胃排空时间延迟，小肠黏膜表面积减小。胃肠功能的变化对被动扩散方式吸收的药物几乎没有影响，如肠溶阿司匹林、对乙酰氨基酚、复方磺胺甲噁唑等。而对需要载体参与吸收的药物，如维生素 B_1、维生素 B_6、维生素 B_{12}、维生素 C、铁剂、钙剂等则吸收减少。

(2)分布：人的有效组织体积随年龄增长而减少，脂肪和体重的比例逐渐增大。老年人细胞内液减少，功能减退，脂肪组织增加、而总体液及非脂肪组织减少，药物表观分布容积减小。加上老年人心肌收缩无力，心血管灌注量较少，从而影响药物的分布。老年人肝细胞合成清蛋白的能力降低，血浆清蛋白与药物结合能力也降低，非结合型药物浓度增高，药物效应增强。

(3)代谢：老年人由于肝脏重量减少，肝细胞和肝血流量下降，酶的合成减少，活性降低，药物代谢减慢，半衰期明显延长，代谢能力明显降低，容易受药物损害。机体自身调节和免疫功能低下，也影响药物的代谢。由于老年人肝功能低下，对于一些药物分解的首过效应减低，药物吸收增多。

(4)排泄：老年人由于肾脏血管硬化、血流减少，肾功能低于成年人，而且老年人的某些慢性疾病也可减少肾脏的灌注。这些因素可影响药物排泄，使药物在体内蓄积，容易产生不良反应或因药物蓄积中毒。

2.老年人的药效学特点

老年人机体各器官结构功能老化，适应力减退，体内调节功能下降，药动学性质改变，可使达到作用部位或受体的血药浓度改变，进而影响药效学参数。

(1)神经系统功能改变：老年人脑血流量减少、酶活性减弱、靶组织中受体数目和结合力改变、神经递质代谢和功能变化，这些均可影响药效，如巴比妥类和地西泮易引起老年人神经错乱和共济失调。

(2)心血管系统功能改变：老年人血管系统功能减退，压力感受器的调节功能降低，心脏和自主神经系统反应障碍，利尿药、亚硝酸类、抗高血压药等在正常血液浓度即可引起直立性低血压。老年人心脏对儿茶酚胺的最大效应降低，对β受体阻断药作用增强。

(3)药物的耐受性降低：老年人的中枢神经系统有些受体处于高敏状态，小剂量即可起治疗作用，常规治疗剂量可引起较强的药理反应，出现耐受性降低的现象。如老年人对抗惊厥类药、苯二氮䓬类、三环类抗抑郁药等较敏感。这类药物可能严重干扰老年人的中枢神经系统功能，总而引起精神错乱、烦躁、抑郁、幻觉、失眠等临床症状。

(4)药物的依从性降低：老年人记忆力减退，对药物了解不足，常常忽视按规定服药的重要性，对药物的依从性较差。

(三)妊娠期和哺乳期妇女用药

药物治疗有其两面性，妊娠期和哺乳期妇女用药必须考虑药物对胎儿和新生儿的影响。用药前应权衡治疗的获益和不良反应，兼顾母体、胎儿乃至新生儿损害的同时，对母体所患疾病给予有效的治疗，减少或避免药物对胎儿和新生儿影响，减少或避免药物可能导致的出生缺陷和其他不良反应。

1.妊娠期用药

一般情况下，母体的肝脏和肾脏具有解毒功能，能将药物分解和排出体外，同时，胎盘对进入母体中的药物有一定的屏障作用和解毒作用。但当进入胎儿体内的药物浓度大、持续时间长，则会对胎儿产生伤害。凡属于临床试验或验证的药物，或疗效不确定的药物，都禁止使用。另外应慎重使用可致子宫收缩的药物，预防药物导致的早产。

应注意的是，严格意义上没有一种药物对胎儿是绝对安全的。因此，妊娠期用药应注意以下原则：首先应明确诊断，确定用药指证，权衡患者的受益程度及可能的风险，充分考虑后决定。治疗时应慎重制订用药方案(药物种类、剂量、途径和时间)，尽量选择成分明确、疗效肯定的药物，避免使用新药。必要时终止妊娠。

妊娠期用药的安全性可根据药物对胎儿的危险性而进行危害等级的分类。目前，国际上公认的危害等级标准是由美国食品和药品监督管理局(FDA)颁布的，大部分药物的危害性级别均由制药厂拟定；少数药物的危害性级别由专家拟定；某些药物标记有两个不同的危害性级别，是因为其危害性可因用药剂量、持续时间不同或不同妊娠期所致。

2.哺乳期用药

药物经母乳进入新生儿体内的量取决于药物分布到母乳中的数量，与药物本身的分子量、解离度、脂溶性、弱碱性等因素有关。药物由母体血浆通过血浆-乳汁屏障进入乳汁中，而后经婴儿吸吮后通过消化道吸收。药物通过乳汁转运到婴儿体内，但其含量一般不超过母亲摄入量的1%～2%，通常不会给哺乳儿带来明显危害。但某些药物在乳汁中排泄量较大，如磺胺甲基异恶唑、红霉素、巴比妥类和地西泮等，母亲服用时应考虑对哺乳婴儿的危害，尽量避免使用。

哺乳期用药时应注意衡量药物对母亲和所哺育婴儿的益处和危害，尽量选择对母亲和婴儿危害较小的药物。尽量避免使用长效药物及多种药物联合应用，考虑以单剂量疗法代替多剂量疗法，尽可能减少药物在婴儿体内的蓄积。要适时哺乳，避免在乳母血药浓度高峰期间哺乳，或可考虑暂时采用人工喂养。必要时停药或终止哺乳。

(四)肝、肾功能不全的患者用药

1.肝脏功能不全患者用药

肝脏是人体主要的代谢器官，具有十分重要的生理功能。肝脏具有物质代谢、加工和储存功能，同时还有生物转化和解毒功能，人体绝大部分的药物和毒物，都在肝脏进行代谢，通过氧化、还原、水解、结合等化学反应，以代谢物排出体外。当肝功能不全时，药物的生物转化减慢，血浆中游离型药物增多，药物代谢受到影响，进而影响到药物的效应和不良反应。

当肝脏遭受到有毒物质或病毒、毒素、药物和寄生虫等感染或损害时，轻者丧失一定功能，重者造成肝细胞坏死，最后进展为终末期肝病甚至死亡。一般情况下，肝功能不全对药物代谢的影响与疾病的严重程度成正比。肝功能不全时,药物的生物转化减慢。急性肝炎时,药物代谢的变化较轻微和短暂,失代偿期的肝硬化患者则较为明显。慢性或严重肝损害时,药酶活力改变,有效肝血流量降低,由肝脏首过效应的药物口服给药后生物利用度可能增加,经肝脏代谢的药物消除可能减慢,血中药物浓度增加。慢性肝损害还引起血浆清蛋白浓度降低,与药物结合能力降低,可引起药效增强,可能出现毒性反应增加。因此,对于肝功能不全的患者应注意,常规给药剂量可能造成药物过量或蓄积中毒;而需要经过肝脏代谢才具有药理作用的药物,常规的给药剂量可能达不到预期的治疗效果。

肝功能不全患者用药时应注意,首先是明确诊断,合理选择药物;应避免或减少使用对肝脏毒性较大的药物,注意药物相互作用,尤其应避免肝毒性药物联合用药,必要时进行血药浓度监测,调整给药方案。同时应注意定期检查肝功能,及时调整治疗方案。对于患有肝脏疾病者,应了解药物的药动学特点,使用主要经过肝脏代谢的药物应适当减少剂量。

2.肾功能不全患者用药

肾脏是药物排泄的主要器官,也是药物代谢的器官之一。肾功能可分为正常、轻度损害、中度损害、较重损害、严重损害。也有人按肌苷清除率分类,即将肾功能损害程度分为轻度、中度、重度。肾功能受损时,药物吸收、分布、代谢、排泄以及机体对药物的敏感性均可能发生改变。不同程度的肾损害。引起药物排泄的改变不同,应根据个体情况调整给药剂量和治疗方案。

肾功能不全者用药时应注意如下。

(1)应按照药物成分由肾脏排泄的百分率选择药物和剂量。药物引起肾脏损害的因素很多,在应用中可按照药物成分由肾脏排出的百分率来估计药物的肾毒性。药物有效成分由肾脏排出少于15%者,一般认为无害,如红霉素、林可霉素等。肾脏排出大于50%者又可分为两类:一类认为无害,如青霉素类和多数头孢菌素类,若无过敏反应可认为无害;另一类可导致肾脏损害,如氨基糖苷类和万古霉素等,肾功能不全时,应严格控制使用。

(2)应按肾功能损害程度调整用药剂量。肾功能不全者,应按其肾功能损害程度调整药物剂量。一般认为,肌苷清除率是测定肾功能的可靠方法,而且它与药物在血清内的消除半衰期呈反比关系,可利用这种关系考虑是否需要调节用药剂量。例如,某一只要由肾脏排泄的药物,其肌苷清除率正常时,药物半衰期为1小时;当肾功能减退,肌苷清除率为正常人的50%时,则药物的半衰期为2小时;肌苷清除率若为正常人的25%时,药物的半衰期可延长为4小时。因此,当肌苷清除率低于正常的25%时,则应调整药物治疗剂量和治疗方案。

(3)肾衰竭时使用抗菌药物应注意,氨基糖苷类、多黏菌素、万古霉素等主要通过肾脏排泄,对肾脏毒性较大,应调整剂量或监测血药浓度,必要时选择其他药物代替。四环素类可诱发肾脏损害,甚至造成严重的尿毒症。某些药物在体内的代谢产物仍具有药理活性,甚至毒性。肾功能受损时,这些代谢产物在体内蓄积产生不良反应。

肾功能不全患者用药时的基本原则:首先应明确诊断,合理用药;避免或减少使用对肾脏毒性大的药物;注意联合用药及药物相互作用,尤其应避免有肾毒性的药物联合用药。对于肾功能不全而肝功能正常者可选用具有双通道排泄的药物,必要时进行血药浓度监测,实现个体化给药。定期检查肾功能,根据肾小球滤过率、肌苷清除率及时调整治疗方案和药物剂量。

五、药品的储存

药品的储存环境和方式直接影响着药品的理、化性质以及生物学性质,从而影响药品的有效性,因此合适的储存方式是保证药品性质稳定性和药物治疗有效性的重要环节。光线和温度是影响药品储藏的主要因素,常规的储藏方式如下。

(1)室温,避光,10~30 ℃:氨茶碱、丹参酮IIA磺酸钠、丹红、地塞米松磷酸钠、二羟丙茶碱、更昔洛韦、甲磺酸左氧氟沙星、泮托拉唑、氢化可的松、氢溴酸东莨菪碱、七叶皂苷钠、孢呋辛、头孢美唑钠、维生素B_1、维生素B_{12}、维生素B_6、维生素K_1、甲氧氯普胺、尼莫地平、昂丹司琼、异烟肼、盐酸苯海拉明、银杏达莫、蔗糖铁等。

(2)凉暗处,避光,<20 ℃:阿莫西林克拉维酸钾、奥硝唑氯化钠、单硝酸异山梨酯、低分子肝素、克林霉素磷酸酯、拉氧头孢钠、氯解磷定、泮托拉唑、三磷酸腺苷二钠、头孢呋辛钠、头孢曲松钠、头孢他啶、血塞通、血栓通、盐酸胺碘酮、盐酸地尔硫䓬、盐酸左氧氟沙星、异丙肾上腺素、胸腺喷丁、硫酸阿米卡星等。

(3)冷藏,2~8 ℃:尿激酶、巴曲酶、纤溶酶、鸦胆子油乳注射液、脂溶性维生素、重组人白介素、重组人促红素、重组人干扰素、重组人粒细胞刺激因子等。

六、配伍禁忌与药物相互作用

(一)配伍禁忌

超过两种的药物在同一制剂中的相容性称为药物配伍,若相容则可配伍,不相容则称为配伍禁忌,为物理学禁忌、化学禁忌、药理学禁忌。

1.化学禁忌

(1)ATP(三磷酸腺苷)、维生素 B_6:两者因酸碱反应产生沉淀,进而影响正常静脉滴注。如需合用,维生素 B_6 改为肌内注射。

(2)庆大霉素、维生素 K_1、维生素 C 注射液:这 3 种药物联合使用会对药效产生严重影响,不仅会降低庆大霉素的抗菌效果,维生素 K_1 的有效成分也会因为维生素 C 而失去效用。维生素 C 具有很强的还原性,和维生素 k_1 等醌类药物混合后,就会发生氧化还原反应,降低维生素 k_1 的功效。近几年来,已有多项实验研究表明,当维生素 k_1 和维生素 C 混合一定的时间之后,维生素 k_1 的有效成分就会被完全破坏,丧失治疗效用。

2.物理禁忌

(1)奥美拉唑与抗菌药物:奥美拉唑与青霉素钠、注射用磷霉素、克林霉素磷酸酯、乳酸环丙沙星、哌拉西林钠、硫酸妥布霉素、妥布霉素、硫酸庆大霉素、硫酸阿米卡星、乳糖酸红霉素、盐酸林克霉素、头孢米诺配伍会出现白色沉淀,与左氧氟沙星配伍出现乳白色类似牛奶状液体,摇动后不会消失,并且越来越多积聚。与奥硝唑配伍立即变成黄褐色或茶色。

(2)左氧氟沙星与中药注射剂:左氧氟沙星和中药注射剂配伍后会发现混合液体中出现白色混浊物,如穿琥宁、炎琥宁、甘草酸二铵等,或者配伍后发现混合液体中出现白色絮状物,如痰热清、丹红、丹参类药物等,或者配伍后发现混合液体中出现黄色絮状物,如哌克昔林(冠心宁)、川芎等。

(3)氨溴索与头孢菌素类抗菌药物:盐酸氨溴索与头孢唑林、头孢呋辛、头孢他啶、头孢哌酮舒巴坦、头孢硫脒、头孢孟多、头孢美唑、头孢唑肟、头孢曲松、头孢西丁等头孢菌素类抗生素混合后产生白色絮状物,溶液浑浊,且静置 3 天后无变化;将溶于 0.9%氯化钠溶液的头孢菌素类抗生素溶液与稀释后的盐酸氨溴索注射液混合后并无浑浊表现,且未发现白色絮状物,但瓶壁上有少量颗粒,静置 10 分钟后可溶解,反应液澄明,色泽微黄。

(4)呋塞米与酸性药物:呋塞米说明书中仅提及不宜与葡萄糖注射液混合,但在实际应用中呋塞米与多种药物存在配伍禁忌,呋塞米为强碱性,与酸性较强的药物配伍时容易使呋塞米游离产生沉淀,而且生成沉淀的速度与数量随 pH 值的下降而增加,且温度在 10 ℃以下将进一步增加。因此呋塞米应尽量避免与酸性药物配伍,包括阿奇霉素、喹诺酮类、西咪替丁、法莫替丁、司琼类、复方氨基酸、维生素 B_1 等。

(5)氯化钠和地西泮注射:地西泮注射液在水中的溶解度很低,当溶媒量不足时,会产生白色沉淀物。因此当地西泮注射液与 0.9%氯化钠注射液配伍时,当氯化钠注射液的给药剂量<60 mL 时,和安定注射液存在配伍禁忌,当其给药剂量≥60 mL 时,二者可以行静脉注射。

(6)甘露醇与地塞米松或氯化钾注射液:地塞米松呈结晶性粉末状,为白色或类白色,不溶于水。甘露醇属于过饱和溶液,容易析出沉淀,如当气温较低时常析出结晶。当甘露醇注射和地塞米松联合使用时,可能析出甘露醇结晶,患者使用后易引起电解质紊乱,导致低血钾。如果和氯化钾或氯化钠等注射液混合,则会由于盐析作用而使甘露醇结晶析出,静脉滴注时可引起小血管栓塞,所以不能混合使用。

3.药理配伍禁忌

磷霉素注射液和葡萄糖注射液:磷霉素具有较强的抗菌效果,其化学结构和磷酸烯醇丙酮酸非常相似,二者会对同一种转移酶产生较强的竞争性,所以能够对细菌细胞壁的合成产生抑制,促进细胞的凋亡。但如果磷霉素和葡萄糖一起使用,前者的抗菌效果就会被后者抑制,使前者的抗菌作用下降,所以在静脉药物配置中,需要对此引起重视。

(二)药物相互作用

临床上因病情需要,会同时或间隔一段时间服用两种及以上的药物,意在提高疗效,减轻不良反应及减缓机体耐药性。但是不适宜的联合用药会影响药物体内的药效药动学,从而影响治疗效果,甚至造成不良反应。

1.肝药酶介导的相互作用

大多数药物吸收后在肝脏经肝药酶代谢后排出体外,影响肝药酶活性的药物与其他药物合用,都会相应地增强或者减轻该药的作用。肝药酶诱导剂会增强肝药酶活性,加速其他药物的代谢,常见的肝药酶诱导剂包括利福平、卡马西平、苯妥英钠、苯巴比妥、螺内酯、灰黄霉素。肝药酶抑制剂会减弱肝药酶活性,减少其他药物的代谢,常见肝药酶抑制剂包括氟西汀、氟康唑、酮康唑、环丙沙星、红霉素、克拉霉素、奎尼丁、维拉帕米、丙戊酸等。

2.影响吸收

蒙脱石散对碱性药物和两性药物有强吸附性,不宜同服,如雷尼替丁、诺氟沙星、氧氟沙星、环丙沙星等。

3.灭活药物

抗菌药物会影响口服微生态调节剂(如双歧杆菌)的活性,不宜同服,如需合用应间隔 2 小时。

4.影响胃酸 pH

酮康唑、伊曲康唑的吸收依赖足够的胃酸分泌,不能和抑制胃酸分泌的药物合用。

第七章　急诊科常见疾病

第一节　创　伤

创伤是指机械性致伤因素作用于人体所造成的组织结构完整性的破坏或功能障碍。随着社会及交通运输业的不断发展，创伤患者有逐渐增多的趋势，而且创伤造成的损害较为严重，创伤在所有死亡病因中，位列心、脑血管疾病以及肿瘤之后。因此作为医务工作者必须高度重视创伤的救治。

一、创伤急救的基本技术

创伤急救技术主要包括止血、包扎、固定、搬运技术，无论是什么性质、什么部位的外伤，最基本的急救处理都离不开这些技术。若掌握这些技术，就能挽救患者生命、防止病情恶化、减少患者痛苦以及预防并发症。因此，要求医务人员必须熟练掌握止血、包扎、固定、搬运技术，并应普及推广。

（一）止血术

止血术是最基本、最紧急的急救技术。止血的目的在于控制出血，保存有效的血容量，防止出现低血容量性休克。

出血可以分为动脉出血、静脉出血、毛细血管出血。动脉出血时，血色鲜红、有搏动、量多、速度快。静脉出血时，血色暗红、缓慢流出。毛细血管出血时，血色鲜红、慢慢渗出。

现场止血术常用的有直接压迫止血法、指压动脉止血法、结扎止血法、加压包扎止血法、填塞止血法、止血带止血法等 6 种，使用时要根据具体情况，可选用一种，也可以把几种止血法结合在一起应用，以达到最快、最有效、最安全的止血目的。

1.直接压迫止血法

直接压迫止血法（也称为敷料加压止血法）是指用无菌敷料覆盖伤口，用戴橡胶手套的手直接在伤口施压，压迫时间 10 分钟左右。如现场无条件，可用洁净布料、毛巾、衣物等压迫伤口，迅速转送到医院处理。

2.指压动脉止血法

指压动脉止血法适用于头面部和四肢的大出血。

（1）面动脉：用拇指压迫下颌角处的面动脉，面部的大出血，常需压迫双侧才能止血。

（2）颞浅动脉：用拇指在耳前对着颞颌关节用力压，可将颞浅动脉压住而止血。

（3）颈动脉：在气管外侧与胸锁乳突肌前缘交界处，摸到动脉后，朝内、后方向，压向第五颈椎横突。

（4）锁骨下动脉：在锁骨上窝胸锁乳突肌锁骨头外侧，摸到动脉搏动后向第一肋骨加压。

（5）肱动脉：用手指压住上臂肱二头肌内侧，可压迫肱动脉止血。

(6)股动脉:屈曲大腿使肌肉松弛,于腹股沟韧带中点下方股动脉搏动处用大拇指向后压迫。

(7)腘动脉:在腘窝处用大拇指将搏动的腘动脉用力向后压迫。

3.加压包扎止血法

此法最常用。中等动脉经加压包扎后均能止血。用已消毒纱布垫、急救包,在紧急情况下,也可用清洁的布类、纱布折成比伤口稍大的敷料,覆盖伤口或填塞于伤口内。再用绷带、三角巾、多头带作加压包扎(详见包扎术)松紧度以达到止血目的即可。

加压包扎止血法适用于各种伤口,是一种比较可靠的非手术止血法。

4.填塞止血法

适用于颈部和臀部较大而深的伤口。先用镊子夹住无菌纱布塞入伤口内,最后用绷带或三角巾包扎固定。

5.止血带止血法

止血带止血法只适用于四肢大出血,当其他止血法不能止血时才用此方法。止血带有橡皮止血带(橡皮条和橡皮带)、压力袖带止血带(如血压计袖带)和布条止血带。

使用止血带的注意事项如下。

(1)部位:结扎部位在伤口的近心端,靠近伤口。上臂、前臂和手部外伤大出血应扎在上臂上 1/3 处。不能扎在上臂的中 1/3 处,因该处桡神经走行贴近肱骨,易被损伤。下肢外伤大出血应扎在股骨中下 1/3 交界处。手指在指根部。前臂、小腿因为血管走行在骨与骨之间,使用止血带效果欠佳。

(2)衬垫:止血带不能与皮肤直接接触,使用止血带的部位应该有衬垫,否则会损伤皮肤。止血带可扎在衣服外面,把衣服当作衬垫。

(3)松紧度:松紧度要合适,应以出血停止、远端摸不到脉搏为合适。过松达不到止血目的,过紧会损伤组织。

(4)时间:使用止血带的时间越短越好,一般不超过 1 小时,最长不超过 3 小时,每隔 40～50 分钟放松 5～10 分钟,放松止血带期间要用指压法、直接压迫法止血,以减少出血。

(5)标记:使用止血带者应有明显标记贴在前额或胸前等易发现部位,注明时间、部位、伤情。

(二)包扎术

快速、准确地将伤口用现场可利用的物品包扎,以达到快速止血、保护伤口及创面、固定、防止再次污染、减轻疼痛、达到心理保护的作用,并有利于伤口的早期愈合、转运和进一步治疗,是创伤急救技术中最常用的技术之一。

包扎应做到动作轻巧,不要碰撞伤口,以免增加出血和疼痛。接触伤口面的敷料必须保持无菌,以免增加伤口的感染机会。包扎要快且牢固可靠,松紧度要适宜,打结避开伤口和不宜压迫的部位。

1.包扎材料

主要的包扎材料有纱布、棉垫、绷带,如现场没有上述材料,可临时用干净手帕、毛巾、衣服、床单等物品代替。

(1)三角巾:用边长为 1 m 的正方形白布或纱布,将其对角剪开即分成两块三角巾,90°角称为顶角,其他两个角称为底角,外加的一根带子称为顶角系带,斜边称为底边。为了方便不同部位的包扎,可将三角巾折叠成带状,称为带状三角巾;或将三角巾在顶角附近与底边中点折叠成燕尾式,称为燕尾式三角巾。

(2)绷带:是用长条纱布制成,长度和宽度有多种规格。常用的有宽 5 cm、长 600 cm 和宽 8 cm、长 600 cm 两种。

2.包扎方法

(1)环形包扎:主要用于固定和加压,是绷带包扎中最基本的方法。

(2)螺旋形包扎:主要用于四肢、手指、躯干等。

(3)八字包扎:主要用于关节部位的固定,如手掌、踝部等。

(4)回返包扎:多用于头部、肢体末端或断肢端的包扎。

(5)螺旋反折包扎：适用于肢体上下粗细不等部位(直径变化较大的部位)的包扎。

(6)三角巾包扎法：三角巾主要用于头部、躯干以及手、足等部位的包扎。

3.包扎的注意事项

(1)尽量戴无菌手套实施操作：如果现场没有手套，则可用敷料、干净布片、纸巾作为隔离层，然后再进行包扎。

(2)加盖敷料：封闭伤口，防止污染。敷料要完全覆盖伤口，并超过伤口的边缘。

(3)伤口异物：不要轻易取出伤口异物，也不要把脱出体腔的内脏送回。

(4)包扎的松紧度适当：保证患肢有良好的循环，包扎完成后应及时检查末梢循环情况。

(5)体位：包扎时保持患肢处于功能位置。

(三)固定术

现场救护中，对可疑骨折的伤员必须作可靠的临时固定，其目的是减轻伤员骨折端的疼痛，预防发生疼痛性休克；同时限制骨折端的活动以免发生新的损伤。

临时固定的范围应包括骨折上、下两个关节。对开放性骨折要按救护顺序先止血、包扎，后固定骨折肢体。固定使用的器材常用木夹板、绷带、三角巾、棉垫等，但在无固定器材的情况下，可就地取材，采用树枝、竹竿、木棍、纸板、雨伞、腰带、衣服、书卷等代替。固定时，木夹板与肢体间要加衬垫(棉垫、毛巾、布片等软物)，以防皮肤受压损伤；四肢固定要露出指、趾端以便观察血循环。固定后，如出现指(趾)苍白、青紫、肢体发凉、疼痛或麻木时，表明血循环不良，要立即查明原因，如系扎缚过紧，应放松缚带重新固定。

常用的临时固定方法有如下几种。

1.前臂骨折固定法

用一块从肘关节至手指长的夹板铺好衬垫，放在伤臂外侧，用绷带作螺旋包扎固定，指尖外露，然后用三角巾将前臂悬吊于胸前。

2.上臂骨折固定法

取肩峰至肘关节长木夹板，内层放置衬垫，置夹板于上臂外侧，用绷带作螺旋包扎，再将上臂固定在胸侧，屈曲肘关节将前臂用三角巾悬吊于胸前。上肢骨折如无固定器材，可利用患者躯干将上臂、前臂用皮带、布带固定；或将伤员伤侧衣襟角剪一小口，向外上反折，托起前臂扣于第一或第二粒纽扣扣上。

3.锁骨骨折固定法

可用三角巾做临时固定，先在两腋下垫上棉垫或折叠的毛巾，用两条三角巾的底边，分别置于两侧肩背部，底边朝外，顶角朝内，将底边从腋窝绕到肩前方打结，再把三角巾两顶角拉紧在背后打结。

4.肋骨骨折固定法

对肋骨骨折尤其是多根或多段骨折的伤员，须用多头带固定。如现场无多头带，可将衣裤临时剪成多头带。固定时先在骨折部盖上大棉垫，然后嘱伤员呼气后屏息，即将多头带在健侧胸部打结。

5.大腿骨折固定法

用一块从足跟至腋下的长木夹板置于伤肢外侧，用6～7条布带扎紧固定。

6.小腿骨折固定法

取一块从大腿至足跟长的木夹板，置于大、小腿外侧，用绷带或布条固定。

下肢骨折在无夹板、木棍、竹竿等固定物时，亦可将伤肢固定在健肢上。固定时健肢和伤肢伸直、并拢，两腿之间垫以棉花或衣物，然后分段用布带扎紧固定。

(四)搬运

搬运的目的是为了使患者尽早脱离危险区，实施现场急救，使患者尽快获得专业治疗，防止损伤加重，最大限度地挽救生命，减轻伤残。搬运要注意先止血、包扎、固定后再搬运，怀疑脊椎骨折时要保持脊柱与肢体在一条轴线上，避免脊髓损伤，注意伤情变化并及时处理。

搬运包括徒手搬运和器械搬运。徒手搬运适用于较轻的患者，主要有搀扶、背驮、双人搭椅、拉车式等方法。器械搬运适用于较重的患者，主要有担架、折椅等。

1.单人徒手搬运

(1)搀扶:扶持时救护者站在伤患者一侧,将其臂放在自己肩、颈部,一手拉患者手臂,另一手提住患者腰带行走。

(2)背驮法:救护者背对患者,蹲下,将患者背起,对胸、腹受伤的患者不宜采用此法。

(3)抱持法:适用于运送受伤儿童或体重较轻的患者、不能行走的伤患者,如较重的头、胸、腹及下肢伤或昏迷的患者。抱持时救护者蹲于患者一侧,一手托住腰背部,一手托住膝关节处,轻轻抱起患者。

(4)拖行法:用于在房屋垮塌、火灾现场或其他不便于直接抱、扶、背的急救现场。抢救时救护者站在患者背后,两手从其腋下伸到其胸前,先将患者的双手交叉,再用自己的双手握紧伤患者的双手,并将自己的下颌顶住患者头部,使伤患者的背部紧靠在自己的胸前慢慢向后拖行。

2.双人徒手搬运

(1)双人搭椅式:两救护员在患者两侧,单膝跪地,各自用右手紧握左手腕,左手再握紧对方右手腕,组成手和前臂叠握成方形,然后患者坐于其上。此法要点是两人的手必须握紧,移动步子必须协调一致,且伤病员的双臂都必须搭在两个救护人员的肩上。

(2)拉车式:一人站在患者头侧,两手插到伤患者腋下将其抱在胸前,另一人站在伤患者两腿之间,用双手挽住两膝关节,慢慢抬起患者。

3.3 人及 4 人徒手搬运

对疑有脊柱损伤的患者,应由 3～4 人配合搬运。胸腰椎损伤的患者由 3 人搬运:1 人托住背部、1 人托住腰臀部、1 人托下肢。颈椎损伤的患者由 4 人搬运:1 人头部牵引固定、其余 3 人在患者的一侧,其中 1 人托肩背部、1 人托腰臀部、1 人托下肢。搬运过程中需注意必须保持脊柱伸直、不可扭曲,搬运者同时将患者水平抬起,平稳移放至硬质担架并做好固定,以防止头颈部扭动和过度颠簸加重损伤。

4.担架搬运

担架搬运是最常用的方法,适用于路程长、病情重的患者。担架有:升降担架、轮式担架、铲式担架等。

(1)硬质担架搬运:怀疑脊柱损伤的患者必须使用硬质担架实施搬运。患者平卧在担架上,在肩、胸、腰、臀、膝关节上下、踝关节等处固定。

(2)铲式担架搬运:铲式担架是由左右两片铝合金板组成。搬运患者时,先将患者放置在平卧位,固定颈部,然后分别将担架的左右两片从患者侧面插入背部,扣合后再搬运。

二、创伤的急救原则

(1)先救命,后治伤。

(2)重点原则:重点询问受伤史,仔细检查受伤部位;重点观察呼吸、心跳、意识、瞳孔等生命体征;对生命体征的严重改变,进行相应的紧急处理,如心肺复苏、止血、建立静脉通道快速输液,等等。

(3)批量伤员的急救:要区分轻重缓急,重点放在抢救重伤员方面。优先抢救昏迷、窒息、大出血、心搏骤停、气胸、休克、内脏脱出的患者。积极报警,寻求帮助;紧急处理后送医院,进一步检查及抢救。

三、颅脑损伤

(一)头皮血肿

采用局部加压的方法,能有效防止血肿扩大。若出现恶心、呕吐等情况,首先要考虑颅内损伤的可能,做颅脑 CT 检查进行排除。

(二)头皮裂伤

由于头皮血管丰富,一旦出现皮肤裂伤,出血会很多。现场首先局部压迫止血,再进行紧急清创缝合。注意伴发的颅脑损伤,必要时做颅脑 CT 检查。

(三)头皮撕脱伤

大块头皮从颅骨骨膜撕脱所致,剧痛,出血量大,极易发生休克。应紧急局部压迫止血,积极后送医院进一步治疗。

（四）颅骨骨折

分为线性骨折和凹陷性骨折，由于头部所受的暴力较大，较多合并颅脑损伤而出现相应症状，因此，遇有颅骨骨折的患者，应紧急送医院诊治。

（五）脑震荡

脑震荡是一过性脑功能障碍，受伤当时出现短暂的意识障碍，可为数秒或数分钟，一般不超过半小时，有逆行性遗忘，可伴有头疼、头晕、恶心、呕吐。通常行颅脑 CT 检查以排除脑部的其他病变，治疗以观察为主。

（六）其他颅脑损伤

如脑挫裂伤、颅内血肿、开放性颅脑损伤等应紧急送医院就诊。

四、胸部损伤

（一）肋骨骨折

肋骨骨折可引起骨折部位的剧烈疼痛，尤以咳嗽、深呼吸时为重，可以引起肺不张、肺部感染、气胸、血胸、皮下气肿等并发症。紧急处理原则是止痛，减少呼吸道分泌物，固定胸廓，治疗并发症。确诊须拍摄胸部 X 线片或胸部 CT。胸廓固定是肋骨骨折的有效止痛方法。

1.闭合性单处肋骨骨折

常常采用弹性胸带固定胸廓，然后送医院进一步治疗。

2.闭合性多根多处肋骨骨折

可采用弹性胸带临时固定胸廓，遇有反常呼吸的重症患者须紧急送往医院进行救治。

3.开放性肋骨骨折

紧急处理，需彻底清创，将开放性伤口闭合，同时送医院进一步处理。

（二）气胸

空气进入胸腔内导致胸腔内积气称为气胸。

1.闭合性气胸

气胸使伤侧肺萎缩塌陷，影响呼吸功能，轻者可无症状，重者有明显呼吸困难。胸部 X 线检查可以显示肺被压缩的程度。发生气胸时间较长且积气量较少的患者，可暂不紧急处理，但是大量气胸伴呼吸困难者需紧急送医院，行胸膜腔穿刺或行闭式胸腔引流术。

2.开放性气胸

开放性气胸是指胸壁有伤口或有软组织缺损与胸膜腔相通，空气随呼吸自由进出胸膜腔，患侧肺将完全塌陷萎缩，丧失呼吸功能。吸气时纵隔向健侧移位，呼气时纵隔向患侧移位，这种反常活动称为纵隔扑动。发生开放性气胸时，患者会出现呼吸困难，缺氧，是较重的胸部外伤，必须紧急处理。

紧急救治措施：首先要将开放性气胸迅速变为闭合性气胸，用无菌敷料或干净的衣物、毛巾等，在患者呼气末盖住伤口，紧急送医院救治。

3.张力性气胸

见于气管、支气管或肺损伤，吸气时空气进入胸膜腔，但又不能排出，导致胸膜腔压力逐渐增高，形成高压性气胸。患侧肺完全塌陷，丧失呼吸功能。由于胸腔内高压，纵隔向健侧移位导致腔静脉回流障碍。患者出现极重度呼吸困难，甚至昏迷。较为显著的体征是，广泛的皮下气肿，颈静脉怒张。

紧急救治措施：迅速用拔掉针栓的粗注射器针头穿刺胸膜腔减压，针头连接好注射器，同时在注射器尾端外面套上剪有小口的柔软塑料袋、气球或避孕套等，固定好针头，使胸腔内高压气体迅速排出，减轻胸腔内压力，也能阻止外界空气再进入胸腔。然后紧急送往医院治疗。

（三）其他胸部损伤

如血胸、创伤性窒息、肺损伤、心脏损伤、膈肌损伤均为非常严重的胸部外伤，紧急处理的原则就是以最快的速度送往医院救治。

五、腹部损伤

腹部损伤分为开放性腹部损伤和闭合性腹部损伤，肝、脾、胰、肾等实质脏器官或腹部大血管损伤主要临床表现为腹腔内(或腹膜后)出血，包括严重失血貌，血压下降，甚至发生失血性休克。胃肠道、胆道、膀胱等空腔脏器破裂的主要临床表现是弥漫性腹膜炎，出现严重的腹部压痛、反跳痛。

紧急救治措施：对开放性腹部损伤，伴有内脏脱出时，不要试图将内脏还纳回腹腔，一是还纳非常困难不可能成功，而且极易造成继发损伤；二是即使还纳成功，也因可能将体外污染物质带进腹腔而增加后续治疗的困难。如遇腹部大出血，可临时用干净衣物进行填塞压迫止血。由于基层单位医疗条件有限，对于腹部损伤的患者，都应紧急送往医院治疗。如果出现心跳呼吸停止，即刻进行心肺复苏是首要的任务，同时迅速解除呼吸道梗阻。

六、骨折

骨折是骨的完整性和连续性中断。

(一)骨折的治疗原则

复位、固定、康复治疗。

(二)骨折的紧急救治措施

对于严重骨折如骨盆骨折、股骨骨折、多发性骨折，这些骨折常常合并全身严重外伤，因此对骨折的急救不要单独把重点放在骨折的救治上。

1.首先要抢救休克

严重骨折失血量较多，再加上全身其他部位的外伤，极易发生休克，必须立即建立静脉通道输液，进行扩容，同时注意其他重点部位的损伤，救命是第一位的任务。

2.开放性伤口的处理

伤口用无菌敷料或清洁衣物进行包扎，以减少二次污染。绝大多数伤口出血可通过加压包扎而止血。对骨折断端已经戳出伤口、但未挤压血管、神经者，不必将其复位，以免引起二次污染。

3.骨折的固定

请参阅本节第一部分。

4.迅速转运

患者经上述初步处理后，应尽快转运到上级医院进行治疗。

七、案例与分析

案例一：患者男性，28 岁。1 小时前在 2 楼施工时不慎摔下，左下肢着地。自感觉左膝疼痛，不能活动。既往健康。骨科检查：左大腿下 1/3 畸形，被动活动引发剧痛，反常活动(＋)，足趾活动及血运均正常。

分析：根据病史、临床表现、查体，首先考虑左下肢骨折。

急救措施：迅速建立静脉通道、固定患肢(夹板或石膏)。拍摄左下肢 X 线平片，包括髋关节和踝关节，做血、尿、大便常规检查。进行头颅 CT、胸部 X 线平片、腹部超声等检查，以排除其他部位的损伤。

案例二：患者男性，40 岁。半小时前在工地施工时被砸伤左侧胸腹部。自诉左胸部疼痛、呼吸困难、左上腹部疼痛。查体：血压 90/50 mmHg，脉搏 108 次/分，呼吸 28 次/分，神志清。左侧胸腹壁挫伤、淤血，第 6～9 肋骨压痛，胸廓挤压试验阳性，左肺呼吸音低，左上腹压痛，未扪及移动性浊音，肠鸣音正常。

分析：根据病史及体检，拟诊为左侧胸腹部外伤，左侧肋骨骨折、血气胸、脾破裂待排除。需要做胸部 CT、腹部 CT 或多普勒检查，胸部三维重建成像。

紧急处理：迅速建立静脉通道，快速输注生理盐水。加用多巴胺 20～100 mg 静脉点滴以提升血压，快速转往上级医院。

第二节 中 毒

一、一氧化碳中毒

一氧化碳中毒又称煤气中毒，是含碳物质燃烧不完全时的产物经呼吸道吸入引起中毒。日常生活中很常见，对人体的危害非常大，由于其无色无味，所以会不知不觉中毒。如果没有及时抢救，病死率很高，因而必须高度重视。

（一）中毒原因

(1)工业生产中对产生的一氧化碳气体防护不严或煤气管道泄漏。

(2)日常生活中，燃气热水器使用不当；煤炭燃烧不完全；取暖时室内放置没有烟囱的煤炉；通风设施故障等。

(3)开车时，汽车发动机长时间在密闭的空间运转。

（二）发病机制

一氧化碳极易与血红蛋白结合，形成碳氧血红蛋白，使血红蛋白丧失携氧的能力和作用，造成组织窒息。对全身的组织细胞均有毒性作用，尤其对大脑皮质的影响最为严重。

（三）诊断

1.病史

有一氧化碳接触史。

2.临床表现

主要为缺氧，其严重程度与血液碳氧血红蛋白的饱和度呈正相关。

(1)轻度中毒：患者头痛、无力、眩晕、劳动时呼吸困难，血液碳氧血红蛋白饱和度达 10%～20%。

(2)中度中毒：患者口唇呈樱桃红色，可有恶心、呕吐、意识模糊、虚脱或昏迷，血液碳氧血红蛋白饱和度 30%～40%。

(3)重度中毒：患者呈深昏迷，伴有高热、四肢肌张力增强和阵发性或强直性痉挛，血液碳氧血红蛋白饱和度＞50%。患者多有脑水肿、肺水肿、心肌损害、心律失常和呼吸抑制，可造成死亡。

3.辅助检查

血中碳氧血红蛋白测定：正常人血液中碳氧血红蛋白含量可达 5%～10%，其中有少量来自内源性一氧化碳，为 0.4%～0.7%，轻度一氧化碳中毒者血中碳氧血红蛋白可高于 10%，中度中毒者可高于 30%，严重中毒时可高于 50%。

（四）治疗

1.一般处理

迅速将患者转移到空气新鲜的地方，卧床休息，保暖，保持呼吸道通畅。

2.救治措施

(1)迅速纠正缺氧状态：吸氧可加速碳氧血红蛋白解离、增加一氧化碳的排出。高压氧舱治疗能增加血液中溶解氧，提高动脉血氧分压，使毛细血管内的氧容易向细胞内弥散，可迅速纠正组织缺氧。中毒后 36 小时再用高压氧舱治疗，则收效不大。及早进高压氧舱，可以减少神经、精神后遗症和降低病死率。高压氧还可引起血管收缩，减轻组织水肿，对防治肺水肿有利。呼吸停止时，应及早进行人工呼吸，或用呼吸机维持呼吸。

(2)防治脑水肿：严重中毒后，脑水肿可在24～48小时发展到高峰。目前最常用的是20%甘露醇，静脉快速滴注。待2～3天后颅压增高现象好转，可减量。也可注射呋塞米脱水。肾上腺糖皮质激素如地塞米松也有助于缓解脑水肿。

(3)冬眠：对高热、抽搐患者，可采用物理降温方法，如头部用冰帽，体表用冰袋，使体温保持在32 ℃左右。

(4)促进脑细胞代谢：常用药物有胞磷胆碱、能量合剂、大量维生素C等。

(5)防治并发症和加强昏迷期间护理：保持呼吸道通畅，必要时行气管切开；定时翻身以防发生褥疮和肺炎；注意营养，必要时鼻饲。

(五)案例与分析

案例：患者，男性，25岁。1小时前被他人发现在其住所卧床不起，意识不清，呼之不应。既往健康。查体：神志不清，压眶无反应，双瞳孔等大等圆，直径3.0 mm，对光反射消失。左大腿外侧皮肤肿胀，表面粉红有水泡。

分析：患者昏迷1小时，各种反应消失，左大腿受压部位出现红肿及水泡，高度怀疑重度一氧化碳中毒，需紧急吸氧，检查血液碳氧血红蛋白浓度，高压氧治疗效果最好，速送医院治疗。

转诊指征：①中度以上中毒。即血中碳氧血红蛋白浓度>30%，表现有胸痛、视物不清、认知障碍、定向力异常、体温升高、皮肤黏膜可有樱桃红色；心律失常、心肌梗死、惊厥，气促，脉快，血压下降；昏迷，或反射迟钝。②孕妇中毒、迟发性神经后遗症。

二、急性有机磷农药中毒

急性有机磷农药中毒是指有机磷农药短时大量进入人体后造成的以神经系统损害为主的一系列伤害，临床上主要包括急性中毒患者表现的胆碱能兴奋或危象、其后的中间综合征以及迟发性周围神经病。

(一)病史

1.接触史

有机磷农药接触史。

2.有机磷农药进入人体的主要途径

(1)经口进入：误服或主动口服(见于轻生者)。

(2)经皮肤及黏膜进入：多见于热天喷洒农药时有机磷落到皮肤上，由于皮肤出汗及毛孔扩张，加之有机磷农药多为脂溶性，故容易通过皮肤及黏膜吸收进入体内。

(3)经呼吸道进入：空气中的有机磷随呼吸进入体内。中毒发病时间与毒物品种、剂量和侵入途径密切相关。口服毒物后多在10分钟至2小时内发病，经皮肤吸收发生的中毒，一般在接触有机磷农药后数小时至6天内发病。

(二)临床表现

1.急性中毒的症状

(1)毒蕈碱样症状：主要是平滑肌痉挛和腺体分泌增加。临床表现为恶心、呕吐、腹痛、多汗、流泪、流涕、流涎、腹泻、尿频、大小便失禁、心跳减慢和瞳孔缩小、支气管痉挛和分泌物增加、咳嗽、气急，严重患者出现肺水肿。

(2)烟碱样症状：面、眼睑、舌、四肢和全身横纹肌发生肌纤维颤动，甚至全身肌肉强直性痉挛。患者常有全身紧束和压迫感，而后发生肌力减退和瘫痪。严重者可有呼吸肌麻痹，造成周围性呼吸衰竭。伴随血压增高、心跳加快和心律失常。

(3)中枢神经系统症状：头晕、头痛、疲乏、共济失调、烦躁不安、谵妄、抽搐和昏迷等症状。

2.急性中毒的程度

(1)轻度中毒：有头晕、头痛、恶心、呕吐、多汗、胸闷、视力模糊、无力、瞳孔缩小症状。胆碱酯酶活力一般在 50%～70%。

(2)中度中毒:除上述症状外,还有肌纤维颤动、瞳孔明显缩小、轻度呼吸困难、流涎、腹痛、步态蹒跚,患者意识清楚。胆碱酯酶活力一般在 30%～50%。

(3)重度中毒:除上述症状外,出现昏迷、肺水肿、呼吸麻痹、脑水肿。胆碱酯酶活力一般在 30%以下。

3.中间综合征

一般在急性中毒后 1～4 天急性中毒症状缓解后,患者突然发生颈、上肢和呼吸肌麻痹。累及颅神经者,出现睑下垂、眼外展障碍和面瘫。肌无力可造成周围呼吸衰竭,如未及时干预则容易导致患者死亡。

4.有机磷迟发性神经病

急性有机磷农药中毒治愈后一般无后遗症,个别患者在急性中毒症状消失后 2～3 周可发生迟发性神经病,主要累及肢体末端,且可发生下肢瘫痪、四肢肌肉萎缩等神经系统症状。

5.其他表现

敌敌畏、敌百虫、对硫磷、内吸磷等接触皮肤后可引起过敏性皮炎,并可出现水疱和脱皮,严重者可出现皮肤化学性烧伤,影响预后。有机磷农药滴入眼部可引起结膜充血和瞳孔缩小。

(三)辅助检查

胆碱酯酶活性测定:是有机磷农药中毒的特异性标志酶,但酶的活性下降程度与病情及预后不完全一致。

(四)治疗

1.现场急救

尽快清除毒物是挽救患者生命的关键。对于皮肤染毒者,应立即及时去除被污染的衣服,并在现场用大量清水反复冲洗,对于意识清醒的口服毒物者,如应立即在现场反复实施催吐。绝不能不做任何处理就直接送患者去医院,否则会增加毒物的吸收而加重病情。

2.清除体内毒物

(1)洗胃:彻底洗胃是阻止毒物继续吸收的最有效方法,口服中毒者用清水、2%碳酸氢钠溶液(敌百虫忌用)或 1∶5 000 高锰酸钾溶液(对硫磷忌用)反复洗胃,直至洗清为止。由于毒物不易排净,故应保留胃管,定时反复洗胃。

(2)灌肠:有机磷农药重度中毒,呼吸受到抑制时,不能用硫酸镁导泻,避免镁离子大量吸收加重呼吸抑制。

(3)吸附剂:洗胃后让患者口服或胃管内注入活性炭,活性炭在胃肠道内不会被分解和吸收,可减少毒物吸收,并能降低毒物的代谢半衰期,增加其排泄率。

(4)血液净化:治疗重度中毒中具有显著效果,包括血液灌流、血液透析及血浆置换等,可有效清除血液和组织中释放入血的有机磷农药,提高治愈率。

3.联合应用解毒剂和复能剂

(1)阿托品:原则是及时、足量、重复给药,直至达到阿托品化。应立即给予阿托品,静脉注射,后根据病情每 10～20 分钟给予。有条件最好采用微量泵持续静注阿托品可避免间断静脉给药血药浓度的峰-谷现象。

(2)阿托品化:瞳孔较用药前逐渐扩大、不再缩小,但对光反应存在,流涎、流涕停止或明显减少,面颊潮红,皮肤干燥,心率加快而有力,肺部啰音明显减少或消失。达到阿托品化后,应逐渐减少药量或延长用药间隔时间,防止阿托品中毒或病情反复。如患者出现瞳孔扩大、神志模糊、狂躁不安、抽搐、昏迷和尿潴留等,提示阿托品中毒,应停用阿托品。

(3)氯解磷定:氯解磷定作为急性有机磷农药中毒的首选复能剂,对轻、中、重度中毒患者分别肌内注射0.5～1.0 g、1.0～2.0 g、1.5～3.0 g。

(4)盐酸戊乙奎醚注射液:是新型安全、高效、低毒的长效抗胆碱药物,其量按轻度中毒、中度中毒、重度中毒给予。盐酸戊乙奎醚注射液治疗有机磷农药中毒在许多方面优于阿托品,是阿托品的理想取代剂,是救治重度有机磷农药中毒或合并阿托品中毒时的首选。

4.其他治疗

保持呼吸道通畅；给氧或应用人工呼吸器；对于休克患者可应用升压药；对脑水肿应用脱水剂和肾上腺糖皮质激素；对局部和全身的肌肉震颤及抽搐的患者可用巴比妥；对于呼吸衰竭患者除使用呼吸机外可应用纳洛酮；对于危重患者可采用输血和换血疗法。

5.注意事项

中毒早期不宜输入大量葡萄糖、辅酶A、ATP，因它们能使乙酰胆碱合成增加而影响胆碱酯酶活力。维生素C注射液不利于毒物分解，破坏而影响胆碱酯酶活力上升，早期也不宜用。50%硫酸镁、利胆药口服后可刺激十二指肠黏膜，反射性引起胆囊收缩，胆囊内潴留有机磷农药随胆汁排出，引起2次中毒。甲氧氯普胺、西沙必利、吗啡、氯丙嗪、喹诺酮类、胞磷胆碱、氨茶碱、利血平均可使中毒症状加重，应禁用。

（五）案例与分析

案例：患者女性，32岁。2小时前被他人发现意识不清，口吐白沫倒在路边，身边有一农药瓶，。既往史不详。查体：患者昏迷，脉搏125次/分，瞳孔等大，直径1.0 mm，对光反射消失。全身潮湿有汗，并有大蒜味。

分析：根据病史及查体，初步诊断为急性有机磷杀虫剂中毒。救治措施包括吸氧、输液、应用胆碱酯酶复能剂阿托品。检查全血胆碱酯酶活力，紧急送往医院进一步治疗。

转诊指证：中度及以上中毒或复发、迟发性神经病、中间综合征。

三、杀鼠剂中毒

杀鼠剂的种类较多，毒性较强，对人体危害较大，甚至严重威胁生命安全。本节重点介绍毒鼠强中毒。毒鼠强，商品名有“三步倒”“一扫光”“没鼠命”“王中王”等，化学名称四亚甲基二砜四胺，简称“四二四”。毒鼠强为国家禁止生产、销售及使用的剧毒杀鼠剂，但中毒事件时有发生。

（一）病史

有明确的接触史或口服史。

（二）临床表现

毒鼠强口服后迅速吸收，于0.5～1小时内发病，主要症状为头痛、头晕、乏力、恶心、呕吐、腹痛、不安，严重者神志模糊、抽搐、强直性惊厥及昏迷，以抽搐、惊厥症状最为突出。

数分钟至半小时内发病，中毒患者临床死亡原因主要为呼吸肌的持续痉挛导致窒息死亡、严重缺氧致脑水肿或毒物抑制呼吸中枢致呼吸衰竭、严重的心力衰竭致急性肺水肿等。

（三）实验室检查

(1)白细胞总数明显升高，病情越重心肌酶升高越明显。

(2)脑电图多为中至重度异常。有研究显示脑电图异常越明显，出现精神症状、痴呆及记忆力降低等中毒性脑病后遗症的可能性越大，持续时间越长。

(3)心电图可见窦性心动过速或过缓，同时可伴ST-T改变。

(4)抽血或取排泄物进行毒物分析。

（四）治疗

(1)控制抽搐：尽快、彻底地制止抽搐是挽救患者生命，提高抢救成功率的关键。制止抽搐的药物宜以苯巴比妥钠首选。苯巴比妥钠宜早期应用，其用法一般为0.1～0.2 g肌内注射，每8小时1次。苯巴比妥钠减量太快或维持时间太短，易造成病情反复。止惊药物应用时间一般1～2周，严重病例最长可达1个月以上。对于全身抽搐、四肢痉挛似癫痫样大发作者，联用大剂量安定静脉点滴维持很重要。安定用量因患者个体差异而不同，滴速以刚好能控制抽搐为宜。

(2)洗胃：中毒后8小时内胃肠道黏膜毒物浓度最高，故洗胃应尽早在此时期内完成，以减少毒物吸收。

(3)活性炭吸附残留的毒物。

(4)导泻、利尿。

(5)血液净化治疗:血液净化治疗是目前唯一证实能有效彻底清除体内毒鼠强的方法。

(6)防治多器官功能障碍综合征:毒鼠强中毒临床上可序贯引起脑、骨骼肌、胃肠、心、肝、肺、脾、肾等多脏器功能不全。其中以脑、胃肠、心、骨骼肌损害相对明显。因此,治疗上除制止抽搐及清除毒物外,应加强综合治疗,积极防治多器官功能障碍综合征。

(7)中毒性脑病:中毒性脑病是毒鼠强中毒的主要后遗症,高压氧治疗是其恢复期的主要治疗措施,其疗程一般为1～3个疗程(10天为1个疗程)。

(五)案例与分析

案例:患者女性,38岁,2小时前因纠纷自服“药物”2支(40 mL),药名不详。1小时前发现抽搐,持续约5分钟,可自行缓解。既往健康。查体:意识清楚,问答正确,瞳孔等大等圆,直径3.5 mm,光反应良好。

分析:患者自服“药物”后出现抽搐,紧急处理首先控制抽搐,早期即应用苯巴比妥钠及安定,同时尽快送医院救治。确诊需进行胃内容物检查。

转诊指征:所有中毒者都应转诊。

四、急性乙醇中毒

急性乙醇中毒系指饮酒所致的急性神经精神和躯体障碍。通常是指一次性饮入大量乙醇类物质后引起中枢神经系统的兴奋、抑制的状态。人对乙醇的耐受剂量个体差异极大,中毒量、致死量都相差悬殊,中毒症状和程度也不同。

(一)病史

有饮酒史或误服工业或医用乙醇史。

(二)临床表现

1.急性中毒

(1)兴奋期:当血液乙醇含量在11 mmol/L(50 mg/dL)时,患者头痛、欣快、兴奋。在16 mmol/L(75 mg/dL)时,患者健谈、情绪不稳定、自负、有粗鲁行为和攻击行为。到22 mmol/L(100 mg/dL)时,驾车易发生车祸。

(2)共济失调期:当血乙醇含量在33 mmol/L(150 mg/dL)时,患者出现肌肉运动不协调、行动笨拙、步态不稳、言语含糊不清、眼球震颤、视力模糊、复视、出现明显共济失调。达到43 mmol/L(200 mg/dL)时,出现恶心、呕吐和困倦。

(3)昏迷期:当血乙醇含量在54 mmol/L(250 mg/dL)时,患者昏迷、昏睡、瞳孔散大、体温降低;达87 mmol/L(400 mg/dL)陷入深昏迷、心率快或慢、血压下降、呼吸慢而不规则、有呼吸道阻塞和鼾音。

2.死亡

一般人乙醇致死量为5～8 g/kg。血中乙醇浓度在87 mmol/L(400 mg/dL)以上时,出现呼吸、循环麻痹而危及生命。对患者的观察表明,醉酒患者死亡过程是:鼾声呼吸→上呼吸道梗阻→低氧血症→反射性呼吸加深加快→乙醇中毒抑制反射→加重低氧血症→心脏缺氧心率减慢→窦性心动过缓、窦性停搏、心跳停止。

3.醉酒醒后状态

头痛、头晕、恶心、乏力、震颤;重者酸碱平衡失调、电解质紊乱、低血糖、肺炎等。

(三)辅助检查

1.乙醇浓度测定

急性乙醇中毒时,呼气中乙醇浓度与血清中乙醇浓度相当。

2.动脉血气分析

急性乙醇中毒时,有轻度代谢性酸中毒。

3.血清电解质检查

可有低血钾、低血镁、低血钙、低血糖。

4.肝功能检查

有明显肝功能异常。

(四)治疗

轻症患者一般不需要治疗,侧卧(以防止呕吐时食物吸入气管导致窒息),保暖,维持正常体温。烦躁不安者慎用镇静剂,禁止用吗啡、氯丙嗪、苯巴比妥等镇静剂。对严重烦躁、抽搐者可酌情给予地西泮 5~10 mg。

1.应用胃黏膜保护剂

静脉滴注西咪替丁或奥美拉唑等保护胃(西咪替丁、奥美拉唑不能与纳洛酮同组使用)。

2.促乙醇代谢药

美他多辛是乙醛脱氢酶激活剂,并能拮抗乙醇中毒引起的乙醇脱氢酶活性下降;加速乙醇及其代谢产物和酮体经尿液排泄,属于促乙醇代谢药,还能够改善饮酒导致的肝功能损害以及改善因乙醇中毒引起的心理行为异常,可以试用于中、重度特别伴有攻击行为、情绪异常的患者。每次 0.9 g,静脉点滴。

3.促醒药物

纳洛酮为阿片受体拮抗剂,特异性拮抗内源性吗啡样物质(β-内啡肽)介导的各种效应,解除乙醇中毒的中枢抑制,缩短昏迷时间。可用 0.4~0.8 mg 加生理盐水 10~20 mL,静脉推注;若昏迷时,则用 0.8~1.2 mg加生理盐水 20 mL,静脉推注,用药后 30 分钟未苏醒者,可重复 1 次,或 2 mg 加入 5%葡萄糖或生理盐水 500 mL 内,以 0.4 mg/h 速度静脉滴注,直至神志清醒为止。

4.维生素类药物

适当补充液及补充维生素 B_1、维生素 B_6、维生素 C 有利于乙醇氧化代谢。

(五)案例与分析

案例:患者男性,46 岁,2 小时前饮白酒 6 两,1 小时前突然昏倒。既往患高血压 10 年,无糖尿病史。查体:血压 160/100 mmHg。浅昏迷,周身潮红,无出血点,双瞳孔等大,5 mm,对光反射稍迟钝,无病理反射。

分析:该患者既往有高血压史,同时又有饮酒史,首先要排除脑部病变,然后优先考虑急性乙醇中毒。

急救措施:保持患者呼吸道通畅,建立静脉通道,给予 5%~10%葡萄糖溶液静脉点滴。综合考虑,需将患者转送医院进一步检查诊治。

五、食物中毒

食物中毒包括细菌性、真菌性、动物性、植物性、化学性食物中毒。本节仅介绍细菌性食物中毒。细菌性食物中毒系指由于进食被细菌或其毒素所污染的食物而引起的急性中毒性疾病。

细菌性食物中毒的特征为:①呈暴发起病,发病与食入同种污染食物有明显关系。②潜伏期短,突然发病,临床表现以急性胃肠炎为主,肉毒中毒则以眼肌、咽肌瘫痪为主。③病程较短,多数在 2~3 天内自愈。④多发生于夏秋季。

(一)病史

进食含有细菌或细菌毒素的食物。

(二)临床表现

根据临床表现的不同,分为胃肠型食物中毒和神经型食物中毒。

1.胃肠型食物中毒

潜伏期短,超过 72 小时的病例可基本排除食物中毒。以急性胃肠炎为主,如恶心、呕吐、腹痛、腹泻等。腹痛以上腹部及脐周多见。腹泻频繁,多为黄色稀便和水样便。腹泻严重者可导致脱水、酸中毒、甚至休克。

2.神经型食物中毒(肉毒中毒)

潜伏期12～36小时,最短为2～6小时,长者可达8～10天。中毒剂量愈大则潜伏期愈短,病情亦愈重。

起病突然,病初可有头痛、头昏、眩晕、乏力、恶心、呕吐;稍后,眼内外肌瘫痪,出现眼部症状,如视力模糊、复视、眼睑下垂、瞳孔散大,对光反射消失。口腔及咽部潮红,伴有咽痛,如咽肌瘫痪,则致呼吸困难。肌力低下主要见于颈部及肢体近端,由于颈肌无力,头向前倾或倾向一侧。腱反射可呈对称性减弱。

自主神经末梢先兴奋后抑制,故泪腺、汗腺及涎腺等先分泌增多而后减少。血压发病早期正常而后升高,脉搏先慢后快。常有顽固性便秘、腹胀、尿潴留。病程中神志清楚,感觉正常,不发热。轻者5～9天内逐渐恢复,但全身乏力及眼肌瘫痪持续较久。重症患者抢救不及时多数死亡,病死率30～60%,死亡原因多为延髓麻痹所致呼吸衰竭,心功能不全及误吸引起吸入性肺炎所致继发性感染。

婴儿偶尔吞入少量肉毒杆菌芽胞,在肠内繁殖,产生神经毒素,吸收后可因骤发呼吸麻痹而猝死。

(三)实验室检查

1.细菌培养

取患者呕吐物、排泄物或可疑的残存食物进行细菌培养,重症患者进行血培养,分离病原菌。

2.动物试验

可确诊患者血清及可疑食物中的肉毒毒素。

3.间接血凝试验

用肉毒素抗毒素致敏的红细胞来检查可疑食物浸出液有无毒素,特异性及敏感度都很高。

(四)治疗

1.急救治疗原则

加速体内毒物的排出,阻断毒物的吸收、降低其毒性,应用特殊解毒药物,及时催吐、洗胃、导泻。

(1)催吐:可排出残留在胃内的毒物,催吐比洗胃更适宜。因为食物及固体毒物可能被吐出,而不易洗出。常用催吐方法有:机械性刺激咽喉部,口服催吐剂。有报告使用吐根糖浆,统计88%可在服用后30分钟内呕吐,使用2个剂量的吐根糖浆几乎引起100%患者呕吐。催吐注意事项:催吐越早、效果越好;催吐时患者必须清醒,昏迷患者禁忌催吐;剧烈呕吐患者可不必催吐。

(2)洗胃:是对中毒患者减少毒物吸收最好的措施,药物催吐和机械刺激咽部催吐均达不到洗胃的效果(药物催吐仅能去除20～30%胃内容物)。洗胃的早晚、是否彻底和预后关系甚大。摄入中毒食物6小时以内均应洗胃,尤其在1小时内洗胃效果最好。洗胃后给以硫酸钠、硫酸镁等泻药促进肠内容物排泄。洗胃后可以口服蛋清、牛奶、豆浆等阻止毒物吸收。

(3)导泻:常用50%硫酸镁溶液40～50 mL或25%硫酸钠溶液30～60 mL口服或洗胃后灌入。

2.促进毒物排泄

大量饮用水或糖盐水,静脉滴注生理盐水、5%葡萄糖水或10%葡萄糖等,均有利于促加速毒物排出。

3.对症治疗

(1)抗菌治疗:对症状较重考虑为感染性食物中毒或侵袭性腹泻者,应及时选用有效抗生素治疗。但抗菌药物不能缩短排菌期。

(2)抗毒素治疗:多价肉毒素(A、B、E型)对肉毒中毒患者有特效,必须及早应用,在发病后24小时内或瘫痪发生前注射最为有效,剂量每次5～10万单位,静脉或肌内注射(先做血清敏感试验,过敏者先行脱敏处理),必要时6小时后重复给予同量1次。病程超过两天,抗毒素效果较差,但应继续注射,以中和血中残存毒素。

(五)案例与分析

案例:患者女性,31岁,餐后1小时前突然出现恶心、呕吐、腹痛、腹泻,为黄色稀便。既往体健。查体:腹部软,脐周压痛,肠鸣音亢进。

分析：该餐后出现恶心、呕吐、腹痛、腹泻，既往没有胃肠疾病，高度怀疑食物中毒。首先要催吐，尽量排出胃内容物，建立静脉通道，输入5％～10％葡萄糖溶液或生理盐水，尽快送医院进行洗胃。

第三节　心脏骤停

心脏骤停是指突然发生的、以意识突然丧失为特征的、心脏射血功能的突然停止，是猝死的主要原因。

一、病因

（一）心源性因素

1.原发性心脏疾病

缺血性心脏病是心搏骤停的最常见原因，例如冠心病。此外也可见于心肌炎、心瓣膜病及先天性心脏病等。

2.心外疾病

包括各种急性窒息、各型休克、药物中毒、电解质紊乱、麻醉及手术意外等情况。

（二）非心源性因素

（1）严重缺氧、大出血、麻醉意外等。

（2）二氧化碳潴留和酸中毒，主要见于窒息。

（3）电解质紊乱：高钾血症或低钾血症，严重时均可导致心跳停止或心室纤颤。

（4）其他：电击时，电流通过心脏引起心室颤动或心肌变性坏死、断裂，从而心搏骤停。

二、诊断要点

（1）神志丧失。

（2）颈动脉搏动消失、心音消失。

（3）叹息样呼吸，如不能紧急恢复血液循环，很快就导致停止。

（4）瞳孔散大，对光反射减弱以至消失。

（5）全身口唇、四肢、皮肤黏膜发绀。

三、心肺复苏

一旦确定心脏骤停，即刻进行心肺复苏。主要措施包括胸外按压、开通气道、人工呼吸。

（一）胸外按压

1.按压部位

施救者跪在患者身体右侧，右手示指、中指并拢，沿患者右侧肋弓下缘向上滑动，到达胸骨与肋弓交界处，左手掌根部紧贴右手中指，压于胸骨上，即胸骨中下1/3处。并使左手掌根长轴与胸骨长轴平行，右手指与左手指交叉，重叠于左手上方，左手手指均应抬起，不得贴附于胸壁。

2.按压姿势

两臂伸直，肘关节不能弯曲，双肩正对患者胸骨上方，利用身体上部的重量垂直向下按压胸骨，按压深度至少5 cm，但应避免超过6 cm，放松时，掌根不得离开胸壁，保证胸廓回弹。

3.按压频率

施救者以100～120次/分的速率进行按压，按压与放松时间比率1∶1，按压稳定有规律进行，不得间断或猛压猛抬。

4.按压与通气比率

单人和双人抢救均为 30∶2。

5.间断时间

如因抢救中，必须中断按压，间断时间不得超过 10 秒。

6.儿童与婴儿胸外心脏按压方法

(1)定位：对于儿童，将双手或一只手(对于很小的儿童)放在胸骨的下半部。对于婴儿，一名施救者的情况下，将两根手指放婴儿胸部中央，乳腺正下方；在两名及以上施救者的情况下，将双手拇指环绕放在婴儿胸部中央，乳腺正下方。

(2)按压深度：儿童 5 cm，婴儿 4 cm。

(3)按压频率：每分钟 100～120 次。

(4)按压通气比：一名施救者的情况下为 30∶2，在两名及以上施救者的情况下为 15∶2。

7.胸外按压的并发症

主要包括肋骨骨折、心包积血或心脏压塞、气胸、血胸、肺挫伤、肝脾撕裂伤和脂肪栓塞。应遵循正确的操作方法，尽量避免并发症的发生。

(二)开放气道

采用仰头抬颏法，术者将一手置于患者前额用力加压，使头部后仰，另一手的示指和中指抬起下颏，使下颌尖、耳垂连线与地面垂直，以通畅气道。清除口腔中异物和呕吐物，将患者松动义齿取下。如有舌后坠现象则给予口咽通气。

(三)通气

1.人工呼吸

单人进行心肺复苏时，心脏按压 30 次，口对口人工呼吸 2 次，即按压通气比 30∶2。

2.简易呼吸器(球囊面罩)人工呼吸

(1)适应证：无自主呼吸或呼吸弱且不规则，通气严重不足患者。(尤其在复苏最初数分钟，不能及时应用高级气道装置或应用失败患者)。

(2)禁忌证：气道阻塞，面部软组织严重损伤。

(3)简易呼吸器使用方法。①单人操作：抢救者位于患者头顶部，使患者头后仰或肩下垫毛巾或枕头，打开气道，一手中指无名指小指置于患者下颌部，示指和拇指置于面罩上，形成 E-C 手法，将面罩紧密置于患者面部，另一手挤压球囊。②双人操作：一人双手形成 E-C 手法持面罩，保持气道开放，一人用双手挤压球囊 ，通气效果更好。③规律挤压简易呼吸器：按压频率为成人 10～12 次/分，即 5～6 秒送气一次；儿童 12～20 次/分，即 3～5 秒一次；新生儿 40～60 次/分，每次送气时间 1 秒，吸呼比 1∶(1.5～2)。潮气量为成人 8～10 mL/kg，一般 400～600 mL，见胸廓抬起即可；儿童 10 mL/kg，避免通气过度。

四、进一步生命支持

(一)持续呼吸循环支持

电除颤、胸外按压、人工呼吸。

心脏骤停时最常见的心律失常是心室颤动，终止室颤最有效的方法是电除颤，时间是治疗室颤的关键，每延迟除颤 1 分钟，复苏成功率下降 7%～10%。

除颤电极的位置：右侧电极板放在患者右锁骨下方，左电极板放在与左乳头齐平的左胸下外侧部。如采用双向波电除颤可以选择 200 J，如使用单向波电除颤应选择 360 J。一次电击无效应继续胸外按压和人工通气，5 个周期的心肺复苏后(约 2 分钟)再次分析心律，必要时再次除颤。

(二)高级气道呼吸支持

气管插管、呼吸机。

（三）建立静脉通道

药物维持以恢复循环。患者在进行心肺复苏时应尽早开通静脉通道。

肾上腺素是心肺复苏的首选药物。可用于电击无效的室颤及无脉室速、心脏停搏或无脉性电生理活动。常规给药方法是静脉推注 1 mg，每 3～5 分钟重复 1 次。肾上腺素之后仍然是室颤/无脉室速，考虑给予抗心律失常药，应用利多卡因。用法：起始剂量 1～1.5 mg/kg 静推（一般用 50～100 mg），静脉注射 2～3 分钟。根据患者反应，5～10 分钟后可再用 0.5～0.75 mg/kg 静推，1 小时内最大剂量不得超过 300 mg。利多卡因易引起除颤后心脏停搏，使用时应予以注意。

五、复苏后处理

（1）维持有效循环。

（2）维持呼吸。

（3）防治脑缺氧和脑水肿（脑复苏），脑复苏是心肺复苏最后成功的关键，主要措施包括降温、脱水、防治抽搐、高压氧治疗、促进早期脑血流灌注。

（4）防治急性肾衰竭。

六、特殊情况下的复苏

（一）卒中

开放气道是最关键的措施，必要时行气管内插管，同时要注意不适当的通气或误吸。

（二）低温

低温（体温＜30 ℃）时有明显的脑血流量、需氧量下降，心排量下降，动脉压下降，患者由于脑和血管功能抑制，表现为临床死亡。

1.电除颤

如果患者无呼吸，首先开始通气，如果心室纤颤被确诊，急救人员要给予 3 次电除颤。如果心室纤颤在除颤后仍存在，要停止除颤，除非体温达到 30 ℃以上，立即心肺复苏和复温。因为体温＜30 ℃，电除颤往往无效。

2.复温

由低温引起的心跳停止的治疗与常温下心脏骤停十分不同。低温心脏对药物、起搏刺激、除颤无反应，药物代谢减少，引起药物积蓄中毒。对无心跳或无意识而心率较慢的患者给予主动的中心复温是第一步的医疗措施。

（三）溺水

最严重的后果就是低氧血症，缺氧时间的长短是预后的关键，因此，恢复通气和灌注要尽可快地同时完成。溺水早期治疗包括：口对口呼吸，胸外按压。在到医院途中心肺复苏不能中断，对冷水中溺水者同时要做好保温措施。

（四）创伤

创伤患者导致心跳、呼吸停止的治疗与原发心脏和（或）呼吸骤停的治疗不同。对一个要进行复苏的患者，要准备的快速运送至条件的医院进行确定性创伤救治。对无脉搏的创伤患者，胸外按压只有在除颤和气道控制之后才进行。

（五）电击

心跳停止是电击的首要原因，心室纤颤和室性停搏可由电击直接造成。触电后如果无自主循环及呼吸，应立即进行心肺复苏。

（六）雷击

雷击致死的基本原因是心脏停搏。在许多情况下，心肺复苏后心脏的自律性可恢复，同时窦性心律恢复。

七、案例与分析

案例：患者男性，56 岁。1 小时前突然感到胸闷、胸骨后疼痛、呼吸困难、恶心、非喷射性呕吐胃内容物。面色苍白、出大量冷汗、疲乏无力。既往有冠心病、高血压病史，平时血压 150/95 mmHg 左右。查体：患者意识清楚，脉搏细弱，心率 100 次/分，无发绀。双肺底闻及湿啰音。心音低钝。心电图示窦性心律，V_1～V_4 导联 ST 段抬高 3 mm，呈单性弓背向上曲线，Ⅱ、Ⅲ、aVF 导联 ST 段下移 2 mm。

分析：该患者发病急骤，突发性胸骨后疼痛，伴有呼吸困难，结合既往有冠心病史，应该首先考虑到急性心肌梗死的可能。同时心电图检查显示为典型的急性心肌梗死。紧急救治包括建立静脉通道、吸氧、即刻嚼服硫酸氢氯吡格雷片（波立维）300 mg、应用止痛剂等。尽快送医院进一步诊治。

第四节　休　克

休克是一种急性组织灌注量不足而引起的临床综合征，是临床各科严重疾病中常见的并发症。休克的共同特征是有效循环量不足，组织和细胞的血液灌注虽经代偿仍受到严重的限制，从而引起全身组织和脏器的血液灌注不良，导致组织缺氧、微循环淤滞，脏器功能障碍和细胞的代谢功能异常等一系列病理生理改变。

一、病因及分类

休克按病因分为低血容量性休克、感染性休克、心源性休克、神经性休克、变态反应性休克 5 类。

（一）低血容量性休克

常因大量出血或体液积聚在组织间隙导致有效循环量降低所致。其包括创伤性和失血性休克。创伤性休克如各种损伤（骨折、挤压综合征）及大手术引起血液和血浆的同时丢失。失血性休克如大血管破裂或脏器（肝、脾、肾）破裂出血。

（二）感染性休克

主要由于细菌及毒素作用所造成。常继发于以释放内毒素为主的革兰阴性杆菌感染，如急性化脓性腹膜炎、急性梗阻性化脓性胆管炎、绞窄性肠梗阻、泌尿系统感染及败血症等，又称之为内毒素性休克。

（三）心源性休克

主要由心功能不全引起，常见于大面积急性心肌梗死、急性心肌炎、心包填塞等。

（四）神经源性休克

常由于剧烈疼痛、脊髓损伤、麻醉平面过高或创伤等引起。

（五）变态反应性休克

常由接触、进食或注射某些致敏物质，如油漆、花粉、药物（青霉素）、血清制剂或疫苗、异体蛋白质等而引起。

二、临床表现

（一）休克早期

患者神志清醒，但烦躁不安，可焦虑或激动，面色及皮肤苍白，口唇和甲床略带青紫，出冷汗，肢体湿冷，可有恶心，呕吐，心跳加快，脉搏尚有力，收缩压可偏低或接近正常，亦可因儿茶酚胺分泌增多而偏高，但不稳定；舒张压升高，故脉压减低，尿量亦减少。

(二)休克中期

临床表现随休克的程度而异,一般中度休克时,除上述表现外,神志尚清楚,但软弱无力,表情淡漠,反应迟钝,意识模糊,脉搏细速,按压稍重即消失,收缩压降至 80 mmHg 以下,脉压<20 mmHg,表浅静脉萎陷,口渴,尿量减少至每小时 20 mL 以下,重度休克时,呼吸急促,可陷入昏迷状态,收缩压低于 60 mmHg以下,甚至测不出,无尿。

(三)休克晚期

在此期中发生弥散性血管内凝血和广泛的心脏器质性损害,前者引起出血,可有皮肤,黏膜和内脏出血,消化道出血和血尿较常见。肾上腺出血可导致急性肾上腺皮质功能衰竭,胰腺出血可导致急性胰腺炎。可发生心力衰竭、急性呼吸衰竭、急性肾衰竭、脑功能障碍和急性肝功能衰竭等。

三、诊断

(一)早期诊断

(1)血压升高而脉压减少。

(2)心率增快。

(3)口渴。

(4)皮肤潮湿、黏膜发白、肢端发凉。

(5)皮肤静脉萎陷。

(6)尿量减少(25～30 mL/L)。

(二)诊断标准

(1)有诱发休克的原因。

(2)意识障碍。

(3)脉搏细速,超过 100 次/分或不能触知。

(4)四肢湿冷,胸骨部位皮肤指压阳性(压迫后再充盈时间超过 2 秒钟),皮肤有花纹,黏膜苍白或发绀,尿量少于 30 mL/h 或尿闭。

(5)收缩血压<80 mmHg。

(6)脉压<20 mmHg。

(7)原有高血压者,收缩血压较原水平下降 30%以上。

凡符合上述第(1)项以及第(2)、(3)、(4)项中的两项和第(5)、(6)、(7)项中的一项者,即可诊断为休克。

四、处理原则

尽早去除病因,迅速恢复有效循环血量,纠正微循环障碍,恢复组织灌注,增强心肌功能,恢复正常代谢和防止多器官功能障碍综合征。

(一)一般紧急治疗

通常取平卧位,必要时采取头和躯干抬高 20°～30°、下肢抬高 15°～20°,以利于呼吸和下肢静脉回流同时保证脑灌注压力;保持呼吸道通畅,并可用鼻导管法或面罩法吸氧,必要时建立人工气道,呼吸机辅助通气;维持比较正常的体温,低体温时注意保温,高温时尽量降温;及早建立静脉通路,并用药(见后)维持血压;尽量保持患者安静,避免人为的搬动,可用小剂量镇痛、镇静药,但要防止呼吸和循环抑制。

(二)病因治疗

休克几乎与所有临床科室都有关联,各型休克的临床表现及中后期的病理过程也基本相似,但引起休克的原因各异,根除或控制导致休克的原因才能够阻止休克的进一步发展。

(三)补充血容量

扩充血容量是治疗休克最基本和首要的措施,也是纠正休克引起的组织低灌注和缺氧状态的关键。

原则是及时、快速、足量。在连续监测血压、中心静脉压和尿量的基础上，判断补液量。输液种类主要有两种：晶体液和胶体液。一般先输入扩容作用迅速的晶体液，再输入扩容作用持久的胶体液，必要时进行成分输血或输入新鲜全血。近年来发现3%～7.5%的高渗盐溶液在抗休克中也有良好的扩容和减轻组织细胞肿胀的作用，可用于休克复苏治疗。

（四）纠正酸碱平衡失调

处理酸中毒的根本措施是快速补充血容量，改善组织灌注，适时和适量地给予碱性药物。轻度酸中毒的患者，无需应用碱性药物即可得到缓解。但对酸中毒明显、经扩容治疗不能纠正者，仍需应用碱性药物，如5%碳酸氢钠溶液纠正。

（五）应用血管活性药物

血管活性药物主要包括血管收缩剂、扩张剂及强心药物。

(1)血管收缩剂使小动脉普遍处于收缩状态，虽可暂时升高血压，但可加重组织缺氧，不宜长久使用，用量也应尽量减小，应慎重选用。临床常用的血管收缩剂有多巴胺、去甲肾上腺素和间羟胺等，使用时应从最小剂量和最低浓度开始。血管扩张剂可解除小动脉痉挛，关闭动-静脉短路，改善微循环，但可使血管容量扩大、血容量相对不足而致血压下降，故只能在血容量已基本补足而患者发绀、四肢厥冷、毛细血管充盈不良等循环障碍未见好转时才考虑使用。

(2)常用的血管扩张剂有酚妥拉明、酚苄明、阿托品、山莨菪碱等。

(3)对于有心功能不全的患者，可给予强心药物以增强心肌收缩力、减慢心率、增加心排血量。常用药物有多巴胺、多巴酚丁胺和毛花苷C等。为兼顾重要脏器的灌注水平，临床常将血管收缩剂和扩张剂联合使用。

（六）改善微循环

休克发展到DIC阶段，需应用肝素抗凝治疗，用量为1.0 mg/kg，每6小时1次。DIC晚期，纤维蛋白溶解系统机能亢进，可使用抗纤溶药，如氨甲苯酸、氨基己酸、抗血小板黏附和聚集的肠溶阿司匹林、双嘧达莫和低分子右旋糖酐等。

（七）控制感染

包括处理原发感染灶和应用抗菌药。原发感染灶的存在是引起休克的主要原因，应尽早处理才能彻底纠正休克和巩固疗效。对病原菌未确定者，可根据临床判断应用抗菌药；对已知致病菌者，则应针对性选用敏感的抗菌药，以提高抗菌效果和减少耐药性。

（八）应用皮质类固醇

对于严重休克及感染性休克的患者可使用皮质类固醇治疗。一般主张大剂量静脉滴注，如地塞米松1～3 mg/kg，一般只用1～2次，以防过多应用引起不良反应；但对严重休克者，可考虑适当延长应用时间。

五、案例与分析

案例：患者男性，40岁，食用米饭、蔬菜、腰果10分钟后突然感到胸闷，呼吸困难，恶心，非喷射性呕吐胃内容物。晕厥伴面色苍白，出冷汗，二便失禁。既往身体健康。查体：患者意识恍惚，脉搏细弱，血压测不清，心率100次/分，呼吸30次/分，呼吸困难，双肺布满哮鸣音，心音被掩盖。辅助检查：未见异常。

分析：根据病史及体征，诊断首先考虑变态反应性休克。

紧急处理：①立即使患者平卧，头偏向一侧，足部稍抬高。保暖，持续吸氧。②出现心脏骤停时应立即进行心肺复苏。③立即皮下或肌内注射肾上腺素0.5～1 mg。如注射首次剂量后不见效，可改用4～8 mg静脉滴注(溶于5%葡萄糖注射液500～1 000 mL)。④氢化可的松200～600 mg加入5%葡萄糖注射液500 mL静脉滴注。危重者可用地塞米松10～20 mg或琥珀酸钠氢化可的松100 mg加入5%葡萄糖溶液500 mL静脉滴注。⑤可选用异丙嗪25 mg肌内注射，亦可选用10%葡萄糖酸钙10～20 mL稀释后静脉推注。⑥氨茶碱0.25 g加入50%葡萄糖溶液40 mL中缓慢静脉推注(不得少于10分钟)。⑦变态反应性休克，是严重的临床急诊，不论什么原因引起的休克都必须分秒必争，以就地抢救为原则，切忌长途转送，以免延误抢救。

转诊指征及注意事项：①休克病情加重，且无治疗条件，立即转诊。②抗休克过程中，休克病情反复，血压尚能用药维持一定时间情况下，尽早转诊。③休克病因不清，不能进一步治疗，应及时转诊。④转诊的整个过程需要医护人员陪同，以便在病情变化时及时治疗。

第五节　淹　溺

一、概述

淹溺又称溺水，是指人体淹没于水中，由于水吸入肺内（湿性淹溺90%）或喉头、气管反射性痉挛（干性淹溺10%）所致窒息与缺氧及二氧化碳潴留，甚至由此造成呼吸、心搏停止而死亡的过程。呼吸、心搏骤停是导致淹溺者死亡的主要原因

二、病因

(1)游泳时间过长，或受冷水刺激手足抽搐而致淹溺。

(2)潜水时间过长致血氧饱和度降至40%～60%时可出现协调与共济障碍而发生淹溺。

(3)心血管疾病患者于游泳时突然发病或其他疾病不可胜任者而致淹溺。

(4)有意外落水和自寻短见突然投水后，瞬间发生窒息而淹溺。

三、分类

由于淹溺时水的物理成分不同，其病变性质和发病机制也有所不同，临床上可分为干性淹溺和湿性淹溺，湿性淹溺包括淡水淹溺和海水淹溺。

(一)干性淹溺

(1)人入水后，因受强烈刺激（惊慌、恐惧、骤然寒冷等），引起喉头痉挛，以致呼吸道完全梗阻，造成窒息死亡。当喉头痉挛时，心脏可反射性地停搏，也可因窒息、心肌缺氧而致心脏停搏。

(2)干性淹溺占所有溺死者的10%～40%。

(二)湿性淹溺

1.淡水淹溺

江、河、湖、池中的水一般是低渗的，统称淡水。

(1)淡水进入呼吸道：影响通气和气体交换，水损伤气管、支气管和肺泡壁的上皮细胞，并使肺泡表面活性物质减少，引起肺泡塌陷，进一步阻滞气体交换，造成全身严重缺氧。

(2)淡水进入血液循环：稀释血液，引起低钠、低氯和低蛋白血症；红细胞在低渗血浆中破碎，引起血管内溶血，导致高钾血症，进而导致室颤、心脏停搏；过量的游离血红蛋白堵塞肾小管，引起急性肾衰竭。

2.海水淹溺

海水含3.5%氯化钠及大量钙盐和镁盐，属于高渗溶液。

(1)海水对呼吸道和肺泡有化学性刺激作用。

(2)肺泡上皮细胞和肺毛细血管内皮细胞受海水刺激后，大量蛋白质及水分向肺间质和肺泡腔内渗出，引起急性非心源性肺水肿。

(3)高钙血症可导致心律失常，甚至心脏停搏。

(4)高镁血症可抑制中枢和周围神经,导致横纹肌无力、血管扩张和血压降低。

四、临床表现

(1)面部肿胀、结膜充血、口鼻腔充满血性泡沫、皮肤黏膜青紫、肢体湿冷、烦躁不安或神志不清、呼吸不规则、肺部啰音、心音弱而不整、上腹胀满。

(2)重者心跳呼吸停止而死亡,从淹溺至临床死亡一般为5～6分钟。

(3)淡水淹溺者有血液稀释和溶血的表现。

(4)海水淹溺者有血液浓缩和高钾血症的表现。

五、诊断依据

(1)有淹溺史。

(2)可有面部青紫、肿胀、肢体湿冷、腹胀、意识障碍甚至心跳、呼吸骤停。

六、救治原则

(1)清除口腔、呼吸道异物,通畅气道,维持有效通气。必要时采用鼻面罩或气管插管,使用呼吸复苏气囊或便携式呼吸机进行呼吸支持。

(2)迅速倒出呼吸道、胃内积水。

(3)有缺氧指征者给予吸氧。

(4)心跳、呼吸骤停者即刻予以心肺复苏。

(5)建立静脉通道,维持有效循环。

(6)淡水淹溺者:选用0.9%～3%氯化钠液静滴(如有血液稀释,以限制水并用利尿剂及脱水剂;有明显溶血或贫血时,可输红细胞或全血)。

(7)海水淹溺者:选用5%葡萄糖液静滴,或静滴低分子右旋糖酐及血浆,切勿输盐水。

(8)其他对症处理:纠正休克,抗生素防治感染,纠正水、电解质及酸碱平衡失调等。

七、案例与分析

案例:患者男性,28岁,被人发现漂浮在河面上,具体时间不详。查体:神志丧失,瞳孔散大、固定,对光反射消失,心跳呼吸停止,腹部膨隆。

分析:该患者湿性淹溺诊断明确。

紧急救治措施:如果患者清醒,应迅速倒出呼吸道及胃内的积水,建立静脉通道,吸氧、输液。该患者为心跳呼吸停止,紧急救治措施为立即进行心肺复苏,同时清理呼吸道口腔异物,输液,不优先考虑倒出呼吸道及胃内的积水,强调就地优先心肺复苏的重要性,现场不能仅等待救援而放弃急救。

第六节　中　暑

当人在高温(一般指室温超过35℃)环境且无足够的防暑降温措施时,体内积蓄的热量不能向外散发,以致体温调节中枢发生障碍,如过多出汗,身体失去大量水分和盐分,这时就很容易引起中暑。

一、临床表现

中暑起病急骤,多数患者有头晕、眼花、头痛、恶心、胸闷、烦躁等症状。按病情的程度和表现特点,中暑一般可分为3类。

(一)先兆中暑

表现为大量出汗、口渴、头晕、耳鸣、胸闷、心悸、恶心、四肢无力等症状。体温正常或略有升高,一般不超过37.5 ℃,如能及时离开高热环境,经短时间休息后症状即可消失。

(二)轻度中暑

既有先兆中暑症状,同时通常表现为体温在38.5 ℃以上,有面色潮红、胸闷、皮肤灼热等现象,并有呼吸及循环衰竭的早期症状,如面色苍白、恶心、呕吐、大量出汗、皮肤湿冷、血压下降和脉搏细弱而快等。轻度中暑者经治疗后,一般4~5小时内可恢复正常。

(三)重度中暑

大多数患者是在高温环境中以突然昏迷起病。此前患者常有头痛、麻木与刺痛、眩晕、不安或精神错乱、定向力障碍、肢体不随意运动等,皮肤出汗停止、干燥、灼热而绯红,体温常在40 ℃以上。

二、治疗

(一)先兆中暑或轻症中暑

将患者移送到清凉通风处,口服含盐的饮料(如冷开水、绿豆汤、汽水、盐茶水等)或十滴水、藿香正气水等。

(二)日射病或中暑衰竭

轻症服用含盐饮料即可,失水较多时,应补充等渗葡萄糖静脉滴注;以低钠血症为主者,可给生理盐水静脉滴注;重症低钠血症而又见水中毒者,可给3%的高渗盐水静脉滴注。

(三)中暑痉挛

轻症服用含盐饮料;重症给予5%的葡萄糖盐水静脉滴注,或用10%的葡萄糖酸钙静脉滴注。若患者出现口腔内出现大量唾沫,应寻找木棒、塑胶棒等物品先将患者口腔撑开,再用手或其他工具将患者的唾沫抠出,避免患者呼吸道堵塞而窒息伤亡,同时避免救助人员自身受到伤害。

(四)中暑高热

可用物理降温、药物降温、支持疗法等方法治疗。出现重度中暑的患者,应以最快速度送到正规医院接受正规治疗,以免耽误最佳救治时间,使患者病情加重。

三、案例分析

案例:患者男性,36岁,高温下在室外工作3小时,突然昏倒。查体:体温40 ℃,神志模糊,烦躁不安,皮肤无汗,四肢活动迟缓。

分析:诊断明确,重度中暑。

紧急救治措施:迅速降温,主要以物理降温为主。尽快将患者转移至温度低的场所,在颈部、腋下、腹股沟等处用稀释的乙醇溶液擦拭,或用风扇吹。同时尽快转运至医院进行救治。

第七节　冻　伤

冻伤是由于寒冷作用于人体而引起的局部乃至全身的损伤,依损伤的性质冻伤可分为冻结性损伤和非冻结性损伤。

一、临床表现

（一）冻结性损伤

1.冻伤（局部冻伤）

（1）反应前期：系指冻伤后至复温融化前的一个阶段，其主要临床表现有受冻部位冰凉，苍白、坚硬、感觉麻木或丧失。

（2）反应期：我国自 20 世纪 70 年代起将冻伤的严重程度，统一改为三度分类法。其临床表现如下。

一度冻伤：损伤在表皮层。局部皮肤发红，肿胀，主要症状是刺痛、灼痛，一般能在短期内（约 1 周）痊愈。

二度冻伤：损伤达真皮层。有局部充血和水肿，复温后 12～24 小时出现浆液性水疱形成。如无并发感染，4～5 天后水肿减轻，水疱逐渐干燥，形成痂皮，2～3 周后开始脱痂痊愈。

三度冻伤：损伤达皮肤全层，皮下组织甚至肌肉，骨骼 。有显著的水肿和水疱，疱液多属血性，为鲜红色或咖啡色，疱底呈灰白色或污秽色。

（3）反应后期：系指一、二度冻伤愈合后，和三度冻伤坏死组织脱落后，肉芽创面形成的阶段。

2.冻僵（全身冻伤）

患者皮肤苍白，冰凉，有时面部和周围组织有水肿，神志模糊或昏迷，肌肉强直，肌电图和心电图可见细微震颤，瞳孔对光反射迟钝或消失，心动过缓，心律不齐，血压降低或测不到，可出现心房和心室纤颤，严重时心跳停止。呼吸慢而浅，严重者偶尔可见一、二次微弱呼吸。如有受冻病史只要测量肛温和作心电图使可确定诊断。

（二）非冻结性损伤

1.冻疮

冻疮是在寒冷潮湿的环境下发生的、非冻结性的局部组织损伤。好发部位，多在手指、手背、足趾、足跟、耳郭等处。局部出现红斑，弥漫性水肿，并出现大小不等的结节，感觉异常，灼痒，胀痛，有时出现水疱。水疱破溃后形成表浅溃疡，渗出浆液，并可感染化脓。

2.战壕足

战时长时间站立于潮湿寒冷的战壕内引起的一种足部损伤。

3.水浸足或水浸手

手和足长时间浸渍于寒冷的水中，所引起的局部损伤。

二、急救处理

（一）冻结性损伤

1.冻伤（局部冻伤）

（1）急救和治疗原则：①迅速脱离寒冷环境，防止继续受冻。②尽早快速复温。③局部涂敷冻伤膏。④改善局部微循环。⑤抗休克，抗感染和保暖。⑥应用内服活血化瘀等类药物。⑦二、三度冻伤未能分清者按三度冻伤治疗。⑧冻伤的手术处理，应尽量减少伤残，最大限度地保留尚有存活能力的肢体功能。

（2）快速复温：脱离寒冷环境后，应立即进行温水快速复温，特别对于救治仍处于冻结状态的二、三度烧伤，快速复温是效果明显而关键的措施。救治时严禁火烤、雪搓、冷水浸泡或猛力捶打患部。

（3）改善局部微循环：三度冻伤初期可应用低分子（分子量 40 000 以下）右旋醣酐，静脉点滴，以降低血液黏稠度，改善微循环。必要时也可采用抗凝剂（如肝素）或血管扩张剂（罂粟碱、酚妥拉明等）。

（4）局部处理。①局部用药：复温后局部立即涂敷冻伤外用药膏，可适当涂厚些，指（趾）间均需涂敷，并以无菌敷料包扎。②水疱的处理：应在无菌条件下抽出水疱液，如果水疱较大，也可低位切口引流。③感染创面和坏死痂皮的处理：感染创面应及时引流，防止痂下积脓，对坏死痂皮应及时蚕食脱痂。④坏死痂皮的处理：及时清除坏死的痂皮，肉芽创面新鲜后尽早植皮，消灭创面。

(5)中医中药治疗:应着重温经通络,活血化瘀。

方剂:乳香 9 g,没药 9 g,桃仁 9 g,丹参 30 g,当归 6 g,毛冬青 30 g,黄芩 15 g,大黄 4.5 g,甘草 6 g,黄芪 15 g,双花 15 g,连翘 15 g,共煎为 1 剂,一天服 2 次,连服 7~14 剂,亦可根据患者情况随证加减。

(6)预防感染:严重冻伤应口服或注射抗生素;常规进行破伤风预防注射。

2.冻僵(全身冻伤)

急救与治疗的关键是迅速恢复患者的中心体温,防止并发症。

(1)复温:迅速而稳妥地将患者移入温暖环境,脱掉衣服、鞋袜,采取全身保暖措施,盖以棉被或毛毯,并用热水袋、热水壶加热后放在腋下及腹股沟。如患者意识存在,可给予温热饮料或少量酒,静脉滴入加温 10%葡萄糖水,有助于改善循环。

(2)其他治疗:包括纠正心律失常和酸中毒,注意并发症的防治等。

(二)非冻结性损伤

治疗基本同一、二度冻伤,一般 1 周可愈。

三、案例分析

案例:患者男性,32 岁,长期在冷水施工,感双足跟胀痛、剧痒,并反复搔抓。查体:一般情况可,双足跟潮红,局部水肿、可见有水泡形成,部分水泡破溃、表面有脓性分泌物。初步诊断:冻疮并感染。

分析:该患者诊断明确。

紧急救治措施:局部清创,涂抹冻疮膏,无菌敷料包扎破溃处,按期换药应用抗生素防治感染。下一步措施,离开原工作岗位,休养。

第八节　烧烫伤

一、分类

烧伤由不同的外部热源接触皮肤引起,如火焰、化学品、摩擦、电流、辐射和高温等。因此烧伤可以据此分成热力烧伤、化学烧伤、电烧伤。

(一)热力烧伤

包括由火焰、热水、蒸气、爆炸、热气流、热液、电火花和直接接触热物(如火炉、沥青)所引起的损伤。此为我们通常所说的热烧伤。

(二)化学烧伤

是由于身体接触到坏死性化学物质而引起的损伤,主要是强酸、强碱。

(三)电烧伤

常引起广泛的组织凝固性坏死。电烧伤的特点是电流入口和出口可能很小,但内部则有广泛的损害,易发生并发症。

二、临床表现

烧烫伤的严重程度主要根据烧烫伤的部位、面积大小和烧烫伤的深浅度来判断。烧烫伤在头面部,或虽不在头面部,但烧烫伤面积大、深度较深的都属于严重者。烧烫伤按深度,一般分为三度四分法,临床表现如下。

(一)Ⅰ度烧伤

又称为红斑性烧伤。局部干燥，疼痛，微肿而红，无水疱，不留瘢痕，可有短时间的色素沉着等改变。

(二)Ⅱ度烧伤

1.浅Ⅱ度烧伤

又称水疱性烧伤。局部红肿明显，有大小不一的水疱形成，内含黄色(或淡红色)血浆样液体或蛋白凝固的胶胨物。愈合后不留瘢痕，可有时间不等的色素沉着。

2.深Ⅱ度烧伤

局部肿胀，表皮较白或棕黄，间或有较小的水疱。

(三)Ⅲ度烧伤

又称焦痂性烧伤。由于损伤程度不同，局部表现可为苍白、黄褐、焦黄。严重者呈焦灼状或炭化，皮肤失去弹性，触之硬如皮革，创面干燥，无渗液、发凉，针刺无痛觉，拔毛不痛。

三、烧烫伤的现场急救

(一)根据烧烫伤的程度，采取不同的救护措施

1.Ⅰ度烧伤

对于Ⅰ度烧烫伤应立即将伤处浸在凉水中进行"冷却治疗"，凉水有降温、减轻余热损伤、减轻肿胀、止痛、防止起泡等作用。

2.Ⅱ度烧伤

烧烫伤者经"冷却治疗"一定的时间后，仍疼痛难受，且伤处长起了水泡，这说明是"Ⅱ度烧烫伤"。现场不要弄破水泡，要迅速到医院治疗。

3.Ⅲ度烧伤

对于Ⅲ度烧烫伤者，应立即用清洁的被单或衣服简单包扎，避免污染和再次损伤，创伤面不要涂擦药物，保持清洁，迅速送医院治疗。

(二)根据烧伤烫伤病因进行现场急救

1.明火烧伤

伤员身上燃烧着的衣服如果难以脱下来，可卧倒在地滚压灭火，或用水浇灭火焰。

2.开水烫伤

被开水烫伤后，最为简单有效的急救就是用大量的流水持续冲洗降温，持续大约 20 分钟，让患处温度与周边正常皮肤温度一致。

3.滚油烫伤

被热油烫到时应立即用柔软的棉布轻轻擦去溅到的油，再用干净毛巾沾冷水湿敷烫伤处。

4.化学品灼伤

立即移离现场，迅速脱去被化学物玷污的衣裤、鞋袜等。被浓硫酸和生石灰烧伤不能马上用水冲，而是先用干净的布条擦干。被黄磷烧伤时应用大量水冲洗、浸泡或用多层湿布覆盖创面。

5.电熨斗烫伤

首先要立即断电，然后用冷水冲或浸泡，大面积烫伤必须立即送医院急救。

6.喝水烫伤

喝开水烫伤的患者剧烈咳嗽，会出现声嘶；同时伴有咽痛、吞咽困难等症状，属于轻度损伤。对咽喉水肿严重，已明显影响呼吸者，应立即送医院诊治。

四、案例分析

案例：患者女性，37 岁，在家做饭时不慎被飞溅的油烫伤右手背，感右手背剧痛。查体：右手背烫伤面积约 3 cm×3 cm，局部有水泡形成，表皮颜色未见明显改变。

分析:该患者诊断为浅二度烫伤。依据是有水泡形成,皮肤颜色未见改变,深二度烫伤的皮肤颜色苍白或变黄。

紧急救治措施:局部用冷水冲洗,水压不能太大,冲洗大约20分钟;皮肤无菌消毒后,可以用无菌注射器抽出水泡内液体,无菌敷料包扎,按期换药;注射破伤风抗毒素;口服抗生素预防感染。必要时转上级医院就诊。

第九节　电击伤

一、概述

电击伤是指人体直接或间接接触电源或遭受雷击时,身体受到一定量的电流通过而引起机体损伤或功能障碍甚至死亡。不论是电流还是静电的电能量,均可引起电击伤。

二、发病机制

电击伤有电源进口和出口,进口为人体接触电源处,出口为身体着地处。电流对人体的主要作用如下。

(一)化学作用

通过离子运动引起肌肉收缩、神经传导异常等。

(二)热效应

使电能转变为热能而引起组织、器官的烧伤。电击伤的严重程度与电流种类和强度、电压高低、皮肤及其他组织电阻、触电时间长短、电流在人体内的径路、个体健康状况等因素有关。

三、临床表现

(一)症状与体征

1.局部表现

轻者触电局部发麻;重者皮肤灼伤,局部渗出较一般烧伤重,包括筋膜腔内水肿。需要注意的是有时表面烧伤轻微,而深部损伤可达肌肉、神经、血管,甚至骨骼。

2.全身情况

主要是中枢神经系统受抑制,尤其是自主神经系统。轻者出现头晕、心悸、皮肤脸色苍白、口唇发绀,惊恐和四肢无力;部分患者有抽搐、肌肉疼痛。中度者呼吸浅快、心动过速及早搏,短暂意识障碍。较重者出现持续抽搐、肌肉强直、尖叫、阴茎勃起、休克、昏迷,甚至心跳、呼吸停止,立刻死亡。

3.电击伤后综合征

胸部不适,毛发改变,月经紊乱,性格改变。其他神经系统症状可有眩晕、神经过敏、脊髓损伤等。

(二)并发症

电击伤可引起永久性失明或耳聋;短期精神异常;周围神经病变可致肢体瘫痪;局部组织烧伤坏死继发感染;内脏破裂或穿孔;肢体剧烈的强直性肌肉收缩或电击后患者从高处坠下可致骨折;肌肉不可逆的损伤和坏死,释出大量的肌红蛋白及血红蛋白,可导致肾小管阻塞,引起急性肾衰竭;妊娠妇女被电击后可发生流产或死胎。

(三)辅助检查

(1)血常规检查可有白细胞计数增高。

(2)尿液检查可有肌红蛋白、血红蛋白阳性。

(3)动脉血气分析可有氧分压降低、二氧化碳分压升高及高血钾等电解质异常。

(4)血清肌酸磷酸激酶、乳酸脱氢酶、谷草转氨酶等升高。

(5)心电图检查:常有心律失常,甚至室颤或停搏。

(6)X 线可明确骨折的情况。

(7)核磁共振检查对诊断深部组织的损伤有帮助。

四、诊断要点

根据有明确的触电或被雷击史,结合局部体征特点、全身情况及电击伤后并发症的临床表现和辅助检查结果一般可明确诊断及损伤程度。

五、急诊治疗

(1)立即脱离电源。

(2)现场心肺复苏:对已发生或可能发生心跳或呼吸停止者,应立刻分秒必争地进行心肺复苏。

(3)对症治疗及防治并发症:对于较轻的电击伤患者,经一般对症处理即可。高压电击伤时,深部组织的损伤大,渗出多,进行输液治疗时,要对患者的尿量、周围循环情况及对中心静脉压进行监测。补液量根据其表面积计算应多于一般烧伤的补液,预防急性肾衰竭,注意利尿和碱化尿液,可使用利尿剂、甘露醇、碳酸氢钠等,开始应输入较大量液体以保证患者尿量在每小时 50 mL 以上。

(4)处理外伤:早期切开减张,包括筋膜切开减压。早期全身应用抗生素,注射 TAT,注意预防厌氧菌感染。对合并有四肢骨折,腹壁电击伤致胆囊坏死、肠穿孔、肝损伤、胰腺炎,头皮损伤、颅骨外伤、甚至全层颅骨坏死等,给予相应的处理。

六、案例分析

案例:患者男性,32 岁。在家安装吊灯时,忘记关闭总电源开关,不慎触电,家人紧急关闭电源后,患者脱离电源。查体:神志清,左手示指有电烧伤痕迹,范围约 1.0 cm×1.5 cm,有小水泡形成,皮肤颜色未见改变,余未见异常。

分析:该患者诊断为电击伤引起的电烧伤,为Ⅱ度烫伤。

紧急救治措施:首先要脱离电源;烧伤处皮肤无菌消毒后,无菌敷料包扎,按期换药;口服抗生素预防感染。若患者病情加重,需紧急转往上级医院就诊。

第十节 咬 伤

一、毒蛇咬伤

世界上蛇类有 2 700 种,毒蛇 600 余种。我国毒蛇约 50 种,剧毒的有 10 余种,分布于南方农村和沿海地区,夏、秋两季多见,咬伤部位以四肢为常见。

(一)病史

有被毒蛇咬伤的病史。

(二)临床表现

根据毒蛇的毒性,毒蛇咬伤后咬伤的临床症状可分为以下 4 类。

1.神经毒损伤

见于金环蛇、银环蛇、海蛇等咬伤。蛇毒吸收快,局部症状不明显,易被忽视。一旦出现全身中毒症状,则病情危重。

临床特点:①局部仅有麻痒感或麻木感。不红、不肿、无疼痛。②咬伤后1～3小时开始出现全身中毒。嗜睡,四肢无力、视物模糊,眼睑下垂,声音嘶哑、张口及吞咽困难、共济失调等。③重症有瘫痪、昏迷、休克和呼吸麻痹等。④病程较短,若能度过1～2天的危险期,很快痊愈。

2.血循毒损伤

见于竹叶青、五步蛇、蝰蛇、蝮蛇咬伤。出现血液系统及循环系统的中毒症状。局部症状重,全身中毒症状明显,发病急(2～3小时)。

临床特点:①局部肿胀明显,伤口剧痛,伴出血、水疱,皮下瘀斑甚至局部组织坏死,并迅速向肢体上端蔓延,附近或区域淋巴结肿痛。②全身症状有胸闷、心悸、气促、发热、烦躁、昏迷及全身广泛性出血。③严重者黄疸、少尿或无尿、心律失常、血压下降,甚至多器官功能衰竭。

3.肌肉毒损伤

肌肉毒损伤见于海蛇咬伤。除上述神经毒表现外,可引起横纹肌瘫痪和肌红蛋白尿。患者出现肌肉大量坏死,引起高钾血症、肌红蛋白尿、急性肾衰竭。幸存者肌力恢复较慢。

4.混合毒损伤

混合毒损伤见于眼镜蛇、眼镜王蛇、蝮蛇等咬伤,同时出现神经毒、血循毒的临床表现。

临床特点:发病急,局部与全身症状均较明显。

(三)诊断要点

(1)根据被蛇咬伤的病史,诊断一般不难。

(2)实验室检查:用蛇伤诊断试剂盒可以明确为何种毒蛇咬伤。

(四)治疗

1.现场急救

(1)保持镇静,限制肢体活动,尽快转送至医院。

(2)局部绷扎:在被咬伤肢体的上方用绳子、布条、止血带或其他系带扎紧,松紧度以阻断淋巴和静脉回流为度,每15～20分钟放松1～2分钟。

2.急诊处理

(1)伤口处理。①伤口冲洗:用生理盐水、肥皂水或1∶5 000高锰酸钾溶液冲洗。可做负压吸引。②局部切开排毒:以牙痕为中心作十字形或纵形切口,长2～3 cm,深达皮下,但不伤及肌膜,使淋巴液及血液外渗。③切开清创:伤口较深并有污染者,或伤口组织有坏死时要切开引流。

(2)局部解毒。①胰蛋白酶(糜蛋白酶):伤口及周围皮下进行浸润注射或做环形封闭。②依地酸钙钠:咬伤周围浸润注射。③相应的抗蛇毒血清:浸润注射。④蛇药制剂:药片以水溶化后涂于伤口周围。

(3)抗蛇毒血清。治疗毒蛇咬伤的首选特效药物应在毒蛇咬伤后24小时内(最好在6～8小时内)应用,应用愈早、效果愈好。一般用单价抗蛇毒血清,一时不能辨别由何种毒蛇咬伤,可用多价血清。如病情进行性加重,应重复应用,或重新评估毒蛇的种类,必要时联用多种抗蛇毒血清。抗蛇毒血清只能中和未与组织靶器官结合的游离蛇毒抗原。如果蛇毒已吸收并和组织器官结合,损伤器官功能,此时抗蛇毒血清对受损器官无保护作用。国内目前有四种单价抗蛇毒血清:眼镜蛇抗毒素、蝮蛇抗毒血清、银环蛇抗毒素及五步蛇抗毒素。抗蛇毒血清制备困难、种类少,特异性高

3.中医中药治疗

常见的有南通蛇药、上海蛇药、广东蛇药、群生蛇药、吴江蛇药等。口服剂量一般首次加倍,以后每隔4～6小时再服,3～5天为1个疗程。

4.对症支持治疗

糖皮质激素冲击治疗,预防感染,血液净化。

血液净化的适应证：①致死性毒蛇咬伤短时间出现全身中毒症状。②无针对性同种抗蛇毒血清，病死率高的毒蛇伤。③已出现多器官功能衰竭，尤其是尿或无尿者。④时间一般在2～24小时内效果好。

出现休克、肾衰竭、呼吸衰竭、心力衰竭、肝功能衰竭、急性溶血、弥散性血管内凝血、水和电解质紊乱等多脏器衰竭时，要采取进一步治疗措施。

（五）案例分析

案例：患者男性，40岁，农民。被蛇咬伤右上肢2小时，右上肢疼痛、肿胀伴麻木。既往健康。查体：右上肢肿胀，前臂中、下1/3尺侧可见两小圆形伤口，有血痂，压痛（+）。

分析：患者目前诊断为毒蛇咬伤中毒。需要紧急对伤口进行包扎、清创，尽早应用抗蛇毒血清。密切观察患者意识、血压、脉搏、呼吸等各项生命指征，及时送医院进一步诊治。

二、犬类动物咬伤

（一）概述

自然界中能够咬伤人类造成损伤的动物很多，常见的动物有狗、猫等类动物。狗、猫等动物口腔唾液内含有多种细菌，包括厌氧菌及各种细菌及病毒。如果已感染了狂犬病，狂犬病毒可通过口腔唾液或分泌物传染人体，引起狂犬病发作。

狂犬病又称“疯狗病”“恐水症”，多为狗高发，温血动物（如猫、等哺乳动物）均可传播，多由染病的动物咬人而得，一旦发病100%死亡，至今没有任何可以治愈狂犬病的药物。

（二）狂犬病的临床表现

1.狂暴型

刚开始表现精神沉郁、怕光喜暗，反应迟钝，不听主人呼唤，不愿接触人，食欲反常，喜食异物，吞咽伸颈困难，唾液增多，后驱无力，瞳孔散大。此期时间一般1～2天。随后即进入兴奋期，表现为狂暴不安，主动攻击人和其他动物，意识紊乱，喉肌麻痹。狂暴之后出现沉郁，表现疲劳不爱动，体力稍有恢复后，稍有外界刺激又可起立疯狂，眼睛斜视，自咬四肢及后躯。

2.麻痹型

兴奋期很短，或症状不明显，以麻痹症状为主，出现全身肌肉麻痹，起立困难，卧地不起、抽搐，舌脱出，流涎，最后呼吸中枢麻痹或衰竭死亡。

（三）治疗及预防

1.紧急处理伤处

被咬伤后，彻底冲洗伤口和消毒可大大降低暴露者感染的风险，水流冲洗的机械力量能有助于减少伤口的病毒的残留量。

具体操作：①首先使用一定压力的流动清水（自来水）冲洗伤口。②用20%的肥皂水或其他弱碱性清洁剂清洗伤口。③重复第①、②至少15分钟。④用生理盐水（也可用清水代替）将伤口洗净，然后用无菌脱脂棉将伤口处残留液吸尽，避免在伤口处残留肥皂水。

较深伤口冲洗时，用注射器或高压脉冲器械深入伤口深部进行灌注清洗，做到全面彻底；彻底冲洗后用2～3%碘酒或75%乙醇涂擦伤口。

2.预防接种

根据卫健委《狂犬病暴露后处置工作规范（试行）》（2006）将狂犬病暴露分为3级。

Ⅰ级：触摸动物、无破损的皮肤被动物舔及，一般不需处理，不必注射狂犬病疫苗。

Ⅱ级：被咬伤、抓伤的皮肤未出血，破损的皮肤被舔及，应按暴露后免疫程序接种狂犬病疫苗。

Ⅲ级：一处或多处皮肤出血性咬伤或被抓伤出血，可疑或确诊的动物唾液污染黏膜，应按暴露后免疫程序立即接种狂犬病疫苗和抗血清或免疫球蛋白。

狂犬病疫苗接种主要采用以下程序：在0（当天）、3、7、14、28天各接种1个剂量（儿童用量相同）。接种狂犬疫苗必须按时完成全程免疫，如未能全程接种，就无法保证体内产生足够水平的保护性抗体，确保有效预防狂犬病。对于咬伤严重者，狂犬病被动免疫制剂和疫苗联合使用，可以最大限度地防止狂犬病的发生。尽可能在被咬(抓)伤24小时内到疾控中心或社区卫生服务中心进行接种。

(四)案例分析

案例：患者女性，20岁。在回家途中不慎被狗咬伤右小腿，当时右小腿流血，能走路。查体：右小腿外侧、后部可见3处皮肤破损，外侧伤口2.5 cm，深达肌层，后部两处伤口分别为0.8 cm及0.5 cm，患肢活动可。

分析：该患者诊断狗咬伤。

紧急救治措施：尽快用自来水冲洗伤口，至少15分钟，然后用无菌纱布拭干伤口内残留水分，无菌辅料包扎伤口，紧急送往医院进一步处理伤口，同时必须在24小时内接种狂犬病疫苗和抗血清或免疫球蛋白。

第八章　内科常见疾病

第一节　急性上呼吸道感染

急性上呼吸道感染简称上感，为外鼻孔至环状软骨下缘包括鼻腔、咽或喉部急性炎症的概称。主要病原体是病毒，少数是细菌。发病不分年龄、性别、职业和地区，免疫功能低下者易感。通常病情较轻、病程短、可自愈，预后良好。

一、流行病学

上感是人类最常见的传染病之一，多发于冬春季节，多为散发，且可在气候突变时小规模流行。主要通过患者打喷嚏和含有病毒的飞沫经空气传播，或经污染的手和用具接触传播。可引起上感的病原体大多为自然界中广泛存在的多种类型病毒，同时健康人群亦可携带，且人体对其感染后产生的免疫力较弱、短暂，病毒间也无交叉免疫，故可反复发病。

二、病因和发病机制

急性上感有 70%～80%由病毒引起，包括鼻病毒、冠状病毒、腺病毒、流感和副流感病毒以及呼吸道合胞病毒、埃可病毒和柯萨奇病毒等。另有 20%～30%的上感为细菌引起，可单纯发生或继发于病毒感染之后发生，以口腔定植菌溶血性链球菌为多见，其次为流感嗜血杆菌、肺炎链球菌和葡萄球菌等，偶见革兰氏阴性杆菌。

三、临床表现

临床表现有以下类型。

（一）普通感冒

为病毒感染引起，俗称“伤风”，又称急性鼻炎或上呼吸道卡他。起病较急，主要表现为鼻部症状，如喷嚏、鼻塞、流清水样鼻涕，也可表现为咳嗽、咽干、咽痒或烧灼感甚至鼻后滴漏感。咽干、咳嗽和鼻后滴漏与病毒诱发的炎症介质导致的上呼吸道传入神经高敏状态有关。2～3 天后鼻涕变稠，可伴咽痛、头痛、流泪、味觉迟钝、呼吸不畅、声嘶等，有时由于咽鼓管炎致听力减退。严重者有发热、轻度畏寒和头痛等。体检可见鼻腔黏膜充血、水肿、有分泌物，咽部可为轻度充血。一般经 5～7 天痊愈，伴并发症者可致病程迁延。

（二）急性病毒性咽炎和喉炎

由鼻病毒、腺病毒、流感病毒、副流感病毒以及肠病毒、呼吸道合胞病毒等引起。临床表现为咽痒和灼热感，咽痛不明显。咳嗽少见。急性喉炎多为流感病毒、副流感病毒及腺病毒等引起，临床表现为明显声嘶、讲话困难、可有发热、咽痛或咳嗽，咳嗽时咽喉疼痛加重。体检可见喉部充血、水肿，局部淋巴结轻度肿大和触痛，有时可闻及喉部的喘息声。

（三）急性疱疹性咽峡炎

多由柯萨奇病毒 A 引起，表现为明显咽痛、发热，病程约为 1 周。查体可见咽部充血，软腭、腭垂、咽及扁桃体表面有灰白色疱疹及浅表溃疡，周围伴红晕。多发于夏季，多见于儿童，偶见于成人。

（四）急性咽结膜炎

主要由腺病毒、柯萨奇病毒等引起。表现为发热、咽痛、畏光、流泪、咽及结膜明显充血。病程 4～6 天，多发于夏季，由游泳传播，儿童多见。

（五）急性咽扁桃体炎

病原体多为溶血性链球菌，其次为流感嗜血杆菌、肺炎链球菌、葡萄球菌等。起病急，咽痛明显、伴发热、畏寒，体温可达 39 ℃以上。查体可发现咽部明显充血，扁桃体肿大、充血，表面有黄色脓性分泌物。有时伴有颌下淋巴结肿大、压痛，而肺部查体无异常体征。

四、诊断与鉴别诊断

根据鼻咽部的症状和体征，结合周围血象和阴性胸部 X 线检查可作出临床诊断。一般无需病因诊断，特殊情况下可进行细菌培养和病毒分离，或病毒血清学检查等确定病原体。但须与初期表现为感冒样症状的其他疾病鉴别。

（一）变态反应性鼻炎

起病急骤，常表现为鼻黏膜充血和分泌物增多，伴有突发的连续喷嚏、鼻痒、鼻塞、大量清涕，无发热，咳嗽较少。多由过敏因素如螨虫、灰尘、动物毛皮、低温等刺激引起。如脱离变应原，数分钟至 1～2 小时内症状即消失。检查可见鼻黏膜苍白、水肿，鼻分泌物涂片可见嗜酸性粒细胞增多，皮肤针刺过敏试验可明确变应原。

（二）流行性感冒

为流感病毒引起，可为散发，时有小规模流行，病毒发生变异时可大规模暴发。起病急，鼻咽部症状较轻，但全身症状较重，伴高热、全身酸痛和眼结膜炎症状。取患者鼻洗液中黏膜上皮细胞涂片，免疫荧光标记的流感病毒免疫血清染色，置荧光显微镜下检查，有助于诊断。近来已有快速血清 PCR 方法检查病毒，可供鉴别。

（三）急性气管-支气管炎

表现为咳嗽、咳痰，鼻部症状较轻，血白细胞计数升高，X 线胸片常见肺纹理增强。

（四）急性传染病前驱症状

很多病毒感染性疾病前期表现类似，如麻疹、脊髓灰质炎、脑炎、肝炎、心肌炎等疾病。患病初期可有鼻塞，头痛等类似症状，应予重视。如果在上呼吸道症状一周内，呼吸道症状减轻但出现新的症状，需进行必要的实验室检查，以免误诊。

五、治疗

一般患者无需抗感染治疗，以对症处理为主，同时戒烟、注意休息、多饮水、保持室内空气流通和防治继发细菌感染。病情加重出现明显细菌感染时可给予抗生素治疗。

六、转诊指征

合并明显细菌感染，出现呼吸困难、血压不稳定及意识障碍时需及时转诊。

七、案例分析

案例：患者，男童，8 岁。咽喉肿痛 1 周，不思饮食，扁桃体三度肿大，诊所给予口服阿莫西林，病情逐渐加重，继而出现高热，意识模糊，急转上级医院。

分析：患者急性扁桃体炎，并有化脓性改变，细菌入血导致败血症，上级医院诊为急性化脓性扁桃体炎并败血症，给予抗感染及抗休克等对症支持治疗，2 周后病情好转出院。

第二节　肺　炎

肺炎是指终末呼吸道、肺泡和肺间质的炎症，可由病原微生物、理化因素、免疫损伤、过敏及药物所致。细菌性肺炎是最常见的肺炎，也是最常见的感染性疾病之一。在抗菌药物应用以前，细菌性肺炎对儿童及老年人的健康威胁极大，抗菌药物的出现及发展曾一度使肺炎病死率明显下降。但近年来，尽管应用强力的抗菌药物和有效的疫苗，肺炎总病死率不再降低，甚至有所上升。

一、分类

肺炎可按解剖、病因或患病环境加以分类。

（一）解剖分类

1.大叶性（肺泡性）

肺炎病原体先在肺泡引起炎症，经肺泡间孔向其他肺泡扩散，致使部分肺段或整个肺段、肺叶发生炎症改变。典型者表现为肺实质炎症，通常并不累及支气管。致病菌多为肺炎链球菌。X 线胸片显示肺叶或肺段的实变阴影。

2.小叶性（支气管性）肺炎

病原体经支气管入侵，引起细支气管、终末细支气管及肺泡的炎症，常继发于其他疾病，如支气管炎、支气管扩张、上呼吸道病毒感染以及长期卧床的危重患者。其病原体有肺炎链球菌、葡萄球菌、病毒、肺炎支原体以及军团菌等。支气管腔内有分泌物，故常可闻及湿性啰音，无实变的体征。X 线显示为沿肺纹理分布的不规则斑片状阴影，边缘密度低而模糊，无实变征象，肺下叶常受累。

3.间质性肺炎

以肺间质为主的炎症，可由细菌、支原体、衣原体、病毒或肺孢子菌等引起。累及支气管壁和支气管周围，有肺泡壁增生及间质水肿，因病变仅在肺间质，故呼吸道症状较轻，异常体征较少。X 线通常表现为一侧或双侧肺下部不规则条索状阴影，从肺门向外伸展，可呈网状，其间可有小片肺不张阴影。

（二）病因分类

1.细菌性肺炎

如肺炎链球菌、金黄色葡萄球菌、甲型溶血性链球菌、肺炎克雷白杆菌、流感嗜血杆菌、铜绿假单胞菌等。

2.非典型病原体所致肺炎

如军团菌、支原体和衣原体等。

3.病毒性肺炎

如冠状病毒、腺病毒、呼吸道合胞病毒、流感病毒、麻疹病毒、巨细胞病毒、单纯疱疹病毒等。

4.肺真菌病

如白念珠菌、曲霉菌、隐球菌、肺孢子菌等。

5.其他病原体所致肺炎

如立克次体（如 Q 热立克次体）、弓形虫（如鼠弓形虫）、寄生虫（如肺包虫、肺吸虫、肺血吸虫）等。

6.理化因素所致的肺炎

如放射性损伤引起的放射性肺炎，胃酸吸入引起的化学性肺炎，或对吸入或内源性脂类物质产生炎症反应的类脂性肺炎等。

（三）根据患病环境分类

1.社区获得性肺炎

社区获得性肺炎是指在医院外罹患的感染性肺实质炎症，包括具有明确潜伏期的病原体感染而在入院后平均潜伏期内发病的肺炎。其临床诊断依据是：①新近出现的咳嗽、咳痰或原有呼吸道疾病症状加重，并出现脓性痰，伴或不伴胸痛。②发热。③肺实变体征和（或）闻及湿性啰音。④WBC＞10×10^9/L或＜4×10^9/L，伴或不伴中性粒细胞核左移。⑤胸部X线检查显示片状、斑片状浸润性阴影或间质性改变，伴或不伴胸腔积液。以上①～④项中任何1项加第⑤项，除外非感染性疾病可做出诊断。CAP常见病原体为肺炎链球菌、支原体、衣原体、流感嗜血杆菌和呼吸道病毒（甲、乙型流感病毒，腺病毒、呼吸合胞病毒和副流感病毒）等。

2.医院获得性肺炎

医院获得性肺炎亦称医院内肺炎，是指患者入院时不存在，也不处于潜伏期，而于入院48小时后在医院（包括老年护理院、康复院等）内发生的肺炎。其临床诊断依据是X线检查出现新的或进展的肺部浸润影加上下列3个临床征候中的两个或以上可以诊断为肺炎：①发热超过38℃。②血白细胞计数增多或减少。③脓性气道分泌物。但医院获得性肺炎的临床表现、实验室和影像学检查特异性低，应注意与肺不张、心力衰竭和肺水肿、基础疾病肺部侵犯、药物性肺损伤、肺栓塞和急性呼吸窘迫综合征等相鉴别。无感染高危因素患者的常见病原体依次为肺炎链球菌、流感嗜血杆菌、金黄色葡萄球菌、大肠埃希菌、肺炎克雷白杆菌、不动杆菌属等；有感染高危因素患者为铜绿假单胞菌、肠杆菌属、肺炎克雷白杆菌等，金黄色葡萄球菌的感染有明显增加的趋势。

二、临床表现

细菌性肺炎的症状变化较大，可轻可重，决定于病原体和宿主的状态。常见症状为咳嗽、咳痰，或原有呼吸道症状加重，并出现脓性痰或血痰，伴或不伴胸痛。肺炎病变范围大者可有呼吸困难，呼吸窘迫。大多数患者有发热。早期肺部体征无明显异常，重症者可有呼吸频率增快，鼻翼扇动，发绀。肺实变时有典型的体征，如叩诊浊音、语颤增强和支气管呼吸音等，也可闻及湿性啰音。并发胸腔积液者，患侧胸部叩诊浊音，语颤减弱，呼吸音减弱。

三、诊断与鉴别诊断

首先必须把肺炎与上呼吸道感染和下呼吸道感染区别开来。呼吸道感染虽然有咳嗽、咳痰和发热等症状，但各有其特点，上、下呼吸道感染无肺实质浸润，胸部X线检查可鉴别。其次，应把肺炎与其他类似肺炎的疾病区别开来。肺炎常需与下列疾病鉴别。

（一）肺结核

肺结核多有全身中毒症状，如午后低热、盗汗、疲乏无力、体重减轻、失眠、心悸，女性患者可有月经失调或闭经等。胸部X线检查见病变多在肺尖或锁骨上下，密度不匀，消散缓慢，且可形成空洞或肺内播散。痰中可找到结核分枝杆菌。一般抗菌治疗无效。

（二）肺癌

多无急性感染中毒症状，有时痰中带血丝。血白细胞计数不高，若痰中发现癌细胞可以确诊。肺癌可伴发阻塞性肺炎，经抗菌药物治疗后炎症消退，肿瘤阴影渐趋明显，或可见肺门淋巴结肿大，有时出现肺不张。若经过抗菌药物治疗后肺部炎症不消散，或暂时消散后于同一部位再出现肺炎，应密切随访，对有吸烟史及年龄较大的患者，必要时进一步作CT、MRI、纤维支气管镜和痰脱落细胞等检查，以免贻误诊断。

（三）急性肺脓肿

早期临床表现与肺炎链球菌肺炎相似。但随病程进展，咳出大量脓臭痰为肺脓肿的特征。X线检查显示脓腔及气液平，易与肺炎鉴别。

（四）肺血栓栓塞症

多有静脉血栓的危险因素，如血栓性静脉炎、心肺疾病、创伤、手术和肿瘤等病史，可发生咯血、晕厥，呼吸困难较明显，颈静脉充盈。X线胸片示区域性肺血管纹理减少，有时可见尖端指向肺门的楔形阴影，动脉血气分析常见低氧血症及低碳酸血症。*D*-二聚体、CT肺动脉造影（CTPA）、放射性核素肺通气/灌注扫描和MRI等检查可帮助鉴别。

（五）非感染性肺部浸润

还需排除非感染性肺部疾病，如肺间质纤维化、肺水肿、肺不张、肺嗜酸性粒细胞增多症和肺血管炎等。

四、治疗

抗感染治疗是肺炎治疗的最主要环节。细菌性肺炎的治疗包括经验性治疗和针对病原体治疗。

青壮年和无基础疾病的社区获得性肺炎患者，常用青霉素类、第一代头孢菌素等。老年人、有基础疾病或需要住院的社区获得性肺炎，常用氟喹诺酮类、第二、三代头孢菌素、β-内酰胺类/β-内酰胺酶抑制剂，或厄他培南，可联合大环内酯类。医院获得性肺炎常用第二、三代头孢菌素、β-内酰胺类/β-内酰胺酶抑制剂、氟喹诺酮类或碳青霉烯类。

肺炎的抗菌药物治疗应尽早进行，一旦怀疑为肺炎应马上给予首剂抗菌药物。病情稳定后可从静脉途径转为口服治疗。肺炎抗菌药物疗程至少5天，大多数患者需要7～10天或更长疗程，如体温正常48～72小时，无肺炎任何一项临床不稳定征象可停用抗菌药物。肺炎临床稳定标准如下：①T≤37.8 ℃；②心率≤100次/分；③呼吸频率≤24次/分；④血压：收缩压≥90 mmHg；⑤呼吸室内空气条件下动脉血氧饱和度≥90%或PaO_2≥60 mmHg；⑥能够口服进食；⑦精神状态正常。

抗菌药物治疗后48～72小时应对病情进行评价，治疗有效表现体温下降、症状改善、临床状态稳定、白细胞逐渐降低或恢复正常，而X线胸片病灶吸收较迟。如72小时后症状无改善，其原因可能有：①药物未能覆盖致病菌，或细菌耐药。②特殊病原体感染如结核分枝杆菌、真菌、病毒等。③出现并发症或存在影响疗效的宿主因素（如免疫抑制）。④非感染性疾病误诊为肺炎。⑤药物热。需仔细分析，做必要的检查，进行相应处理。

五、转诊指征

肺炎患者出现血压不稳定、呼吸困难、精神状态异常或高热不退等状况，需要尽快转院治疗。

六、案例分析

案例：患者，男，40岁。糖尿病史多年，服药不规律，3天前受凉后自觉畏寒，体温39.8 ℃，持续高热，咳嗽逐渐加剧，咯铁锈色痰。自行服用感冒药及抗生素后，病情未见好转，出现表情淡漠，四肢湿冷，脉细而弱，呼吸急促口唇发绀明显，急转上级医院。

分析：结合病史和临床表现，考虑肺内感染并感染性休克，转至上级医院后血培养为耐药金黄色葡萄球菌感染，给予万古霉素抗感染治疗，积极抗休克并呼吸机辅助通气等综合治疗，3周后病情好转出院。

第三节　慢性阻塞性肺疾病

慢性阻塞性肺疾病(COPD)是一组气流受限为特征的肺部疾病,气流受限不完全可逆,呈进行性发展,但是可以预防和治疗。主要累及肺部,但也可以引起肺外各器官的损害。

一、病因与发病机制

(1)吸烟。

(2)职业粉尘和化学物质。

(3)空气污染。

(4)感染因素。

(5)其他:蛋白酶-抗蛋白酶失衡、氧化应激、炎症机制、自主神经功能失调、营养不良、气温变化等都有可能参与COPD的发生、发展。

二、临床表现

(一)症状

起病缓慢、病程较长,主要症状如下。

(1)慢性咳嗽随病程发展可终身不愈。常晨间咳嗽明显,夜间有阵咳或排痰。

(2)咳痰一般为白色黏液或浆液性泡沫性痰,偶可带血丝,清晨排痰较多。急性发作期痰量增多,可有脓性痰。

(3)气短或呼吸困难早期在劳力时出现,后逐渐加重,以致在日常活动甚至休息时也感到气短,是COPD的标志性症状。

(4)喘息和胸闷部分患者特别是重度患者或急性加重时出现喘息。

(5)其他晚期患者有体重下降,食欲减退等。

(二)体征

早期体征可无异常,随疾病进展出现以下体征。

(1)视诊胸廓前后径增大,肋间隙增宽,剑突下胸骨下角增宽,称为桶状胸。部分患者呼吸变浅,频率增快,严重者可有缩唇呼吸等。

(2)触诊双侧语颤减弱。

(3)叩诊肺部过清音,心浊音界缩小,肺下界和肝浊音界下降。

(4)听诊两肺呼吸音减弱,呼气延长,部分患者可闻及湿性啰音和(或)干性啰音。

三、实验室检查

(一)肺功能检查

肺功能检查是判断气流受限的主要客观指标,对COPD的诊断、严重程度评价、疾病进展、预后及治疗反应等有重要意义。

(1)第1秒用力呼气容积占用力肺活量百分比(FEV_1/FVC)是评价气流受限的一项敏感指标。第1秒用力呼气容积占预计值百分比(FEV_1%预计值)是评估COPD严重程度的良好指标,其变异性小,易于操作。吸入支气管舒张药后$FEV_1/FVC<70\%$及$FEV_1<80\%$预计值者,可确定为不能完全可逆的气流受限。

(2)肺总量(TL C)、功能残气量(FRC)和残气量(RV)增高,肺活量(VC)减低,表明肺过度充气,有参考价值。

(3)一氧化碳弥散量与肺泡通气量(VA)比值下降,该项指标对诊断有参考价值。

(二)胸部X线检查

COPD早期胸片可无变化,以后可出现肺纹理增粗、紊乱等非特异性改变,也可出现肺气肿改变。X线胸片改变对COPD诊断特异性不高,主要作为确定肺部并发症及与其他肺疾病鉴别之用。

(三)胸部CT检查

CT检查不应作为COPD的常规检查。高分辨CT,对有疑问病例的鉴别诊断有一定意义。

(四)血气检查

对确定发生低氧血症、高碳酸血症、酸碱平衡失调以及判断呼吸衰竭的类型有重要价值。

(五)其他

COPD合并细菌感染时,外周血白细胞增高,核左移。痰培养可能查出病原菌;常见病原菌为肺炎链球菌、流感嗜血杆菌、卡他莫拉菌、肺炎克雷白杆菌等。

四、诊断与严重程度分级

(一)诊断要点

主要根据吸烟等高危因素史、临床症状、体征及肺功能检查等综合分析确定。不完全可逆的气流受限是COPD诊断的必备条件。吸入支气管舒张药后 $FEV_1/FVC<70\%$ 及 $FEV_1<80\%$ 预计值可确定为不完全可逆性气流受限。

(二)严重程度分级

根据 FEV_1/FVC、$FEV_1\%$ 预计值和症状可对COPD的严重程度做出分级。

0级:高危,有患COPD的危险因素(吸烟,职业性粉尘和化学物质,感染等)肺功能在正常范围,有慢性咳嗽,咳痰的症状。

1级:轻度,$FEV_1/FVC<70\%$,$FEV_1\geq80\%$ 预计值,有或无慢性咳嗽咳痰症状。

2级:中度,$FEV_1/FVC<70\%$,$50\%<FEV_1<80\%$ 预计值,有或无慢性咳嗽咳痰症状。

3级:重度,$FEV_1/FVC<70\%$,$30\%<FEV_1<50\%$ 预计值,有或无慢性咳痰咳嗽症状。

4级:极重度,$FEV_1/FVC<70\%$,$FEV_1<30\%$ 预计值,或 $FEV_1<50\%$ 预计值,伴有慢性呼吸衰竭。

(三)COPD的病程分期

(1)急性加重期(慢性阻塞性肺疾病急性加重):指在疾病过程中,短期内咳嗽、咳痰、气短和(或)喘息加重,痰量增多,呈脓性或黏液脓性,可伴发热等症状。

(2)稳定期:指患者咳嗽、咳痰、气短等症状稳定或症状较轻。

五、鉴别诊断

(一)支气管哮喘

多在儿童或青少年期起病,以发作性喘息为特征,发作时两肺布满哮鸣音,常有家庭或个人过敏史,症状经治疗后可缓解或自行缓解。哮喘的气流受限多为可逆性,其支气管舒张试验阳性。某些患者可能存在慢性支气管炎合并支气管哮喘,在这种情况下,表现为气流受限不完全可逆,从而使两种疾病难以区分。

(二)支气管扩张

有反复发作咳嗽、咳痰特点,常反复咯血。合并感染时咯大量脓性痰。查体常有肺部固定性湿性啰音。部分胸部X片显示肺纹理粗乱或呈卷发状,高分辨CT可见支气管扩张改变。

(三)肺结核

可有午后低热、乏力、盗汗等结核中毒症状,痰液检查可发现抗酸杆菌,胸部X线片检查可发现病灶。

(四)弥漫性泛细支气管炎

大多数为男性非吸烟者,几乎所有患者均有慢性鼻窦炎;X胸片和高分辨率CT显示弥漫性小叶中央结节影和过度充气征，红霉素治疗有效。

（五）支气管肺癌

刺激性咳嗽、咳痰，可有痰中带血，或原有慢性咳嗽，咳嗽性质发生改变，胸部X线片及CT可发现占位病变、阻塞性肺不张或阻塞性肺炎。痰细胞学检查、纤维支气管镜检查以至肺活检，可有助于明确诊断。

六、治疗

（一）稳定期治疗

1.改善环境

教育和劝导患者戒烟；因职业或环境粉尘、刺激性气体所致者，应脱离污染环境。

2.支气管舒张药

包括短期按需应用以暂时缓解症状，及长期规则应用以减轻症状。

（1）β_2肾上腺素受体激动剂：主要有沙丁胺醇气雾剂，每次1～2喷，定量吸入，疗效持续4～5小时，每24小时不超过12喷。特布他林气雾剂亦有同样作用。可缓解症状，尚有沙美特罗、福莫特罗等长效肾上腺素受体激动剂，每天仅需吸入2次。

（2）抗胆碱能药：是COPD常用的药物，主要品种为异丙托溴铵气雾剂，定量吸入，起效较沙丁胺醇慢，持续6～8小时。

（3）茶碱类：茶碱缓释或控释片，0.2 g，每12小时1次；氨茶碱0.1 g，每天3次。

3.祛痰药

对痰不易咳出者可应用。常用药物有：盐酸氨溴索30 mg，每天3次；N-乙酰半胱氨酸0.2 g，每天3次；羧甲司坦0.5 g，每天3次；稀化黏素0.3 g，每天3次。

4.糖皮质激素

有研究显示，对重度和极重度患者（Ⅲ级和Ⅳ级）且病情反复加重的患者，长期吸入糖皮质激素与长效β_2肾上腺素受体激动剂的联合制剂，可增加运动耐量、减少急性加重发作频率、提高生活质量，甚至有些患者的肺功能得到改善。目前常用剂型有沙美特罗＋氟替卡松、福莫特罗＋布地奈德。

5.长期家庭氧疗（LTOT）

对COPD慢性呼吸衰竭者可提高生活质量和生存率。对血流动力学、运动能力、肺生理和精神状态均会产生有益的影响。LTOT指征：①$PaO_2 \leqslant 55$ mmHg或$SaO_2 \leqslant 88\%$，有或没有高碳酸血症。②PaO_2为55～60 mmHg，或$SaO_2 < 89\%$，并有肺动脉高压、心力衰竭水肿或红细胞增多症（血细胞比容＞0.55）。一般用鼻导管吸氧，氧流量为1.0～2.0 L/min，吸氧时间10～15 h/d。目的是使患者在静息状态下，达到$PaO_2 \geqslant 60$ mmHg和（或）使SaO_2升至90%。

（二）急性加重期治疗

急性加重是指咳嗽、咳痰、呼吸困难比平时加重，痰量增多或咳黄色痰，或者需要改变用药方案。

1.确定急性加重期的原因及病情严重程度

最多见的急性加重原因是细菌或病毒感染。

2.门诊或住院治疗

根据病情严重程度决定门诊或住院治疗。

3.支气管舒张药

药物同稳定期。

有严重喘息症状者可给予较大剂量的支气管舒张药雾化吸入治疗，如应用沙丁胺醇等通过小型雾化器给患者吸入治疗以缓解症状。

4.低流量吸氧

发生低氧血症者可鼻导管吸氧，吸入的氧浓度与给氧流量有关，一般吸入氧浓度为28%～30%，应避免吸入氧浓度过高引起二氧化碳潴留。

5.抗生素

当患者呼吸困难加重，咳嗽伴痰量增加、有脓性痰时，应根据患者所在地常见病原菌类型及药物敏感情况积极选用抗生素治疗。如给予β内酰胺类/β内酰胺酶抑制剂；第二代头孢菌素、大环内酯类或喹诺酮类。如门诊可用阿莫西林/克拉维酸、头孢唑肟 0.25 g，每天3次；头孢呋辛 0.5 g，每天2次；左氧氟沙星 0.4 g，每天1次；莫西沙星或加替沙星 0.4 g，每天1次；较重者可应用第三代头孢菌素如头孢曲松钠 2.0 g 加于生理盐水中静脉滴注，每天1次。住院患者当根据疾病严重程度和预计的病原菌更积极的给予抗生素，一般多静脉滴注给药。如果找到确切的病原菌，根据药敏结果选用抗生素。

6.糖皮质激素

对需住院治疗的急性加重期患者可考虑口服泼尼松龙 30～40 mg/d，也可静脉注射甲泼尼龙 40～80 mg，每天1次，连续5～7天。

7.祛痰剂

溴己新 8～16 mg，每天3次；盐酸氨溴索 30 mg，每天3次；酌情选用。

七、转诊指征

患者出现憋喘加重，口唇发绀等缺氧状态，药物不能很快缓解时应立刻转往上级医院。

八、案例分析

案例：患者长期咳嗽咳痰，有时喘憋明显，每年犯病数次，有时持续数月，给予抗感染等治疗，病情不能完全缓解，反复发作，病情逐渐加重，发展到休息状态下也感觉喘憋。

分析：长期咳痰喘，慢性支气管炎可能发展到慢性阻塞性肺病，到上级医院就诊，行肺功能检查发现重度阻塞性通气功能障碍，确诊为慢性阻塞性肺病，给予规律吸入糖皮质激素及支气管扩张剂后，病情逐渐稳定，每年发作的次数及程度均明显下降。

第四节　支气管哮喘

支气管哮喘（简称哮喘）是由多种细胞（如嗜酸性粒细胞、肥大细胞、T淋巴细胞、中性粒细胞、气道上皮细胞等）和细胞组分参与的气道慢性炎症性疾病。这种慢性炎症与气道高反应性相关，通常出现广泛多变的可逆性气流受限，并引起反复发作性的喘息、气急、胸闷或咳嗽等症状，常在夜间和（或）清晨发作、加剧，多数患者可自行缓解或经治疗缓解。

一、临床表现

（一）症状

为伴有哮鸣音的发作性呼气性呼吸困难或发作性胸闷和咳嗽。严重者被迫采取坐位或呈端坐呼吸，干咳或咳大量白色泡沫痰，甚至出现发绀等，有时咳嗽可为唯一的症状（咳嗽变异型哮喘）。哮喘症状可在数分钟内发作，经数小时至数天，用支气管舒张药或自行缓解。某些患者在缓解数小时后可再次发作。在夜间及凌晨发作和加重常是哮喘的特征之一。有些青少年，其哮喘症状表现为运动时出现胸闷、咳嗽和呼吸困难（运动性哮喘）。

（二）体征

发作时胸部呈过度充气状态，有广泛的哮鸣音，呼气音延长。但在轻度哮喘或非常严重哮喘发作，哮鸣音可不出现。心率增快、奇脉、胸腹反常运动和发绀常出现在严重哮喘患者中。非发作期体检可无异常。

二、实验室和其他检查

(一)通气功能检测

在哮喘发作时呈阻塞性通气功能改变,呼气流速指标均显著下降,1秒钟用力呼气容积(FEV_1)、1秒钟用力呼气量占用力肺活量比值(FEV_1/FVC%)以及最高呼气流量(PEF)均减少。肺容量指标可见用力肺活量减少、残气量增加、功能残气量和肺总量增加,残气占肺总量百分比增高。缓解期上述通气功能指标可逐渐恢复。病变迁延、反复发作者,其通气功能可逐渐下降。

(二)支气管激发试验

用以测定气道反应性。常用吸入激发剂为醋甲胆碱、组胺、甘露醇等。吸入激发剂后其通气功能下降、气道阻力增加。运动亦可诱发气道痉挛,使通气功能下降。一般适用于通气功能在正常预计值的70%以上的患者。如 FEV_1下降≥20%,可诊断为激发试验阳性。

(三)支气管舒张试验

用以测定气道可逆性。有效的支气管舒张药可使发作时的气道痉挛得到改善,肺功能指标好转。常用吸入型的支气管舒张剂如沙丁胺醇、特布他林及异丙托溴铵等。舒张试验阳性诊断标准:FEV_1,较用药前增加12%或以上,且其绝对值增加200 mL或以上。

三、诊断

(1)反复发作喘息、气急、胸闷或咳嗽,多与接触变应原、冷空气、物理、化学性刺激、病毒性上呼吸道感染、运动等有关。

(2)发作时在双肺可闻及散在或弥漫性,以呼气相为主的哮鸣音,呼气相延长。

(3)上述症状可经治疗缓解或自行缓解。

(4)除外其他疾病所引起的喘息、气急、胸闷和咳嗽。

(5)临床表现不典型者(如无明显喘息或体征),应有下列3项中至少1项阳性:①支气管激发试验或运动试验阳性;②支气管舒张试验阳性;③昼夜PEF变异率≥20%。

符合(1)~(4)条或(4)、(5)条者,可以诊断为支气管哮喘。

四、鉴别诊断

(一)左心衰竭引起的喘息样呼吸困难

过去称为心源性哮喘,发作时的症状与哮喘相似,但其发病机制与病变本质则与支气管哮喘截然不同,为避免混淆,目前已不再使用“心源性哮喘”一词。患者多有高血压、冠状动脉粥样硬化性心脏病、风湿性心脏病和二尖瓣狭窄等病史和体征。阵发性咳嗽,常咳出粉红色泡沫痰,两肺可闻及广泛的湿啰音和哮鸣音,左心界扩大,心率增快,心尖部可闻及奔马律。病情许可作胸部X线检查时,可见心脏增大,肺淤血征,有助于鉴别。若一时难以鉴别,可雾化吸入 β_2肾上腺素受体激动剂或静脉注射氨茶碱缓解症状后,进一步检查,忌用肾上腺素或吗啡,以免造成危险。

(二)慢性阻塞性肺疾病(COPD)

多见于中老年人,有慢性咳嗽史,喘息长年存在,有加重期。患者多有长期吸烟或接触有害气体的病史。有肺气肿体征,两肺或可闻及湿啰音。但临床上严格将COPD和哮喘区分有时十分困难,用支气管舒张剂和口服或吸入激素作治疗性试验可能有所帮助。COPD也可与哮喘合并同时存在。

(三)上气道阻塞

可见于中央型支气管肺癌、气管支气管结核、复发性多软骨炎等气道疾病或异物气管吸入,导致支气管狭窄或伴发感染时,可出现喘鸣或类似哮喘样呼吸困难、肺部可闻及哮鸣音。但根据临床病史,特别是出现吸气性呼吸困难,以及痰液细胞学或细菌学检查,胸部X线摄片、CT或MRI检查或支气管镜检查等，常可明确诊断。

（四）变态反应性肺浸润

见于热带嗜酸性粒细胞增多症、肺嗜酸性粒细胞增多性浸润、多源性变态反应性肺泡炎等。致病原为寄生虫、原虫、花粉、化学药品、职业粉尘等，多有接触史，症状较轻，患者常有发热，胸部X线检查可见多发性、此起彼伏的淡薄斑片浸润阴影，可自行消失或再发。肺组织活检也有助于鉴别。

五、治疗

（一）脱离变应原

部分患者能找到引起哮喘发作的变应原或其他非特异刺激因素，立即使患者脱离变应原的接触是防治哮喘最有效的方法。

（二）药物治疗

治疗哮喘药物主要分为两类。

1.缓解哮喘发作

此类药物主要作用为舒张支气管，故也称支气管舒张药。

（1）β_2肾上腺素受体激动剂（简称β_2激动剂）：是控制哮喘急性发作的首选药物。常用的短效β受体激动剂有沙丁胺醇、特布他林和非诺特罗，作用时间为4～6小时。长效β_2受体激动剂有福莫特罗、沙美特罗及丙卡特罗，作用时间为10～12小时。

（2）抗胆碱药：吸入抗胆碱药如异丙托溴铵，为胆碱能受体（M受体）拮抗剂，可以阻断节后迷走神经通路，降低迷走神经兴奋性而起舒张支气管作用，并有减少痰液分泌的作用。与β_2受体激动剂联合吸入有协同作用，尤其适用于夜间哮喘及多痰的患者。

（3）茶碱类药物：茶碱类药物除能抑制磷酸二酯酶，提高平滑肌细胞内的CAMP浓度外，还能拮抗腺苷受体；刺激肾上腺分泌肾上腺素，增强呼吸肌的收缩；增强气道纤毛清除功能和抗炎作用。是目前治疗哮喘的有效药物。茶碱与糖皮质激素合用具有协同作用。

口服给药：包括氨茶碱和控（缓）释茶碱，后者且因其昼夜血药浓度平稳，不良反应较少，且可维持较好的治疗浓度，平喘作用可维持12～24小时，可用于控制夜间哮喘。一般剂量每天6～10 mg/kg，用于轻-中度哮喘。

静脉注射：氨茶碱首次剂量为4～6 mg/kg，注射速度不宜超过0.25 mg/(kg·min)，静脉滴注维持量为0.6～0.8 mg/(kg·h)。注射量一般不超过1.0 g/d。静脉给药主要应用于重、危症哮喘。

2.控制或预防哮喘发作

此类药物主要治疗哮喘的气道炎症，亦称抗炎药。

（1）糖皮质激素：由于哮喘的病理基础是慢性非特异性炎症，糖皮质激素是当前控制哮喘发作最有效的药物。主要作用机制是抑制炎症细胞的迁移和活化；抑制细胞因子的生成；抑制炎症介质的释放；增强平滑肌细胞β_2受体的反应性。可分为吸入、口服和静脉用药。

（2）白三烯受体（LT）调节剂：通过调节LT的生物活性而发挥抗炎作用，同时具有舒张支气管平滑肌。可以作为轻度哮喘的一种控制药物的选择。常用半胱氨酰LT受体拮抗剂，如孟鲁司特10 mg、每天1次。或扎鲁司特20 mg、每天2次，不良反应通常较轻微，主要是胃肠道症状，少数有皮疹、血管性水肿、转氨酶升高，停药后可恢复正常。

（3）其他药物：酮替酚和新一代组胺H_1受体拮抗剂阿司咪唑、曲尼斯特、氯雷他定在轻症哮喘和季节性哮喘有一定效果，也可与β_2受体激动剂联合用药。

（三）急性发作期的治疗

急性发作的治疗目的是尽快缓解气道阻塞，纠正低氧血症，恢复肺功能，预防进一步恶化或再次发作，防止并发症。一般根据病情的分度进行综合性治疗。

1.轻度

每天定时吸入糖皮质激素，出现症状时吸入短效 β_2 受体激动剂，可间断吸入。如效果不佳时可加用口服 β_2 受体激动剂控释片或小量茶碱控释片（200 mg/d），或加用抗胆碱药如异丙托溴铵气雾剂吸入。

2.中度

吸入剂量一般为每天 500～1 000 μg BDP；规则吸入 β_2 激动剂或联合抗胆碱药吸入或口服长效 β_2 受体激动剂。亦可加用口服 LT 拮抗剂，若不能缓解，可持续雾化吸入 β_2 受体激动剂（或联合用抗胆碱药吸入），或口服糖皮质激素（＜60 mg/d）。必要时可用氨茶碱静脉注射。

3.重度至危重度

持续雾化吸入 β_2 受体激动剂，或合并抗胆碱药；或静脉滴注氨茶碱或沙丁胺醇。加用口服 LT 拮抗剂。静脉滴注糖皮质激素如琥珀酸氢化可的松或甲泼尼龙或地塞米松。待病情得到控制和缓解后（一般 3～5 天），改为口服给药。注意维持水、电解质平衡，纠正酸碱失衡，当 pH＜7.20 时，且合并代谢性酸中毒时，应适当补碱；可给予氧疗，如病情恶化缺氧不能纠正时，进行无创通气或插管机械通气。若并发气胸，在胸腔引流气体下仍可机械通气。此外应预防下呼吸道感染等。

六、转诊指征

诊断不明的长期反复胸闷憋喘患者，或急性气道痉挛不能迅速缓解患者，应立刻转诊治疗。

七、案例分析

案例：患者，女，36 岁，既往有皮炎病史，20 分钟前喷洒农药后，突感胸闷呼吸困难，口唇发绀，大汗淋漓，紧急送往医院。

分析：患者突然发病，呼吸困难，农药刺激为主要诱因，入院后给予抗过敏及支气管扩张剂治疗，喘憋很快缓解，后行支气管激发试验诊为支气管哮喘，变应原检测发现对多种物质严重过敏，嘱其尽量避免接触变应原物质，规律使用吸入剂药物，长期观察未再出现急性发作。

第五节　肺结核

结核病是由结核分枝杆菌引起的慢性传染病，可入侵大多数脏器，以肺部感染最为常见。排菌者为其重要的传染源。人体感染结核菌后不一定发病，当抵抗力降低或细胞介导的变态反应增高时，才可能引起临床发病。若能及时诊断，并给予合理治疗，大多可获临床痊愈。

一、病因及发病机制

（一）传染源

结核病的传染源主要是继发性肺结核的患者。由于结核分枝杆菌主要是随着痰液排出体外而播散，因而痰里查出结核分枝杆菌的患者才有传染性，才是传染源。传染性的大小取决于痰内病菌量的多少。直接涂片法查出结核分枝杆菌者属于大量排菌，直接涂片法检查阴性而仅培养出结核分枝杆菌者属于微量排菌。

（二）传播途径

结核分枝杆菌主要通过咳嗽、喷嚏、大笑、大声谈话等方式把含有结核分枝杆菌的微滴排到空气中而传播。飞沫传播是肺结核最重要的传播途径。经消化道和皮肤等其他途径传播现已罕见。

(三)易感人群

影响机体对结核分枝杆菌自然抵抗力的因素除遗传因素外，还包括生活贫困、居住拥挤、营养不良等社会因素。婴幼儿细胞免疫系统不完善，老年人、HIV感染者、免疫抑制剂使用者、慢性疾病患者等免疫力低下，都是结核病的易感人群。

(四)影响传染性的其他因素

传染性的大小取决于患者排出结核分枝杆菌量的多少、空间含结核分枝杆菌微滴的密度及通风情况、接触的密切程度和时间长短以及个体免疫力的状况。通风换气减少空间微滴的密度是减少肺结核传播的有效措施。当然，减少空间微滴数量最根本的方法是治愈结核病患者。

二、临床表现

各型肺结核的临床表现虽不尽相同，但也有共同之处。

(一)症状

1.呼吸系统症状

(1)咳嗽、咳痰：是肺结核最常见症状。咳嗽较轻，干咳或少量黏液痰。有空洞形成时，痰量增多，若合并其他细菌感染，痰可呈脓性。若合并支气管结核，表现为刺激性咳嗽。

(2)咯血：1/3～1/2的患者有咯血。咯血量多少不定，多数患者为少量咯血，少数为大咯血。

(3)胸痛：结核累及胸膜时可表现胸痛，为胸膜性胸痛。随呼吸运动和咳嗽加重。

(4)呼吸困难：多见于干酪样肺炎和大量胸腔积液患者。

2.全身症状

发热为最常见症状，多为长期午后潮热，即下午或傍晚开始升高，翌晨降至正常。部分患者有倦怠乏力、盗汗、食欲减退和体重减轻等。育龄女性患者可以有月经不调。

(二)体征

多寡不一，取决于病变性质和范围。病变范围较小时，可以没有任何体征；渗出性病变范围较大或干酪样坏死时，则可以有肺实变体征，如触觉语颤增强、叩诊浊音、听诊闻及支气管呼吸音和细湿啰音。较大的空洞性病变听诊也可以闻及支气管呼吸音。当有较大范围的纤维条索形成时，气管向患侧移位，患侧胸廓塌陷、叩诊浊音、听诊呼吸音减弱并可闻及湿啰音。结核性胸膜炎时有胸腔积液体征：气管向健侧移位，患侧胸廓望诊饱满、触觉语颤减弱、叩诊实音、听诊呼吸音消失。支气管结核可有局限性哮鸣音。

少数患者可以有类似风湿热样表现，称为结核性风湿症。多见于青少年女性。常累及四肢大关节。在受累关节附近可见结节性红斑或环形红斑，间歇出现。

三、诊断

(一)诊断方法

1.病史和症状体征

(1)症状体征情况：肺结核患者的症状一般没有特异性，但明确症状的发展过程对结核病诊断有重要参考意义。体征对肺结核的诊断意义有限。

(2)诊断治疗过程：确定患者是新发现还是已发现病例。不少肺结核患者首次就诊多在综合医院，且接受治疗，应记录首次诊断情况特别是痰排菌情况、用药品种、用药量和时间、坚持规律用药情况等，这对将来确定治疗方案有重要价值。如果是复发患者，治疗史对判断耐药情况有参考意义。

(3)肺结核接触史：主要是家庭内接触史，对邻居、同事、宿舍等有无肺结核患者也应了解。记录接触患者的病情、排菌情况、治疗方案和用药规律情况、接触时间、接触密切程度等。

2.影像学诊断

胸部X线检查是诊断肺结核的重要方法，可以发现早期轻微的结核病变，确定病变范围、部位、形态、密度、与周围组织的关系、病变阴影的伴随影像；判断病变性质、有无活动性、有无空洞、空洞大小和洞壁特点等。肺结核病影像特点是病变多发生在上叶的尖后段和下叶的背段，密度不均匀、边缘较清楚和变化较慢，易形成空洞和播散病灶。诊断最常用的摄影方法是正、侧位胸片，常能将心影、肺门、血管、纵隔等遮掩的病变以及中叶和舌叶的病变显示清晰。

3.痰结核分枝杆菌检查

痰结核分枝杆菌检查是确诊肺结核病的主要方法，也是制订化疗方案和考核治疗效果的主要依据。每一个有肺结核可疑症状或肺部有异常阴影的患者都必须进行痰液检查。

4.纤维支气管镜检查

纤维支气管镜检查常应用于支气管结核和淋巴结支气管瘘的诊断，支气管结核表现为黏膜充血、溃疡、糜烂、组织增生、形成瘢痕和支气管狭窄，可以在病灶部位钳取活体组织进行病理学检查、结核分枝杆菌培养。对于肺内结核病灶，可以采集分泌物或冲洗液标本做病原体检查，也可以经支气管肺活检获取标本检查。

5.结核菌素试验

结核菌素试验广泛应用于检测结核分枝杆菌感染，而非检出结核病。结核菌素试验对儿童、少年和青年的结核病诊断有参考意义。由于许多国家和地区广泛推行卡介苗接种，结核菌素试验阳性不能区分是结核分枝杆菌的自然感染还是卡介苗接种的免疫反应。因此，在卡介苗普遍接种的地区，结核菌素试验对检出结核分枝杆菌感染受到很大限制。

结核菌素试验选择左侧前臂屈侧中上部 1/3 处，皮内注射，试验后 48～72 小时观察和记录结果，手指轻触硬结边缘，测量硬结的横径和纵径，得出平均直径：(横径＋纵径)/2，而不是测量红晕直径，硬结为特异性变态反应，而红晕为非特异性反应。硬结直径 4 mm 为阴性，5～9 mm 为弱阳性，10～19 mm 为阳性，≥20 mm 或虽＜20 mm 但局部出现水泡和淋巴管炎为强阳性反应。结核菌素试验反应愈强，对结核病的诊断，特别是对婴幼儿的结核病诊断愈重要。凡是阴性反应结果的儿童，一般来说，表明没有受过结核分枝杆菌的感染，可以除外结核病。但在某些情况下，也不能完全排除结核病，因为结核菌素试验可受许多因素影响，结核分枝杆菌感染需 4～8 周才建立充分变态反应，在此之前，结核菌素试验可呈阴性；营养不良、HIV 感染、麻疹、水痘、癌症、严重的细菌感染包括重症结核病如粟粒性结核病和结核性脑膜炎等，结核菌素试验结果则多为阴性和弱阳性。

（二）分类标准和诊断要点

1.结核病分类和诊断要点

(1)原发型肺结核：含原发综合征及胸内淋巴结结核。多见于少年儿童，无症状或症状轻微，多有结核病家庭接触史，结核菌素试验多为强阳性，X 线胸片表现为哑铃型阴影，即原发病灶、引流淋巴管炎和肿大的肺门淋巴结，形成典型的原发综合征。原发病灶一般吸收较快，可不留任何痕迹。若 X 线胸片只有肺门淋巴结肿大，则诊断为胸内淋巴结结核。肺门淋巴结结核可呈团块状、边缘清晰和密度高的肿瘤型或边缘不清、伴有炎性浸润的炎症型。

(2)血行播散型肺结核：含急性血行播散型肺结核(急性粟粒型肺结核)及亚急性、慢性血行播散型肺结核。急性粟粒型肺结核多见于婴幼儿和青少年，特别是营养不良、患传染病和长期应用免疫抑制剂导致抵抗力明显下降的小儿，多同时伴有原发型肺结核。成人也可发生急性粟粒型肺结核，可由病变中和淋巴结内的结核分枝杆菌侵入血管所致。起病急，持续高热，中毒症状严重，约一半以上的小儿和成人合并结核性脑膜炎。虽然病变侵及两肺，但极少有呼吸困难。全身浅表淋巴结肿大，肝和脾大，有时可发现皮肤淡红色粟粒疹，可出现颈项强直等脑膜刺激征，眼底检查约 1/3 的患者可发现脉络膜结核结节。部分患者结核菌素试验阴性，随病情好转可转为阳性。X 线胸片和 CT 检查开始为肺纹理重，在症状出现两周左右可发现由肺尖至肺底呈大小、密度和分布均匀的粟粒状结节。

(3)继发型肺结核：多发生在成人，病程长，易反复。肺内病变多为含有大量结核分枝杆菌的早期渗出性病变，易进展，多发生干酪样坏死、液化、空洞形成和支气管播散；同时又多出现病变周围纤维组织增生，使病变局限化和瘢痕形成。病变轻重多寡相差悬殊，活动性渗出病变、干酪样病变和愈合性病变共存。因此，继发型肺结核X线表现特点为多态性，好发在上叶尖后段和下叶背段。痰结核分枝杆菌检查常为阳性。

继发型肺结核含浸润性肺结核、纤维空洞性肺结核和干酪样肺炎等。

浸润性肺结核：浸润渗出性结核病变和纤维干酪增殖病变多发生在肺尖和锁骨下，影像学检查表现为小片状或斑点状阴影，可融合和形成空洞。渗出性病变易吸收，纤维干酪增殖病变吸收很慢，可长期无改变。

空洞性肺结核：空洞形态不一。多由干酪渗出病变溶解形成洞壁不明显的、多个空腔的虫蚀样空洞；伴有周围浸润病变的新鲜的薄壁空洞，当引流支气管壁出现炎症半堵塞时，因活瓣形成，而出现壁薄的、可迅速扩大和缩小的张力性空洞以及肺结核球干酪样坏死物质排出后形成的干酪溶解性空洞。空洞性肺结核多有支气管播散病变，临床症状较多，发热，咳嗽，咳痰和咯血等。空洞性肺结核患者痰中经常排菌。应用有效的化学治疗后，出现空洞不闭合，但长期多次查痰阴性，空洞壁由纤维组织或上皮细胞覆盖，诊断为"净化空洞"。但有些患者空洞还残留一些干酪组织，长期多次查痰阴性，临床上诊断为"开放菌阴综合征"，仍须随访。

结核球：多由干酪样病变吸收和周边纤维膜包裹或干酪空洞阻塞性愈合而形成。结核球内有钙化灶或液化坏死形成空洞，同时80%以上结核球有卫星灶，可作为诊断和鉴别诊断的参考。

干酪样肺炎：多发生在机体免疫力和体质衰弱，又受到大量结核分枝杆菌感染的患者，或有淋巴结支气管瘘，淋巴结中的大量干酪样物质经支气管进入肺内而发生。大叶性干酪样肺炎X线呈大叶性密度均匀磨玻璃状阴影，逐渐出现溶解区，呈虫蚀样空洞，可出现播散病灶，痰中能查出结核分枝杆菌。小叶性干酪样肺炎的症状和体征都比大叶性干酪样肺炎轻，X线呈小叶斑片播散病灶，多发生在双肺中下部。

纤维空洞性肺结核：纤维空洞性肺结核的特点是病程长，反复进展恶化，肺组织破坏重，肺功能严重受损，双侧或单侧出现纤维厚壁空洞和广泛的纤维增生，造成肺门抬高和肺纹理呈垂柳样，患侧肺组织收缩，纵隔向患侧移位，常见胸膜粘连和代偿性肺气肿。结核分枝杆菌长期检查阳性且常耐药。在结核病控制和临床上均为老大难问题，关键在最初治疗中给予合理化学治疗，以预防纤维空洞性肺结核的发生。

(4)结核性胸膜炎：含结核性干性胸膜炎、结核性渗出性胸膜炎、结核性脓胸。

(5)其他肺外结核：按部位和脏器命名，如骨关节结核、肾结核、肠结核等。

四、转诊指征

肺结核确诊或疑似患者均应转往传染病专科医院诊治。

五、案例分析

案例：男，18岁，咳嗽1月余，全身乏困无力并盗汗，体温下午偏高，最高达38 ℃，消瘦明显，饮食不佳，口服感冒药物未见好转，静脉青霉素抗感染药物治疗3天，仍有下午低热，查血常规正常。

分析：青年男性，低热咳嗽盗汗，下午体温升高，抗感染治疗未见明显疗效，疑似肺结核，可行肺部CT、痰抗酸杆菌涂片及血清结核抗体检查，确诊肺结核后应转至传染病医院。

第六节 高血压

高血压是一种以体循环动脉血压升高为主要特点，由 遗传、环境及多种危险因素相互作用所致的全身性疾病。高血压可分为原发性高血压(即高血压病)和继发性高血压(即症状性高血压)两大类。原发性高血压占高血压的95%以上，继发性高血压占不到5%。流行病学调查结果显示高血压已影响全球超过

10 亿人的身体健康。

一、定义和分类

高血压的定义：在未服抗高血压药物情况下收缩压≥140 mmHg 和(或)舒张压≥90 mmHg。患者既往有高血压史，目前正服用抗高血压药物，即使血压已低于 140/90 mmHg，仍应诊断为高血压。人群中血压呈连续性正态分布，正常血压和高血压的划分无明确界限，高血压的标准是根据临床及流行病学资料界定的。

难治性性高血压(resistant hypertension，RH)又称抵抗性高血压，是指在使用包括一种利尿剂在内的足够剂量而且合理搭配的 3 种或 3 种以上抗高血压药物，诊室收缩压≥140 mmHg 和或舒张压仍≥90 mmHg，或者服用≥4 种降压药才能将诊室控制在 140/90 mmHg 以下；美国防治指南的控制标准≤130/80 mmHg。

根据高血压水平将高血压进一步分为 1～3 级(表 8-1)。

表 8-1　血压水平的定义和分类(单位：mmHg)

类别	收缩压		舒张压
正常血压	<120	和	<80
正常高值血压	120～139	和(或)	80～89
高血压	≥140	和(或)	≥90
1 级高血压(轻度)	140～159	和(或)	90～99
2 级高血压(中度)	160～179	和(或)	100～109
3 级高血压(重度)	≥180	和(或)	≥110
单纯收缩期高血压	≥140	和	<90

注：当收缩压和舒张压分属于不同分级时，以较高的级别作为标准。

二、病因

(一)遗传和基因因素

高血压病有明显的遗传倾向，具有明显的家族聚集性，20%～40%的血压变异是遗传决定的。研究表明高血压病是一种多基因疾病及多个微效基因联合缺陷可能是导致高血压的基础。

(二)环境因素

高血压可能是遗传易感性和环境因素相互影响的结果。环境因素很早就起作用，胎儿营养不良低体重婴儿以后发生高血压的概率增加。

(三)饮食

膳食中钠盐摄入量与人群血压水平和高血压患病率密切相关，高蛋白、高饱和脂肪酸饮食、饮酒叶酸缺乏，同型半胱氨酸增高均引起血压升高。而钾摄入量与血压呈负相关。

(四)精神应激

从事精神紧张度高的职业者，血压增高，脑力劳动者高血压发病率高于体力劳动者。

(五)吸烟

吸烟可使交感神经末梢释放去甲肾上腺素导致血压升高，同时通过氧化应激损害一氧化氮(NO)介导的血管舒张引起血压增高。

(六)体重

体重增加是血压升高的重要危险因素。尤其腹型肥胖更易发生高血压。

(七)药物

非甾体抗炎药肠溶阿司匹林；女用避孕药；肾上腺皮质激素；拟肾上腺药物；单胺氧化酶抑制剂；三环

类抗抑郁药物等均引起血压升高。

（八）睡眠呼吸暂停低通气综合征（SAHS）

这是一种表现为睡眠期间反复发生的以咽部肌肉塌陷为特点的呼吸紊乱综合征，引起低氧、高碳酸血症，甚至心脑肾多脏器损害。引起高血压的独立危险因素。

三、发病机制

（一）神经机制

各种原因使大脑皮质下神经中枢功能发生变化，各种神经递质浓度与活性异常，包括去甲肾上腺素、肾上腺素、多巴胺、血管升压素等，交感神经活动亢进　在高血压的形成和维持过程中交感神经活性亢进起了极其重要的作用。40％高血压病患者循环中儿茶酚胺水平升高，阻力小动脉收缩增强，导致血压升高。

（二）激素机制

肾素-血管紧张素-醛固酮系统（RAAS）激活，体内存在两种 RAAS，即循环 RAAS 和局部 RAAS。肾素由肾小球旁细胞分泌，可激活肝脏产生的血管紧张素原而生成血管紧张素Ⅰ（AT-Ⅰ），在肺血管内皮细胞中 AT-Ⅰ被血管紧张素转换酶（ACE）转变为血管紧张素Ⅱ（AT-Ⅱ），AT-Ⅱ是 RASS 的主要效应物质，作用于血管紧张素Ⅱ受体（AT_1），使小动脉平滑肌收缩，刺激肾上腺皮质球状带分泌醛固酮，通过交感神经末梢突触前膜的正反馈使去甲肾上腺素分泌增加，这些因素均可使血压升高。组织 RASS 对心脏、血管的功能和结构所起的作用，可能在高血压发生和维持中有更大影响。

（三）肾脏机制

肾脏是机体调节钠盐的最主要器官，各种原因引起肾脏潴留过多的钠盐和水，增加心排血量，通过全身血流自身调节使外周血管阻力和血压升高。

（四）血管机制

大动脉和小动脉结构和功能的变化在高血压发病中发挥着重要作用，血管重建，既是高血压所致的病理变化，又是高血压维持和加剧的结构基础内皮细胞功能受损，氧自由基产生增加，NO 灭活增强，血管炎症、氧化应激反应影响动脉弹性功能和结构，血管壁/腔比值增大，弹性降低。导致收缩压增高，舒张压降低，脉压增大。

（五）胰岛素抵抗

胰岛素抵抗（insulin resistance，IR）是指必须以高于正常的血胰岛素释放水平来维持正常的糖耐量，表示机体组织对胰岛素处理葡萄糖的能力减退。研究表明 IR 是 2 型糖尿病和高血压的共同病理生理基础。

四、临床表现

（一）血压的变化

高血压初期血压呈波动性血压可暂时性升高，但仍可自行下降和恢复正常。血压升高与情绪激动、精神紧张、劳累有关。休息或去除诱因血压下降。随病情迁延，尤其并发靶器官损害和并发症后，血压逐渐呈稳定和持久性升高，此时血压仍呈波动性，但多数时间血压处于正常水平以上。有的患者在医院或诊所血压呈持续和明显增高，而回到家或在医院外的环境中血压正常，呈“单纯性诊所高血压”过去称“白大衣高血压”，应采用家庭自测血压或动态血压检测加以证实或排除。

（二）症状

大多数病患者起病隐袭，症状缺如或不明显。有的患者头痛、头晕、心急、后颈部疼痛、后枕部或颞部搏动感，还有的表现神经症症状如失眠、健忘或记忆力减退、注意力不集中、耳鸣、情绪易波动、易怒神经质，病程后期出现心脑肾靶器官受损的相关症状。

（三）体征

高血压体征较少，周围血管搏动、在颈部、背部两侧肋脊角、上腹部脐两侧腰部肋脊处常听到血管杂音主动脉瓣区第二心音可增强，带有金属音调，心脏收缩期杂音或早期喀喇音。

五、并发症

（一）心脏

左心室肥厚的可靠体征为抬举心尖冲动，心尖冲动明显增强，波动范围扩大以及心尖冲动左移，提示左心室增大。合并冠心病时可有心绞痛、心肌梗死和猝死。晚期可发生心力衰竭。

（二）脑

脑血管并发症是我国高血压最常见的并发症，年发病率为120/10万～180/10万，是急性心肌梗死的4～6倍。早期一过性脑缺血（TIA）、脑血栓形成、脑栓塞（包括腔隙性脑梗死）、高血压脑病以及颅脑出血等，病变仅累及一侧大脑半球，对侧肢体出现无力或瘫痪；如病变累及大脑皮质，可出现失语或癫痫样发作；病变累及脑干和小脑，可有双侧肢体无力、感觉缺失、小脑共济失调、眼球震颤和复视。

（三）眼

眼底血管被累及可出现视力进行性减退。

（四）肾

肾脏受累时尿液中可有少量蛋白和红细胞，严重者可出现肾功能减退的表现。

六、辅助检查

（一）基本项目

1.尿

肉眼观察尿的透明度、颜色、有无血尿；检测尿比重、pH值、蛋白和糖含量，并作尿沉渣镜检。尿比重降低（＜0.010）提示肾小管浓缩功能障碍，正常尿液pH值在5.0～7.0，高血压病程较长或伴糖尿病者须查微量清蛋白尿，尿纤维素试纸检查为阳性应作尿蛋白定量。尿转铁蛋白排泄率高更敏感。

2.血液生化检查

测定血钾、尿素氮、肌酐、尿酸、空腹血糖和血脂，包括血清总胆固醇（TC）、甘油三酯（TG）、高密度脂蛋白胆固醇（HDL）和低密度脂蛋白胆固醇（LDL），还应检测一些选择性项目如PRA、醛固酮。应常规检查血红蛋白和血细胞压积。

（二）推荐项目

24小时动态血压检测（ambulatory blood pressure monitoring，ABPM）、超声心动图、颈动脉超声、餐后2小时血糖、血同型半胱氨酸、尿蛋白定量、眼底、胸部X线检查、脉搏波传导速度以及踝肱指数。

（三）选择项目

怀疑继发性高血压：血浆、肾素活性、血和尿醛固酮、血和尿皮质醇、血液游离的甲氧基肾上腺素及甲氧基去甲肾上腺素、血尿儿茶酚胺、动脉造影、肾和肾上腺超声、CT或MRI、睡眠呼吸监测。对有并发症的高血压患者，进行相应的脑功能、心功能和肾功能的检查。

1.X线胸片

心胸比率＞0.5提示心脏受累，多由于肥厚和扩大。主动脉夹层、胸主动脉以及腹主动脉缩窄亦可以从X线胸片找到线索。

2.心电图

可诊断高血压患者是否合并左心室肥厚、左心房负荷过重以及心律失常。左心房负荷过重提示左心受累，左心室舒张顺应性降低的间接依据。

3.超声心动图（UCG）

UCG能更为可靠地左心室肥厚，其敏感性较心电图高7～10倍。测定计算所得的左心室重量指数

(LVMI),是一项反映左心室肥厚及其程度的较为准确的指标。UCG 还可评价高血压患者的心脏功能,包括收缩功能、舒张功能和左心室射血分数。疑有颈动脉、股动脉、其他外周动脉和主动脉病变,应作血管超声检查;疑有肾脏疾病者,应做肾超声图。

4.眼底检查

可发现眼底的血管病变和视网膜病变。血管病变包括动脉变细、扭曲、反光增强、交叉压迫以及动静脉比例降低。视网膜病变包括出血、渗出、视盘水肿等。高血压病眼底改变可分为 4 级:Ⅰ级,视网膜小动脉出现轻度狭窄、硬化、痉挛和变细;Ⅱ级,小动脉呈中度硬化和狭窄,出现动脉交叉压迫症,视网膜静脉阻塞;Ⅲ级,动脉中度以上狭窄伴局部收缩,视网膜有棉絮状渗出、出血和水肿;Ⅳ级,视盘水肿并有Ⅲ级眼底的各种改变。高血压眼底改变与病情的严重程度和预后相关。

七、诊断与鉴别诊断

一般测量静息状态下坐位时上臂肱动脉部位的血压,非同日 3 次血压值收缩压均≥140 mmHg 和(或)舒张压均≥90 mmHg,可诊断为高血压。一般来说,左右上臂血压相差 10～20 mmHg。一旦诊断高血压,必须鉴别是原发性还是继发性。在确诊高血压病之前,应排除各种类型的继发高血压。临床上常见的继发性高血压有以下几种。

(一)慢性肾脏疾病

慢性肾小球肾炎、慢性肾盂肾炎、多囊肾和糖尿病肾病等均引起高血压。这些疾病早期均有明显的肾脏病变的临床表现。根据病史、尿常规和尿沉渣细胞计数不难与原发性高血压肾脏损害相鉴别。

(二)嗜铬细胞瘤

90%的嗜铬细胞瘤位于肾上腺髓质,右侧多于左侧。交感神经节和体内其他部位的嗜铬组织也可发生此病。肿瘤释放大量儿茶酚胺,引起血压升高和代谢紊乱。血压呈持续性或阵发性,伴有头痛、心悸、恶心、多汗、四肢冰冷和麻木感、视力减退和上腹或胸骨后疼痛。血和尿儿茶酚胺及其代谢产物的测定、酚妥拉明试验、胰高糖素激发试验、可乐定抑制试验、甲氧氯普胺试验等药物试验有助于作出诊断。

(三)原发性醛固酮增多症

病因为肾上腺皮质醛固酮瘤或增生所致的醛固酮分泌过多,典型症状和体征:轻至中度高血压;多尿尤其夜尿多,口渴、尿比重下降、碱性尿和蛋白尿;发作时肌无力或瘫痪、肌痛、手足麻木,低钾血症、高钠性碱中毒,血和尿醛固酮增高,PRA 降低。

(四)睡眠呼吸暂停低通气综合征(SAHS)

这是一种表现为睡眠期间反复发生的以咽部肌肉塌陷为特点的呼吸紊乱综合征,引起低氧、高碳酸血症,甚至心脑肾多脏器损害。引起高血压的独立危险因素。用力呼吸暂停或终止时交感神经系统兴奋性增强、显著的低氧血症和高碳酸血症是导致高血压的主要因素。整夜睡眠呼吸监测 AHI(睡眠呼吸紊乱指数)≥5 可诊断本症。

(五)肾血管疾病

肾动脉狭窄是继发性高血压的常见原因之一。肾动脉狭窄使肾血流量减少,激活 RAAS,导致交感神经系统激活、水潴留、前列环素和一氧化氮水平降低,从而发生高血压。超声检查,双功能多普勒结合B 超和多普勒,核素检查、CT 或磁共振血管成像术、肾动脉造影,这是确定肾动脉狭窄的“金指标”。

(六)库欣综合征

肾上腺皮质分泌过量糖皮质激素(主要皮质醇),高血压为常见并发症,向心性肥胖、满月脸、多血质外貌、宽大皮肤紫纹皮肤菲薄、痤疮、骨质疏松;皮质醇昼夜节律消失;24 小时皮质醇测定高于正常,小剂量地塞米松抑制试验呈现不抑制反应。

(七)主动脉缩窄

以躯体上半部分高血压,下肢低血压为特征的阻塞性主动脉病变。阻塞部位多在主动脉峡部,胸部可有特征主动脉结部“3”字征。主动脉造影可明确狭窄段范围及周围有无动脉瘤形成。CT 和磁共振血管成像术有助于明确诊断。

(八)药源性高血压

药物所致的高血压也是继发性高血压的常见原因。非甾体抗炎药,女用避孕药,肾上腺皮质激素,拟肾上腺药物,单胺氧化酶抑制剂,三环类抗抑郁药,环孢素和免疫抑制剂,重组红细胞生成素,其他如可卡因、甘草等,这些药物可使正常者血压升高,也使原有高血压加重,诱发高血压危象或成为难治性高血压,增加心脑血管疾病发病率和病死率。

八、治疗

(一)降压目标

140/90 mmHg 以下,以减少心脑血管病并发症,伴糖尿病或肾病者应把血压降至 130/80 mmHg 以下,收缩压升高较舒张压升高是更重要的血管危险因素。

(二)非药物治疗

(1)戒烟:戒烟对心血管的良好益处,任何年龄组 1 年后即可显现出来。

(2)戒酒或限制饮酒:可使血压显著降低。

(3)减轻或控制体重:体重减轻 10%,收缩压可降低 6.6 mmHg。

(4)合理膳食:每天摄入氯化钠少于 6 g,富含钾的水果(香蕉、橘子)和蔬菜(油菜、苋菜、香菇、大枣),减少脂肪,适量补充蛋白。

(5)增加体力活动:高血压患者血压下降 11/6 mmHg,每次 30~60 分钟更有效。

(6)减轻精神压力:保持心理平衡。

(三)药物治疗

1.降压药物治疗应用的基本原则

(1)小剂量:初始治疗,根据需要逐渐增加。

(2)优先选择长效制剂:尽量每天给药一次有 24 小时降压作用的长效药物,有效控制夜间血压与血压晨峰,更有效预防心脑血管并发症。

(3)联合用药:小剂量联合用药或固定复方制剂。

(4)个体化原则:高血压治疗应采用个体化的原则,第一线降压药物:利尿剂(主要为噻嗪类)、钙离子通道阻滞剂(CCB)、β 受体阻滞剂、血管紧张素转换酶抑制剂(ACEI)和血管紧张素受体拮抗剂(ARB)。如血压超过目标水平 20/10 mmHg 以上可考虑选两种,其中一种为噻嗪类利尿剂。

2.降压药物的作用特点

(1)利尿剂:氢氯噻嗪 12.5~25 mg,每天 1 次;吲达帕胺 1.25~2.5 mg,每天 1 次。痛风或高尿酸血症及肾功不全不宜应用。采用小剂量。

(2)β 受体阻滞剂:降低患者总病死率和心血管事件发病率,逆转左心室肥厚。美托洛尔 25~50 mg,每天 1~2 次;心脏传导阻滞、哮喘、慢性阻塞性肺部疾病及周围血管疾病禁用,胰岛素依赖性糖尿病慎用,避免突然停药,防止撤药综合征。

(3)钙离子通道阻滞剂(CCB):不影响糖和脂质代谢,保护靶器官。优先使用长效制剂,如非洛地平缓释片 5~10 mg、硝苯地平控释片 30 mg,均应每天 1 次。不良反应有血管扩张所致的头痛、颜面潮红和踝部水肿。

(4)血管紧张素转换酶抑制剂(ACEI):减轻左心室肥厚,改善心功能;咳嗽;双侧肾动脉狭窄、高血钾或严重肾衰竭、严重主动脉瓣狭窄、梗阻性肥厚型心肌病禁用。卡托普利 25~50 mg,每天 2~3 次,依那普利 5~10 mg,每天 1~2 次。

(5)血管紧张素Ⅱ受体拮抗剂(ARB):可索亚 50~100 mg,代文 80~160 mg,均应每天 1 次。

3.降压药物的联合应用

(1)两种降压药联合用药 70%～80%达标。利尿剂＋ACEI 或 ARB;利尿剂＋β受体阻滞剂;利尿剂＋CCB; CCB 为基础的两药合用;CCB＋ACEI;CCB＋β受体阻滞剂。

(2)3 种联合用药。难治性性高血压联合使用 3 种不同种类的降压药可有效控制,其中必须包括利尿剂,建议利尿剂＋ACEI 或 ARB＋CCB/利尿剂＋ACEI 或 ARB＋β受体阻滞剂。

九、急性和恶性高血压病的识别和急救处理

(一)高血压危象和治疗

1.临床表现

短期内血压急剧升高,舒张压超过 120 mmHg 并伴一系列严重症状,甚至危及生命的临床现象,称之为高血压危象。分两型:高血压急症和高血压亚急症。

(1)高血压急症:血压显著升高并伴有靶器官损害,如高血压脑病、颅脑出血、蛛网膜下隙出血、急性脑梗死伴严重高血压、心肌梗死、不稳定性心绞痛、急性左心衰、肺水肿、急性主动脉夹层等。

(2)高血压亚急症:血压虽显著升高但不伴靶器官损害,如围手术期高血压、急进型恶性高血压(Ⅳ级眼底,有视盘水肿)、β受体阻滞剂或可乐定所致的撤药综合征、药物引起的高血压等。

2.治疗原则

高血压急症和高血压亚急症均需要采用综合性治疗措施,选择适当的降压药物,考虑到药理学和药代动力学作用,对心搏出量、全身血管阻力、靶器官灌注等血流动力学的影响,药物的降压速度和降压的目标水平,以及可能的不良反应。硝普钠、硝酸甘油、尼卡地平、拉贝洛尔等均对上述各项指标具有益作用快而不良反应少,常被列为优先考虑的药物。

采用正确的给药方法:静脉给药 1～2 天后应加用口服药物,然后逐渐停用静脉制剂而维持口服药,以使血压长期稳定,降压药剂量起初亦小,逐渐增量,经 1～2 周使血压达到正常水平,这样可增加患者对降压治疗的耐受性和顺从性。

(二)高血压脑病

首选硝普钠,降压不宜过快,1 小时内平均动脉压降低 20%～25%,或舒张压降至 100 mmHg 为宜。

(三)蛛网膜下隙出血

收缩压超过 180 mmHg 时应降压治疗,首选尼莫地平或尼卡地平,6～12 小时内平均动脉压降低 20%～25%,或达到目标水平 170～180/100 mmHg,降压过程中如临床症状恶化应停药使血压回升至原来水平。

(四)颅内出血

血压低于 180/105 mmHg 者无须降压;如血压在 180～230/105～120 mmHg 范围内可静脉给予拉贝洛尔,亦可口服拉贝洛尔、硝苯地平或卡托普利,口服无效者仍应静脉给药;血压超过 230/120 mmHg 者宜静脉应用拉贝洛尔;舒张压超过 140 mmHg 宜使用硝普钠。目标:原来血压正常者降至 160～170/100 mmHg,高血压者降至 180/110 mmHg。

(五)急性主动脉夹层

应迅速降压,15～30 分钟内使收缩压降至 100～120 mmHg,平均动脉压降至≤80 mmHg。首选硝普钠静脉滴注,同时缓慢静脉应用β受体阻滞剂如艾司洛尔、美托洛尔或普萘洛尔,使心率降至 60 次/分左右,亦可应用拉贝洛尔。

(六)不稳定性心绞痛和急性心肌梗死

血压显著增高者首选硝酸甘油静滴,使之舒张压降至 100 mmHg 左右或直到症状改善。如血压极高或硝酸甘油无效,应该为硝普钠。

注意事项：把握好降压的速率和时间，高血压急症需要立即降压；高血压亚急症可在数小时至 24 小时内逐渐降至安全水平。恰当确定要达到的降压目标水平，老年人或伴心脑肾损害者应避免急剧降压。降压的安全水平为 160～180/100～110 mmHg，或者平均动脉压降低 20%～25%；起初 48 小时的降压，舒张压不低于 100 mmHg，收缩压不低于 160 mmHg。

十、转诊指征

（一）初诊上转指征

（1）合并严重的临床情况或靶器官损害。

（2）患者年轻且血压水平达 3 级，怀疑继发性高血压。

（3）妊娠和哺乳妇女。

（4）可能有白大衣高血压存在，需明确诊断者。

（5）因诊断需到上级医院进一步检查。

（二）社区随诊上转指征

（1）按治疗方案用药 2～3 个月，血压不达标者。

（2）血压控制平稳的患者，再度出现血压升高并难以控制者。

（3）血压波动较大，临床处理有困难者。

（4）随访过程中出现新的严重临床情况者。

（5）患者服降压药后出现不能解释或难以处理的不良反应或并发症。

（6）难治性高血压。

十一、案例分析

案例：男性，56 岁，农民患者近 6 个月无明显原因和诱因出现头痛，呈间歇性，无恶心及喷射性呕吐，偶有头晕，颞部搏动感；自发病以来，睡眠欠佳，记忆力减退，情绪易波动，未诊治。既往身体健康，无冠心病、糖尿病史。

分析：中年男性，神志清晰，精神尚可，口唇无发绀；血压 160/95 mmHg，无颈静脉充盈。双肺呼吸音清晰，未闻及干、湿性啰音。心浊音界无扩大，心率 86 次/分，心律规整，心音 $A_2>P_2$ 带有金属音调，未闻及心脏各瓣膜收缩期、舒张杂音。

患者为中年男性，间歇性头痛 6 个月，伴有颞部搏动感，睡眠欠佳，记忆力减退。测量静息状态下上臂肱动脉部位血压，连续非同日测量 3 次血压值均为收缩压 160 mmHg 和舒张压 95 mmHg。听诊：心音 $A_2>P_2$，带有金属音调，根据症状体征，可初步诊断高血压(2 级)。必须鉴别是原发性还是继发性，应排除各种类型的继发高血压。需转往上级医院行相关检查：尿常规、血液生化、测定血钾、尿素氮、肌酐、尿酸、空腹血糖和血脂，包括血清总胆固醇(TC)、甘油三酯(TG)、高密度脂蛋白胆固醇(HDL)和低密度脂蛋白胆固醇(LDL)，还应检测一些选择性项目如 PRA、醛固酮。应常规检查血红蛋白和血细胞压积。怀疑继发性高血压者，应检测血浆、肾素活性、血和尿醛固酮、血和尿皮质醇、血游离甲氧基肾上腺素及甲氧基去甲肾上腺素、血尿儿茶酚胺、动脉造影、肾和肾上腺超声、CT 或 MRI、睡眠呼吸监测；行 24 小时动态血压检测；做 X 线胸片、心电图、超声心动图检查及眼底检查。

治疗措施：①非药物治疗。戒烟、戒酒或限制饮酒；控制体重；合理膳食；适量活动；减轻精神压力，保持心理平衡。②药物治疗。小剂量联合用药；初始治疗应根据需要逐渐增加。氢氯噻嗪 12.5～25 mg，每天 1 次；美托洛尔 25～50 mg，每天 1～2 次；检测血压变化。

降压目标：140/90 mmHg 以下，以减少心脑血管病并发症。

第七节　冠心病

一、概念

冠状动脉粥样硬化性心脏病指冠状动脉发生粥样硬化引起管腔狭窄或闭塞，导致心肌缺血缺氧或坏死而引起的心脏病，简称冠心病(coronary heart disease，CHD)，也称缺血性心脏病(ischemic heart disease，IHD)。根据1979年世界卫生组织(WHO)的分型可将冠心病分为5种类型：隐匿型或无症状型冠心病、心绞痛、心肌梗死、缺血性心肌病及猝死。近年来，根据发病特点和治疗原则不同将冠心病分为两类：慢性冠状动脉病(CAD，也称慢性心肌缺血综合征，包括稳定型心绞痛、缺血性心肌病和隐匿性冠心病)及急性冠状动脉综合征(ACS，包括不稳定性心绞痛、非ST段抬高型心肌梗死、ST段抬高型心肌梗死)。

冠心病是动脉粥样硬化性器官病变的最常见类型，也是严重危害人类健康的常见病、多发病。

二、病因及危险因素

目前认为本病是多重危险因素作用于不同环节所致。

(一)主要危险因素

1.血脂异常

脂质代谢异常是引起CHD最重要的危险因素。血清总胆固醇(TC)、甘油三酯(TG)、低密度脂蛋白胆固醇(LDL-C，特别是氧化的低密度脂蛋白)、极低密度脂蛋白增高(VLDL-C，即β脂蛋白)增高，高密度脂蛋白胆固醇(HDL-C)降低；载脂蛋白A降低、载脂蛋白B增高等。脂蛋白(a)增高则为独立的危险因素。目前认为，LDL-C的致动脉粥样硬化作用最为肯定，故作为临床治疗的靶目标。

2.高血压病

高血压病患者较血压正常者患CHD概率增高2～6倍。收缩压与舒张压增高都与本病密切相关。60%～70%的CHD患者伴有高血压。

3.吸烟

与不吸烟者相比，吸烟者的CHD发病率和病死率增高2～6倍。被动吸烟及三手烟也是危险因素。

4.糖尿病和糖耐量异常

糖尿病患者CHD患病率增高数倍，CHD患者常合并糖耐量降低。

5.遗传因素

有冠心病、糖尿病、高血压、血脂异常、早发冠心病(男<55岁、女<65岁)家族史者，其近亲CHD发病率明显增高。分子缺陷或存在可导致高脂蛋白血症的疾病如高乳糜微粒血症、家族性高胆固醇血症、多基因型高胆固醇血症、家族性高甘油三酯血症，也会导致CHD发病率明显增高。

6.年龄与性别

CHD患者多见于40岁以上的男性及45岁以上的女性，年龄越大，发病率越高。女性在绝经期以前发病率比男性明显降低，因为雌激素具有抗动脉硬化作用，但绝经期以后发病率迅速增加。

7.肥胖

肥胖者CHD的发病率明显增高。超过标准体重的20%者，被称为肥胖症。

(二)次要危险因素

(1)A型性格或精神过度紧张者，CHD发病率明显增高。

(2)不健康的饮食习惯如长期进食高热量、高动物脂肪、高胆固醇、高糖饮食及饮食中缺少抗氧化剂和某些微量元素，均可使CHD发病率增高。

(3)长期口服避孕药可使血压升高、血脂异常、凝血机制改变等，从而增加血栓形成机会。

(4)血中凝血因子含量增高。

(5)血中同型半胱氨酸水平增高等。

三、心绞痛

(一)稳定型心绞痛

稳定型心绞痛(SAP)也称劳力性心绞痛，是指在冠状动脉狭窄的基础上由于心肌负荷的增加，导致心肌急剧的、暂时的缺血缺氧的临床综合征。

1.临床表现

(1)症状：典型的心绞痛以阵发性的前胸压榨性疼痛为主要表现。疼痛的部位多发生在胸骨体上段或中段之后，可波及心前区，范围如手掌大小，其边界不清，可放射至两肩及两侧上肢，尤其左上肢内侧及小指。或至颈、咽或下颌部、上腹部。多表现为烧灼感、压榨感、紧缩感、闷胀感、窒息感。典型心绞痛历时多为3～5分钟，一般不少于1分钟和不超过15分钟。休息或含化硝酸甘油后，多在1～2分钟或几分钟内缓解。心绞痛的发作多由情绪激动、劳累、负重行走、吸烟、寒冷、饱餐、心动过速等诱发。一般在停止原来诱发症状的活动后即可缓解，舌下含化硝酸甘油也可很快缓解。

(2)体征：常无异常体征。疼痛发作时可伴有面色苍白、出冷汗，面容焦虑及新出现的加强的第四或第三心音奔马律。一过性心尖部收缩期杂音。心率增快和血压增高。

2.辅助检查

(1)心电图检查。①静息心电图：约有60%的心绞痛患者的静息心电图正常，可有陈旧性心肌梗死改变或非特异性ST-T变化，有时可伴有房性、室性期前收缩，房室或束支传导阻滞等心律失常。②心绞痛发作时心电图：大部分患者可出现一过性ST段呈水平型或下斜型压低(≥0.1 mV)，T波低平或倒置，原为T波倒置者发作时变为直立(假性正常化)。变异型心绞痛发作时相关导联ST段抬高。③心电图负荷试验：目前最常用的是运动负荷心电图试验，增加心脏负荷以激发心肌缺血。运动方式主要为分级活动平板或踏车，其运动强度可逐步分期分级，前者较为常用。运动中出现典型心绞痛，心电图改变主要以ST段水平型和下斜型压低≥0.1 mV(J点后60～80毫秒)持续2分钟为运动试验阳性标准。若在运动中出现心绞痛、步态不稳、室性心动过速、血压下降时，应立即停止运动。若患有急性期心肌梗死、不稳定性心绞痛、明显心力衰竭、严重心律失常或其他急性疾病时，应禁止做运动负荷试验。④心电图连续动态监测(Holter)：让患者佩带慢速转动的Holter记录装置，以两个双极胸导联连续记录24小时心电图，然后在荧光屏上快速播放并选段记录，可从中发现心电图ST-T改变和各种心律失常，出现时间可与患者的活动和症状相对照。胸痛发作时相应时间记录的心电图显示缺血性的ST-T改变，有助于心绞痛的诊断，也可检出无症状性心肌缺血。

(2)其他检查：单光子发射计算机断层显像(SPECT)、核素心腔造影、正电子发射断层心肌显像(PET)、多层螺旋CT冠状动脉成像(CTA)、超声心动图(UCG)、冠状动脉造影(CAG)、X线检查、心肌超声造影、磁共振冠状动脉造影、冠状动脉内血管镜检查、冠状动脉内超声显像(IVUS)、冠状动脉内光学相干断层显像(OCT)及冠状动脉血流储备分数测定(FFR)等。

(3)实验室检查：检验血脂、血糖可了解危险因素；检验心肌损伤标记物(肌钙蛋白I或T、肌酸激酶及同工酶)有助于与急性冠状动脉综合征鉴别。

3.诊断与鉴别诊断

根据典型心绞痛的发作特点，密切结合存在的CHD危险因素和年龄，在排除其他原因所致的心绞痛后，一般即可作出初步诊断。若心绞痛发作时心电图检查可见以R波为主的导联中，ST段压低，T波平坦或倒置(变异型心绞痛者有关导联ST段抬高)，发作过后数分钟内逐渐恢复；心电图运动试验或动态心电图阳性；放射性核素心肌灌注显像阳性；均支持心绞痛诊断。冠状动脉造影可明确冠状动脉病变的严重程度，有助于确定诊断和决定治疗方案。

心绞痛要与急性心肌梗死、其他疾病导致的心绞痛（包括严重的主动脉瓣狭窄和关闭不全、风湿性冠状动脉炎、梅毒性主动脉炎导致的冠状动脉口狭窄和闭塞、肥厚性心肌病、X综合征等均可引起心绞痛）、肋间神经痛、肋软骨炎、心脏神经症、不典型疼痛、反流性食管炎、膈疝、消化性溃疡、肠道疾病及颈椎病等鉴别。

4.治疗

治疗原则是改善冠状动脉的血供和减轻心肌的氧耗，同时治疗冠状动脉粥样硬化，长期服用肠溶阿司匹林75～300 mg/d和给予有效的调血脂治疗可促使冠状动脉粥样斑块的稳定，减少血栓形成，降低不稳定性心绞痛和心肌梗死的发生。

（1）发作时的治疗：①发作时立即休息，一般停止活动后症状多能缓解。②药物治疗。较重的发作可选用作用较快的硝酸酯制剂。此类药物除能直接扩张冠状血管，降低阻力，增加冠状动脉及侧支循环的血流量外，还可使静脉张力降低，减少静脉回心血量，降低心室容量、心腔内压等，从而减轻心脏前后负荷和降低心肌的需氧量，缓解心绞痛。舌下含化硝酸甘油或硝酸异山梨酯片。近年有供喷雾吸入用的硝酸甘油制剂等。

（2）缓解期的治疗：调整生活和工作，减轻精神负担，避免诱发因素，均衡饮食，防止心绞痛的发作。同时使用防止病情进展及作用持久的抗心绞痛药物。①抗血小板药物：抗血小板黏附和聚集的药物，可抑制血小板在动脉粥样硬化斑块上的聚集，可防止血栓形成。可选用肠溶阿司匹林、氯吡格雷、替格瑞洛等。②调节血脂的药物：调节血脂的药物在治疗冠状动脉粥样硬化中起重要作用，可以改善内皮细胞的功能。羟甲基戊二酸单酰辅酶A（HMG-CoA）还原酶抑制剂类调脂药有使动脉粥样硬化斑块消退的作用。常用制剂有洛伐他汀、普伐他汀、辛伐他汀、氟伐他汀、阿托伐他汀钙、瑞舒伐他汀钙等。③硝酸酯制剂：可扩张冠状动脉，使有病变的冠状动脉、侧支循环的血流量均增加，并使静脉张力降低，回心血量减少，从而减轻心脏前负荷；可轻度降低动脉血压、使心率加快等。降低心肌耗氧，使心绞痛缓解。短效硝酸酯制剂主要用于缓解期的治疗。常用的口服制剂有硝酸异山梨酯、5-单硝酸异山梨酯。还有2%硝酸甘油油膏或贴剂（含5～10 mg）涂或贴在胸前或上臂皮肤而缓慢吸收，可预防夜间心绞痛发作。④β受体阻滞剂：阻滞心脏的β_1受体，拮抗儿茶酚胺的作用使心率减慢，心肌收缩力减弱，减缓左室内压力升高速率，从而减轻心脏做功，降低心肌耗氧量；心率减慢，延长了心脏舒张时间，有利于心肌血液灌注；β受体被抑制，降低缺血时儿茶酚胺增多引起血中乳酸和游离脂肪酸水平增高及其导致心肌耗氧量的增加，从而改善缺血心肌对葡萄糖的摄取以供应心肌能量和保持线粒体的功能和结构，促进组织中氧合血红蛋白的离解，增加组织供氧，使组织氧利用率增加及改善心肌代谢；某些β受体阻滞剂尚具有抑制血小板的作用。β受体阻滞剂对心绞痛的防治具有明显效果。最常用的制剂是美托洛尔，还有普萘洛尔、比索洛尔；兼有α受体阻滞作用的卡维地洛。⑤钙离子通道阻滞剂：本类制剂能抑制心肌和血管平滑肌钙离子内流，也抑制心肌细胞兴奋-收缩耦联中钙离子的利用，从而降低心肌收缩力、引起血管扩张，降低动脉压和心脏的后负荷，因此减少心肌氧耗并增加冠状动脉血流供应；心肌缺血时细胞膜损伤，Ca^{2+}内流增加使心室舒张延迟，导致心室舒张末期压增高，钙离子通道阻滞剂通过逆转心室舒张延迟及降低心室舒张末期压，而减轻心室壁的负荷。此外，本类制剂还可降低血液黏滞度、抗血小板聚集，改善心肌微循环。常用制剂有：硝苯地平控释片、氨氯地平、非洛地平、地尔硫䓬、维拉帕米等。⑥代谢类药物：增加心肌能量代谢，改善心肌供血。如曲美他嗪片等。⑦钾离子通道开放剂：与硝酸酯类具有相似的药理作用。如尼可地尔片及其注射剂。⑧盐酸伊伐布雷定：其单纯减慢心率作用可用于CHD的治疗。⑨经皮冠状动脉介入治疗（PCI）：PCI包括经皮冠状动脉成形术（PTCA）、冠状动脉内支架植入术、冠状动脉内旋切术、旋磨术、激光成形术。目前PTCA和支架植入术已成为治疗本病的重要手段。⑩外科手术：主要是施行主动脉-冠状动脉旁路移植术（CABG）。目前CABG的主要手术方式包括：大隐静脉旁路移植术及内乳动脉转流移植术。

（二）不稳定性心绞痛

目前已趋向将稳定劳力性心绞痛以外的缺血性胸痛统称为不稳定性心绞痛。

1.临床表现

不稳定性心绞痛(UA)的胸痛的部位、性质与稳定型心绞痛相似,但具有以下特点之一。

(1)原有稳定型心绞痛,在1个月内逐渐加重(疼痛发作的频率增加,程度加重、时限延长,硝酸酯类药物缓解作用减弱)。

(2)1个月之内新发生的心绞痛,并因较轻的负荷所诱发。

(3)休息状态下发作心绞痛或较轻微活动即可诱发,发作时表现有ST段抬高的变异型心绞痛也属此列。

UA与NSTEMI同属非ST段抬高的急性冠脉综合征(ACS),两者的区别在于根据血中心肌坏死标记物的测定,因此对非ST段抬高的ACS必须检测心肌坏死标记物并确定未超出正常范围时方能诊断UA。

由于UA患者的严重程度不同,其处理和预后也有很大的差别,在临床上分为低危组、中危组和高危组。低危组是指新发的或是原劳力性心绞痛恶化加重,发作时ST段下移≤1 mm,持续时间<20分钟;中危组就诊前1个月内(但48小时内未复发)发作1次或数次,静息心绞痛及梗死后心绞痛,发作时ST段下移>1 mm,持续时间<20分钟;高危组就诊前48小时内反复发作,静息心绞痛ST段下移>1 mm,持续时间>20分钟。

2.治疗

(1)一般处理:卧床休息1～3天,床边心电监测。有呼吸困难、发绀者应给氧吸入,维持血氧饱和度达到90%以上,烦躁不安、剧烈疼痛者可给以吗啡5～10 mg,皮下注射。如有必要应重复检测心肌坏死标记物。

(2)缓解疼痛:单次含化或喷雾吸入硝酸酯类制剂往往不能缓解症状,一般每隔5分钟1次,共用3次后再用硝酸甘油、硝酸异山梨酯持续静脉滴注或微泵输注,以10 μg/min开始,每3～5分钟增加10 μg/min,直至症状缓解或出现血压下降。硝酸酯类制剂静脉滴注疗效不佳或不能应用β阻滞剂者,可用非二氢吡啶类钙离子通道阻滞剂,如地尔硫䓬静脉滴注1～5 μg/(kg·min),常可控制发作。

治疗变异型心绞痛以钙离子通道阻滞剂的疗效最好。可与硝酸酯或β受体阻滞剂同服。停用本药时宜逐渐减量然后停服,以免诱发冠状动脉痉挛。如无低血压禁忌证应及早开始应用β受体阻断药,口服剂量应个体化。

(3)抗血小板聚集药物治疗:肠溶阿司匹林抑制环氧化酶和TXA_2合成,血小板聚集的旁路被打断,75～325 mg/d,对该药过敏,活动消化性溃疡,局部出血或出血体质者不适用。氯吡格雷是血小板ADP受体抑制剂75～150 mg/d,不良反应小,作用快。替罗非班是血小板糖蛋白Ⅱb/Ⅲa受体拮抗剂,抑制激活的血小板糖蛋白Ⅱb/Ⅲa受体与纤维蛋白原结合,特别适合于介入治疗时使用,10 μg/kg,静脉推注,然后0.15 μg/(kg·min),持续静脉滴注,至少24～48小时。

(4)抗凝治疗:除非有禁忌证,应在抗血小板基础上常规抗凝治疗。可选用低分子肝素或普通肝素。

(5)对于个别病情极端严重者,药物等治疗效果不佳时,可去有条件的医院行急诊冠状动脉造影及介入治疗或外科冠状动脉旁路移植术。UA经治疗病情稳定,出院后应继续强调抗凝及降脂治疗以促使斑块稳定。缓解期的进一步检查及长期治疗方案与稳定型劳力性心绞痛相同。

四、急性心肌梗死

急性心肌梗死(AMI)是指在冠状动脉病变的基础上,冠状动脉供血突然减少或中断,使相应心肌引起严重而持久地缺血损伤和坏死。临床表现有剧烈而持久的胸骨后疼痛、发热。血白细胞计数增多、血沉增快、血清心肌坏死标记物浓度增高,心电图进行性改变,并可发生严重的心律失常、休克和心力衰竭,甚至猝死。

(一)病因

绝大多数AMI的基本病因为冠状动脉粥样硬化(偶为冠状动脉栓塞、炎症、先天性畸形、痉挛和冠状动脉口阻塞所致）造成一支或是多支血管管腔狭窄和供血不足，而侧支循环未充分建立。在此基础上，一旦血供急剧减少或中断，使心肌严重而持久的缺血达 1 小时以上，即可发生心肌梗死。

绝大多数心肌梗死是由于冠状动脉内不稳定的斑块破裂，继而出血和管腔内血栓形成，而使管腔闭塞，少数情况下粥样斑块内或其下发生出血或持久痉挛也可使冠状动脉完全闭塞。当重体力劳动、情绪过分激动、血压剧升或进食较油腻的食物后，均可能促使整个斑块破裂出血及血栓形成。

（二）临床表现

与梗死的大小、部位，侧支循环情况密切相关。

1.先兆表现

(1)初发型心绞痛，持续 15～30 分钟或更长，硝酸甘油效果不佳或连服两次而不能缓解者。

(2)原为稳定型劳累性心绞痛，而近日疼痛次数、持续时间及疼痛性质均明显加重者。

(3)疼痛伴 ST 段明显抬高或压低，T 波冠状倒置或高尖者。

(4)胸痛伴恶心、呕吐、大汗、头昏、心悸者。

(5)症状发作时伴血压剧增或骤降，或伴有心律失常或左心功能不全者。

(6)确诊为糖尿病及高血压病的高龄患者（尤其是合并冠心病者），原有心力衰竭突然加重或突然出现心力衰竭又无明显诱因；原有高血压突然不明原因的血压下降；突然出现室性心律失常或休克表现；原因不明的晕厥或脑血管意外症状者。

2.症状

(1)疼痛是最先出现的症状，多发生于清晨，部位和性质与心绞痛相同，但多无明显诱因，常发生于安静时。典型者为胸骨后压榨性疼痛，并有窒息或濒死感，可持续数小时或更长，伴焦虑、多汗，休息或含服硝酸甘油无效。部分患者疼痛部位可位于背部、颈部或上腹部等。少数患者无疼痛，一开始即表现为休克或急性心力衰竭。

(2)全身症状常有发热、头晕、多汗、乏力等。发热多于起病 2～3 天开始，一般在 38 ℃左右，约持续 1 周。

(3)胃肠道症状：胸部剧痛时常伴恶心、呕吐、上腹胀痛，与迷走神经受坏死心肌刺激和心排血量降低组织灌注不足有关。梗死后 1 周内常有胃食欲缺乏、腹胀；个别患者可有呃逆。

(4)心律失常：75%～95%的患者合并心律失常，多发生在 1～2 周内，以 24 天内最多见。心律失常以室性期前收缩最多，出现下列情况为室颤先兆：频发性、多源性或成对出现的室性期前收缩、短阵室性心动过速、R-on-T 型室性期前收缩。下壁梗死多合并房室传导阻滞，常能自行恢复，也可出现窦性心动过缓、窦性停搏、窦房传导阻滞；前壁梗死可发生室内阻滞，如发生房室传导阻滞表明梗死范围广泛，病情严重。

(5)低血压与休克：如疼痛缓解而收缩压仍低于 80 mmHg，有烦躁多汗、面色苍白、皮肤湿冷、脉细而快、尿量减少（每小时＜20 mL），神志迟钝，甚至昏厥者，则系休克表现。休克多在起病后数小时至 1 周内发生，约见于 20%的患者，主要是心肌广泛（40%以上）坏死，心排血量急剧下降所致。部分患者尚有血容量不足的因素。神经反射引起的血管扩张属次要。

(6)心力衰竭：主要为急性左心衰竭，可在起病最初几天内发生，或在疼痛、休克好转阶段出现，为梗死后心脏舒缩力显著减弱或不协调所致。可有呼吸困难、咳嗽、发绀等症状，重者可发生肺水肿。

(7)右心室梗死：多一开始即表现右心衰竭伴血压下降。

3.体征

(1)心脏体征：心浊音界可轻度至中度扩大；心率增快，少数患者减慢；心尖部 S1 减弱，提示心肌收缩力减低；可出现 S4 或 S4 奔马律，少数可闻及 S3 奔马律；部分患者在起病第 2～3 天出现心包摩擦音，为反应性纤维心包炎所致；心尖区可出现粗糙的收缩期杂音或伴收缩中晚期喀喇音，为二尖瓣乳头肌功能失调或断裂所致；可有各种心律失常。

(2)血压：除在剧烈胸痛时，血压可短暂升高外，几乎所有患者都有不同程度的血压降低。病前有高血压者，血压可降至正常，其后可不再恢复到病前的水平。梗死面积较大者则可发生休克。此外，可有与心律失常、休克或心力衰竭有关的其他体征。

(三)辅助检查

1.心电图

(1)特征性改变:ST段抬高型心肌梗死(STEMI)的心电图表现如下。①ST抬高呈弓背向上型,在面向坏死区周围心肌损伤区的导联上出现。②宽而深的Q波(病理性Q波),在面向透壁心肌坏死的导联上出现。③T波倒置,在面向损伤区周围的心肌缺血区的导联出现。在背向心肌梗死区的导联则出现相反的改变,即R波增高、ST段压低和T波直立并增高。

非ST段抬心肌梗死(NSTEMI)心电图有两种类型。①无病理性Q波,有普遍性ST段压低≥0.1 mV。②无病理性Q波,也无ST段变化,仅有T波倒置。

(2)ST段抬高型心肌梗死(STEMI)的动态性改变:①超急性损伤期。发病数小时内,可无异常或出现异常高大两肢不对称的斜行抬高的T波,此期心室颤动发病率高,易发生猝死。②急性期。发病数小时后,ST段呈弓背向上状抬高,与直立的T波连接,形成单向曲线。数小时至两天内出现病理性Q波或QS波,同时R波幅度减低。Q波在3～4天内稳定不变,之后70%～80%永久存在。③亚急性期。发病数天至2周,抬高的ST段逐渐回到基线水平,T波则变为平坦或倒置。④慢性期。发病数周至数月后,T波呈V型对称性倒置,逐渐恢复正常。T波倒置亦可永久性存在。

非ST段抬高心肌梗死(NSTEMI)的动态性改变有两种类型:①先是ST段普遍压低(除aVR外),继而T波倒置加深呈对称型,但始终不出现Q波,ST段和T波的改变持续数天或数周后恢复。②T波改变在1～6个月内恢复。

(3)梗死定位:ST段抬高心肌梗死定位和定范围可根据梗死部位出现梗死图形的导联数来判断。前间壁V_1、V_2、V_3;广泛前壁V_1～V_6;前壁(局限)V_3、V_4、V_5;广泛前壁伴下壁V_1～V_6、Ⅰ、aVL、Ⅱ、Ⅲ、aVF;高侧壁Ⅰ、aVL;前侧壁V_5、V_6、Ⅰ、aVL;下壁Ⅱ、Ⅲ、aVF;下侧壁Ⅰ、aVL、Ⅱ、Ⅲ、aVF;正后壁V_7、V_8、V_9(V_1、V_2出现间接征象);右心室梗死V_{3R}、V_{4R}、V_{5R},ST段抬高≥0.05～0.1 mV或呈QS波形。

2.放射性核素

心肌显像及超声心动图检查有助于了解心室壁的运动和左心室功能,用于诊断室壁瘤和乳头肌功能失调等。

3.实验室检查

(1)血清心肌坏死标记物含量增高:①肌红蛋白在起病后2小时内升高,12小时内达高峰,24～48小时内恢复正常。敏感性强,特异性不够强。②肌钙蛋白I(cTnI),起病3～4小时后升高,于11～24小时达高峰,7～10天降至正常。它是诊断心肌梗死的敏感而特异性指标。③肌酸磷酸激酶同工酶(CK-MB),起病4小时内升高,16～24小时达高峰,3～4天后恢复正常,其增高的程度能较准确地反映心肌梗死的范围,其高峰出现时间是否提前有助于判断溶栓是否成功。

(2)血常规及生化异常:白细胞在发病24～48小时开始升高,中性粒细胞增高,嗜酸性粒细胞减少或消失,红细胞沉降率增快,C反应蛋白(CRP)或高敏C反应蛋白(hs-CRP)增高。

(四)诊断与鉴别诊断

根据典型的临床表现,特征性的心电图改变以及血清心肌坏死标志物,一般可确立诊断。对于老年患者,突发严重心律失常、休克、心力衰竭而原因未明时,应考虑本病,按AMI处理,同时进行心电图和血清心肌坏死标志物、肌钙蛋白检测等以确定诊断。对非ST段抬高心肌梗死进行心电图和血清心肌坏死标志物动态观察和肌钙蛋白测定,对诊断帮助更大。

AMI应与心绞痛、主动脉夹层、急性肺动脉栓塞、主动脉夹层分离、急腹症、急性心包炎等疾病鉴别。

(五)并发症

1.乳头肌功能失调或断裂

发病率可达50%。主要原因为乳头肌缺血、坏死。

2.心脏破裂

少见。心脏破裂多为心游离壁，约占心脏破裂的90%。偶有心室间隔破裂造成穿孔。

3.栓塞

发病率为1%～6%。如为左心室附壁血栓脱落所致，则引起脑、肾、脾或四肢动脉栓塞。以脑栓塞最为常见，若为下肢静脉血栓脱落则形成肺动脉栓塞。

4.室壁瘤

发病率为5%～20%。在心肌梗死的愈合过程中，梗死区的心肌由结缔组织所替代，局部心室壁在心腔内压力的影响下，显著地向外膨出形成心室膨胀瘤，亦称心室壁瘤，主要见于左心室。心电图ST段持续抬高。

5.心肌梗死后综合征

发病率约为10%。梗死后数周内～数月内发生的心包炎、胸膜炎或肺炎综合征(亦称Dressler综合征)。可能与自身免疫反应有关。

(六)治疗

对STEMI，应及早发现，及早住院，并加强院前处理。

1.治疗原则

尽快恢复心肌的血流灌注(到达医院后30分钟内开始经静脉内溶栓或90分钟内开始冠状动脉介入治疗)，挽救濒死的心肌，缩小心肌缺血范围，防止梗死扩大，保护和维持心脏功能，积极处理严重心律失常、心力衰竭及并发症，防止猝死。

2.监护和一般治疗

(1)休息和镇静：对血流动力学稳定且无并发症的患者可卧床休息1～3天，对病情不稳定或高危患者卧床时间应适当延长。焦虑、烦躁者，可口服地西泮，每次2.5 mg，每天3次，必要时给地西泮5～10 mg，肌内注射。

(2)吸氧：最初几天持续或间断通过鼻管面罩吸氧。

(3)心脏监护：连续心电监护，定期监测血压、心率、呼吸、体温等生命指标。有心力衰竭或休克者，宜作漂浮导管进行血流动力学监测。

(4)护理。①限制探视，保证充分睡眠和休息，禁烟、咖啡等。②根据病情确定卧床休息时间。急性期12小时内卧床休息，24小时内床上肢体活动，3天内室内走动(无低血压者)，4～5天后逐渐加大活动量。③饮食：2～3天内流质，逐渐过渡为半流质或软食，宜低脂低盐，少量多餐，严禁饱餐，适当进食蔬菜和水果。④保持大小便通畅：若2天以上未解大便，应给予缓泻剂如番泻叶、果导片，或用开塞露、肥皂水灌肠。协助患者小便。

3.解除疼痛

剧痛时用吗啡注射液2～4 mg稀释后静脉注射，或吗啡注射液5～10 mg皮下注射，或哌替啶50～100 mg，肌内注射，必要时0.5～2小时后再注射1次，以后每4～6小时可重复应用，可减轻患者的交感神经过度兴奋和濒死感。同时静脉注射硝酸甘油(10～20 μg/min)，但不能用于收缩压低于90 mmHg者。

在没有禁忌证的情况下早期应用β受体阻滞剂：并发症的早期AMI患者(发病4小时内)；并发高血压、心率快或有房性期前收缩者；重胸痛梗死有扩展者。

禁忌证：低血压(收缩压<100 mmHg)、重度心动过缓(心率<50次/分)、心功能不全、房室传导阻滞、支气管哮喘等。

药物选择：美托洛尔25～50 mg，每天2次；比索洛尔2.5～5 mg，每天1次；普萘洛尔10 mg，每天2～3次。β阻滞剂可降低心率和心肌收缩性，故可减低心肌耗氧量，防止梗死扩展，预防梗死后室壁膨胀；减少急性心肌缺血时儿茶酚胺的释放，防止严重心律失常。梗死后长期应用β阻滞剂可显著减少再梗死和猝死率。心肌再灌注治疗可有效解除疼痛。

4.抗血小板治疗

肠溶阿司匹林通过抑制血小板内的环氧化酶使血栓素 TXA_2 合成减少，达到抑制血小板聚集的作用。口服肠溶阿司匹林 1～2 小时内血浆浓度达高峰，半衰期随剂量增加而延长。首剂 150～300 mg/d，3 天后改为小剂量 100 mg 维持。氯吡格雷是新型的 ADP 受体拮抗剂，口服后起效快，不良反应明显低于噻氯匹定，初始剂量 300 mg，以后 75 mg/d 维持。

5.抗凝治疗

若无禁忌，所有急性心肌梗死患者，均应在抗血小板治疗基础上联合抗凝治疗。

6.再灌注心肌治疗

起病 3～6 小时内，最多在 12 小时内，使闭塞的冠状动脉再通，心肌得到再灌注，濒临坏死的心肌可能得以存活或使坏死范围缩小，明显降低急性期病死率及并发症的发病率，并能提高患者的生存质量。临床有溶栓治疗、经皮穿刺腔内冠状动脉成形术、支架安置术和主动脉-冠状动脉旁路移植术。

(1)溶栓疗法：常规描记 18 导联心电图(常规 15 导联＋V_{3R}、V_{4R}、V_{5R})。检查血常规、血小板、凝血功能、测血心肌坏死标记物、凝血酶原时间、纤维蛋白原。建立静脉通道，给予缓慢静脉点滴硝酸甘油。口服肠溶阿司匹林、氯吡格雷各 300 mg。

STEMI 溶栓适应证：①急性胸痛持续 30 分钟以上，但未超过 12 小时；②心电图相邻两个或两个以上导联 ST 段抬高(肢体导联≥0.1 mV、胸导联≥0.2 mV)，或新发生的完全性左(或右)束支传导阻滞；③年龄＜75 岁；④不能在 120 分钟内完成冠状动脉介入术；⑤年龄＞75 岁的 ST 段显著抬高的心肌梗死患者，经慎重权衡利弊仍可考虑；⑥ST 段抬高的心肌梗死，发病时间已达 12～24 小时，但如有进行性缺血性胸痛、广泛 ST 段抬高者也可考虑。

溶栓禁忌证：①既往发生过出血性脑卒中，6 个月内发生过缺血性脑卒中或脑血管事件；②颅内肿瘤或畸形；③近期(2～4 周)有活动性内脏出血；④未排除主动脉夹层；⑤入院时严重且未控制达标的高血压(＞180/110 mmHg)或慢性严重高血压病史。⑥目前正在使用治疗剂量的抗凝药或已知有出血倾向；⑦近期(2～4 周)创伤史，包括头部外伤、创伤性心肺复苏或较长时间(＞10 分钟)的心肺复苏。⑧近期(＜3 周)外科大手术。⑨近期(＜2 周)曾有在不能压迫部位的大血管行穿刺术。

溶栓方法：①重组人尿激酶原(Pro-UK)，先用 20 mg(4 支)溶解于 10 mL 生理盐水中，于 3 分钟内静脉注射完毕，再用 30 mg(6 支)溶于 90 mL 生理盐水中，于 30 分钟内静脉滴注完毕。②阿替普酶(rt-PA)，先从静脉内注射 15 mg 负荷剂量，然后将 50 mg 溶于生理盐水 200 mL 中，于 30 分钟内滴入，最后在 60 分钟内再静脉滴入 35 mg(有报告用其半量亦奏效)。③瑞替普酶(r-PA)，每次 10 U，间隔30 分钟各静脉注射一次。两次用药，较为方便。④替奈普酶(rhTNK-rPA)，用注射用水 3 mL 稀释16 mg(1 支)后，于 5～10 秒内静脉注射。单次用药，更加方便快捷。⑤尿激酶(UK)，用 150 万 U 溶于 100 mL 生理盐水中在 30 分钟内静脉滴入。

应用特异性纤溶酶原激活剂(重组人尿激酶原、阿替普酶、瑞替普酶、替奈普酶)溶栓之前，先给普通肝素 60 U/kg(最大量 4 000 U)静脉注射，溶栓结束后以 12 U/(kg・h)的速度静脉滴注维持至少 48 小时，检测 APTT，控制在对照值得 1.5～2.0 倍后，可改为低分子肝素皮下注射，间隔 12 小时 1 次，连用 3～5 天；非特异性纤溶酶原激活剂(尿激酶)溶栓后，据检测的凝血功能选用普通肝素或低分子肝素。

及时、准确地判断 AMI 溶栓后冠状动脉是否再通，对指导后续的治疗和判断预后都具有十分重要的意义。冠状动脉造影评价溶栓治疗效果仍是目前最客观、最直接、最有意义的指标，当前国际上多采用 TIMI 分级法判定。①冠状动脉造影直接判断：认为符合下述 TIMIⅡ级以上为再通。0 级：无再灌注或闭塞远端无血流。Ⅰ级：造影剂部分通过闭塞部位，梗死区供血冠状动脉充盈不完全。Ⅱ级：部分再灌注或造影剂能完全充盈冠状动脉远端，但造影剂进入和清除的速度较完全正常的冠状动脉为慢。Ⅲ级：完全再灌注，造影剂在冠状动脉内能迅速充盈及清除。②临床指标间接判断：胸痛 2 小时内基本消失；心电图抬高的 ST 段于 2 小时内回降≥50％；症状缓解同时出现 CK-MB 峰值时间提前(于发病后 14 小时内出现)；2 小时内出现特有的再灌注性心律失常，如舒张晚期室性期前收缩、加速性室性自主心律、室性心动过速或心室颤动、严重窦性心动过缓伴血压下降等。

(2)经皮冠状动脉介入治疗(PCI)。

直接(急诊PCI)适应证:①症状发作12小时以内且有持续新发的ST段抬高和新出现左束支传导阻滞(影响ST段的分析)的心肌梗死。②12～48小时内仍有胸痛及心肌缺血心电图证据,也可尽早实施介入治疗。③适合再灌注治疗而有溶栓治疗禁忌证者。④非ST段抬高的心肌梗死,但梗死相关动脉严重狭窄,血流≤TIMIⅡ级。

补救性PCI溶栓治疗后仍有明显胸痛,抬高的ST段无明显降低者,即溶栓不成功者应尽快行冠状动脉造影,如显示TIMIO-Ⅱ级血流,说明相关动脉未再通,宜立即施行补救性PCI。

溶栓治疗再通者的PCI溶栓治疗成功后有指征者行PCI治疗有助于消除重度残余狭窄、降低再梗死的发生;溶栓治疗成功后病情稳定时可于2～24小时内实施冠状动脉造影。

(3)紧急主动脉-冠状动脉旁路移植术:介入治疗失败或溶栓治疗无效有手术指征者。宜争取6～8小时内施行主动脉-冠状动脉旁路移植术。

7.抗心律失常和传导障碍治疗

心律失常是急性心肌梗死的常见并发症和早期主要死因之一。因此,必须及时发现和正确处理心律失常。

(1)室性心律失常:①室性期前收缩及短阵室性心动过速。对频发、多源、R-on-T室性期前收缩及短阵室速,一般首选利多卡因治疗,先用利多卡因50～100 mg静脉注射,5～10分钟后可重复1次,至期前收缩消失或总量已达300 mg,继以1～3 mg/min静滴维持48～72小时。室性快速性心律失常反复发生者可用胺碘酮治疗,先用150 mg于10分钟缓慢静脉推注,然后1 mg/min静脉滴注6小时,再0.5 mg/min维持滴注。②加速性室性自身节律。多发生于梗死后24小时以内,常见于下壁梗死,可能与窦房结缺血损伤、心室的自律性增高和再灌注心律失常有关。多属良性,一般不需特殊处理。对持续较久者可用阿托品0.5～1 mg静注,也可试用利多卡因。③持续性单形性室性心动过速伴心绞痛、肺水肿、低血压时,宜给予同步直流电复律,起始电能量200 J,如不成功可给300 J。④持续性单形性室性心动过速如不伴上述情况可给予利多卡因治疗,剂量同上,亦可用胺碘酮治疗。⑤心室颤动。尽快采用非同步直流电除颤。

(2)传导阻滞:房室传导阻滞多发生于下壁梗死,心率多在45～60次/分,QRS不宽,房室传导阻滞可呈一度、二度Ⅰ型、三度交替出现。高度以上房室传导阻滞患者可用阿托品治疗。对心率<40次/分,且伴有心衰或心源性休克者,应尽早安置临时心脏起搏器。

(3)室上性快速心律失常:偶发性房性期前收缩,一般不需治疗,但对频发或多源性房性期前收缩,可用维拉帕米。对于阵发性房性心动过速者,若无心力衰竭,可用维拉帕米5 mg加葡萄糖溶液20 mL,缓慢静注10分钟。效果不佳者,10～15分钟后可重复使用。心房颤动比心房扑动常见,发作多为暂时性,每次发作持续几分钟至数小时,绝大多数患者在24小时内中止。治疗可用洋地黄、普萘洛尔或维拉帕米。伴有明显的血流动力学障碍者,如有指征可行直流电复律。

(4)窦性心动过缓:对缓慢的心律失常可用阿托品(0.5～1 mg)肌内或静脉注射。

8.抗心力衰竭治疗

泵衰竭的主要是急性左心衰竭和心源性休克,但右心室心肌梗死常引起右心衰竭伴低血压。坏死心肌超过40%者多出现心源性休克。可根据泵衰竭的不同表现采取相应措施。左心衰竭者,除积极治疗AMI外,应选用吗啡和利尿剂为主。尽早使用短效ACEI,小剂量开始。肺水肿合并严重高血压最好选用血管扩张剂硝普钠,小剂量(10 μg/min)开始,减轻左心室的负荷,或用多巴酚丁胺10 μg/(kg·min)静脉滴注等治疗。急性肺水肿合并严重低氧血症可行人工机械通气治疗。收缩压不低于90 mmHg者可选硝酸甘油静脉滴注,从小剂量(10 μg/min)开始,逐渐加量。洋地黄制剂可促使心室壁瘤的发生,故于48小时内宜尽量避免使用。

9.低血压和休克的治疗

(1)补充血容量。估计有血容量不足或中心静脉压和肺动脉楔压低者，用右旋糖酐或5%～10%的葡萄糖补充容量。对广泛大面积心肌梗死或高龄患者应避免过度扩容诱发左心衰竭。

(2)应用升压药。补足血容量后血压仍不升，可用多巴胺3～5 μg/(kg・min)，或去甲肾上腺素2～8 μg/min，或多巴酚丁胺3～10 μg/(kg・min)静滴。下壁心肌梗死合并右室心肌梗死时常见低血压，扩容治疗是关键，若补液1～2 L后心排血量仍不增加，可用上述升压药。

(3)应用血管扩张剂。经上述处理后血压仍不升，而肺小动脉楔压增高，心排血量低，或周围血管显著收缩，以至四肢厥冷，并有发绀时，可用硝普钠15 μg/min开始，硝酸甘油10～20 μg/min开始，每5～10分钟增加5～10 μg/min，直至左室充盈压下降。

上述措施均无效时，可上主动脉内球囊反搏(IABP)，但根本措施是心肌再灌注(溶栓和急诊PCI)。AMI合并心源性休克时病死率高达80%，在IABP支持下急诊PCI可大大降低病死率。

10.血管紧张素转换酶抑制剂和血管紧张素受体Ⅱ阻滞剂的应用

在起病早期应用，从低剂量开始，如卡托普利(起始6.25 mg，然后12.5～25 mg，2次/天)、依那普利(2.5 mg，2次/天)、雷米普利(5～10 mg，1次/天)、福辛普利(10 mg，1次/天)等，有助于改善恢复期心肌的重塑，降低心力衰竭的发病率，从而降低病死率。对于前壁心肌梗死伴左心功能不全获益最大。如不能耐受血管紧张素转换酶抑制剂者可选用血管紧张素Ⅱ受体阻滞剂氯沙坦、缬沙坦或厄贝沙坦等。

11.调脂治疗

羟甲基戊二酸辅酶A(HMG-CoA)还原酶抑制剂——他汀类调脂药，可以稳定冠状动脉斑块，抗炎，改善内皮细胞功能，应尽早使用。中国专家对LDL-C干预的目标值达成共识：对低危患者控制在＜3.4 mmol/L，中危/中高危患者＜2.6 mmol/L，高危/极高危患者＜1.8 mmol/L。

12.其他并发症的治疗

梗死后综合征是继发于心肌损伤后的免疫反应，可用糖皮质激素或肠溶阿司匹林、吲哚美辛等治疗。乳头肌断裂时应施行主动脉内球囊反搏、血管扩张剂和利尿剂治疗，在渡过AMI危险期后，择期进行二尖瓣替换术。无症状的心室壁瘤不需要特殊治疗。对伴有顽固性心力衰竭、严重的心绞痛，难以控制的危险性心律失常及反复发生周围动脉栓塞的较大心室壁瘤，经内科治疗效果不佳者，宜实施手术治疗，手术时机以梗死后半年为宜。室间隔穿孔合并血流动力学障碍者，在血管扩张剂、利尿剂及IABP辅助下急诊修补。较小的室间隔穿孔无血流动力学障碍者，6周后择期手术。对合并栓塞者其治疗除溶栓、抗凝外，可采取一些对症、辅助措施；AMI后由于卧床，抵抗力降低，尤其65岁以上的老年人更易罹患肺部感染，可常规给予青霉素预防感染。

13.右心室心肌梗死的处理

右心室心肌梗死常引起右心衰竭伴低血压，而不伴有左心衰竭的表现时，可以扩张血容量。在24小时内可静脉滴注输液3～6 L，直到低血压得到纠正，如低血压未能得到纠正时可采用静脉内点滴正性肌力药多巴胺或/和多巴酚丁胺等。但24～48小时内禁用洋地黄制剂。不宜用利尿药和硝酸酯类。

14.非ST段抬高心肌梗死的处理

NSTEMI患者的住院病死率较低，但再梗死率、心绞痛再发病率和远期病死率则较高。治疗措施除了禁用溶栓治疗外与ST段抬高型心肌梗死基本相同。钙通道阻滞剂中的地尔硫䓬和抗血小板制剂肠溶阿司匹林联合应用对降低再梗死和远期病死率有显效。

对NSTEMI有“早期介入治疗”和“早期保守治疗”两种策略。应依据患者的危险分层决定。早期介入治疗是指NSTEMI患者在症状出现后不久便接受CAG或PCI，以重建冠状动脉血运，但有发生出血、血管夹层等并发症的危险；保守治疗则使用药物行抗血小板、抗凝、抗缺血以及调脂治疗。早期介入治疗又分为急诊(＜2小时)、早期(＜24小时)及72小时内。

对于血流动力学不稳定或心源性休克、药物治疗无效的顽固性心绞痛、威胁生命的室性心律失常或心脏骤停、心肌梗死合并机械并发症、急性心力衰竭及反复发生 ST-T 段动态变化的患者，建议行急诊 CAG 及血运重建术。对于心肌梗死相关的肌钙蛋白增高或 ST-T 波动态改变及 GRACE 风险评分＞140 分的患者，推荐早期 CAG 及血运重建术（＜24 小时）。对于症状反复发作且合并至少一项危险因素（肌钙蛋白增高、ST-T 改变、糖尿病、肾功能不全、LVEF＜40％或充血性心力衰竭、早期心肌梗死后心绞痛、既往 PCI 或 CABG 史、109 分＜GRACE 评分＜140 分）的患者，建议于发病 72 小时内推荐侵入治疗策略。对于低危患者可先行无创性影像学检查寻找缺血证据，并不建议常规行介入性诊疗。

五、转诊指征

（一）心绞痛的转诊指征

（1）稳定性心绞痛药物治疗效果不佳者，需要行冠状动脉 CT 造影或冠状动脉造影者。

（2）不稳定性心绞痛或非 ST 段抬高型心肌梗死者，优化药物治疗，待病情稳定后，需要行冠状动脉造影者。

（3）不稳定性心绞痛或非 ST 段抬高型心肌梗死经优化药物治疗无效，存在持续性心肌缺血者，入院 72 小时内需要紧急行冠状动脉造影者。

（4）高危不稳定性心绞痛或非 ST 段抬高型心肌梗死，经积极的优化药物治疗后仍存在明显的心肌缺血心电图相关性顽固心绞痛，或泵衰竭，或恶性心律失常，或血流动力学不稳定，应于 2 小时内行紧急冠状动脉造影和经皮穿刺冠状动脉腔内介入治疗。

（5）若突发心源性晕厥经心肺复苏成功后，应呼叫 120 救护车接转上级医院进行有效救治。

（二）心肌梗死的转诊指征

（1）发病超过 3 小时。

（2）存在溶血栓疗法的明确禁忌证。

（3）伴有泵衰竭（Killip 分级Ⅲ级及以上）、心源性休克、血流动力学或心电不稳定者。

（4）应用溶血栓药物后 60 分钟仍有持续性缺血性胸痛。

六、病例分析

案例：男性，66 岁。因“突发胸骨后持续性剧烈疼痛 5 小时”而于 2019 年 9 月 8 日收住我院心血管内科。5 小时前患者于生气后出现胸骨后剧烈疼痛，呈持续性，并向左肩部及背部放射，伴有恶心、出汗、头晕，舌下含化硝酸甘油片无缓解。既往有烟酒嗜好与冠心病家族史。无高血压、糖尿病、冠心病与血脂异常史。

查体：体温 36.8 ℃，脉搏 86 次/分，呼吸 20 次/分，血压 130/75 mmHg。急性痛苦面容，神志清晰，语言流利，自主体位，查体合作。双侧肺底部闻及中、小水泡音。心率 86 次/分，心律规整，各心脏瓣膜听诊区未闻及杂音。腹部平软。肝脾未触及肿大。双下肢无水肿。

辅助检查：血脂、血糖正常。血清肌钙蛋白 I 15 mg/mL。血 N 末端 B 型利钠肽原（NT-proBNP）1588 pg/mL。心电图示窦性心律，V_1～V_5 ST 段呈弓背向上抬高 0.3～0.35 mV。

分析：该患者为老年男性，生气后突发胸骨后持续性剧烈疼痛 1 小时，且舌下含化硝酸甘油片无缓解，心电图显示 V_1～V_5 ST 段呈弓背向上抬高，血肌钙蛋白 I 和血 N 末端 B 型利钠肽原都明显增高。诊断考虑为冠状动脉粥样硬化性心脏病、急性 ST 段抬高型心肌梗死（广泛前壁）、心功能Ⅱ级（Killip 分级），应立即给予吸氧，口服肠溶阿司匹林、瑞舒伐他汀钙片，皮下注射低分子肝素钙等，可立即安排实施经皮冠状动脉造影、冠状动脉腔内球囊扩张术、支架植入术。

第八节　心力衰竭

心力衰竭(heart failure,HF)是各种心脏结构或功能性疾病导致心室充盈和(或)射血功能受损,心排血量不能满足机体组织代谢需要,以肺循环和(或)体循环淤血,器官、组织血液灌注不足为临床表现的一组综合征,主要表现为不同程度的呼吸困难、体液潴留和活动耐力受限。心功能障碍或心功能不全是一个更广义的概念。伴有临床症状的心功能不全被称为心力衰竭。

过去认为,心力衰竭是指由于能量不足造成基因表达异常而引起的一种超负荷性心肌病,是以储备力耗竭,进而导致心力衰竭患者病情恶化和死亡。

现在认为,心力衰竭的本质并非单一疾病,主要指其临床表现错综复杂,常合并多种慢性疾病。除了心力衰竭外,常存在冠心病、高血压、心瓣膜病、心肌病和心肌炎等基础疾病、各种伴发病和(或)并发症(如糖尿病、伴快速心室率的房颤和其他心律失常、肾功能损害、贫血、慢性阻塞性肺病、心理和精神障碍等),还可伴其他危险因素(如血脂异常、肥胖、高尿酸血症、高龄等)。

一、概述

(一)心力衰竭的类型

1.左心衰竭、右心衰竭和全心衰竭

左心衰竭患者由左心室代偿功能不全引起,以肺循环淤血为特征。可出现全身乏力、夜尿增多、咳嗽、咯血、进行性呼吸困难等症状。除原有心脏病的体征之外,可出现双肺干、湿性啰音。心脏扩大,心率加快,心尖部舒张期奔马律,肺动脉瓣区第二心音亢进等体征。

右心衰竭主要见于肺源性心脏病及某些先天性心脏病,以体循环淤血为主要表现。也可继发于左心衰竭,可出现胃肠道症状、肾功能减退症状、肝区疼痛、黄疸、头痛、嗜睡、呼吸困难等。除原有心脏病体征外,可有右心室显著扩大,三尖瓣听诊区闻及收缩期吹风样杂音。颈静脉怒张,肝大,肝颈静脉逆流征阳性,下垂部位水肿,胸腹水等。

全心衰竭兼有上述两种类型心力衰竭的综合表现。

2.急性心力衰竭和慢性心力衰竭

急性心力衰竭系因急性的严重心肌损害、心律失常或突然加重的心脏负荷,使心功能正常或处于代偿期的心脏在短时间内发生衰竭或慢性心力衰竭急剧恶化。以急性左心衰竭常见,表现为急性肺水肿或心源性休克。

慢性心力衰竭有一个缓慢的发展过程,一般均有代偿性心脏扩大或肥厚及其他代偿机制的参与。慢性心力衰竭的症状与体征稳定1个月以上可称为稳定性慢性心力衰竭。稳定性慢性心力衰竭恶化称为失代偿性心力衰竭,如失代偿性心力衰竭突然发生则称为急性心力衰竭。

3.左心室心功能不全导致的心力衰竭

分为左心室射血分数降低性心力衰竭(LVEF＜40%)、左心室射血分数中间值的心力衰竭(LVEF40%～49%)和左心室射血分数保留性(正常的)心力衰竭(LVEF≥50%)。

(二)病因

1.基本病因

分为原发性心肌损害和心脏长期负荷过重两大类。

(1)心肌损害。①原发性心肌损害:缺血性心肌损害如慢性心肌缺血、心肌梗死;心肌炎和心肌病。②继发性心肌损害:糖尿病、甲状腺功能亢进症、甲状腺功能减退症、心肌淀粉样变性、系统性红斑狼疮、心脏毒性药物等所致的心肌损害。

(2)心脏负荷过重。①压力负荷(后负荷)过重:收缩期射血阻力增加,心肌代偿性肥厚。见于高血压、主动脉瓣狭、肺动脉高压、肺动脉瓣狭。②容量负荷(前负荷)过重:容量负荷增加,心腔扩大。见于主动脉瓣关闭不全、二尖瓣关闭不全;房间隔缺损、房间隔缺损、动脉导管未闭;慢性贫血、围生期心肌病等。

(3)心室前负荷不足:如二尖瓣狭窄、限制型心肌病、缩窄性心包炎、心脏压塞等,可致心室充盈受限,肺循环、体循环淤血。

2.诱因

(1)感染:以呼吸道感染最为常见,也可见于感染性心内膜炎等。

(2)心律失常:心房颤动最常见,其他快速性心律失常和严重的缓慢性心律失常均可诱发。

(3)血容量增加:摄入钠盐过多,静脉输液过快、过多等。

(4)情绪巨大波动:生气、抑郁、焦虑等。

(5)治疗不合理:突然停用利尿剂或扩血管药物等。

(6)并发其他疾病或原有心血管病变加重:如合并严重贫血、甲状腺功能亢进或慢性风湿性心瓣膜病出现风湿活动等。

(三)心力衰竭的病理生理

1.Frank-Starling 机制

Frank-Starling 定律:在一定限度内,增加心脏前负荷时,回心血量增多,左室舒张末期容量增加,随之左室舒张末期压力(LVEDP)增加,心肌纤维长度增加,心排血量增加。

当 LVEDP 达 18 mmHg 时,心脏指数(CI)不再增加(平台)。心力衰竭时心功能低下,心排血量下降。LVEDP>18 mmHg 时肺淤血,CI<2.2 L/(min·m^2)时出现低血压、休克。多见于左心室射血分数降低性心力衰竭。

2.神经体液机制

(1)交感神经兴奋性增强:血中去甲肾上腺素水平升高,提高心率,增强心肌收缩力,增加心排血量,周围血管收缩,还具有促心律失常作用和心肌细胞毒性作用。

(2)肾素-血管紧张素-醛固酮系统(RAAS)激活:心排血量降低致肾血流量减低,心肌收缩力增强,周围血管收缩维持血压,血液再分配;醛固酮分泌增多,水、钠潴留,体液量和心脏前负荷增加。RAAS 长期激活,心脏和血管重塑,将加重心肌损伤和心功能恶化。

(3)体液因子的变化。①精氨酸升压素(AVP):具有抗利尿、促周围血管收缩作用。心力衰竭时,血浆 AVP 水平升高。早期效应有益,长期增加心力衰竭恶化。②利钠肽:心钠肽(ANP)与脑钠肽(BNP)具有利尿排钠、扩张血管作用。心力衰竭时,分泌量增多,可作为评定心力衰竭进程和判断预后的指标。③内皮素:具有强效缩血管作用,并参与心脏重塑过程。心力衰竭时,血浆内皮素水平增高。④其他细胞因子与炎性介质:转化生长因子-β 及血液循环中的炎性因子、肿瘤坏死因子-α 等参与心力衰竭时病理生理的发生过程。

3.心室重塑

在心脏功能受损时,心腔扩大、心肌肥厚的代偿过程中,心肌细胞、胞外基质、胶原纤维网等都会发生相应的变化,即心室重塑。它是心力衰竭发生发展的最基本病理机制。任何形式的重塑,都会引起心脏舒缩功能乃至心力衰竭的发生。

4.心肌能量代谢障碍

心脏是一个高能量消耗的器官。当心肌能量供不应求而出现心肌能量“饥饿”状态时,将导致心肌细胞坏死、纤维化、心肌的舒缩障碍,从而发生心力衰竭。

二、慢性心力衰竭

慢性心力衰竭是大多数心血管疾病的终末期表现和最主要的死因。我国 35～74 岁患病率0.9%,随年龄增加而升高,70 岁以上患病率升至 10%以上。4 年病死率达 50% ,严重心力衰竭患者 1 年病死率达50%。

（一）临床表现

1.左心衰竭

(1)症状。①程度不同的呼吸困难：早期可表现为劳力性呼吸困难；随着病情的逐渐加重表现为不能平卧的端坐呼吸；夜间入睡时由于回心血量增加、横隔抬高肺活量减少、迷走神经张力增加而被憋醒取坐位休息后症状缓解，再入睡一段时间后再次被憋醒，取坐位休息后症状又缓解，此种现象称为夜间阵发性呼吸困难；发展至最严重时，即为急性肺水肿，又称为心源性哮喘。②咳嗽、咳痰、咯血：常咳白色浆液性泡沫状痰，偶见痰中夹杂血丝。严重者，可咯粉红色泡沫样痰。③倦怠、乏力、心慌、头晕、少尿等。

(2)体征。①双侧肺部对称性湿啰音，侧卧时下垂侧湿啰音更多。②心脏体征。包括基础心脏病的体征及第三心音或第四心音奔马律等。

2.右心衰竭

(1)症状。①消化道症状：腹胀、恶心、食欲不振等。②劳力性呼吸困难：继发于左心衰竭者、单纯右心衰竭(左向右分流、肺部疾病)均有呼吸困难。

(2)体征。①下垂性水肿：凹陷性，部位与体位有关。②颈静脉征：颈静脉搏动增强、充盈、扩张，肝颈静脉反流征阳性。③肝大、压痛：淤血性肝大，肝功能损伤，晚期出现心源性肝硬化。④胸腔积液、腹水：胸腔积液以双侧多见，右侧多于左侧，单侧时以右侧多见。肝硬化时，可出现腹水。⑤心脏体征：原发心脏疾病，三尖瓣相对关闭不全的收缩期杂音。

(3)全心衰竭兼具左心衰竭及右心衰竭的症状和体征。

（二）心力衰竭的分期和分级

1.心力衰竭分期

(1)前心力衰竭阶段(A期)：只存在心力衰竭高危因素，尚无心脏结构或功能异常。

(2)前临床心力衰竭阶段(B期)：无心力衰竭症状和(或)体征，已有心脏结构改变，如左心室肥厚、陈旧性心肌梗死等。

(3)临床心力衰竭阶段(C期)：已有心脏结构改变，既往或目前有心力衰竭症状和(或)体征。

(4)难治性终末期心力衰竭阶段(D期:)严格优化内科治疗后，休息时仍有症状，常伴心源性恶病质，须反复长期住院。

2.心力衰竭的分级

心力衰竭的严重程度常采用美国纽约心脏病学会议(NYHA)的心功能分级方法。

Ⅰ级：心脏病患者日常活动量不受限制。

Ⅱ级：心脏病患者日常活动量轻度受限。

Ⅲ级：心脏病患者日常活动量明显受限。

Ⅳ级：心脏病患者不能从事任何体力活动。

3.6分钟步行试验

用于评定患者的运动耐力、严重程度和疗效。要求患者在平直走廊里尽快行走，测定6分钟的步行距离。据美国Carvedilol研究设计的标准：>450 m，轻度心力衰竭；150～450 m，中度心力衰竭；<150 m，重度心力衰竭。

（三）实验室检查

(1)利钠肽：血B型利钠肽(BNP)及其N末端B型利钠肽原(NT-pro BNP)已成为公认的诊断心力衰竭、患者管理、临床事件风险评估的重要客观指标。

(2)肌钙蛋白：严重心力衰竭时肌钙蛋白可增高。主要是明确是否存在急性冠状动脉综合征。

(3)常规检查：三大常规、肝肾功能、生化指标等。

(4)心电图：无特异性。

(5)超声心动图：较准确地提供心腔大小、形态、运动、瓣膜功能及估测心功能。

(四)诊断与鉴别诊断

1.诊断

心力衰竭的诊断是综合病因、病史、症状、体征及心脏超声诊断、心电图检查等而做出的。首先应有明确的器质性心脏病的诊断。心力衰竭综合征的症状、体征是诊断心力衰竭的重要依据。疲乏、无力等由于心排血量减少的症状并无特异性,诊断价值不大,而左心衰竭的肺淤血引起不同程度的呼吸困难,右心衰竭的体循环淤血引起的颈静脉怒张、肝大、水肿等是诊断心力衰竭的重要依据。

脑利钠肽(BNP)和N端前脑利钠肽(NT-pro BNP)心力衰竭的诊断、鉴别诊断、危险分层和预后评估、疗效判断方面具有肯定的意义。BNP＜100 ng/L 或 NT-pro BNP＜300 ng/L 时,通常可排除急性心力衰竭;BNP＜35 ng/L 或 NT-pro BNP＜125 ng/L 时,通常可排除慢性心力衰竭,但其敏感度和特异度较急性心力衰竭低。

2.鉴别诊断

心力衰竭应与以下疾病相鉴别。

(1)支气管哮喘:左心衰竭所引起的心源性哮喘应与支气管哮喘鉴别。前者多见于器质性心脏病患者,发作时必须坐起,重症者肺部有干、湿性啰音,甚至咳粉红色泡沫痰;后者多见于青少年,常有过敏史,发作时双肺可闻及典型哮鸣音,咳出白色黏痰后呼吸困难常可缓解。测定血浆 BNP 或 NT-pro BNP 水平对二者的鉴别具有较大的参考价值。

(2)心包积液、缩窄性心包炎:应根据病史、心脏及周围血管体征进行鉴别,超声心动图、心脏核磁共振可确诊。

(3)肝硬化腹水伴下肢水肿:应与慢性右心衰竭鉴别,除基础心脏病体征有助于鉴别外,非心源性肝硬化不会出现颈静脉怒张等上腔静脉回流受阻的体征。

(五)治疗

1.治疗原则与目的

(1)治疗原则:①去除病因或限制原因;②减轻心脏负荷;③增强心肌收缩力;④改善心脏舒张功能;⑤支持疗法和对症处理。

(2)治疗目的:①提高运动耐量,改善生活质量;②阻止或延缓心室重塑防止心肌损害进一步加重;③降低病死率。

(3)治疗观念的更新与治疗常规:传统的“强心、利尿、扩血管”曾被认为是经典的心力衰竭治疗常规,虽能改善症状,但不能改善预后。单纯血管扩张剂与正性肌力药物(地高辛除外)长期应用增加病死率。目前转变为以神经内分泌拮抗剂和利尿剂为基本治疗措施。

(4)按心力衰竭分期治疗。①前心力衰竭阶段:控制危险因素,应用 ACEI,预防心力衰竭发生。②前临床心力衰竭阶段:ACEI＋β受体阻滞剂。③临床心力衰竭阶段:ACEI(ARB)＋β受体阻滞剂＋利尿剂＋醛固酮拮抗剂,疗效不佳时加用地高辛,可用沙库巴曲缬沙坦钠(ARNI)可替代 ACEI(ARB)。心室收缩不同步时应用 CRT 或(CRT-D)。④难治性终末期心力衰竭阶段:强化治疗,特殊措施干预。

2.慢性心力衰竭的治疗

去除病因或限制病因针对诱发因素和基本病因采取有力措施。

(1)一般治疗:①限制活动,保证足够休息睡眠;②限制钠盐摄入:限钠(＜3 g/d)有助于控制 NYHA 心功能Ⅲ～Ⅳ级淤血症状和体征;心力衰竭急性发作伴有容量负荷过重者,限钠应更加严格(＜2 g/d);③视病情而定。

(2)药物治疗。

利尿剂的应用:对伴有液体潴留的患者或曾有液体潴留的所有心力衰竭患者均应给予利尿剂。利尿剂应看作是唯一有效治疗心力衰竭的关键和基础。在临床上多采用排钾利尿剂(如呋塞米、氢氯噻嗪)与保钾利尿剂联合应用,但也要注意电解质平衡。新型利尿剂托伐普坦是一种血管升压素 V_2 受体拮抗剂,排水不利钠,可用于伴顽固性水肿或低钠血症的心力衰竭患者。

血管紧张素转换酶抑制剂(ACEI):ACEI有益于慢性心力衰竭的治疗,所有左心室射血分数降低性心力衰竭的患者必须且终身服用ACEI,除非有禁忌证。不能耐受ACEI的患者使用血管紧张素Ⅱ受体阻滞剂(ARB)。适应证包括:①所有左心室收缩功能不全(LVEF<40%)的患者,除非有禁忌证或不能耐受;无症状的左室收缩功能不全患者也可使用;伴有体液潴留者应与利尿剂合用。②适用于慢性心力衰竭(轻、中、重度)患者的长期治疗。禁用于对ACEI曾有严重不良反应者、低血压者和妊娠期妇女。慎用于双侧肾动脉狭窄和高血钾症患者。应用的基本原则是从很小剂量起始,逐渐递增,直至达到目标剂量和最大耐受剂量后可终生使用维持治疗。一般每隔3～7天剂量倍增一次。剂量调整的快慢取决于每个患者的临床表现。

β-受体阻滞剂:肾上腺素受体通路的过度激活对心脏有害。目前有证据用于心力衰竭的β_1受体阻滞剂美托洛尔、比索洛尔等和兼有β_1、β_2和α_1受体阻滞作用的卡维地洛。适应证包括所有NYHA心功能Ⅱ、Ⅲ级患者病情稳定,LVEF<40%患者,除非有禁忌证或不能耐受。禁忌证有支气管痉挛疾病、心动过缓、二度以上房室阻滞患者。应用时可从极低剂量开始,每隔2～4周加倍,直至达最大剂量和最大耐受量后维持治疗。

醛固酮受体拮抗剂:适用于NYHAⅡ～Ⅳ级的所有LVEF<35%的中、重度心力衰竭患者。急性心肌梗死后、LVEF<40%,有心力衰竭症状或既往有糖尿病史的患者亦可应用。禁用于伴高钾血症和肾功能异常者。螺内酯起始剂量为10 mg/d,最大剂量为20 mg/d,有时也可隔天给予。国外推荐依普利酮起始剂量为25 mg/d,逐渐加量至50 mg/d。醛固酮受体拮抗剂与β-受体阻滞剂一样,具有降低心力衰竭患者心源性猝死率的有益作用。

洋地黄制剂:洋地黄通过抑制心肌细胞膜Na^+,K^+-ATP酶,使细胞内Na^+水平升高,促进Na^+-Ca^{2+}交换,细胞内Ca^{2+}水平提高,从而发挥正性肌力作用。对以应用利尿剂、ACEI(或ARB)、β-受体阻滞剂、醛固酮受体拮抗剂,而仍持续有症状,LVEF≤45%的患者可加用地高辛,伴有快速心室率的心房颤动患者尤为适合。禁忌证:①预激综合征伴心房颤动。②二度或以上房室阻滞。③病态窦房结综合征(无起搏器保护者;急性心肌梗死后24～48小时内患者,特别是有进行性心肌缺血者,应禁忌或慎用)。洋地黄制剂可分为快速制剂如毛花苷C、毒毛花苷K及中速作用的地高辛,可据不同病情酌情应用。地高辛多采用维持量疗法(0.125～0.25 mg/d)。

伊伐布雷定:是一种选择性窦房结I_f离子通道阻滞剂可单纯降低心力衰竭患者的窦性心律和住院风险。

血管扩张剂:对于无法使用ACEI/ARB/ARNI的有症状左心室射血分数降低性心力衰竭患者,合用硝酸酯与肼屈嗪治疗可能改善症状。

钙离子通道阻滞剂:此类药物不宜应用。合并高血压或心绞痛者需用时,可选择氨氯地平或非洛地平。

血管紧张素受体-脑啡肽酶抑制剂:沙库巴曲缬沙坦钠(ARNI)是近年来心力衰竭治疗上最重要的发现。该药能明显降低心力衰竭患者的心血管病死率及再住院率。中国的沙库巴曲/阿利沙坦钠片已成功申请为抗心力衰竭Ⅰ类新药并完成Ⅲ期临床试验研究。

环磷腺苷(cAMP)依赖性正性肌力药物的静脉应用:包括β-肾上腺素能激动剂如多巴胺、多巴酚丁胺及磷酸二酯酶抑制剂如米力农。对难治性终末期心力衰竭患者,仅作为姑息疗法。对心脏移植前终末期心力衰竭、心脏手术后心肌抑制所致的急性心力衰竭,可短期应用3～5天。多巴酚丁胺100～250 μg/min;多巴胺250～500 μg/min;米力农负荷量2.5～3 mg,继以20～40 μg/min,均为静脉给予。

(3)非药物治疗。

心脏再同步化治疗(CRT):心力衰竭患者接受药物优化治疗至少3个月后仍有下列情况时应行CRT治疗。①窦性心律,QRS时限≥150毫秒,LBBB,LVEF≤35%的症状性心力衰竭;②窦性心律,QRS时限≥150毫秒,非LBBB,LVEF≤35%的症状性心力衰竭;③窦性心律,QRS时限130～149毫秒,LBBB,LVEF≤35%的症状性心力衰竭;④窦性心律,130毫秒≤QRS时限<150毫秒;非LBBB,LVEF≤35%的

症状性心力衰竭；⑤需要高比例（>40%）心室起搏的左心室射血分数降低性心力衰竭患者。

植入式心律转复除颤器（ICD）：凡是符合下列条件者可推荐使用 ICD。①慢性心力衰竭伴低 LVEF 者，曾有心脏停搏、心室颤动或伴有血流动力学不稳定的室速，推荐植入 ICD 作为二级预防以延长生存。②缺血性心脏病者，优化药物治疗至少 3 个月，心肌梗死后至少 40 天及血运重建至少 90 天，预期生存期超过 1 年：NYHA Ⅱ～Ⅲ级，LVEF≤35%，推荐植入 ICD 作为一级预防，减少心脏性猝死，从而降低总病死率；LVEF≤30%，NYHA Ⅰ级，推荐植入 ICD 作为一级预防，减少心脏性猝死，从而降低总病死率；③非缺血性心力衰竭者，优化药物治疗至少 3 个月，预期生存期超过 1 年：LVEF≤35%，NYHA Ⅱ～Ⅲ级，推荐植入 ICD 作为一级预防，减少心脏性猝死，从而降低总病死率；LVEF≤35%，NYHA Ⅰ级，可考虑植入 ICD。

心脏移植：可作为终末期心力衰竭的一种治疗方法，主要适用于无其他可选择方法的重度心力衰竭患者。

三、急性心力衰竭

急性心力衰竭（AHF）是指心力衰竭急性发作和（或）加重的一种临床综合征，可表现为急性新发或慢性心力衰竭急性失代偿。

（一）临床分类

（1）急性左心衰竭常见，主要表现为急性肺水肿，严重者为心源性休克。是本节讨论的主要内容。

（2）急性右心衰竭少见，发生于急性右室梗死、大块肺栓塞引起的急性肺心病。

（3）非心源性急性心力衰竭如心肾综合征等。

（二）严重程度分类

Killip 分级仅适用于评价急性心肌梗死时心力衰竭的严重程度。

Ⅰ级：无心力衰竭症状、体征。

Ⅱ级：有症状、体征；50%以下肺野湿性啰音；奔马律、肺淤血。

Ⅲ级：严重症状、体征；肺水肿；50%以上肺野湿性啰音。

Ⅳ级：心源性休克。

（三）临床表现

突发严重呼吸困难，呼吸频率达 30～40 次/分，端坐位，发绀，大汗淋漓、烦躁，咳粉红色泡沫样痰，从口鼻涌出。双肺布满湿啰音及哮鸣音；心率快，心尖部听诊区闻及舒张早期第三心音奔马律。血压开始为反应性升高，以后血压下降，甚至休克状态。意识障碍、昏迷，直至呼吸、循环衰竭死亡。

（四）诊断与鉴别诊断

根据典型的临床症状及体征，一般不难做出诊断。需与支气管哮喘等鉴别。

（五）治疗

1.基本处理

（1）体位：对静息状态下有明显呼吸困难者，应取半卧位或端坐位，双下肢下垂以减少回心血量，降低心脏前负荷。

（2）吸氧：适用于低氧血症和明显呼吸困难的患者。鼻导管吸氧法，从低氧流量（1～2 L/min）开始，若无二氧化碳潴留时，可行高氧流量吸氧（6～8 L/min）。对伴呼吸性碱中毒者，可行面罩吸氧。必要时，还可采用无创性或气管插管呼吸机辅助通气治疗。

（3）镇静药物的应用：对烦躁不安而除外伴有持续低血压、休克、意识障碍、严重的慢性阻塞性肺病等情况者，可缓慢静脉注射吗啡，每次 2.5～5.0 mg，也可皮下或肌内注射。也可用哌替啶 50～100 mg 肌内注射。

（4）利尿药物的应用：①首选呋塞米注射液，先静脉注射 20～40 mg，继以静脉滴注 5～40 mg/h，总剂量在起初 6 小时不超过 100 mg，24 小时不超过 240 mg。②托拉塞米，每次 10～20 mg，静脉注射，每 2 小时可重复用药。③布美他尼注射液，每次 0.5～2 mg，肌内注射；或于 2 分钟内静脉注射；或每次 2～5 mg，于 30～60 分钟内静脉滴注，2～3 小时后可重复用药。④联合应用氢氯噻嗪（25～50 mg，2 次/天）或螺内酯（20～40 mg，1 次/天）时，其疗效优于单一利尿药的大剂量。

（5）氨茶碱、喘定：可解除支气管痉挛，并有一定的增加心肌收缩力作用。

（6）洋地黄类药物：毛花苷 C 缓慢静脉内给药可用于快心室率心房颤动并左室射血分数降低的心力衰竭患者。

2.血管活性药物

（1）血管扩张药物的应用：适合急性心力衰竭的早期阶段。收缩压＞110 mmHg 者可安全应用；收缩压 90～110 mmHg 者，谨慎应用；收缩压＜90 mmHg 者，禁用。主要通过降低左、右心室充盈压和全身血管阻力，从而减轻心脏负荷，缓解呼吸困难。

常用药物有硝酸酯类、硝普钠、重组人 B 型利脑肽（rhBNP）、α 受体拮抗剂乌拉地尔、酚妥拉明等。①硝酸酯类药物：硝酸甘油静脉滴注从 5～10 μg/min，每 5～10 分钟递增 5～10 μg/min，最大剂量 100～200 μg/min。②硝普钠：适用于严重心力衰竭、原有后负荷增加以及伴心源性休克者。宜从小剂量 10 μg/min开始，可酌情逐渐增加剂量至 50～250 μg/min，静脉滴注，疗程不超过 72 小时。③重组人 B 型利脑肽（rhBNP）：较硝酸甘油静脉制剂更能够显著减低 PCWP 以缓解呼吸困难。先给予负荷剂量 1.5 μg/kg，静脉缓慢注射，继以 0.0075～0.0150 μg/（kg · min）静脉滴注；也可不用负荷剂量而直接静脉滴注，疗程一般为 3 天，不超过 7 天。④乌拉地尔：具有外周及中枢双重扩血管作用。通常静脉滴注100～400 μg/min，可逐渐增加剂量，并根据血压及临床情况调整。⑤可试用小剂量血管紧张素转化酶抑制剂（ACEI），心力衰竭病情稳定 48 小时后，逐渐加量。⑥不能应用 ACEI 者，可用血管紧张素受体拮抗剂（ARB）替代。近年来，血管紧张素受体-脑啡肽酶抑制剂沙库巴曲缬沙坦钠（ARNI）能明显降低心力衰竭患者的心血管病死率及再住院率，可代替 ACEI 或 ARB 类药物。

（2）正性肌力药物的应用。①β 受体兴奋剂：多巴胺 250～500 μg/min，静脉滴注，一般从小剂量开始，逐渐增量并短期应用；多巴酚丁胺 100～250 μg/min，静脉滴注。②磷酸二酯酶抑制剂：米力农，首剂 25～50 μg/kg 缓慢静脉注射，继以 0.25～0.50 μg/（kg.min）静脉滴注。③左西孟旦：一种钙增敏剂，首剂 12～24 μg/kg 缓慢静脉注射，继以 0.1 μg/（kg.min）静脉滴注，对于收缩压低于 100 mmHg 者，可直接用维持量。

（六）病例分析

案例：女性，88 岁。因“突发呼吸困难、咯粉红色泡沫样痰 2 小时”而于 2019 年 10 月 28 日收住我院心血管内科。既往有原发性高血压史 30 年，长期口服降血压药物，控制不佳。无冠心病、血脂异常等病史。

查体：体温 36.5 ℃，脉搏 122 次/分，呼吸 30 次/分，血压 190/80 mmHg。急性面容，神志清晰，语言流利，端坐体位，查体欠合作。双肺中、下部闻及中、小水泡音和干啰音。心率 122 次/分，心律规整，主动脉瓣听诊区闻及 2/6 级收缩期杂音，二尖瓣听诊区闻及第三心音奔马律。腹部平软。肝脾未触及肿大。双下肢无水肿。

辅助检查：血脂、血糖正常。血心肌损伤标记物均正常。血 N 末端 B 型利钠肽原（NT-pro BNP）5888 pg/mL。心电图示窦性心律，窦性心动过速，T 波正常，V_5～V_6 ST 段下移 0.02～0.03 mV。

分析：该患者为老年女性，生气后突发呼吸困难、咯粉红色泡沫样痰 2 小时，心电图无心肌梗死与心肌缺血图形变化，血心肌损伤标记物均正常。诊断考虑：急性肺水肿心功能Ⅳ级（NYHA 分级），应立即给予持续高流量吸氧、舌下含化卡托普利片 12.5 mg，静脉注射呋塞米注射液 20 mg，持续静脉内泵入重组人 B 型利脑肽注射液。先给予负荷剂量 1.5 μg/kg，静脉缓慢注射，继以 0.0075～0.0150 μg/（kg · min）持续静脉给药；也可不用负荷剂量而直接静脉内泵入，疗程一般为 3 天，不超过 7 天。或持续静脉内泵入左西孟旦注射液，首剂 12～24 μg/kg 缓慢静脉注射，继以 0.1 μg/（kg · min）静脉滴注，对于收缩压低于 100 mmHg者，可直接用维持量。7～10 天应用一次。严密监测生命体征的变化，随时根据血压、心率变化及时调整泵入速度。其他药物如洋地黄、盐酸吗啡注射液、伊伐布雷定等，酌情选用。

第九节 心律失常

心律失常是指心脏冲动的频率、节律、起源部位、传导速度或激动次序的异常。按其发生原理，区分为冲动形成异常和冲动传导异常两大类。按照心律失常发生时心率的快慢，可分为快速性与缓慢性心律失常两大类。临床表现取决于节律和频率异常对血流动力学的影响，轻者出现心慌、心悸、运动耐量降低，重者可诱发或加重心功能不全、Adams-Stokes 综合征，甚至心脏性猝死。心电图表现是主要诊断依据，复杂心律失常应进行心脏电生理检查。

一、窦性心动过速

正常窦性心律的冲动起源于窦房结，频率为 60～100 次/分；窦性 P 波在Ⅰ、Ⅱ、aVF 导联直立，aVR 倒置；PR 间期 0.12～0.20 秒；P-QRS-T 顺序出现。心电图符合窦性心律的上述特征，成人频率超过 100 次/分为窦性心动过速。

(一)病因

(1)吸烟、饮用浓茶、咖啡或过量饮酒、体力活动及情绪激动时。可见于健康人。

(2)发热、贫血、休克、甲状腺功能亢进、心肌缺血、充血性心力衰竭。

(3)应用阿托品、肾上腺素等药物。

(二)临床表现

心慌、乏力、运动耐量下降，重者诱发心绞痛或心功能不全等。

(三)诊断

心电图窦性 P 波，频率>100 次/分。

(四)鉴别诊断

窦性心动过速通常逐渐开始和终止，频率多在 100～150 次/分，偶尔高达 200 次/分。刺激迷走神经可使频率逐渐减慢，停止刺激后又加速至原先水平。

(五)治疗

祛除病因，消除诱因，必要时 β 受体拮抗剂或非二氢吡啶类钙离子通道阻滞剂(如地尔硫䓬)可用于减慢心率。

二、慢性病态窦房结综合征

因窦房结冲动形成异常或传导障碍而引起的严重窦性心动过缓、窦性停搏和(或)窦房传导阻滞，导致重要器官供血不足的临床综合征。

(一)病因

多为窦房结本身病变引起的，也可见于冠心病、心肌病、心肌炎和心包炎等。

(二)临床表现

起病隐匿，早期多无明显症状，逐渐出现心悸、胸闷、头晕、乏力和运动耐量下降等症状，重者心绞痛、晕厥、阿-斯综合征，甚至室颤、心脏停搏。

(三)诊断

1.心电图

可见严重窦性心动过缓(窦性心律，频率<50 次/分)、窦性停搏(>2 秒长间歇)和二度以上窦房传导阻滞、交界性或室性逸搏心律(如图 8-1 所示)。过长时间的窦性停搏(>3 秒)且无逸搏发生时，可出现黑矇、晕厥，重者发生 Adams-Stokes 综合征，甚至死亡。部分患者心动过缓与房性快速性心律失常（房性心动过速、心房扑动或房颤）交替发作，临床上称为慢-快综合征。

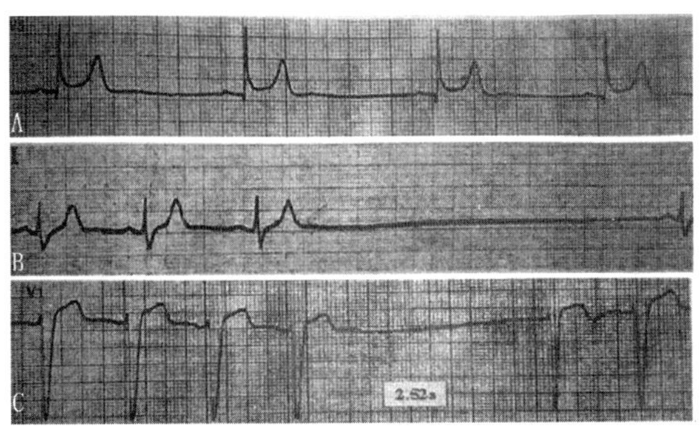

图 8-1　病态窦房结综合征

A.窦性心动过缓；B.窦性停搏；C.窦房传导阻滞

2.动态心电图

比心电图更易发现上述心电图异常。

（四）鉴别诊断

需除外生理因素（运动员出现的窦性心动过缓）、药物作用（β 受体阻滞剂）和其他疾病（阻塞性黄疸、甲状腺功能减退、高钾血症）对窦房结功能的影响。

（五）治疗

（1）无症状者，随诊观察。

（2）出现症状者，短时间可应用阿托品、异丙肾上腺素，应尽快接受起搏器治疗。

（3）心脏起搏治疗后仍有心动过速发作，可同时应用抗心律失常药物。

三、房性期前收缩

亦称房性早搏，简称房早，是指起源于窦房结以外心房的任何部位的心房性异位搏动。临床上常见。

（一）病因

健康人在吸烟、饮酒或咖啡、紧张时可发生，各种器质性心脏病房早发病率较高。

（二）临床表现

主要表现为心悸，胸闷，乏力，停跳感；部分患者无症状。多为功能性，正常成人 24 小时心电图检测，大约 60%有房早。

（三）诊断

心电图：房早的 P′波提前出现，与窦性 P 波形态不同；P′-R 间期可正常、可延长或不能下传；QRS 波群形态多正常，如发生室内差异性传导亦可出现 QRS 宽大畸形；代偿间歇不完全（图 8-2）。

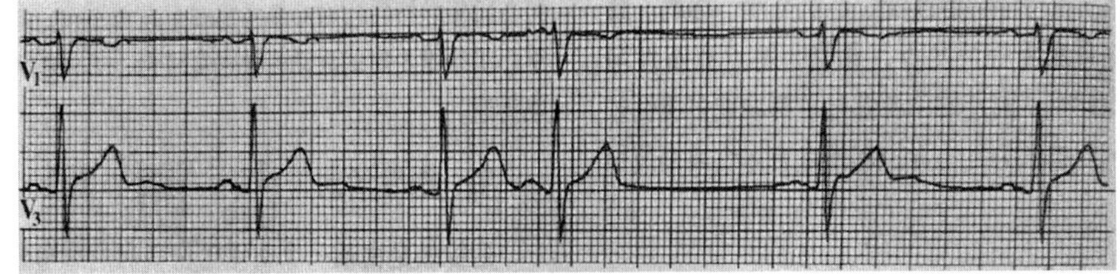

图 8-2　房性期前收缩

（四）治疗

通常无需治疗。戒除不良习惯。症状明显或触发室上性心动过速时，可给予药物治疗，治疗药物包括普罗帕同或 β 受体阻滞剂。

四、心房扑动

简称房扑，是介于房速和房颤之间的快速性心律失常。患者多伴有器质性心脏病。

（一）病因

常见于风湿性心脏病、冠心病等各种器质性心脏病，也可见于甲亢、先天性心脏病（如房缺修补术后）、乙醇中毒、心包炎等。部分患者无明显病因。

（二）临床表现

患者的症状主要与心房扑动的心室率有关，心室率不快时，患者可无症状；心室率极快时可诱发心绞痛和心功能不全，偶可引起血栓栓塞。

（三）诊断

心电图：①P 波消失，代之以大小、形态、间距一致的锯齿状 F 波；②频率为 250～350 次/分；③固定比例下传时，心律规则，反之心律不规则（图 8-3）。

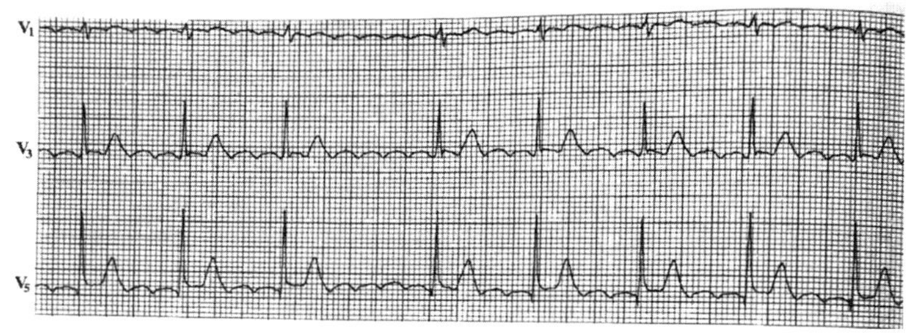

图 8-3　心房扑动 3∶1～5∶1 传导

（四）治疗

1.药物治疗

减慢心室率的药物包括钙离子通道阻滞剂（首选维拉帕米）、β受体阻滞剂和洋地黄制剂（地高辛、毛花苷 C）。转复心房扑动的药物包括ⅠA（如奎尼丁）或ⅠC（如普罗帕酮）类抗心律失常药，如心房扑动合并冠心病、心力衰竭时应选用胺碘酮。

2.非药物治疗

直流电复律是终止心房扑动最有效的方法，首选体外同步心脏电复律（双相波 50 J 开始）。射频消融可根治心房扑动，因心房扑动的药物治疗有限，对症状明显或血流动力不稳定的，可选择射频消融术。

3.持续性心房扑动

有血栓栓塞风险，应予以抗凝，同房颤。

五、心房颤动

简称房颤，是指规则有序的电活动丧失，代之以快速无序的颤动波，从而引发心房和心室功能的紊乱。分为初发房颤（首次发作）、阵发性房颤（持续时间≤7 天）、长程持续性房颤（持续时间＞1 年）、永久性房颤（持续时间＞1 年，且不再考虑复律）。

（一）病因

（1）心脏瓣膜病（常见于二尖瓣狭窄），冠心病，高血压性心脏病，心肌病，慢性心包炎，心力衰竭。

（2）甲状腺功能亢进、乙醇性心肌损害。

（3）部分房颤原因不明，称为特发性房颤。

（二）临床表现

1.症状

房颤症状的轻重受心室率快慢的影响。心室率不快时，患者可无症状。心室率超过 150 次/分时可发生心绞痛和充血性心力衰竭。部分患者可发生附壁血栓而引起血栓栓塞。

2.体征

脉搏短绌，心脏听诊心律绝对不齐，第一心音强弱不等。

（三）诊断

心电图：窦性 P 波消失，代之以 f 波，频率 350～600 次/分，V_1 导联较清楚；QRS 波群节律不规则，R-R 间期绝对不等（图 8-4）。

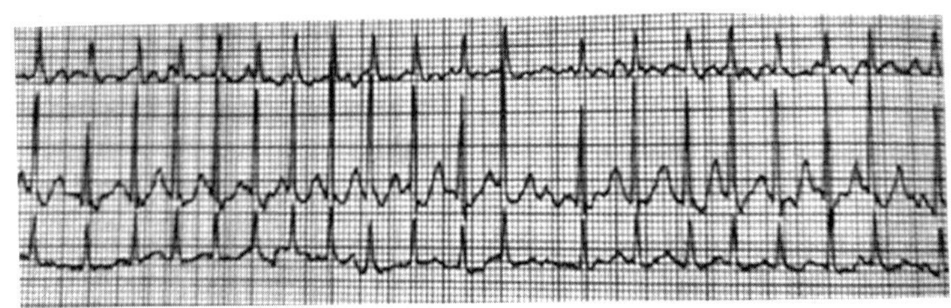

图 8-4　快速型心房颤动

（四）治疗

1.积极寻找原发病和诱发因素

心脏超声检查、甲状腺功能检查等。

2.抗凝治疗

（1）进行 CHA_2DS_2-VASC 评分（见表 8-2）：男 0 分，女 1 分——暂时不抗凝；男 1 分，女 2 分——建议抗凝；男 2 分，女 3 分——强烈建议抗凝。

表 8-2　cHA_2DS_2-VASC 评分

危险因素	分值
充血性心力衰竭/左心功能不全(C)	1
高血压(H)	1
年龄≥75 岁(A)	2
糖尿病(D)	1
卒中/TIA/血栓(S)	2
血管病变(V)	1
年龄 65～74 岁(A)	1
性别(女性)(SC)	1
总分	9

（2）抗凝药物。①华法林：起始剂量 2.5 mg/d，每周检测 INR，抗凝强度稳定后，每月复查 1～2 次（一般情况，INR 2.0～3.0；年龄＞70 岁，INR 1.8～2.5；冠心病三联用药 INR 2.0～2.5；二尖瓣机械瓣膜 INR 至少 2.5；主动脉瓣机械瓣膜 INR 至少 2.0）；②新型口服抗凝药（NOAC：直接Ⅹa 因子抑制剂，利伐沙班 15～20 mg，每天 1 次（肌酐清除率＜50 mL/min 者减量，肌酐清除率＜15 mL/min 者，不推荐）；直接凝血酶抑制剂：达比加群 110 mg，每天 2 次，或 150 mg，每天 2 次（肌酐清除率＜50 mL/min 者，不推荐）；所有 NOAC 不适用于终末期肾病，机械瓣膜置换术后和中重度二尖瓣狭窄患者。

（3）所有患者进行 HAS-BLED 评分：见表 8-3。

3.转复和维持窦性心律

（1）房颤发作期心室率控制：无论是急性发作期，还是慢性持续期，心室率控制目标为＜110 次/分。用药前做心脏超声。①LVEF＜40%，最小剂量β受体阻滞剂，可加用地高辛；LVEF≥40%，β受体阻滞剂或地尔硫䓬或维拉帕米，可加用地高辛。②房室结或希氏束消融联合 VVI 起搏器植入。

表 8-3 HAS-BLED 评分

临床特点	计分
高血压(H)	1
肝、肾功能异常(各 1 分)(A)	1 或 2
卒中史(S)	1
出血史(B)	1
INR 值波动(L)	1
老年(如年龄>65 岁)(E)	1
药物或嗜酒(各 1 分)(D)	1 或 2
积分≥3 分为高危患者	最高值 9 分

(2)房颤复律与窦性心律维持。①房颤发作持续时间<48 小时,若有急性复律指征,在应用肝素或低分子肝素前提下,可立即电复律或药物复律;择期复律:房颤持续时间≥48 小时或持续时间不明者,应先予抗凝治疗 3 周和转复为窦性心律后继续抗凝 4 周,无缺血性心脏病,心功能正常者建议首选胺碘酮或普罗帕酮;②窦性心律维持:心功能正常者首选普罗帕酮或索他洛尔,有器质性心脏病者首选胺碘酮。③阵发性房颤可选择导管消融作为一线治疗;④电复律采用同步模式,单相 200～300 J,双相 150～200 J,最多 3 次。

4.射频消融治疗

适应证:药物无效或不耐受的有症状阵发性房颤;对于复发有症状的阵发性房颤患者,优先考虑射频消融。成功率 80%左右。

六、阵发性室上性心动过速(PSVT)

阵发性室上性心动过速(PSVT)简称室上速。大多数心电图表现为 QRS 波形态正常,RR 间期规则快速心律。大部分室上速由折返机制引起,折返可发生在窦房结、房室结与心房。房室结内折返性心动过速(AVNRT)是最常见的 PSVT 类型。

(一)病因

患者通常无器质性心脏病的表现,多在情绪激动、劳累、饮酒时诱发,不同年龄的男女均可发病。

(二)临床表现

心动过速的发作突发突止,心律绝对规则,持续时间长短不一。症状包括心悸、胸闷、焦虑、头晕等,晕厥少见。

(三)诊断

心电图表现:①心室率 150～250 次/分,节律规则;②QRS 波形态和时限正常,但发生室内差异性传导或原有束支传到阻滞时,QRS 波形态异常;③P 波为逆行(Ⅱ、Ⅲ、AVF 导联倒置),常埋藏于 QRS 波内或其终末部分,P 波与 QRS 波群关系固定为 1∶1;④起始突然,通常由一个房早触发(图 8-5)。

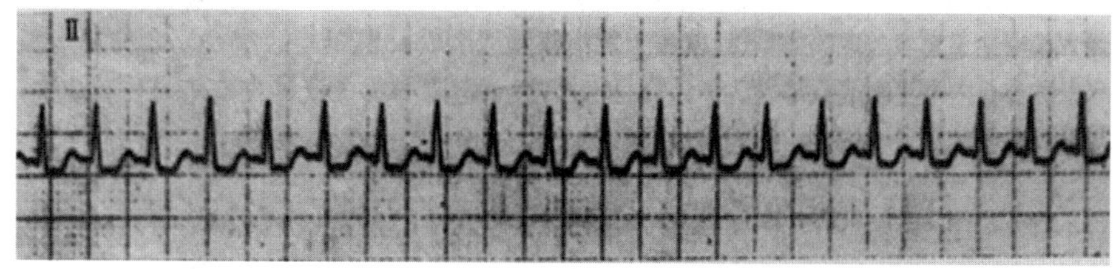

图 8-5 房室结折返性心动过速

(四)治疗

1.急性发作期

复律治疗。

(1)心功能和血压正常者可尝试刺激迷走神经的方法。颈动脉窦按摩(患者仰卧位,先行右侧,每次5～10秒,禁止双侧同时按摩)、Valsaval动作(深吸气后屏气,再用力作呼气动作)、咽喉刺激诱导恶心、面部浸于冰水中;尝试无效且血流动力学稳定可静脉抗心律失常药;血流动力学不稳定可直接进行电复律。

(2)腺苷和钙通道阻滞剂:首选腺苷6～12 mg静脉注射;维拉帕米5 mg静脉注射,无效间隔10分钟可再静脉注射5 mg,或地尔硫䓬0.25～0.35 mg/kg静脉注射。

(3)洋地黄和β受体阻滞剂:静脉注射洋地黄可终止发作。目前洋地黄已较少应用,但对伴有心功能不全患者仍作首选。短效的β受体阻滞剂艾司洛尔为首选,应避免用于失代偿的心力衰竭、支气管哮喘患者。

(4)普罗帕酮1～2 mg/kg静脉注射。

2.预防复发

射频消融术应作为该类患者的一线治疗。

七、预激综合征

预激综合征又称WPW综合征,是指起源于窦房结或心房的激动在经正常的房室传导系统下传心室的同时,快速通过房室之间的异常通路提前激动一部分或全部心室,引起特殊心电图改变,并易伴发AVRT、心房扑动、房颤的一种临床综合征。

(一)临床表现

预激综合征本身不引起症状。心动过速发病率2%左右,并随着年龄的增长而增加,其中大部分为AVRT,小部分为AF,心房扑动最少。

(二)诊断

房室旁路典型预激心电图表现:①窦性心搏PR间期<0.12秒;②某些导联QRS波群超过0.12秒,QRS波群起始部分粗钝(delta波),终末部分正常;③ST-T波呈继发性改变,与QRS波群主波方向相反;④根据心前区导联QRS波群的形态,以往将预激综合征分成两型,A型QRS主波均向上,预激发生在左室或右室后底部(如图8-6所示);B型在V_1导联QRS波群主波向下,V_5、V_6导联向上,预激发生在右室前侧壁。

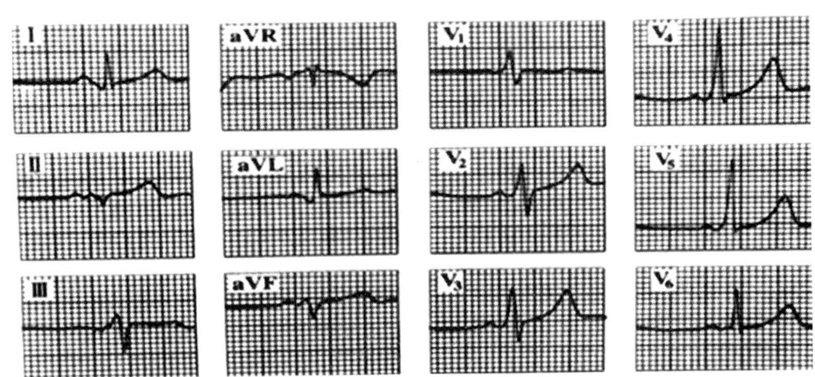

图8-6　A型预激综合征

(三)治疗

(1)对于无心动过速发作或偶有发作但症状轻微的预激综合征患者的治疗,目前仍存在争议。

(2)并发心房扑动、房颤,血流动力学稳定,可静脉注射普罗帕酮或胺碘酮。如无效或血流动力学不稳定,应立即电复律。避免使用洋地黄(缩短旁路不应期使心室率加快)、维拉帕米(如房颤的心室率已经很快甚至会诱发心室颤动)。

(3)射频消融治疗是伴发AVRT患者的首选治疗方法。

八、室性期前收缩

又称室性早搏，是早于窦性心律提前出现的室性冲动，可单独出现，也可成对出现。

（一）病因及诱因

(1)电解质紊乱(低钾、低镁等)、精神不安、过量烟、酒和咖啡是常见诱因。

(2)常见于冠心病、高血压、心肌病、风湿性心脏病与二尖瓣脱垂患者。

(3)心肌炎、缺血、缺氧、麻醉、手术可导致室性早搏发生。

(4)洋地黄、奎尼丁、三环类抗抑郁药中毒可引发室性早搏。

（二）临床表现

室性期前收缩常无与之直接相关的症状；每一患者是否有症状或症状的轻重程度与期前收缩的频发程度不直接相关。患者可感到心悸，类似电梯快速升降的失重感或代偿间歇后有力的心脏搏动。

（三）诊断

心电图：①提前出现宽大畸形的 QRS 波，时限多＞0.12 秒，其前无 P 波，ST 段和 T 波常与 QRS 主波方向相反，代偿间歇完全；②可呈二联律，也可为三联律或四联律；③分为单源性室性早搏或多源性室性早搏；④R-on-T 现象易触发室速或室颤；⑤室性并行心律(图 8-7)。

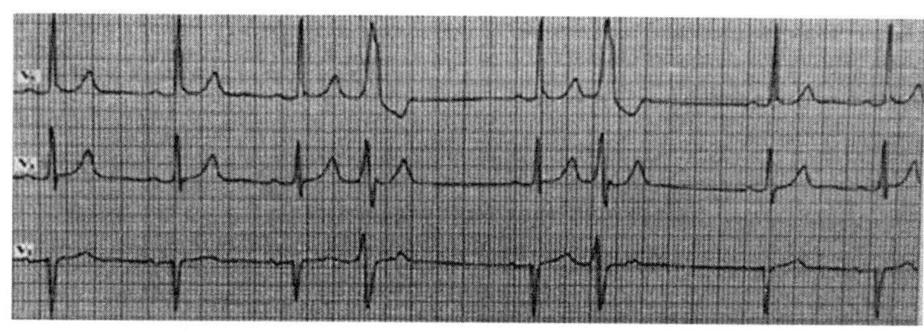

图 8-7　室性期前收缩

（四）治疗

首先对室性期前收缩的类型、症状和原发病全面了解，然后根据不同的临床状况决定是否治疗，使用哪种方法。

(1)无器质性心脏病者：无明显症状者，可不予治疗；症状明显者以消除症状为目的。药物宜选用 β 受体阻滞剂、普罗帕酮、美西律及胺碘酮。

(2)器质性心脏病者给予胺碘酮治疗，长期治疗可使用 β 受体阻滞剂。

(3)急性心肌梗死者易发生恶性室性早搏，需尽早实施再灌注治疗。如发生频发、多源室性早搏或短阵室速，静脉首选利多卡因，亦可选用胺碘酮，同时注意补钾、补镁和尽早使用 β 受体阻滞剂。

(4)起源于特殊部位的室性早搏，如右心室流出道、主动脉窦部、左心室间隔部等，症状明显且药物治疗效果不好，可射频消融治疗。

九、室性心动过速

简称室速，是起源于希氏束分叉以下的特殊传导系统或心室肌的连续≥3 个的快速心室激动，频率多为 100～250 次/分。30 秒内自行终止者，称为非持续性室速；＞30 秒或需药物、电复律终止者，称为持续性室速。

（一）病因

(1)冠心病、心肌梗死、心肌病、致心律失常的右室心肌病

(2)特发性室速，多起源于右心室流出道(右室特发性室速)、左心室间隔部(左室特发性室速)和主动脉窦部

(3)心肌离子通道病，如长 QT 综合征、Brugada 综合征。

(4)洋地黄中毒,抗心律失常药物的致心律失常作用,严重低血钾引起继发性QT间期延长。

(二)临床表现

室速的症状轻重视发作时心室率、持续时间、基础心脏病和心功能不同而异。非持续性室速通常无症状,持续性室速常伴有明显血流动力学障碍和心肌缺血。临床表现包括低血压、心功能不全加重、急性肺水肿、晕厥、室颤甚至猝死。

(三)诊断

心电图:①3个或以上的室性早搏连续出现;②QRS波宽大畸形,时限≥0.12秒,ST-T波方向与QRS波主波方向相反;③心室率多为100~250次/分,节律规则或轻度不齐;④心房独立活动与QRS波无固定关系,形成室房分离;⑤通常发作突然开始;⑥可见心室夺获或心室融合:室速发作时少数室上性冲动可下传心室,产生心室夺获,表现为在P波之后,提前发生一次正常的QRS波群。室性融合波的QRS波群形态介于窦性与异位心室搏动之间,其意义为部分夺获心室。心室夺获与室性融合波的存在对确立室性心动过速诊断提供重要依据(图8-8)。按室速发作时QRS波群的形态,可将室速区分为单形性室速和多形性室速。QRS波群方向呈交替变换者称双向性室速。

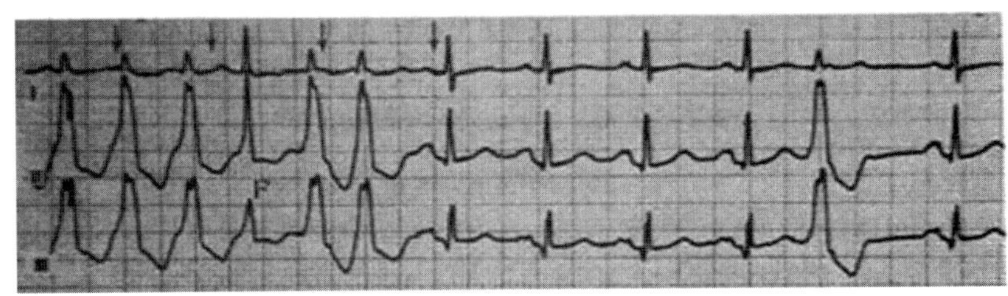

图8-8 室性心动过速;室房分离;心室融合波

(四)治疗

1.终止室速发作

(1)器质性心脏病:胺碘酮、利多卡因。

(2)洋地黄类药物中毒:不宜用电复律,停用洋地黄,补充钾离子和镁离子,给予苯妥英钠。

(3)左室特发性室速:维拉帕米。

(4)流出道特发室速:普罗帕酮。

(5)血流动力学不稳定的持续性室速,如出现低血压、休克、心绞痛、充血性心力衰竭、晕厥等,首选同步电复律,单相100~200 J。复律成功后静脉滴注胺碘酮、利多卡因,以防止短时间内复发。

(6)尖端扭转性室速。继发性长QT综合征:治疗病因,提高基础心率、静脉注射硫酸镁。先天性长QT综合征:β受体阻滞剂。

2.预防室速复发

(1)治疗原发病,改善心功能,祛除诱因。

(2)器质性心脏病:β受体阻滞剂、ACEI。

(3)稳定的单形性室速或特发性室速:射频消融术。

3.预防心脏性猝死

ACEI、β受体阻滞剂、胺碘酮可降低猝死率;ICD是最有效方法。

十、房室传导阻滞

房室传导阻滞(AVB)又称房室阻滞,是指房室交界区脱离了生理不应期后,心房冲动传导延迟或不能传到至心室。阻滞部位可发生在房室结、希氏束以及束支等不同的部位,分为一度AVB(传导时间延迟长,全部冲动仍能传导)、二度AVB(部分冲动传导中断,分为两型:莫氏(Mobitz)Ⅰ型和Ⅱ型),以及三度AVB(全部冲动传导中断)。一度和二度为不完全性AVB;三度为完全性AVB。

（一）病因

（1）正常人或运动员：与迷走神经张力增高有关，常发生于夜间。

（2）急性心肌梗死、冠状动脉痉挛、病毒性心肌炎等。

（3）先天性心血管病、心脏手术、电解质紊乱、药物中毒。

（4）Lyme 病、Chagas 病、黏液性水肿等。

（二）临床表现

（1）一度 AVB 患者通常无症状。

（2）二度 AVB 可有心悸，也可无症状。

（3）三度 AVB 的症状取决于心室率的快慢与伴随病变，可出现疲倦、乏力、头晕、晕厥、心绞痛、心力衰竭。如合并室性心律失常可感到心悸不适。

（4）当一度 AVB 和二度 AVB 突然进展为三度 AVB 时，可出现暂时性意识丧失，甚至 Adams-Stokes 综合征，严重者可致猝死。

（三）心电图表现

见图 8-9。

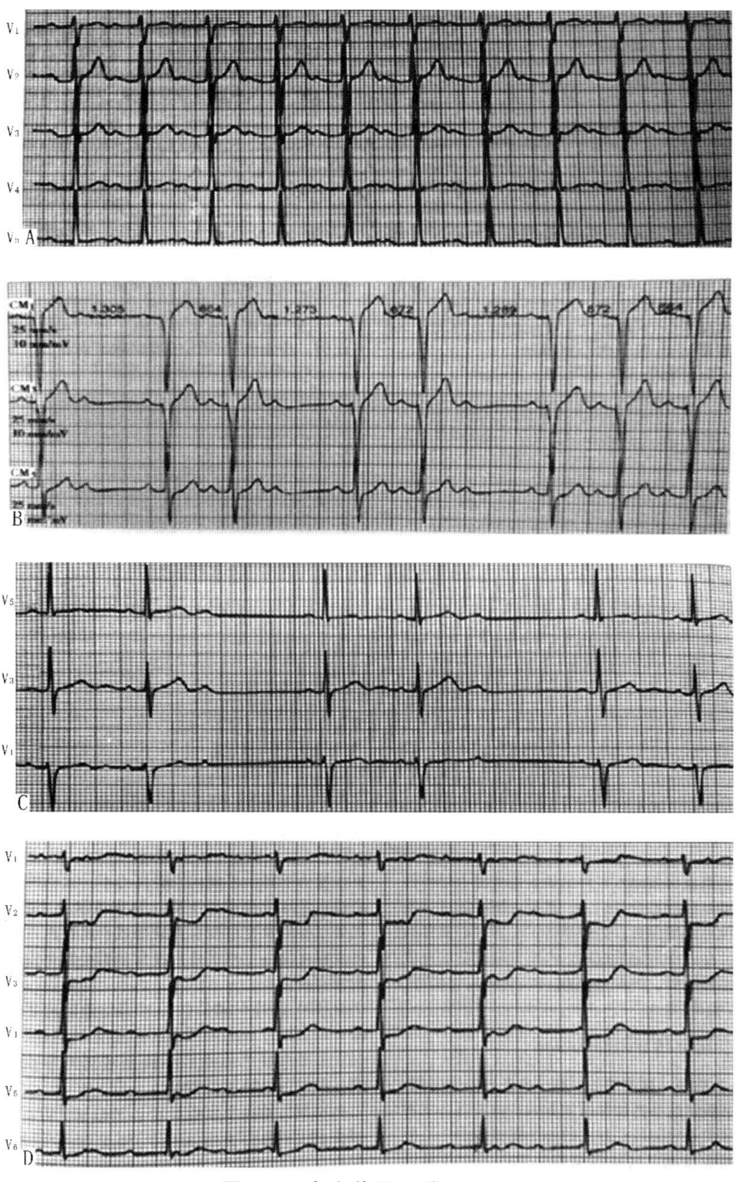

图 8-9 房室传导阻滞（AVB）

A.一度 AVB；B.二度Ⅰ型 AVB；C.二度Ⅱ型 AVB；D.三度 AVB

1.一度 AVB

PR 间期>0.20 秒,QRS 波群形态与时限均正常,房室传导延缓部位几乎都在房室结;QRS 波群呈束支传导阻滞图形者,传导延缓可能位于房室结和(或)希氏束-普肯耶系统。希氏束电图记录可协助确定部位。

2.二度Ⅰ型 AVB

最常见。①PR 间期进行性延长,直至一个 P 波受阻不能下传心室。②相邻 RR 间期进行性缩短,直至一个 P 波不能下传心室。③包含受阻 P 波在内的 RR 间期小于正常窦性 PP 间期的两倍。最常见的房室传导比率为 3∶2 和 5∶4。阻滞大多位于房室结,QRS 波群正常。

3.二度Ⅱ型 AVB

PR 间期恒定不变。QRS 波间歇性脱漏,当 QRS 波群增宽,形态异常时,阻滞位于希氏束-普肯耶系统;QRS 波群正常,阻滞可位于房室结内。

4.三度 AVB

房室分离。心房率快于心室率,心房冲动来自窦房结或异位心房节律(房性心动过速、扑动或颤动)。心室起搏点通常在阻滞部位稍下方,如位于希氏束及其近邻,心室率 40～60 次/分,QRS 波群正常,心律稳定;如位于室内传导系统的远端,心室率可低至 40 次/分以下,QRS 波群增宽,心室律不稳定。

(四)治疗

应针对不同的病因进行治疗。

(1)一度和二度 AVB 心室率不太慢时不需要治疗。

(2)二度Ⅱ型与三度 AVB 如心室率显著缓慢,伴有明显症状或血流动力学障碍,甚至 Adams-Stokes 综合征发作,应给予起搏治疗。

(3)提高心率:①阿托品(0.5～2.0 mg,静脉注射),适用于阻滞位于房室结的患者。②异丙肾上腺素(1～4 μg/min 静脉滴注),适用于任何部位的房室传导阻滞,急性心肌梗死时慎用,因可能导致严重室性心律失常。以上药物仅适用于无心脏起搏条件的应急情况。对于症状明显、心室率缓慢者,应及早给予临时性或永久性心脏起搏治疗。

十一、室内传导阻滞

又称室内阻滞,指发生在希氏束分叉以下传导系统的传导阻滞。

(一)临床表现

单支和双支阻滞通常无症状;三分支阻滞同三度 AVB。

(二)诊断

1.右束支阻滞

心电图特点如下:QRS 时限≥0.12 秒。V_1～V_2 导联呈 rsR,R 波粗钝;V_5、V_6 导联呈 qRS,S 波宽阔。T 波与 QRS 主波方向相反(图 8-10)。不完全性右束支阻滞的图形与上述相似,但 QRS 时限<0.12 秒。

2.左束支阻滞

心电图特点如下:QRS 时限≥0.12 秒。V_5、V_6 导联 R 波宽大,顶部有切迹或粗钝,其前方无 q 波。V_1、V_2 导联呈宽阔的 QS 波或 rS 波形。$V_{5\sim6}$ T 波与 QRS 主波方向相反(图 8-11)。不完全性左束支阻滞图形与上述相似,但 QRS 时限<0.12 秒。

3.左前分支阻滞

额面平均 QRS 电轴左偏达−45°～−90°。Ⅰ、aVL 导联呈 qR 波,Ⅱ、Ⅲ、aVF 导联呈 rS 图形,QRS 时限<0.12 秒(图 8-12)。

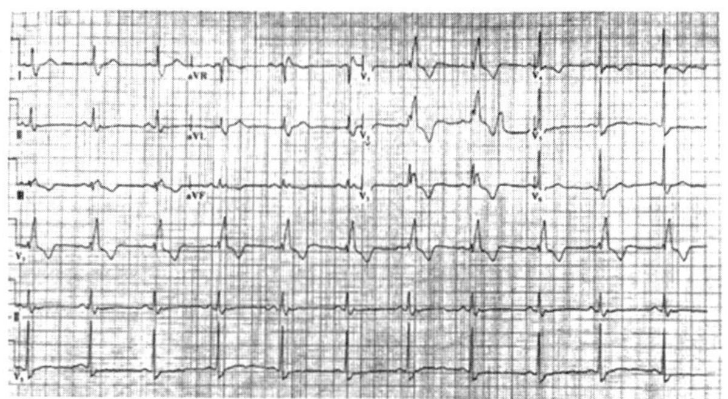

图 8-10　完全性右束支传导阻滞

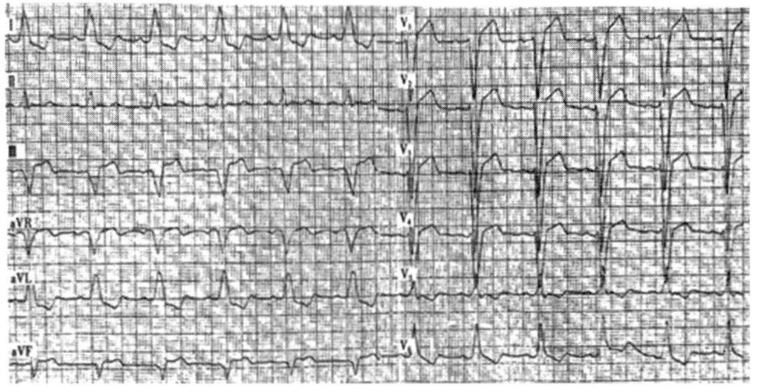

图 8-11　完全性左束支导阻滞

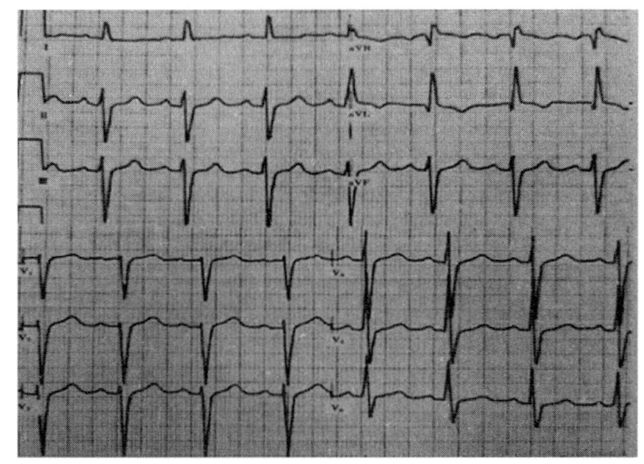

图 8-12　左前分支阻滞

4.左后分支阻滞

额面平均 QRS 电轴右偏达＋90°～＋120°(或＋80°～＋140°)。Ⅰ导联呈 rS 波，Ⅱ、Ⅲ、aVF 导联呈 qR 波，且 $R_{Ⅲ}>R_{Ⅱ}$，QRS 时限<0.12 秒(图 8-13)。确立诊断前应首先排除常见引起电轴右偏的病变，如右室肥厚、肺气肿、侧壁心肌梗死与正常变异等。

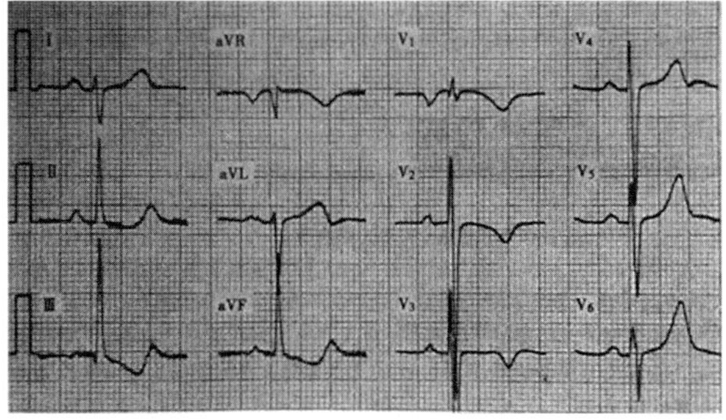

图 8-13　左后分支阻滞

(三)治疗

一般无需特殊治疗,治疗病因,临床观察;部分束支阻滞病变可进展为完全性心脏传导阻滞,治疗同三度 AVB。

十二、急症处理及转诊指征

(1)缓慢性心律失常或严重传导阻滞患者,症状严重或出现血流动力学障碍,甚至 Adams-Stokes 综合征发作者,需立即药物治疗提高心率,维持生命指征,转至上级医院行永久起搏器安置术。

(2)快速性心律失常患者,症状严重或出现血流动力学障碍者或反复发作者或无条件复律时,尽快转上级医院进一步治疗,必要时行射频消融术或外科治疗。

十三、案例分析

病史:男性,28 岁。以“阵发性心悸 6 年,再发半小时”入院。患者 6 年前劳累或情绪激动时出现心悸,伴胸闷、乏力,突发突止,每次发作 10 分钟至 40 分钟不等,半小时前无明显诱因再次发作心悸,伴胸闷、乏力、头晕。既往无特殊疾病史。

查体:脉搏 210 次/分,血压 120/80 mmHg。颈静脉无怒张,双肺呼吸音清,未闻及干、湿性啰音,心率 210 次/分,律齐,各瓣膜听诊区未闻及病理性杂音,双下肢无水肿。心电图:阵发性室上性心动过速。

分析:患者为青壮年男性,以“阵发性心悸 6 年,再发半小时”入院查体除心室率快,无其他阳性体征。结合心电图,应考虑为心律失常,阵发性室上性心动过速。给予维拉帕米 5 mg 稀释后缓慢静脉注射终止发作。转上级医院行心内电生理检查及射频消融术。

第十节 心脏瓣膜病

心脏瓣膜病是由于炎症、黏液样变性、退行性改变、先天性畸形、缺血性坏死、创伤等原因引起的单个或多个瓣膜结构(包括瓣叶、瓣环、腱索或乳头肌)的功能或结构异常,导致瓣口狭窄及(或)关闭不全。心室和主、肺动脉根部严重扩张也可产生相应房室瓣和半月瓣的相对性关闭不全。二尖瓣最常受累,其次为主动脉瓣。

风湿性心脏病简称风心病,是风湿性炎症过程所致瓣膜损害,主要累及 40 岁以下人群。我国风心病的人群患病率已有所下降,但风心病仍是我国常见的心脏病之一。瓣膜黏液样变性和老年人的瓣膜钙化在我国日益增多。

一、二尖瓣狭窄

(一)病因

虽然青霉素在预防链球菌感染的应用,使风湿热和风湿性瓣膜病的发病率有所下降,但风湿性二尖瓣狭窄仍是我国主要的瓣膜病。二尖瓣狭窄的最常见病因为风湿热。2/3 的患者为女性。约半数患者无急性风湿热史,但多有反复链球菌扁桃体炎或咽峡炎史。急性风湿热后,至少需 2 年始形成明显二尖瓣狭窄,多次发作急性风湿热较一次发作出现狭窄早。单纯二尖瓣狭窄占风心病的 25%,二尖瓣狭窄伴有二尖瓣关闭不全占 40%。主动脉瓣常同时受累。

先天性畸形或结缔组织病,如系统性红斑狼疮心内膜炎为二尖瓣狭窄的罕见病因。

（二）诊断

1.临床表现

（1）症状：一般在二尖瓣中度狭窄（瓣口面积＜1.5 cm^2）时方始有明显症状。①呼吸困难：为最常见的早期症状。患者首次呼吸困难发作常以运动、精神紧张、性交、感染、妊娠或心房颤动为诱因，并多先有劳力性呼吸困难，随狭窄加重，出现静息时呼吸困难、端坐呼吸和阵发性夜间呼吸困难，甚至发生急性肺水肿。②咯血：有以下几种情况：突然咯大量鲜血，通常见于严重二尖瓣狭窄，可为首发症状；阵发性夜间呼吸困难或咳嗽时的血性痰或带血丝痰；急性肺水肿时咳大量粉红色泡沫状痰；肺梗死伴咯血为本症晚期伴慢性心力衰竭时少见的并发症。③咳嗽：常见，尤其在冬季明显，有的患者在平卧时干咳，可能与支气管黏膜淤血水肿易患支气管炎或左心房增大压迫左主支气管有关。④声嘶：较少见，由于扩大的左心房和肺动脉压迫左喉返神经所致。

（2）体征。①面容：重度二尖瓣狭窄常有“二尖瓣面容”，双侧颧部绀红。②二尖瓣狭窄的心脏体征：望诊心尖冲动正常或不明显；心尖区可闻第一心音亢进和开瓣音，提示前叶柔顺、活动度好；如瓣叶钙化僵硬，则第一心音减弱，开瓣音消失；心尖区有低调的隆隆样舒张中晚期杂音，局限，不传导。常可触及舒张期震颤。窦性心律时，由于舒张晚期心房收缩促使血流加速，使杂音此时增强，心房颤动时，不再有杂音的舒张晚期加强。③肺动脉高压和右心室扩大的心脏体征：右心室扩大时可见心前区心尖冲动弥散，肺动脉高压时肺动脉瓣区第二心音亢进或伴分裂。当肺动脉扩张引起相对性肺动脉瓣关闭不全时，可在胸骨左缘第二肋间闻及舒张早期吹风样杂音，称为 Graham Steell 杂音。右心室扩大伴相对性三尖瓣关闭不全时，在三尖瓣区闻及全收缩期吹风样杂音，吸气时增强。

2.辅助检查

（1）化验：抗链球菌溶血素“O”滴度升高提示近期乙型链球菌感染，血白细胞总数和中性粒细胞增高、核左移、贫血、血沉增快、C 反应蛋白升高等提示风湿活动，有心肌炎者，心肌酶学指标可升高。

（2）X 线检查：左心房增大，后前位见左心缘变直，右心缘有双心房影，左前斜位可见左心房使左主支气管上抬，右前斜位可见增大的左房压迫食管下段后移。其他 X 线征象包括右心室增大、主动脉结缩小、肺动脉干和次级肺动脉扩张、肺淤血、间质性肺水肿（如 Kerley B 线）和含铁血黄素沉着等征象。

（3）心电图：重度二尖瓣狭窄可有“二尖瓣型 P 波”，P 波宽度＞0.12 秒，伴切迹，P_{V1} 终末负性向量增大。QRS 波群示电轴右偏和右心室肥厚表现。

（4）超声心动图：为明确和量化诊断二尖瓣狭窄的可靠方法。①M 型：二尖瓣城墙样改变（EF 斜率降低，A 峰消失），后叶向前移动及瓣叶增厚。②二维超声：心动图可显示狭窄瓣膜的形态和活动度，测绘二尖瓣口面积。典型者为舒张期前叶呈圆拱状，后叶活动度减少，交界处粘连融合，瓣叶增厚和瓣口面积缩小。③多普勒：用连续多普勒测得的二尖瓣血流速度计算跨瓣压差和瓣口面积与心导管法结果相关良好。彩色多普勒血流显像可实时观察二尖瓣狭窄的射流，有助于连续多普勒测定的正确定向。④经食管超声：有利于左心耳及左心房附壁血栓的检出。超声心动图还可对房室大小、室壁厚度和运动、心室功能、肺动脉压、其他瓣膜异常和先天性畸形等方面提供信息。⑤心导管检查：如症状、体征与超声心动图测定和计算二尖瓣口面积不一致，在考虑介入或手术治疗时，应经心导管检查同步测定肺毛细血管压和左心室压以确定跨瓣压差和计算瓣口面积，正确判断狭窄程度。

（三）诊断要点

（1）典型的心尖区有隆隆样舒张期杂音。

（2）X 线或心电图示左心房增大。

（3）超声心动图检查显示瓣膜及心腔结构的特异性变化。

（四）并发症

1.心房颤动

为相对早期的常见并发症，可能为患者就诊的首发病症，也可为首次呼吸困难发作的诱因和患者体力活动明显受限的开始。房性期前收缩常为其前奏。初始为阵发性心房扑动和颤动，之后转为慢性心房颤动。心房颤动时,舒张晚期心房收缩功能丧失,左心室充盈减少,可使心排出量减少 20%,此时尽快满意控制心房颤动的心室率或恢复窦性心律至关重要。心房颤动发病率随左房增大和年龄增长而增加。

2.急性肺水肿

为重度二尖瓣狭窄的严重并发症。患者突然出现重度呼吸困难和发绀,不能平卧,咳粉红色泡沫状痰,双肺满布干、湿性啰音。如不及时救治,可能致死。

3.血栓栓塞

20%的患者发生体循环栓塞,偶尔为首发病症。血栓来源于左心耳或左心房。2/3 的体循环栓塞为脑动脉栓塞,其余依次为外周动脉和内脏(脾、肾和肠系膜)动脉栓塞。

心房颤动和右心衰竭时,可在右房形成附壁血栓,可致肺栓塞。

4.右心衰竭

为晚期常见并发症。并发三尖瓣关闭不全时,可有难治性腹水。右心衰竭时,右心排出量明显减少,肺循环血量减少,左心房压相对下降,加之肺泡和肺毛细血管壁增厚,呼吸困难可有所减轻,发生急性肺水肿和大咯血的危险减少,但这一"保护作用"的代价是心排出量降低。临床表现为右心衰竭的症状和体征。

5.感染性心内膜炎

单纯二尖瓣狭窄并发本病者较少见,在瓣叶明显钙化或心房颤动患者更少发生。

6.肺部感染

肺部感染常见。

(五)治疗

1.一般治疗

(1)有风湿活动者应给予抗风湿治疗。特别重要的是预防风湿热复发,一般应坚持至患者 40 岁甚至终生应用苄星青霉素 120 万 U,每 4 周肌内注射 1 次。

(2)预防感染性心内膜炎。

(3)无症状者避免剧烈体力活动,定期(6~12 个月)复查。

(4)呼吸困难者应减少体力活动,限制钠盐摄入,口服利尿剂,避免和控制诱发急性肺水肿的因素,如急性感染、贫血等。

2.介入和手术治疗

为治疗本病的有效方法。当二尖瓣口有效面积<1.5 cm^2。伴有症状,尤其症状进行性加重时,应用介入或手术方法扩大瓣口面积,减轻狭窄。如肺动脉高压明显,即使症状轻,也应及早干预。

(1)经皮球囊二尖瓣成形术。

(2)闭式分离术。

(3)直视分离术。

(4)人工瓣膜置换术。

3.并发症的处理

(1)大量咯血:应取坐位,用镇静剂,静脉注射利尿剂,以降低肺静脉压。

(2)急性肺水肿。处理原则与急性左心衰竭所致的肺水肿相似,但应注意:①避免使用以扩张小动脉为主、减轻心脏后负荷的血管扩张药物,应选用扩张静脉系统、减轻心脏前负荷为主的硝酸酯类药物;②正性肌力药物对二尖瓣狭窄的肺水肿无益,仅在心房颤动伴快速心室率时可静注毛花苷 C,以减慢心室率。

(3)心房颤动:治疗目的为满意控制心室率,争取恢复和保持窦性心律,预防血栓栓塞。

急性发作伴快速心室率,如血流动力学稳定,可先静注毛花苷 C,以减慢心室率,该药起效较慢,且常不能满意控制心室率,此时应联合经静脉使用β受体阻滞剂、地尔硫䓬、维拉帕米;如血流动力学不稳定,出现肺水肿、休克、心绞痛或晕厥时,应立即电复律,如复律失败,应尽快用药减慢心室率。

慢性心房颤动:①如心房颤动病程<1 年,左心房直径<60 mm,无高度或完全性房室传导阻滞和病态窦房结综合征,可行电复律或药物转复,成功恢复窦性心律后需长期口服抗心律失常药物,预防或减少

复发。复律之前3周和成功复律之后4周需服抗凝药物(华法林),预防栓塞。②如患者不宜复律、或复律失败、或复律后不能维持窦性心律且心室率快,则可口服口受体阻滞剂,控制静息时的心室率在70次/分左右,日常活动时的心率在90次/分左右。如心室率控制不满意,可加用地高辛,每天0.125～0.25 mg。③如无禁忌证,应长期服用华法林,预防血栓栓塞。

(4)预防栓塞:持续性或永久性房颤、有栓塞史、超声心动图提示左心房血栓者,如无禁忌证,应长期服用华法林抗凝治疗。

(5)右心衰竭:限制钠盐摄入,应用利尿剂,硝酸酯类药物等。

(六)转诊指征

(1)心力衰竭症状无法控制。

(2)符合介入及外科治疗适应证者。

(3)严重心率衰竭内科治疗无效,符合心脏移植指征者。

(七)案例分析

案例:患者女,39岁。因"心悸、气短反复发作8年,加重半年,有时双下肢水肿"入院。有风湿热病史20余年。查体:体温37.5 ℃,脉搏90次/分,呼吸30次/分,血压120/70 mmHg。明显发绀,大汗,端坐呼吸。双肺布满中小水泡音及哮鸣音,心率130次/分,心律不规整,第一心音强弱不等,心脏杂音听不清,于心尖部可听到舒张期奔马律。肝脾未触及,双下肢无水肿。

分析:考虑患者为风湿性二尖瓣狭窄。可给予利尿、强心剂、抗感染治疗,如治疗效果欠佳,立即转往上级医院治疗,必要时给予介入或手术治疗。

二、二尖瓣关闭不全

(一)病因

收缩期二尖瓣关闭依赖二尖瓣装置(瓣叶、瓣环、腱索、乳头肌)和左心室的结构和功能的完整性,其中任何部分的异常可致二尖瓣关闭不全。

1.瓣叶

(1)风湿性损害:最为常见,占二尖瓣关闭不全的1/3,女性为多。风湿性病变使瓣膜僵硬、变性,瓣缘卷缩,连接处融合,以及腱索融合缩短。

(2)二尖瓣脱垂:多为二尖瓣原发性黏液性变使瓣叶宽松膨大或伴腱索过长,心脏收缩时瓣叶突入左房所致可影响二尖瓣关闭。部分二尖瓣脱垂为其他遗传性结缔组织病(如Marfan综合征)的临床表现之一。

(3)感染性心内膜炎:破坏瓣叶造成二尖瓣关闭不全。

(4)肥厚型心肌病:收缩期二尖瓣前叶向前运动导致二尖瓣关闭不全。

(5)先天性心脏病:心内膜垫缺损常合并二尖瓣前叶裂,导致关闭不全。

2.瓣环扩大

(1)任何病因引起左室增大或伴左心衰竭都可造成二尖瓣环扩大而导致二尖瓣关闭不全。若心脏缩小,心功能改善,二尖瓣杂音可改善。

(2)二尖瓣环退行性变和瓣环钙化,多见老年女性。尸检发现70岁以上女性,二尖瓣环钙化的发病率为12%。严重二尖瓣环钙化者,50%合并主动脉瓣环钙化,大约50%的二尖瓣环钙化累及传导系统,引起不同程度的房室或室内传导阻滞。

3.腱索

先天性或获得性的腱索病变,如腱索过长、断裂缩短和融合。

4.乳头肌

乳头肌的血供来自冠状动脉终末分支,冠状动脉灌注不足可引起乳头肌功能失调。如乳头肌缺血短暂,可出现短暂的二尖瓣关闭不全;如急性心肌梗死发生乳头肌坏死,则产生永久性二尖瓣关闭不全,乳头肌坏死是心肌梗死的常见并发症，而乳头肌断裂在心肌梗死的发病率低于1%，乳头肌完全断裂可发生严重致命的急性二尖瓣关闭不全。其他少见的疾病为先天性乳头肌畸形，如一侧乳头肌缺如，称降落伞二尖瓣综合征；罕见的乳头肌脓肿、肉芽肿、淀粉样变和结节病等。

瓣叶穿孔（如发生在感染性心内膜炎时）、乳头肌断裂（如发生在急性心肌梗死时）、创伤损伤二尖瓣结构或人工瓣损坏等可发生急性二尖瓣关闭不全。

（二）诊断

1.临床表现

（1）症状。①急性轻度二尖瓣反流仅有轻微劳力性呼吸困难。严重反流（如乳头肌断裂）很快发生急性左心衰竭，甚至发生急性肺水肿心源性休克。②慢性轻度二尖瓣关闭不全可终身无症状。严重反流有心排出量减少，首先出现的突出症状是疲乏无力，肺淤血的症状如呼吸困难出现较晚。③风心病：从首次风湿热后，无症状期远较二尖瓣狭窄长，常超过20年。一旦出现明显症状，多已有不可逆的心功能损害。急性肺水肿和咯血较二尖瓣狭窄少见。④二尖瓣脱垂：一般二尖瓣关闭不全较轻，多无症状，或仅有胸痛、心悸、乏力、头昏，体位性晕厥和焦虑等，可能与自主神经功能紊乱有关。严重的二尖瓣关闭不全晚期出现左心衰竭。

（2）体征。①心尖冲动：呈高动力型，左心室增大时向左下移位。②心音：风心病时瓣叶缩短，导致重度关闭不全时，第一心音减弱。二尖瓣脱垂和冠心病时第一心音多正常。由于左心室射血时间缩短，A2提前，第二心音分裂增宽。严重反流时心尖区可闻及第三心音。二尖瓣脱垂时可有收缩中期喀喇音。③心脏杂音：瓣叶挛缩所致者（如风心病），有自第一心音后立即开始、与第二心音同时终止的全收缩期吹风样高调一贯型杂音，在心尖区最响。杂音可向左腋下和左肩胛下区传导。后叶异常时，如后叶脱垂、后内乳头肌功能异常、后叶腱索断裂，杂音则向胸骨左缘和心底部传导。在典型的二尖瓣脱垂为随喀喇音之后的收缩晚期杂音。冠心病乳头肌功能失常时可有收缩早期、中期、晚期或全收缩期杂音。腱索断裂时杂音可似海鸥鸣或乐音性。反流严重时，心尖区可闻及紧随第三心音后的短促舒张期隆隆样杂音。

2.辅助检查

（1）实验室检查：抗链球菌溶血素“O”滴度升高提示近期乙型链球菌感染，血白细胞总数和中性粒细胞增高、核左移、贫血、血沉增快、C反应蛋白升高等提示风湿活动，有心肌炎者，心肌酶学指标可升高。

（2）X线检查：急性者心影正常或左心房轻度增大伴明显肺淤血，甚至肺水肿征。慢性重度反流常见左心房左心室增大，左心室衰竭时可见肺淤血和间质性肺水肿征。二尖瓣环钙化为致密而粗的C形阴影，在左侧位或右前斜位可见。

（3）心电图检查：急性者心电图正常，窦性心动过速常见。慢性重度二尖瓣关闭不全主要为左心房增大，部分有左心室肥厚和非特异性ST-T改变，少数有右心室肥厚征，心房颤动常见。

（4）超声心动图：①M型和二维超声心动图不能确定二尖瓣关闭不全。②脉冲式多普勒超声和彩色多普勒血流显像可于二尖瓣心房侧和左心房内探及收缩期反流束，诊断二尖瓣关闭不全的敏感性几乎达100%，且可半定量反流程度。后者测定的左心房内最大反流束面积，$<4\ cm^2$为轻度、$4\sim8\ cm^2$为中度以及$>8\ cm^2$为重度反流。③二维超声可显示二尖瓣装置的形态特征，如瓣叶和瓣下结构增厚、融合、缩短和钙化、瓣叶冗长脱垂、连枷样瓣叶、瓣环扩大或钙化、赘生物、左室扩大和室壁矛盾运动等，有助于明确病因。④超声心动图还可提供心腔大小、心功能和合并其他瓣膜损害的资料。

（5）放射性核素心室造影：可测定左心室收缩、舒张末容量和静息、运动时射血分数，以判断左心室收缩功能。通过左心室与右心室心搏量之比值评估反流程度，该比值>2.5提示严重反流。

（6）左心室造影：经注射造影剂行左心室造影，观察收缩期造影剂反流入左心房的量，为半定量反流程度的“金标准”。

（三）鉴别诊断

急性者，如突然发生呼吸困难，心尖区出现收缩期杂音，X线心影不大而肺淤血明显和有病因可寻者，如二尖瓣脱垂、感染性心内膜炎、急性心肌梗死、创伤和人工瓣膜置换术后，诊断不难。

慢性者，心尖区有典型杂音伴左心房室增大，诊断可以成立，确诊有赖超声心动图。由于心尖区杂音可向胸骨左缘传导，应注意与以下情况鉴别。

1.三尖瓣关闭不全

为全收缩期杂音，在胸骨左缘第4、5肋间最清楚，右心室显著扩大时可传导至心尖区，但不向左腋下传导。杂音在吸气时增强，常伴颈静脉收缩期搏动和肝收缩期搏动。

2.室间隔缺损

为全收缩期杂音，在胸骨左缘第4肋间最清楚，不向腋下传导，常伴胸骨旁收缩期震颤。

3.胸骨左缘收缩期喷射性杂音

血流通过左或右心室流出道时产生。多见于左或右心室流出道梗阻(如主、肺动脉瓣狭窄)。杂音自收缩中期开始，于第二心音前终止，呈吹风样和递增递减型。主动脉瓣狭窄的杂音位于胸骨右缘第2肋间；肺动脉瓣狭窄的杂音位于胸骨左缘第2肋间；肥厚型梗阻型心肌病的杂音位于胸骨左缘第3、4肋间。以上情况均有赖超声心动图确诊。

4.并发症

心房颤动可见于3/4的慢性重度二尖瓣关闭不全患者；感染性心内膜炎较二尖瓣狭窄常见；体循环栓塞见于左心房扩大、慢性心房颤动的患者，较二尖瓣狭窄少见；心力衰竭在急性者早期出现，慢性者晚期发生；二尖瓣脱垂的并发症包括感染性心内膜炎、脑栓塞、心律失常、猝死、腱索断裂、严重二尖瓣关闭不全和心力衰竭。

(五)治疗

1.急性二尖瓣关闭不全

治疗目的是降低肺静脉压，增加心排出量和纠正病因。内科治疗一般为术前过渡措施，尽可能在床旁Swan-Ganz导管血流动力学监测指导下进行。静滴硝普钠通过扩张小动静脉，降低心脏前后负荷，减轻肺淤血，减少反流，增加心排出量。静注利尿剂可降低前负荷。外科治疗为根本措施，视病因、病变性质、反流程度和对药物治疗的反应，采取紧急、择期或选择性手术(人工瓣膜置换术或修复术)。部分患者经药物治疗后症状基本控制，进入慢性代偿期。

2.慢性二尖瓣关闭不全

(1)内科治疗：①风心病伴风湿活动者需抗风湿治疗并预防风湿热复发。②预防感染性心内膜炎。③无症状、心功能正常者无需特殊治疗，但应定期随访。④心房颤动的处理同二尖瓣狭窄，但维持窦性心律不如在二尖瓣狭窄时重要。除因心房颤动导致心功能显著恶化的少数情况需恢复窦性心律外，多数只需满意控制心室率。慢性心房颤动，有体循环栓塞史、超声检查见左心房血栓者，应长期抗凝治疗。⑤心力衰竭者，应限制钠盐摄入，使用利尿剂、血管紧张素转换酶抑制剂、β受体阻滞剂和洋地黄。

(2)外科治疗：手术方法有瓣膜修补术和人工瓣膜置换术二种。①瓣膜修补术。②人工瓣膜置换术。

(六)转诊指征

(1)心力衰竭症状无法控制。

(2)符合介入及外科治疗适应证者。

(3)严重心率衰竭内科治疗无效，符合心脏移植指征者。

(七)案例分析

案例：患者女，60岁。因“活动后胸闷、憋喘10余年，加重半年”入院。有风湿热病史。患者10年前出现活动后胸闷气急，爬二楼即有症状，伴有心悸，口服地高辛、呋塞米，症状可改善。近半年来上述症状加重，口服药物效果差。既往否认高血压，糖尿病等慢性疾病史。查体：BP 110/80 mmHg，双肺未闻及干、湿性啰音。心尖冲动向左下移位，HR 105次/分，第一心音减弱，二尖瓣听诊区闻及3/6级收缩期吹风样杂音，心尖区未及震颤。

分析：考虑患者为二尖瓣关闭不全心功能Ⅱ级。可给予抗凝、减慢心律，利尿、强心剂。如内科治疗效果欠佳，立即转往上级医院治疗，必要时行介入或手术治疗。

三、主动脉瓣狭窄

（一）病因

1.风心病

风湿性炎症导致瓣膜交界处粘连融合，瓣叶纤维化、僵硬、钙化和挛缩畸形，因而瓣口狭窄。几乎无单纯的风湿性主动脉瓣狭窄，大多伴有关闭不全和二尖瓣损害。

2.先天性畸形

（1）先天性二叶瓣畸形：为最常见的先天性主动脉瓣狭窄的病因。出生时多无交界处融合和狭窄。由于瓣叶结构的异常，即使正常的血流动力学也可引起瓣膜增厚、钙化、僵硬及瓣口狭窄，约 1/3 者发生狭窄。主动脉瓣二叶瓣畸形易并发感染性心内膜炎，而主动脉瓣的感染性心内膜炎中，最多见的基础心脏病为二叶瓣畸形。

（2）其他先天性主动脉瓣畸形：先天性单叶瓣少见。

3.退行性老年钙化性主动脉瓣狭窄

为 65 岁以上老年人单纯性主动脉狭窄的常见原因。无交界处融合，瓣叶主动脉面有钙化结节限制瓣叶活动。常伴有二尖瓣环钙化。

（二）诊断

1.临床表现

（1）症状：出现较晚。呼吸困难、心绞痛和晕厥为典型主动脉狭窄常见的三联征。

呼吸困难：劳力性呼吸困难为晚期肺淤血引起的常见首发症状，见于 90%的有症状患者。进而可发生阵发性夜间呼吸困难、端坐呼吸和急性肺水肿。

心绞痛：见于 60%的有症状患者。常由运动诱发，休息后缓解。主要由心肌缺血所致，极少数可由瓣膜的钙质栓塞冠状动脉引起。部分患者同时患冠心病，进一步加重心肌缺血。

晕厥或接近晕厥：见于 1/3 的有症状患者。多发生于直立、运动中或运动后即刻，少数在休息时发生，由于脑缺血引起。其机制为：①运动时周围血管扩张，而狭窄的主动脉瓣口限制心排出量的相应增加；②运动致心肌缺血加重，使左心室收缩功能降低，心排出量减少；③运动时左心室收缩压急剧上升，过度激活室内压力感受器通过迷走神经传人纤维兴奋血管减压反应，导致外周血管阻力降低；④运动后即刻发生者，为突然体循环静脉回流减少，影响心室充盈，左心室心搏量进一步减少；⑤休息时晕厥可由于心律失常（心房颤动、房室阻滞或心室颤动）导致心排出量骤减所致。以上均引起体循环动脉压下降，脑循环灌注压降低，发生脑缺血。

（2）体征。①心音：第一心音正常。如主动脉瓣钙化僵硬，则第二心音主动脉瓣成分减弱或消失。由于左心室射血时间延长，第二心音中主动脉瓣成分延迟，严重狭窄者可呈逆分裂。肥厚的左心房强有力收缩产生明显的第四心音。先天性主动脉瓣狭窄或瓣叶活动度尚属正常者，可在胸骨右缘、左缘和心尖区听到主动脉瓣喷射音，不随呼吸而改变，如瓣叶钙化僵硬，喷射音消失。②收缩期喷射性杂音：在第一心音稍后或紧随喷射音开始，止于第二心音前，为吹风样、粗糙、递增一递减型，在胸骨右缘第 2 肋间或左缘第 3 肋间最响，主要向颈动脉，也可向胸骨左下缘传导，常伴震颤。③其他：动脉脉搏上升缓慢、细小而持续（细迟脉），在晚期，收缩压和脉压均下降。

2.辅助检查

（1）X 线检查：心影正常或左心室轻度增大，左心房可能轻度增大，升主动脉根部常见狭窄后扩张。在侧位透视下可见主动脉瓣钙化。晚期可有肺淤血征象。

（2）心电图检查：重度狭窄者有左心室肥厚伴 ST-T 继发性改变和左心房大。可有房室阻滞、室内阻滞（左束支阻滞或左前分支阻滞）、心房颤动或室性心律失常。

（3）超声心动图检查：为明确诊断和判定狭窄程度的重要方法。二维超声心动图探测主动脉瓣异常十分敏感，有助于显示瓣叶数目、大小、增厚、钙化等，有助于确定狭窄的病因。用连续多普勒测定通过主动脉瓣的最大血流速度，可计算出平均跨膜压差、峰跨膜压差以及瓣口面积。超声心动图还提供心腔大小、左室肥厚及功能等多种信息。

（三）鉴别诊断

典型主动脉狭窄杂音时，较易诊断。如合并关闭不全和二尖瓣损害，多为风心病。单纯主动脉瓣狭窄，年龄＜15 岁者，以单叶瓣畸形多见；16～65 岁者，以先天性二叶瓣钙化可能性大；＞65 岁者，以退行性老年钙化性病变多见。确诊有赖超声心动图。

主动脉瓣狭窄的杂音如传导至胸骨左下缘或心尖区时，应与二尖瓣关闭不全、三尖瓣关闭不全或室间隔缺损的全收缩期杂音区别。此外，还应与胸骨左缘的其他收缩期喷射性杂音鉴别。

主动脉瓣狭窄与其他左心室流出道梗阻疾病的鉴别：①先天性主动脉瓣上狭窄的杂音最响在右锁骨下，杂音和震颤明显传导至胸骨右上缘和右颈动脉，喷射音少见。约半数患者右颈动脉和肱动脉的搏动和收缩压大于左侧。②先天性主动脉瓣下狭窄难以与主动脉瓣狭窄鉴别。前者常合并轻度主动脉瓣关闭不全，无喷射音，第二心音非单一性。③梗阻性肥厚型心肌病有收缩期二尖瓣前叶前移，致左心室流出道梗阻。产生收缩中或晚期喷射件杂音，胸骨左缘最响，不向颈部传导，有快速上升的重搏脉。

以上情况的鉴别有赖于超声心动图。

（四）并发症

1.心律失常

10％可发生心房颤动，致左心房压升高和心排出量明显减少，临床上迅速恶化，可致严重低血压、晕厥或肺水肿。主动脉瓣钙化侵及传导系统可致房室传导阻滞；左心室肥厚、心内膜下心肌缺血或冠状动脉栓塞可致室性心律失常。上述的两种情况均可导致晕厥，甚至猝死。

2.心脏性猝死

一般发生于先前有症状者。无症状者发生猝死少见，仅见于 1％～3％的患者。

3.感染性心内膜炎

不常见。年轻人的较轻瓣膜畸形较老年人的钙化性瓣膜狭窄发生感染性心内膜炎的危险性大。

4.体循环栓塞

少见。栓子可来自钙化性狭窄瓣膜的钙质或增厚的二叶瓣的微血栓。

5.心力衰竭

发生左心衰竭后，自然病程明显缩短，因此终末期的右心衰竭少见。

6.胃肠道出血

15％～25％的患者有胃肠道血管发育不良，可合并胃肠道出血。多见于老年患者，出血多为隐匿和慢性。人工瓣膜置换术后出血停止。

（五）治疗

1.内科治疗

主要目的为确定狭窄程度，观察狭窄进展情况，为有手术指征的患者选择合理手术时间。

治疗措施包括：预防感染性心内膜炎；如为风心病合并风湿活动，应预防风湿热。无症状的轻度狭窄患者每 2 年复查 1 次，应包括超声心动图定量测定。中和重度狭窄的患者应避免剧烈体力活动，每 6～12 个月复查 1 次。如有频发房性期前收缩，应予抗心律失常药物，预防心房颤动。主动脉狭窄患者不能耐受心房颤动，一旦出现，应及时转复为窦性心律。其他可导致症状或血流动力学后果的心律失常也应积极治疗。心绞痛可试用硝酸酯类药物。心力衰竭者应限制钠盐摄入，可用洋地黄类药物和小心应用利尿剂。过度利尿可因低血容量致左心室舒张末压降低和心排血量减少，发生直立性低血压。不可使用作用于小动脉的血管扩张剂，以防血压过低。

2.经皮球囊主动脉瓣成形术

经股动脉逆行将球囊导管推送至主动脉瓣，用生理盐水与造影剂各半的混合液体充盈球囊，裂解钙化结节，伸展主动脉瓣环和瓣叶，解除瓣叶和分离融合交界处，减轻狭窄和症状。

3.外科治疗

人工瓣膜置换术为治疗成人主动脉狭窄的主要方法。

（六）转诊指征

（1）心力衰竭症状无法控制。

（2）符合主动脉瓣狭窄明显介入及外科治疗适应证者。

（3）严重心率衰竭内科治疗无效，符合心脏移植指征者。

（七）案例分析

案例：患者男，59 岁。因“活动后胸闷、憋喘半年，加重 3 个月”入院。既往体健。患者半年前情绪激动后出现胸闷、憋喘不适，夜间阵发性呼吸困难，于当地医院就诊，行冠状动脉造影未见狭窄，超声提示主动脉瓣狭窄。既往否认高血压，糖尿病等慢性疾病史。查体：BP 100/70 mmHg，HR 56 次/分，双肺呼吸音粗，可闻及干、湿性啰音，主动脉听诊区可闻及收缩期喷射性杂音，向胸骨左下缘传导，伴震颤。双下肢轻度水肿。

分析：考虑主动脉瓣狭窄心功能Ⅳ级。可给予抗凝、利尿、强心剂，如内科治疗效果欠佳，立即转往上级医院治疗，及时行主动脉瓣置换手术治疗，术后给予内科治疗。

四、主动脉瓣关闭不全

（一）病因

由于主动脉瓣及（或）主动脉根部疾病所致。

1.急性

（1）感染性心内膜炎致主动脉瓣瓣膜穿孔或瓣周脓肿。

（2）创伤：穿通或钝挫性胸部创伤致升主动脉根部、瓣叶支持结构和瓣叶破损或瓣叶急性脱垂。

（3）主动脉夹层：夹层血肿使主动脉瓣环扩大；一个瓣叶被夹层血肿压迫向下；瓣环或瓣叶被夹层血肿撕裂。通常发生于马方综合征、特发性升主动脉扩张、高血压或妊娠。

（4）人工瓣撕裂。

2.慢性

（1）主动脉瓣疾病。①风心病：约 2/3 的主动脉瓣关闭不全为风心病所致。由于瓣叶纤维化、增厚和缩短，影响舒张期瓣叶边缘对合。风心病时单纯主动脉关闭不全少见，常因瓣膜交界处融合伴不同程度狭窄，常合并二尖瓣损害。②感染性心内膜炎：感染性赘生物致瓣叶破损或穿孔，瓣叶因支持结构受损而脱垂或赘生物介于瓣叶间妨碍其闭合而引起关闭不全。即使感染已被控制，瓣叶纤维化和挛缩可继续。视损害进展的快慢不同，可表现为急性、亚急性或慢性关闭不全，为单纯性主动脉瓣关闭不全的常见病因。③先天性畸形：二叶主动脉瓣占临床单纯性主动脉瓣关闭不全的 1/4。由于一叶边缘有缺口或大而冗长的一叶脱垂入左心室，在儿童期出现关闭不全；成人期多由于进行性瓣叶纤维化挛缩或继发于感染性心内膜炎，引起关闭不全。室间隔缺损时由于无冠瓣失去支持可引起主动脉瓣关闭不全，约占室缺的 15%。④主动脉瓣黏液样变性：致瓣叶舒张期脱垂入左心室。偶尔合并主动脉根部中层囊性坏死，可能为先天性原因。⑤强直性脊柱炎：瓣叶基底部和远端边缘增厚伴瓣叶缩短。

（2）主动脉根部扩张：引起瓣环扩大，瓣叶舒张期不能对合。①梅毒性主动脉炎：主动脉炎致主动脉根部扩张，30%发生主动脉瓣关闭不全。②马方综合征（Marfan 综合征）：为遗传性结缔组织病，通常累及骨、关节、眼、心脏和血管。典型者四肢细长，韧带和关节过伸，晶体脱位和升主动脉呈梭形瘤样扩张。后者由于中层囊性坏死所致，即中层弹力纤维变性或缺如，由黏液样物质呈囊性沉着。常伴二尖瓣脱垂。只有升主动脉瘤样扩张而无此综合征的其他表现，称为此综合征的顿挫型。③强直性脊柱炎：升主动脉弥漫性扩张。④特发性升主动脉扩张。⑤严重高血压和（或）动脉粥样硬化导致升主动脉瘤。

（二）诊断

1.临床表现

（1）症状。①急性：轻者可无症状，重者出现急性左心衰竭和低血压。②慢性：可多年无症状，甚至可耐受运动。最先的主诉为与心搏量增多有关的心悸、心前区不适、头部强烈搏动感等症状j晚期始出现左心室衰竭表现。心绞痛较主动脉瓣狭窄时少见。常有体位性头昏，晕厥罕见。

（2）体征。①急性：收缩压、舒张压和脉压正常或舒张压稍低，脉压稍增大。无明显周围血管征。心尖冲动正常。心动过速常见。二尖瓣舒张期提前部分关闭，致第一心音减低。第二心音肺动脉瓣成分增强。第三心音常见。主动脉瓣舒张期杂音较慢性者短和调低，是由于左心室舒张压上升使主动脉与左心室间压差很快下降所致。如出现 Austin-Flint 杂音，多为心尖区舒张中期杂音。②慢性：收缩压升高，舒张压降低，脉压增大。周围血管征常见，包括随心脏搏动的点头征（de Mtasset 征）、颈动脉和桡动脉扪及水冲脉、股动脉枪击音（Traube 征）、听诊器轻压股动脉闻及双期杂音（Duroziez 征）和毛细血管搏动征等。主动脉根部扩大者，在胸骨旁右第二、三肋间可扪及收缩期搏动。心底部可闻及收缩期喷射音，与左心室心搏量增多突然扩张已扩大的主动脉有关。由于舒张早期左心室快速充盈增加，心尖区常有第三心音。主动脉关闭不全的杂音为与第二心音同时开始的高调叹气样递减型舒张早期杂音，坐位并前倾和深呼气时易听到。轻度反流时，杂音限于舒张早期，音调高；中或重度反流时，杂音粗糙，为全舒张期。杂音为乐音性时，提示瓣叶脱垂、撕裂或穿孔。由主动脉瓣损害所致者，杂音在胸骨左中下缘明显；升主动脉扩张引起者，杂音在胸骨右上缘更清楚，向胸骨左缘传导。老年人的杂音有时在心尖区最响。心底部常有主动脉瓣收缩期喷射性杂音，较粗糙，强度 2/6～4/6 级，可伴有震颤，与左心室心搏量增加和主动脉根部扩大有关。重度反流者，常在心尖区听到舒张中晚期隆隆样杂音（Austin-Flint 杂音），其产生机制目前认为系严重的主动脉瓣反流使左心室舒张压快速升高，导致二尖瓣处于半关闭状态，使快速前向血流跨越二尖瓣口时遇到障碍。与器质性二尖瓣狭窄的杂音鉴别要点是 Austin-Flint 杂音不伴有开瓣音、第一心音亢进和心尖区舒张期震颤。

2.辅助检查

（1）X 线检查。①急性：心脏大小正常。除原有主动脉根部扩大或由主动脉夹层外，无主动脉扩大。常有肺淤血或肺水肿征象。②慢性：左心室增大，可有左心房增大。即使为主动脉瓣膜的病变造成的关闭不全，由于左心室心搏量增加，升主动脉继发性扩张仍比主动脉狭窄时明显，并可累及整个主动脉弓。严重的瘤样扩张提示为 Marfan 综合征或中层囊性坏死。左心衰竭时有肺淤血征。

（2）心电图检查：急性者常见窦性心动过速和非特异性 ST-T 改变。慢性者常见左心室肥厚劳损。

（3）超声心动图检查：①M 型显示舒张期二尖瓣前叶或室间隔纤细扑动，为主动脉瓣关闭不全的可靠诊断征象，但敏感性低（43%）。②脉冲式多普勒和彩色多普勒血流显像在主动脉瓣的心室侧可探及全舒张期反流束，为最敏感的确定主动脉瓣反流方法，并可通过计算反流血量与搏出血量的比例，判断其严重程度。③二维超声可显示瓣膜和主动脉根部的形态改变，有助于确定病因。经食管超声有利于主动脉夹层和感染性心内膜炎的诊断。

（4）放射性核素心室造影：可测定左心室收缩、舒张末容量和静息、运动的射血分数，判断左心室功能。根据左心室和右心室心搏量比值估测反流程度。

（5）磁共振显像：诊断主动脉疾病如夹层极准确。可目测主动脉瓣反流射流，可靠的半定量反流程度，并能定量反流量和反流分数。

（6）主动脉造影：当无创技术不能确定反流程度，并考虑外科治疗时，可行选择性主动脉造影，半定量反流程度。

（三）鉴别诊断

有典型主动脉瓣关闭不全的舒张期杂音伴周围血管征，可诊断为主动脉瓣关闭不全。急性重度反流者早期出现左心室衰竭，X 线心影正常而肺淤血明显。慢性如合并主动脉瓣或二尖瓣狭窄，支持风心病诊断。超声心动图可助确诊。主动脉瓣舒张早期杂音于胸骨左缘明显时，应与 Graham Steell 杂音鉴别。

后者见于严重肺动脉高压伴肺动脉扩张所致相对性肺动脉瓣关闭不全，常有肺动脉高压体征，如胸骨左缘抬举样搏动、第二心音肺动脉瓣成分增强等。

（四）并发症

感染性心内膜炎较常见；可发生室性心律失常但心脏性猝死少见；心力衰竭在急性者出现早，慢性者于晚期始出现。

（五）治疗

1.急性

外科治疗（人工瓣膜置换术或主动脉瓣修复术）为根本措施。内科治疗一般仅为术前准备过渡措施。活动性感染性心内膜炎患者，争取在完成7～10天强有力抗生素治疗后手术。个别患者，药物可完全控制病情，心功能代偿良好，手术可延缓。但真菌性心内膜炎所致者，无论反流轻重，几乎均需早日手术。

2.慢性

(1)内科治疗：①预防感染性心内膜炎，如为风心病如有风湿活动应预防风湿热；②梅毒性主动脉炎应予1个疗程青霉素治疗；③舒张压＞90 mmHg者应用降压药；④无症状的轻或中度反流者，应限制重体力活动，并每1～2年随访1次，应包括超声心动图检查。在有严重主动脉瓣关闭不全和左心室扩张者，即使无症状，可使用血管紧张素转换酶抑制剂，以延长无症状和心功能正常时期，推迟手术时间；⑤左室收缩功能不全出现心力衰竭时应用血管紧张素转换酶抑制剂和利尿剂，必要时可加用洋地黄类药物；⑥心绞痛可用硝酸酯类药物；⑦积极纠正心房颤动和治疗心律失常，主动脉瓣关闭不全患者耐受这些心律失常的能力极差；⑧如有感染应及早积极控制。

(2)外科治疗：人工瓣膜置换术为严重主动脉瓣关闭不全的主要治疗方法。

（六）转诊指征

(1)心力衰竭症状无法控制。

(2)符合主动脉瓣狭窄明显介入及外科治疗适应证者。

(3)严重心率衰竭内科治疗无效，符合心脏移植指征者。

（七）案例分析

案例：患者女性，53岁。因“活动后气短1月余”入院。既往体健。患者1个月前无明显诱因出现活动后气短，登2层楼即可出现，休息后可缓解，近1月来症状逐渐加重，出现夜间阵发性呼吸困难。既往否认高血压，糖尿病等慢性疾病史。查体：BP 100/60 mmHg，HR 106次/分，双肺呼吸音粗，可闻及干、湿性啰音，心界向左下增大，心律齐，主动脉第二听诊区可闻及舒张早期高调递减型杂音，向心尖传导。双下肢无水肿。毛细血管搏动征阳性，可触及水冲脉。

分析：考虑患者为大动脉炎主动脉瓣关闭不全心功能Ⅱ级。给予大剂量激素、利尿剂及ACEI防止及逆转心脏重构治疗。如内科治疗效果欠佳，立即转往上级医院治疗，及时行主动脉瓣置换手术治疗。

第十一节　心肌病

心肌疾病是指除心脏瓣膜病、冠状动脉粥样硬化性心脏病、高血压心脏病、肺源性心脏病、先天性心血管病和甲状腺功能亢进性心脏病等以外的以心肌病变为主要表现的一组疾病，其中的心肌病以前被定义为“原因不明的心肌疾病”，以便与特异性心肌疾病（即继发性心肌疾病，原因已知）相区别。

心肌病是指伴有心肌功能障碍的心肌疾病。1995年世界卫生组织和国际心脏病学会（WHO/ISFC）工作组根据病理生理理学将心肌病分为4型，即扩张型心肌病、肥厚型心肌病、限制型心肌病、致心律失常型右室心肌病，不定型的心肌病仍保留。2007年中华心血管病杂志发表《心肌病诊断与治疗建议》仍建议我国临床医生采用上述标准(表 8-4)。

表 8-4　常见心肌病比较

左心室射血分数	症状明显时,<30%	25%~50%	>60%
左心室舒张末期内径	≥60 mm	<60 mm	缩小
心室壁厚度	变薄	正常或增加	明显增厚
左心房	增大	增大,甚至巨大	增大
瓣膜反流	线二尖瓣,后三尖瓣	有,一般不严重	二尖瓣反流
常见首发症状	耐力下降	耐力下降,水肿	耐力下降,可有胸痛
心力衰竭症状	左心衰竭先于右心衰竭	右心衰显著	晚期出现左心衰
常见心律失常	室性心动过速,传导阻滞,房颤	传到阻滞和房颤	室性心动过速,房颤

一、扩张型心肌病

扩张型心肌病主要特征是单侧或双侧心腔扩大,心肌收缩期功能减退,伴或不伴有充血性心力衰竭。本病常伴有心律失常,病死率较高,男多于女(2.5∶1),在我国发病率为13/10万~84/10万不等。

(一)病因

病因迄今不明,除特发性、家族遗传性外,近年来认为持续病毒感染是其重要原因,持续病毒感染对心肌组织的损伤、自身免疫包括细胞、自身抗体或细胞因子介导的心肌损伤等可导致或诱发扩张型心肌病。此外尚有围生期、乙醇中毒、抗癌药物、心肌能量代谢紊乱和神经激素受体异常等多因素也可引起本病。

(二)诊断

1.临床表现

(1)症状:起病隐匿而缓慢,早期可无症状。主要症状为活动时呼吸困难和活动耐量下降,随着病情加重可以出现气急,甚至端坐呼吸、水肿和肝大等充血性心力衰竭的症状和体征时,始被诊断。部分患者可发生栓塞或猝死。

(2)体征:主要体征为心脏扩大,听诊心音减弱,常可听到第三或第四心音,心率快时呈奔马律,有时可于心尖部闻及收缩期杂音,肺部听诊可闻及湿啰音,可以仅局限于两肺底,随着心力衰竭加重和出现急性左心衰时湿啰音可以遍布两肺或伴哮鸣音,颈静脉怒张、肝大及外周水肿等液体潴留体征也较为常见。常合并各种类型的心律失常。

2.辅助检查

(1)胸部X线检查:心影常明显增大,心胸比>50%,肺淤血。

(2)心电图:缺乏诊断特异性。可见多种心电异常如心房颤动,传导阻滞等各种心律失常。其他尚有ST-T改变,低电压,R波减低,少数可见病理性Q波,多系心肌广泛纤维化的结果,但需与心肌梗死相鉴别。

(3)超声心动图:本病早期即可有心腔轻度扩大,后期各心腔均扩大,以左心室扩大早而显著,室壁运动普遍减弱,提示心肌收缩力下降,以致二尖瓣、三尖瓣本身虽无病变,但在收缩期不能退至瓣环水平而致关闭不全,彩色血流多普勒显示二、三尖瓣反流。

(4)心脏磁共振:对于心肌病诊断、鉴别诊断及预后评估均有很高价值。

(5)心脏放射性核素检查:核素血池扫描可见舒张末期和收缩末期左心室容积增大,左室射血分数降低;核素心肌显影表现为灶性散在性放射性减低。

(6)心导管检查和心血管造影:早期近乎正常。有心力衰竭时可见左、右心室舒张末期压、左心房压和肺毛细血管楔压增高、心搏量、心脏指数减低。心室造影可见心腔扩大,室壁运动减弱,心室射血分数低下。冠状动脉造影多无异常,有助于与冠状动脉性心脏病的鉴别。

(7)心内膜心肌活检:可见心肌细胞肥大、变性、间质纤维化等。活检标本除发现组织学改变外,尚可进行病毒学检查。

（三）鉴别诊断

除外各种病因明确的器质性心脏病，如急性病毒性心肌炎、风湿性心脏病、冠心病、先天性心血管病及各种继发性心肌病。可通过病史、查体及超声心动图、心肌核素现象、心脏磁共振、冠状动脉CTA和冠状动脉造影等检查。

（四）防治和预后

因本病原因未明，尚无特殊的防治方法。

治疗原则为阻止基础病因介导的心肌损害，阻断造成心力衰竭加重的神经体液机制，控制心律失常和预防猝死，预防栓塞。

在病毒感染时密切注意心脏情况并及时治疗，有一定的实际意义。

1.病因治疗

如控制感染、严格限酒或戒酒、治疗相应的内分泌疾病或自身免疫病、纠正电解质紊乱、改善营养失衡等。

2.心力衰竭的治疗

参见慢性心力衰竭治疗部分。

3.中药

黄芪、生脉散和牛磺酸等有抗病毒，调节免疫改善心功能等作用，长期使用对改善症状及预后有一定辅助作用。

4.抗凝治疗

本病在扩大的心房心室腔内易有附壁血栓形成，对有心房颤动或深静脉血栓形成等发生栓塞性疾病风险且没有禁忌证的患者宜口服肠溶阿司匹林预防附壁血栓形成。对于已经有附壁血栓形成和发生血栓栓塞的患者必须长期抗凝治疗，口服华法林，调节剂量使国际标准化凝血酶原时间比值（INR）保持在2～2.5。

5.非药物治疗

（1）心力衰竭的心脏再同步化治疗。

（2）心脏移植：对长期严重心力衰竭，内科治疗无效的病例，可考虑进行心脏移植。在等待期如有条件尚可行左心肌械辅助循环，以改善患者心脏功能。

（3）置入心脏电复律除颤器。

（4）外科手术：也有试行左室成形术，通过切除部分扩大的左心室同时置换二尖瓣，以减轻反流、改善心功能，但疗效尚待肯定。

本病的病程长短不等，充血性心力衰竭的出现频度较高，预后不良。死亡原因多为心力衰竭和严重心律失常，不少患者猝死。以往认为症状出现后5年的存活率在40%左右。近年来，由于上述治疗手段的采用存活率已明显提高。

（五）转诊指征

（1）心力衰竭症状加重者。

（2）符合心脏再同步化治疗适应证者。

（3）严重心力衰竭内科治疗无效，符合心脏移植指征者。

（4）符合置入心脏电复律除颤器适应证者。

（六）病例分析

案例：女性，39岁。以“反复气短2年，夜间不能平卧”为主诉入院。既往否认高血压、糖尿病、冠心病、甲亢病史，无吸烟饮酒史。查体：脉搏68次/分，血压100/60 mmHg。颈静脉无怒张，双肺底可闻及少许湿啰音，叩诊心界向两侧扩大，心率68次/分，心律齐，心尖部可闻及2/6级收缩期杂音，肝脾肋下未触及，双下肢轻度水肿。

分析：考虑患者为扩张型心肌病 慢性心力衰竭。可给予呋塞米利尿治疗，ACEI、β受体拮抗剂和螺内酯减缓心室重构，地高辛强心治疗。如治疗效果欠佳，立即转往上级医院治疗。

二、肥厚型心肌病

肥厚型心肌病是以左心室(或)右心室肥厚为特征，常为不对称肥厚并累及室间隔，左心室血液充盈受阻、舒张期顺应性下降为基本病态的心肌病。

根据左心室流出道有无梗阻又可分为梗阻性肥厚型和非梗阻性肥厚型心肌病。梗阻性病例主动脉瓣下部室间隔肥厚明显。近年来发现非梗阻性肥厚型心肌病中心尖部肥厚型心肌病不少见。

本病常为青年猝死的原因。后期可出现心力衰竭。

(一)病因

本病常有明显家族史(约占1/3)，目前被认为是常染色体显性遗传疾病，肌节收缩蛋白基因如心脏肌球蛋白重链及心脏肌钙蛋白T基因突变是主要的致病因素。还有人认为儿茶酚胺代谢异常、细胞内钙调节异常、高血压、高强度运动等均可作为本病发病的促进因子。

(二)诊断

1.临床表现

(1)症状：部分患者可无自觉症状，而因猝死或在体检中被发现。许多患者有心悸、胸痛、劳力性呼吸困难，伴有流出道梗阻的患者由于左心室舒张期充盈不足，心排血量减低可在起立或运动时出现眩晕，甚至神志丧失等，

(2)体征：体格检查可有心脏轻度增大，能听到第四心音；流出道有梗阻的患者可在胸骨左缘第3～4肋间听到较粗糙的喷射性收缩期杂音；心尖部也常可听到收缩期杂音。胸骨左缘3～4肋间所闻及的流出道狭窄所致的收缩期杂音，不同于主动脉瓣膜器质性狭窄所产生的杂音。凡能影响心肌收缩力，改变左心室容量及射血速度的因素均可使杂音的响度有明显变化，如使用β受体阻滞剂、取下蹲位，使心肌收缩力下降或使左心室容量增加，均可使杂音减轻；相反，如含服硝酸甘油片、应用强心药或取站立位，使左心室容量减少或增加心肌收缩力，均可使杂音增强。

2.辅助检查

(1)超声心动图：是临床上主要诊断手段，可显示室间隔的非对称性肥厚，舒张期室间隔的厚度达15 mm或与后壁之比≥1.3，间隔运动低下。有梗阻的病例可见室间隔流出道部分向左心室内突出、二尖瓣前叶在收缩期前移、左心室顺应性降低致舒张功能障碍等。运用彩色多普勒法可了解杂音起源和计算梗阻前后的压力差。超声心动图无论对梗阻性与非梗阻性的诊断都有帮助。APH型则心肌肥厚限于心尖部，以前侧壁心尖部尤为明显，如不仔细检查，很容易漏诊。

(2)心电图：因心肌肥厚的类型不同而有不同的表现。最常见的表现为左心室肥大，ST-T改变，常在胸前导联出现巨大倒置T波。深而不宽的病理性Q波可在Ⅰ、aVL或Ⅱ、Ⅲ、aVF、V_5、V_4上出现，有时在V_1可见R波增高，R/S比增大。此外，室内传导阻滞和期前收缩亦常见。APH型患者可在心前区导联出现巨大的倒置T波。以往常被误诊为冠心病。

(3)胸部X线检查：心影增大多不明显，如有心力衰竭则呈现心影明显增大。

(4)心导管检查和心血管造影 左心室舒张末期压上升。有梗阻者在左心室腔与流出道间有收缩期压差，心室造影显示左心室腔变形，呈香蕉状、犬舌状、纺锤状(心尖部肥厚时)。冠状动脉造影多无异常。

(5)心内膜心肌活检：心肌细胞畸形肥大，排列紊乱有助于诊断。

(三)鉴别诊断

对临床或心电图表现类似冠心病的患者，如患者较年轻，诊断冠心病依据不充分又不能用其他心脏病来解释，则应想到本病的可能。结合心电图、超声心动图及心导管检查作出诊断。如有阳性家族史(猝死，心脏增大等)更有助于诊断。

本病通过超声心动图，心血管造影及心内膜心肌活检可与高血压心脏病、冠心病、先天性心血管病、主

动脉瓣狭窄等相鉴别。

(四)防治和预后

本病由于病因不明,又很多与遗传基因有关,难于预防。

本病的治疗原则为弛缓肥厚的心肌,防止心动过速及维持正常窦性心律,减轻左心室流出道狭窄和抗室性心律失常。目前主张应用β受体阻滞剂及钙通道阻滞剂治疗。避免使用增强心肌收缩力和减少心脏容量负荷的药物,如洋地黄、硝酸类制剂等,以减少加重左室流出道梗阻。

对重症梗阻性患者可作介入或手术治疗,植入双腔DDD型起搏器、消融或切除肥厚的室间隔心肌。

近年发现,有些肥厚型心肌病患者,随年龄增长,逐渐呈扩张型心肌病的症状与体征者称为肥厚型心肌病的扩张型心肌病相。对此用扩张型心肌病伴有心力衰竭时的治疗措施进行治疗。本病进展缓慢,应长期随访,并对其直系亲属进行心电图、超声心动图等检查,早期发现家族中的其他HCM患者。

本病的预后因人而异,可从无症状到心力衰竭、猝死。心房颤动可促进心力衰竭的发生。少数患者可并发感染性心内膜炎或栓塞等。一般成人病例10年存活率为80%,小儿病例为50%。成人死亡多为猝死,而小儿则多为心力衰竭,其次为猝死。猝死在有阳性家族史的青少年中尤其多发。猝死原因多为室性心律失常,特别是室颤。

(五)转诊指征

(1)药物治疗无效、心功能不全者。

(2)符合乙醇室间隔消融术适应证者。

(3)符合置入心脏电复律除颤器适应证者。

(六)病例分析

案例:男性,50岁。以"活动后心悸气短1年"为主诉入院。查体:血压130/80 mmHg。双肺听诊未闻及干、湿性啰音,心界叩诊向左扩大,心率68次/分,律齐,胸骨左缘第3、4肋间闻及粗糙的喷射性收缩期杂音,肝、脾肋下未触及,双下肢无水肿。

分析:考虑患者为梗阻性肥厚型心肌病。给予β受体阻滞剂以减轻左室流出道梗阻,如治疗效果欠佳,立即转往上级医院治疗,可以考虑行室间隔消融术。

三、限制型心肌病

限制型心肌病以单侧或双侧心室充盈受限和舒张容量下降为特征,但收缩功能和室壁厚度正常或接近正常。以心脏间质纤维化增生为其主要病理变化,即心内膜及心内膜下有数毫米的纤维性增厚,心室内膜硬化,扩张明显受限。

(一)病因

本病可为特发性或与其他疾病如淀粉样变性,伴有或不伴有嗜酸性粒细胞增多症的心内膜心肌疾病并存。多见于热带和温带地区,我国仅有散发病例。

(二)诊断

1.临床表现

以发热、全身倦怠为初始症状,白细胞增多,特别是嗜酸性粒细胞增多较为特殊。以后逐渐出现心悸、呼吸困难、水肿、肝大、颈静脉怒张、腹水等心力衰竭症状。其表现酷似缩窄性心包炎,有人称之为缩窄性心内膜炎。

2.辅助检查

(1)心电图:常呈窦性心动过速、低电压、心房或心室肥大、T波低平或倒置。可出现各种类型心律失常,以心房颤动较多见。

(2)心导管检查:舒张期心室压力曲线呈现早期下陷,晚期高原波型,与缩窄性心包炎的表现相类似。

(3)左心室造影:可见心内膜肥厚及心室腔缩小,心尖部钝角化。

(4)活检:可见心内膜增厚和心内膜下心肌纤维化。

(三)鉴别诊断

(1)需与缩窄性心包炎鉴别。心室腔狭小,变形和嗜酸性粒细胞的增多,心包无钙化而内膜可有钙化等有助于本病诊断。

(2)本病还应与肥厚型心肌病的扩张型心肌病相及轻症冠心病鉴别。

(3)与一些有心脏广泛纤维化的疾病如系统性硬化症、糖尿病、乙醇中毒等特异性心肌病鉴别。

(四)防治和预后

本病无特效防治手段,主要避免劳累、呼吸道感染、预防心力衰竭,只能对症治疗。心力衰竭对常规治疗反应不佳,往往成为难治性心力衰竭。糖皮质激素治疗也常无效。栓塞并发症较多,可考虑使用抗凝药物。近年用手术剥离增厚的心内膜,收到较好效果。肝硬化出现前可作心脏移植。

本病预后不良,按病程发展快慢而不同,心力衰竭为最常见死因。

(五)转诊指征

(1)药物治疗无效、心功能不全者。

(2)符合置入心脏电复律除颤器适应证者。

(3)需要心脏移植的患者。

(六)病例分析

案例:女性,57岁。以"发作性心悸气短30年,加重10天"为主诉入院。查体:血压90/60 mmHg。双肺呼吸音粗,双肺底可闻及干、湿性啰音,心率86次/分,心律绝对不齐,第一心音强弱不等,三尖瓣听诊区可闻及3/6级收缩期杂音;腹软,肝肋下3 cm可及,剑突下5 cm可触及,质软,肝静脉回流征阳性,脾肋下未触及,双下肢中度水肿。

分析:考虑患者为限制型心肌病、心房纤颤。给予β受体阻滞剂,抗凝,小剂量利尿,ACEI/ARB,螺内酯,如治疗效果欠佳,立即转往上级医院治疗,考虑行室间隔消融术。

第十二节 心肌炎

心肌炎指心肌本身的炎症病变,有局灶性或弥漫性,也可分为急性、亚急性或慢性,总的分为感染性和非感染性两大类。感染性可有细菌、病毒、螺旋体、立克次体、真菌、原虫、蠕虫等所引起。非感染性包括过敏、变态反应(如风湿热等)、化学、物理或药物(如多柔比星等)。近年来由于风湿热和白喉等所致心肌炎逐渐减少,而病毒性心肌炎的发病率显著增多,本节重点叙述病毒性心肌炎。

一、病因

很多病毒都可能引起心肌炎,其中以肠道病毒包括柯萨奇A、B组病毒,埃可(ECHO)病毒,脊髓灰质炎病毒等为常见,尤其是柯萨奇B组病毒(coxsackie virus B,CVB)占30%～50%。此外,人类腺病毒、流感、风疹、单纯疱疹、脑炎、肝炎(A、B、C型)病毒及HIV等都能引起心肌炎。

病毒性心肌炎的发病机制为病毒的直接作用,包括急性病毒感染及持续病毒感染对心肌的损害;病毒介导的免疫损伤作用,主要是T细胞免疫;以及多种细胞因子和一氧化氮等介导的心肌损害和微血管损伤。这些变化均可损害心脏功能和结构。

二、诊断

（一）临床表现

1.症状

病毒性心肌炎患者临床表现常取决于病变的广泛程度，轻重变异很大，可完全没有症状，也可以猝死。约半数于发病前1～3周有病毒感染前驱症状，如发热，全身倦怠感，即所谓“感冒”样症状或恶心、呕吐等消化道症状。然后出现心悸、胸痛、呼吸困难、水肿，甚至Adams-Stokes综合征。

2.体格检查

可见与发热程度不平行的心动过速，各种心律失常，可听到第三心音或杂音。或有颈静脉怒张、肺部啰音、肝大等心力衰竭体征。重症可出现心源性休克。

（二）辅助检查

1.胸部X线检查

可见心影扩大或正常。

2.心电图检查

常见ST-T改变和各型心律失常，特别是室性心律失常和房室传导阻滞等。如合并有心包炎可有ST段上升，严重心肌损害时可出现病理性Q波，需与心肌梗死鉴别。

3.超声心动图检查

可正常，左心室舒张功能减退，节段性或弥漫性室壁运动减弱，左心室增大或附壁血栓等。

4.实验室检查

血清肌钙蛋白（T或D)、心肌肌酸激酶（CK-MB)增高，血沉加快，高敏C反应蛋白增加等有助于诊断。

5.病毒抗体

发病后3周内，相隔两周的两次血清CVB中和抗体滴度呈4倍或以上增高，或一次高达1：640，特异型CVB IgM 1：320以上（按不同实验室标准），外周血白细胞肠道病毒核酸阳性等，均是一些可能但不是肯定的病因诊断指标。病毒感染心肌的确诊有赖于心内膜、心肌或心包组织内病毒、病毒抗原、病毒基因片段或病毒蛋白的检出，反复进行心内膜心肌活检有助于本病的诊断、病情和预后判断。但一般不作常规检查。

三、诊断标准

1999年全国心肌炎心肌病专题研讨会提出的成人急性心肌炎诊断参考标准如下。

（一）病史与体征

在上呼吸道感染、腹泻等病毒感染后3周内出现与心脏相关的表现，如不能用一般原因解释的感染后严重乏力、胸闷头晕（心排血量降低）、心尖第一心音明显减弱、舒张期奔马律、心包摩擦音、心脏扩大、充血性心力衰竭或阿-斯综合征等。

（二）上述感染后3周内出现下列心律失常或心电图改变者

（1）窦性心动过速、房室传导阻滞、窦房传导阻滞或束支阻滞。

（2）多源、成对室性期前收缩，自主性房性或交界性心动过速，阵发或非阵发性室性心动过速，心房或心室扑动或颤动。

（3）两个以上导联ST段呈水平型或下斜型下移≥0.05 mV或ST段异常抬高或出现异常Q波。

（三）心肌损伤的参考指标

病程中血清心肌肌钙蛋白I或肌钙蛋白T（强调定量测定）、CK-MB明显增高。超声心动图示心腔扩大或室壁活动异常和/或核素心功能检查证实左室收缩或舒张功能减弱。

（四）病原学依据

（1）在急性期从心内膜、心肌、心包或心包穿刺液中检测出病毒、病毒基因片段或病毒蛋白抗原。

（2）病毒抗体：第 2 份血清中同型病毒抗体（如柯萨奇 B 组病毒中和抗体或流行性感冒病毒血凝抑制抗体等）滴度较第 1 份血清升高 4 倍（2 份血清应相隔 2 周以上）或一次抗体效价≥640 者为阳性，320 者为可疑（如以 1∶32 为基础者则宜以≥256 为阳性，128 为可疑阳性，根据不同实验室标准做决定）。

（3）病毒特异性 IgM：以≥1∶320 者为阳性（按各实验室诊断标准，需在严格质控条件下）。如同时有血中肠道病毒核酸阳性者更支持有近期病毒感染。

注：同时具有上述（一）、（二）、（三）中任何 2 项。在排除其他原因心肌疾病后临床上可诊断急性病毒性心肌炎。如具有（四）中的第（1）项者可从病原学上确诊急性病毒性心肌炎；如仅具有（四）中第（2）、（3）项者，在病原学上只能拟诊为急性病毒性心肌炎。

如患者有阿-斯综合征发作、充血性心力衰竭伴或不伴心肌梗死样心电图改变、心源性休克、急性肾衰竭、持续性室性心动过速伴低血压发作或心肌心包炎等在内的一项或多项表现，可诊断为重症病毒性心肌炎，如仅在病毒感染后 3 周内出现少数期前收缩或轻度 T 波改变，不宜轻易诊断为急性病毒性心肌炎。

对难以明确诊断者，可进行长期随访，有条件时可作心内膜心肌活检进行病毒基因检测及病理学检查。

在考虑病毒性心肌炎诊断时，应除外β受体功能亢进、甲状腺功能亢进症、二尖瓣脱垂综合征及影响心肌的其他疾病如风湿性心肌炎、中毒性心肌炎、冠心病、结缔组织病、代谢性疾病以及克山病（克山病地区）等。

四、治疗和预后

（一）治疗

病毒性心肌炎患者应卧床休息，进富含维生素及蛋白质的食物。心力衰竭时使用利尿剂、血管扩张剂、血管紧张素转换酶（ACE）抑制剂等。期前收缩频发或有快速心律失常者，采用抗心律失常药物。高度房室传导阻滞、快速室性心律失常或窦房结功能损害而出现晕厥或明显低血压时可考虑使用临时性心脏起搏器。

目前不主张早期使用糖皮质激素，但对有房室传导阻滞、难治性心力衰竭、重症患者或考虑有自身免疫的情况下则可慎用。

近年来采用黄芪、牛磺酸、辅酶 Q_{10} 等中西医结合治疗病毒性心肌炎有抗病毒、调节免疫和改善心脏功能等作用，具一定疗效。

干扰素也具抗病毒、调节免疫等作用，但价格昂贵，非常规用药。

（二）预后

大多数患者经过适当治疗后能痊愈，但有心律失常尤其是各型期前收缩常持续较长时间，并易在感冒、劳累后期前收缩增多，也可以在一年后房室传导阻滞及各型期前收缩持续存在，如无不适不必用抗心律失常药物干预。

各阶段的时间划分比较困难，一般急性期定为 3 个月，3 个月后至 1 年为恢复期，1 年以上为慢性期。患者在急性期可因严重心律失常、急性心力衰竭和心源性休克而死亡。部分患者经过数周至数月后病情可趋稳定但可能留有一定程度的心脏扩大、心功能减退、伴或不伴有心律失常或心电图异常等，经久不愈，形成慢性心肌炎，事实上，临床上很难与扩张型心肌病鉴别。根据心肌中病毒基因片段、病毒蛋白检测和病理检查已明确有一部分扩张型心肌病是由心肌炎演变而来。

五、转诊指征

（1）急性重症心肌炎。

（2）恶性心律失常反复发作。

(3)心力衰竭明显,药物控制欠佳。

六、案例分析

案例:女性,23 岁。以“间断咳嗽 2 周,加重伴心悸 3 天”为主诉入院。既往否认高血压、糖尿病、冠心病、甲亢病史,无吸烟饮酒史。查体:脉搏 81 次/分,血压 120/90 mmHg。颈静脉无怒张,双肺呼吸音清,叩诊心界不大,心率 80 次/分,心律齐,各瓣膜听诊区未闻及杂音,肝脾肋下未触及,双下肢轻度水肿。

分析:考虑患者为病毒性心肌病室性早搏。卧床休息,给予营养心肌改善心肌代谢治疗,提高免疫力,抗病毒,减慢心率等综合治疗。如病情较重,或治疗效果欠佳,立即转往上级医院治疗。

第十三节　心包疾病

心包为双层囊袋结构。壁层、脏层、心包腔,内含少量液体(15～50 mL)。心包可固定心脏,减少心脏与周围组织的摩擦,防止邻近器官疾病波及心脏。防止过多的血液流入心脏,中介两心室压力和容量的关系。

一、急性心包炎

急性心包炎为心包脏层和壁层的急性炎症性疾病。可以单独存在,也可以是某种全身疾病累及心包的表现。

(一)病因

(1)急性非特异性:病因不明,发病前数周常有上呼吸道感染史,以男性、青壮年多见。

(2)感染:病毒、细菌、真菌、寄生虫、立克次体。

(3)自身免疫:①风湿热及其他结缔组织疾病;②心肌梗死后综合征、心包切开后综合征及药物等。

(4)肿瘤。

(5)代谢疾病:尿毒症、通风。

(6)物理因素:外伤、放射性。

(7)邻近器官疾病:急性心肌梗死、胸膜炎、主动脉夹层、肺梗死等。

(二)诊断

1.临床表现

(1)症状。①心前区疼痛:常于体位改变、深呼吸、咳嗽、吞咽、卧位尤其当抬腿或左侧卧位时加剧,坐位或前倾位时减轻。疼痛通常局限于胸骨下或心前区,常放射到左肩、背部、颈部或上腹部,偶向下颌、左前臂和手放射。有的心包炎疼痛较明显,如急性非特异性心包炎;有的则轻微或完全无痛,如结核性和尿毒症性心包炎。②心脏压塞的症状:可出现呼吸困难、面色苍白、烦躁不安、发绀、乏力、上腹部疼痛、水肿、甚至休克。③心包积液对邻近器官压迫的症状:肺、气管、支气管和大血管受压迫引起肺淤血,肺活量减少,通气受限制,加重呼吸困难,使呼吸浅而速。患者常自动采取前卧坐位,使心包渗液向下及向前移位,以减轻压迫症状。气管受压可产生咳嗽和声音嘶哑。食管受压可出现咽下困难症状。④全身症状:心包炎本身亦可引起畏寒、发热、心悸、出汗、乏力等症状,与原发疾病的症状常难以区分。

(2)体征。①心包摩擦音:是急性纤维蛋白性心包炎的典型体征。在胸骨左缘第 3、4 肋间、胸骨下部和剑突附近最清楚。常仅出现数小时、或持续数天、数星期不等。当渗液出现两层心包完全分开时,心包摩擦音消失;如两层心包有部分粘连,虽有大量心包积液,有时仍可闻及摩擦音。在心前区听到心包摩擦音,就可作出心包炎的诊断。②心包积液:积液量在 200～300 mL 以上或渗液迅速积聚时产生以下体征。

心脏体征：心尖冲动减弱、消失或出现于心浊音界左缘内侧处。心浊音界向两侧扩大、相对浊音区消失，患者由坐位转变为卧位时第 2、3 肋间的心浊音界增宽。心音轻而远，心率快。少数患者在胸骨左缘第 3、4 肋间可听得舒张早期额外者（心包叩击音），此音在第二心音后 0.1 秒左右，声音较响，呈拍击样。左肺受压迫的征象：有大量心包渗液时，心脏向后移位，压迫左侧肺部，可引起左肺下叶不张。左肩胛肩下常有浊音区，语颤增强，并可听到支气管呼吸音。心脏压塞的征象：快速心包积液，即使仅 100 mL，可引起急性心脏压塞，出现明显的心动过速，如心排血量显著下降，可产生休克。当渗液积聚较慢时、除心率加速外，静脉压显著升高，可产生颈静脉怒张，搏动和吸气时扩张，肝大伴触痛，腹水，皮下水肿和肝-颈静脉反流征阳性等体循环淤血表现。可出现奇脉。

2.辅助检查

（1）血清学检查：取决于原发病，如感染性心包炎常有白细胞计数及中性粒细胞增加、红细胞沉降率增快等炎症反应，自身免疫病可有免疫指标阳性，尿毒症患者可见肌酐明显升高等。

（2）胸部 X 线检查：可无异常发现，如心包积液较多，则可见心影增大，通常成人液体量＜250 mL、儿童＜150 mL 时，X 线难以检出其积液。

（3）心电图主要表现为：①除 aVR 和 V_1 导联以外的所有常规导联可能出现 ST 段呈弓背向下型抬高，aVR 及 V_1 导联 ST 段压低，这些改变可于数小时至数天后恢复。②一至数天后，随着 ST 段回到基线，逐渐出现 T 波低平及倒置，此改变可于数周至数月后恢复正常，也可长期存在。③常有窦性心动过速。积液量较大的情况可以出现 QRS 电交替。

（4）超声心动图检查：可确诊有无心包积液，判断积液量，协助判断临床血流动力学改变是否由心脏压塞所致。超声引导下行心包穿刺引流可以增加操作的成功率和安全性。

（5）心脏磁共振显像（CMR）：CMR 能清晰显示心包积液容量和分布情况，帮助分辨积液的性质，可测量心包厚度。延迟增强扫描可见心包强化，对诊断心包炎较敏感。对于急性心肌炎、心包炎，还有助于判断心肌受累情况。

（6）心包穿刺：心包穿刺的主要指征是心脏压塞，对积液性质和病因诊断也有帮助，可以对心包积液进行常规、生化、病原学（细菌、真菌等）、细胞学相关检查。

（三）鉴别诊断

诊断急性心包炎应注意与其他可引起急性胸痛的某些疾病相鉴别。

（1）胸痛伴心电图 ST 段抬高的需要与急性心肌梗死鉴别，后者抬高 ST 段弓背向上，ST-T 改变的演进在数小时内发生，改变导联与梗死血管相对应，范围通常不如心包炎时广泛。

（2）有高血压史的胸痛患者需要除外夹层动脉瘤破裂，后者疼痛为撕裂样，程度较剧烈，多位于胸骨后或背部，可向下肢放射，破口入心包腔可出现急性心包炎的心电图改变，超声心动图有助于诊断，增强 CT 有助于揭示破口所在。

（3）肺栓塞可以出现胸痛、胸闷、甚至晕厥等表现，心电图典型表现为 $S_I Q_{III} T_{III}$，也可见 ST-T 改变，*D*-二聚体通常升高，确诊需增强肺动脉 CTA。

（4）引起呼吸困难的临床情况，尤其是与心力衰竭鉴别。根据心脏原有的基础疾病如冠心病、高血压、瓣膜病、先天性心脏病或心肌病等病史，查体闻及肺部湿啰音，并根据心音、心脏杂音和有无心包摩擦音进行判断，心脏超声有助于明确。

（四）治疗

包括病因治疗、解除心脏压塞及对症支持治疗。

患者宜卧床休息，直至胸痛消失和发热消退。疼痛时给予非简体类抗炎药如肠溶阿司匹林（2～4 g/d），效果不佳可给布洛芬（400～600 mg，每天 3 次）或吲哚美辛（25～50 mg，每天 3 次）或秋水仙碱（0.6 mg，每天 2 次）。必要时可使用吗啡类药物。

对其他药物治疗积液吸收效果不佳的患者，可给予糖皮质激素治疗（泼尼松 40～80 mg/d）。心包渗液多引起急性心脏压塞时需立即行心包穿刺放液。顽固性复发性心包炎病程超过 2 年、激素无法控制的患者，或伴严重胸痛的患者可考虑外科心包切除术治疗。

（五）转诊指征

（1）生命指征不平稳者。

（2）心包积液病因不明或经治疗无明显好转者。

（3）有发生急性心脏压塞可能者。

（六）案例分析

案例：男性，42岁，以“胸痛、呼吸困难1个月，加重1天”为主诉入院。患者1个月前无明显诱因自感胸痛，呼吸困难，尤以活动后明显，伴午后低热、体温37.3～37.8 ℃，盗汗，无畏寒、寒战，无咳嗽、咳痰及咯血，未到医院就诊。1天前患者呼吸困难突然加重、呈端坐位，烦躁不安。起病后患者精神不佳，食欲不振，大小便正常，体重无明显变化。既往体健。查体：体温37.6 ℃，脉搏120次/分，血压90/50 mmHg。意识清，端坐位，浅表淋巴结无肿大；颈静脉怒张，肝颈静脉回流征阳性；左下肺呼吸动度减弱、触觉语颤增强、左肩胛下区叩诊呈浊音，可闻及支气管呼吸音，右肺呼吸动度正常、触觉语颤无增强或减弱、叩诊呈清音，呼吸音正常，双肺未闻及干湿啰音；心率115次/分，律齐，各瓣膜听诊区未闻及病理性杂音，未闻及心包摩擦音，奇脉；腹软；双下肢无水肿。

分析：行心电图示窦性心律，120次/分，QRS低电压，除aVR导联外，各导联ST段呈普遍的弓背向下抬高。超声心动图：心包间隙出现无回声液性暗区，液性暗区宽度＞2 cm。胸部X线：心影呈三角烧瓶状，双肺野清晰。血常规：白细胞计数6.0×10^9/L，中性粒细胞0.65，淋巴细胞0.35，红细胞沉降率60 mm/h。结核菌素试验强阳性反应。心肌酶正常。诊断考虑急性结核性心包炎、急性心脏压塞。紧急心包穿刺放液；治疗结核原发病；心电监护、扩容、扩血管、改善呼吸困难、控制感染等对症治疗。

二、缩窄性心包炎

缩窄性心包炎是指心脏被致密增厚的纤维化或钙化心包所包围，使心室舒张期充盈受限而产生一系列循环障碍的疾病，多为慢性。

（一）病因

我国缩窄性心包炎的病因以结核性为最常见，其次为急性非特异性心包炎、化脓性或由创伤性心包炎后演变而来。近年来放射性心包炎和心脏手术后引起者逐渐增多。其他少见的病因包括自身免疫性疾病、恶性肿瘤、尿毒症、药物等。

（二）诊断

1.临床表现

（1）症状：患者常有急性心包炎、复发性心包炎或心包积液等病史。主要症状与心排血量下降和体循环淤血有关，表现为劳力性呼吸困难、活动耐量下降、疲乏等，以及肝大、腹水、胸腔积液和周围水肿等。

（2）体征：心尖冲动减弱或消失，多数患者收缩期心尖呈负性波动，心浊音界可不增大或稍增大，心音轻而遥远，通常无杂音，可闻及心包叩击音；后者系额外心音，发生在第二心音后，呈拍击样，因舒张期血流突然涌入舒张受限的心室引起心室壁振动所致。心率常较快，心律可为窦性，也可为房性、室性或有期前收缩。可有Kussmaul征。可见颈静脉怒张、肝大、腹水、下肢水肿。缩窄性心包炎的腹水常较下肢水肿出现得早且程度重，此与一般的心力衰竭患者不同，产生的机制不明确。

2.辅助检查

（1）X线检查：可见心影偏小、正常或轻度增大，左右心缘变直，主动脉弓小或难以辨认，上腔静脉常扩张，多数患者可见心包钙化。

（2）心电图检查：可见QRS低电压、T波低平或倒置。有时可见房颤等，心律失常，尤其在病程长和高龄患者中。

（3）超声心动图诊断缩窄性心包炎的敏感性较低。典型的超声表现为心包增厚，室壁活动减弱，室间隔的异常运动，即室间隔抖动征，下腔静脉增宽且不随呼吸变化。

(4)CT 和 CMR:对慢性缩窄性心包炎的诊断价值优于超声心动图,前者可用于定位积液、定量心包增厚程度和部位、了解是否存在心包肿瘤。

(5)右心导管检查:特征性表现为肺毛细血管压力、肺动脉舒张压力、右心室舒张末期压力、右心房压力和腔静脉压均显著升高且趋于同一水平;右心房压力曲线呈 M 或 W 波形,右心室收缩压轻度升高,呈舒张早期下陷及高原形曲线。

(三)鉴别诊断

1.限制型心肌病

缩窄性心包炎与限制型心肌病的鉴别诊断见表 8-5。

表 8-5　缩窄性心包炎与限制型心肌病的鉴别

临床征象	缩窄性心包炎	限制性心肌病
疲劳和呼吸困难	逐渐发生、后来明显	一开始就明显
吸气时颈静脉扩张	有	无
触摸心尖冲动	常不明显	常扪及
奔马律	无	有
心包叩击音	有	无
奇脉	常有	无
血流动力学检查		
左右心室舒张末压	一致	左室>右室
左室充盈率	80%在舒张期开始一半	40%在舒张期开始一半
心内膜心肌活检	正常	异常

2.心力衰竭

心力衰竭常有心界扩大、双下肺湿啰音音等体征,胸部 X 线可见心影增大、肺淤血,超声心动图可帮助明确诊断。

3.当本病以腹水为主要表现时

应注意与肝硬化、结核性腹膜炎等相鉴别。

(四)治疗

缩窄性心包炎为进展性疾病,大多数患者会发展为慢性缩窄性心包炎,此时心包切除术是唯一有效的治疗方法。应早期施行心包切除术,以避免出现心源性恶病质、严重肝功能不全、心肌萎缩等并发症。通常在心包感染控制后即应手术,对于结核患者应在术后继续抗结核治疗一年。

(五)转诊指诊

(1)生命指征不平稳者。

(2)难以明确诊断者。

(3)符合外科手术指征者。

(六)案例分析

案例:女性,69 岁。患者诉 3 个月前无明显诱因出现乏力,腹胀,干咳,气促,初为劳累后出现气促,后休息时亦感呼吸困难,无发热、胸痛、胸闷,无心悸,后出现双下肢指凹性水肿,尿量减少,曾于当地诊断为"肝硬化",予静脉输液及口服药物治疗(药名及剂量不详),无好转,1 周前出现端坐呼吸,腹胀、双下肢水肿进行性加重,来我院,经门诊以"缩窄性心包炎"收住院。查体:体温 37.6 ℃,脉搏 118 次/分,血压 150/110 mmHg。意识清,端坐位,浅表淋巴结无肿大;颈静脉怒张,肝颈静脉回流征阳性;双肺呼吸音粗,双肺可闻及湿啰音;心率 112 次/分,律不齐,各瓣膜听诊区未闻及病理性杂音,未闻及心包摩擦音;腹膨隆;双下肢重度水肿。

分析：入院查心电图，示快速房颤。急查血常规、血电解质、肾功能个、心肌酶、清蛋白正常，肌钙蛋白阴性。*D*-二聚体 1 mg/L。血气分析：pH 7.42，PCO_2 34.3 mmHg，PO_2 69 mmHg，SO_2 97%。B 超：下腔静脉扩张，胆囊结石，双侧胸腔积液。外周静脉压 25 cm 水珠。胸部 X 线检查：肺淤血，左下肺感染，双侧胸腔积液。胸腔穿刺：胸腔积液为漏出液。超声心动图：左心室舒张末 39 mm，室间隔 9 mm，左室后壁 9 mm，EF 58%。左、右心房扩大，左室侧壁、后壁、下壁运动不协调。CT：双侧胸腔积液，以右侧为著，右侧中叶炎性病变并右下肺局限性膨隆不全。心影增大，心包钙化。诊断为缩窄性心包炎。立即行心包剥脱术。

第十四节　肝硬化

肝硬化是各种慢性肝病发展的晚期阶段。病理上以肝脏弥漫性纤维化、再生结节和假小叶形成为特征。临床上，起病隐匿，病程发展缓慢，晚期以肝功能减退和门静脉高压为主要表现，常出现多种并发症。肝硬化是常见病，世界范围内的年发病率为(25～400)/10 万，发病高峰年龄在 35～50 岁，男性多见，出现并发症时病死率高。

一、病因

病毒性肝炎为最重要的病因。主要为乙型或丙型肝炎，其他有日本血吸虫病，乙醇中毒，胆汁淤积，循环障碍，工业毒物或药物，铜、铁等代谢障碍，营养障碍，免疫紊乱，以及原因不明的隐匿性肝硬化。

二、临床表现

起病隐匿，病程发展缓慢，可隐伏数年至 10 年以上，但少数因短期大片肝坏死，可在数月后发展为肝硬化。早期可无症状或症状轻微，当出现腹水或并发症时，临床上称之为失代偿期肝硬化。

（一）代偿期

症状较轻，缺乏特异性。有乏力、食欲减退、间歇性腹胀不适、恶心、上腹隐痛、轻微腹泻等，肝脾轻、中度肿大，质地偏硬，无显著压痛。肝功能检查正常或仅有轻度酶学异常。常在体检或手术中被偶然发现。

（二）失代偿期

1.肝功能减退

(1)全身情况较差，有肝病面容、消瘦乏力、皮肤干枯、面色黝黑等；少数患者有不规则低热，与肝细胞坏死有关，但注意与合并感染、肝癌鉴别。

(2)消化道症状：食欲不振为常见症状，可有恶心、偶伴呕吐。腹胀亦常见，与胃肠积气、腹水和肝脾大等有关，腹水量大时，腹胀成为患者最难忍受的症状。腹泻往往表现为对脂肪和蛋白质耐受差，稍进油腻肉食即易发生腹泻。部分患者有腹痛，多为肝区隐痛，当出现明显腹痛时要注意合并肝癌、原发性腹膜炎、胆道感染、消化性溃疡等情况。

(3)有出血倾向和贫血，与肝合成凝血因子减少脾功能亢进和毛细血管脆性增加有关。

(4)内分泌紊乱，因肝对雌激素及醛固酮灭活作用减弱导致，男性有性欲减退、睾丸萎缩、毛发脱落及乳房发育症，女性有月经失调、闭经、不孕等，可出现蜘蛛痣和肝掌。

(5)继发性醛固酮增多和抗利尿激素增多，导致水钠潴留、尿量减少、腹水加重和水肿。

(6)电解质和酸碱平衡紊乱：常见低钠血症，低钾低氯血症及代谢性碱中毒。

2.门脉高压症

(1)脾大，晚期常伴有脾功能亢进，全血减少。

(2)侧支循环的建立和开放，最重要的3支是：食管与胃底静脉曲张、腹壁静脉曲张以及痔静脉扩张。

(3)腹水（部分患者可伴有胸腔积液），系水钠过量潴留所致，与下列因素有关：肝门静脉压力增高；低蛋白血症；肝淋巴液生成过多；继发性醛固酮增多；抗利尿激素分泌增多；有效循环血容量不足。

3.体征

呈肝病病容，面色黝黑而无光泽。晚期患者消瘦、肌肉萎缩。皮肤可见蜘蛛痣、肝掌、男性乳房发育。腹壁静脉以脐为中心显露至曲张，严重者脐周静脉突起呈水母状并可听见静脉杂音。黄疸提示肝功能储备已明显减退，黄疸呈持续性或进行性加深提示预后不良。腹水伴或不伴下肢水肿是失代偿期肝硬化最常见表现，部分患者可伴肝性胸腔积液，以右侧多见。

肝脏早期肿大可触及，质硬而边缘钝；后期缩小，肋下常触不到。半数患者可触及肿大的脾脏，常为中度，少数重度。

三、并发症

(一)上消化道出血

上消化道出血是最常见的并发症。病因主要因门脉高压导致的食管胃底静脉曲张破裂，部分为并发急性胃黏膜糜烂或消化性溃疡。

(二)肝性脑病

肝性脑病是最严重的并发症及最常见的死亡原因。

(三)感染

感染有各系统感染，特别是自发性腹膜炎。

(四)肝肾综合征

肝肾综合征见于有大量腹水及有效循环血容量不足的患者，出现自发性少尿或无尿，氮质血症、稀释性低钠血症和低钠尿，但肾却无重要病理改变。

(五)原发性肝癌

原发性肝癌是在肝硬化基础上发生。患者短期内出现肝迅速增大、持续性肝区疼痛、肝表面发现肿块或腹水呈血性。

(六)肝肺综合征

肝肺综合征是指严重肝病、肺血管扩张和低氧血症组成的三联征。

(七)电解质和酸碱平衡紊乱

电解质和酸碱平衡紊乱常见的有以下几种。

(1)低钠血症。

(2)低钾低氯血症。

(3)酸碱平衡紊乱：最常见的是呼吸性碱中毒或代谢性碱中毒，其次是呼吸性碱中毒合并代谢性碱中毒。

四、辅助检查

(一)血常规

代偿期多正常，失代偿期有贫血。脾亢时白细胞和血小板计数降低。

(二)尿常规

有黄疸时可出现胆红素，并有尿胆原增加。

(三)肝功能

代偿期多无明显异常，失代偿期有较全面的损害。转氨酶增高以ALT升高较明显，肝细胞严重坏死时则AST升高更明显。GGT及ALP也可有轻至中度升高，清蛋白降低，血清蛋白电泳中球蛋白增高，凝血酶原时间延长，经注射维生素K亦不能纠正。

(四)血清免疫学检查

(1)乙型、丙型、丁型病毒性肝炎血清标记物,有助于分析肝硬化病因。

(2)甲胎蛋白(AFP):明显升高提示合并原发性肝细胞癌。但注意肝细胞严重坏死时AFP亦可升高,但往往伴有转氨酶明显升高,且随转氨酶下降而下降。

(3)血清自身抗体测定:自身免疫性肝炎引起的肝硬化可检出相应的自身抗体。

(五)腹水检查

一般为漏出液,并发自发性腹膜炎,则为渗出液或中间型,腹水白细胞及PMN增高、细菌培养阳性,腹水呈血性应高度怀疑癌变,细胞学检查有助诊断。

(六)超声显像

可显示肝大小、外形改变和脾大;门脉高压症时可见肝门静脉、脾静脉直径增宽,并能查见腹水。

(七)影像学检查

食管吞钡X线检查可检出食管静脉曲张的虫蚀样或蚯蚓状充盈缺损及纵行黏膜皱襞增宽;胃底静脉曲张可见菊花样充盈缺损。此外,CT和MRI检查可显示早期肝大,晚期肝左、右叶比例失调,肝表面不规则及腹水和脾大等。

(八)腹腔镜检查

腹腔镜检查对鉴别肝硬化、慢性肝炎和原发性肝癌很有帮助。可直视静脉曲张及其部位和程度,并发上消化道出血时,急诊内镜可判明出血部位和病因,并可作止血治疗。

(九)穿刺活组织检查

若见有假小叶形成,可确诊。

五、诊断

(1)有病毒性肝炎等致肝硬化形成因素的有关病史。

(2)有肝功能减退和门脉高压症的临床表现(有重要价值)。

(3)肝脏质地坚硬有结节感。

(4)肝功能试验常有血清清蛋白下降、血清胆红素升高及凝血酶原时间延长等指标提示肝功能失代偿。

(5)肝活检见假小叶形成。

(6)此外有助于诊断和实验室及各种辅助检查还有:免疫功能改变;超声显像可发现肝区声像图的典型变化及脾大、肝门静脉扩张、腹水等门脉高压症表现。

(7)失代偿期肝硬化有明显症状表现和肝功能异常,诊断不困难。代偿期肝硬化诊断有困难时可进行肝穿刺活组织病理检查。

六、治疗

肝硬化无特效治疗,关键在于早期诊断,针对病因和加强一般治疗,以缓解病情和延长代偿期;对失代偿期主要是对症治疗、改善肝功能和抢救并发症。

(一)一般治疗

1.休息

代偿期患者宜适当减少活动,注意劳逸结合可参加轻工作;失代偿期患者应以卧床休息为主。

2.饮食

以高热量、高蛋白质和维生素丰富而易消化的食物为宜。肝功能显著损害或有肝性脑病先兆时,应限制或禁食蛋白质;有腹水时饮食应少盐或无盐。禁酒及避免进食粗糙、坚硬食物,禁用损害肝脏的药物。

3.支持治疗

失代偿期患者多有恶心呕吐,宜静脉输入高渗葡萄糖液以补充热量,输液中加入维生素C、胰岛素、氯化钾等,维持水、电解质和酸碱平衡。较重者可用复方氨基酸、清蛋白等。

(二)药物治疗

尽管对抗纤维化进行了大量研究,目前尚无有肯定作用的药物。

(三)腹水的治疗

1.限制钠和水的摄入

钠摄入量限制在 60~90 mmol/d(相当于食盐 1.5~2 g/d)。

2.利尿剂

螺内酯和呋塞米联合应用,可起协同作用,并减少电解质紊乱。

3.提高血浆胶体渗透压

对低蛋白血症患者,每周定期输注清蛋白或血浆,可通过提高胶体渗透压促进腹水消退。

4.难治性腹水的治疗

难治性腹水定义为使用最大剂量利尿剂(螺内酯 400 mg/d+呋塞米 160 mg/d)而腹水仍无减退,可选择:①大量排放腹水加输注清蛋白;②自身腹水浓缩回输;③经颈静脉肝内门体分流术(TIPS);④肝移植:顽固性腹水是肝移植优先考虑的适应证。

(四)手术治疗

门静脉高压症的手术治疗。

(五)并发症治疗

1.上消化道出血

应采取急救措施,包括安静卧床休息、禁食、迅速补充有效血容量、加强监护(静脉输液、输鲜血)以纠正出血性休克和采取有效止血措施及预防肝性脑病等。

2.自发性腹膜炎(治疗原则要牢记)

强调早期、足量和联合应用抗菌物,一经诊断就立即进行,选用主要针对革兰氏阴性杆菌并兼顾革兰氏阳性球菌的抗菌药物,选择 2~3 种联合应用,然后根据治疗的反应和细菌培养结果,考虑调整抗菌药物;开始数天剂量宜大,病情稳定后减量;由于本并发症容易复发,用药时间不得少于 2 周。可同时腹腔内注射抗生素配合治疗。

3.肝肾综合征

(1)迅速控制上消化道大量出血、感染等诱发因素。

(2)严格控制输液量,量出为入,纠正水、电解质和酸碱失衡。

(3)输注右旋糖酐、清蛋白,或浓缩腹水回输提高循环血容量,改善肾血流,在扩容基础上应用利尿剂。

(4)血管活性药如多巴胺可改善肾血流量,增加肾小球滤过率。

(5)避免强烈利尿、单纯大量放腹水及服用损害肾功能的药物。

(六)肝移植

肝移植是唯一能使患者长期存活的疗法。

七、转诊指征

(1)消化道持续出血,生命体征不平稳者。

(2)肝癌破裂没有条件进行栓塞或手术者。

(3)顽固性腹水需进行外科干预,或者需要进行经颈静脉肝内门体静脉分流术或肝移植者。

八、案例分析

案例:男性,55 岁。乏力,腹胀半年,加重 1 周。半年前开始乏力,腹胀,自服“酵母片”无效,未系统诊治。自入院前 1 周开始症状加重,伴腹痛及发热(体温最高达 38.5 ℃),遂于门诊就诊。发病以来,食欲差,尿色深。尿量少,大便正常,体重增加 2 kg。10 年前体检时发现 HBsAg 阳性。无长期服药史,无特殊嗜好。查体：T 38.0 ℃，P 96 次/分，R 20 次/分，BP 120/60 mmHg。神志清，查体合作。慢性病容，巩膜轻度黄染，颈部可见 2 个蜘蛛痣。双肺呼吸音清，叩诊心界不大，心率 96 次/分，心律齐，各瓣膜区未闻及杂音。腹部膨隆，有压痛及反跳痛，肝脏无肿大，脾肋下 3 cm 可及，移动性浊音(+)，肠鸣音 4 次/分，双下肢水肿。血常规：血 WBC 5.5×10^9/L、N 85%，L 15%，Hb 79 g/L，Plt 53×10^9/L。肝功能：ALT 62 U/L，AST 85 U/L，A/G=0.8，HBV DNA 5.13×10^5。腹水检查：外观为黄色略混浊，比重1.016，WBC 660×10^6/L，中性粒细胞 72%，腹水细菌培养有大肠埃希菌生长、抗酸染色(—)，未见肿瘤细胞。

分析：初步诊断为肝硬化(失代偿期)、自发性细菌性腹膜炎、脾功能亢进、贫血(中度、慢性乙型肝炎)。诊断依据：①中年男性，慢性病程，急性加重。②乏力、腹胀半年。症状加重伴腹痛、发热 1 周。③既往发现 HBsAg 阳性 10 年。④查体慢性病容，巩膜轻度黄染，可见蜘蛛痣，腹膨隆，压痛、反跳痛，脾大，移动性浊音(+)，双下肢水肿。⑤辅助检查血红蛋白、血小板降低，中性粒细胞比例增高。ALT、AST 升高，A/G 倒置，HBV DNA 高载量。腹水提示渗出液，以多核白细胞为主，细菌培养出大肠埃希菌，细胞学检查阴性，抗酸染色(—)。

进一步检查：①尿常规，粪便常规，肾功能，血电解质。②AFP。③乙肝五项。④腹部 B 超。⑤腹部 CT。⑥胃镜。⑦如难以明确可行肝组织活检。⑧胸片、超声心动图用于了解心肺情况。

治疗原则：①饮食疗法，选择高热量、富含维生素且易消化食物及优质蛋白。②应用抗菌药物：首选针对革兰阴性杆菌的头孢菌素第三代抗生素。③腹水治疗：限制钠、水的入量，酌情应用利尿剂；可输注清蛋白可以提高胶体渗透压。④保肝治疗及对症处理。

第十五节　酒精性肝病

酒精性肝病是由于长期大量饮酒所致的肝脏疾病。初期通常表现为脂肪肝，进而可发展成酒精性肝炎、酒精性肝纤维化和酒精性肝硬化。严重酗酒时可诱发广泛肝细胞坏死甚或肝功能衰竭。本病在欧美等国多见，近年我国的发病率也有上升。据一些地区流行病学调查发现我国成人的酒精性肝病患者患病率为 4%左右。

一、病因

增加酒精性肝病发生的危险因素如下。

(一)酒量及时间

一般而言，平均每天摄入乙醇 80 g 达 10 年以上会发展为酒精性肝硬化，但短期反复大量饮酒可发生酒精性肝炎。

(二)遗传易感因素

被认为与酒精性肝病的发生密切相关，但具体的遗传标记尚未确定。日本人和中国人的同工酶有异于白种人，其活性较低，饮酒后血中乙醛浓度很快升高而产生各种酒后反应，对继续饮酒起到自限作用。

(三)性别

同样乙醇摄入量女性比男性易患酒精性肝病，与女性体 ADH 含量较低有关。

(四)其他肝病

如乙型或丙型肝炎病毒感染，可增加酒精性肝病发生的危险性。

二、临床表现

患者的临床表现因饮酒的方式、个体对乙醇的敏感性以及肝组织损伤的严重程度不同而有明显的差异。症状一般与饮酒的量和酗酒的时间长短有关，患者可在长时间内没有任何肝脏的症状和体征。

酒精性脂肪肝一般情况良好，常无症状或症状轻微，可有乏力、食欲不振、右上腹隐痛或不适。肝脏有不同程度的肿大。患者有长期饮酒史。

酒精性肝炎临床表现差异较大，与组织学损害程度相关。常发生在近期(数周至数月)大量饮酒后，出现全身不适、食欲不振、恶心呕吐、乏力、肝区疼痛等症状。可有发热(一般为低热)，常有黄疸，肝大并有触痛。严重者可并发急性肝功能衰竭。

酒精性肝硬化发生于长期大量饮酒者，其临床表现与其他原因引起的肝硬化相似，可以门脉高压为主要表现。可伴有慢性酒精中毒的其他表现如精神神经症状、慢性胰腺炎等。

三、实验室及其他检查

(一)血常规及生化检查

酒精性脂肪肝可有血清天门冬氨酸氨基转移酶(AST)、丙氨酸氨基转移酶(ALT)轻度升高。酒精性肝炎具有特征性的酶学改变，即 AST 升高比 ALT 升高明显，AST/ALT 常>2，但 AST 和 ALT 值很少>500 U，否则，应考虑是否合并有其他原因引起的肝损害。谷氨酰转肽酶(GGT)、总胆红素(TBIL)、凝血酶原时间(PT)和平均红细胞容积(MCV)等指标也可有不同程度的改变，联合检测有助于诊断酒精性肝病。各项检查发现与其他原因引起的肝硬化相似。

(二)影像学检查

B 型超声检查可见肝实质脂肪浸润的改变，多伴有肝脏体积增大。CT 平扫检查可准确显示肝脏形态改变及分辨密度变化。重度脂肪肝密度明显降低，肝脏与脾脏的 CT 值之比<1，诊断准确率高。影像学检查有助于酒精性肝病的早期诊断。

(三)病理学检查

肝活组织检查是确定酒精性肝病及分期分级的可靠方法，是判断其严重程度和预后的重要依据。但很难与其他病因引起的肝脏损害鉴别。

四、诊断和鉴别诊断

饮酒史是诊断酒精性肝病的必备依据，应详细询问患者饮酒的种类、每天摄入量、持续饮酒时间和饮酒方式等。目前我国酒精性肝病标准为：①有长期饮酒史，一般超过 5 年，折合成乙醇量男性每天≥40 g，女性每天≥20 g；或 2 周内有大量饮酒史，每天≥80 g；②临床表现缺乏特异性，可有乏力、食欲缺乏、体重下降、肝区隐痛等非特异性症状及体征；病情加重者可出现肝硬化体征；③AST、ALT、GGT、TBil、PT 和 MCV 可有升高；④肝脏影像学表现较为典型；⑤排除病毒性肝炎、药物及中毒性肝损伤。

酒精性肝病的诊断思路为：①是否存在肝病；②肝病是否与饮酒有关；③是否合并其他肝病；④如确定为酒精性肝病，则其临床病理属哪一阶段；可根据饮酒史、临床表现及有关实验室及其他检查进行分析。必要时肝穿刺活组织检查可确定诊断。

本病应与非酒精性脂肪性肝病、病毒性肝炎、药物性肝损害、自身免疫性肝病等其他肝病及其他原因引起的肝硬化进行鉴别。酒精性肝病和慢性病毒性肝炎关系密切，慢性乙型、丙型肝炎患者对酒精敏感度增高，容易发生酒精性肝病；反之，酒精性肝病患者对病毒性肝炎易感性也增加。

五、治疗

(一)戒酒

戒酒是治疗酒精性肝病的关键。如仅为酒精性脂肪肝，戒酒 4～6 周后脂肪肝可停止进展，最终可恢复正常。彻底戒酒可使轻、中度的酒精性肝炎临床症状、血清转氨酶升高乃至病理学改变逐渐减轻，而且酒精性肝炎、纤维化及肝硬化患者的存活率明显提高。但对临床上出现肝功能衰竭表现(凝血酶原时间明显延长、腹水、肝性脑病等)或病理学有明显炎症浸润或纤维化者，戒酒未必可阻断病程发展。

(二)营养支持

长期嗜酒者,酒精取代了食物所提供的热量,故蛋白质和维生素摄入不足引起营养不良。所以酒精性肝病患者需要良好的营养支持,在戒酒的基础上应给予高热量、高蛋白、低脂饮食,并补充多种维生素(如维生素 B、维生素 C、维生素 K 及叶酸)。

(三)药物治疗

多烯磷脂酰胆碱可稳定肝窦内皮细胞膜和肝细胞膜,降低脂质过氧化,减轻肝细胞脂肪变性及其伴随的炎症和纤维化。美他多辛可加速乙醇从血清中清除,有助于改善乙醇中毒症状、乙醇依赖以及行为异常,从而提高生存率。S-腺苷蛋氨酸治疗可以改善酒精性肝病患者的临床症状和血清生物化学指标。糖皮质激素用于治疗酒精性肝病尚有争论,但对重症酒精性肝炎可缓解症状,改善生化指标。甘草酸制剂、水飞蓟素类和还原型谷胱甘肽等药物有不同程度的抗氧化、抗炎、保护肝细胞膜及细胞器等作用,临床应用可改善肝脏生物化学指标。双环醇治疗也可改善酒精性肝损伤。但不宜同时应用多种抗炎保肝药物,以免加重肝脏负担及因药物间相互作用而引起不良反应。酒精性肝病患者肝脏常伴有肝纤维化的病理学改变,故应重视抗肝纤维化治疗。

(四)肝移植

严重酒精性肝硬化患者可考虑肝移植,但要求患者肝移植前戒酒 3～6 个月,并且无严重的其他脏器的酒精性损害。

六、预后

酒精性脂肪肝一般预后良好,戒酒后可完全恢复。酒精性肝炎如能及时戒酒和治疗,大多可恢复,主要死亡原因为肝功能衰竭。若不戒酒,酒精性脂肪肝可直接或经酒精性肝炎阶段发展为酒精性肝硬化。

七、转诊指征

易出血或出血不止。有肝性脑病的先兆,并有加重的趋势者。凝血酶原时间持续延长,凝血酶原活动度＜40%。每天总胆红素升高＞17.1 μmol/L。

八、案例分析

案例:患者,男,55 岁。因“反复腹胀痛 40 余天,加重 3 天”入院,患者入院前 40 天大量饮酒后出现腹胀、腹痛,进食后加重,伴盗汗,伴四肢乏力、恶心、食欲缺乏,无恶寒、发热、咳嗽咯痰等,在当地医院诊断为“肠炎”,经治疗后,恶心、食欲缺乏的情况好转,仍腹胀。查体:一般情况好,发育营养中等,神清,合作。巩膜、皮肤黄染,浅表淋巴结无肿大,头颈心肺无异常。腹平软,肝脾未触及,无压痛或反跳痛 Murphy 征(－),肝区无叩痛,移动性浊音(－),肠鸣音正常 20 天前腹胀腹痛加重,于当地医院输液“头孢、青霉素类”4 天后,腹胀缓解。个人史:出生于当地,未到外地久居,无疫区、疫水接触史。20 余年饮酒史,折合乙醇含量约120 g/d,发病期仍饮酒;30 余年吸烟史,20 支/天。辅助检查:腹部彩超:“肝实质回声改变;前列腺增大伴钙化灶”。

分析:初步诊断为酒精性肝病。诊断依据:①反复腹胀痛,有恶心,食欲缺乏。②巩膜、皮肤黄染肝脾未触及。③20 余年饮酒史。④腹部彩超肝实质回声改变。

进一步检查:①肝功能、血脂、胆红素检查;②影像学检查:CT 等。

治疗原则:①治疗酒精性肝病的首要方法是戒酒,其疗效与肝病的严重度有关。②常规对症治疗,包括护肝、退黄、降脂等治疗。

第十六节　消化性溃疡

消化性溃疡(PU)指胃肠道黏膜被自身消化而形成的溃疡，可发生于食管、胃、十二指肠、胃-空肠吻合口附近以及含有胃黏膜的 Meckel 憩室。胃、十二指肠球部溃疡最为常见。是一种全球性常见病，估计约有 10%左右的人在其一生中患过本病。本病可发生于任何年龄段。十二指肠溃疡(DU)多见于青壮年，而胃溃疡(GU)则多见于中老年；前者的发病高峰一般比后者早 10 年。临床上十二指肠球部溃疡多于胃溃疡，十二指肠球部溃疡与胃溃疡发病率的比值大约为 3∶1。不论是胃溃疡还是十二指肠球部溃疡均好发于男性。

一、病因

尚未完全明了。目前比较明确的病因为幽门螺杆菌感染、服用非甾体抗炎药(NSAIDs)，溃疡发生是黏膜侵袭因素和防御因素失平衡的结果，胃酸在溃疡形成中起关键作用。其他致病因素有遗传素质、吸烟以及应激和心理因素。

二、临床表现

(一)症状

上腹痛是消化性溃疡的主要症状，但部分患者可无症状或症状较轻以至不为患者所注意，而以出血、穿孔等并发症为首发症状。典型的消化性溃疡有如下临床特点：①慢性过程，病史可达数年至数十年；②周期性发作，发作与自发缓解相交替，发作期可为数周或数月，缓解期亦长短不一，短者数周、长者数年；发作常有季节性，多在秋冬或冬春之交发病，可因精神情绪不良或过劳而诱发；③发作时上腹痛呈节律性，表现为空腹痛即餐后 2～4 小时或(和)午夜痛，腹痛多为进食或服用抗酸药所缓解，典型节律性表现在 DU 多见。

(二)体征

溃疡活动时上腹部可有局限性轻压痛，缓解期无明显体征。

(三)特殊类型的消化性溃疡

1.复合溃疡

胃和十二指肠均有活动性溃疡，多见于男性，幽门梗阻发病率较高。复合溃疡中的胃溃疡较单独的胃溃疡癌变率低。

2.幽门管溃疡

幽门管溃疡餐后很快发生疼痛，早期出现呕吐，易出现幽门梗阻、出血和穿孔等并发症。

3.球后溃疡

球后溃疡指发生在十二指肠降段、水平段的溃疡。多位于十二指肠降段的初始部及乳头附近，溃疡多在后内侧壁，可穿透入胰腺。疼痛可向右上腹及背部放射。易出血，严重的炎症反应可导致胆总管引流障碍，出现梗阻性黄疸或引发急性胰腺炎。

4.巨大溃疡

巨大溃疡指直径＞2 cm 的溃疡，常见于有 NSAIDs 服用史及老年患者。巨大十二指肠球部溃疡常在后壁，易发展为穿透性，周围有大的炎性团块，疼痛剧烈而顽固，多放射至背部。巨大胃溃疡并不一定都是恶性的。

5.老年人溃疡

临床表现多不典型，常无症状或症状不明显，疼痛多无规律，较易出现体重减轻和贫血。胃溃疡多位于胃体上部，溃疡常较大，易误认为胃癌。由于 NSAIDs 在老年人使用广泛，老年人溃疡有增加的趋势。

6.儿童期溃疡

主要发生于学龄儿童，发病率低于成人。患儿腹痛多在脐周，时常出现呕吐，可能幽门、十二指肠水肿和痉挛有关。随着年龄的增长，溃疡的表现与成年人相近。

7.无症状性溃疡

这些患者无腹痛或消化不良症状，常以上消化道出血、穿孔等并发症为首发症状，可见于任何年龄，以长期服用 NSAIDs 患者及老年人多见。

8.难治性溃疡

经正规抗溃疡治疗而溃疡仍未愈合者。可能的因素有：①病因尚未去除，如仍有 HP 感染，继续服用 NSAIDs 等致溃疡药物等；②穿透性溃疡；③特殊病因，如克罗恩病、胃泌素瘤；④某些疾病或药物影响抗溃疡药物吸收或效价降低；⑤误诊，如胃或十二指肠恶性肿瘤；⑥不良诱因存在，包括吸烟、酗酒及精神应激等，处理的关键在于找准原因。

（四）并发症

1.出血

消化性溃疡是上消化道出血中最常见的病因，约占所有病因的 50％，十二指肠球部溃疡较胃溃疡易发生。当消化性溃疡侵蚀周围或深处的血管，可产生不同程度的出血。轻者表现为黑粪，重者出现呕血。有慢性腹痛的患者，出血后腹痛可减轻。

胃镜下溃疡出血病灶的 Forrest 分型（表 8-6）有助于评估病灶再出血的概率。

表 8-6　胃镜下溃疡出血病灶的 Forrest 分型

分型	特征	再出血率（％）	治疗策略
Ⅰ	活动性动脉出血	90	PPI＋胃镜治疗＋PPI
Ⅱa	裸露血管伴明显渗血	50	PPI＋胃镜治疗＋PPI
Ⅱb	血凝块	25～30	PPI，必要时胃镜治疗
Ⅲa	少量渗血	10	PPI
Ⅲb	仅有溃疡，无血迹	3	PPI

2.穿孔

当溃疡向深处发展，穿透胃、十二指肠壁，可有 3 种后果。

（1）溃破入腹腔引起弥漫性腹膜炎：呈突发剧烈腹痛，持续而加剧，先出现于上腹，继之延及全腹。体征有腹壁板样僵直，压痛、反跳痛，肝浊音界消失，部分患者出现休克。

（2）溃破穿孔并受阻于毗邻实质性器官：如肝、胰、脾等（穿透性溃疡）发生较慢，改变了腹痛规律，变得顽固而持续。如穿透至胰腺，腹痛放射至背部，血淀粉酶可升高。

（3）穿入空腔器官形成瘘管：十二指肠球部溃疡可以穿破胆总管，胃溃疡可穿破入十二指肠或横结肠，可通过钡餐或 CT 检查确定。

3.幽门梗阻

多由十二指肠球部溃疡及幽门管溃疡引起。

炎性水肿和幽门平滑肌痉挛所致暂时梗阻可因药物治疗、溃疡愈合而消失；瘢痕收缩或与周围组织粘连而阻塞胃流出道，则呈持续性梗阻，需要手术治疗。临床症状常有：明显上腹胀痛，餐后加重，呕吐后腹痛可稍缓解，呕吐物可为宿食；严重呕吐可致失水，低氯、低钾性碱中毒；体重下降、营养不良。体检可见胃蠕动波及震水声。

4.癌变

溃疡由良性演变为恶性的概率很低，估计＜1％胃溃疡有可能癌变，十二指肠球部溃疡一般不发生癌变。

三、检查

(一)胃镜及黏膜活检

胃镜是消化性溃疡诊断的首选方法,其目的在于:①确定有无病变、部位及分期;②鉴别良恶性;③治疗效果的评价;④对合并出血者给予止血治疗。胃镜下所见溃疡形态特征如前所述。

(二)X线钡餐

X线钡餐适宜于:①了解胃的运动情况;②胃镜禁忌者;③不愿接受胃镜检查者和没有胃镜时。尽管气钡双重造影能较好地显示胃肠黏膜形态,但其效果仍逊于胃镜。溃疡的直接X线征象为龛影,间接征象为局部压痛、胃大弯侧痉挛性切迹、十二指肠球部激惹及球部畸形等。

(三)幽门螺杆菌检测

有消化性溃疡病史者,无论溃疡处于活动还是瘢痕期,均应检测幽门螺杆菌。

(四)粪便隐血试验

了解溃疡有无合并出血。

四、诊断

(一)诊断

慢性病程、周期性发作的节律性上腹疼痛,且上腹痛可为进食或抗酸药所缓解的临床表现是诊断消化性溃疡的重要临床线索。但应注意,一方面有典型溃疡样上腹痛症状者不一定是消化性溃疡,另一方面部分消化性溃疡患者症状可不典型甚至无症状,因此单纯依靠病史难以作出可靠诊断。确诊有赖胃镜检查。X线钡餐检查发现龛影亦有确诊价值。

(二)鉴别诊断

1.其他引起慢性上腹痛的疾病

虽然通过胃镜可以检出消化性溃疡,但部分患者在消化性溃疡愈合后症状仍不缓解,应注意是否有慢性肝胆胰疾病、慢性胃炎、功能性消化不良等与消化性溃疡曾经共存。

2.胃癌

胃镜发现胃溃疡时,应注意与癌性溃疡鉴别,典型胃癌溃疡形态多不规则,常>2 cm,边缘呈结节状,底部凹凸不平、覆污秽状苔。部分癌性胃溃疡与良性胃溃疡在胃镜下难以区别(表8-7)。因此,对于胃溃疡,应常规在溃疡边缘取活检。对有胃溃疡的中老年患者,当溃疡迁延不愈时,应多点活检,并在正规治疗6～8周后复查胃镜,直到溃疡完全愈合。

3.Zollinger-Ellison综合征

当溃疡为多发或位于不典型部位、对正规抗溃疡药物疗效差、病理检查已除外胃癌时,应考虑Zollinger-Ellison综合征。该综合征由胃泌素瘤或胃泌素细胞增生所致,临床以高胃酸分泌,血胃泌素水平升高,多发、顽固及不典型部位消化性溃疡及腹泻为特征。胃泌素瘤是一种胃肠胰神经内分泌肿瘤,多位于胰腺和十二指肠,肿瘤病理性地分泌大量胃泌素,刺激胃酸过度分泌,致严重而顽固的溃疡,多数溃疡位于十二指肠球部和胃窦小弯侧,其余分布于食管下段、十二指肠球后及空肠等非典型部位。

五、治疗

治疗的目的是消除病因、缓解症状、愈合溃疡、防止复发和防治并发症。针对病因的治疗如根除幽门螺杆菌,有可能彻底治愈溃疡病,是近年消化性溃疡治疗的一大进展。

(一)一般治疗

包括生活有规律,避免过劳和精神紧张,戒烟酒,定时进餐,避免辛辣、过咸食物及浓茶、咖啡等饮料,NSAID等致溃疡药物。

表 8-7 良性溃疡与恶性溃疡

良性溃疡	恶性溃疡
年龄,病程较长	多见于中年以上
病史,病程较长	较短
临床表现周期性胃痛无上腹包块全身表现轻,制酸药可缓解疼痛内科治疗效果良好	疼痛呈进行性发展可有上腹部包块全身症状明显,制酸药效果差内科治疗差,或仅暂时有效
大便隐血可有短暂阳性	持续阳性
X线钡餐龛影直径<2.5 cm,壁光滑,位于胃腔轮廓之外,龛影周围胃壁柔软,可呈星状黏膜聚合征。	龛影直径常>2.5 cm,边缘不整,位于胃腔轮廓之内,龛影周围胃壁强直,可呈星状黏膜聚合征。呈结节状,向溃疡聚集的黏膜皱襞有融合中断现象。
胃液分析胃酸正常或偏低,无真性缺酸	缺酸者较多
胃镜检查溃疡圆或椭圆形,底平滑,白或灰白苔,溃疡周围黏膜柔软,可见皱襞向溃疡集中。	溃疡形状不规则,底凹凸不平,边缘结节隆起,污秽苔,溃疡周围因癌性浸润而增厚强直,可有结节、糜烂、易出血。

(二)药物治疗

1.抑制胃酸分泌

(1)H_2受体拮抗剂:是治疗消化性溃疡的主要药物之一,疗效好,用药方便,价格适中,长期使用不良反应少。H_2受体拮抗剂治疗胃溃疡和十二指肠球部溃疡的6周愈合率分别为80%～95%和90%～95%。

(2)PPI:使 H^+-K^+-ATP 酶失去活性,抑酸作用很强,可使胃内达到无酸水平。由于 PPI 与 H^+-K^+-ATP 酶结合后,其作用是不可逆的。壁细胞要再泌酸,需待新的 ATP 酶产生之后,故其抑酸时间长,可达72小时。PPI 多在2～3天内控制症状,溃疡愈合率略高于H_2受体拮抗剂,对一些难治性溃疡的疗效优于H_2受体拮抗剂,治疗胃和十二指肠溃疡4周的愈合率分别为80%～96%和90%～100%。此外 PPI 可增强抗幽门螺旋杆菌抗生素的杀菌作用。

2.保护胃黏膜

(1)铋剂:这类药物分子量较大,在酸性溶液中呈胶体状,与溃疡基底面的蛋白形成蛋白-铋复合物,覆于溃疡表面,阻断胃酸、胃蛋白酶对黏膜的自身消化。此外,铋剂还可通过包裹幽门螺旋杆菌菌体,干扰幽门螺旋杆菌代谢,发挥杀菌作用。

铋剂止痛效果较缓慢,4～6周愈合率与H_2受体拮抗剂相仿。短期治疗血铋浓度(5～14 μg/L)低于安全阈限50 μg/L,不良反应少,常见舌苔和粪便变黑。由于肾脏为铋的主要排泄器官,故肾功能不良者忌用铋剂。

(2)弱碱性抗酸剂:常用铝碳酸镁、磷酸铝、硫糖铝、氢氧化铝凝胶等。这些药物可中和胃酸,短暂缓解疼痛。由于其能促进前列腺素合成,增加黏膜血流量、刺激胃黏膜分泌 HCO_3^- 和黏液,碱性抗酸剂目前更多被视为黏膜保护剂。

(三)消化性溃疡的治疗策略

1.以内科药物治疗为主

对于幽门螺杆菌感染阳性患者,给予H_2受体拮抗剂或质子泵阻滞剂,同时加灭菌治疗;或者给予黏膜防护剂的同时加抗菌药物。对幽门螺杆菌阴性的患者,常规给予任何一种H_2受体拮抗剂或质子泵阻滞剂,疗程长短视溃疡愈合与否而定,一般DU为4～6周,GU为6～8周。反复发作者给服维持量,疗程一年或更长,而抗菌治疗的疗程为1周。黏膜防护剂可替代制酸剂,疗程不超过8～12周。

2.消化性溃疡外科手术治疗

适应证:大量出血经内科紧急处理无效时;急性穿孔;瘢痕性幽门梗阻;内科治疗无效的顽固性溃疡;胃溃疡疑有癌变。

六、转诊指征

疼痛如刀割,大汗淋漓,考虑急性穿孔时,需立即转诊。诊断为上消化道大出血,对症治疗效果欠佳,或反复出血者。器质性幽门梗阻或高度怀疑恶变者。

七、案例分析

案例：男性，40岁。间断上腹痛10余年，再发3天。10余年前间断出现上腹胀痛，伴恶心、嗳气，无呕吐，自服"胃药"好转，此后常于秋冬、冬春之交出现餐前及夜间上腹痛，伴反酸，进食后减轻。食欲好。发作期间体重略有下降，症状缓解后体重可恢复。3天前劳累后再次出现上述症状，二便正常。既往无其他病史，吸烟史15年。查体：T 36.7 ℃，P 80次/分，R 16次/分，BP 110/70 mmHg。体型瘦高，无贫血貌，浅表淋巴结不大。心肺无异常。腹软，剑下压痛、无反跳痛，肝脾肋下未触及。Murphy征阴性，肠鸣音4次/分，双下肢不肿。实验室检查：Hb 135 g/L，WBC 7.2×10^9/L，N 65%，L 35%，PLT 200×10^9/L，腹部B超示：肝、胆、胰、脾、肾未见异常。

分析：初步诊断为十二指肠溃疡（消化性溃疡）。诊断依据：①慢性病程，反复上腹痛10余年，呈季节性发作（秋冬、冬春交季）、规律性疼痛（空腹明显，进食后减轻）。②除剑突压痛外，无其他阳性体征。③血常规正常，B超未见异常。

进一步检查：①大便常规及潜血。②胃镜检查及活检，幽门螺旋杆菌检测。

治疗原则：①一般治疗。戒烟，避免过度劳累、精神紧张，避免辛辣食物等。②药物治疗：抑酸剂或碱性抗酸剂；胃黏膜保护剂；幽门螺旋杆菌阳性者抗幽门螺旋杆菌治疗。

第十七节　消化道出血

消化道出血是指从食管到肛门之间消化道的出血，是消化系统常见的病症。轻者可无症状，临床表现多为呕血、黑粪或血便等，伴有贫血及血容量减少，甚至休克，严重者危及生命。

屈氏韧带以上的消化道出血称上消化道出血，屈氏韧带至回盲部出血为中消化道出血，回盲部以远的消化道出血称下消化道出血。

一、病因

（一）上消化道出血

消化性溃疡、食管胃底静脉曲张破裂、急性糜烂出血性胃炎和胃癌是最常见的病因。其他病因还有：①食管疾病，如食管贲门黏膜撕裂伤、食管癌、食管损伤（器械检查、异物或放射性损伤；强酸、强碱等化学剂所致损伤）、食管炎、食管憩室炎、主动脉瘤破入食管等。②胃十二指肠疾病，如息肉、恒径动脉破裂、胃间质瘤、门静脉高压性胃病、血管瘤、异物或放射性损伤、吻合口溃疡、十二指肠憩室、胃泌素瘤等。③胆道出血，如胆管或胆囊结石，胆道蛔虫病，胆囊或胆管癌，胆道术后损伤，肝癌、肝脓肿或肝血管瘤破入胆道。④胰腺疾病累及十二指肠，如胰腺癌或急性胰腺炎并发脓肿溃破。

（二）中消化道出血

肠血管畸形、克罗恩病、肠憩室、钩虫感染、各种良恶性肿瘤（小肠间质瘤、淋巴瘤、腺癌、神经内分泌肿瘤）、缺血性肠病、肠系膜动脉栓塞、肠套叠及放射性肠炎等。

（三）下消化道出血

痔、肛裂是最常见的原因，其他常见的病因有肠息肉、结肠癌、静脉曲张、神经内分泌肿瘤、炎症性病变（溃疡性结肠炎、缺血性肠炎、感染性肠炎等）、肠道憩室、血管病变、肠套叠等。

（四）全身性疾病

不具特异性地累及部分消化道，也可弥散于全消化道。

(1)血管性疾病如过敏性紫癜,动脉粥样硬化、结节性多动脉炎、系统性红斑性狼疮、遗传性出血性毛细血管扩张等。

(2)血液病如血友病、原发性血小板减少性紫癜、白血病、弥散性血管内凝血及其他凝血机制障碍。

(3)其他如尿毒症,流行性出血热或钩端螺旋体病等。

二、临床表现

消化道出血的临床表现取决于出血量、出血速度、出血部位及性质,与患者的年龄及循环功能的代偿能力有关。

(一)呕血与黑粪

是上消化道出血的特征性表现。上消化道大量出血之后,均有黑粪。出血部位在幽门以上者常伴有呕血。若出血量较少、速度慢亦可无呕血。反之,幽门以下出血如出血量大、速度快,可因血反流入胃腔引起恶心、呕吐而表现为呕血。呕血多棕褐色呈咖啡渣样;如出血量大,未与胃酸充分混合即呕出,则为鲜红或有血块。

黑粪呈柏油样,黏稠而发亮。高位小肠出血乃至右半结肠出血,如血在肠腔停留较久亦可呈柏油样。

(二)血便和暗红色大便

多为中或下消化道出血的临床表现,一般不伴呕血。上消化道出血量大而血液在肠内推进快者,亦可表现为暗红色大便甚至鲜红色。

(三)失血性周围循环衰竭

急性大量失血由于循环血容量迅速减少而导致周围循环衰竭。表现为头昏、心慌、乏力,突然起立发生晕厥、肢体冷感、心率加快、血压偏低等。严重者呈休克状态。

(四)贫血和血常规变化

急性大量出血后均有失血性贫血,但在出血的早期,血红蛋白浓度、红细胞计数与血细胞比容可无明显变化。在出血后,组织液渗入血管内,使血液稀释,一般须经 3～4 小时以上才出现贫血,出血后 24～72 小时血液稀释到最大限度。贫血程度除取决于失血量外,还和出血前有无贫血基础、出血后液体平衡状况等因素有关。

急性出血患者为正细胞正色素性贫血,在出血后骨髓有明显代偿性增生,可暂时出现大细胞性贫血,慢性失血则呈小细胞低色素性贫血。出血 24 小时内网织红细胞即见增高,出血停止后逐渐降至正常。

(五)发热

消化道大量出血后,部分患者在 24 小时内出现低热,持续 3～5 天后降至正常。引起发热的原因尚不清楚,可能与周围循环衰竭导致体温调节中枢的功能障碍等因素有关。

(六)氮质血症

由于大量血液蛋白质的消化产物在肠道被吸收,血中尿素氮浓度可暂时增高,称为肠源性氮质血症。一般于一次出血后数小时血尿素氮开始上升,24～48 小时可达高峰,大多不超出 14.3 mmol/L (40 mg/dL),3～4 天后降至正常。另外,可出现因循环血容量降低而引起的肾前性功能不全所致的氮质血症和大量或长期失血所致肾小管坏死引起的肾性氮质血症。

三、诊断

(一)确定消化道出血

根据呕血、黑粪、血便和失血性周围循环衰竭的临床表现,呕吐物或黑粪隐血试验呈强阳性,血红蛋白浓度、红细胞计数及血细胞比容下降的实验室证据,可诊断消化道出血,但必须排除消化道以外的出血因素。

(1)需鉴别咯血与呕血(表 8-8)。

(2)口、鼻、咽喉部出血,需仔细询问病史和局部检查。

(3)食物及药物引起的黑粪,如动物血、炭粉、铁剂或铋剂等药物,详细询问病史可鉴别。

表 8-8　呕血与咯血的鉴别要点

鉴别要点	呕血	咯血
出血基本病因	消化性溃疡、肝硬化、食管胃底静脉曲张、急性胃黏膜损害、胃癌等	肺结核、支气管扩张症、支气管肺癌、二尖瓣狭窄等
出血方式	呕出	咯出
出血先兆	恶心、上腹不适或疼痛、头昏、心悸、晕厥	咳嗽、喉痒、胸闷、气急等
出血物性状呕出物棕褐色、咖啡渣样、有时混杂食物、常呈酸性	咯出物鲜红色、有泡沫样痰液、常呈碱性	
出血后情况	出现黑粪	咯血丝痰、无黑粪(无非大量咯血再被吞下)

(二)出血程度的评估和周围循环状态的判断

成人每天消化道出血＞5 mL,粪便潜血试验即出现阳性;每天出血量超过 50 mL 可出现黑粪。

胃内积血量＞250 mL 可引起呕血。一次出血量＜400 mL 时,因轻度血容量减少可由组织液及脾脏贮血所补充,多不引起全身症状。出血量＞400 mL,可出现头昏、心悸、乏力等症状。短时间内出血量＞1 000 mL,可出现休克表现。

当患者消化道出血未及时排出,可通过观察其循环状态判断出血程度。直立性低血压常提示早期循环容量不足,即由平卧位改为坐位时,血压下降幅度 15～20 mmHg、心率增快＞10 次/分。当如收缩压＜90 mmHg、心率＞120 次/分,伴有面色苍白、四肢湿冷、烦躁不安或神志不清,则表明有严重大出血导致的休克。

(三)判断出血是否停止

由于肠道内积血需经数天(约 3 天)才能排尽,故不能以黑粪作为上消化道继续出血的指标。下列情况应考虑有消化道活动出血:①反复呕血或黑粪(血便)次数增多、粪质稀薄,肠鸣音活跃;②周围循环状态经充分补液及输血后未见明显改善,或虽暂时好转而又继续恶化;③血红蛋白浓度、红细胞计数与血细胞比容继续下降,网织红细胞计数持续增高;④补液与尿量足够的情况下,血尿素氮持续或再次增高。

(四)出血的病因

诊断根据病史、症状与体征,约有半数患者可以作出病因诊断。进一步需依靠其他诊断措施,包括有关的特殊检查方法,可以查清大部分患者的出血部位与病因。

1.病史、症状与体征

慢性、周期性、节律性上腹痛多提示出血来自消化性溃疡,特别是在出血前疼痛加剧,出血后减轻或缓解,更有助于消化性溃疡的诊断。有服用阿司匹林等损伤胃黏膜的药物、酗酒史或应激状态者,可能为急性胃黏膜损害。过去有病毒性肝炎、血吸虫病或慢性酒精中毒病史,并有肝病与门静脉高压的临床表现者,可能是食管胃底静脉曲张破裂所致出血。但是由于脾常在上消化道出血后暂时收缩,诊断时不应过分强调脾大作为依据。上消化道出血的患者即使确诊为肝硬化,不一定都是食管胃底静脉曲张破裂的出血,有 30％～40％患者出血实系来自消化性溃疡、急性胃黏膜损害或其他原因。

2.内镜

(1)胃镜和结肠镜:是诊断上、下消化道出血病因、部位和出血情况的首选方法,它不仅能直视病变、取活检,对于出血病灶可进行及时准确的止血治疗。内镜检查多主张在出血后 24～48 小时内进行检查,称急诊胃镜和结肠镜检查。急诊胃镜和结肠镜检查前,需先纠正休克、补充血容量、改善贫血及使用止血药物。如有大量活动性上消化道出血,可先置入胃管,抽吸胃内积血,并用生理盐水灌洗,以免积血影响观察。

(2)胶囊内镜:十二指肠降段以远的小肠病变所致的消化道出血因胃肠镜难以到达,一直是内镜诊断的“盲区”,胶囊内镜使很多小肠病变得以诊断。该检查在出血活动期或静止期均可进行,对小肠病变诊断阳性率在60%～70%,是目前小肠出血的一线检查方法。

(3)影像学:X线钡剂造影有助于发现肠道憩室及较大的隆起或凹陷样肿瘤。腹部CT对于有腹部包块、肠梗阻征象的患者有一定的诊断价值。当内镜未能发现病灶、估计有消化道动脉性出血时,可行选择性血管造影,若见造影剂外溢,则是消化道出血最可靠的征象,可立即予以经导管栓塞止血。超声、CT及MRI有助于了解肝、胆、胰病变,对诊断胆道出血具有重要意义。

(4)手术探查:各种检查不能明确出血灶,持续大出血危及患者生命,必须手术探查。有些微小病变特别是血管病变,手术探查亦不易发现,此时可借助术中内镜检查帮助寻找出血灶。

(5)预后估计:早期识别再出血及死亡危险性高的患者,加强监护和积极治疗,此为急性消化道大量出血处理的重点。下列情况病死率较高:①高龄患者,>65岁;②合并严重疾病,如心、肺、肝、肾功能不全、脑血管意外等;③本次出血量大或短期内反复出血;④食管胃底静脉曲张出血伴肝衰竭;⑤消化性溃疡Forrestia型。

四、治疗

消化道大量出血病情急、变化快,抗休克、迅速补充血容量治疗应放在一切医疗措施的首位。

(一)一般急救措施

卧位,保持呼吸道通畅,避免呕血时吸入引起窒息,必要时吸氧,活动性出血期间禁食。严密监测患者生命体征,如心率、血压、呼吸、尿量及神志变化;观察呕血与黑粪、血便情况;定期复查血红蛋白浓度、红细胞计数、血细胞比容与血尿素氮;必要时行中心静脉压测定;对老年患者根据情况进行心电监护。

(二)积极补充血容量

立即查血型和配血,尽快建立有效的静脉输液通道补充血容量。在配血过程中,可先输葡萄糖盐水甚至胶体扩容剂。输液量以维持组织灌注为目标,尿量是有价值的参考指标。应注意避免因输液过快、过多而引起肺水肿,原有心脏病或老年患者必要时可根据中心静脉压调节输入量。

下列情况为输浓缩红细胞的指征:①收缩压<90 mmHg,或较基础收缩压降低幅度>30 mmHg;②心率增快(>120次/分);③血红蛋白<70 g/L或血细胞比容<25%。输血量以使血红蛋白达到70 g/L左右为宜。

(三)止血措施

1.食管胃底静脉曲张出血

本病常出血量大、病死率高,止血措施如下。

(1)药物:尽早给予血管活性药物如生长抑素、奥曲肽、垂体升压素,减少门静脉血流量,降低门静脉压,从而止血。生长抑素及奥曲肽因不伴全身血流动力学改变,短期使用无严重不良反应,成为治疗食管胃底静脉曲张出血的最常用药物。生长抑素用法为首剂250 μg静脉缓注,继以25～50 μg/h持续静脉滴注。本品半衰期极短,滴注过程中不能中断,若中断超过5分钟,应重新注射首剂。奥曲肽是八肽的生长抑素拟似物,半衰期较长,首剂100 μg静脉缓注,继以25～50 pg/h持续静脉滴注。垂体升压素剂量为0.2 U/min静脉持续滴注,可逐渐增加剂量至0.4 U/min。该药可致腹痛、血压升高、心律失常、心绞痛等不良反应,严重者甚至可发生心肌梗死。故对老年患者应同时使用硝酸甘油,以减少该药的不良反应。

(2)内镜治疗:当出血量为中等以下,应紧急采用EVL或内镜直视下注射液态栓塞胶至曲张的静脉。止血成功率与视野是否清楚及操作医生的技术水平有关。主要并发症为局部溃疡、出血、穿孔、瘢痕狭窄及异位栓塞等,谨慎操作及术后妥善处理可使这些并发症大为减少。

(3)经颈静脉肝内门-体分流术(TIPS):由于其对急性大出血的止血率达到95%,新近的国际共识认为,对于大出血和估计内镜治疗成功率低的患者应在72小时内行TIPS。

(4)气囊压迫止血:在药物治疗无效的大出血时暂时使用,为后续有效止血起“桥梁”作用。三腔二囊管经鼻腔插入，注气入胃囊(囊内压 50～70 mmHg)，向外加压牵引，用以压迫胃底；若未能止血，再注气入食管囊(囊内压为 35～45 mmHg)，压迫食管曲张静脉。为防黏膜糜烂，一般持续压迫时间不应超过 24 小时，放气解除压迫一段时间后，必要时可重复应用。气囊压迫短暂止血效果肯定，但患者痛苦大、并发症较多，如吸入性肺炎、窒息、食管炎、食管黏膜坏死、心律失常等，不能长期使用，停用后早期再出血发病率高。当患者合并充血性心力衰竭、呼吸衰竭、心律失常及不能肯定为曲张静脉破裂出血时，不宜使用。

急诊外科手术并发症多，病死率高，目前多不采用。

2.非曲张静脉上消化道大出血

指除食管胃底静脉曲张破裂出血之外的其他病因引起的上消化道大出血，其中以消化性溃疡所致出血最为常见。止血措施主要如下。

(1)抑制胃酸分泌：血小板聚集及血浆凝血功能所诱导的止血作用需在 pH>6.0 时才能有效发挥，而且新形成的凝血块在 pH 值<5.0 的胃液中会迅速被消化。因此，抑制胃酸分泌，提高胃液 pH 值具有止血作用。常用 pH<5.0 或 H_2受体拮抗剂，大出血时应选用前者，并应静脉途径给药。

(2)内镜治疗：消化性溃疡出血约 80%不经特殊处理可自行止血，其余部分患者则会持续出血或再出血。急诊胃镜观察到出血灶的 Forrest 分型，有助于判断患者是否为高危再出血或持续出血，也是内镜治疗的重要依据。内镜止血方法包括注射药物、电凝及使用止血夹等。

(3)介入治疗：内镜治疗不成功时，可通过血管介入栓塞胃十二指肠动脉。上消化道各供血动脉之间侧支循环丰富，病变血管介入治疗，可减少组织坏死的危险。

(4)手术治疗：药物、内镜及介入治疗仍不能止血、持续出血将危及患者生命时，应不失时机进行手术。

3.中下消化道出血

(1)炎症及免疫性病变：较为常见，如重型溃疡性结肠炎、Crohn 病、过敏性紫癜等，应通过抗炎达到止血的目的。①糖皮质激素：大出血时，应予琥珀酸氢化可的松 300～400 mg/d 或甲泼尼龙 40～60 mg/d 静脉滴注。病情缓解后可改口服泼尼松 20～60 mg/d。②生长抑制素或奥曲肽：大出血时使用方法同前。少量慢性出血，可皮下注射奥曲肽 0.1 mg，1～3 次/天。③5-氨基水杨酸类：适用于少量慢性出血。

(2)血管畸形：小肠、结肠黏膜下静脉和黏膜毛细血管发育不良出血常可自行停止，但再出血率高，可达 50%。内镜下高频电凝或氩离子凝固器烧灼治疗可使黏膜下层小血管残端凝固，是肠血管发育不良的简便、经济和有效方法，适用于病灶较局限的患者。此外，凝血酶保留灌肠有时对左半结肠出血有效。

(3)各种病因的动脉性出血：急诊结肠镜检查如能发现出血病灶，可在内镜下止血。对内镜不能止血的病灶，可行肠系膜上、下动脉血管介入栓塞治疗。由于中、下消化道栓塞容易导致肠坏死，需用微导管至出血灶，选用吸收性明胶海绵颗粒或弹簧圈栓塞。对于弥漫出血、血管造影检查无明显异常征象者或无法选择性插管的消化道出血患者，可经导管动脉内注入止血药物，使小动脉收缩，血流量减少，达到止血目的。生长抑素或奥曲肽静脉滴注有一定作用，可与各种微创手术联合使用。

(4)不明原因反复大量出血：经内科保守治疗仍出血不止，危及生命，无论出血病变是否确诊，均是紧急手术的指征。

(5)肠息肉及痔疮：前者多在内镜下切除，后者可通过局部药物治疗、注射硬化剂及结扎疗法止血。

五、转诊指征

诊断为上消化道出血，对症治疗效果欠佳，或反复出血者。

六、案例分析

案例：男，66 岁。呕血 8 小时。患者于 8 小时前无明显诱因突感头昏、心慌，既而呕出咖啡渣样物质约 400 mL，伴恶心、上腹不适及乏力，排黑便一次，量约 120 mL。发病过程中，患者无发热、头痛及咳嗽、咳痰，小便色正常，量偏少。既往史：既往有“冠心病”病史 5 年，持续服用“消心痛”及“复方丹参片”，症状控制良好。无肝炎和糖尿病等疾病史，无腹部手术史，亦无特殊烟酒嗜好。查体：T 36.5 ℃，P 90 次/分，R

19 次/分，Bp 100/60 mmHg。睑结膜苍白，巩膜无黄染；腹平软，无腹壁静脉怒张，无胃或肠蠕动波，上腹部有压痛，无反跳痛，肝、脾肋下未触及，Murphy 征(－)，鸣音活跃，无血管杂音。实验室检查：血常规：RBC 3.2×10^{12}/L、Hb 86 g/L、WBC 9.6×10^{9}/L、N 0.77、L 0.23；尿常规：正常；大便常规：隐血阳性；血生化：尿素氮 8.63 mmol/L、肌酐 65 μmol/L，肝功能、血脂、血糖均正常。X 线检查：食管、胃正常，十二指肠球部变形，小弯侧有一龛影。

分析：初步诊断为十二指肠球部溃疡(活动期)伴上消化道出血。诊断依据：①老年患者，无典型的消化性溃疡疼痛史，以呕血为首发症状，伴随症状可排除其他相关疾病。②体检有睑结膜苍白、上腹部压痛及肠鸣音活跃。③血常规提示红细胞及血红蛋白减少。④肾功能示血尿素氮增高。⑤X 线钡餐检查考虑为十二指肠球部溃疡。

进一步检查：①幽门螺旋杆菌检查。②胃镜检查及活检。

治疗原则：①急救措施。抗休克、积极补充血容量(遵循先胶后晶、先盐后糖、先快后慢的原则)应放在首位；绝对卧床休息、活动性出血期间禁食、严密监测生命征和出血情况；对非曲张静脉上消化道出血，止血措施包括应用抑制胃酸分泌药物、内镜、手术、介入治疗。②消化性溃疡治疗：消除病因、解除症状、愈合溃疡、防止复发、避免并发症。

第十八节　甲状腺功能亢进症

甲状腺功能亢进症(简称甲亢)是指甲状腺腺体本身产生甲状腺激素过多而引起的以神经、循环、消化等系统兴奋性增高和代谢亢进为主要表现的临床综合征。

一、病因及流行病学

弥漫性毒性甲状腺肿(Graves 病，简称 GD)、多结节性毒性甲状腺肿和甲状腺自主高功能腺瘤是主要病因。其中 GD 是甲亢最常见的病因，占全部甲亢的 80%～85%，本病的发生与自身免疫有关，属于器官特异性自身免疫病。我国甲亢的患病率为是 0.8%，女性显著高发(女：男＝4：1～6：1)，高发年龄为 20～50 岁。

二、诊断

(一)病史

(1)有家族史的患者，一、二级亲属中常有甲亢、甲减、自身免疫性甲状腺疾病。

(2)近期的感染、应激、使用性激素、干扰素等病史。

(二)常见临床表现

1.甲状腺毒症表现

(1)高代谢综合征患者常有疲乏无力、怕热多汗、皮肤潮湿、多食易饥、体重显著下降等。

(2)神经精神系统多言好动、紧张焦虑、焦躁易怒、失眠不安、思想不集中、记忆力减退，手和眼睑震颤。

(3)心血管系统心悸气短、心动过速、第一心音亢进。心房颤动等房性心律失常多见，偶见房室传导阻滞。

(4)消化系统稀便、排便次数增加。重者可以有肝大、肝功能异常，偶有黄疸。

(5)肌肉骨骼系统主要是甲状腺毒症性周期性瘫痪。发病诱因包括剧烈运动、高碳水化合物饮食、注射胰岛素等，病变主要累及下肢，有低钾血症。病程呈自限性，甲亢控制后可以自愈。

(6)造血系统循环血淋巴细胞比例增加，单核细胞增加，但是白细胞总数减低。可以伴发血小板减少性紫癜。

(7)生殖系统女性月经减少或闭经。男性阳痿。

2.甲状腺肿

GD大多数患者有程度不等的弥漫性、对称性甲状腺肿大,质地中等,无压痛。甲状腺上下极可触及震颤,闻及血管杂音。

3.眼征

GD的眼部表现有两类:一类为单纯性突眼,病因与甲状腺毒症所致的交感神经兴奋性增高有关;另一类为浸润性眼征。单纯性突眼表现:轻度突眼;瞬目减少,炯炯发亮;上睑挛缩,睑裂增宽。

(三)特殊的临床表现和类型

1.甲状腺危象

也称甲亢危象,是甲状腺毒症急性加重的一个综合征,发生原因可能与循环内甲状腺激素水平增高有关。多发生于较重甲亢未予治疗或治疗不充分的患者。常见诱因有感染、手术、创伤、精神刺激等。临床表现有:高热、大汗、心动过速(140次/分以上)、烦躁、焦虑不安、谵妄、恶心、呕吐、腹泻,严重患者可有心力衰竭,休克及昏迷等。甲亢危象的病死率在20%以上。

2.甲状腺毒症性心脏病

甲亢患者发生心力衰竭时,30%~50%与心房纤颤并存。

3.淡漠型甲亢

多见于老年患者。主要表现为明显消瘦、心悸、乏力、震颤、头晕、昏厥、神经质或神志淡漠、腹泻、厌食。可伴有心房颤动和肌病等,大部分患者无甲状腺肿大。临床中患者常因明显消瘦被误诊为恶性肿瘤,因心房颤动而误诊为冠心病,所以老年人不明原因的突然消瘦、新发生心房颤动时要考虑到本病。

4.胫前黏液性水肿

多发生在胫骨前方中下1/3处,也见于足背、踝关节、肩部、手背或手术瘢痕处,偶见于面部,皮损大多为对称性。早期皮肤增厚、变粗,有广泛大小不等的棕红色或红褐色或暗紫色突起不平的斑块或结节;后期皮肤粗厚,如橘皮或树皮样,皮损融合,有深沟,覆以灰色或黑色疣状物,下肢粗大似象皮腿。

5.Graves眼病

患者自诉眼内异物感、胀痛、畏光、流泪、复视、斜视、视力下降;检查见突眼,眼睑肿胀,结膜充血水肿,眼球活动受限,严重者眼球固定,眼睑闭合不全、角膜外露而发生角膜溃疡、全眼炎,甚至失明。

(四)辅助检查

1.甲状腺功能

血清游离甲状腺素(FT_4)、游离三碘甲腺原氨酸(FT_3)升高,或一项升高,促甲状腺激素(TSH)降低。TSH是反映甲亢最敏感的指标,也是治疗时最后恢复正常的指标。

2.甲状腺自身抗体

TSH受体抗体(TRAb)是GD甲亢的致病性抗体,TRAb是鉴别甲亢病因、诊断GD的指标之一,也是甲亢药物治疗可否停药的参考指标。

3.^{131}I摄取率

通常用于鉴别是甲亢还是甲状腺炎症引起的甲状腺毒症;甲状腺同位素治疗时的指标。

4.甲状腺超声

甲状腺弥漫性肿大,回声不均或低回声,血流丰富或火海征。

5.CT和MRI

眼部CT和MRI可以排除其他原因所致的突眼,评估眼外肌受累的情况。

6.血常规、肝功、电解质等

主要评估甲亢的损害以及甲亢药物的不良反应。

（五）诊断要点

（1）有甲亢的临床表现。

（2）化验指标：FT_3、FT_4升高，TSH 降低。

（3）TRAb 阳性有助于确诊 GD。

（4）甲状腺超声和^{131}I 摄取率有助于鉴别诊断。

三、鉴别诊断

（一）甲状腺毒症原因的鉴别

1.亚急性甲状腺炎

颈部疼痛、发热等类似感冒的症状，甲状腺毒症，但^{131}I 摄取率降低，血沉增快。

2.无症状性甲状腺炎

亦有甲状腺毒症，^{131}I 摄取率降低，而无疼痛和发热，通常甲状腺自身抗体：甲状腺过氧化物酶抗体（TPOAb）和（或）甲状腺球蛋白抗体（TgAb）显著升高。

（二）甲亢原因的鉴别

多结节性毒性甲状腺肿者可见核素分布不均，增强和减弱区呈灶状分布；甲状腺自主性功能性腺瘤则仅在肿瘤区有核素浓聚，其他区域的核素分布稀疏。甲状腺 B 超可以发现肿瘤。

四、治疗

（一）一般治疗

（1）注意休息，避免劳累，戒烟。

（2）低或无碘饮食，高蛋白、高热量、高维生素饮食，避免高碳水化合物饱餐饮食，预防低钾性麻痹。

（3）针对心动过速给予β受体阻断药如普萘洛尔、美托洛尔等。

（二）甲亢的治疗

1.抗甲状腺药物（ATD）

ATD 治疗是甲亢的基础治疗，但是单纯 ATD 治疗的治愈率仅有 40%左右，复发率高达 50%～60%。常用的 ATD 分为硫脲类的丙硫氧嘧啶（PTU）和咪唑类的甲巯咪唑（MMI）。MMI 可每天单次使用，10～20 mg/d，血清甲状腺激素达到正常后开始减药，每 2～4 周复查血清甲状腺激素水平一次，根据甲状腺功能变化逐渐减量，维持量 5～10 mg/d，维持治疗 1～1.5 年。因 PTU 肝脏毒性大于 MMI，只有两种情况选择 PTU，即妊娠期甲亢 T_1 期（妊娠 1～3 月）和甲亢危象。两种药物均有白细胞减少症甚至粒细胞缺乏和（或）肝功能损害的不良反应，因此，用药前及用药过程中应监测血常规和肝功。下述指标预示 ATD 可停药：①甲状腺肿明显缩小，甲状腺功能正常；②TRAb 转为阴性。

2.^{131}I 治疗

此法安全简便，费用低廉，效益高，临床治愈率 85%以上，复发率＜1%。对甲亢反复复发或口服药物发生严重不良反应者可采用，可能导致终生甲减。妊娠和哺乳期妇女禁用。

3.手术治疗

对有甲状腺肿大显著，有压迫症状；胸骨后甲状腺肿；多结节性甲状腺肿伴甲亢及怀疑伴有恶性结节者可手术治疗。

五、转诊指征

（1）疑似甲亢危象者，针对生命指征对症处理同时立即转诊上级医院。

（2）甲亢心脏病、浸润性突眼、妊娠合并甲亢者等均应转诊到具有内分泌专科的上级医院。

（3）甲亢伴肝损害或甲亢药物治疗中出现 ATD 不良反应时，转诊到有内分泌专科的上级医院。

（4）伴有甲状腺结节需进行甲亢的鉴别诊断或结节的良恶性鉴别及治疗时。

六、案例分析

案例：患者女性，21岁。因“心悸、消瘦1个月”来诊。患者近1个月来无明显诱因出现心悸、易激动、怕热、多汗，易饥，多食，体重明显下降约4 kg。无口渴、多饮等不适。既往体健，否认家族史。查体：体温36.8 ℃，脉搏102次/分，血压90/60 mmHg，双目炯炯有神，无突眼，无眼睑水肿。甲状腺Ⅱ度肿大，质软，未触及结节，无压痛，可触及细震颤，可闻及血管杂音。心音有力，心率102次/分，律齐，各瓣膜区无病理性杂音。肺部及腹部检查(—)。双下肢无水肿。甲状腺功能：FT_3 40.2 pmol/L，FT_4 70.4 pmol/L，TSH＞100 mIU/L，TPOAb 850 IU/L，TRAb 18.5 IU/L。甲状腺彩超：甲状腺中度肿大，回声不均匀，血流丰富。肝肾功血常规正常。

分析：该患者为年轻女性，有明显的甲亢症状及体征，FT_3、FT_4升高，TSH降低，提示甲亢，TPOAb、TRAb及甲状腺彩超提示为Graves病，故该患者诊断为甲状腺功能亢进症(Graves病)。建议低碘或无碘饮食；甲巯咪唑30 mg，每天1次，普萘洛尔10 mg，每天3次。用药期间监测肝功、血常规。4周后复查甲状腺功能，调整甲巯咪唑剂量。如有咽痛等不适，随时监测血常规。

第十九节 甲状腺功能减退症

甲状腺功能减退症(简称甲减)是由各种原因导致的低甲状腺激素血症或甲状腺激素抵抗而引起的全身性低代谢综合征。

一、病因及流行病学

原发性甲减占全部甲减的95%以上，且90%以上原发性甲减是由自身免疫、甲状腺手术和甲亢^{131}I治疗所致。少部分为由下丘脑、垂体病变引起的中枢性甲减或三发性甲减。根据甲状腺功能减低的程度可分为临床甲减和亚临床甲减。我国的临床甲减患病率是1.0%，发病率为2.9/1 000。

二、诊断

(一)病史

(1)甲状腺手术史，甲亢^{131}I治疗史等。一、二级亲属中有甲亢、甲减、自身免疫性甲状腺疾病的患者。

(2)胺碘酮、抗甲状腺药物等用药史，高碘饮食水等。

(二)临床表现

(1)一般表现易疲劳、怕冷、体重增加、记忆力减退、反应迟钝、嗜睡、精神抑郁、便秘、月经不调、肌肉痉挛等。体检可见表情淡漠，面色苍白，皮肤干燥发凉、粗糙脱屑，颜面、眼睑和手皮肤水肿，声音嘶哑，毛发稀疏、眉毛外1/3脱落。手脚皮肤呈姜黄色。

(2)肌肉与关节肌肉乏力，暂时性肌强直、痉挛、疼痛，进行性肌萎缩。

(3)心血管系统心动过缓。ECG显示低电压。心脏增大，甲减性心脏病。冠心病在本病中高发。10%患者伴发高血压。

(4)血液系统贫血多见。

(5)消化系统厌食、腹胀、便秘，严重者出现麻痹性肠梗阻或黏液水肿性巨结肠。

(6)内分泌系统女性常有月经过多或闭经。部分患者血清催乳素(PRL)水平增高，发生溢乳。

(7)黏液性水肿昏迷见于病情严重的患者，多在冬季寒冷时发病。诱因为严重的全身性疾病、甲状腺激素替代治疗中断、寒冷、手术、麻醉和使用镇静药等。临床表现为嗜睡、低体温(＜35 ℃)、呼吸浅慢、心动过缓、血压下降、四肢肌肉松弛、反射减弱或消失,甚至昏迷、休克、肾功能不全危及生命。

(三)辅助检查

(1)甲状腺功能血清游离甲状腺素(FT_4)降低、游离三碘甲腺原氨酸(FT_3)正常或降低,促甲状腺激素(TSH)升高。单纯 TSH 升高提示亚临床甲减。

(2)甲状腺自身抗体 TPOAb 和(或)TGAb 升高提示为自身免疫病因。

(3)甲状腺超声甲状腺肿大或萎缩,回声不均或低回声等表现。

(4)血常规、血脂、心肌酶及心电图等。

(四)诊断要点

(1)甲减的临床表现。

(2)实验室检查血清 TSH 增高,FT_4减低,原发性甲减即可以成立。亚临床甲减仅有血清 TSH 升高。如果 TPOAb 阳性,可考虑甲减的病因为自身免疫甲状腺炎。

(3)实验室检查血清 TSH 减低或者正常,TT_4.FT_4减低,考虑中枢性甲减。

三、鉴别诊断

(1)甲减病因的鉴别:中枢性甲减表现为 FT_4降低,TSH 降低或正常或仅轻度升高,有下丘脑、垂体疾病的线索。

(2)低 T_3综合征:也称为甲状腺功能正常的病态综合征(ESS),指非甲状腺疾病原因引起的伴有低 T_3的综合征。严重的全身性疾病、创伤和心理疾病等都可导致甲状腺激素水平的改变,它反映了机体内分泌系统对疾病的适应性反应。主要表现在血清 TT_3、FT_3水平减低,血清 T_4、TSH 水平正常。应治疗原发病而不需要甲状腺治疗。

四、治疗

(一)甲减的治疗

左甲状腺素(L-T_4)替代治疗。治疗的目标是将血清 TSH 和甲状腺激素水平恢复到正常范围内,需要终生服药。治疗的剂量取决于患者的病情、年龄、体重和个体差异。成年患者 L-T_4 替代剂量 50~200 μg/d,平均 125 μg/d。T_4的半衰期是 7 天,所以可以每天早晨服药 1 次。起始的剂量和达到完全替代剂量的需要时间要根据年龄、体重和心脏状态确定。<50 岁,既往无心脏病史患者可以尽快达到完全替代剂量,50 岁以上患者服用 L-T_4前要常规检查心脏状态。一般从 25~50 μg/d 开始,每 1~2 周增加 25 μg,直到达到治疗目标。患缺血性心脏病者起始剂量宜小,调整剂量宜慢,防止诱发和加重心脏病。治疗初期,每 4~6 周测定甲状腺功能。治疗达标后,需要每 6~12 个月复查 1 次甲状腺功能。

(二)亚临床甲减的处理

部分亚临床甲减发展为临床甲减。目前认为在下述情况需要给予 L-T_4 治疗:高胆固醇血症、血清 TSH>10 mU/L。

五、转诊指征

(1)疑似甲减黏液性水肿昏迷患者,甲减心脏病者应转入上级医院诊治。

(2)妊娠期甲减或甲减合并妊娠的应转入专科进行诊治。

六、案例分析

案例:患者女性,36 岁。因"全身水肿伴体重增加半月"来诊。患者于半个月前发现双下肢及颜面水肿并逐渐出现全身水肿,无明显其他不适,开始未予重视,后症状逐渐加重,并出现食欲减退,便秘,乏力。半月来体重增加 3 kg。既往体健。母亲甲状腺结节切除史,长期口服优甲乐治疗。查体:体温 36.5 ℃,脉搏 60 次/分,血压 110/80 mmHg。颜面水肿。甲状腺Ⅰ度肿大,质软,未触及结节。心肺腹查体未见异常。双下肢非凹陷性水肿。甲状腺功能：FT_3 0.2 pmol/L，FT_4 1.2 pmol/L，TSH＞100 mIU/L，TPOAb 850 IU。甲状腺彩超：甲状腺轻度肿大，回声弥漫性降低，结节状。肝肾功正常。血脂升高。血红蛋白 108 g/L。

分析：该患为年轻女性，有双下肢及颜面水肿，食欲减退，便秘，乏力，甲状腺疾病家族史，查体甲状腺轻度肿大，症状体征符合甲减，另外化验甲状腺功能血清 TSH 增高，FT_4减低提示甲减，TPOAb 阳性，考虑甲减的病因为自身免疫甲状腺炎。故该患者诊为“甲状腺功能减退症桥本甲状腺炎高脂血症贫血（轻度）”。治疗上建议适碘饮食；优甲乐，50 μg，每天 1 次，逐渐增加至 100 μg，每天 1 次。4 周后复查甲状腺功能。低脂饮食。

第二十节　甲状腺结节

甲状腺结节是甲状腺内的独立病灶，是可以触及的，或者在 B 超检查下有区别于周边的组织病灶。B 超检查未能证实的结节，即使可以触及，也不能诊断为甲状腺结节。

一、病因及流行病学

病因及发病机制尚不明确。在随机选择的人群中，甲状腺结节的检出率高达 19%～67%，女性和老年人群更为多见。大部分为良性结节。检查甲状腺结节的目的是排除或发现甲状腺癌。甲状腺癌在甲状腺结节中的发现率是 5%～10%。良性甲状腺结节的病因包括：良性腺瘤，局灶性甲状腺炎，多结节性甲状腺肿的突出部分，甲状腺、甲状旁腺和甲状腺舌管囊肿等。

二、诊断

（一）病史

与甲状腺癌相关的病史包括：头颈部放射治疗史、骨髓移植的全身放射、一级亲属的甲状腺癌家族史、迅速增长的结节、声音嘶哑、声带麻痹。而同侧颈部淋巴结肿大，结节固定于外周组织则是癌性结节的征象。

（二）临床表现

(1)触及或超声等影像学检查发现。能否触及与良恶性无关。主要对直径超过 1 cm 的结节做检查，因为这样的结节有甲状腺癌的可能。对于直径＜1 cm 的结节，如果 B 超有癌性征象、有头颈部放射治疗史和甲状腺癌的家族史时也要进一步检查。

(2)没有任何症状，结节较大或向内生长可有压迫症状，结节出现可有突然肿大、疼痛症状。

（三）辅助检查

(1)甲状腺功能 FT_3、FT_4、TSH 大多正常。TPOAb、TGAb 正常，也可升高，桥本甲状腺炎合并甲状腺结节。

(2)甲状腺 B 超甲状腺 B 超是确诊甲状腺结节的必要检查。它可以确定结节的体积，有否囊样变和癌性征象。癌性征象包括：结节微钙化，实体结节的低回声和结节内血管增生。一般认为无回声病灶和均质性高回声病灶癌变危险低。

(3)血清降钙素甲状腺髓样癌时升高。

(4)甲状腺细针抽吸细胞学检查(FNAC)是诊断甲状腺结节最准确、最经济的方法。

（四）诊断要点

(1)临床表现及病史，超声发现甲状腺结节。

(2)实验室检查甲状腺功能、抗体、降钙素。

(3)超声引导可疑结节行 FNAC 进行鉴别。

三、鉴别诊断

(1)甲状腺结节良恶性鉴别。

(2)甲状腺结节是否具有功能的鉴别。

四、治疗

(1)在轻度碘缺乏地区,甲状腺激素替代治疗,抑制其血清 TSH 低于正常水平可以减小结节的体积。但是在碘充足地区的结果不能证实这个结论。

(2)通常良性结节不予治疗,定期随访观察。结节增大提示恶性。

五、转诊指征

(1)超声或病史可疑需鉴别良恶性结节的应转诊。

(2)良性结节有压迫疼痛等症状的。

六、案例分析

案例:患者女性,38 岁。因"发现颈部肿大 1 个月"来诊。患者于 1 个月前偶然发现颈部前面肿大,无明显不适。既往体健。无任何家族史。查体:体温 36.7 ℃,脉搏 70 次/分,血压 130/80 mmHg。甲状腺Ⅲ度肿大,质软,右叶及左叶分别可触及一直径约 2 cm 及 1 cm,质韧,无压痛。心、肺、腹查体未见异常。辅助检查:甲状腺功能及甲状腺相关抗体、血常规、肝功正常。甲状腺彩超:甲状腺中度肿大,回声均匀,右叶可见 2 cm×1.5 cm 结节,左叶可见 1.2 cm×0.8 cm 及 0.8 cm×0.5 cm 结节,网状回声,界清。提示甲状腺多发结节。

分析:该患通过查体及彩超可明确诊断为甲状腺结节,考虑良性结节可能性大,定期复查,必要时上级医院行 FNAC。

第二十一节　糖尿病

糖尿病(DM)是一组以慢性血葡萄糖(简称血糖)水平增高为特征的代谢性疾病,是由于胰岛素分泌和(或)作用缺陷所引起。糖尿病根据病因可分为 4 型,分别是 1 型糖尿病(T_1DM)、2 型糖尿病(T_2DM)、特殊类型糖尿病及妊娠期糖尿病(GDM)。

一、病因及流行病学

糖尿病是由遗传和环境因素等多种原因导致的临床综合征,具体病因及发病机制仍不清楚。目前糖尿病的患病率急剧上升。2013 年我国慢性病及其危险因素监测显示,18 岁及以上人群糖尿病患病率为 10.9%,60 岁以上的老年人糖尿病患病率均在 20%以上。肥胖和超重人群糖尿病患病率显著增加,肥胖人群糖尿病患病率升高了 2 倍;未诊断糖尿病比例达 63%。长期碳水化合物以及脂肪、蛋白质代谢紊乱可引起多系统损害,导致眼、肾、神经、心脏、血管等组织器官的慢性进行性病变、功能减退及衰竭;病情严重或应激时可发生急性严重代谢紊乱,如糖尿病酮症酸中毒(DKA)、高血糖高渗状态等。糖尿病是心、脑血管疾病的独立危险因素。与非糖尿患者相比,糖尿病患者发生心、脑血管疾病的风险增加 2~4 倍。糖尿病病程、血糖控制状态、血压水平等是糖尿病微血管并发症的主要危险因素。

二、诊断

（一）病史

（1）1 型糖尿病多发生于儿童和青少年，但也可发生于一部分成年人，可有病毒感染等前驱症状。大部分 1 型糖尿病为自身免疫性疾病，可伴有自身免疫性甲状腺疾病、Addison 病、炎症性肠病及风湿免疫系统疾病等其他自身免疫性疾病。

（2）2 型糖尿病患者可发生在任何年龄，但多见于成人；常有糖尿病的家族史；可有一段时间的空腹血糖异常或糖耐量异常史；女性有分娩巨大儿或妊娠糖尿病史；可伴有高血压、冠心病、脑血管疾病史或肥胖、血脂异常、高尿酸血症、痛风等代谢异常。

（3）妊娠糖尿病是在妊娠期首次确诊的糖尿病或糖调节受损，不包括妊娠前确诊的糖尿病，后者称为“糖尿病合并妊娠”。

（4）特殊类型糖尿病是病因学相对明确的一类糖尿病，如药物和化学物（如糖皮质激素）；内分泌系统疾病如甲亢、库欣综合征、肢端肥大症、嗜铬细胞瘤等；胰腺外分泌疾病如胰腺切除史或重症胰腺炎等；以及一些特殊而少见的遗传综合征引起的糖尿病。

（二）临床表现

1.基本临床表现

“三多一少”，即多尿、多饮、多食和体重减轻。可有皮肤瘙痒，尤其外阴瘙痒。视力模糊。许多患者无任何症状。

2.并发症和（或）伴发病表现

（1）急性严重代谢紊乱　DKA 和高血糖高渗状态。

（2）感染性并发症常发生疖、痈等皮肤化脓性感染，严重时可引起败血症或脓毒血症。足癣、体癣也常见。真菌性阴道炎和巴氏腺炎是女性患者常见并发症。糖尿病合并肺结核的发病率较高。肾盂肾炎和膀胱炎亦是常见感染并发症。

3.慢性并发症

糖尿病的慢性并发症可遍及全身各重要器官，发病机制极其复杂，尚未完全阐明。大多数糖尿病患者死于心、脑血管动脉粥样硬化或糖尿病肾病。

（1）大血管病变糖尿病患者群中动脉粥样硬化的患病率较高，发病年龄较轻，病情进展较快。动脉粥样硬化主要侵犯主动脉、冠状动脉、脑动脉、肾动脉和肢体外周动脉等，引起冠心病、缺血性或出血性脑血管病、肾动脉硬化、肢体动脉硬化等并出现相应的临床症状，如活动后心慌、胸闷、头晕、夜尿多及间歇性跛行等。

（2）微血管病变主要表现在视网膜、肾、神经和心肌组织，其中尤以糖尿病肾病和视网膜病为重要。①糖尿病肾病：常见于病史超过 10 年的患者。可有尿中泡沫，夜尿多，微量清蛋白尿，大量清蛋白尿，后期会出现水肿、高血压以及肾功能改变，最终表现为肾衰竭。②糖尿病性视网膜病变：糖尿病病程超过 10 年，可表现为视物模糊，最终视力丧失，是失明的主要原因之一。③其他：心脏微血管病变和心肌代谢紊乱可引起心肌广泛灶性坏死，称为糖尿病心肌病，可诱发心力衰竭、心律失常、心源性休克和猝死。

（3）神经系统并发症可累及神经系统任何一部分。认为其发生机制涉及大血管和微血管病变、免疫机制以及生长因子不足等。①中枢神经系统并发症：伴随严重 DKA、高血糖高渗状态或低血糖症出现的神志改变；缺血性脑卒中；脑老化加速及老年性痴呆危险性增高等。②周围神经病变：最为常见，通常为对称性，下肢较上肢严重，病情进展缓慢。先出现肢端感觉异常，可伴痛觉过敏、疼痛；后期可有运动神经受累，出现肌力减弱甚至肌萎缩和瘫痪。腱反射早期亢进、后期减弱或消失，音叉震动感；减弱或消失。电生理检查可早期发现感觉和运动神经传导速度减慢。③自主神经病变：也较常见，并可较早出现，影响胃肠、心血管、泌尿生殖系统功能。临床表现为瞳孔改变（缩小且不规则、光反射消失、调节反射存在），排汗异常

(无汗、少汗或多汗),胃排空延迟(胃轻瘫)、腹泻(饭后或午夜)、便秘等,直立性低血压、持续心动过速、心搏间距延长等,以及残尿量增加、尿失禁、尿潴留、阳痿等。

(4)糖尿病足轻者表现为足部畸形、皮肤干燥和发凉、胼胝(高危足);重者可出现足部溃疡、坏疽。糖尿病足是截肢、致残主要原因。

(5)其他糖尿病还可引起视网膜黄斑病(水肿)、白内障、青光眼、屈光改变、虹膜睫状体病变等其他眼部并发症。皮肤病变也很常见。

(三)辅助检查

1.糖代谢异常严重程度或控制程度的检查

(1)尿糖:尿糖阳性是诊断糖尿病的重要线索。尿糖阳性只是提示血糖值超过肾糖阈(大约10 mmol/L),因而尿糖阴性不能排除糖尿病可能。并发肾脏病变时,肾糖阈升高,虽然血糖升高,但尿糖阴性。妊娠期肾糖阈降低时,虽然血糖正常,尿糖可阳性。

(2)血糖测定和口服葡萄糖耐量试验(OGTT):血糖升高是诊断糖尿病的主要依据,又是判断糖尿病病情和控制情况的主要指标。诊断糖尿病时必须用静脉血浆测定血糖,治疗过程中随访血糖控制程度时可用便携式血糖计(毛细血管全血测定)。

当血糖高于正常范围而又未达到诊断糖尿病的标准时,须进行 OGTT。OGTT 应在清晨空腹进行,成人口服 75 g 无水葡萄糖或 82.5 g 含一分子水的葡萄糖,溶于 250～300 mL 水中,5～10 分钟内口服完,空腹及开始饮葡萄糖水后 2 小时分别测静脉血浆葡萄糖。如无葡萄糖粉,可用标准 2 两标准面粉制作的馒头餐代替。儿童服糖量按每公斤体重 1.75 g 计算,总量不超过 75 g。血糖的正常值及糖耐量异常的标准见表 8-9。

表 8-9 血糖的正常值及糖代谢状态分类(WHO 1999)

糖代谢分类	静脉血浆葡萄糖(mmol/L)	空腹血糖糖负荷后 2 小时血糖(mmol/L)
正常血糖	<6.1	<7.8
空腹血糖受损(IFG)	6.1～6.9	<7.8
糖耐量减低(IGT)	<7.0	7.8～11.0
糖尿病	≥7.0	≥11.1

注:IFG 和 IGT 统称为糖调节受损,也称为糖尿病前期

(3)糖化血红蛋白 C(HbA1c)和糖化血浆清蛋白测定 HbA1c 是葡萄糖或其他糖与血红蛋白的氨基发生非酶催化反应的主要产物。HbA1c 反映患者近 8～12 周总的血糖水平,为糖尿病控制情况的主要监测指标之一,血糖控制不稳定者应 3 个月测一次,以调整治疗,血糖稳定者半年测定一次。血浆蛋白(主要为清蛋白)同样也可与葡萄糖发生非酶催化的糖化反应而形成果糖胺(FA),反映患者近 2～3 周内总的血糖水平,为糖尿病患者近期病情监测的指标。

2.胰岛 β 细胞功能检查

(1)胰岛素释放试验:正常人空腹基础血浆胰岛素为 35～145 pmol/L(5～20 mU/L),口服 75 g 无水葡萄糖(或 100 g 标准面粉制作的馒头)后,血浆胰岛素在 30～60 分钟上升至高峰,峰值为基础值 5～10 倍,3～4 小时恢复到基础水平。本试验反映基础和葡萄糖介导的胰岛素释放功能。胰岛素测定受血清中胰岛素抗体和外源性胰岛素干扰。

(2)C 肽释放试验:方法同上。基础值≥400 pmol/L,高峰时间同上,峰值为基础值 5～6 倍。也反映基础和葡萄糖介导的胰岛素释放功能。C 肽测定不受血清中的胰岛素抗体和外源性胰岛素影响。

(3)其他检测 β 细胞功能的方法,如静脉注射葡萄糖-胰岛素释放试验可了解胰岛素释放第一时相,胰升糖素-C 肽刺激试验反映 β 细胞储备功能等,可根据患者的具体情况和检查目的而选用。

3.并发症

检查根据病情需要选用尿常规、血脂、肝肾功能等常规检查,急性严重代谢紊乱时的血尿酮体、电解

质、酸碱平衡检查，心、肝、肾、脑、眼科以及神经系统的各项辅助检查等。

4.有关病因和发病机制的检查

GAD抗体、ICA、IAA及IA-2抗体的联合检测；基因分析等。

（四）诊断要点

（1）糖尿病的诊断标准：糖尿病症状加任意时间血浆葡萄糖≥11.1 mmol/L(200 mg/dL)，或FPG≥7.0 mmol/L(126 mg/dL)，或OGTT 2小时PG≥11.1 mmol/L(200 mg/dL)。需重复一次确认，诊断才能成立。

（2）在急性感染、创伤或各种应激情况下可出现血糖暂时升高，不能以此诊断为糖尿病，应追踪随访。

（3）FPG 6.1～6.9 mmol/L为IFG；OGTT 2小时PG 7.8～11.1 mmol/L为IGT。IFG或IGT的诊断应根据3个月内的两次OGTT结果，用其平均值来判断。

（4）所有妊娠妇女应在妊娠24～28周进行75 g OGTT测定血糖。我国卫生部2011年发布的行业标准，即FBG≥5.1 mmol/L，或服糖后1小时血糖≥10.0 mmol/L，或服糖后2小时血糖≥8.5 mmol/L，任意一点血糖超过标准即妊娠期糖尿病可诊断。

三、鉴别诊断

（一）与其他疾病的鉴别

甲状腺功能亢进症、胃空肠吻合术后，因碳水化合物在肠道吸收快，可引起进食后1/2～1小时血糖过高，出现糖尿，但FPG和2小时PG正常。弥漫性肝病患者，葡萄糖转化为肝糖原功能减弱，肝糖原贮存减少，进食后1/2～1小时血糖过高，出现糖尿，但FPG偏低，餐后2～3小时血糖正常或低于正常。急性应激状态时，胰岛素拮抗激素（如肾上腺素、促肾上腺皮质激素、肾上腺皮质激素和生长激素）分泌增加，可使糖耐量减低，出现一过性血糖升高、尿糖阳性，应激过后可恢复正常。

（二）糖尿病分型的鉴别

最重要的是鉴别T_1DM和T_2DM，由于二者缺乏明确的生化或遗传学标志，主要根据以上所述疾病的临床特点和发展过程，从发病年龄、起病急缓、症状轻重、体重、酮症酸中毒倾向、是否依赖胰岛素维持生命等方面，结合胰岛β细胞自身抗体和β细胞功能检查结果而进行临床综合分析判断。从上述各方面来说，二者的区别都是相对的，有些患者暂时不能明确归为T_1DM或T_2DM，可随访而逐渐明确分型。

MODY和线粒体基因突变糖尿病有一定临床特点，但确诊有赖于基因分析。

许多内分泌疾病，如肢端肥大症（或巨人症）、库欣综合征、嗜铬细胞瘤可分别因生长激素、皮质醇、儿茶酚胺分泌过多，拮抗胰岛素而引起继发性糖尿病。还要注意药物和其他特殊类型糖尿病（上述），一般不难鉴别。

四、治疗

治疗采取早期、长期、积极而理性以及个体化的原则。治疗目标为纠正代谢紊乱，消除症状、防止或延缓并发症的发生，维持良好健康和学习、劳动能力，保障儿童生长发育，延长寿命，降低病死率，提高患者生活质量。国际糖尿病联盟（IDF）提出了糖尿病治疗的5个要点分别为医学营养治疗、运动疗法、血糖监测、药物治疗和糖尿病教育。

（一）糖尿病健康教育

为重要基础治疗措施之一。认识糖尿病，终身治疗。了解糖尿病的基础知识和治疗控制要求，学会正确使用便携式血糖计。掌握医学营养治疗的具体措施和体育锻炼的具体要求，使用降血糖药物的注意事项，必要时学会胰岛素注射技术。生活规律，戒烟限酒，讲求个人卫生，预防各种感染。

（二）医学营养治疗

为另一重要的基础治疗措施，贯穿始终。控制总能量的摄入，合理、均衡分配各种营养素，提倡粗细搭配、主副食搭配、控制动物性油脂摄入，每天饮食中纤维素含量不宜少于40 g，提倡食用绿叶蔬菜、豆类、块根类、粗谷物、含糖成分低的水果等。摄入食盐应限制在 6 g/d。限制饮酒。每天 3 餐分配。

（三）运动疗法

有规律的合适运动。根据年龄、性别、体力、病情及有无并发症等不同条件，循序渐进和长期坚持。对成年糖尿病患者≥150 分钟/周（如运动 5 天/周，30 分钟/次），中等强度（运动时有点用力，心跳和呼吸加快但不急促）的有氧运动。但如有心、脑血管疾病或严重微血管病变者，亦应按具体情况作妥善安排。运动前后要加强血糖监测，运动量大或激烈运动时应建议患者临时调整饮食及药物治疗方案，以免发生低血糖。运动时身边应备有含糖食品或饮料。

（四）病情监测

定期监测血糖，建议患者应用便携式血糖计进行自我监测血糖；每 3～6 个月定期复查 HBA1c，了解血糖总体控制情况，及时调整治疗方案。每年 1～2 次全面复查，了解血脂以及心、肾、神经和眼底情况，尽早发现有关并发症，给予相应治疗。

（五）糖尿病药物治疗

1.口服降糖药

(1)磺脲类(SUs)：临床常用的有格列本脲、格列吡嗪、格列齐特、格列喹酮和格列美脲等。SUs 的主要作用为刺激胰岛 β 细胞分泌胰岛素。

适应证：主要选择应用于新诊断的 T_2DM 非肥胖患者、用饮食和运动治疗血糖控制不理想时。年龄＞40 岁、病程＜5 年、空腹血糖＜10 mmol/L 时效果较好。当 T_2DM 晚期 β 细胞功能几乎消失殆尽时，SUs 及其他胰岛素促分泌剂均不再有效，而必须采用外源性胰岛素替代治疗。

建议从小剂量开始，早餐前 0.5 小时一次服用，根据血糖逐渐增加剂量，剂量较大时改为早晚餐前两次服药，直到血糖达到良好控制。

禁忌证或不适应证：T_1DM，有严重并发症或晚期 β 细胞功能很差的 T_2DM，儿童糖尿病，孕妇、哺乳期妇女，大手术围手术期，全胰腺切除术后，对 SUs 过敏或有严重不良反应者等。

不宜同时使用多种磺脲类药物，也不宜与其他胰岛素促分泌剂（如格列奈类）合用。

不良反应：①低血糖反应：最常见而重要。作用时间长的药物（如格列本脲和格列美脲）较容易引起低血糖，而且持续时间长、停药后仍可反复发作，急诊处理时应予足够重视。②体重增加。③皮肤过敏反应：皮疹、皮肤瘙痒等。④消化系统：上腹不适、食欲减退等。

(2)格列奈类：降血糖作用快而短，主要用于控制餐后高血糖。低血糖症发病率低、程度较轻而且限于餐后期间。适用于 T_2DM 早期餐后高血糖阶段或以餐后高血糖为主的老年患者。可单独或与二甲双胍、胰岛素增敏剂等联合使用。禁忌证和适应证与 SUs 相同。于餐前或进餐时口服。有以下两种制剂。①瑞格列奈：常用剂量为每次 0.5～4 mg。②那格列奈：常用剂量为每次 60～120 mg。

(3)双胍类：目前广泛应用的是二甲双胍 500～2 000 mg，分 2～3 次口服。主要作用机制为抑制肝葡萄糖输出，也可改善外周组织对胰岛素的敏感性、增加对葡萄糖的摄取和利用。单独用药极少引起低血糖，与 SUs 或胰岛素合用则有可能出现低血糖。

适应证：①T_2DM，尤其是无明显消瘦的患者以及伴血脂异常、高血压或高胰岛素血症的患者，作为一线用药，可单用或联合应用其他药物。②T_1DM：与胰岛素联合应用有可能减少胰岛素用量和血糖波动。

禁忌证或适应证：①肾、肝、心、肺功能减退以及高热患者禁忌，慢性胃肠病、慢性营养不良、消瘦者不宜使用本药；②T_1DM 不宜单独使用本药；③T_2DM 合并急性严重代谢紊乱、严重感染、外伤、大手术、孕妇和哺乳期妇女等；④对药物过敏或有严重不良反应者；⑤酗酒者。肌酐清除率＜60 mL/min 时不宜应用本药。

不良反应：①消化道反应。进餐时服药、从小剂量开始、逐渐增加剂量，可减少消化道不良反应。②皮肤过敏反应。③乳酸性酸中毒：为最严重的不良反应，二甲双胍极少引起乳酸性酸中毒，但须注意严格按照推荐用法。

临床应用：儿童不宜服用本药，除非明确为肥胖的 T_2DM 及存在胰岛素抵抗。年老患者慎用，药量酌减，并监测肾功能。准备作静脉注射碘造影剂检查的患者应事先暂停服用双胍类药物。

(4)α 葡萄糖苷酶抑制剂(AGI)：降低餐后高血糖，尤其适用于空腹血糖正常(或不太高)而餐后血糖明显升高者，可单独用药或与其他降糖药物合用。常见不良反应为胃肠反应，如腹胀、排气增多或腹泻。单用本药不引起低血糖，但如与 SUs 或胰岛素合用，仍可发生低血糖，且一旦发生，应直接给予葡萄糖口服或静脉注射，进食双糖或淀粉类食物无效。肝、肾功能不全者应慎用。不宜用于有胃肠功能紊乱者、孕妇、哺乳期妇女和儿童。现有两种制剂。①阿卡波糖：主要抑制 α-淀粉酶，每次 50～100 mg，每天 3 次；②伏格列波糖：主要抑制麦芽糖酶和蔗糖酶，每次 0.2 mg，每天 3 次。AGI 应在进食第一口食物后服用。饮食成分中应有一定量的糖类，否则 AGI 不能发挥作用。

(5)噻唑烷二酮类(格列酮类)：被称为胰岛素增敏剂，明显减轻胰岛素抵抗。TZDs 可单独或与其他降糖药物合用治疗 T_2DM 患者，尤其是肥胖、胰岛素抵抗明显者；不宜用于 T_1DM、孕妇、哺乳期妇女和儿童。主要不良反应为水肿、体重增加和骨折风险，有心脏病、心力衰竭倾向或肝病者不用或慎用。单独应用不引起低血糖，但如与 SUs 或胰岛素合用，仍可发生低血糖。现有以下两种制剂。①罗格列酮：用量为 4～8 mg/d，每天 1 次或分 2 次口服；②吡格列酮：用量为 15～30 mg/d，每天 1 次口服。

(6)二肽基肽酶Ⅳ(DPP-4)抑制剂：通过抑制 DPP-4 而减少 GLP-1 在体内的失活，使内源性 GLP-1 的水平升高。GLP-1 以葡萄糖浓度依赖的方式增强胰岛素分泌，抑制胰高糖素分泌。目前在国内上市的 DPP-4 抑制剂为西格列汀、沙格列汀、维格列汀、利格列汀和阿格列汀。

(7)SGLT2 抑制剂：SGLT2 抑制剂通过抑制葡萄糖重吸收，降低肾糖阈，促进尿葡萄糖排泄，从而达到降低血液循环中葡萄糖水平的作用。SGLT2 抑制剂单独使用时不增加低血糖发生的风险。SGLT2 抑制剂的常见不良反应为生殖泌尿道感染，罕见的不良反应包括酮症酸中毒(主要发生在 1 型糖尿病患者)。目前在我国被批准临床使用的 SGLT2 抑制剂为达格列净、恩格列净和卡格列净。

2.GLP-1 受体激动剂

目前国内上市的 GLP-1 受体激动剂为艾塞那肽、利拉鲁肽、利司那肽和贝那鲁肽，均需皮下注射。GLP-1 受体激动剂可有效降低血糖，并有显著降低体重和改善甘油三酯、血压和体重的作用。单独使用 GLP-1 受体激动剂不明显增加低血糖发生的风险。GLP-1 受体激动剂可以单独使用或与其他降糖药联合使用。GLP-1 受体激动剂的常见不良反应为胃肠道症状(如恶心、呕吐等)，主要见于初始治疗时，不良反应可随治疗时间延长逐渐减轻。

3.胰岛素治疗

(1)适应证：①T_1DM；②DKA、高血糖高渗状态和乳酸性酸中毒伴高血糖；③各种严重的糖尿病急性或慢性并发症；④手术、妊娠和分娩；⑤T_2DM β 细胞功能明显减退者；⑥某些特殊类型糖尿病。

(2)胰岛素制剂：按作用起效快慢和维持时间，胰岛素制剂可分为短(速)效、中效和长(慢)效三类；按来源可将胰岛素制剂分为动物胰岛素、人胰岛素和人胰岛素类似物。速效有普通(正规)胰岛素(RI)，皮下注射后发生作用快，但持续时间短，是唯一可经静脉注射的胰岛素，可用于抢救 DKA。人胰岛素类似物中速效的有赖脯胰岛素和门冬胰岛素，长效的有甘精胰岛素和地特胰岛素。预混胰岛素是以一定比例混合速(短效)和中效胰岛素，如诺和灵 30R，即短效人胰岛素占 30%，中效胰岛素占 70%。

注意事项：当从动物胰岛素改为用人胰岛素制剂时，发生低血糖的危险性增加，应严密观察。胰岛素制剂类型、种类、注射技术、注射部位、患者反应性差异、胰岛素抗体形成等均可影响胰岛素的起效时间、作用强度和维持时间。腹壁注射吸收最快，其次分别为上臂、大腿和臀部。胰岛素不能冰冻保存，应避免温度过高、过低(不宜>30 ℃或<2 ℃)及剧烈晃动。我国常用制剂有每毫升含 40 U 和 100 U 两种规格，使用时应注意注射器与胰岛素浓度匹配。某些患者需要混合使用速、中效胰岛素，现有各种比例的预混制剂，最常用的是含 30%短效和 70%中效的制剂。胰岛素"笔"型注射器使用预先装满胰岛素的笔芯胰岛素，不必抽吸和混合胰岛素，使用方便且便于携带。

(3)治疗原则和方法：胰岛素治疗应在综合治疗基础上进行。速效胰岛素和短效胰岛素主要控制一餐饭后高血糖，餐前即可注射或餐前 20～30 分钟皮下注射；中效胰岛素主要控制两餐饭后高血糖，以第二餐饭为主,皮下注射 1～2 次/天;长效胰岛素无明显作用高峰,主要提供基础水平胰岛素,1 次/天,作用平稳,低血糖发生少。预混胰岛素一般早晚餐前皮下注射,提供基础和餐时胰岛素。胰岛素剂量决定于血糖水平、β 细胞功能缺陷程度、胰岛素抵抗程度、饮食和运动状况等,一般从小剂量开始,根据血糖水平逐渐调整。

(4)不良反应:胰岛素的主要不良反应是低血糖反应,与剂量过大和(或)饮食失调有关。胰岛素治疗初期可因钠潴留而发生轻度水肿;部分患者出现视力模糊,均可自行缓解。胰岛素过敏反应通常表现为注射部位瘙痒,继而出现荨麻疹样皮疹,全身性荨麻疹少见,可伴恶心、呕吐、腹泻等胃肠症状,罕见严重过敏反应(如血清病、变态反应性休克)。

(六)糖尿病慢性并发症的治疗原则

糖尿病慢性并发症是患者致残、致死的主要原因,强调早期防治。应定期进行各种慢性并发症筛查,以便早期诊断处理。防治策略首先应该是全面控制共同危险因素,包括积极控制高血糖、严格控制血压、纠正脂代谢紊乱、抗血小板治疗(例如肠溶阿司匹林)、控制体重、戒烟和改善胰岛素敏感性等并要求达标。糖尿病高血压、血脂紊乱和大血管病变的治疗原则与非糖尿病患者相似,但治疗更为积极,要求更为严格。中国高血压防治指南(2005 年修订版)建议,糖尿病患者血压应控制在 130/80 mmHg 以下;如尿蛋白排泄量达到 1 g/24 h,血压应控制低于 125/75 mmHg,但要避免出现低血压或血压急速下降。糖尿病作为冠心病等危症,LDL-C 治疗的目标值为<2.6 mmol/L(100 mg/dL)。糖尿病肾病抗高血压治疗可延缓 GFR 的下降速度,早期肾病应用血管紧张素转换酶抑制剂(ACEI)或血管紧张素Ⅱ受体阻滞剂(ARB)除可降低血压外,还可减轻微量清蛋白尿;减少蛋白质摄入量对早期肾病及肾功能不全的防治均有利。对糖尿病周围神经病变尚缺乏有效治疗方法,通常在综合治疗的基础上,采用多种维生素、醛糖还原酶抑制剂、肌醇以及对症治疗等可改善症状。对于糖尿病足,强调注意预防,防止外伤、感染,积极治疗血管病变和末梢神经病变。

(七)预防

预防重于治疗。发动社会支持,共同参与糖尿病的预防、治疗、教育、保健计划。以自身保健和社区支持为主要内容,制订、实施和评价各种综合性方案。预防工作分为三级:一级预防是预防糖尿病发病;二级预防是及早治疗糖尿病,预防并发症;三级预防是治疗糖尿病并发症,延缓进展。提倡合理膳食,经常运动,防止肥胖。对 T_2DM 的预防,关键在于筛查出 IGT 人群,在 IGT 阶段进行干预处理,有可能使其保持在 IGT 或转变为正常糖耐量状态。

五、转诊指征

对糖尿病诊断分型不明确、血糖控制不佳、出现并发症或严重伴发症时应转入上级医院诊治。

六、慢性并发症及转诊

(1)糖尿病视网膜病变:应定期做眼底检查。一旦发现眼底异常应转入有糖尿病眼科的医院进一步诊治。

(2)糖尿病肾病:应定期检测尿常规和尿蛋白,一旦尿蛋白阳性或出现水肿等症状应转入上级医院进一步诊治。

(3)糖尿病神经病变:可累及中枢神经及周围神经,以后者为常见。应定期行相关检查,一旦疑诊糖尿病神经病变,应转入上级医院进一步诊治。

(4)糖尿病下肢动脉病变和糖尿病足病:下肢动脉狭窄或闭塞,可出现下肢凉、麻、疼痛,足背动脉搏动减弱或消失,间歇性跛行。在下肢动脉病变和神经病变基础上出现足部的溃疡、感染、坏疽为糖尿病足。一旦有上述表现应积极转诊。

七、急性并发症及转诊

（一）糖尿病酮症酸中毒

糖尿病酮症酸中毒（DKA）为最常见的糖尿病急症。

1.诱因

T_1DM 患者有自发 DKA 倾向，T_2DM 患者在一定诱因作用下也可发生 DKA。常见诱因有感染、胰岛素治疗中断或不适当减量、饮食不当、各种应激如创伤、手术、妊娠和分娩等，有时无明显诱因。其中有20％～30％无糖尿病病史。

2.临床表现

早期“三多一少”症状加重；酸中毒失代偿后，病情迅速恶化，疲乏、食欲减退、恶心呕吐，多尿、口干、头痛、嗜睡，呼吸深快，呼气中有烂苹果味（丙酮）；后期严重失水，尿量减少、眼眶下陷、皮肤黏膜干燥，血压下降、心率加快，四肢厥冷；晚期不同程度意识障碍，反射迟钝、消失，昏迷。感染等诱因引起的临床表现可被DKA 的表现所掩盖。少数患者表现为腹痛，酷似急腹症。

3.辅助检查

（1）尿：尿糖强阳性、尿酮阳性，当肾功能严重损害而肾阈增高时尿糖和尿酮可减少或消失。可有蛋白尿和管型尿。

（2）血：血糖增高，一般为 16.7～33.3 mmol/L（300～600 mg/dL），有时可达 55.5 mmol/L（1 000 mg/dL）以上。血酮体升高。血实际 HCO_3^- 和 CO_2 结合力降低，酸中毒失代偿后血 pH 下降；剩余碱负值增大，阴离子间隙增大。血钾初期正常或偏低，尿量减少后可偏高，治疗后若补钾不足可严重降低。血钠、血氯降低，血尿素氮和肌酐常偏高。血浆渗透压轻度上升。部分患者即使无胰腺炎存在，也可出现血清淀粉酶和脂肪酶升高，治疗后数天内降至正常。即使无合并感染，也可出现白细胞数及中性粒细胞比例升高。

4.诊断与鉴别诊断

早期诊断是决定治疗成败的关键。立即查末梢血糖、血酮体、尿糖、尿酮体，同时抽血查血糖、血酮体、肾功、电解质、血气分析等。鉴别诊断包括：①其他类型糖尿病昏迷：低血糖昏迷、高血糖高渗状态、乳酸性酸中毒。②其他疾病所致昏迷：脑膜炎、尿毒症、脑血管意外等。

5.治疗及转诊

治疗原则：尽快补液以恢复血容量、纠正失水状态，降低血糖，纠正电解质及酸碱平衡失调，同时积极寻找和消除诱因，防治并发症，降低病死率。

（1）补液是治疗的关键环节。能口服者口服温开水或温 0.9％氯化钠或胃管注入，但不宜用于呕吐、胃肠胀气或上消化道出血者。不能口服者静脉使用生理盐水。开始时输液速度较快，在 1～2 小时内输入0.9％氯化钠 1 000～2 000 mL，前 4 小时输入所计算失水量 1/3 的液体，以便尽快补充血容量，改善外周循环和肾功能。如治疗前已有低血压或休克，快速输液不能有效升高血压，应输入胶体溶液并采用其他抗休克措施。以后根据血压、心率、每小时尿量、外周循环情况及有无发热、吐泻等决定输液量和速度。24 小时一般为 4 000～6 000 mL，严重失水者可达 6 000～8 000 mL。开始治疗时不能给予葡萄糖液，当血糖下降至 13.9 mmol/L（250 mg/dL）时改用 5％葡萄糖液，并按每 2～4 g 葡萄糖加入 1 U 短效胰岛素。

（2）小剂量胰岛素治疗。即每小时给予每公斤体重 0.1 U 胰岛素，通常将短效胰岛素加入生理盐水中持续静脉滴注（应另建输液途径），亦可间歇静脉注射。因患者严重脱水，不宜皮下注射胰岛素，会吸收不良。血糖下降速度一般以每小时约降低 3.9～6.1 mmol/L（70～110 mg/dL）为宜，每 1～2 小时复查血糖，使血糖水平稳定在较安全的范围内。病情稳定后过渡到胰岛素常规皮下注射。

（3）纠正电解质及酸碱平衡失调。经输液和胰岛素治疗后，酮体水平下降，酸中毒可自行纠正，一般不必补碱。严重酸中毒影响心血管、呼吸和神经系统功能，应给予相应治疗，但补碱不宜过多、过快，补碱指征为血 pH＜7.1，HCO_3^-＜5 mmol/L。应采用等渗碳酸氢钠（1.25％～1.4％）溶液。给予碳酸氢钠

50 mmol/L，即将5%碳酸氢钠84 mL加注射用水至300 mL配成1.4%等渗溶液，一般仅给1～2次。

DKA患者有不同程度失钾，补钾应根据血钾和尿量：治疗前血钾低于正常，立即开始补钾；血钾正常、尿量>40 mL/h，也立即开始补钾；血钾正常、尿量<30 mL/h，暂缓补钾，待尿量增加后再开始补钾；血钾高于正常，暂缓补钾。治疗过程中定时监测血钾和尿量，调整补钾量和速度。病情恢复后仍应继续口服钾盐数天。

(4)处理诱发病和防治并发症。在抢救过程中要注意监测生命体征，重视防治重要并发症，特别是脑水肿和肾衰竭，维持重要脏器功能。抗感染、去除诱因等。

(5)补液、胰岛素、对症治疗同时应积极联系转诊。

(二)高血糖高渗状态

高血糖高渗状态(HHS)，是糖尿病急性代谢紊乱的另一临床类型，病情危重，并发症多，见于老年糖尿病患者，病死率高于DKA，强调早期诊断和治疗。

1.诱因

引起血糖增高和脱水的因素：急性感染、外伤、手术、脑血管意外等应激状态，使用糖皮质激素、免疫抑制剂、利尿剂、甘露醇等药物，水摄入不足或失水，透析治疗，静脉高营养疗法等。有时在病程早期因误诊而输入大量葡萄糖液或因口渴而摄入大量含糖饮料可诱发本病或使病情恶化。

2.临床表现

本病起病缓慢，最初表现为多尿、多饮，但多食不明显或反而食欲减退，以致常被忽视。渐出现严重脱水和神经精神症状，患者反应迟钝、烦躁或淡漠、嗜睡，逐渐陷入昏迷、抽搐，晚期尿少甚至尿闭。就诊时呈严重脱水、休克，可有神经系统损害的定位体征，但无酸中毒样大呼吸。与DKA相比，失水更为严重、神经精神症状更为突出。

3.辅助检查

血糖达到或超过33.3 mmol/L(一般为33.3～66.8 mmol/L)，有效血浆渗透压达到或超过320 mOsm/L(一般为320～430 mOsm/L)可诊断本病。血钠正常或增高。尿酮体阴性或弱阳性，一般无明显酸中毒(CO_2结合力高于15 mmol/L)，借此与DKA鉴别，但有时二者可同时存在。[有效血浆渗透压(mOsm/L)$=2\times(Na^{+}+K^{+})+$血糖(均以mmol/L计算)]

4.诊断与鉴别诊断

以严重高血糖、高血浆渗透压、脱水为特点，无明显酮症酸中毒，患者常有不同程度的意识障碍或昏迷。临床上凡遇原因不明的脱水、休克、意识障碍及昏迷均应想到本病可能性，尤其是血压低而尿量多者，不论有无糖尿病史，均应进行有关检查以肯定或排除本病。

5.治疗及转诊

治疗原则同DKA。本症失水比DKA更为严重，可达体重10%～15%，输液要更为积极小心，24小时补液量可达6 000～10 000 mL。当血糖下降至16.7 mmol/L时开始输入5%葡萄糖液并按每2～4 g葡萄糖加入1 U胰岛素。应注意高血糖是维护患者血容量的重要因素，如血糖迅速降低补液不足，将导致血容量和血压进一步下降。胰岛素治疗方法与DKA相似，静脉注射胰岛素首次负荷量后，继续以每小时每公斤体重0.05～0.1 U的速率静脉滴注胰岛素，一般来说本症患者对胰岛素较敏感，因而胰岛素用量较小。补钾要更及时，一般不补碱。应密切观察从脑细胞脱水转为脑水肿的可能，患者可一直处于昏迷状态，或稍有好转后又陷入昏迷，应密切注意病情变化，及早发现和处理及转诊。

八、案例分析

案例：患者女性，38岁。因"口渴、多饮、多尿1月，加重1周"来诊。患者于1个月前无明显诱因出现多尿，尿量多至每天2.5～3 L，无明显尿频、尿急、尿痛；口渴明显，饮水量达每天3 L，伴有易饥，多食，体重明显下降，近1个月来下降约5 kg。自述乏力明显，无发热、怕热、多汗、心悸、胸闷等不适，开始未予重视。近1周来患者上述不适症状加重，遂就诊。既往体健。母亲患有糖尿病。查体：身高160 cm，体重

70 kg,BMI 27.34 kg/m^2,腰围 85 cm,脉搏 76 次/分,血压 150/80 mmHg。甲状腺无肿大。心肺腹查体未见异常。双下肢无水肿,双足背动脉搏动较有力。空腹血糖 10.5 mmol/L,餐后血糖16.8 mmol/L。尿常规:蛋白阴性,酮体阴性,尿糖+++。血常规、肝功、肾功正常。血脂:总胆固醇 6.5 mmol/L,甘油三酯 2.5 mmol/L,低密度脂蛋白胆固醇 3.8 mmol/L,高密度脂蛋白胆固醇 0.9 mmol/L。HbA1c 8%。

分析:该患为中年女性,有“三多一少”症状,体态胖,有家族史,空腹及餐后血糖明显升高,无酮症酸中毒,故主要考虑为 2 型糖尿病;血压 150/80 mmHg,伴有高血糖、高血脂,故诊断高血压病(1 级,很高危)高脂血症。该患需低盐低脂糖尿病饮食,餐后适当运动。二甲双胍 0.5 mg,每天 3 次;格列齐特缓释片 30 mg,每天 1 次;卡托普利 2.5 mg,每天 3 次;阿司匹林 100 mg,每天 1 次;辛伐他汀 20 mg,每晚睡前。监测空腹及餐后 2 小时血糖。身边备食,注意低血糖反应。必要时转上级医院行并发症的相关化验、检查。

第二十二节　高尿酸血症与痛风

高尿酸血症(HUA)与痛风是嘌呤代谢障碍引起的代谢性疾病,表现为尿酸排泄减少和生成过多。除高尿酸血症外,若表现为急性关节炎、痛风石、慢性关节炎、关节畸形、慢性间质性肾炎和尿酸性尿路结石,称为痛风。

HUA 是痛风发生最重要的生化基础和最直接病因,是 2 型糖尿病、高血压病发生、发展的独立危险因素,是预测心血管事件发生的独立危险因素,更是心力衰竭、缺血性脑卒中发生及死亡的独立危险因素,必须高度重视。

一、病因及流行病学

(一)病因

人体中尿酸 80%来源于内源性嘌呤代谢,而来源于富含嘌呤或核酸蛋白食物仅占 20%。高尿酸血症的原因主要为尿酸排泄减少及尿酸生成增多。临床上 5%～15%高尿酸血症患者会发展为痛风,其中原发性痛风是由遗传因素和环境因素共同致病,绝大多数为尿酸排泄障碍,具有一定家族易感性。继发性痛风主要由于肾脏疾病、药物、肿瘤化疗或放疗等所致。特发性痛风是原因未知的痛风。急性关节炎是由于尿酸盐结晶沉积引起的炎症反应。长期尿酸盐结晶沉积导致单核细胞、上皮细胞和巨噬细胞浸润,形成异物结节即痛风石。

(二)流行病学

由于受地域、民族、饮食习惯的影响,高尿酸血症及痛风发病率差异较大。2004 年山东沿海地区流行病学调查显示高尿酸血症的患病率为 23.14%。我国痛风的患病率为 1%～3%。

二、诊断

(一)临床表现

临床多见于 40 岁以上的男性,女性多在更年期后发病。常有家族遗传史。有大量饮酒或食海鲜等诱因。可有无症状的持续或间断 HUA 史。

1.无症状期

仅有波动性或持续性高尿酸血症,称为无症状高尿酸血症。

2.急性关节炎期

多在午夜或清晨突然起病,多呈剧痛,数小时内出现受累关节的红、肿、热、痛和功能障碍,单侧拇趾及第 1 跖趾关节最常见;秋水仙碱治疗后,关节炎症状迅速缓解;发热;初次发作常呈自限性,数天内自行缓解，此时受累关节局部皮肤出现脱屑和瘙痒，为本病特有的表现；伴或不伴 HUA；急性关节炎可反复发作，间歇期无症状。

3.痛风石及慢性关节炎期

痛风石常见于耳轮、跖趾、指间和掌指关节，常为多关节受累，且多见于关节远端，表现为关节肿胀、僵硬、畸形及周围组织的纤维化和变性，严重时患处皮肤发亮、菲薄，破溃则有豆渣样的白色物质排出。

4.肾脏病变

(1)痛风性肾病：起病隐匿，早期仅有间歇性或持续性蛋白尿，夜尿增多，晚期可发生肾功能不全，表现水肿、高血压、血尿素氮和肌酐升高。

(2)尿酸性肾石病：10%～25%的痛风患者有尿酸结石，呈泥沙样，常无症状，结石较大者可发生肾绞痛、血尿。当结石引起梗阻时导致肾积水、肾盂肾炎、肾积脓或肾周围炎，感染可加速结石的增长和肾实质的损害。

(二)辅助检查

1.血尿酸测定

反复测定男性血尿酸水平>420 μmoL/L，女性>360 μmoL/L。绝经后女性血尿酸接近男性。

2.尿尿酸测定

限制嘌呤饮食 5 天后，每天尿酸排出量>3.57 mmol(600 mg)为尿酸生成增多。

3.滑囊液或痛风石内容物检查

偏振光显微镜下可见针形尿酸盐结晶。

4.X 线检查

急性关节炎期可见非特征性软组织肿胀；慢性期或反复发作后可见软骨缘破坏，关节面不规则，特征性改变为穿凿样、虫蚀样圆形或弧形的骨质透亮缺损。

(三)诊断要点

(1)男性及绝经后女性血尿酸水平>420 μmoL/L，绝经前女性>360 μmoL/L 可诊断为 HUA。如出现特征性关节炎表现、尿路结石或肾绞痛发作，伴有高尿酸血症应考虑痛风。关节液穿刺或痛风石活检证实为尿酸盐结晶可明确诊断。

(2)急性关节炎期诊断有困难者，秋水仙碱试验性治疗有诊断意义。

(3)急性痛风关节炎诊断多采用 1997 年美国风湿病学会(ACR)的分类标准(表 8-10)。

表 8-10　急性痛风性关节炎分类标准

1.关节液中有特异性尿酸盐结晶
2.用化学方法或偏振光显微镜证实痛风石中含尿酸盐结晶
3.具备以下 12 项(临床、实验室、X 线表现)中 6 项
(1)急性关节炎发作>1 次。
(2)炎症反应在 1 天内达高峰。
(3)单关节炎发作。
(4)可见关节发红。
(5)第一跖趾关节疼痛或肿胀。
(6)单侧第一跖趾关节受累。
(7)单侧跗骨关节受累。
(8)可疑痛风石。
(9)高尿酸血症。
(10)不对称关节内肿胀(X 线证实)。
(11)无骨侵蚀的骨皮质下囊肿(X 线证实)。
(12)关节炎发作时关节液微生物培养阴性

三、鉴别诊断

(1)继发性高尿酸血症或痛风具有以下特点:①儿童、青少年、女性和老年人更多见;②高尿酸血症程度较重;③24 小时尿尿酸排出增多;④肾脏受累多见,甚至发生急性肾衰竭;⑤痛风性关节炎症状较轻或不典型;⑥有明确的相关用药史。

(2)关节炎:①类风湿关节炎:青、中年女性多见,四肢近端小关节常呈对称性梭形肿胀畸形,晨僵明显。血尿酸不高,类风湿因子阳性。②化脓性关节炎与创伤性关节炎:前者关节囊液可培养出细菌;后者有外伤史。两者血尿酸水平不高,关节囊液无尿酸盐结晶。③假性痛风:多见于老年人,膝关节最常受累。血尿酸正常,关节滑囊液检查可发现有焦磷酸钙结晶或磷灰石。

四、治疗

(一)一般治疗

(1)控制饮食总热量;限制饮酒和高嘌呤食物的大量摄入;每天饮水超过 2 000 mL 以增加尿酸的排泄;慎用抑制尿酸排泄的药物如噻嗪类利尿药等;避免诱发因素。

(2)针对代谢综合征进行综合治疗,如减重减脂,控制血糖、血压、血脂。

(二)高尿酸血症的治疗

目的是维持血尿酸<360 μmol/L。

1.促尿酸排泄药物常用药物

苯溴马隆(立加利仙)25~100 mg/d,剂量应从小剂量开始逐步递增,该药的不良反应轻,一般不影响肝肾功能,其安全性和有效性优于丙磺舒。

使用注意:适合肾功能良好者,避免与其他肝损害药物同时使用;已有尿酸盐结石形成不宜使用。用药期间应多饮水,并服碳酸氢钠 3~6 g/d 碱化尿液。

2.抑制尿酸生成药物常用药物

别嘌呤醇,每次 100 mg,每天 2~4 次,最大剂量 600 mg/d,待血尿酸降至 360 μmol/L 以下,可减量至最小剂量,与排尿酸药合用效果更好。

使用注意:肾功能不全者剂量减半。

3.定期检测尿 pH 值

当尿 pH 值<6.0 时,需碱化尿液,可用碳酸氢钠片 1.0 g,3 次/天,使尿 pH 值在 6.2~6.5。

使用注意:易致代谢性碱中毒、水肿、钙盐结石等,避免长期大量服用。

(三)急性痛风性关节炎期的治疗

(1)绝对卧床,抬高患肢,避免负重。

(2)抗炎止痛治疗:尽早(24 小时内)进行抗炎止痛治疗,首选非甾体抗炎药(NSAIDs)。①吲哚美辛,初始剂量 75~100 mg,随后每次 50 mg,6~8 小时 1 次。②双氯芬酸,每次口服 50 mg,每天 2~3 次。③布洛芬,每次 0.3~0.6 g,每天 2 次。使用注意:活动性消化性溃疡、消化道出血为禁忌证。禁止同时服用两种或多种 NSAIDs。

(3)秋水仙碱:初始口服剂量为 1 mg,随后 0.5 mg/h 或 1 mg/2 h,直到症状缓解,最大剂量 6~8 mg/d。90%的患者口服秋水仙碱后 48 小时内疼痛缓解。症状缓解后 0.5 mg,每天 2~3 次,维持数天后停药。使用注意:胃肠道反应较重,多数患者不能耐受。

(4)糖皮质激素:上述药物治疗无效或不能使用秋水仙碱和非甾体抗炎药时,可考虑使用糖皮质激素。如泼尼松,起始剂量为 0.5~1 mg/(kg・d),3~7 天后迅速减量或停用,疗程不超过 2 周。使用注意:注意停药后反跳。

(四)发作间歇期和慢性期的处理

目的在于维持正常血尿酸水平(同前 HUA 治疗)。

(五)手术治疗

较大痛风石或溃破者可手术剔除。

五、转诊指征

(1)诊断不明确,需鉴别诊断者。

(2)痛风反复发作,关节肿痛等症状不缓解者。

(3)痛风性肾病,肾功能不全者。

六、案例分析

案例:杨某,男性,26 岁,农民。因"左足趾、足背反复肿痛 6 年,加重 1 天"来诊。患者 6 年前饮酒后突然出现左足背、左足大趾肿痛,疼痛剧烈,难以入睡,局部红肿热痛,于当地医院就诊服用抗炎止痛药物后(具体不详),1 周后疼痛缓解,之后每遇饮酒或感冒后即可诱发。1 天前大量饮酒后引起肿痛较前加重,夜间痛剧,部位固定于左足背及左足大趾,局部红肿热痛,活动受限。既往体健。无家族史。面红,跛行,左足背、左足大趾皮肤红,肿胀,皮温高,压痛明显,活动受限。血沉 80 mm/h,血尿酸 720 μmol/L,尿 pH4.8。X 线检查显示:左足背软组织肿胀,左足跖骨头出现溶骨性缺损。

分析:该患者为青年男性,病史符合痛风的诊断。本次左足背及左足大趾突发红肿热痛考虑为饮酒后体内乳酸增加,抑制肾小管对尿酸的排泄,同时促进嘌呤分解而导致血尿酸急剧升高,尿酸盐结晶沉积引起的急性炎症反应。这种情况下应该:低嘌呤饮食,戒酒,多饮水,绝对卧床,抬高患肢;吲哚美辛栓 0.1 g 塞入肛门,每晚睡前,直到红肿热痛缓解,疼痛缓解后加用苯溴马隆 50 mg,口服,每天 1 次(早餐后);碳酸氢钠片 1 片,口服,每天 3 次;监测尿常规,使尿 pH 在 6.2～6.5;每 2 周复查血尿酸,直到血尿酸降至 360 μmol/L。每月复查肝肾功;可配合清热解毒,利湿泄浊的中药。若经过治疗 3～5 天后,关节肿痛等症状不缓解,应转往上级医院行进一步检查、治疗。

第二十三节　急性肾炎

急性肾炎又称急性感染后肾小球肾炎,表现为急性肾炎综合征。以急性链球菌感染后肾炎最为常见。主要发生于儿童。本节主要介绍链球菌感染后急性肾小球肾炎。

一、病因

绝大多数是由与 β-溶血性链球菌感染引起的,常见于上呼吸道感染、猩红热等链球菌感染后。

二、诊断

病原感染后 1～3 周内发生血尿、蛋白尿、水肿、高血压等典型临床表现,伴血清 C3 降低、链球菌培养及血清学检查阳性,8 周内病情逐步减轻至完全恢复者,即可诊断为急性链球菌感染后肾小球肾炎。

如果患者肾小球滤过功能呈进行性下降,或病程超过 8 周而无好转趋势者,需肾活检证实。

(一)临床表现

1.急性肾炎综合征

表现为血尿、蛋白尿、水肿、高血压和一过性急性肾损伤。所有患者几乎均有血尿;若出现蛋白尿多为轻度蛋白尿并部分可转为阴性;水肿及高血压主要原因与水钠潴留、血容量扩张有关,高血压与水肿程度一致,随着尿量增多水肿逐步减轻,血压逐步恢复正常;一过性急性肾损伤多为一过性血肌酐及尿素氮轻度升高，利尿数天后可恢复正常，原因是因为部分患者起病时尿量<400 mL，由少尿引起氮质血症，随着尿量增多，肾功逐步恢复正常，多数患者可自愈。

2.心力衰竭

因循环血容量急骤增加而引起。

3.急性肾衰竭

极少进展为急性肾衰竭。因肾小球滤过率下降，尿量减少引起，表现为血肌酐及尿素氮增高，高钾血症，代谢性酸中毒。随急性肾炎缓解，尿量增多，肾功能逐步恢复。

（二）辅助检查

1.实验室检查

部分患者有轻度贫血。尿常规可见红细胞、白细胞、尿蛋白、红细胞管型等，白细胞以中性粒细胞为主，但并无尿路感染证据。绝大部分肾功能正常。抗链球菌溶血素“O”补体（ASO）滴度上升两倍以上，高度提示近期曾有过链球菌感染。C_3 的变化具有重要诊断意义，发病早期补体 C_3 降低，8 周内逐步恢复到正常水平，是本病重要特征。

2.肾脏病理

光镜下表现为毛细血管内增生性肾小球肾炎；免疫荧光检查可见以 C_3 及 IgG 为主的沉积；电镜的特征性病变为上皮下（即毛细血管基底膜外侧）有驼峰状电子致密物沉积。

三、鉴别诊断

要于其他原发性肾小球肾炎、其他病原感染后肾小球肾炎、全身系统性疾病肾脏受累、非肾小球疾病、慢性肾炎急性发作等相鉴别。

四、治疗

本病是一自限性疾病。以预防和治疗水钠潴留、控制循环血容量等对症治疗为主，待其自然病程恢复。

（一）休息

卧床休息，直至肉眼血尿消失，水肿消退，血压恢复正常。

（二）饮食

应给予低盐饮食，出现肾功能不全者，应限制蛋白质入量，并以优质动物蛋白为主。

（三）对症治疗

给予利尿、降压、控制心力衰竭；当有病灶细菌培养阳性时，应积极应用抗生素治疗；当少尿性急性肾衰竭，特别伴有高血钾时，考虑透析治疗。

五、转诊指征

进行性尿量减少伴肾功能恶化患者，病程超过两个月而无好转趋势者，急性肾炎综合征伴肾病综合征者。

六、案例分析

案例：男性，10 岁，学生。2 天前患者因上呼吸道感染治疗好转后出现肉眼血尿，无尿频、尿急或尿痛，无寒战。入院查：血压偏高，眼睑轻度水肿，心肺未见明显异常，双下肢轻度水肿，尿量较前减少。化验结果显示：尿蛋白 1+，24 小时尿蛋白定量 1 g，血清 C_3 及总补体下降，血清抗链球菌溶血素“O”抗体阳性，肾功能正常。

分析：根据患者为儿童，前驱有上呼吸道感染史，后出现尿蛋白、并伴有 C_3 下降及血清抗链球菌溶血素"O"抗体阳性，诊断为急性肾小球肾炎。嘱患者卧床休息，低盐饮食，并适当控制液体入量，并给予青霉素治疗上呼吸道感染，治疗10天左右，患者尿量逐渐恢复正常，复查尿蛋白阴性，好转出院。

第二十四节　急性肾损伤

急性肾损伤(AKI)是指多种病因导致肾功能快速下降而出现的一系列临床综合征。根据病因发生的解剖部位不同可分为：肾前性、肾后性和肾性。肾前性AKI主要是由有效循环血容量减少引起；肾后性AKI主要是由尿路梗阻引起；肾性AKI又分为小管性、间质性、和小球性，其中以小管性AKI即急性肾小管坏死(ATN)最常见。AKI有广义和狭义之分，广义的AKI包括肾前性、肾性和肾后性，狭义AKI仅指ATN，本节主要介绍狭义的AKI即ATN。

一、病因

急性肾小管坏死(ATN)是AKI最常见类型，主要是由于肾脏缺血或肾毒性物质损伤肾小管上皮细胞引起。

二、诊断

48小时内血肌酐上升≥0.3 mg/dL或较原先水平增高50%和/或尿量＜0.5 mL/(kg·h)时间＞6小时并除外梗阻性肾病或脱水状态，可诊断为急性肾损伤。

(一)临床表现

根据临床表现及病程进展一般分为起始期、维持期和恢复期3个阶段。

1.起始期

此期虽然出现导致AKI病因，但这些病因还没有造成明显的肾实质损伤，如果能采取有效措施，及时去除这些病因，AKI是可以预防的。

2.维持期

一般持续一到两周，大部分患者出现少尿(＜400 mL/d)或无尿(＜100 mL/d)，随着肾功能减退，临床上出现一系列尿毒症表现，主要是因为水、电解质、酸碱平衡的紊乱以及尿毒症毒素在体内潴留所致。尿毒症表现在不同的系统症状也各不相同：在消化系统主要表现为食欲减退、恶心、呕吐、腹胀，甚至部分患者会有消化道出血等症状；在循环系统主要表现为高血压、心力衰竭、肺水肿、心律失常、心肌病变等；在呼吸系统主要表现为急性肺水肿、感染等；在神经系统主要表现为意识障碍、躁动、谵妄、抽搐、甚至昏迷等尿毒症脑病的症状；在血液系统主要表现为出血倾向、贫血；此外还有感染、代谢性酸中毒、高钾血症、低钠血症、高磷血症和低钙血症等常见临床表现。

3.恢复期

患者尿量逐渐增多，肾功能逐渐恢复正常或接近正常，肾小管上皮细胞功能逐步恢复，部分患者可以痊愈，未能痊愈的患者会遗留不同程度的肾脏结构或功能损伤。

(二)辅助检查

1.尿液检查

ATN时可有少量的蛋白尿，尿沉查检查可见肾小管上皮细胞、上皮细胞管型、颗粒管型及少许红、白细胞等；肾小管重吸收障碍导致尿比重降低。

2.血液检查

提示贫血、血肌酐和尿素氮升高、二氧化碳结合力降低、血钾升高、血钙降低、血磷升高、血pH降低。

3.影像学检查

超声检查提示肾脏体积未缩小，没有慢性肾脏病表现。

4.肾活检检查

肾活检是 AKI 鉴别诊断的重要手段。对于肾性 AKI 在不能明确病因时，需要行肾活检检查。

三、鉴别诊断

对于 ATN 的鉴别，首先要与肾前性、和肾后性 AKI 相鉴别；其次要与肾性 AKI 鉴别，定位肾小球性、肾小管性、肾间质性还是肾血管性，必要时行肾穿刺以明确肾实质性 AKI 病因；还要与慢性肾脏病基础上的 AKI 相鉴别。

四、治疗

（一）去除病因及早期干预

对于 AKI 治疗首先要去除可逆性病因，例如血容量不足、梗阻、肾毒性药物，严重感染等，在起始期及进展期进行及时干预能最大限度减轻肾脏损伤、促进肾功能恢复。

（二）营养支持及维持出入量平衡

在保证患者营养供给的同时，要注意维持液体的出入量平衡。当有肾脏替代治疗作为辅助时，可以适当放宽液体入量。

（三）并发症处理

1.代谢性酸中毒

给予 5%碳酸氢钠纠正酸中毒，注意复查碳酸氢根离子浓度，避免引起碱中毒。对于严重的酸中毒，则考虑行透析治疗。

2.高钾血症

给予 10%葡萄糖酸钙 10～20 mL 稀释后缓慢静脉注射，注射时间＞5 分钟，以对抗高钾血症对心脏毒性作用；给予 5%碳酸氢钠注射液 150 mL 静滴纠正酸中毒，促进钾离子向细胞内转移；50%葡萄糖注射液50～100 mL 加入胰岛素 6～12 U，按照 1 U 胰岛素对应 4 g 葡萄糖比例，促进糖原合成，促进钾向细胞内转移；口服聚磺苯乙烯。上述措施效果不明显，应尽快行血液透析治疗。

3.心力衰竭

AKI 患者对利尿剂反应差，利尿效果不明显，主要通过扩张血管，使用减轻心脏前负荷的药物。对于心力较重患者应尽早行血液透析治疗。

4.感染

感染是 AKI 较为严重的并发症，应尽早使用抗生素治疗，并送细菌培养加药敏试验，选用敏感的、肾毒性小的抗生素治疗。

（四）肾脏替代治疗

对于严重的代谢性酸中毒、重度水钠潴留引起急性左心衰竭、肺水肿、高钾血症患者应考虑行肾脏替代治疗。

五、转诊指征

对于急性肺水肿、严重的急性左心衰竭、高钾血症应考虑转上级医院行血液净化治疗。对于长时间少尿或无尿患者，少尿期＞3 周，应考虑转上级医院明确病因，必要时行肾活检以明确。

六、案例分析

案例：男性，50 岁，工人。3 天前因肺癌术后应用顺铂联合化疗后出现尿量进行性减少，入院查：Bp 160/95 mmHg，眼睑及双下肢水肿，24 小时尿量 400 mL。化验结果显示：血肌酐 200 μmol/L，血尿素氮

12 mmol/L。泌尿系统彩超示：双肾体积正常，膀胱无残余尿，输尿管及肾盂无扩张。既往查血肌酐均在正常范围。

分析：根据患者用药史，及短时间内尿量进行性减少、血肌酐进行性升高，诊断为急性肾损伤。

治疗措施：因考虑顺铂的肾毒性较强，立即停用顺铂，并配合行血液透析治疗，纠正患者体内水、电解质及酸碱平衡紊乱，1周后患者尿量逐渐增多，肾功能逐步恢复至正常，好转出院。

第二十五节 慢性肾衰竭

慢性肾衰竭(CRF)是指慢性肾脏病(chronic kidney disease，CKD)引起的肾小球滤过率(GFR)下降及与此相关的代谢紊乱和临床症状组成的综合征，相当于CKD的2～5期。

慢性肾脏病(CKD)是指各种原因引起的肾脏损伤(肾脏结构或功能异常≥3个月)，有或无肾小球滤过率(GFR)下降，临床表现为肾脏病理学检查异常或肾脏损伤(血液或尿液成分异常，及影像学检查异常)；或GFR＜60 mL/(min·1.73 m^2)≥3个月，有或无肾脏损伤的证据。

一、病因

慢性肾衰竭的病因主要有原发性与继发性肾小球肾炎、肾小管间质病变、肾血管性疾病、慢性尿路梗阻、代谢性疾病、先天性和遗传性疾病等。

二、诊断

根据患者慢性肾脏病病史，血肌酐和血尿素氮升高，贫血，夜尿增多，代谢性酸中毒以及水、电解质平衡紊乱，除外急性肾衰竭后即可诊断。

(一)临床表现

慢性肾衰竭早期临床上基本无症状，因为肾脏具有强大的代偿能力，当肾功能丧失3/4以下时仍能保持内环境稳定。大多数患者常因肾功能急剧恶化或到晚期大部分肾功能丧失后才出现慢性肾衰竭临床症状。

1.胃肠道

胃肠道症状是慢性肾衰竭患者最早、最常见的症状之一，主要表现为食欲不振伴有恶心、呕吐，晚期患者会出现消化道出血。

2.心血管系统

主要表现为高血压、急性左心衰、心包积液、心包炎等。

3.血液系统

主要表现为贫血、凝血功能异常。

4.呼吸系统

主要为水钠潴留和酸中毒所致呼吸系统症状。

5.神经精神系统症状

主要表现为尿毒症脑病和透析失衡综合征。尿毒症脑病主要是因患者体内毒素较高，产生神经毒性作用。透析失衡综合征多见于首次透析患者，由于溶质清除过快，导致血浆渗透压降低，由于血脑屏障存在，导致水向脑组织转移，引起颅内压增高及颅内pH值改变，由此而产生的神经精神症状。

6.皮肤表现

瘙痒是尿毒症常见的难治性并发症，与继发性甲状旁腺功能亢进有关。

7.代谢性酸中毒

肾衰竭患者由于肾小管产氨、泌 NH_4^+ 功能低下，每天尿中酸排泄量减少，从而导致代谢性酸中毒。

8.水、电解质代谢紊乱

主要表现为代谢性酸中毒、水钠潴留、高钾血症、低钙血症、高磷血症。

9.糖、脂肪、蛋白质及维生素代谢异常

主要表现为氮质血症、低清蛋白血症、糖耐量异常、高脂血症、叶酸及维生素 B_6 缺乏。

10.内分泌功能紊乱

肾脏本身也属于一个内分泌器官，由于本身内分泌功能紊乱导致 1，25-$(OH)_2D_3$、EPO 不足和肾素-血管紧张素Ⅱ过多，糖耐量异常和胰岛素抵抗，继发性甲状旁腺功能亢进等。

11.肾性骨营养不良

慢性肾功能不全时出现的骨矿化及代谢的异常称之为肾性骨营养不良，包括高转化性骨病、低转化性骨病和混合性骨病。

（二）辅助检查

1.血液检查

常表现为贫血、凝血异常、血清清蛋白降低、血清钙降低、碳酸氢盐水平降低、血清磷升高、血肌酐、血尿素氮升高等。

2.影像学检查

超声提示：双肾体积对称性缩小。

三、鉴别诊断

（一）与肾前性氮质血症鉴别

肾前性氮质血症由有效循环血容量不足引起，患者常伴有低血压，在补足血容量后肾前性氮质血症患者肾功能可以恢复，而慢性肾衰竭患者肾功能不能恢复，可以鉴别。

（二）与急性肾损伤鉴别

急性肾损伤往往起病急，血肌酐短时间内升高，超声提示双肾不小，但需要注意与慢性肾衰急性加重和慢性肾衰合并急性肾衰相区分。

四、治疗

根据肾小球滤过率（GFR），对慢性肾衰竭进行综合评估和治疗：60 mL/(min・1.73 m^2)≤GFR＜90 mL/(min・1.73 m^2)时，估计疾病是否会进展和进展速度；30 mL/(min・1.73 m^2)≤GFR＜60 mL/(min・1.73 m^2)时，评价和治疗并发症；15 mL/(min・1.73 m^2)≤GFR＜30 mL/(min・1.73 m^2)准备肾脏替代治疗，GFR＜15 mL/(min・1.73 m^2)肾脏替代治疗。

（一）早中期 CRF

对早中期 CRF 应进行积极治疗，以延缓、停止或逆转 CRF 的进展。主要包括病因治疗、消除危险因素及阻断恶化途径等。具体有：及时、有效地控制血压，严格控制血糖，控制蛋白尿，饮食治疗，纠正酸中毒，纠正水钠潴留，纠正贫血，调整血脂，纠正钙磷代谢异常，预防和纠正高钾血症，预防控制感染，戒烟等。

（二）晚期 CRF

晚期 CRF 主要为肾脏替代治疗及相应并发症的处理。

1.治疗原发病

及时有效地治疗原发病、控制和祛除诱因是 CRF 治疗的关键。有效控制原发病病情、祛除加重因素，可以提高透析患者的生活质量和存活率，有些患者甚至可以摆脱透析。

2.高血压的治疗

钙离子拮抗剂是最安全、降压效果最好的。ACEI/ARB 类药物，不仅能够降压还能降低尿蛋白，但应用时应注意患者血肌酐水平及变化。

3.贫血的治疗

给予重组人促红细胞生成素(EPO)纠正贫血。治疗开始的指征:Hb<110 g/L,治疗目标为 Hb 不高于 130 g/L。注意缺铁对疗效的影响,必要时补充铁剂,静脉或口服。

4.饮食治疗

(1)非透析患者应限制蛋白摄入,优质低蛋白饮食,必要时配合补充适量必需氨基酸和/或 α-酮酸。

(2)透析患者应给予优质蛋白饮食。

(3)低磷饮食,必要时给予磷结合剂。

(4)保证热量供给。

5.钙磷代谢紊乱和肾性骨病的治疗

(1)对于钙低、磷高的患者,可给予含钙磷结合剂治疗,如醋酸钙。

(2)对于钙高、磷高的患者,可给予非含钙磷结合剂治疗,如司维拉姆、碳酸镧。

(3)对于低钙、高磷患者,磷降至正常后,口服骨化三醇纠正低血钙。

6.纠正酸中毒

口服碳酸氢钠,重者静脉静滴碳酸氢钠注射液。

7.水钠紊乱的防治

主要是防治水钠潴留,低盐饮食,配合袢利尿剂,不宜用噻嗪类及保钾利尿剂,对于严重水钠潴留至急性左心衰患者必要时行血液净化治疗。

8.高钾血症的防治

GFR<25 mL/(min·1.73 m^2)应限制钾摄入,同时纠正酸中毒,利用袢利尿剂,促进钾的排泄。高钾的处理:①纠正酸中毒。②袢利尿剂。③静脉输注葡萄糖、胰岛素溶液。④口服聚磺苯乙烯。⑤血液透析。

9.防治感染

注意抗生素的肾毒性,及根据 GFR 调整药物剂量。

10.肾脏替代治疗

血液透析、腹膜透析和肾移植,可根据患者实际情况,选择合适的肾脏替代治疗方法,并做好透析前准备,包括血管通路建立、腹膜透析管置入等。

五、转诊指征

当 GFR<10 mL/min 并有明显尿毒症表现,则考虑转上级医院进行肾脏替代治疗。对糖尿病肾病患者,当 GFR<15 mL/min 时,就可以转上级医院行相应血管通路手术,并进行肾脏替代治疗。

六、案例分析

案例:男性,50 岁,工人。半月前患者无明显诱因出现乏力,伴恶心,食欲差,无呕吐。入院查:眼睑轻度水肿,睑结膜苍白,心肺未见明显异常,双下肢轻度水肿,尿量较前无明显变化。化验结果显示:血红蛋白 70 g/L,血肌酐 800 μmol/L,血尿素氮 20 mmol/L,腹部彩超示双肾体积缩小,皮质变薄,符合慢性肾脏病表现。

分析:根据患者恶心、食欲差、贫血等临床表现及血肌酐、血尿素氮升高、双肾体积缩小等辅助检查结果,诊断为慢性肾衰竭(尿毒症期)。

治疗措施:行临时性右股静脉置管及动静脉人工内瘘成型手术,行血液透析治疗,并给予重组人促红细胞生成素纠正贫血。

第二十六节　尿路感染

尿路感染简称尿感，是指病原体在尿路中生长、繁殖所致的炎症性疾病。多见于育龄期妇女，女性发病率远高于男性。根据感染部位的不同，可分为上尿路感染和下尿路感染，前者指肾盂肾炎，后者主要指膀胱炎。

一、病因

主要为大肠埃希菌上行感染所致。大肠埃希菌属革兰阴性杆菌，为尿路感染最常见致病菌。上行感染是指病原菌经由尿道上行至膀胱、输尿管、肾盂引起的感染，是尿路感染最常见的感染方式，占 95%以上。

二、诊断

(一)临床表现

1.急性膀胱炎

起病急，多见于女性，有尿频、尿急、尿痛、下腹部疼痛等症状，部分患者出现肉眼血尿、排尿困难等症状，大部分患者体温正常，无发热等全身感染症状。

2.急性肾盂肾炎

起病急，有发热、寒战、头痛等全身症状，体温常＞38 ℃；有尿频、尿急、尿痛、排尿困难等膀胱刺激症状；有腰痛、肾区叩击痛，并且常伴有恶心、呕吐等消化道症状。

3.慢性肾盂肾炎

主要表现为乏力，低热，食欲不振，体重减轻，间歇性尿频、排尿不适、腰部酸痛、夜尿增多。

(二)辅助检查

1.急性膀胱炎

血常规提示正常，或仅有轻微的白细胞升高。尿常规提示细菌尿或脓尿。当血尿明显时，应在感染控制后行膀胱镜检查。当治疗效果不明显时，应行 X 线检查以除外尿路结石等。

2.急性肾盂肾炎

尿常规提示尿中白细胞显著增多，出现白细胞管型，红细胞增多，尿蛋白阴性或微量。血常规白细胞计数增多。清洁中段尿、导尿及膀胱穿刺尿细菌培养结果阳性。

3.慢性肾盂肾炎

急性发作时血常规、尿常规结果与急性肾盂肾炎类似。另外 X 线静脉肾盂造影(IVP)见到局灶、粗糙的皮质瘢痕，伴有肾盏扩张和变钝等征象。

三、鉴别诊断

(一)泌尿系结核

既往有结核病病史，膀胱刺激症状更为明显，抗生素治疗无效，静脉肾盂造影可发现肾实质虫蚀样缺损等表现，抗结核治疗有效。

(二)尿道综合征

常见于妇女，患者有尿频、尿急、尿痛及排尿不适等尿路刺激症状，但多次检查均无真性细菌尿。

(三)慢性肾小球肾炎

慢性肾盂肾炎由于反复发作，部分累及肾功能，出现肾功能减退，此时应与慢性肾小球肾炎所致肾功能损伤相鉴别，肾小球肾炎为双侧肾脏受累，影像学检查双肾体积对称性缩小，临床上也没有尿路刺激征，细菌学检查阴性。

四、治疗

（一）急性膀胱炎

对于普通患者可给予口服喹诺酮类或头孢类抗生素，连用 3 天；对于老年患者、糖尿病患者、妊娠妇女、男性患者等需要适当延长疗程至 7 天。停用抗生素一周后，需要复查尿细菌培养，若结果阴性，表示已治愈；若结果阳性，则继续给予 14 天抗生素治疗。

（二）急性肾盂肾炎

症状较轻者，可给予口服喹诺酮类或头孢类抗生素，治疗 14 天，复查尿细菌培养，若为阳性，应根据药敏试验结果，选用敏感抗生素，继续治疗 4～6 周。对于严重感染的患者，应静脉给药，可给予喹诺酮类抗生素（左氧氟沙星 0.2 g，每 12 小时 1 次），头孢菌素类抗生素（头孢曲松钠 2.0 g，每 12 小时 1 次），必要是可以联合用药。

（三）慢性肾盂肾炎

治疗的关键是去除易感因素，急性发作治疗同急性肾盂肾炎。

五、转诊指征

急性肾盂肾炎合并有严重全身感染症状的应及时转上级医院治疗；慢性肾盂肾炎反复发作者，可以转上级医院为进一步寻找并去除易感因素。

六、案例分析

案例：女性，30 岁，工人。2 天前患者无明显诱因出现尿频、尿急、下腹部胀痛不适、并间断出现肉眼血尿，患者多饮水后，症状略减轻，肉眼血尿消失。今晨起尿频、尿急症状再次加重，并伴有尿痛、尿不尽感及肉眼血尿，遂来院就诊。入院查：T 36.7 ℃，P 82 次/分，R 20 次/分，BP 120/80 mmHg，眼睑无水肿，心肺无异常，双下肢无水肿。尿常规：白细胞 3＋，红细胞 3＋；血常规正常。双肾彩超提示：双肾大小正常，无尿路结石、梗阻、无膀胱残余尿、肾盂输尿管无扩张。

分析：根据患者尿频、尿急、下腹部胀痛、间断肉眼血尿等的症状，及尿常规提示白细胞 3＋，初步诊断为急性膀胱炎。治疗方面给予左氧氟沙星 0.3 g 静脉滴注，每天 1 次，应用 3 天后，患者尿频、尿急、尿痛症状完全消失，肉眼血尿消失，好转出院，一周后于门诊复查尿细菌培养，提示阴性。

第二十七节　癫　痫

癫痫是由多种原因导致的脑部神经元高度同步化异常放电所致的临床综合征，临床表现有发作性、短暂性、重复性和刻板性的特点。患者的发作形式不一，可表现为感觉、运动、意识、精神、行为、自主神经功能障碍或兼有之。

一、病因

（1）症状性癫痫由中枢神经系统结构损伤或功能异常所致，如脑外伤、脑血管病、脑肿瘤、中枢神经系统感染、寄生虫、遗传代谢性疾病、皮质发育障碍、药物和毒物等。

（2）特发性癫痫病因不明，可能与遗传因素有关系。

(3)隐源性癫痫临床表现为症状性癫痫,但现有的检查手段不能发现明确的病因。

二、临床表现

(一)部分性发作

1.单纯部分性发作

发作时程较短,一般不超过1分钟,起始发作与结束均较突然,无意识障碍。可分为以下4型。

(1)部分运动性发作:表现为身体某一局部发生的不自主抽动,可波及一侧面部或肢体。病灶多在中央前回及附近,常见几种发作形式。①Jackson发作:抽搐自手指—腕部—前臂—肘部—肩部—口角—面部逐渐发展。②旋转性发作:双眼突然向一侧偏斜,继之头部不自主同向转动,伴有身体的扭转,部分患者过度旋转可引起跌倒,出现继发性全面性发作。③姿势性发作:发作性一侧上肢外展、肘部屈曲、头向同侧扭转、眼睛注视着同侧。④发音性发作:不自主重复发作前的单音或单词。

(2)部分感觉性发作:躯体感觉性发作表现为一侧肢体麻木感和针刺感,多发生在口角、舌、手指或足趾。特殊感觉性发作可表现为视觉性、听觉性、嗅觉性和味觉性;眩晕性发作表现为坠落感、飘动感等。

(3)自主神经发作:出现苍白、面部及全身潮红、多汗、立毛、瞳孔散大、呕吐、腹痛、排尿感等。病灶多位于岛叶、丘脑及边缘系统,易出现意识障碍。

(4)精神性发作:表现为各种类型的记忆障碍(似曾相识、强迫思维、快速回顾往事)、情感障碍(恐惧、忧郁、欣快、愤怒)、错觉(视物变形、声音变强或变弱)、复杂幻觉等。病灶位于边缘系统。

2.复杂部分性发作

主要分以下类型。

(1)仅表现为意识障碍:一般表现为意识模糊,意识丧失较少见。

(2)表现为意识障碍和自动症:从先兆开始,患者对此保留意识,上腹部异常感觉最常见,也可出现情感(恐惧)、认知(似曾相识)和感觉性(嗅幻觉)症状,随后出现意识障碍、呆视和动作停止。发作通常持续1～3分钟。

自动症是指在癫痫发作过程中或发作后意识模糊状态下的无意识的活动,常伴遗忘。表现为反复咂嘴、咀嚼、舔舌、牙或吞咽(口、消化道自动症);反复搓手、拂面,不断地穿衣、脱衣、解衣扣等(手足自动症);游走、奔跑、无目的的开门、关门、乘车;也可表现为自言自语、叫喊、唱歌(语言自动症)或机械重复原来的动作。

(3)表现为意识障碍与运动症状:开始即出现意识障碍和运动症状,特别在睡眠中发生。运动症状可为局灶性或不对称强直、阵挛和变异性肌张力动作,各种特殊姿势(如击剑样动作)等。

3.部分性发作继发全面性发作

单纯部分性发作可发展为复杂部分性发作,单纯或复杂部分性发作均可泛化为全面性强直阵挛发作。

(二)全面性发作

1.全面强直-阵挛发作

意识丧失、双侧强直后出现阵挛是此型发作的主要临床特征。早期出现意识丧失、跌倒,随后的发作可分3期。

(1)强直期:全身骨骼肌呈持续性收缩,出现眼球上翻、凝视、咬伤舌尖、呼吸停止、颈部和躯干先屈曲而后反张、上肢先上举后旋转为内收前旋、下肢先屈曲后强烈伸直,持续10～20秒后进入阵挛期。

(2)阵挛期:肌肉交替性收缩与松弛,频率逐渐变慢,本期持续30～60秒或更长。在一次强烈阵挛后,发作停止,进入发作后期。

(3)发作后期:尚有短暂的阵挛,以面肌和咬肌为主,导致牙关紧闭、舌咬伤。本期全身肌肉松弛,可发生尿失禁。呼吸首先恢复,随后瞳孔、血压、心率逐渐恢复正常,意识逐渐恢复。从发作开始到意识恢复5～15分钟。清醒后患者常感到头痛、全身酸痛、嗜睡。

2.强直性发作

多见于弥漫性脑损害的儿童,睡眠中发作较多。表现为强直-阵挛性发作中强直期相似的全身骨骼肌强直性收缩。发作持续数秒至数十秒。

3.阵挛性发作

几乎都发生在婴幼儿,特征是重复性阵挛性抽动伴意识丧失,之前无强直期,持续1分钟至数分钟。

4.失神发作

典型失神发作:一般儿童期起病,青春期前停止发作。特征性表现是突然短暂的(5~10秒)意识丧失和正在进行的动作中断,双眼茫然凝视,可伴简单的自动性动作,如擦鼻、咀嚼等;或伴失张力,如手中持物坠落或轻微阵挛,一般不会跌倒,事后对发作全无记忆,每天可发作数次至数百次;发作后立即清醒,无明显不适,可继续先前活动。

5.肌阵挛发作

表现为快速、短暂、触电样肌肉收缩,常成簇发生,声、光等刺激可诱发。

6.失张力发作

姿势性张力丧失所致,部分或全身肌肉张力突然降低导致垂颈、张口、肢体下垂(持物坠落)或躯干失张力而跌倒或猝倒发作,持续数秒至1分钟,时间短者意识障碍可不明显,发作后立即清醒和站起。

三、辅助检查

(一)脑电图(EEG)

可表现为癫痫发作波(棘波、棘-慢波、暴发性多棘波等),有助于明确癫痫的诊断及分型。在部分正常人中偶尔也可记录到痫样放电,因此,不能单纯依据脑电活动的异常或正常来确定是否为癫痫。

(二)神经影像学检查

CT和MRI,可确定颅脑结构异常或病变等。

四、鉴别诊断

(一)晕厥

为短暂的脑血流灌注降低,缺血缺氧所致意识瞬时丧失和跌倒。多有明显诱因,如久站、剧痛、情绪激动、严寒、咳嗽、哭泣、憋气、排便、排尿等。常有恶心、头晕、无力、震颤、腹部沉重感或眼前发黑等先兆。

(二)假性癫痫发作

又称癔症样发作,是由心理障碍而非脑电紊乱引起的脑部功能异常。可有类癫痫发作症状。发作时脑电图上无痫性放电和抗癫痫治疗无效是鉴别的关键。

五、治疗

(一)药物治疗

1.确定是否用药

半年内发作两次以上者,一经诊断明确就应用药。首次发作或间隔半年以上发作一次者,可告之抗癫痫药的不良反应和不经治疗的可能后果,根据患者及其家属的意愿,酌情选择用或不用抗癫痫药。

2.正确选择药物

选药原则见表8-11。

3.药物的用法

小剂量开始,逐渐加量,以既能有效控制发作,又无明显的不良反应的剂量维持治疗。

4.严密观察不良反应

应用抗癫痫药物前应检查肝、肾功能和血、尿常规,用药后还需每月监测血尿常规,每季度监测肝肾功能,至少持续半年。

表 8-11 癫痫初始治疗的选药原则

发作类型	治疗癫痫综合征的药物
成人部分性发作	A级:卡马西平、苯妥英钠
	B级:丙戊酸钠
	C级:加巴喷丁、拉莫三嗪、奥卡西平、苯巴比妥、托吡酯、氨己烯酸
儿童部分性发作	A级:奥卡西平
	B级:无
	C级:卡马西平、苯巴比妥、苯妥英钠、托吡酯、丙戊酸钠
老年人部分性发作	A级:加巴喷丁、拉莫三嗪
	B级:无
	C级:卡马西平
成人全面强直-阵挛发作	A级:无
	B级:无
	C级:卡马西平、拉莫三嗪、奥卡西平、苯巴比妥、苯妥英钠、托吡酯、丙戊酸钠
儿童全面强直-阵挛发作	A级:无
	B级:无
	C级:卡马西平、苯巴比妥、苯妥英钠、托吡酯、丙戊酸钠
儿童失神发作	A级:无
	B级:无
	C级:乙琥胺、拉莫三嗪、丙戊酸钠
伴中央-颞部棘波的	A级:无
良性儿童癫痫	B级:无
	C级:卡马西平、丙戊酸钠

注:A、B、C代表效能/作用的证据水平由高到低排列;A、B级:该药物应考虑作为该类型的初始单药治疗;C级:该药物可考虑作为该类型的初始单药治疗

5.尽可能单药治疗

应自小剂量开始,缓慢增量至能最大限度地控制发作而无不良反应或反应很轻的最低有效剂量。

6.合理的联合治疗

(1)有多种类型的发作。

(2)针对药物的不良反应,如可合用氯硝西泮治疗苯妥英钠所致的失神发作。

(3)针对患者的特殊情况,如月经性癫痫患者可在月经前后加用乙酰唑胺以提高临床疗效。

(4)单药治疗无效的患者。

7.增减药物、停药及换药原则

(1)增减药物:增药可适当快,减药一定要慢,必须逐一增减,以利于确切评估疗效和毒副作用。

(2)抗癫痫药控制发作后必须坚持长期服用,除非出现严重不良反应,不宜随意减量或停药,以免诱发癫痫持续状态。

(3)换药:如果一种一线药物已达到最大可耐受剂量仍然不能控制发作,可加用另一种一线或二线药物,至发作控制后逐渐减掉原有的药物,转换为单药,换药期间应有5～7天的过渡期。

(4)停药:全面强直-阵挛性发作、强直性发作、阵挛性发作完全控制4～5年后,失神发作停止半年后可考虑停药,但停药前需缓慢减量,一般不少于1～1.5年无发作者方可停药。有自动症者需长期服药。

(二)手术治疗

患者经过长时间正规单药治疗,或先后用两种抗癫痫药达到最大耐受剂量,以及经过一次正规的、联

合治疗仍不见效,则可考虑手术治疗。

六、急症处理及转诊

(一)早期识别

1.癫痫发作

出现四肢抽搐、牙关紧闭、口吐白沫、意识障碍等应早期识别癫痫发作。

2.癫痫持续状态

出现全面强直-阵挛发作持续时间超过5分钟,应考虑癫痫持续状态的可能。

(二)对症处理

1.癫痫发作

必须保持呼吸道通畅,立即使患者平卧,将头歪向一侧,清除呼吸道内的分泌物,给予吸氧。在患者抽搐时不要用力按压其肢体,防止骨折、脱臼;不要按压“人中”穴位等。患者抽搐终止后,可酌情予20%甘露醇125～250 mL静脉滴注,以防脑水肿。

2.癫痫持续状态

首选地西泮,成人10～20 mg静脉注射,每分钟不超过2 mg,如有效,再将60～100 mg地西泮溶于5%葡萄糖生理盐水中,于12小时内缓慢滴注。儿童首次剂量为0.25～0.5 mg/kg,一般不超过10 mg。同时保持呼吸道通畅,纠正酸碱平衡及电解质紊乱、预防感染,并予甘露醇防止脑水肿。

(三)转诊指征

(1)初次癫痫发作查找病因者。

(2)反复癫痫发作者。

(3)癫痫持续状态,若经过初步的处理,给予地西泮等药物后,仍无法终止抽搐的患者。

七、案例分析

案例:男性,10岁。因“发作性肢体抽搐9个月,加重1周”入院。患者于9个月前无明显诱因出现发作性四肢抽搐、双眼上翻、口吐白沫、牙关紧闭,呼之无反应,有时伴大、小便失禁,每次发作持续3～5分钟左右上述症状自行缓解,10余分钟后意识逐渐恢复。发作后感全身乏力,对发作过程无记忆。9个月发作4次,近1周发作较前频繁,共发作2次,体温均正常。未进行任何就诊。既往体健,无脑炎、高热惊厥病史,无颅脑外伤史。足月顺产,生后无窒息。否认家族中癫痫病史。查体:体温36.5 ℃,血压116/76 mmHg。心、肺、腹查体未见异常。神经系统查体:神志清,语言清晰,颅神经检查未见异常,四肢肌力5级,肌张力正常,双侧肢体深、浅感觉无异常,平衡及共济运动协调,双侧腱反射对称等叩(++),双下肢巴氏征阴性,脑膜刺激征阴性。

分析:患者为儿童,近9个月出现发作性肢体抽搐,无脑炎、高热惊厥及脑外伤史。结合动态脑电图:双侧顶、枕区多次出现单发或阵发的棘波、棘-慢波。颅脑MRI检查未见异常。诊断考虑为癫痫全面性发作,治疗给予丙戊酸钠缓释片0.25 g,口服,1次/天。

第二十八节　脑出血

脑出血是指非外伤性脑实质内出血。

一、病因

最常见病因是高血压合并细小动脉硬化,其他病因包括动-静脉血管畸形、血液病、抗凝或溶栓治疗等。

二、临床表现

寒冷季节发病率较高，多有高血压病史。多在情绪激动或活动中突然发病，发病后病情常于数分钟至数小时内达到高峰。多有血压明显升高。常有头痛、呕吐和不同程度的意识障碍，如嗜睡或昏迷。临床表现取决于出血量和出血部位。

（一）基底核区出血

1.壳核出血

最常见，因豆纹动脉尤其外侧支破裂所致。常表现为病灶对侧偏瘫、偏身感觉缺失和同向性偏盲，优势半球受累可有失语。

2.丘脑出血

系丘脑膝状体动脉和丘脑穿通支动脉破裂所致。常表现为对侧偏瘫、偏身感觉障碍，通常感觉障碍重于运动障碍。深、浅感觉均受累，而深感觉障碍更明显。

（二）脑叶出血

常由脑动静脉畸形、血液病等所致。额叶出血可表现为偏瘫、尿便障碍、Broca 失语、摸索和强握反射等；颞叶出血可表现为 Wernicke 失语、精神症状、癫痫；枕叶出血可表现为视野缺损；顶叶出血可表现为偏身感觉障碍、轻偏瘫等。

（三）脑干出血

1.脑桥出血

多由基底动脉脑桥支破裂所致。小量出血可表现为交叉性瘫痪和共济失调性偏瘫，两眼向病灶侧凝视等。大量出血（血肿＞5 mL），患者迅即出现昏迷、双侧针尖样瞳孔、呕吐、中枢性高热、中枢性呼吸障碍、四肢瘫痪等。

2.中脑出血

少见，常有头痛、呕吐和意识障碍，轻症表现为一侧或双侧动眼神经不全麻痹、同侧肢体共济失调等；重症表现为深昏迷，四肢弛缓性瘫痪，可迅速死亡。

3.延髓出血

更为少见，临床表现为突然意识障碍，影响生命体征，如呼吸、心率、血压改变，继而死亡。

（四）小脑出血

多由小脑上动脉分支破裂所致。常有头痛、呕吐，眩晕和共济失调明显，起病突然，可伴有枕部疼痛。出血量较多者，病情迅速进展，发病时或病后 12～24 小时内出现昏迷、针尖样瞳孔、呼吸不规则等。爆发型常突然昏迷，在数小时内迅速死亡。

（五）脑室出血

分为原发性和继发性。原发性脑室出血多由脉络丛血管或室管膜下动脉破裂出血所致，继发性脑室出血是指脑实质出血破入脑室。常有头痛、呕吐，严重者出现深昏迷、针尖样瞳孔、四肢弛缓性瘫痪、高热、呼吸不规则、脉搏和血压不稳定等症状。

三、辅助检查

（一）CT 检查

颅脑 CT 是首选方法，可清楚显示出血部位、出血量大小、血肿形态、是否破入脑室以及血肿周围有无低密度水肿带和占位效应等。病灶多呈圆形或卵圆形均匀高密度区，边界清楚，脑室大量积血时多呈高密度铸型，脑室扩大（图 8-14）。

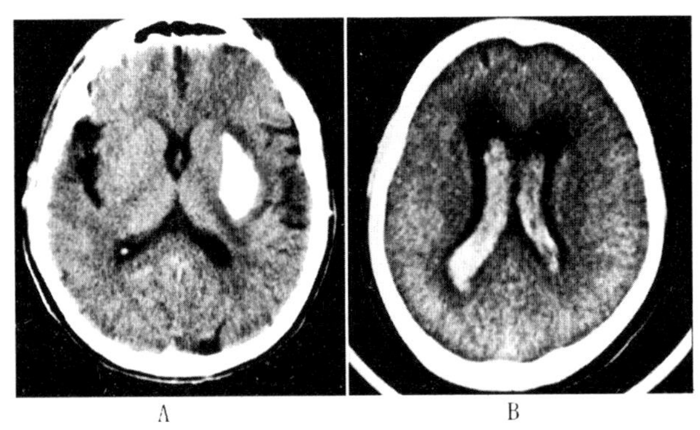

图 8-14 CT 显示不同部位高密度出血灶

A.左侧壳核出血;B.双侧脑室出血

(二)MRI 和 MRA 检查

可发现结构异常,对急性脑出血诊断不及 CT。MRA 可发现脑血管畸形、血管瘤等病变。

四、诊断及鉴别诊断

(一)诊断

中老年患者在活动中或情绪激动时突然起病,迅速出现局灶性神经功能缺损症状及头痛、呕吐等颅内高压症状应考虑脑出血的可能,结合颅脑 CT 检查,可迅速明确诊断。

(二)鉴别诊断

(1)其他类型的脑血管疾病如急性脑梗死、蛛网膜下隙出血。

(2)对发病突然、迅速进入昏迷且局部体征不明显者,应注意与引起昏迷的全身性疾病如中毒(镇静催眠药物中毒、一氧化碳中毒)及代谢性疾病(低血糖、肝性脑病等)鉴别。

(3)对有头部外伤者应与外伤性颅内血肿相鉴别。

五、治疗

(一)内科治疗

1.一般处理

应卧床休息 2～4 周,避免情绪激动和血压升高。有意识障碍、消化道出血者禁食 24～48 小时。注意水电解质平衡、预防吸入性肺炎和早期积极控制感染。明显头痛、过度烦躁不安者,可酌情适当给予镇静止痛剂;便秘者可选用缓泻剂。

2.降低颅内压

脑水肿可使颅内压增高,并致脑疝形成。积极控制脑水肿、降低颅内压是脑出血急性期治疗的重要环节。不建议应用激素治疗减轻脑水肿。

3.调整血压

当收缩压＞200 mmHg 或平均动脉压＞150 mmHg 时,要用持续静脉降压药物积极降血压;当收缩压＞180 mmHg 或平均动脉压＞130 mmHg 时,可间断或持续静脉降压药物积极降血压;如果没有颅内压增高的证据,降压目标则为 160/90 mmHg 或平均动脉压 110 mmHg。降血压不能过快,防止因血压下降过快引起脑低灌注。脑出血恢复期应积极控制高血压,尽量将血压控制在正常范围内。

4.止血治疗

止血药物如氨甲苯酸、巴曲酶等对高血压动脉硬化性出血的作用不大。如果有凝血功能障碍,如肝素治疗并发的脑出血可用维生素 K_1 拮抗。

(二)外科治疗

严重脑出血危及患者生命时内科治疗通常无效,外科治疗则有可能挽救生命。

(三)康复治疗

脑出血后,只要患者的生命体征平稳、病情不再进展,宜尽早进行康复治疗。

六、急症处理及转诊

(一)早期识别

如果患者出现以下症状、体征,常提示病情危急。

(1)血压下降、呼吸不规律、心律失常者。

(2)瞳孔大小不等、对光反射迟钝,出现意识障碍程度逐渐加重,甚至昏迷者。

(二)对症处理

(1)给予生命体征监护,清理呼吸道分泌物保持气道通畅。

(2)给予20%甘露醇125～250 mL快速静脉滴注。

(3)及时转诊。

(三)转诊指征

(1)生命体征不平稳者。

(2)意识障碍程度逐渐加重者。

(3)头颅CT显示出血形状不规则,有扩大趋势者。

(4)符合外科手术指征者。

七、案例分析

案例:男性,68岁。因“突发头痛、左侧肢体无力2小时”入院。患者2小时前生气后突然出现头痛,伴恶心,同时出现说话不清楚、左侧肢体无力,无意识障碍、头晕、视物模糊、复视,无听力下降、耳鸣、饮水呛咳、吞咽困难、肢体麻木,无呕吐、胸闷、心慌,无肢体抽搐及大、小便失禁。既往有“高血压”病史。查体:血压165/92 mmHg。心、肺、腹查体未见异常。神经系统查体:神志清,精神差,语言欠清晰,伸舌左偏,双侧瞳孔等大等圆,直径约3 mm,对光反射灵敏,余颅神经检查未见异常,左侧肢体肌力2级,右侧肢体肌力5级,左侧肢体肌张力减弱,右侧肢体肌张力正常,左侧肢体深、浅感觉减弱,右侧肢体深、浅感觉无异常,平衡及共济运动欠协调,左侧腱反射(+),右侧腱反射(++),左侧巴氏征阳性,右侧巴氏征阴性,脑膜刺激征阳性。

分析:患者为老年男性,2小时前突发头痛、左侧肢体无力,既往有“高血压”病史,颅脑CT可见:右侧基底节区高密度影。诊断考虑为:脑出血。

治疗措施:①卧床休息2～4周,避免情绪波动。②给予甘露醇注射液以脱水、降颅压,单唾液酸四己糖神经节苷脂钠注射液以营养神经,注射用奥美拉唑钠以保护胃黏膜、预防消化道出血。③密切监测血压,保持血压稳定。④严密观察患者意识状态、瞳孔、生命体征情况,如有病情变化及时复查颅脑CT,必要时外科治疗。⑤针灸、推拿等康复治疗。

第二十九节　脑梗死

脑梗死是指各种原因所致的脑部血液供应障碍,导致局部脑组织缺血、缺氧性坏死,出现相应神经功能缺损的临床综合征。临床常见类型有脑血栓形成、脑栓塞和腔隙性梗死等。

一、脑血栓形成

（一）病因

1.动脉粥样硬化

动脉粥样硬化斑块导致动脉管腔狭窄或血栓形成，可见于颈内动脉和椎-基底动脉系统的任何部位。

2.动脉炎

如结缔组织疾病、细菌、病毒等感染所致的动脉炎症，使管腔狭窄或闭塞。

3.其他少见原因

药源性（如可卡因等）、血液系统疾病（如红细胞增多症、血小板增多症等）、烟雾病等。

（二）临床表现

动脉粥样硬化性脑梗死多见于中老年人，动脉炎性脑梗死以中青年多见。常在安静或睡眠中发病。临床表现取决于梗死灶的大小和部位。不同脑血管闭塞的临床特点：

1.颈内动脉闭塞表现

病灶侧单眼一过性黑矇，或病灶侧 Horner 征（病侧眼睑下垂、瞳孔缩小、眼球内陷、同侧面部无汗或少汗）；对侧偏瘫、偏身感觉障碍和（或）同向性偏盲等；优势半球受累可有失语症。

2.大脑中动脉主干闭塞的表现

三偏症状，即病灶对侧偏瘫、偏身感觉障碍和偏盲，伴双眼向病灶侧凝视，优势半球受累出现完全性失语症，可出现意识障碍。

3.大脑前动脉主干闭塞的表现

发生于前交通动脉之前，因对侧动脉的侧支循环代偿可无任何症状；发生于前交通动脉之后可有以下表现。

（1）对侧中枢性面舌瘫及偏瘫，以面舌瘫及下肢瘫为重，可伴轻度感觉障碍。

（2）尿潴留或尿急（旁中央小叶受损）。

（3）精神障碍如淡漠、反应迟钝、欣快和缄默等（额极与胼胝体受累），常有强握与吸吮反射（额叶病变）。

4.大脑后动脉闭塞的表现

主干闭塞症状取决于侧支循环。皮质支闭塞可导致皮质盲，有时伴不成形的视幻觉、记忆受损（累计颞叶）、不能识别熟悉面孔等。

5.椎-基底动脉闭塞的表现

引起脑干梗死，出现眩晕、呕吐、四肢瘫痪、共济失调、肺水肿、消化道出血、昏迷和高热等。

（三）辅助检查

1.颅脑 CT

多数发病后 24 小时内 CT 不显示密度变化，24～48 小时后逐渐显示与闭塞血管供血区一致的低密度梗死灶。出血性脑梗死呈混杂密度改变。如病灶较小，或脑干梗死 CT 检查可不显示（图 8-15）。

2.颅脑 MRI

MRI 可清晰显示早期缺血性梗死、脑干、小脑梗死等，梗死灶 T_1 呈低信号，T_2 呈高信号，出血性梗死时 T_1 加权像有高信号混杂。MRI 扩散加权成像（DWI）可早期显示缺血病变（发病 2 小时以内）（图 8-16）。

3.血管造影 DSA、CTA 或 MRA

可以发现血管狭窄、闭塞及其他血管病变。

4.其他

彩色多普勒超声检查可评估颅内外血管狭窄、闭塞或血管侧支循环建立情况，也有用于溶栓治疗监测。

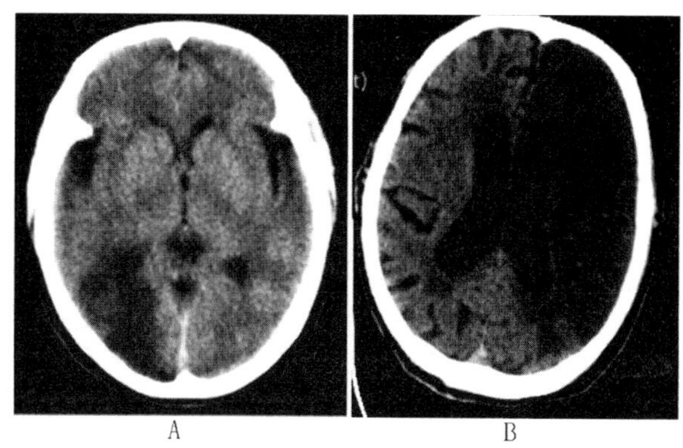

图 8-15 CT 显示不同部位低密度梗死病灶

A.右侧枕叶梗死；B.左侧额、颞、顶、枕叶大面积脑梗死

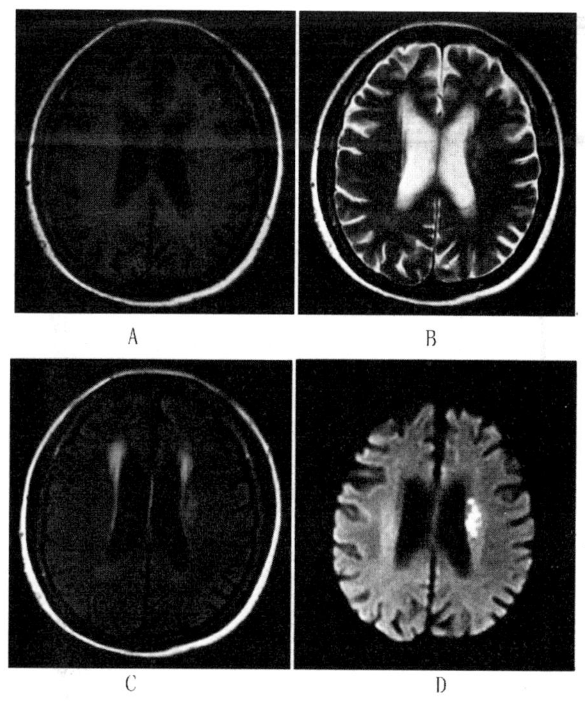

图 8-16 MRI 显示左侧放射冠区梗死

A.T_1 加权成像；B.T_2 加权成像；C.T_2-FLAIR；D.扩散加权成像(DWI)

(四)诊断及鉴别诊断

1.诊断

中年以上的高血压及动脉硬化患者，静息状态下或睡眠中急性起病，迅速出现局灶性脑损害的症状和体征，应考虑急性脑梗死可能。CT 或 MRI 检查发现梗死灶可明确诊断。有明显感染或炎症疾病史的年轻患者需考虑动脉炎致血栓形成的可能。

2.鉴别诊断

应注意与脑出血、脑栓塞、颅内占位病变鉴别。

(五)治疗

1.一般治疗

(1)血压：发病 24 小时内维持较高的血压可改善缺血脑组织的灌注，收缩压＞200 mmHg 或舒张压＞110 mmHg 时需降低血压。24 小时～7 天持续存在的高血压将血压控制在收缩压≤185 mmHg 或舒张压≤110 mmHg 是安全的，病情较轻时可降低至 160/90 mmHg 以下。但卒中早期 24 小时内降压不超过原有血压水平的15%。避免舌下含服短效钙离子拮抗剂(如硝苯地平)。

(2)吸氧和通气支持:对脑干卒中和大面积梗死等病情危重患者或有气道受累者,需气道支持和辅助通气。

(3)血糖:合并糖尿病的患者血糖控制在7.8～10 mmol/L。

(4)脑水肿:多见于大面积梗死,发病后3～5天脑水肿达高峰。可予20%甘露醇125～250 mL静滴,6～8小时1次;对心、肾功能不全患者可改用呋塞米20～40 mg静脉注射,6～8小时1次;可酌情同时应用甘油果糖250～500 mL静滴,1～2次/天。

(5)感染:存在意识障碍的患者急性期容易发生呼吸道、泌尿系统等感染,感染可导致病情加重。经常翻身叩背及防止误吸是预防肺炎的重要措施。

(6)上消化道出血:高龄和重症脑水肿患者急性期易发生应激性溃疡,可常规应用静脉抗溃疡药。

(7)发热:主要源于下丘脑体温调节中枢受损、并发感染或吸收热、脱水。对中枢性发热患者,应以物理降温为主。

(8)深静脉血栓形成:应鼓励患者尽早活动。

(9)水电解质平衡紊乱:主要包括低钾血症、低钠血症和高钠血症。

(10)癫痫:如有癫痫发作或癫痫持续状态时可给予相应处理。脑卒中2周后如发生癫痫,应进行长期抗癫痫治疗以防复发。

2.特殊治疗

(1)静脉溶栓。

适应证:①年龄18～80岁;②临床诊断急性缺血性卒中;③发病至静脉溶栓治疗开始时间<4.5小时;④颅脑CT等影像学检查已排除颅内出血;⑤患者或其家属签署知情同意书。

禁忌证:①有活动性内出血或外伤骨折,有颅内出血,可疑蛛网膜下隙出血;②神经功能障碍非常轻微或迅速改善;③发病时间无法确定,最大可能时间超过4.5小时;④神经功能缺损考虑癫痫发作所致;⑤既往有颅内出血、动静脉畸形或颅内动脉瘤史;⑥最近3个月内有颅内手术、头外伤或症状性缺血性卒中史,最近21天内有消化道、泌尿系统等内脏器官出血史;最近14天内外科手术史;最近7天内有腰穿或不宜压迫止血部位的动脉穿刺史;妊娠;⑦有明显出血倾向:血小板计数$<100\times10^9$;APTT高于正常值上限;INR>1.5;⑧血糖<2.7 mmol/L;⑨严重高血压未能很好控制,溶栓治疗前收缩压>180 mmHg或舒张压>100 mmHg;⑩CT显示早期脑梗死低密度>1/3大脑中动脉供血区(大脑中动脉区脑梗死患者)。

常用溶栓药物如下。①尿激酶(UK):常用量100～150万IU加入0.9%氯化钠注射液100～200 mL,持续静脉滴注30分钟;②重组组织型纤溶酶原激活物(rt-PA):一次用量0.9 mg/kg,最大剂量0.9 mg/kg,最大剂量<90 mg,先予10%的剂量静脉推注,其余剂量持续静脉滴注,共60分钟。

(2)动脉溶栓:对大动脉闭塞引起的严重卒中患者,发病时间在6小时内可考虑动脉溶栓治疗。常用药物为UK和rt-PA,与静脉溶栓相比,可减少用药剂量,需在血管造影DSA的监测下进行。动脉溶栓的适应证、禁忌证与静脉溶栓基本相同。

(3)抗血小板治疗:常用肠溶阿司匹林和氯吡格雷。未行溶栓的急性脑梗死患者应在48小时之内尽早服用肠溶阿司匹林(150～325 mg/d),2周后改为预防剂量50～325 mg,1次/天,口服。

(4)抗凝治疗:对于合并高凝状态有形成深静脉血栓和肺栓塞的高危患者,可预防性抗凝治疗。

(5)脑保护治疗:常用的药物依达拉奉、纳洛酮、脑蛋白水解物等。

(6)外科治疗:大面积脑梗死伴严重脑水肿、脑疝形成者,可行去骨瓣减压术;小脑梗死使脑干受压致病情恶化时,可行后颅窝减压术以挽救患者生命。

(7)中药制剂:临床中也有应用丹参、川穹嗪、三七和葛根素等。

(8)康复治疗:应早期进行,对患者进行针对性康复训练,促进神经功能恢复。

(六)急症处理

1.早期识别

如果患者出现以下症状、体征,常提示病情危急。

(1)血压下降、呼吸不规律、心律失常者。

(2)头痛加重,出现恶心、呕吐者。

(3)瞳孔大小不等、对光反射迟钝者。

(4)出现意识障碍程度逐渐加重,甚至昏迷者。

2.对症处理

(1)生命体征监护,清理呼吸道分泌物、保持气道通畅。

(2)复查头颅CT或MRI,如出现中线移位及时给予降低颅压的药物,如甘露醇、甘油果糖等。

(3)及时转诊。

(七)转诊指征

(1)及时就诊,可行静脉或动脉溶栓治疗者。

(2)生命体征不平稳者。

(3)意识障碍程度逐渐加重,甚至昏迷者。

(4)头颅CT或MRI显示中线移位者。

二、脑栓塞

脑栓塞是指各种栓子随血流进入颅内动脉使血管腔急性闭塞或严重狭窄,引起相应供血区脑组织发生缺血坏死及脑功能障碍的一组临床综合征。

(一)病因

1.心源性

常见疾病是心房纤颤、风湿性心瓣膜病、心肌梗死、心房黏液瘤、二尖瓣脱垂、心内膜纤维变性、心脏手术(瓣膜置换及心脏移植)等均可形成附壁血栓。

2.非心源性

动脉粥样硬化斑块脱落性血栓栓塞、脂肪栓塞、空气栓塞、癌栓塞等。

3.来源不明

少数病例查不到栓子来源。

(二)临床表现

多在活动中急骤发病,常无前驱症状,神经体征多在数秒至数分钟内达到高峰,是发病最急的脑卒中,多表现为完全性卒中。不同部位血管栓塞会造成相应的血管闭塞综合征,详见脑血栓形成部分。脑栓塞容易复发和出血。

(三)辅助检查

1.头颅CT、MRI和MRA

可显示缺血性梗死或出血性梗死的改变,合并出血性梗死高度支持脑栓塞的诊断。CT检查在发病后24～48小时内可见病变部位呈低密度改变,发生出血性梗死时可见低密度梗死区出现1个或多个高密度影。MRA可发现颈动脉狭窄或闭塞。

2.其他

心电图检查可诊断心肌梗死和心律失常。超声心动图检查可了解是否存在心源性栓子。颈动脉超声检查可评价颈动脉管腔狭窄程度及动脉硬化斑块情况。

(四)诊断及鉴别诊断

1.诊断

骤然起病,数秒至数分钟内达高峰,出现偏瘫、失语等局灶性神经功能缺损,既往有栓子来源的基础疾病,可初步作出临床诊断,如合并其他脏器栓塞、心电图异常更支持诊断。脑CT和MRI检查可确定脑栓塞部位、范围、数目及是否伴有出血。

2.鉴别诊断

应注意与脑血栓形成、脑出血鉴别。

(五)治疗

1.脑栓塞治疗

与脑血栓形成治疗原则基本相同,主要是改善循环、减轻脑水肿、防止出血、减小梗死范围。合并出血性梗死时,应暂停溶栓、抗凝和抗血小板药,防止出血加重。

2.原发病治疗

针对性治疗原发病有利于脑栓塞病情控制和防止复发。

3.抗栓治疗

心源性脑栓塞急性期一般不推荐抗凝治疗。

(六)急症处理及转诊

脑栓塞的急症处理及转诊指征与脑血栓形成基本相同。

三、腔隙性脑梗死

腔隙性脑梗死是指大脑半球或脑干深部的小穿通支动脉,在长期高血压等危险因素基础上,血管壁发生病变,最终管腔闭塞,导致供血动脉脑组织发生缺血性坏死(其梗死灶直径<1.5 cm),从而出现相应神经功能缺损的一类临床综合征。

(一)病因

主要病因为高血压、糖尿病等因素导致小动脉及微小动脉壁脂质透明变性,从而导致管腔闭塞产生腔隙性病变。

(二)临床表现

本病多见于中老年患者,多有高血压病史,突然或逐渐起病,出现偏瘫或偏身感觉障碍等局灶症状。许多患者无临床症状而由头颅影像学检查发现。

(三)辅助检查

CT 可见内囊基底核区、皮质下白质单个或多个圆形、卵圆形或长方形低密度灶,边界清晰,无占位效应。

MRI 呈 T_1 低信号,T_2 高信号,可较 CT 更为清楚地显示腔隙性脑梗死病灶(图 8-17)。

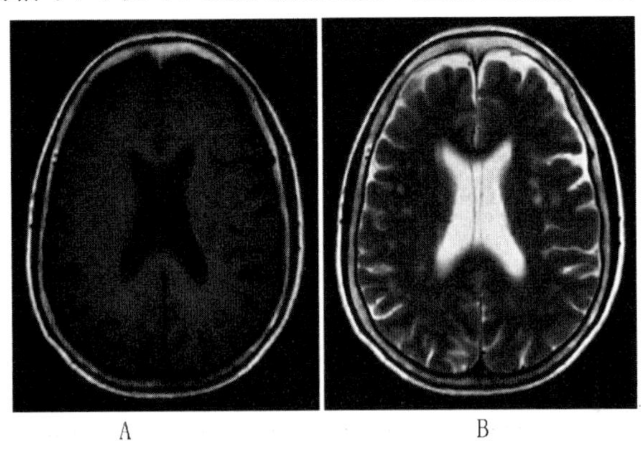

图 8-17　MRI 显示双侧基底节区多发性腔隙性梗死

A.T_1 加权成像;B.T_2 加权成像

(四)诊断及鉴别诊断

1.诊断

中老年发病,有长期高血压、糖尿病等危险因素,急性发病,出现局灶性神经功能缺损症状,初步诊断本病。若 CT 或 MRI 检查证实有与神经功能缺失一致的脑部腔隙病灶,梗死灶直径<1.5 cm,且梗死主

要累及脑的深部白质、基底核、丘脑和脑桥等区域，符合大脑半球或脑干深部的小穿通动脉病变，即可明确诊断。少数患者无明显临床症状，仅在影像学检查时发现。

2.鉴别诊断

需与少量脑出血、感染、烟雾病、脑桥出血、脱髓鞘病和转移瘤等鉴别。

（五）治疗

与脑血栓形成治疗类似。主要是控制脑血管危险因素，尤其是要强调积极控制高血压。可以应用抗血小板聚集剂如肠溶阿司匹林，也可用钙离子拮抗剂如尼莫地平等治疗。

（六）案例分析

案例：女性，65 岁。因“语言不清、右侧肢体无力 1 天”入院。患者于 1 天前清晨起床后无明显诱因出现说话不清楚，舌头发硬、不灵活，同时出现右侧肢体无力，走路不稳，行走时向右偏斜，无意识障碍、头痛、头晕、视物模糊、复视，无听力下降、耳鸣、饮水呛咳、吞咽困难、肢体麻木，无恶心、呕吐、胸闷、心慌，无肢体抽搐及大、小便失禁。既往无“高血压、糖尿病”病史。查体：血压 128/86 mmHg。心、肺、腹查体未见异常。神经系统查体：神志清，语言欠清晰，右侧鼻唇沟浅，伸舌右偏，余颅神经检查未见异常，右侧肢体肌力 4 级，左侧肢体肌力 5 级，肌张力正常，双侧肢体深、浅感觉无异常，右侧指鼻试验欠稳准，右侧跟膝胫试验欠稳准，走直线不能，双侧腱反射对称等叩（＋＋），右侧巴氏征阳性，左侧巴氏征阴性，脑膜刺激征阴性。

分析：患者为老年女性，1 天前出现语言不清、右侧肢体无力，颅脑 MRI＋DWI 示：左侧基底节区急性或亚急性梗死灶。诊断考虑为：脑梗死。

治疗措施：①肠溶阿司匹林肠溶片 100 mg 口服 1 次/天；辛伐他汀片 20 mg 口服 1 次/晚。②依达拉奉注射液以抗自由基，注射用血栓通以改善循环，单唾液酸四己糖神经节苷脂钠注射液以营养神经。③针灸、推拿等康复治疗。

第三十节　帕金森病

帕金森病又名震颤麻痹，是一种常见于中老年人的神经系统变性疾病，以静止性震颤、运动迟缓、肌强直和姿势步态异常为主要特征。

一、病因

主要病理改变为黑质多巴胺能神经元变性死亡，其原因可能与环境因素、遗传因素、神经系统老化、多因素交互作用有关。

二、临床表现

发病年龄平均约为 55 岁，隐匿起病，缓慢发展。

（一）运动症状

常始于一侧上肢，逐渐累及同侧下肢，再波及对侧上肢及下肢。

1.静止性震颤

常为首发症状，多始于一侧上肢远端（手指）开始，静止时出现或明显，随意运动时减轻或停止，紧张或激动时加剧，入睡后消失。典型表现是拇指与示指呈“搓丸样”动作。

2.肌强直

被动运动时关节阻力增加，且呈一致性，呈“铅管样强直”；在有静止性震颤的患者中可感到在均匀的阻力中出现断续停顿，如同转动齿轮感，呈“齿轮样强直”。

3.运动迟缓

随意动作减少,运动缓慢、笨拙。早期以手指精细动作如解或系纽扣等动作缓慢,逐渐发展成全面性随意动作减少、迟钝,晚期起床、翻身均有困难。体检见“面具脸”;语速变慢,语音低调;书写字体越写越小,呈现“写字过小征”。

4.姿势障碍

早期表现为走路时患侧上肢摆臂幅度减少或消失,下肢拖曳。随病情进展,步伐逐渐变小变慢,启动、转弯时步态障碍,自坐位、卧位起立时困难。有时行走时全身僵住,不能动弹,称为“冻结现象”。有时呈前冲步态或慌张步态。

(二)非运动症状

1.感觉障碍

疾病早期即可出现嗅觉减退或睡眠障碍。中、晚期常有肢体麻木、疼痛。有些患者可伴有不安腿综合征。

2.自主神经功能障碍

便秘、多汗、脂溢性皮炎、流涎、性功能减退、排尿障碍或直立性低血压等。

3.精神障碍

近半数患者伴有抑郁。有些患者在疾病晚期发生认知障碍乃至痴呆,以及幻觉,其中视幻觉多见。

三、辅助检查

CT、MRI检查无特征性改变。

四、诊断

中国帕金森病诊断标准见表8-12。

五、治疗

(一)药物治疗

1.保护性治疗

帕金森病一经诊断就立即给予保护性治疗。目前临床上作为保护性治疗的药物主要是单胺氧化酶B型抑制剂,如司来吉兰、雷沙吉兰等。

2.早期帕金森病的症状性治疗

(1)何时开始用药:疾病早期未影响患者的生活和工作能力,应鼓励患者坚持工作,参与社会活动,可暂缓给予症状性治疗用药;若有影响,则应予以症状性治疗。

表8-12 中国帕金森病的诊断标准

诊断标准 (必备标准)	1.运动减少启动随意运动的速度缓慢。病情进展后,重复性动作的运动速度及幅度均降低 2.至少存在下列1项特征:①肌肉僵直;②静止性震颤4～6 Hz;③姿势不稳(非原发性视觉、前庭、小脑及本体感受功能障碍造成)
支持标准 (必须具备3项或3项以上特征)	1.单侧起病 2.静止性震颤 3.逐渐进展 4.发病后多为持续性的不对称性受累 5.对左旋多巴的治疗反应良好(70%～100%) 6.左旋多巴导致的严重的异动症 7.左旋多巴的治疗效果持续5年或5年以上 8.临床病程10年或10年以上

续表

排除标准（不应存在的情况）	1.反复的脑卒中发作史，伴帕金森病特征的阶梯状进展 2.反复的脑损伤史 3.明确的脑炎史和(或)非药物所致动眼危象 4.在症状出现时，正在应用抗精神病药物和(或)多巴胺耗竭剂 5.1 个以上的亲属患病 6.CT 扫描可见颅内肿瘤或交通性脑积水 7.接触已知的神经毒物 8.病情持续缓解或发展迅速 9.用大剂量左旋多巴治疗无效(除外吸收障碍) 10.发病 3 年后，仍是严格的单侧受累 11.出血其他神经系统症状和体征，如垂直凝视麻痹、共济失调，早期即有严重的自主神经受累，严重的痴呆，伴有记忆力、言语和执行功能障碍，锥体束征阳性等。

(2)常用治疗药物。①抗胆碱能药：苯海索 1～2 mg，3 次/天。适用于震颤明显其年轻患者，老年患者慎用，闭角型青光眼及前列腺肥大患者禁用。②金刚烷胺：50～100 mg，2～3 次/天，末次应在下午 4 时前服用。肾功能不全、癫痫、严重胃溃疡、肝病患者慎用，哺乳期妇女禁用。③复方左旋多巴(苄丝肼左旋多巴、卡左多巴-左旋多巴)：是治疗本病最基本、最有效的药物。初始用量 62.5～125 mg，2～3 次/天，根据病情渐增剂量至疗效满意或出现不良反应为止，餐前 1 小时或餐后 1 个半小时服药。活动性消化道溃疡者慎用，闭角型青光眼、精神病患者禁用。④多巴胺受体激动剂。a.吡贝地尔缓释片：初始剂量 50 mg，每天 1 次，易产生不良反应者可改为 25 mg，每天 2 次，第二周增至 50 mg，每天 2 次，有效剂量 50 mg，每天3 次，最大量不超过 250 mg/d；b.普拉克索：初始剂量 0.125 mg，每天 3 次(易产生不良反应的患者则为 1～2 次)，每周增加 0.125 mg，每天 3 次，一般有效剂量 0.5～0.75 mg，每天 3 次，最大量不超过 4.5 mg/d。⑤单胺氧化酶 B 型抑制剂：司来吉兰 2.5～5 mg，每天 2 次，早、中午服用，忌在傍晚或晚上应用，以免引起失眠；或与维生素 E 2 000 U 合用；雷沙吉兰 1 mg，每天 1 次，早晨服用。⑥儿茶酚-氧位-甲基转移酶抑制剂：恩他卡朋每次 100～200 mg，服用次数与复方左旋多巴次数相同，需与复方左旋多巴同服，单用无效。托卡朋每次 100 mg，每天 3 次，第一剂与复方左旋多巴同服，此后间隔 6 小时服用，可以单用，每天最大剂量为 600 mg。托卡朋有可能导致肝功能损害，须严密监测肝功能，尤其在用药前 3 个月。

3.中期帕金森病的症状性治疗

若在早期阶段首选多巴胺受体激动剂、单胺氧化酶 B 型抑制剂、金刚烷胺或抗胆碱能药治疗者，发展至中期阶段时症状改善已不明显，应添加复方左旋多巴治疗；若在早期阶段首选低剂量复方左旋多巴治疗者，症状改善不显著，应适当增加剂量，或添加多巴胺受体激动剂、单胺氧化酶 B 型抑制剂或金刚烷胺，或儿茶酚-氧位-甲基转移酶抑制剂。

4.晚期帕金森病的症状性治疗

晚期帕金森病的临床表现既有药物的不良反应，也有疾病本身进展因素。晚期患者的治疗，一方面继续力求改善运动症状，另一方面需处理运动并发症和非运动症状。

(1)运动并发症：症状波动的治疗有两种形式。①疗效减退或剂末现象：指每次用药的有效作用时间缩短，可增加每天服药次数或增加每次服药剂量，或改用缓释剂，或加用雷沙吉兰或恩他卡朋，也可加入多巴胺受体激动剂。②“开-关”现象：指症状在突然缓解(“开期”)与加重(“关期”)之间波动，“开期”常伴有异动症；可应用长效多巴胺受体激动剂。

异动症的治疗：异动症常表现为不自主的舞蹈样、肌张力障碍样动作。主要有 3 种形式。①剂峰异动症：常出现在血药浓度高峰期(服药 1～2 小时)，与药物过量或多巴胺受体超敏有关，可减少复方左旋多巴单次剂量，晚期患者需加用多巴胺受体激动剂；②双相异动症：在剂初和剂末均可出现，治疗较困难；可尝试增加复方左旋多巴每次用药剂量及服药次数，或加用多巴胺受体激动剂；③肌张力障碍：表现为足或小腿痛性痉挛，多发生于清晨服药前，可在睡前服用复方左旋多巴控释剂或长效多巴胺受体激动剂，或在起床前服用弥散型多巴丝肼或标准片；发生于"关"期或"开"期时可适当增加或减少复方左旋多巴用量。

(2)非运动症状。①感觉障碍：包括麻木、疼痛、睡眠障碍、嗅觉障碍等。失眠若与夜间帕金森运动症状有关，睡前需加用复方左旋多巴控释片。若伴不宁腿综合征，睡前加用多巴胺受体激动剂。②自主神经功能障碍：便秘者增加饮水量和高纤维含量的食物，停抗胆碱能药，必要时应用通便药。泌尿障碍者需减少晚餐后摄水量，也可试用莨菪碱等外周抗胆碱药。直立性低血压者应适当增加盐和水的摄入量，睡眠时抬高头位，穿弹力裤，缓慢改变体位，α-肾上腺素能激动剂——米多君治疗有效。③精神障碍：精神症状有抑郁、焦虑、错觉、幻觉、精神错乱等。治疗原则是：若与抗帕金森药物有关，须依次逐渐或停用抗胆碱能药、金刚烷胺、司来吉兰或多巴胺受体激动剂，待症状明显缓解乃至消失为止。对经药物调整无效的严重幻觉、精神错乱可加用抗精神病药如氯氮平、喹硫平、奥氮平等。对认知障碍和痴呆，可应用胆碱酯酶抑制剂，如利斯的明、多奈哌齐、加兰他敏或石杉碱甲。

(二)手术治疗

早期药物治疗显效，而长期治疗疗效明显减退，同时出现异动症者可考虑手术治疗。

(三)中医、康复及心理治疗

中药或针灸和康复治疗作为辅助手段对改善症状也可起到一定作用。晚期卧床者应加强护理，减少并发症的发生。教育与心理疏导也是不容忽视的辅助措施。

六、急症处理

(一)早期识别

(1)大剂量左旋多巴治疗无效或持续加重者。

(2)出现其他神经系统症状和体征，如共济失调者；早期有严重的自主神经受累者；早期伴有痴呆者；锥体束征阳性者。

(3)出现症状波动、异动症和非运动症状者。

(二)对症处理

(1)左旋多巴治疗无效，需进一步查找原因。

(2)如出现其他神经系统症状和体征，需进一步完善磁共振等检查，以明确诊断。

(3)如出现症状波动和异动症，酌情调整药物剂量和用药种类。

七、转诊指征

(1)合并其他神经系统症状和体征者。

(2)出现症状波动、异动症和非运动症状需要调整用药者。

(3)疗效减退考虑手术者。

八、案例分析

案例：男性，59 岁。因"右侧肢体不自主抖动伴行动迟缓 2 年，加重 2 周"入院。患者于 2 年前无明显诱因出现右侧肢体不自主抖动，右上肢为著，静止时明显，随意运动时减轻，紧张时加重，入睡后消失，并同时出现反应迟钝，表情淡漠，言语减少，行走时起步困难，小碎步行走，身体前倾。未进行任何诊治。近 2 周来，患者右侧肢体不自主抖动、起步困难较前加重。既往有"冠心病"病史。无吸烟、饮酒嗜好。否认家族遗传病史。查体：血压 112/70 mmHg。心、肺、腹查体未见异常。神经系统查体：神志清，精神差，面具脸，少语，颅神经检查未见异常，右侧肢体有静止性震颤，四肢肌力 5 级，右侧肢体肌张力增高，左侧肢体肌张力正常，双侧肢体深、浅感觉无异常，右侧指鼻试验、跟-膝-胫试验欠稳准，双侧腱反射对称减弱，双下肢巴氏征阴性，脑膜刺激征阴性。

分析：患者为老年男性，2 年前出现右侧肢体不自主抖动伴行动迟缓，有面具脸，少语，右侧肢体有静止性震颤，行走时起步困难，小碎步行走，身体前倾，诊断考虑为帕金森病。

治疗措施：给予多巴丝肼片 0.125 g，口服，3 次/天。

第九章　外科常见疾病

第一节　阑尾炎

阑尾位于右髂窝部，外形呈蚯蚓状，长度 2～20 cm 不等，一般为 6～8 cm，直径为 0.5～0.7 cm。

一、急性阑尾炎

急性阑尾炎是外科常见病，是最多见的急腹症。Fitz(1886)首先正确地描述本病的病史、临床表现和病理所见，并提出阑尾切除术是本病的合理治疗手段。目前，由于外科技术、麻醉、抗生素的应用及护理等方面的进步，绝大多数患者能够早期就医、早期确诊、早期手术，收到良好的治疗效果。然而，临床医生仍时常在本病的诊断或手术处理中遇到麻烦，因此强调认真对待每一个具体的病例，不可忽视。

(一)病因

阑尾易发生炎症是由于自身特点决定的，其解剖结构为一细长盲管，腔内富含微生物，肠壁内有丰富的淋巴组织，容易发生感染。一般认为阑尾炎的发生由以下因素综合造成。

1.阑尾管腔阻塞

阑尾管腔阻塞是急性阑尾炎最常见的病因。阑尾管腔阻塞的最常见的原因是淋巴滤泡的明显增生，约占 60%，多见于年轻人，粪石也是阻塞的原因之一，约占 35%。

2.细菌入侵

由于阑尾管腔阻塞，细菌繁殖，分泌内毒素和外毒素，损伤黏膜上皮并使黏膜形成溃疡，细菌穿过溃疡的黏膜进入阑尾肌层，阑尾壁间质压力升高，妨碍动脉血流，造成阑尾缺血，最终造成梗死和坏疽，致病菌多为肠道内的各种革兰阴性杆菌和厌氧菌。

3.其他

阑尾先天畸形，如阑尾过长、过度扭曲、管腔细小、血运不佳等都是急性炎症的病因，胃肠道功能障碍引起内脏神经反射，导致肠管肌肉和血管痉挛，黏膜受损，细菌入侵而致急性炎症。

(二)临床表现

1.症状

(1)腹痛：典型的腹痛发作始于上腹，逐渐移向脐部，数小时(6～8 小时)后转移并局限在右下腹。此过程的时间长短取决于病变发展的程度和阑尾位置。70%～80%的患者具有这种典型的转移性腹痛的特点。部分病例发病开始即出现右下腹痛。不同类型的阑尾炎腹痛也有差异，如单纯性阑尾炎表现为轻度隐痛；化脓性阑尾炎呈阵发性胀痛和剧痛；坏疽性阑尾炎呈持续性剧烈腹痛；穿孔性阑尾炎因阑尾腔压力骤减，腹痛可暂时减轻，但出现腹膜炎后，腹痛又会持续加剧。

不同位置的阑尾炎，其腹痛的部位也有区别，如盲肠后位阑尾炎疼痛在右侧腰部，盆位阑尾炎腹痛在耻骨上区。异位阑尾如肝下区阑尾炎可引起右上腹痛，极少数左下腹部阑尾炎呈左下腹痛。

(2)胃肠道症状：发病早期可能有厌食、恶心，呕吐也可发生，但程度较轻。有的病例可能发生腹泻。盆腔位阑尾炎，炎症刺激直肠和膀胱，引起排便、里急后重症状。弥漫性腹膜炎时可致麻痹性肠梗阻，腹胀、排气排便减少

(3)全身症状：早期乏力。炎症重时出现中毒症状，心率增快，发热，达 38 ℃左右。阑尾穿孔时体温会更高，达 39 ℃或 40 ℃。如发生门静脉炎时可出现寒战、高热和轻度黄疸。当阑尾化脓坏疽穿孔并腹腔广泛感染时，并发弥漫性腹膜炎，可同时出现血容量不足及败血症表现，甚至合并其他脏器功能障碍。

2.体征

(1)右下腹压痛：是急性阑尾炎最常见的重要体征。压痛点通常位于麦氏点，腹痛可随阑尾位置的变异而改变，但压痛点始终在一个固定的位置上。发病早期腹痛尚未转移至右下腹时，右下腹便可出现固定压痛。压痛的程度与病变的程度相关。老年人对压痛的反应较轻。当炎症加重，压痛的范围也随之扩大。当阑尾穿孔时，疼痛和压痛的范围可波及全腹。但此时，仍以阑尾所在位置的压痛最明显。可用叩诊来检查，更为准确。也可嘱患者左侧卧位，体检效果会更好。

(2)腹膜刺激征象：反跳痛(Blumberg 征)、腹肌紧张、肠鸣音减弱或消失等。这是壁腹膜受炎症刺激出现的防卫性反应。提示阑尾炎症状加重，出现化脓、坏疽或穿孔等病理改变。腹膜炎范围扩大，说明局部腹腔内有渗出或阑尾穿孔。但是，在小儿、老人、孕妇、肥胖、虚弱者或盲肠后位阑尾炎时，腹膜刺激征象可不明显。

(3)右下腹包块：如体检发现右下腹饱满，扪及一压痛性包块，边界不清，固定，应考虑阑尾周围脓肿的诊断。

(4)可作为辅助诊断的其他体征。①结肠充气试验(Rovsing 征)：患者仰卧位，用右手压迫左下腹，再用左手挤压近侧结肠，结肠内气体可传至盲肠和阑尾，引起右下腹疼痛者为阳性。②腰大肌试验(Psoas 征)：患者左侧卧位，使右大腿后伸，引起右下腹疼痛者为阳性。说明阑尾位于腰大肌前方，盲肠后位或腹膜后位。③闭孔内肌试验(Obturator 征)：患者仰卧位，使右髋和右大腿屈曲，然后被动向内旋转，引起右下腹疼痛者为阳性。提示阑尾靠近闭孔内肌。④经肛门直肠指检：引起发炎阑尾所在位置的压痛。压痛常在直肠右前方。当阑尾穿孔时直肠前壁压痛广泛。当形成阑尾周围脓肿时，有时可触及痛性肿块。

3.临床病理分型

根据急性阑尾炎的临床过程和病理解剖学变化，可分为 4 种病理类型。

(1)急性单纯性阑尾炎：属轻型阑尾炎或病变早期。病变多只局限于黏膜和黏膜下层。阑尾外观轻度肿胀，浆膜充血并失去正常光泽，表面有少量纤维素性渗出物。临床症状和体征均较轻。

(2)化脓性阑尾炎也称为急性蜂窝织炎性阑尾炎，常由单纯性阑尾炎发展而来。阑尾肿胀明显，浆膜高度充血，表面覆以纤维素性(脓性)渗出物。临床症状和体征较重。

(3)坏疽性及穿孔性阑尾炎：是一种重型的阑尾炎。管壁坏死或部分坏死，呈暗紫色或黑色。阑尾腔内积脓，压力升高，阑尾壁血液循环障碍。穿孔部位多在阑尾根部和尖端。穿孔如未被包裹，感染继续扩散，则可引起急性弥漫性腹膜炎。

(4)阑尾周围脓肿：急性阑尾炎化脓或穿孔，如果此过程进展缓慢，大网膜可移至右下腹部，将阑尾包裹并形成粘连，形成炎性包块或阑尾周围脓肿。

(三)辅助检查

1.血常规

约有 90%的急性阑尾炎患者白细胞计数增多，是临床诊断中的重要依据。一般在 $(10\sim15)\times10^9/L$。随着炎症加重，白细胞数随之增加，甚至可以 $>20\times10^9/L$。但年老体弱或免疫功能受抑制的患者，白细胞数不一定增多。与白细胞数增多的同时，中性粒细胞数也有增高。二者往往同时出现，有的仅出现中性粒细胞明显增高，具有同样重要意义。

2.尿常规

急性阑尾炎患者的尿液检查并无特殊，但为排除类似阑尾炎症状的泌尿系统疾病，如输尿管结石，常规检查尿液仍属必要。偶有阑尾远端炎症并与输尿管或膀胱相粘连，尿中也可出现少量红、白细胞。

3.腹部X线检查

可见盲肠扩张和液-气平面，偶尔可见钙化的粪石和异物影，可帮助诊断。

4.腹部B超检查

可发现肿大的阑尾或脓肿。

5.螺旋CT扫描

可获得与B超相似的效果，当诊断不肯定时可选择使用。

6.腹腔镜或后穹隆镜

可用于诊断急性阑尾炎并同时作阑尾切除术。

(四)诊断要点

转移性右下腹疼痛是急性阑尾炎的特征性症状。在阑尾黏膜发生炎症时主要由于炎症介质的作用以及内脏神经系统的特点，患者对疼痛的定位感觉不准确，可以感到是胃区或脐周围的钝痛。当炎症波及阑尾整体、累及阑尾浆膜(脏腹膜)时，患者开始感到疼痛以右下腹为主。当阑尾炎症涉及壁腹膜时则可产生局部腹膜炎。并不是每一个急性阑尾炎患者一定有典型的转移性右下腹痛。部分患者可能既往有慢性阑尾炎的病史，只表现为右下腹的疼痛。另外，疼痛是患者的主观感觉，因人而异，应加以注意。右下腹局限性压痛是诊断阑尾炎必要的体征。如果在右下腹出现肌紧张，说明阑尾炎症或炎症渗出液影响到腹膜。一些体格检查方法有助于阑尾炎的诊断。如结肠充气试验、闭孔肌试验和腰大肌试验等。结肠充气试验是用右手按压患者的左下腹部并以左手按压左上腹部，如果患者感到右下腹疼痛为阳性，是结肠内压力改变作用于阑尾所致。闭孔肌试验阳性是指让患者仰卧位，左下肢平放，将右下肢屈曲向左肩方向按压，患者感到右下腹疼痛，提示阑尾接近右侧闭孔肌。让患者左侧卧位，牵拉右下肢向后伸，右下腹疼痛时为腰大肌试验阳性，说明阑尾位于腰大肌前面。还有一种检查方法，就是让患者直立，提起双足足跟然后落下，右下腹疼痛时称为提跟顿足试验阳性，是发炎的阑尾受震动时产生的痛感。这些体格检查方法都有助于急性阑尾炎的诊断。这些体格检查方法不太可能在一个患者同时出现，并且由于检查者的手法及判断标准的差异，可能影响检查的准确性。血白细胞升高是炎症的客观指标。如果条件允许，还可以做X线透视或行立位腹平片，典型阑尾炎的X线立位腹平片的改变是右下腹可见局部肠管扩张，甚至可有小的液平面，是由于炎症导致局部肠管麻痹所致。超声波检查可以确认右下腹有无积液、有无形成炎症包块或脓肿。

(五)鉴别诊断

即使有了典型的症状、体征和血白细胞升高，也仍然需要用排除诊断法来除外其他可能与阑尾炎临床表现有相似之处的疾病。应用排除诊断法可以提高确诊率，减少误诊或漏诊(表9-1)。

表9-1 急性阑尾炎的诊断、鉴别诊断与治疗原则

疾病	临床表现	辅助检查	治疗原则
急性阑尾炎	转移性右下腹疼痛，右下腹压痛，可有局部肌紧张及发热、恶心、呕吐等症状	血白细胞计数升高	抗感染治疗或手术
急性泌尿系感染	腹痛、尿频、尿急、尿痛，可有腹部压痛但无肌紧张，可有肾区叩痛	血、尿白细胞计数均高	抗感染治疗
输尿管结石(右侧)	突发性疼痛，痉挛痛，向会阴部放射，无肌紧张，右侧肾区叩痛	血白细胞计数不高，尿红细胞大量，超声波检查	解痉挛、止痛，可建议碎石治疗

续表

疾病	临床表现	辅助检查	治疗原则
急性盆腔炎	下腹部疼痛，伴白带增多或呈脓性白带	妇科检查	抗感染治疗
卵巢黄体破裂	多见于青年女性，两次月经的中间，主要为下腹部疼痛，少有发热等症状，个别人出血多可血压低	超声波检查，穿刺可抽出血性液体	保守治疗，如出血不止应手术
胃十二指肠溃疡穿孔	可有上腹部和右下腹疼痛，可有局限性或弥漫性腹膜炎，多有溃疡病史，发病急	X线立位腹平片可见膈下游离气体，超声检查可见肝肾间隙有液体	保守治疗或手术
急性肠系膜淋巴结炎	多见于儿童，常有上呼吸道感染病史，腹部有压痛，但位置不确定，无肌紧张，压痛部位可随体位而变化	血白细胞计数可升高	抗感染治疗

注：还有一些疾病，如卵巢囊肿蒂扭转、胃肠炎、肠套叠、回盲部肿瘤或结核等，应对其加以鉴别

（六）治疗

1.手术治疗

绝大多数急性阑尾炎一旦确诊，应早期施行阑尾切除术。早期手术系指阑尾炎症还处于管腔阻塞或仅有充血水肿时就手术切除，此时手术操作较简易，术后并发症少。术前应用抗生素，有助于防止术后感染的发生。

2.非手术治疗

仅适用于单纯性阑尾炎及急性阑尾炎的早期阶段，适当的药物治疗可能恢复正常者；患者不接受手术治疗，全身状况差或客观条件不允许，或伴有其他严重器质性疾病有手术禁忌证者。主要措施是有效的抗生素治疗。

通常使用对革兰染色阴性细菌和厌氧菌有效的药物。常用的药物有：对革兰染色阴性细菌有效的庆大霉素、氧氟沙星、先锋类或头孢菌素类抗菌药物及对厌氧菌有效的甲硝唑、替硝唑等。例如：氧氟沙星＋甲硝唑、庆大霉素＋甲硝唑、先锋6号＋替硝唑等组合。由于有过敏反应、肾毒性等不良反应，特别是在医疗条件较差、医生经验不足的情况下，应注意医疗安全。可以选择两种药物口服，或注射1种、口服1种，或2种药物注射的方式。但应在治疗期间应每半天或每天询问患者的感觉和查体。经过治疗后，如果患者觉得腹痛减轻、腹部压痛也减轻，可继续治疗，直至症状和体征消失。如果患者感觉和查体均无明显好转甚至加重，应及时建议患者接受手术治疗。对于出现腹膜炎的急性阑尾炎的患者应建议其接受手术治疗。对于未婚和未育的年轻女性来说，反复发作的阑尾炎有可能使输卵管发炎，进而使输卵管闭塞，最终导致不孕，因此应积极建议手术治疗，需要强调的是，婴幼儿、老年人发生阑尾炎时应尽早采用手术治疗，否则容易发生严重并发症，如阑尾坏疽穿孔、诱发老年人心血管疾病等。妊娠期患阑尾炎时，疼痛和压痛的位置会随子宫的增大而向右上腹移位。在妊娠早期期可能导致流产；在妊娠晚期还可能引起早产，故应以手术治疗为宜。

二、慢性阑尾炎

大多数慢性阑尾炎由急性阑尾炎转变而来，少数也可开始即呈慢性过程。诊断的主要依据是经常发作的右下腹疼痛、隐痛或不适以及右下腹局限性压痛，除外其他疾病。慢性阑尾炎发作时也会有类似急性阑尾炎的临床表现。主要的体征是阑尾部位的局限性压痛，经常存在，位置也较为固定。左侧卧位体检时，部分患者在右下腹可扪及阑尾条索。X线钡灌肠检查常见的影像可以是阑尾不充盈、阑尾腔狭窄或不规则、72小时后阑尾腔内仍有钡剂残留。经常发作的慢性阑尾炎诊断明确后应手术切除。

健康指导：对长期反复发作右下腹不适或隐痛，伴有体重下降、贫血等症状时，应建议患者到医院做详细检查，如钡灌肠、纤维结肠镜、超声或CT检查等，以除外结肠或回肠的肿瘤、结核、克罗恩病、类癌等。

三、案例分析

案例：患者女，43岁。右下腹持续性疼痛5天，伴恶心、呕吐，呕吐物为胃内容物。体温38.5 ℃。体检发现右下腹5 cm×5.5 cm大小肿块，触痛明显。

分析：急性阑尾炎病程超过3天，持续高热，腹痛持续存在，但常不剧烈，右下腹可触及压痛的包块，需检查血常规，观察白细胞数值，因为急性阑尾炎化脓坏疽时，大网膜可转移至右下腹，将阑尾包裹并形成粘连，出现炎性包块或形成阑尾周围脓肿。观察患者腹部症状有无扩散趋势，如无扩散趋势，脓肿局限，病情平稳，可考虑保守治疗。如果无局限趋势需要及时转诊，行切开引流手术。

第二节　肠梗阻

肠梗阻是指肠内容物不能在肠管内顺利通过的病症，是常见的外科急腹症之一。

一、病因和分类

（一）按肠梗阻发生的基本原因

按肠梗阻发生的基本原因可以分为4类。

1.机械性肠梗阻

系指机械性因素引起肠腔狭小或不通，致使肠内容不能通过，是临床最多见的类型。

2.动力性肠梗阻

又分为麻痹性与痉挛性两类，是由于神经抑制或毒素刺激以致肠壁肌运动紊乱，但无器质性肠腔狭窄。麻痹性肠梗阻较为常见，多发生在腹腔手术后、腹部创伤或弥漫性腹膜炎患者，由于严重的神经、体液及代谢（低钾血症）改变所致。

3.血运性肠梗阻

由于肠系膜血管栓塞或血栓形成，使肠管血运障碍，肠壁失去蠕动能力，肠腔虽无阻塞，但肠内容物停止运行，也可归纳与动力性肠梗阻之中。但是它可迅速继发肠坏死，在处理上与肠麻痹截然不同。

4.假性肠梗阻

与麻痹性肠梗阻不同，无明显的病因，属慢性疾病，也可能是一种遗传性疾病。表现有反复发作的肠梗阻症状，但是十二指肠与结肠蠕动可能正常，假性肠梗阻的治疗主要是非手术方法，仅在并发穿孔、坏死等情况才进行手术处理。

（二）按照肠壁血运有无障碍分类

1.单纯性肠梗阻

仅有肠内容物通过受阻，而无肠管血运障碍。

2.绞窄性肠梗阻

因肠系膜血管或肠壁小血管受压、血管腔栓塞或血栓形成而使相应肠段急性缺血，引起肠坏死、穿孔。

（三）按梗阻部位分类

可分为高位梗阻、低位小肠（回肠）和结肠梗阻，后者因有回盲瓣的作用，肠内容物只能从小肠进入结肠，而不能反流，故又称为闭袢性肠梗阻。只要肠袢两端完全阻塞，如肠扭转均属闭袢性梗阻。

（四）按梗阻程度分类

可分为完全性和不完全性肠梗阻。根据病程发展快慢，又分为急性和慢性肠梗阻。慢性不完全性是单纯性肠梗阻，急性完全性肠梗阻多为绞窄性。

最常见的是机械性肠梗阻。还有部分肠梗阻是由于各种原因导致的肠麻痹或痉挛，以至于肠内容物无法通行。引起机械性肠梗阻的原因有很多，如：干燥的粪块、异物、大量寄生虫可以堵塞肠腔；腹腔内粘连、肠扭转、嵌顿疝等压迫肠管；肠管本身由于炎症、肿瘤等使肠腔狭窄。

以下主要介绍机械性肠梗阻的临床特点与诊治原则。

二、临床表现

（一）症状

以"痛、呕、胀、闭"为主要表现。疼痛多为阵发性绞痛，这是由于梗阻近端肠管强烈痉挛所致。伴随着疼痛，可以有腹部窜气感，可闻高调肠鸣音或气过水音。由于肠管内压力增高、肠管扩张等原因，可以反射性引起呕吐。梗阻位置高，以呕吐胃内食物、胃液、胆汁和和胰液为主；梗阻位置低则可能呕吐粪样肠内容物。腹胀可能出现的时间较晚，随着病程延长腹胀会逐渐加重。梗阻的位置越低，腹胀就可能越重。不完全肠梗阻或高位肠梗阻常可有排气和少量排便，而完全性肠梗阻则停止排气排便。当梗阻时间长，腹腔内有炎性渗出液时，患者可有发热、乏力、脱水等症状。

（二）体征

腹胀，有时可见胃形和（或）肠形，可见蠕动波。当肠扭转或形成闭袢性肠梗阻时，可在腹部出现局部隆起。可有腹部压痛或反跳痛，当出现绞窄性肠梗阻时，可有明显的压痛和肌紧张。叩诊呈鼓音；绞窄性肠梗阻时，有渗出液体时可有移动性浊音。除了可听到肠鸣音亢进气过水音外，摇晃患者腹部常可听见振水音。

三、辅助检查

血白细胞总数和中性粒细胞明显增高说明肠梗阻严重，有发生绞窄性肠梗阻的可能。X线立位腹部平片可见肠腔充气、多数气液平面及胀气的肠袢。

四、诊断

首先根据肠梗阻临床表现的共同特点，确定是否为肠梗阻，进一步确定梗阻的类型和性质，最后明确梗阻的部位和原因，这是诊断肠梗阻不可缺少的步骤。

当诊断肠梗阻时必须思考以下问题。

（一）机械性梗阻还是麻痹性梗阻

上述的特点主要是机械性肠梗阻的临床表现。麻痹性肠梗阻虽然也可以出现"痛、呕、胀、闭"，但主要表现为高度腹胀和与此有关的胀痛，没有阵发性绞痛，没有胃肠蠕动波，肠鸣音很弱或消失，X线立位腹平片可见肠管全体扩张充气，少有液平面。

（二）单纯性梗阻还是绞窄性梗阻

这点极为重要，关系到治疗方法的选择和患者的预后。单纯性梗阻允许观察、保守治疗。绞窄性梗阻必须尽早手术治疗。因此，应掌握绞窄性肠梗阻的临床特点。出现以下临床表现时应考虑可能发生绞窄性肠梗阻：①腹痛剧烈，呈持续性绞痛，或在持续性疼痛的基础上阵发性加重；②出现低血压或休克；③出现腹膜刺激征；④腹胀明显且不对称，伴压痛；⑤直肠指诊触到痛性包块，或指套沾有血；⑥X线立位腹平片见到孤立、胀大的肠袢；⑦腹腔穿刺抽出血性液体；⑧经胃肠减压、灌肠等治疗后病情无好转甚至加重。

（三）高位梗阻还是低位梗阻

呕吐发生早且频繁、呕吐物主要是胃十二指肠内容物、腹胀不明显的肠梗阻是高位肠梗阻，如空肠上段梗阻。低位肠梗阻主要以腹胀、腹痛为主，呕吐出现晚，有时吐粪样物。X线腹部平片有助于区分梗阻部位,例如:结肠梗阻常可见扩张的肠腔、结肠袋的轮廓;空肠梗阻可见“鱼刺状”的肠黏膜环形皱襞影像。

(四)完全性梗阻还是不完全梗阻

腹痛、腹胀、频繁呕吐且完全停止排气、排便是完全性梗阻。有时当梗阻位置较高时(如空肠上段梗阻),结肠内的气体和粪便在梗阻发生后的短期内仍可排出或在洗肠后排出。不完全梗阻可以无呕吐,腹胀也较轻,可有自行排气,常以阵发性腹痛为主要表现。X线检查所见:完全性肠梗阻可见梗阻以上肠袢充气扩张,梗阻以下结肠内无气体;不完全性梗阻所见肠袢充气扩张均较不明显,结肠内可见气体存在。

(五)梗阻的原因是什么

应根据病史、年龄以及检查结果判断造成梗阻的原因。如有过腹部手术史,可能是粘连性肠梗阻;老年人可能由于便秘或肿瘤所致;小儿则可能存在肠套叠。

五、治疗

肠梗阻的治疗原则是纠正因肠梗阻所引起的全身生理紊乱和解除梗阻。具体治疗方法要根据肠梗阻的类型、部位和患者的全身情况而定。

(一)基础疗法

即不论采用非手术或手术治疗,均需应用的基本处理。

1.胃肠减压

胃肠减压是治疗肠梗阻的重要方法之一。通过胃肠减压,吸出胃肠道内的气体和液体,可以减轻腹胀,降低肠腔内压力,减少肠腔内的细菌和毒素,改善肠壁血液循环,减少肠壁水肿。有利于改善局部病变和全身情况。

2.纠正水、电解质紊乱和酸碱失衡

水电解质紊乱和酸碱失衡是肠梗阻最突出的生理紊乱,纠正这些失衡状态是极其重要的措施。输液所需容量和种类须根据呕吐情况、缺水体征、血液浓缩程度、尿排出量和比重,并结合血清钾、钠、氯和和血气分析监测结果而定。单纯性肠梗阻,特别是早期,上述生理紊乱较易纠正。而在单纯性肠梗阻晚期和绞窄性肠梗阻,常有大量血浆和血液渗出至肠腔或腹腔,需输血浆、全血或血浆代用品。

3.防止感染和中毒

应用抗肠道细菌,包括厌氧菌的抗生素。一般单纯性肠梗阻可不应用,但对单纯性肠梗阻晚期,特别是绞窄性肠梗阻以及手术治疗的患者,应该使用。

此外,还可应用吸氧、镇静剂、解痉剂等一般对症治疗,为减轻胃肠道的膨胀可给予生长抑素以减少胃肠液的分泌量。止痛剂的应用则应遵循急腹症治疗的原则。

(二)解除梗阻

可分为手术治疗和非手术治疗两大类。

1.手术治疗

各种类型的绞窄性肠梗阻、肿瘤及先天性肠道畸形引起的肠梗阻,以及非手术治疗无效的患者,适应手术治疗。由于急性肠梗阻患者的全身情况较重,所以手术的原则和目的是:在最短的手术时间内,以最简单的方法解除梗阻或恢复肠腔的通畅。具体手术方法要根据梗阻的病因、性质、部位及患者全身情况而定。手术治疗大致分为以下4种:①解决引起梗阻的原因;②肠切除肠吻合术;③短路手术;④肠造口或肠外置术。

2.非手术治疗

主要适用于单纯性粘连性(特别是不完全性)肠梗阻,麻痹性或痉挛性肠梗阻,蛔虫或粪块堵塞引起的肠梗阻,肠结核等炎症引起的不完全性肠梗阻,肠套叠早期等。在治疗期间,必须严密观察,如症状、体征不见好转或反有加重,即应手术治疗。非手术治疗除前述基础疗法外,还包括:中医中药治疗、口服或胃肠道灌注生植物油、针刺疗法,以及根据不同病因采用低压空气或钡灌肠、经乙状结肠镜插管、腹部按摩等各种复位法。

六、案例分析

案例：患者男性，36 岁。因急性阑尾炎穿孔行“阑尾切除术”。术后 5 天，感腹部持续性胀痛，伴恶心呕吐，未排便排气。体检：全腹膨胀，肠鸣音消失，未触及腹部肿块，腹部 X 线片检查见小肠及结肠均有大量充气及气液平面，对于该患者的诊断与处理。

分析：首先要通过症状腹痛、腹胀、呕吐及未排便排气，考虑可能存在肠梗阻，再次判断是单纯性或者绞窄性，完全性还是不完全性，高位还是低位，机械性还是单纯性，该患者有腹部手术史，并且 X 线检查见大量充气和气液平面，考虑为机械性肠梗阻，主要原因可能是粘连引起的，然后判断患者有无生命体征变化及发热、白细胞计数、腹痛症状的转归，判断是否存在绞窄性可能，是否可以保守，如果持续进展，则需要外科手术干预。

第三节　胃十二指肠溃疡并发症

胃溃疡和十二指肠溃疡因为与胃酸-蛋白酶的消化有关，故也称为“消化性溃疡”。近年来研究证明消化性溃疡的发病与幽门螺杆菌密切相关。一般来说，溃疡病通过系统的内科治疗大部分是可以治愈的。由于致病原因难以消除，所以溃疡病常可以复发。部分患者在长期患病后可能出现溃疡病的并发症，主要包括溃疡穿孔、出血、梗阻和癌变。这些并发症都需要及时治疗，其中穿孔、出血等需要紧急处理。

一、急性胃十二指肠溃疡穿孔

急性穿孔是胃十二指肠溃疡的常见并发症，为常见的外科急腹症。本病起病急、病情重、变化快，需要紧急处理，若诊治不当可危及生命。近来溃疡穿孔的发病率呈上升趋势，发病年龄渐趋高龄化。十二指肠溃疡穿孔男性患者较多，胃溃疡穿孔则多见于老年妇女。

（一）临床表现

1.病史

多数患者既往有溃疡病史，部分患者有服用肠溶阿司匹林等非甾体抗炎药或皮质类固醇激素病史。穿孔前数日常有溃疡病症状加剧，情绪波动、过度疲劳、刺激性饮食等诱发因素。穿孔多在夜间空腹或饱食后突然发生。症状骤起上腹部刀割样剧痛，迅速波及全腹，患者疼痛难忍，可有面色苍白出冷汗、脉搏细速、血压下降等表现，常伴恶心、呕吐。

当胃内容物沿右结肠旁沟向下流时，可出现右下腹痛，疼痛也可放射至肩部。当腹腔有大量渗出液稀释漏出的消化液时，腹痛可略有减轻。由于继发细菌感染，出现化脓性腹膜炎，腹痛可再次加重。偶尔可见穿孔和出血同时发生。溃疡穿孔后病情的严重程度与患者的年龄、全身情况、穿孔部位、穿孔大小和时间以及是否空腹穿孔密切相关

2.体征

表情痛苦，仰卧微屈膝位，不敢移动，腹式呼吸减弱或消失；全腹压痛、反跳痛，腹肌紧张呈“板样”强直，尤以右上腹最明显。叩诊肝浊音界缩小或消失，可有移动性浊音；听诊肠鸣音消失或明显减弱。

（二）辅助检查

血白细胞计数增加，血清淀粉酶轻度升高。站立位 X 线检查时，80%的患者可见膈下新月状游离气体影。

（三）诊断

根据既往有溃疡病史，突发上腹部刀割样剧痛，典型的板状腹腹部体征和 X 线检查膈下游离气体征象，可以确定诊断。高龄、体弱以及空腹小穿孔患者的临床表现和腹部体征往往表现不典型，需要详细询

问病史和仔细体格检查进行鉴别。

（四）鉴别诊断（表 9-2）

1.急性胆囊炎

表现为右上腹部绞痛或持续性疼痛伴阵发性加剧，疼痛向右肩放射，伴畏寒发热。右上腹局部压痛、反跳痛，可触及肿大的胆囊，Murphy 征阳性。胆囊坏疽穿孔时有弥漫性腹膜炎表现，但 X 线检查膈下无游离气体。超声提示胆囊炎或胆囊结石。

2.急性胰腺炎

急性胰腺炎的腹痛发作一般不如溃疡急性穿孔者急骤，腹痛多位于上腹部偏左侧并向背部放射。腹痛有一个由轻转重的过程，肌紧张程度较轻。血清、尿液和腹腔穿刺液淀粉酶明显升高。X 线检查不典型，有时 X 线检查也未能发现膈下气体。因此，怀疑是溃疡病穿孔而证据不足时，需要进一步完善检查和临床观察，应将患者转往上级医院。

表 9-2　胃十二指肠溃疡穿孔的鉴别诊断

疾病	症状	体征	检查
胃十二指肠溃疡穿孔	既往有溃疡病史，突发撕裂样疼痛，迅速扩散至全腹疼痛	全腹压痛，腹壁“板状腹”，肠鸣音消失	X 线立位腹平片可见膈下游离气体，右下腹穿刺可抽出脓液
急性阑尾炎	转移性右下腹痛，高位阑尾炎时可有右上腹痛	局限性压痛，结肠充气等试验可阳性	X 线立位腹平片可见右下腹局限性肠麻痹、液平面
急性胆囊炎	右上腹持续性痛，有胆囊结石者可有阵发性加重，伴右肩肩背痛	右上腹压痛，可触及肿大的胆囊	超声检查可见胆囊大、壁厚，有结石者可见强光团伴后方声影
急性胰腺炎	上腹或左上腹持续性痛，可有腰痛、腹胀	腹膜刺激征、腹胀、肠鸣音弱或消失	血、尿淀粉酶显著升高，超声检查见胰腺肿大
胆道蛔虫症	突发上腹部绞痛，可呈阵发性，间歇期疼痛明显减轻	剑突下或右上腹压痛、无肌紧张，符合症状重体征轻的特点。	超声检查可见蛔虫影像

（五）治疗

诊断明确、病情较重的患者需要手术治疗，因此应及时将患者转往具备手术条件的医院。一部分患者病情较轻，可以试行保守治疗。治疗措施包括持续胃肠减压、补充液体和电解质及应用抗菌药物等（可参考肠梗阻治疗的内容）。如果保守治疗后病情减轻，通常在腹痛明显减轻或消失、自行排气排便后去除胃肠减压，从少量全流质开始逐渐从流质、半流质过渡到软食。这一过程常需要 10 天左右的时间。如果经治疗 6～8 小时后病情加重，则需紧急手术治疗。

二、胃十二指肠溃疡大出血

胃十二指肠溃疡患者有大量呕血、柏油样黑便，引起红细胞、血红蛋白和血细胞比容明显下降，脉率加快，血压下降，出现为休克前期症状或休克状态，称为溃疡大出血。胃十二指肠溃疡出血，是上消化道大出血中最常见的原因，占 50%以上。

（一）临床表现

1.柏油样便与呕血

溃疡大出血病例发病突然，出血多不伴有腹痛，患者大多先感觉恶心、眩晕及上腹部不适，随即呕血或柏油样便，或两者同时发生。呕血多系十二指肠以上消化道出血，而柏油样便在消化道任何部位均可出现，但有呕血者必然有柏油样便。就溃疡病而言，如突然大呕血，并不混有黑色血块，多为胃溃疡出血，而仅有柏油样便多为十二指肠溃疡出血。

2.休克

失血量 400 mL 时，出现休克代偿期，面色苍白、口渴、脉搏快速有力，血压正常或稍高。当失血

800 mL时，出现明显休克现象，出冷汗、脉搏细快，呼吸浅促、血压下降。

3.贫血

大量出血，血红蛋白、红细胞计数和血细胞比容均下降。在早期由于血液浓缩，可能下降不明显，因此需短期反复测定，反复测定可以显示出血的严重程度，也可以显示出血是否仍在继续或已停止，并能得知治疗的效果是否良好。

4.其他症状

溃疡病大出血患者在休克阶段，不宜作繁杂的检查，但迅速而轻柔的查体仍有必要。有腹膜刺激征，可能同时伴有溃疡穿孔。

（二）辅助检查

大出血时不宜行上消化道钡餐检查，急诊电子胃镜检查可迅速明确出血部位和病因。

（三）鉴别诊断

1.胃十二指肠出血

有慢性溃疡史，近期可有加重；溃疡处压痛（＋）。X线钡餐造影或胃镜检查，可发现溃疡，多有黑便为主，胃液内混有小血块、呕鲜血者少，多为少量或中量出血。

2.门静脉高压、食管或胃底静脉破裂出血

有血吸虫病或接触史、慢性肝炎史；肝脾大；腹壁静脉怒张；皮肤有蜘蛛痣、巩膜黄染、全血，尤其是血小板及白细胞计数减少，钡餐检查可见食管胃底静脉曲张。多以呕血为主，往往量大，为新鲜全血或血块，便血多在呕血之后。

3.胃癌出血

有胃病史，可有消瘦贫血，胃痛多为胀痛，或刺痛，少数上腹部可触及肿块。钡餐检查或胃镜检查可发现胃癌。呕血多为黑褐或黑红胃液，多为小量出血。

4.胆道出血

可有胆道感染、胆道蛔虫史，寒战发热；周期性出血，出血时可伴胆绞痛，或黄疸，接着出现冷汗、心慌，以后出现黑便为主，呕血不多或无，肝脏常有肿大，胆囊可能触及，右上腹常有压痛。B型超声示胆囊肿大。出血期十二指肠镜检查可能有阳性发现。多为黑便为主，呕血亦以黑血或黑血块多见，多能自止，有周期性特点，一个周期为10～20天。

（四）治疗

就乡村医生的工作条件来说，难以妥善处理这类疾病。因此一旦遇到上消化道出血的患者，除了紧急的抗休克处理以外，应迅速将患者转往条件较好的医院治疗。

三、瘢痕性幽门梗阻

胃、十二指肠溃疡患者因幽门管、幽门溃疡或十二指肠球部溃疡反复发作形成瘢痕狭窄，合并幽门痉挛水肿可以造成幽门梗阻。

（一）临床表现

1.病史

长期溃疡病史。

2.症状

幽门梗阻主要表现为腹痛与反复发作的呕吐。患者最初有上腹膨胀不适并出现阵发性胃收缩痛，伴嗳气、恶心与呕吐。呕吐多发生在下午或晚间，呕吐量大，一次可达1 000～2 000 mL，呕吐物含大量宿食，有腐败酸臭味，但不含胆汁。呕吐后自觉胃部饱胀改善，故患者常自行诱发呕吐以期缓解症状。常有少尿、便秘、贫血等慢性消耗表现。

3.体征

体检时见患者有营养不良、消瘦、皮肤干燥，弹性消失，上腹隆起可见胃型，有时有自左向右的胃蠕动波，晃动上腹部可闻及振水音。

（二）辅助检查

清晨空腹置胃管，可抽出大量酸臭胃液和食物残渣。X线钡餐检查可见胃扩大，张力减低，钡剂入胃后有下沉现象。正常人胃内钡剂4小时即排空，如6小时尚有1/4钡剂存留者，提示有胃潴留。24小时后仍有钡剂存留者，提示有瘢痕性幽门梗阻。纤维胃镜检查可确定梗阻，并明确梗阻原因。

（三）鉴别诊断

1.痉挛

水肿性幽门梗阻系活动溃疡所致，有溃疡疼痛症状，梗阻症状为间歇性，经胃肠减压和应用解痉制酸药，疼痛和梗阻症状可缓解。

2.十二指肠球部以下的梗阻性病变

十二指肠肿瘤、胰头癌、十二指肠淤滞症也可以引起上消化道梗阻，据其呕吐物含胆汁，X线、胃镜、钡餐检查可助鉴别。

3.胃窦部与幽门的癌肿

可引起梗阻，但病程较短，胃扩张程度轻，钡餐与胃镜活检可明确诊断。

（四）治疗

怀疑幽门梗阻者，可先行盐水负荷试验，空腹情况下置胃管，注入生理盐水700 mL，3分钟后经胃管回吸，回收液体＞350 mL提示幽门梗阻。经过1周包括胃肠减压、全肠外营养以及静脉给予制酸药物的治疗后，重复盐水负荷试验。如幽门痉挛水肿明显改善，可以继续保守治疗；如无改善，则应考虑手术。瘢痕性梗阻是外科手术治疗的绝对适应证。术前需要充分准备，包括禁食，留置鼻胃管以温生理盐水洗胃，直至洗出液澄清。纠正贫血与低蛋白血症，改善营养状况；维持水、电解质平衡，纠正脱水、低钾低氯性碱中毒。手术目的在于解除梗阻，消除病因。术式以胃大部切除为主，也可行迷走神经干切断术加胃窦部切除术。如老年患者、全身情况极差或合并其他严重内科疾病者可行胃空肠吻合加迷走神经切断术治疗。

（五）案例分析

案例：患者男性，50岁。十二指肠球部溃疡多年。近2个月来，进食后上腹胀满，呕吐宿食。体格检查：消瘦，脱水征，上腹稍膨隆，偶见胃型，有振水声，诊断与治疗建议。

分析：患者老年男性，既往有消化性溃疡病史，根据症状及体征，可能诊断为消化性溃疡合并幽门梗阻，需要完善腹部的影像学检查，确定诊断。治疗上应该进行减轻胃内张力，可以胃肠减压，全肠外营养，经过1周治疗，如无改善，则需要考虑手术。

第四节　急性胰腺炎

急性胰腺炎是一种常见的急腹症。按病理分类可分为水肿性和出血坏死性急性胰腺炎。前者病情轻，预后好；而后者则病情险恶，病死率高，不仅表现为胰腺的局部炎症，而且常常涉及全身的多个脏器。

一、诊断

（一）临床表现

1.腹痛

腹痛是本病的主要症状。常于饱餐和饮酒后突然发作，腹痛剧烈，多位于左上腹，向左肩及左腰背部放射。胆源性者腹痛始发于右上腹，逐渐向左侧转移。病病变累及全胰时，疼痛范围较宽并呈束带状向腰背部放射

2.腹胀与腹痛同时存在

这种情况是腹腔神经丛受刺激产生肠麻痹的结果，早期为反射性，继发感染后则由腹膜后的炎症刺激所致。腹膜后炎症越严重，腹胀越明显。腹水时可加重腹胀。患者排便、排气停止。

3.恶心、呕吐

该症状早期即可出现，常与腹痛伴发。呕吐剧烈而频繁。呕吐物为胃十二指肠内容物，偶可呈咖啡色。呕吐后腹痛不缓解。

4.腹膜炎体征

急性水肿性胰腺炎时压痛多只限于上腹部，常无明显肌紧张。急性出血坏死性胰腺炎压痛明显，并有肌紧张和反跳痛，范围较广或延及全腹。移动性浊音多为阳性。肠鸣音减弱或消失。

5.其他

较轻的急性水肿性胰腺炎可不发热或轻度发热。合并胆道感染常伴有寒战、高热。胰腺坏死伴感染时，持续性高热为主要症状之一。若结石嵌顿或胰头肿大压迫胆总管可出现黄疸。坏死性胰腺炎患者可有脉搏细速、血压下降，乃至休克。早期休克主要是由低血容量所致，后期继发感染使休克原因复杂化且难以纠正。伴急性肺功能衰竭时可有呼吸困难和发绀。腹膜后坏死组织感染可出现腰部皮肤水肿、发红和和压痛。少数严重患者可因外溢的胰液经腹膜后途径渗入皮下造成出血。在腰部、季肋部和下腹部皮肤出现大片青紫色瘀斑，称 Grey-Tumer 征；若出现在脐周，称 Cullen 征。胃肠出血时可有呕血和便血。血钙降低时，可出现手足抽搐。严重者可有 DIC 表现，有胰性脑病者可引起中枢神经系统症状，如感觉迟钝、意识模糊乃至昏迷。

（二）辅助检查

1.实验室检查

（1）胰酶测定：血清、尿淀粉酶测定是最常用的诊断方法。血清淀粉酶在发病数小时开始升高，24 小时达高峰，4～5 天后逐渐降至正常。尿淀粉酶 24 小时才开始升高，48 小时到高峰，下降缓慢，1～2 周后恢复正常。血清淀粉酶值＞8 335 μmol/(L・s)［正常值 666.8～3 000.6 μmol/(L・s)，Somogyi 法］，尿淀粉酶也明显升高［正常值 1 333.6～5 001 μmol/(L・s)，Somogyi 法）］，有诊断价值。淀粉酶值愈高诊断正确率也越大。但升高的幅度和病变严重程度不成正相关。血清淀粉酶同工酶的测定提高了本病诊断的准确性。虽然血清淀粉酶升高，但 P 同工酶不高也不能考虑急性胰腺炎的诊断。淀粉酶清除率与肌酐清除率比值的测定可排除因肾功能不全对尿淀粉酶的影响。正常比值为 3∶1，当比值＞5 时有诊断价值。血清脂肪酶明显升高［正常值 383.41～5 001 μmol/(L・s)］也是比较客观的诊断指标。

（2）其他项目：包括白细胞增高、高血糖、肝功能异常、低血钙、血气分析及 DIC 指标异常等。诊断性腹腔穿刺若抽出血性渗出液，所含淀粉酶值高对诊断很有帮助。C 反应蛋白（CRP）增高（发病 48 小时＞150 mg/mL）提示病情较重。

2.影像学诊断

（1）腹部 B 超：是首选的影像学诊断方法，可发现胰腺肿大和胰周液体积聚。胰腺水肿时显示为均匀低回声，出现粗大的强回声提示有出血、坏死的可能。还可检查胆道有无结石，胆管有无扩张。但由于上腹部胃肠气体的干扰，可影响诊断的准确性。

（2）胸、腹部 X 线：胸片可显示左肺下叶不张，左侧膈肌抬高，左侧胸腔积液等征象。腹部平片可见十二指肠环扩大、充气明显以及出现前哨肠袢和结肠中断征等。

（3）增强 CT 扫描：不仅能诊断急性胰腺炎，而且对鉴别水肿性和出血坏死性提供很有价值的依据。在胰腺弥漫性肿大的背景上若出现质地不均、液化和蜂窝状低密度区，则可诊断为胰腺坏死。还可在网膜囊内、胰周、肾前或后间隙、结肠后甚至髂窝等处发现胰外侵犯的征象。此外，对其并发病如胰腺脓肿和假性囊肿等也有诊断价值。

（4）磁共振成像（MRI）：可提供与 CT 类似的诊断信息。在评估胰腺坏死、炎症范围及有无游离气体等方面有价值。MRCP 较清晰的显示胆管及胰管，在复发性胰腺炎及原因不明的胰腺炎诊断中具有重要的作用。

二、鉴别诊断

(一)消化性溃疡急性穿孔

有较典型的溃疡病史,腹痛突然加剧,腹肌紧张,肝浊音消失,X线透视见膈下有游离气体等,可资鉴别。

(二)胆石症和急性胆囊炎

常有胆绞痛史,疼痛位于右上腹,常放射到右肩部,Murphy征阳性,血及尿淀粉酶轻度升高,B超及X线胆道造影可明确诊断。

(三)急性肠梗阻

腹痛为阵发性,腹胀、呕吐,肠鸣音亢进,有气过水声,无排气,可见肠型,腹部X线可见液气平面。

(四)心肌梗死

有冠心病史,突然发病,有时疼痛限于上腹部,心电图显示心肌梗死图像,血清心肌酶升高,血尿淀粉酶正常。

三、治疗

根据急性胰腺炎的分型、分期和病因选择恰当的治疗方法

(一)非手术治疗

适应于急性胰腺炎全身反应期、水肿性及尚无感染的出血坏死性胰腺炎。

1.禁食、胃肠减压

持续胃肠减压可防止呕吐、减轻腹胀并增加回心血量。

2.补液、防治休克

静脉输液,补充充电解质,纠正酸中毒,预防治疗低血压,维持循环稳定,改善微循环。对重症患者应进行重症监护。

3.镇痛解痉

在诊断明确的情况下给予止痛药,同时给予解痉药(山莨菪碱、阿托品)。禁用吗啡,以免引起Oddi括约肌痉挛。

4.抑制胰腺分泌抑酸和胰酶制剂

H_2受体阻滞剂(如西咪替丁)可间接抑制胰腺分泌;生长抑素(如octreotide)一般用于病情比较严重的患者;胰蛋白酶抑制剂等具有一定的疗效。

5.营养支持

禁食期主要给予完全肠外营养(TPN)。若手术时附加空肠造瘘,待病情稳定,肠功能恢复后可经造瘘管输入营养液。当血清淀粉酶恢复正常,症状、体征消失后可恢复饮食。

6.抗生素的应用

对重症急性胰腺炎,应经静脉应用对致病菌敏感的广谱抗生素。常见致病菌有大肠埃希菌、绿脓杆菌、克雷伯杆菌和变形杆菌等。

7.中药治疗

呕吐基本控制后,经胃管注入中药,常用复方清胰汤加减:银花、连翘、黄连、黄芬、厚朴、枳壳、木香、红花、生大黄(后下)。酌情每天3～6次。注入后夹管2小时。呕吐不易控制者,可用药物灌肠。

(二)手术治疗

1.手术适应证

手术适应证有:①不能排除其他急腹症时;②胰腺和胰周坏死组织继发感染;③经非手术治疗,病情继续恶化;④暴发性胰腺炎经过短期(24小时)非手术治疗,多器官功能障碍仍不能得到纠正;⑤伴胆总管下

端梗阻或胆道感染者；⑥合并肠穿孔、大出血或胰腺假性囊肿。

2.手术方式

最常用的是坏死组织清除加引流术。经上腹弧形切口开腹，游离、松动胰腺，切断脾结肠韧带，将结肠向中线翻起，显露腹膜后间隙，清除胰周和腹膜后的渗液、脓液以及坏死组织，彻底冲洗后放置多根引流管从腹壁或腰部引出，以便术后灌洗和引流。缝合腹部切口，若坏死组织较多，切口也可部分敞开，以便术后经切口反复多次清除坏死组织。同时行胃造瘘、空肠造瘘(肠内营养通道)，酌情行胆道引流术。若继发肠瘘，可将瘘口外置或行近端造 瘘术。形成假性囊肿者，可酌情行内、外引流术。

3.胆源性胰腺炎的处理

伴有胆总管下端梗阻或胆道感染的重症急性胰腺炎，宜急诊或早期(＜72 小时)手术。取出结石，解除梗阻，畅通引流，并按上述方法清除坏死组织作广泛引流。若以胆道疾病表现为主，急性胰腺炎的表现较轻，可在手术解除胆道梗阻后，行胆道引流和网膜囊引流术。病情许可时同时切除胆囊。若有条件可经纤维十指肠镜行 Oddi 括约肌切开、取石及胆管引引流术。急性胰腺炎经非手术治愈后 2～4 周作胆道手术。

四、案例分析

案例：患者男性，45 岁。1 天前饮大量酒后出现上腹痛，呕吐，吐后疼痛不减轻，加重伴腹胀 3 小时，血压 80/60 mmHg，脉搏 120 次/分，脐周围及两侧腹部皮肤青紫，需要完善的检查？对该患者的诊断与治疗？

分析：根据病史、体征，大量饮酒史，腹痛、呕吐、腹部皮肤青紫、休克表现，考虑急性胰腺炎可能性大，需要完善血液及尿淀粉酶测定，腹部 CT，评估炎症表现及排除其他疾病，治疗上如果炎症水肿轻，可以考虑保守治疗，炎症加重，或保守处理缓解不明显，需要考虑手术治疗。

第五节　急性腹膜炎

腹膜炎是腹腔脏腹膜和壁腹膜的炎症，可由细菌感染、化学性或物理性损伤等引起。按病因可分为细菌性和非细菌性两类；按临床经过可将其分为急性、亚急性和慢性 3 类。按发病机制可分为原发性和继发性两类；按累及的范围可分为弥漫性和局限性两类。急性化脓性腹膜炎累及整个腹腔称为急性弥漫性腹膜炎。

一、临床表现

(一)症状

1.腹痛

腹痛是最主要的临床表现。疼痛的程度与发病的原因、炎症的轻重、年龄、身体素质等有关。疼痛一般都很剧烈，难以忍受，呈持续性。深呼吸、咳嗽、转动身体时疼痛加剧。患者多不愿改变体位。疼痛先从原发病变部位开始，随炎症扩散而延及全腹。

2.恶心、呕吐

腹膜受到刺激，可引起反射性恶心、呕吐，吐出物多是胃内容物；发生麻痹性肠梗阻时可吐出黄绿色胆汁，甚至棕褐色粪水样内容物。

3.体温、脉搏

其变化与炎症的轻重有关。开始时正常，以后体温逐渐升高、脉搏逐渐加快。原有病变如为炎症性，如阑尾炎，发生腹膜炎之前体温已经升高，发生腹膜炎后更加增高。年老体弱的患者体温可不升高。脉搏多加快，如脉搏快体温反而下降，这是病情恶化的征象之一。

4.感染中毒症状

患者可出现高热、脉速、呼吸浅快、大汗、口干。病情进一步发展，可出现面色苍白、虚弱、眼窝凹陷、皮肤干燥、四肢发凉、呼吸急促、口唇发绀舌干苔厚、脉细微弱、体温骤升或下降、血压下降、意识恍惚或不清，表示已有重度缺水、代谢性酸中毒及休克。

(二)体征

腹部体征腹胀，腹式呼吸减弱或消失。腹部压痛、腹肌紧张和反跳痛是腹膜炎的标志性体征，尤以原发病灶所在部位最为明显。腹肌紧张的程度随病因和患者的全身状况不同而不同。腹胀加重是病情恶化的一项重要标志。胃肠或胆囊穿孔可引起强烈的腹肌紧张，甚至呈“木板样”强直。幼儿、老人或极度衰弱的患者腹肌紧张不明显，易被忽视。腹部叩诊因胃肠胀气而呈鼓音。胃十二指肠穿孔时，肝浊音界缩小或消失。腹腔内积液较多时可叩出移动性浊音。听诊时肠鸣音减弱，肠麻痹时肠鸣音可能完全消失直肠指检示直肠前窝饱满及触痛，这表示盆腔已有感染或形成盆腔脓肿。

二、辅助检查

(一)血常规

白细胞计数及中性粒细胞比例增高。病情险恶或机体反应能力低下的患者，白细胞计数可不增高，仅中性粒细胞比例增高，甚至有中毒颗粒出现。

(二)腹部立位平片

小肠普遍胀气并有多个小液平面是肠麻痹征象。胃肠穿孔时多可见膈下游离气体。

(三)超声

显示腹腔内有不等量的液体，但不能鉴别液体的性质。B超引导下腹腔穿刺抽液或腹腔灌洗可帮助诊断。

(四)腹腔穿刺

方法是根据叩诊或B超检查进行定位，一般在两侧下腹部髂前上棘内下方进行诊断性腹腔穿刺抽液，根据抽出液的性质来判断病因。抽出液可为透明、浑浊、脓性、血性、含食物残渣或粪便等几种情况。结核性腹膜炎为草绿色透明腹水；胃十二指肠急性穿孔时抽出液呈黄色、浑浊、含胆汁、无臭味；饱食后穿孔时抽出液可含食物残渣；急性重症胰腺炎时抽出液为血性、胰淀粉酶含量高；急性阑尾炎穿孔时抽出液为稀薄脓性略有臭味；绞窄性肠梗阻时抽出液为血性、臭味重。如抽出液为不凝血，应想到有腹腔内出血；如抽出物为全血且放置后凝固，需排除是否刺入血管。抽出液还可作涂片镜检及细菌培养。腹腔内液体＜100 mL时，腹腔穿刺往往抽不出液体，可注入一定量生理盐水后再进行抽液检查。CT检查对腹腔内实质性脏器病变(如急性胰腺炎)的诊断帮助较大，对评估腹腔内液体量也有一定帮助。

(五)直肠指检

若发现直肠前壁饱满、触痛，提示盆腔已有感染或形成盆腔脓肿，也可经肛门直肠前穿刺抽液有助诊断。已婚女性患者可作经阴道(超声)检查或经后穹隆穿刺检查。

三、鉴别诊断

诊断根据病史及典型体征、白细胞计数及分类、腹部X线检查、超声或CT检查结果等，综合分析，腹膜炎的诊断一般是比较容易的。但儿童在上呼吸道感染期间突然腹痛、呕吐，出现明显的腹部体征时，应仔细分析是原发性腹膜炎，还是肺部炎症刺激肋间神经所引起的。

四、治疗

对于病情轻的急性腹膜炎可以试行非手术疗法，例如盆腔炎、十二指肠溃疡穿孔等。具体的治疗措施包括半卧位、禁食水、胃肠减压、补充水和电解质、抗感染、营养支持等。可参考本书中关于肠梗阻非手术治疗的有关内容。需要强调的是，继发性腹膜炎时多有大肠杆菌和厌氧菌的混合感染，因此应使用广谱抗菌药物，可以选用头孢类抗生素加甲硝唑或替硝唑。伴有高热等感染中毒症状的弥漫性腹膜炎，或虽腹膜炎病情较轻，但经非手术治疗后无好转甚至加重，或原发性疾病需要手术治疗（如绞窄性肠梗阻）的腹膜炎等，都应及时手术。如不具备手术条件，或者持续高烧，症状经保守治疗后无缓解，需要及时转诊。

第六节　泌尿系统结石

泌尿系统结石又称为尿石症，是多种病理因素相互作用引起的泌尿系统内任何部位的结石病，包括上尿路结石（肾结石、输尿管结石）和下尿路结石（膀胱结石、尿道结石）。

我国人群患病率为1%～5%，25～40岁好发。男女发病比例为3∶1，上尿路结石男女比例相近，下尿路结石男性明显多于女性。在我国，泌尿系统结石有明显的地理分布特征（南方地区发病率高达5%～10%）以及季节特点（夏季高发）。泌尿系统结石的成石机制还未完全明了。比较公认的学说认为：尿中成石物质浓度过高所致的尿液过饱和是结石形成过程中最为重要的驱动力；成石还取决于尿饱和度与结晶抑制因子之间的平衡，结晶抑制因子的含量降低也是结石形成的重要条件，如低枸橼酸尿症等。代谢异常、尿路梗阻、感染、异物、药物相关因素是结石形成的危险因素。

一、上尿路结石

（一）诊断

1.病史

与活动有关的疼痛和血尿是上尿路结石的特点，也有部分患者没有症状，为体检发现。

2.临床表现

（1）疼痛：肾盂内大结石、肾盏结石可能没有症状或仅有活动后镜下血尿；肾盏颈部梗阻、肾盂内结石可以导致上腹、腰部钝痛；肾盂输尿管交界处、输尿管完全梗阻可以导致肾绞痛。输尿管结石可引起肾绞痛或输尿管绞痛，而且不同部位的结石引起疼痛的症状也有所不同上段输尿管结石引起同侧肋腹部剧痛，向同侧下腹部放射，有时伴恶心、呕吐；中段结石引起中下腹部疼痛：下段输尿管结石可以引起下腹部绞痛并向同侧腹股沟、阴囊、大阴唇或大腿内侧放射；输尿管壁间段结石还可能引起尿急、尿频、尿痛等膀胱刺激症状以及尿道阴茎头疼痛等症状。

（2）血尿：通常为镜下血尿，少数患者可见肉眼血尿。

（3）恶心、呕吐：原因之一是输尿管结石引起尿路梗阻，输尿管腔内压力增高，管壁局部扩张、痉挛、缺血可以导致胃肠道反应，引起恶心呕吐；原因之二是由于输尿管与肠道有共同的神经支配，输尿管平滑肌痉挛可以反射性引起肠道痉挛而导致恶心、呕吐，常与肾绞痛伴发。

（4）膀胱刺激症状：结石伴感染或膀胱壁间间段结石，可有尿急、尿频、尿痛。

（5）并发症表现：结石继发急性肾盂肾炎或肾积脓时，可有高热、畏寒、寒战等全身症状；结石所致巨大肾积水，上腹部可扪及增大肾脏；双侧上尿路结石或孤立肾上尿路完全梗阻，可导致无尿，出现尿毒症；小儿上尿路结石以尿路感染为主要表现。

3.辅助检查

（1）实验室检查：①尿液检测尿常规一般提示红细胞增多，合并感染时白细胞指标升高，尿液中结晶量增多。②血液液检查血常规可能提示白细胞升高，为疼痛刺激导致的机体反应或表明合并有尿路感染；血钙升高、血磷下降、甲状旁腺素升高，提示合并有甲状旁腺功能亢进；血氯升高、血钾和二氧化碳下降，提示肾小管酸中毒;血尿酸升高,提示痛风合并尿酸结石;尿素氮、肌酐用来评估肾功能。③结石成分分析知道了结石成分,可以指导预防措施、选择药物治疗。

(2)影像学检查:①超声是筛选与随诊的检查手段。特征是高回声区(强光团)伴声影。也能显结石梗阻导致肾积水及肾实质萎缩等情况。②泌尿系统平片(KUB)表现为肾区或输尿管走行区的高密度影。③静脉尿路造影有助于确认结石是否位于尿路之中,全面了解分肾功能状态,积水程度和潜在的泌尿系统异常。④CT 可以显示任何成分结石,CT 尿路造影(CTU)临床常用。

4.诊断要点

(1)活动后血尿,尤其是伴有典型的肾绞痛,有助于该病病的诊断。

(2)影像学检查特别是 CT 检查可以明确诊断。

(二)鉴别诊断

该病需要与急性阑尾炎、异位妊娠、卵巢囊肿蒂扭转、急性胆囊炎、胆石症等疾病相鉴别。上述疾病发展到一定程度会出现腹膜炎的体征,腹部有压痛、反跳痛及肌紧张,而上尿路结石一般不存在腹膜炎体征,疼痛发作时肾区叩击痛阳性也有助于与其他疾病相鉴别诊断。

(三)治疗

1.保守治疗

(1)水化疗法缩短游离晶体颗粒平均滞留时间、促进小结石排出;降低成石物质尿液饱和度、阻止结石继续生长;减少尿路感染机会。保持尿量>2 000 mL/d。

(2)食物疗法预防代谢性结石的重要措施。草酸是最危险的成石物质,饮食需要限制草酸摄入:菠菜、甜菜、茶、巧克力、草莓、麦麸、坚果类。肉类蛋白摄入量<1 g/(kg·d)。氯化钠限制在 5 g/d。

(3)尿酸结石采取低嘌呤饮食,忌食动物内脏、鱼虾、肉类;宜服用柑橘类水果。

(4)胱氨酸结石限食蛋、奶、肉、花生、小麦等富含蛋氨酸的食物。

2.对症治疗

(1)抗感染上尿路结石合并尿路感染的可以经验性的给予头孢二代或喹诺酮类药物抗感染治疗。

(2)解痉止痛非甾体类镇痛抗炎药物如双氯芬酸、吲哚美辛等,口服或者肛塞;麻醉性镇痛剂,哌替啶;非类固固醇抗炎药,吲哚美辛;M 型胆碱受体阻断剂、钙通道阻滞剂、黄体酮等解痉药。

3.外科疗法

(1)体外震波碎石术(ESWL):结石<2 cm,可以选择体外震波碎石。严格掌握碎石能量和次数,不能>3 次;间隔时间>2 周。结石远端存在尿路梗阻、妊娠、出血性疾病、严重心脑血管疾病、急性尿路感染等都是禁忌证。

(2)经皮肾镜碎石取石术适用于≥2 cm 的肾盂结石,部分肾盏结石及鹿角型结石。

(3)输尿管镜碎石术适用于中下段输尿管结石、平片不显影结石;因肥胖、结石硬、停留时间长和经 ESWL 治疗后并发石街等患者。

(4)腹腔镜输尿管切开取石术适用于≥2 cm 的输尿管结石,或经 ESWL、输尿管镜手术治疗失败者。

(5)开放手术在上述治疗失败或者无条件进行上述治疗的,可采用开放手术治疗。

(四)预防

预防治疗大量饮水、增加尿量;调节饮食结构和尿液 pH;草酸盐结石患者口服维生素 B_6 片,减少草酸盐排出;口服氧化镁增加尿中草酸盐溶解度;口服别嘌呤醇和碳酸氢钠,抑制尿酸结石形成;甲状旁腺功能亢进患者应该手术摘除甲状旁腺瘤;尿路梗阻、异物、感染或长期卧床者应及时治疗,预防结石发生。

(五)转诊指征

(1)诊断不明确,需鉴别诊断者。

(2)结石合并梗阻、肾积水者。

(3)不具备相应外科手术治疗条件的。

二、下尿路结石

(一)诊断

1.病史

排尿突然中断，改变体位后可以继续排尿；排尿困难或者点滴状排尿为膀胱结石、尿道结石的主要症状。

2.临床表现

(1)膀胱结石：典型症状为排尿突然中断，疼痛放射至远端尿道及阴茎头部，伴排尿困难和膀胱刺激症状；小儿常用手搓拉阴茎；改变体位可继续排尿。

(2)尿道结石：典型症状为排尿困难，点滴状排尿，伴尿痛，重者可发生急性尿潴留及会阴部剧痛。

(3)血尿和感染，严重者可伴有血尿和尿频、尿急、尿痛等尿路感染症状。

3.辅助检查

(1)实验室检查：①尿液检测：尿常规一般提示红细胞增多，合并感染时白细胞指标升高。②血液检查：血常规可能提示白细胞升高，为疼痛刺激导致的机体反应或表明合并有尿路感染。

(2)影像学检查：①超声特征是强回声伴声影，随体位改变可以移动。②泌尿系统平片(KUB)表现为膀胱区的高密度影。③膀胱镜可以明确见到膀胱内结石。

4.诊断要点

(1)排尿突然中断，改变体位可以继续排尿的典型症状，有助于诊断。

(2)影像学检查、膀胱镜检查可以明确诊断。

(二)治疗

1.膀胱结石

(1)针对病因解除成石因素：膀胱感染严重时应用抗生素治疗；排尿困难，先留置尿管，利于引流尿液和控制感染。

(2)内镜治疗：适用于直径<3 cm的单纯膀胱结石，通过膀胱镜应用碎石钳等机械碎石，将结石取出。较大结石可应用气压弹道碎石。

(3)开放手术：小儿、结石过大或过硬，合并膀胱严重感染及有膀胱憩室时，可行耻骨上膀胱切开取石。

2.尿道结石

(1)以最易于取出，对尿道损伤最小为原则。

(2)尿道口处结石可以直接应用止血钳等取出，多向尿道内注入无菌液状石蜡，有助于取出结石，切忌使用暴力。

(3)后尿道结石或通过尿道口无法触及的结石可以先以尿管或尿道探条将结石推入膀胱，然后按膀胱结石处理。

(4)如有条件，还可以应用输尿管镜采用气压弹道或者钬激光原位碎石。

(三)转诊指征

不具备相应外科手术治疗条件的，应该转诊。

第十章　妇科常见疾病

第一节　妇科炎症

一、非特异性外阴炎

（一）病因

外阴受到月经血、阴道分泌物、尿液、粪便刺激，容易引起外阴炎。糖尿病患者糖尿刺激、粪瘘患者粪便刺激、穿紧身化纤内裤、经期使用卫生巾导致会阴局部潮湿，均可引起非特异性外阴炎。

（二）诊断

1.症状

外阴皮肤黏膜瘙痒、疼痛、烧灼感，活动、性交、排尿及排便时加重。

2.查体

外阴充血、肿胀、糜烂，常有抓痕，严重者形成溃疡或湿疹。慢性炎症可使皮肤增厚、粗糙、皲裂、甚至苔藓样变。

（三）鉴别诊断

注意与萎缩性阴道炎鉴别。萎缩性阴道炎是因为雌激素水平降低，阴道局部抵抗力下降引起的。常表现为外阴瘙痒、灼热不适，脓性分泌物。检查可见外阴阴道充血，阴道皱襞消失。治疗补充雌激素，增加阴道局部抵抗力。

（四）治疗

保持会阴局部清洁、干燥，消除病因，局部应用抗生素。

1.寻找病因

治疗原发病，消除病因。

2.局部治疗

可用0.1%聚维酮碘溶液或1∶5 000高锰酸钾溶液坐浴，每天2次，每次15～30分钟。坐浴后涂抗生素软膏或紫草油。也可选用中药熏洗外阴部，每天1～2次。急性期可选用局部物理治疗。

（五）转诊指征

合并严重糖尿病、粪漏、尿失禁的患者，转上级医院治疗。

（六）案例分析

案例：女性，55岁。月经正常。外阴瘙痒、肿胀、烧灼不适，自行用盐水冲洗外阴阴道症状减轻，但反复发作。询问病史，查血糖，发现糖尿病。查体：外阴充血、肿胀、有抓痕，局部皮肤增厚。

分析：患者为中年女性，发现有糖尿病，但未控制血糖，反复发作单纯的外阴瘙痒、烧灼不适。诊断为非特异性外阴炎。治疗方案：控制血糖，局部用0.1%聚维酮碘溶液外洗，涂红霉素软膏。

二、前庭大腺炎

（一）病因

前庭大腺位于两侧大阴唇后1/3深部，腺管开口于处女膜与小阴唇之间，在性交、分娩等情况污染外阴部时易发生炎症，病原体侵入前庭大腺引起炎症，称为前庭大腺炎。

（二）诊断

1.症状

初起时局部肿胀、疼痛、灼热感，行走不便，有时会致大小便困难。炎症多为一侧。

2.查体

局部皮肤红肿、发热、压痛明显，患侧前庭大腺开口处有时可见白色小点。脓肿形成时，疼痛加剧，脓肿直径可达3～6 cm，局部可触及波动感。部分患者出现发热等全身症状，腹股沟淋巴结可不同程度增大。当脓肿内压力增大时，表面皮肤变薄，脓肿可自行破溃，若破孔大，可自行引流，炎症较快消退；若破孔小，引流不畅，炎症持续不消退，可反复急性发作。

（三）鉴别诊断

外阴纤维瘤：常单发，多位于大阴唇。常有蒂，光滑，质硬。表面可有溃疡坏死。治疗可局部切除。

（四）治疗

急性炎症发作时，需卧床休息，局部保持清洁。可取前庭大腺开口处分泌物进行细菌培养，确定病原体。根据病原体选用抗生素。也可选用清热、解毒中药局部热敷或坐浴。脓肿形成后需行切开引流或造口术，并放置引流条。

（五）转诊指征

诊断明确，如果脓肿形成需要切开引流或者造口，要转诊到上级医院。

（六）案例分析

案例：女性，40岁。右侧外阴肿胀、疼痛3天，发热1天。查体：体温38.6 ℃，右侧大阴唇中后方可见直径4 cm肿物，表面皮肤红肿，压痛。局部可触及波动感。腹股沟淋巴结肿大。

分析：患者初起症状为右侧外阴肿胀、疼痛，后出现发热。查体右侧前庭大腺部位炎性肿物，皮肤红肿、压痛，腹股沟淋巴结肿大。诊断为右侧前庭大腺炎。

治疗措施：给予头孢菌素与甲硝唑联合抗感染治疗，转上级医院切开引流。

三、滴虫阴道炎

（一）病因

阴道毛滴虫寄生于阴道，或侵入尿道或尿道旁腺，甚至膀胱、肾盂以及男性的包皮皱褶、尿道或前列腺中，繁殖引起炎症发作。滴虫能消耗或吞噬阴道上皮细胞内的糖原，阻碍乳酸生成，使阴道pH升高。滴虫能消耗氧，使阴道成为厌氧环境，致厌氧菌繁殖，常合并细菌性阴道病。

（二）诊断

1.症状

外阴瘙痒，灼热、疼痛、性交痛、阴道分泌物增多，分泌物典型特点为稀薄脓性、黄绿色、泡沫状、有臭味。分泌物呈脓性是因分泌物中含有白细胞，合并其他感染则呈黄绿色；呈泡沫状、有臭味是因滴虫无氧酵解碳水化合物，产生腐臭气体。瘙痒部位主要为阴道口及外阴。合并尿道感染，可有尿频、尿痛，有时血尿。阴道毛滴虫能吞噬精子，并能阻碍乳酸生成，影响精子在阴道内存活，导致不孕。经性交传播 是主要的传播方式。也可经公共浴池、浴盆、浴巾、游泳池、坐式便器、衣物、污染的器械及敷料等间接传播。

2.查体

阴道黏膜充血，严重者有散在出血点，甚至子宫颈有出血斑点，形成“草莓样”子宫颈，白带多，呈灰黄色、黄白色稀薄液体或黄绿色脓性分泌物，常呈泡沫状。

3.辅助检查

典型病例容易诊断。在阴道分泌物中找到滴虫即可确诊带虫者。最简便的方法是0.9%氯化钠溶液湿片法。对可疑患者，多次湿片法未能发现滴虫时，可送培养。取分泌物前24～48小时避免性交、阴道灌洗或局部用药，取分泌物时阴道窥器不使用润滑剂，分泌物取出后应及时送检并注意保暖，否则滴虫活动力减弱，造成辨认困难。

（三）鉴别诊断

应与需氧菌性阴道炎相鉴别。两者分泌物性状相似，均为稀薄、泡沫样白带，有异味。主要通过实验室检查鉴别。滴虫性阴道炎分泌物中找到滴虫，需氧菌性阴道炎镜下可见大量中毒白细胞和大量杂菌。

（四）治疗

因滴虫性阴道炎可同时有尿道、尿道旁腺、前庭大腺滴虫感染，需全身用药，主要治疗药物为甲硝唑及替硝唑。

1.全身用药

初次治疗可选择甲硝唑2 g，单次口服；或替硝唑2 g，单次口服；或甲硝唑400 mg，每天2次，连服7天。甲硝唑用药期间及停药24小时内，替硝唑用药期间及停药72小时内禁止饮酒，哺乳期用药不易哺乳。

2.性伴侣的治疗

滴虫阴道炎主要由性行为传播，性伴侣应同时进行治疗，并告知患者及性伴侣治愈前应避免无保护性性交。

3.妊娠合并滴虫阴道炎的治疗

妊娠期滴虫阴道炎可导致胎膜早破、早产及低出生体重儿，治疗有症状的妊娠期滴虫阴道炎可以减轻症状，减少传播，防止新生儿呼吸道和生殖道感染。方案为甲硝唑2 g顿服，或甲硝唑400 mg，每天2次，连服7天。但甲硝唑治疗能否改善滴虫阴道炎的产科并发症尚无定论，因此应用甲硝唑时，最好取得患者及其家属的知情同意。

（五）转诊指征

一般不需要转诊，如果合并妊娠，建议转诊上级医院，全面评估治疗。

（六）案例分析

案例：女性，30岁。阴道分泌物增多伴外阴瘙痒2天。5天前曾出差游泳，阴道分泌物为黄色脓性稀薄白带，呈泡沫状，外阴瘙痒、灼热感，伴尿频、尿痛。分泌物涂片法查到阴道毛滴虫。查体：阴道黏膜充血，有散在出血点，白带多，灰黄色、脓性分泌物，呈泡沫状。

分析：患者5天前有在公共游泳池游泳的经历，阴道分泌物多，黄色脓性，泡沫状。外阴瘙痒伴尿频、尿痛。分泌物湿片法查到阴道毛滴虫。诊断为滴虫阴道炎。给予口服甲硝唑400 mg，每天2次，共7天。局部甲硝唑泡腾片阴道放入。

四、外阴阴道假丝酵母病

（一）病因

外阴阴道假丝酵母病（VVC）曾称外阴阴道念珠菌病、霉菌性阴道炎。是由假丝酵母引起的常见外阴阴道炎症。假丝酵母为机会致病菌，酸性环境适宜假丝酵母生长。当全身及阴道局部细胞免疫力下降、假丝酵母大量繁殖病变为菌丝相，才出现症状。常见诱因有应用广谱抗生素、妊娠、糖尿病、大量应用免疫抑制剂以及接受大量雌激素治疗。其他诱因有肠道假丝酵母、穿紧身化纤内裤及肥胖。传播途径主要为内源性传染，假丝酵母可寄生于阴道、人的口腔、肠道，一旦条件适宜引起感染。这3个部位的假丝酵母可互相传染，少部分患者可通过性交直接传染，极少通过接触感染的衣物间接传染。

（二）诊断

1.症状

主要表现为外阴瘙痒、灼痛、性交痛、尿痛，阴道分泌物增多，为白色稠厚呈凝乳或豆腐渣样。

2.体征

可见外阴红斑、水肿，常伴有抓痕，严重者可见皮肤皲裂、表皮脱落。阴道黏膜红肿、小阴唇内侧及阴道黏膜附有白色块状物，擦除后露出红肿黏膜面，急性期还可能见到糜烂及浅表溃疡。

3.辅助检查

对有阴道炎症状或体征的妇女，若在阴道分泌物中找到假丝酵母的芽生孢子或假菌丝可确诊。可用0.9%氯化钠溶液湿片法或10%氢氧化钾溶液湿片法或革兰染色检查分泌物中的芽生孢子和假菌丝。若有症状而多次湿片法检查为阴性或顽固病例，可采用培养法。

（三）鉴别诊断

细胞溶解性阴道病：临床表现相似，外阴瘙痒，外阴阴道烧灼感，分泌物为黏稠或稀薄白色干酪样。主要通过实验室检查鉴别，假丝酵母外阴阴道炎分泌物镜下可见芽生孢子和假菌丝，细胞溶解性阴道炎镜下可见大量乳酸杆菌和上皮细胞溶解后的裸核。

（四）治疗

消除诱因，根据患者情况选择局部或全身应用抗真菌药物。

1.消除诱因

若有糖尿病应给予积极治疗，及时停用广谱抗生素、雌激素及皮质类固醇激素。勤换内裤，用过的内裤、盆及毛巾用开水烫洗。

2.单纯性 VVC 的治疗

可局部用药，也可全身用药，主要以局部短疗程抗真菌药物为主，唑类药物的疗效高于制霉菌素。

（1）局部用药：可选用下列药物放于阴道内，如咪康唑栓剂、克霉唑栓剂、制霉菌素制剂。

（2）全身用药：对不能耐受局部用药、未婚妇女及不愿采用局部用药者，可选用口服药物。常用药物：氟康唑。

3.复杂性 VVC 的治疗

（1）严重 VVC：无论局部用药还是口服药物均应延长治疗时间。局部用药，延长为7～14天；口服氟康唑150 mg，则72小时后加服1次。

（2）复发性外阴阴道假丝酵母病（RVVC）的治疗：一年内有症状并经实验室检查证实的假丝酵母阴道炎发作4次或以上，称为RVVC。复发机制不明确。抗真菌治疗分为初始治疗及巩固治疗。根据培养和药物敏感试验选择药物。在初始治疗达到真菌学治愈后，给予巩固治疗至半年。若初始治疗为局部治疗，延长治疗时间7～14天。若口服氟康唑150 mg，则第4天、第7天各加服1次。巩固治疗方案：可口服氟康唑150 mg，每周1次，连续6个月；也可根据复发规律，在每月复发前给予局部用药巩固治疗。治疗期间定期复查监测疗效及药物不良反应，一旦发现不良反应，立即停药。

（3）妊娠合并外阴阴道假丝酵母病的治疗：局部治疗为主，禁用口服唑类药物。

（五）转诊指征

复发性外阴阴道假丝酵母病治疗效果不好，转上级医院行真菌培养和药敏试验。妊娠合并外阴阴道假丝酵母病转上级医院全面评估后治疗。

（六）案例分析

案例：女性，35岁。外阴瘙痒、灼痛3天，外阴瘙痒夜间严重。查体：外阴红肿，小阴唇内侧有白色块状物。阴道黏膜充血，阴道分泌物多，为白色豆腐渣样。阴道分泌物找到假丝酵母的芽生孢子。

分析：患者外阴瘙痒、灼痛，阴道分泌物多，为白色豆腐渣样，阴道分泌物找到假丝酵母的芽生孢子。给予0.1%聚维酮碘溶液外洗，咪康唑栓剂每晚1粒，连用7天，进行健康宣教，消除诱因。

五、细菌性阴道病

(一)病因

细菌性阴道病(BV)为阴道内正常菌群失调所致的一种混合感染。正常阴道内以乳杆菌占优势,细菌性阴道病时,阴道内其他微生物大量繁殖,其中以厌氧菌居多,阴道菌群发生变化的原因可能与频繁性交、多个性伴侣或阴道灌洗阴道碱化有关。妊娠期细菌性阴道病可导致绒毛膜羊膜炎、胎膜早破、早产,非孕期妇女可引起子宫内膜炎、盆腔炎、子宫切除后阴道断端感染。

(二)诊断

1.症状

部分患者无临床症状,有症状者主要表现为阴道分泌物增多,有鱼腥臭味,尤其是性交后加重,可伴有轻度外阴瘙痒或烧灼感。

2.查体

阴道黏膜无充血的炎症表现,分泌物特点为灰白色,均匀一致,稀薄,常黏附于阴道壁,但黏度很低,容易分泌物从阴道壁拭去。

3.辅助检查

主要采用 Amsel 临床诊断标准,下列 4 项中有 3 项阳性,即可临床诊断为细菌性阴道病。

(1)匀质、稀薄、白色阴道分泌物,常黏附于阴道壁。

(2)线索细胞阳性 阴道分泌物高倍显微镜下寻找线索细胞。细菌性阴道病时线索细胞需>20%。

(3)阴道分泌物 pH>4.5。

(4)胺臭味试验阳性:取阴道分泌物少许放在玻片上,加入 10%氢氧化钾溶液 1～2 滴,产生烂鱼肉样腥臭气味,系胺遇碱释放氨所致。

(三)鉴别诊断

与外阴阴道假丝酵母菌病、滴虫性阴道炎鉴别。

(四)治疗

治疗原则为选用抗厌氧菌药物,主要有甲硝唑、替硝唑、克林霉素。甲硝唑抑制厌氧菌生长,不影响乳杆菌生长。

1.口服药物

首选甲硝唑,替代药物替硝唑或克林霉素。

2.局部药物治疗

甲硝唑栓剂或 2%克林霉素软膏阴道涂抹。

3.妊娠期细菌性阴道病的治疗

对高危早产孕妇(即有早产史)的无症状 BV 进行筛查及治疗能否改善早产并发症亦尚无定论。任何有症状的细菌性阴道病孕妇均需筛查及治疗。用药方案为甲硝唑 400 mg,口服,每天 2 次,连用 7 天;或克林霉素 300 mg,口服,每天 2 次,连用 7 天。

(五)转诊指征

妊娠期细菌性阴道病需转上级医院评估治疗。

(六)案例分析

案例:女性,36 岁。外阴轻度瘙痒不适,阴道分泌物多,有鱼腥味。查体:外阴阴道无明显充血,白带均匀、稀薄白色。阴道分泌物高倍显微镜下找到线索细胞。

分析:患者外阴瘙痒不适,阴道分泌物多,稀薄白色,有鱼腥味。分泌物查到线索细胞。诊断为细菌性阴道病。给予甲硝唑泡腾片 1 片阴道放入,每晚 1 次,连用 7 天。

六、慢性子宫颈炎

（一）病因

慢性子宫颈炎可由急性子宫颈炎症迁延而来，也可为病原体持续感染所致。可表现为慢性子宫颈管黏膜炎、子宫颈息肉、子宫颈肥大。

（二）诊断

1.症状

慢性子宫颈炎大多数无症状，部分患者可有阴道分泌物增多，淡黄色或脓性，性交后出血，月经间期出血，偶有分泌物刺激引起外阴瘙痒或不适。

2.查体

发现子宫颈呈糜烂样改变，或有黄色分泌物覆盖子宫颈口或从子宫颈口流出，也可表现为子宫息肉或子宫颈肥大。

（三）鉴别诊断

应与子宫颈腺囊肿相鉴别。子宫颈腺囊肿是因为宫颈口腺管口阻塞，导致腺体分泌物引流受阻、潴留形成囊肿。查体可见子宫颈表面突出单个或多个青白色小囊肿，容易诊断。深部的囊肿子宫颈表面无异常，表现子宫颈肥大。子宫颈腺囊肿通常不需处理。

（四）治疗

不同病变采用不同的治疗方法。表现糜烂样改变者，如果是无症状的生理性柱状上皮异位无需处理。

（1）物理治疗：对糜烂样改变伴有分泌物增多、乳头状增生或接触性出血，可给予局部物理治疗，包括激光、冷冻、微波等方法，也可给予中药保妇康栓治疗或其作为物理治疗前后的辅助治疗，但治疗前必须筛查排除子宫颈上皮内瘤变和子宫颈癌。

物理治疗注意事项：①治疗前，应常规行子宫颈癌筛查。②有急性生殖道炎为禁忌。③治疗时间选在月经干净后3～7天内进行。④物理治疗后会有阴道分泌物增多，甚至有大量水样排液，术后1～2周脱痂时可有少许出血。⑤治疗后4～8周，创面未完全愈合禁盆浴、性交和阴道冲洗。⑥物理治疗有引起术后出血，子宫颈狭窄，不孕，感染的可能，治疗后应定期复查，观察创面愈合情况直到痊愈，同时注意有无子宫颈管狭窄。

（2）子宫颈息肉行息肉摘除术，术后将切除息肉送病理组织学检查。

（3）子宫颈肥大一般无需治疗。

（五）转诊指征

子宫颈息肉转诊上级医院，切除送病理检查。

（六）案例分析

案例：女性，45岁，阴道分泌物多，色黄，无明显异味。偶有性生活后出血，量少。无腹痛、腰痛。查体：子宫颈外口可见两个舌形赘生物，红色质软，触血阳性。

分析：患者阴道分泌物多，无异味，无外阴瘙痒。偶有接触性少量出血。查体子宫颈外口见舌形赘生物，红色质软。诊断为子宫颈息肉。转上级医院行子宫颈息肉摘除术，切除组织送病理检查。术后健康宣教注意事项。

七、盆腔炎性疾病

（一）病因

盆腔炎性疾病主要包括子宫内膜炎、输卵管炎、输卵管卵巢脓肿、盆腔腹膜炎。炎症可局限于一个部位，也可同时累及几个部位，以输卵管炎、输卵管卵巢炎最常见。盆腔炎性疾病若未能得到及时、彻底治疗，输卵管妊娠、慢性盆腔痛，炎症反复发作，可导致不孕，从而严重影响女性的生殖健康。

（二）诊断

1.症状

轻者无症状或症状轻微。常见症状为下腹痛、阴道分泌物增多。腹痛为持续性，活动或性交后加重。严重可出现发热甚至高热、寒战、头痛、食欲不佳。月经期发病可出现经量增多、经期延长。合并腹膜炎，出现消化系统症状如恶心、呕吐、腹胀、腹泻等。合并泌尿系统感染可有尿急、尿频、尿痛症状。若有脓肿形成，可有下腹包块及局部压迫刺激症状；包块位于子宫前方可出现膀胱刺激症状，如排尿困难、尿频，若引起膀胱肌炎还可有尿痛等；包块位于子宫后方可有直肠刺激症状；若在腹膜外可致腹泻、里急后重感和排便困难。若有输卵管炎的症状及体征，并同时有右上腹疼痛者，应怀疑有肝周围炎。

2.体征

轻者妇科检查仅发现子宫颈举痛、宫体压痛或附件区压痛。严重病例呈急性病容，体温升高，心率加快，下腹部有压痛、反跳痛及肌紧张，甚至出现腹胀，肠鸣音减弱或消失。盆腔检查：阴道可见脓性臭味分泌物；子宫颈充血、水肿，脓性分泌物从子宫颈口流出。穹隆触痛明显，子宫颈举痛；宫体稍大，有压痛，活动受限；子宫两侧压痛明显。单纯输卵管炎，可触及增粗的输卵管，压痛明显。输卵管积脓或输卵管卵巢脓肿，可触及包块且压痛明显，不活动。宫旁结缔组织炎时，可扪及宫旁一侧或两侧片状增厚，或两侧宫骶韧带高度水肿、增粗，压痛明显。若有盆腔脓肿形成且位置较低时，可扪及后穹隆或侧穹隆有肿块且有波动感，三合诊常能协助进一步了解盆腔情况。

3.辅助检查

阴道分泌物涂片法、血C-反应蛋白、子宫内膜活组织检查、超声或磁共振检查。

（三）鉴别诊断

1.卵巢囊肿扭转或破裂

为常见妇科急腹症，扭转常在体位突然变动时发生，发生急性扭转引起囊肿内出血坏死、破裂、感染。表现突然下腹部剧痛，常伴恶心呕吐。破裂可因外伤或肿瘤自发破裂，小的囊肿破裂可有轻度腹痛，大的囊肿破裂常伴有剧烈腹痛、恶心呕吐，破裂也可导致腹腔内出血。发现卵巢囊肿扭转或破裂应立即手术，送细胞学和病理检查。

2.异位妊娠流产或破裂

有停经史，异位妊娠流产或破裂时，突感一侧下腹部撕裂样疼痛，伴有恶心呕吐。随着出血增多可有下腹部疼痛或肛门坠胀感。轻者可有晕厥，重者出现失血性休克。诊断有超声检查、HCG检测、阴道后穹隆穿刺。一旦确诊异位妊娠流产或破裂，立即手术。

（四）治疗

主要为抗生素药物治疗，必要时手术治疗。经恰当的抗生素积极治疗，绝大多数盆腔炎性疾病能彻底治愈。抗生素的治疗原则：经验性、广谱、及时、个体化。根据药敏试验选用抗生素较合理，但通常需在获得实验室结果前即给予抗生素治疗，因此，初始治疗往往根据经验选择抗生素。选择广谱抗生素以及联合用药。在盆腔炎性疾病诊断48小时内及时用药将明显降低后遗症的发生。

1.门诊治疗

若患者一般状况好，症状轻，能耐受口服抗生素，并有随访条件，可在门诊给予口服或肌内注射抗生素治疗。常用药物：第三代头孢菌素与多西环素、甲硝唑合用。氧氟沙星或左氧氟沙星，同时加服甲硝唑。

2.住院治疗

若患者一般情况差，病情严重，伴有发热、恶心、呕吐；或有盆腔腹膜炎；或输卵管卵巢脓肿；或门诊治疗无效；或不能耐受口服抗生素；或诊断不清，均应住院给予抗生素药物治疗为主的综合治疗。

(1)支持疗法：卧床休息，半卧位有利于脓液积聚于直肠子宫陷凹而使炎症局限。给予高热量、高蛋白、高维生素流质或半流质，补充液体，注意纠正电解质紊乱及酸碱失衡。高热时采用物理降温。尽量避免不必要的妇科检查以免引起炎症扩散。

(2)抗生素治疗：给药途径以静脉滴注收效快。常用药物有：①头霉素类或头孢菌素类药物。②克林霉素与氨基糖苷类药物联合应用。③青霉素类与四环素类药物联合应用。④喹诺酮类药物与甲硝唑联合应用。

(3)手术治疗:主要用于治疗抗生素控制不满意的输卵管卵巢脓肿或盆腔脓肿。手术指征有药物治疗无效、脓肿持续存在、脓肿破裂。

(4)中药治疗:主要为活血化瘀、清热解毒药物。

(五)转诊指征

患者一般情况差,病情严重,伴有发热、恶心、呕吐;或有盆腔腹膜炎;或输卵管卵巢脓肿;或门诊治疗无效者需转诊。

(六)案例分析

案例:女性,45 岁。下腹痛 2 天,发热 1 天。患者末次月经干净 1 天出现下腹痛,阴道分泌物增多。未行处理,1 天前出现发热,体温波动在 38.5 ℃左右。查体:阴道分泌物多,脓性,子宫颈充血,子宫颈举痛,宫体稍大,压痛明显。双侧宫旁压痛,未触及明显包块。辅助检查血常规显示白细胞升高。

分析:患者下腹部疼痛、发热。查体阴道分泌物多,子宫颈充血,子宫颈举痛,宫体压痛,双侧宫旁压痛。血常规白细胞升高。诊断为急性盆腔炎。给予抗生素治疗,必要时转上级医院就诊。

第二节　妇科肿瘤

一、子宫肌瘤

(一)病因

子宫肌瘤是女性生殖器最常见的良性肿瘤,由平滑肌及结缔组织组成。常见于 30～50 岁妇女,20 岁以下少见。因肌瘤好发于生育年龄,青春期前少见,绝经后萎缩或消退,提示其发生可能与女性性激素相关。

(二)诊断

1.症状

可无明显症状,仅在体检时偶然发现。症状与肌瘤部位、有无变性相关。常见症状如下。

(1)经量增多及经期延长:是子宫肌瘤最常见的症状。多见于大的肌壁间肌瘤及黏膜下肌瘤。黏膜下肌瘤伴有坏死感染时,可有不规则阴道流血或血样脓性排液。长期经量增多可继发贫血,出现乏力、心悸等症状。

(2)下腹包块:肌瘤较小时在腹部摸不到肿块,当肌瘤逐渐增大使子宫超过 3 个月妊娠大时可从腹部触及。巨大的黏膜下肌瘤可脱出于阴道外。

(3)白带增多:肌壁间肌瘤使宫腔面积增大,内膜腺体分泌增多,并伴有盆腔充血致使白带多;子宫黏膜下肌瘤一旦感染,可有大量脓样白带。若有溃烂、坏死、出血时,可有血性或脓血性,有恶臭的阴道分泌物。

(4)压迫症状:子宫前壁下段肌瘤可压迫膀胱引起尿频、尿急;子宫颈肌瘤可引起排尿困难、尿潴留;子宫后壁肌瘤可引起下腹坠胀不适、便秘等症状。阔韧带肌瘤或子宫颈巨型肌瘤向侧方发展,嵌入盆腔内压迫输尿管引起输尿管扩张。

(5)其他:包括下腹坠胀、腰酸背痛,经期加重。肌瘤红色样变时有急性下腹痛,伴呕吐、发热及肿瘤局部压痛;浆膜下肌瘤蒂扭转可有急性腹痛;子宫黏膜下肌瘤由宫腔向外排出时也可引起腹痛。黏膜下和引起宫腔变形的肌壁间肌瘤可引起不孕或流产。

2.体征

与肌瘤大小、位置、数目及有无变性相关。大肌瘤可在下腹部触及实质性不规则肿块。妇科检查：子宫增大，表面不规则单个或多个结节状突起。浆膜下肌瘤可触及单个实质性球状肿块与子宫有蒂相连。黏膜下肌瘤位于宫腔内者，子宫均匀增大；脱出于子宫颈外口者，窥器检查可看到子宫颈口处有肿物，粉红色，表面光滑，子宫颈四周边缘清楚。若伴感染时可有坏死、出血及脓性分泌物。

3.辅助检查

超声能区分子宫肌瘤与其他盆腔肿块。磁共振可准确判断肌瘤大小、位置、数目。

（三）鉴别诊断

1.子宫腺肌病

表现月经量多，继发性痛经，进行性加重。查体：子宫呈均匀性增大。超声检查可协助诊断。

2.子宫肉瘤

好发于老年性妇女。生长迅速，多有腹痛、腹部包块，阴道不规则流血，超声及磁共振有助于诊断。

（四）治疗

治疗应根据患者的症状、年龄和生育要求，以及肌瘤的类型、大小、数目全面考虑。

1.观察等待

无症状的子宫肌瘤一般不需治疗，特别是近绝经期妇女。绝经后肌瘤多可萎缩和症状消失。每3～6个月随访1次，若出现症状可考虑进一步治疗。

2.药物治疗

适用于症状轻、近绝经年龄或全身情况不宜手术者。

(1)促性腺激素释放激素类似物：采用大剂量连续或长期非脉冲式给药，用药6个月以上可产生绝经综合征、骨质疏松等不良反应。应用指征：①缩小肌瘤以利于妊娠；②术前治疗控制症状、纠正贫血；③术前应用缩小肌瘤，降低手术难度，或使经阴道或腹腔镜手术成为可能；④对近绝经妇女，提前过渡到自然绝经，避免手术。一般应用长效制剂，每月皮下注射1次。常用药物有亮丙瑞林或戈舍瑞林。

(2)其他药物：米非司酮，每天10 mg口服，可作为术前用药或提前绝经使用。但不宜长期使用，因其拮抗孕激素后，子宫内膜长期受雌激素刺激，增加子宫内膜增生的风险。服药期间注意复查肝肾功能和盆腔B超。

3.手术治疗

月经过多继发贫血，药物治疗无效；严重腹痛、性交痛或慢性腹痛、有蒂肌瘤扭转引起的急性腹痛；有膀胱、直肠等压迫症状；能确定肌瘤是不孕或反复流产的原因者；疑有肉瘤变。手术可经腹、经阴道或经宫腔镜及腹腔镜进行。手术方式如下。

(1)肌瘤切除术：适用于希望保留生育功能的患者。黏膜下肌瘤或大部分突向宫腔的肌壁间肌瘤可宫腔镜下切除。突入阴道的黏膜下肌瘤经阴道摘除。肌瘤切除术后有复发机会。

(2)子宫切除术：不要求保留生育功能或可疑有恶变者，可行子宫切除术，包括全子宫切除和次全子宫切除。术前应行子宫颈细胞学检查，排除子宫颈上皮内瘤变或子宫颈癌。围绝经期的子宫肌瘤要注意排除合并子宫内膜癌。

(3)其他治疗：子宫动脉栓塞术、微波消融术、宫腔镜子宫内膜切除术。

（五）转诊指征

肌瘤较大、月经改变明显、有贫血症状、年轻女性有生育要求的患者需转至上级医院。

（六）案例分析

案例：女性，48岁。月经增多5年。患者5年前出现月经量增多，经期延长，无明显痛经。超声提示子宫肌瘤。5年来定期复查，肌瘤缓慢增大，曾服用中成药治疗，效果不佳。近半年出现下腹坠胀、腰酸背痛，经期加重。查血常规提示中度贫血。查体：子宫增大，表面不规则多个结节状突起，子宫活动可，无压痛。

分析:患者月经量多,经期延长 5 年。曾多次超声检查提示子宫肌瘤。近半年出现经期下腹坠胀、腰酸背痛。超声提示肌瘤较前增大。诊断为子宫肌瘤。转上级医院,行子宫颈脱落细胞检查,完善术前诊断,行手术治疗。

二、子宫颈癌

(一)病因

子宫颈癌是最常见的妇科恶性肿瘤。由于子宫颈细胞学及高危 HPV 筛查,可以使子宫颈癌和癌前病变(CIN)得以早期发现和治疗,子宫颈癌的发病率和病死率已有明显下降。相关发病因素如下。

(1)高危 HPV 感染:目前已知 HPV 共有 120 多个型别,30 余种与生殖道感染有关,其中 10 余种与 CIN 和子宫颈癌发病密切相关。接近 90%的 CIN 和 99%以上的子宫颈癌组织发现有高危型 HPV 感染,其中约 70%与 HPV16 和 18 型相关。

(2)多次分娩、多个性伴侣、初次性生活<16 岁,与子宫颈癌发生有关;与有阴茎癌、前列腺癌或其性伴侣曾患子宫颈癌的高危男子性接触的妇女,也易患子宫颈癌。

(3)吸烟:可增加感染 HPV 效应,屏障避孕法有一定的保护作用。

(二)诊断

1.症状

早期子宫颈癌常无明显症状和体征,随病变发展,可出现以下表现。

(1)阴道流血:常表现为接触性出血,即性生活或妇科检查后阴道流血。也可表现为不规则阴道流血。老年患者常为绝经后不规则阴道流血。出血量根据病灶大小、侵蚀间质内血管情况而不同,若侵蚀大血管可引起大出血。一般外生型肿瘤出血较早,量多;内生型出血较晚。

(2)阴道排液:多数患者有白色或血性、稀薄如水样或米泔状、有腥臭味的阴道排液。晚期患者因肿瘤组织坏死伴感染,可有大量米泔样或脓性恶臭白带。

(3)晚期症状:根据癌灶累及范围出现不同的继发性症状。如尿频、尿急、便秘、下肢肿痛等;癌肿压迫或累及输尿管时,可引起输尿管梗阻、肾盂积水及尿毒症;晚期可有贫血、恶病质等全身衰竭症状。

2.体征

微小浸润癌可无明显病灶,子宫颈光滑或糜烂样改变。随病情发展,可出现不同体征。外生型子宫颈癌可见息肉状、菜花状赘生物,常伴感染,质脆易出血;内生型表现为子宫颈肥大、质硬、子宫颈管膨大;晚期癌组织坏死脱落,形成溃疡或空洞伴恶臭。阴道壁受累时,可见赘生物生长或阴道壁变硬;宫旁组织受累时,双合诊、三合诊检查可扪及子宫颈旁组织增厚、结节状、质硬或形成冰冻骨盆状。

3.辅助检查

早期病例的诊断应采用子宫颈细胞学检查和高危型 HPV DNA 检测、阴道镜检查、子宫颈活组织检查的"三阶梯"程序,确诊依据为组织学诊断。子宫颈有明显病灶者,可直接在癌灶取材。子宫颈锥切术适用于子宫颈细胞学检查多次阳性而子宫颈活检阴性者,或子宫颈活检为 CINⅡ和 CINⅢ需确诊者,或可疑微小浸润癌需了解病灶的浸润深度和宽度等情况。可采用冷刀切除、环形电切除(LEEP)。

(三)鉴别诊断

与宫颈良性肿瘤鉴别,有接触性出血、子宫颈赘生物的子宫颈良性病变,行子宫颈活组织病理检查,容易鉴别。

(四)治疗

根据临床分期、患者年龄、生育要求、全身情况、医疗技术水平及设备条件等,综合考虑制定适当的个体化治疗方案。总原则为采用手术和放疗为主、化疗为辅的综合治疗。

1.手术治疗

手术的优点是年轻患者可保留卵巢及阴道功能。主要用于早期子宫颈癌（$Ⅰ_A$～$Ⅱ_A$ 期）患者。

（1）$Ⅰ_{A1}$期：无淋巴脉管间隙浸润者行筋膜外全子宫切除术，有淋巴脉管间隙浸润者按 $Ⅰ_{A2}$ 期处理。

（2）$Ⅰ_{A2}$期：行改良广泛性子宫切除术及盆腔淋巴结切除术。

（3）$Ⅰ_{B1}$期和 $Ⅱ_{A1}$期：行广泛性子宫切除术及盆腔淋巴结切除术，必要时行腹主动脉旁淋巴取样。

（4）$Ⅰ_{B2}$期和 $Ⅱ_{A2}$期：行广泛性子宫切除术及盆腔淋巴结切除术和腹主动脉旁淋巴结取样，或同期放、化疗后行全子宫切除术。也有采用新辅助化疗后行广泛性子宫切除术，化疗可使病灶缩小利于手术，减少手术并发症，但其远期疗效有待进一步验证。未绝经、<45 岁的鳞癌患者可保留卵巢。对要求保留生育功能的年轻患者，$Ⅰ_{A1}$期可行子宫颈锥形切除术；$Ⅰ_{A2}$期和肿瘤直径<2 cm 的 $Ⅰ_{B1}$期，可行广泛性子宫颈切除术及盆腔淋巴结切除术。

2.放射治疗

适用于以下情况：①部分 $Ⅰ_{B2}$期和 $Ⅱ_{A2}$期和 $Ⅱ_B$～$Ⅳ_A$ 期患者。②全身情况不适宜手术的早期患者。③子宫颈大块病灶的术前放疗。④手术治疗后病理检查发现有高危因素的辅助治疗。

放射治疗包括腔内照射及体外照射。早期病例以局部腔内照射为主，体外照射为辅；晚期以体外照射为主，腔内照射为辅。

3.化疗

主要用于晚期或复发转移患者和同期放化疗。常用抗癌药物有顺铂、卡铂、氟尿嘧啶和紫杉醇等。常采用以铂类为基础的联合化疗方案，如 TP（顺铂与紫杉醇）、FP（顺铂与氟尿嘧啶）、BVP（博来霉素、长春新碱与顺铂）、BP（博来霉素与顺铂）等。多采用静脉化疗，也可用动脉局部灌注化疗。

（五）转诊指征

发现子宫颈上皮内瘤样变及可疑子宫颈癌转上级医院诊治。

（六）案例分析

案例：女性，46 岁。阴道分泌物增多 1 年，接触性出血 2 个月。既往月经规律，出现性生活后出血。查体：外阴无明显异常，阴道通常，黏膜光滑，阴道穹隆存在。子宫颈 4 cm×4 cm 大小，菜花样改变，质脆，触血阳性。子宫略大，活动欠佳，无压痛。双侧宫旁片状增厚，近盆壁。子宫颈活检为子宫颈非角化型鳞状细胞癌。

分析：患者阴道分泌物增多，有接触性出血。查体子宫颈菜花样改变，质脆，触血阳性。双侧宫旁片状增厚，近盆壁。子宫颈活检病理提示非角化型鳞状细胞癌。诊断子宫颈非角化型鳞状细胞癌。转上级医院治疗。

三、子宫内膜癌

（一）病因

子宫内膜癌是发生于子宫内膜的一组上皮性恶性肿瘤，以来源于子宫内膜腺体的腺癌最常见。目前认为子宫内膜癌有两种发病类型。Ⅰ型是雌激素依赖型，其发生可能是在无孕激素拮抗的雌激素长期作用下，这种类型占子宫内膜癌的大多数，为子宫内膜样腺癌，肿瘤分化较好，雌孕激素受体阳性率高，预后好。患者较年轻，常伴有肥胖、高血压、糖尿病、不孕或不育及绝经延迟。Ⅱ型是非雌激素依赖型，发病与雌激素无明确关系。这类子宫内膜癌的病理形态属少见类型，如子宫内膜浆液性癌、透明细胞癌、腺鳞癌、黏液腺癌等。多见于老年体瘦妇女，肿瘤恶性度高，分化差，雌孕激素受体多呈阴性，预后不良。另外大约10%的子宫内膜癌还与遗传有关，其中关系最密切的遗传症候群是林奇综合征，是一种常染色体显性遗传病，由错配修复基因突变引起的，与年轻女性的子宫内膜癌发病有关。

(二)诊断

1.症状

约90%的患者出现阴道流血或阴道排液症状,在诊断时无症状者不足5%。

(1)阴道流血:主要表现为绝经后阴道流血,量一般不多。尚未绝经者可表现为月经增多、经期延长或月经紊乱。

(2)阴道排液:多为血性液体或浆液性分泌物,合并感染则有脓血性排液,恶臭。

(3)下腹疼痛及其他:若癌肿累及子宫颈内口,可引起宫腔积脓,出现下腹胀痛及痉挛样疼痛。晚期浸润周围组织或压迫神经可引起下腹及腰骶部疼痛。晚期可出现贫血、消瘦及恶病质等相应症状。

2.体征

早期妇科检查可无异常发现。晚期可有子宫明显增大,合并宫腔积脓时可有明显压痛,子宫颈管内偶有癌组织脱出,触之易出血。癌灶浸润周围组织时,子宫固定或在宫旁扪及不规则结节状物。

3.影像学检查

经阴道B型超声检查可了解子宫大小、宫腔形状、宫腔内有无赘生物、子宫内膜厚度、肌层有无浸润及深度。典型子宫内膜癌的超声图像宫腔有实质不均回声区,或宫腔线消失、肌层内有不均回声区。彩色多普勒显像可显示丰富血流信号。磁共振成像(MRI)对肌层浸润深度和子宫颈间质浸润有较准确的判断,计算机体层成像(CT)可协助判断有无子宫外转移。

4.诊断性刮宫

诊断性刮宫是常用而有价值的诊断方法。分段诊刮可鉴别子宫内膜癌和子宫颈管腺癌,组织学检查是子宫内膜癌的确诊依据。

5.宫腔镜检查

宫腔镜检查可直接观察子宫腔及子宫颈管内有无癌灶存在,癌灶大小及部位,直视下取材活检,对局灶型子宫内膜癌的诊断更为准确。

6.其他

血清CA125测定:有子宫外转移者,血清CA125会升高。也可作为疗效观察的指标。

(三)鉴别诊断

1.萎缩性阴道炎

绝经老年女性,主要表现为血性白带。查体:阴道黏膜变薄、充血,或阴道黏膜有出血点。超声检查可协助诊断。

2.子宫内膜息肉

主要表现月经多、阴道不规则流血。可行超声检查及宫腔镜检查明确诊断。

(四)治疗

主要治疗方法为手术、放疗及药物(化学药物及激素)治疗。应根据肿瘤累及范围及组织学类型,结合患者年龄及全身情况制定适宜的治疗方案。早期患者以手术为主,术后根据高危因素选择辅助治疗。影响子宫内膜癌预后的高危因素有非子宫内膜样癌或低分化腺癌、深肌层浸润、脉管间隙受侵、肿瘤体积大、子宫颈转移、淋巴结转移和子宫外转移等。晚期采用手术治疗、放射治疗、药物治疗等综合治疗。

1.手术治疗

为首选的治疗方法。手术目的一是进行手术-病理分期,确定病变范围及与预后相关因素,二是切除病变子宫及其他可能存在的转移病灶。术中首先留取腹水或盆腔冲洗液进行细胞学检查,然后全面探查腹腔内脏器,对可疑病变取样送病理检查。

2.放疗

放疗是治疗子宫内膜癌有效方法之一,分腔内照射及体外照射两种。单纯放疗仅用于有手术禁忌证或无法手术切除的晚期患者。对Ⅱ期和Ⅳ期病例,通过放疗和手术及化疗联合应用,可提高疗效。

3.化疗

化疗为晚期或复发子宫内膜癌综合治疗措施之一，也可用于术后有复发高危因素患者的治疗，以减少盆腔外的远处转移。常用化疗药物有顺铂、多柔比星、紫杉醇、环磷酰胺，氟尿嘧啶、丝裂霉素、依托泊苷等。可单独或联合应用，也可与孕激素合并应用。

4.孕激素治疗

主要用于晚期或复发癌，也可用于极早期要求保留生育功能的年轻患者。孕激素以高效、大剂量、长期应用为宜。

（五）转诊指征

绝经后妇女阴道流血、绝经过渡期妇女月经紊乱，有高危因素的人群（肥胖、不育、绝经延迟、长期应用雌激素及他莫昔芬）建议转上级医院就诊检查。

（六）案例分析

案例：女性，65 岁。绝经 14 年，阴道流血 7 天。超声提示子宫大，宫腔内不均质回声，宫腔线消失。子宫肌层回声不均质，血流信号丰富。既往糖尿病、高血压病史。查体：阴道血性分泌物，子宫颈光滑，可见血液自子宫颈口流出。子宫增大，质软，无压痛，活动欠佳。行诊断性刮宫。病理提示子宫中分化内膜样腺癌。

分析：患者绝经后出现阴道流血，有糖尿病、高血压病史。超声提示子宫大，宫腔内不均质回声，宫腔线消失。子宫肌层回声不均质，血流信号丰富。病理提示子宫中分化内膜样腺癌。转上级医院治疗。

四、卵巢上皮性肿瘤

（一）病因

卵巢上皮性肿瘤是卵巢肿瘤的主要组织学类型，分为良性、交界性及恶性肿瘤，可发生于任何年龄。卵巢恶性肿瘤早期病变不易发现，晚期缺乏有效的治疗手段。

（二）诊断

1.症状

卵巢良恶性肿瘤早期常无症状。良性肿瘤增大时，感腹胀或腹部触及肿物。恶性肿瘤晚期主要症状为腹胀、腹部肿块、腹水及其他消化道症状。可合并贫血、体重减轻。侵及子宫可有阴道流血。

2.妇科检查

良性肿瘤可在子宫一侧或双侧触及圆形或类圆形囊性包块，表面光滑，活动，与周围脏器无粘连。恶性肿瘤妇科检查触及实性或囊实性包块，活动差，常伴有盆腹腔积液。可在子宫直肠陷窝触及质硬结节或肿块。

3.影像学检查

（1）超声检查：可根据肿块的囊性、实性，囊内有无乳头判断肿块性质。

（2）磁共振、CT、PET 检查：可根据肿物与周围脏器关系判断肿物性质。

4.肿瘤标记物

卵巢上皮性恶性肿瘤相关的肿瘤标记物，如 CA125 常升高。

5.细胞学检查

抽取腹水查找癌细胞。

（三）鉴别诊断

结核性腹膜炎 也可表现为腹水、腹腔粘连性肿块，需与卵巢恶性肿瘤鉴别。多发于年轻女性，常合并不孕、月经少，可有低热、盗汗等全身症状。可通过影像学、腹水细胞学鉴别。

（四）治疗

1.良性肿瘤

根据患者年龄、生育要求及对侧卵巢情况，决定手术范围。年轻、单侧肿瘤可行患侧卵巢肿瘤剔除或患侧卵巢切除术，保留同侧正常卵巢组织和对侧正常卵巢；双侧良性肿瘤应行肿瘤剔除术。绝经后妇女可行子宫及双侧附件切除术或单侧附件切除术。术中做冰冻切片组织学检查，明确肿瘤性质以确定手术范围。肿瘤应完整取出，尽可能防止肿瘤破裂、囊液流出，避免瘤细胞种植于腹腔。

2.恶性肿瘤

卵巢癌的治疗原则为以手术为主、化疗为辅的综合治疗。早期行全面分期手术；晚期则行肿瘤细胞减灭术。术后给予以铂类为基础的联合化疗。年轻早期癌患者需考虑保留生育功能，但应该严格掌握适应证。

(1)手术治疗：是治疗卵巢上皮性癌的主要手段。初次手术的彻底性与预后密切相关。早期卵巢上皮性癌应行全面分期手术。对于年轻的早期患者需考虑其生育问题，应根据肿瘤的范围仔细讨论其预后、签署知情同意书后方可行保留生育功能手术。晚期卵巢上皮性癌行肿瘤细胞减灭术，手术的主要目的是切除所有原发灶，尽可能切除所有转移灶，使残余肿瘤病灶达到最小。对于经评估无法达到满意手术的Ⅲ、Ⅳ期患者，在获得明确的组织学诊断后可先行 2～3 个疗程的新辅助化疗后再进行手术。

(2)化疗：卵巢上皮性癌对化疗较敏感，即使已有广泛转移也能取得一定疗效。化疗主要用于：①初次手术后辅助化疗，杀灭残留癌灶、控制复发，缓解症状、延长生存期。②新辅助化疗使肿瘤缩小，为达到满意手术创造条件。③作为不能耐受手术者主要治疗。常用化疗药物有顺铂、卡铂、紫杉醇、环磷酰胺、依托泊苷等。多采用以铂类为基础的联合化疗，其中，铂类联合紫杉醇为一线化疗方案。一般采用静脉化疗，对于初次手术达到满意的患者也可采用静脉腹腔联合化疗。

(3)放疗：对于复发患者可选用姑息性局部放疗。

(4)其他治疗：分子靶向治疗作为卵巢癌的辅助治疗手段，已呈现出一定的临床疗效，可与标准化疗方案联合应用。

(五)转诊指征

发现盆腔包块，良性、恶性卵巢肿瘤都需要转上级医院进一步检查，明确诊断。

(六)案例分析

案例：女性，65 岁。腹胀半年，伴有食欲减退。患者半年前出现腹胀，近 1 个月加重，大、小便正常，无阴道不规则流血。查体：子宫略小，右侧盆腔触及直径约 15 cm 囊实性包块，与子宫关系密切，活动差，无明显压痛。超声提示右侧附件区囊实性包块，囊内有乳头样回声。血 CA125 升高。CT 提示右卵巢浆液性囊腺瘤，恶性可能性大。

分析：老年女性，盆腔囊实性包块，伴食欲减退、腹胀。血 CA125 升高。CT 提示右卵巢浆液性囊腺瘤，恶性可能性大。转上级医院治疗。

第三节　妇科内分泌失调性疾病

一、无排卵性功能失调性子宫出血

(一)病因

正常月经的周期为 24～35 天，经期持续 2～7 天，平均失血量为 20～60 mL。凡不符合上述标准的均属异常子宫出血。由于生殖内分泌轴功能紊乱造成异常子宫出血(功血)，分为无排卵性和有排卵性两大类。无排卵性功血较多见，好发于青春期和绝经过渡期，但也可以发生于生育年龄。当机体受内部和外界各种因素，如精神紧张、营养不良、代谢紊乱、慢性疾病、环境及气候骤变、饮食紊乱、过度运动、酗酒以及其他药物等影响时，可通过大脑皮层和中枢神经系统，引起下丘脑垂体-卵巢轴功能调节或靶细胞效应异常而导致月经失调。

(二)诊断

根据功血的定义,功血的诊断应采用排除法。需要排除的情况或疾病有:妊娠相关出血、生殖器官肿瘤、感染、血液系统及肝肾重要脏器疾病、甲状腺疾病、生殖系统发育畸形、外源性激素及异物引起的不规则出血等。主要依据病史、体格检查及辅助检查作出诊断。

1.病史

详细了解异常子宫出血的类型、发病时间、病程经过、出血前有无停经史及以往治疗经过。注意患者的年龄、月经史、婚育史和避孕措施,近期有无服用干扰排卵的药物或抗凝药物等,是否存在引起月经失调的全身或生殖系统相关疾病如肝病、血液病、糖尿病、甲状腺功能亢进症或减退症等。

2.体格检查

检查有无贫血、甲减、甲亢、多囊卵巢综合征及出血性疾病的阳性体征。妇科检查应排除阴道、子宫颈及子宫器质性病变;注意出血来自子宫颈表面还是来自子宫颈管内。

3.辅助检查

根据病史及临床表现常可作出功血的初步诊断。辅助检查的目的是鉴别诊断和确定病情严重程度及是否有并发症,包括:①全血细胞计数。②凝血功能检查。③尿妊娠试验或血 HCG 检测。④盆腔超声检查。⑤基础体温测定(BT)。⑥血清性激素测定。⑦诊断性刮宫。⑧宫腔镜检查。

(三)鉴别诊断

1.异常妊娠或妊娠并发症

流产、异位妊娠、葡萄胎等。

2.生殖道肿瘤

子宫颈癌、子宫内膜癌、子宫肌瘤、子宫内膜异位症等。

(四)治疗

功血的一线治疗是药物治疗。青春期及生育年龄无排卵性功血以止血、调整周期、促排卵为主;绝经过渡期功血以止血、调整周期、减少经量,防止子宫内膜病变为治疗原则。常采用性激素止血和调整月经周期。

1.性激素

(1)雌孕激素联合用药:性激素联合用药的止血效果优于单一药物。口服避孕药在治疗青春期和生育年龄无排卵性功血时常常有效。

(2)单纯雌激素:应用大剂量雌激素可迅速促使子宫内膜生长,短期内修复创面而止血,适用于急性大量出血时。所有雌激素疗法在血红蛋白计数增加至 90 g/L 以上后均必须加用孕激素撤退。有血液高凝或血栓性疾病史的患者,应禁忌应用大剂量雌激素止血。对间断性少量长期出血者,其雌激素水平常较低,应用雌激素治疗也是好方法。多采用生理替代剂量,如妊马雌酮 1.25 mg,每天 1 次,共 21 天,最后 7～10 天应加用孕激素,如醋酸甲羟孕酮 10 mg,每天 1 次,但需注意停药后出血量会较多,一般 7 天内血止。

(3)单纯孕激素:也称“药物刮宫”,停药后短期即有撤退性出血。止血作用机制是使雌激素作用下持续增生的子宫内膜转化为分泌期,达到止血效果。停药后子宫内膜脱落较完全,起到药物性刮宫作用。适用于体内已有一定雌激素水平、血红蛋白水平＞80 g/L、生命体征稳定的患者。

2.刮宫术

刮宫可迅速止血,并具有诊断价值,可了解内膜病理,除外恶性病变。对于绝经过渡期及病程长的生育年龄患者应首先考虑使用刮宫术。

3.辅助治疗

(1)止血药物:如氨甲环酸、酚磺乙胺、维生素 K 等。出血严重时可补充凝血因子,如纤维蛋白原、血小板、新鲜冻干血浆或新鲜血。对中重度贫血患者在上述治疗的同时给予铁剂和叶酸治疗,必要时输血。

(2)出血时间长，贫血严重，抵抗力差，或有合并感染的临床征象时应及时应用抗生素。

4.调整月经周期

应用性激素止血后，必须调整月经周期。常用方法有：雌、孕激素序贯法(人工周期)，雌、孕激素联合法(口服避孕药)，孕激素法，促排卵，左炔诺孕酮宫内缓释系统。根据患者具体情况选择不同的方法调整月经周期。

5.手术治疗

对于药物治疗疗效不佳或不宜用药、无生育要求的患者，尤其是不易随访的年龄较大患者，应考虑手术治疗。手术方式包括子宫内膜切除术、子宫切除术。

(五)转诊指征

阴道流血量多、贫血转诊上级医院诊断治疗。

(六)案例分析

案例：女性，48 岁。月经不规律半年。阴道大量流血 5 天。半年来月经周期不规律，20 天到 40 天，月经期持续 7～15 天，量多，有血块。7 天前出现阴道流血，开始量似月经，5 天前出现量多，有血块，自服止血药物效果不佳。查血常规提示中度贫血。超声检查未发现明显异常。查体：外阴发育正常。阴道通常，黏膜光滑，血性分泌物。子宫颈光滑，可见新鲜血液从子宫颈口流出。子宫正常大小，活动好，无压痛。盆腔未触及异常。

分析：围绝经期女性，阴道不规则流血，量较大，妇科检查及超声检查未发现明显器质性病变。给予补液、止血、抗炎、纠正贫血治疗。排除其他疾病转上级医院行刮宫术，刮出组织送病理检查。

二、绝经综合征

(一)病因

绝经综合征指妇女绝经前后出现的、因性激素波动或减少所致的一系列躯体及精神心理症状。绝经分为自然绝经和人工绝经。自然绝经指卵巢内卵泡生理性耗竭所致的绝经；人工绝经指两侧卵巢经手术切除或放射线照射等所致的绝经。人工绝经者更易发生绝经综合征。

(二)诊断

1.近期症状

(1)月经紊乱：月经紊乱是绝经过渡期的常见症状，表现为月经周期不规则、经期持续时间长及经量增多或减少。

(2)血管舒缩症状：主要表现为潮热，是雌激素降低的特征性症状。其特点是反复出现短暂的面部和颈部及胸部皮肤阵阵发红，伴有潮热，继之出汗，持续 1～3 分钟。症状轻者每天发作数次，严重者十余次或更多，夜间或应激状态易发生。该症状可持续 1～2 年，有时长达 5 年或更长。潮热严重时可影响女性的工作、生活和睡眠，是绝经后妇女需要性激素治疗的主要原因。

(3)自主神经失调症状：常出现如心悸、眩晕、头痛、失眠、耳鸣等自主神经失调症状。

(4)精神-神经症状：围绝经期妇女常表现为注意力不易集中，并且情绪波动大，如激动易怒、焦虑不安或情绪低落、抑郁、不能自我控制等情绪症状。记忆力减退也较常见。

2.远期症状

(1)泌尿生殖道症状：主要表现为泌尿生殖道萎缩症状，出现阴道干燥、性交困难及反复阴道感染，排尿困难、尿痛、尿急等反复发生的尿路感染。

(2)骨质疏松：绝经后妇女雌激素缺乏使骨质吸收增加，导致骨量快速丢失而出现骨质疏松。一般发生在绝经后 5～10 年内，最常发生在椎体。

(3)阿尔茨海默病：绝经后期妇女比老年男性患病风险高，可能与绝经后内源性雌激素水平降低有关。

(4)心血管病变：绝经后妇女糖脂代谢异常增加，动脉硬化、冠心病的发病风险较绝经前明显增加，可能与雌激素低下有关。

3.辅助检查

血清 FSH 值及 E_2 值测定，抗米勒管激素测定。

（三）鉴别诊断

根据患者症状、月经情况，容易诊断。

（四）治疗

治疗应能缓解近期症状，并能早期发现、有效预防骨质疏松症、动脉硬化等老年性疾病。

1.一般治疗

通过心理疏导，使绝经过渡期妇女了解绝经过渡期的生理过程，并以乐观的心态相适应。必要时选用适量镇静药帮助睡眠，如睡前服用艾司唑仑 2.5 mg。谷维素有助于调节自主神经功能，口服 20 mg，每天 3 次。鼓励建立健康生活方式，包括坚持身体锻炼，健康饮食，增加日晒时间，摄入足量蛋白质及含钙丰富食物，预防骨质疏松。

2.激素补充治疗(HRT)

有适应证且无禁忌证时选用，是针对绝经相关健康问题而采取的一种医疗措施，可有效缓解绝经相关症状，从而改善生活质量。主要药物为雌激素，可辅以孕激素。单用雌激素治疗仅适用于子宫已切除者，单用孕激素适用于绝经过渡期功能失调性子宫出血。剂量和用药方案应个体化，以最小剂量且有效为佳。用药途径有口服、经阴道给药、经皮肤给药。需定期评估，明确受益大于风险方可继续应用。

3.非激素类药物

(1)选择性 5-羟色胺再摄取抑制剂，可有效改善血管舒缩症状及精神神经症状。

(2)钙剂：可减缓骨质丢失。

（五）转诊指标

合并心血管病变、血管舒缩症状、自主神经失调症状、泌尿生殖道症状严重，影响工作生活的，可疑阿尔茨海默病的患者需转诊治疗。

（六）案例分析

案例：女性，50 岁。月经紊乱，月经周期延长 2～4 个月，月经量少。潮热，每天 3～6 次，头痛、心悸，情绪易激动，夜间睡眠差。行心电图、脑部磁共振检查，排除心脏、脑部的器质性病变。查体：外阴发育正常，尿道口无充血。阴道通常，黏膜光滑，分泌物少。子宫颈光滑，触血阴性。子宫略小，无压痛，活动好。盆腔未见明显异常。

分析：患者围绝经期女性，月经紊乱，有血管舒缩症状(潮热)，头痛、心悸，排除器质性病变，诊断为绝经综合征。排除激素替代的禁忌证，给予心理疏导，药物给予镇静药、补钙、激素替代治疗。

第十一章　产科常见问题

第一节　妊娠期常见问题

一、妊娠早期常见问题及产检内容

（一）妊娠前准备

妊娠的前 12 周是胎儿发育的重要时期。孕前做一些准备工作，能帮助女性健康地度过孕期，减少有缺陷儿出生的概率。我国孕产妇保健系统工作就要求在妊娠前 3 个月及妊娠早期的 3 个月要常规补充小剂量叶酸片剂 400 μg，以预防孕妇贫血和胎儿中枢神经系统的畸形。对于长期接触放射性物质或其他有害理化物质的女性，建议她们暂时脱离工作环境一段时间后再考虑妊娠。对于男方长期吸烟、酗酒者，从优生的角度考虑最好停止 3 个月之后再受孕。

（二）早期妊娠的征象

最常见的征象就是停经，不过由于不是所有的女性都有规律的月经周期，所以注意观察其他妊娠征象也很重要。如停经 6 周左右出现畏寒、头晕、流涎、乏力、嗜睡、缺乏食欲、喜食酸物、厌恶油腻、恶心、晨起呕吐等早孕反应。自觉乳房胀痛，乳头增大，乳头、乳晕着色加深，乳晕周围皮脂腺增生出现褐色结节。前倾增大子宫压迫膀胱导致尿频等。

（三）产前检查的重要性及目的

通过系统的产前检查，尽早筛查出具有高危因素的孕妇，及早给予评估与诊治，并根据对高危妊娠分级管理的原则，在不具备诊治条件的基层医院，及时按级转诊，使其在上级医院得到应有的监护与治疗。

（四）产前检查的时间

首次产前检查的时间应从确诊妊娠早期开始。主要目的是确定孕妇和胎儿的健康状况；估计和核对孕期或胎龄；制订产前检查计划。一般情况下首次检查时间应在 6～8 周为宜。如第 1 次早孕检查未发现异常者，12 周左右建立保健手册，应于妊娠 28 周前，4 周检查 1 次；妊娠 28 周以后，2 周检查 1 次；36 周后，1 周检查 1 次直至分娩。高危孕妇应酌情增加产前检查次数。

（五）产前检查的内容

1.血压

正常孕妇血压应不超过 140/90 mmHg，或与基础血压相比升高不超过 30/15 mmHg。孕妇血压超过这个范围就有可能患有妊娠高血压综合征。

2.体重

妊娠期需监测孕妇体重变化，较理想的增长速度为妊娠早期共增长 1～2 kg；妊娠中期及晚期，每周增长 0.3～0.5 kg，至妊娠足月时，体重增加总量以 12.5 kg 为宜。体重超过者可能存在营养过剩、有水肿或隐性水肿，尤其是在短期内体重迅速增加者，应询问其尿量以及有无其他不适，要给予足够的重视。

3.子宫底高度和腹围

腹部过大、宫底高度大于应有的妊娠月份，应考虑是否有胎儿巨大、多胎妊娠、羊水过多的可能；腹部过小，可能为胎儿宫内发育迟缓或孕周推算错误。在没有条件进一步明确诊断的情况下，必须将患者及时转诊至上级医院。

4.胎位和胎心音

发现胎位和胎心音异常，也应该及时转诊。

5.尿蛋白和血红蛋白

尿蛋白呈阳性，并发妊娠高血压综合征或合并肾炎的可能性很大，应将患者转诊至上级医院。血红蛋白＜110 g/L，可诊断为妊娠合并贫血。

6.超声检查

可在 6～8 周行第一次 B 超检查，确定孕囊着床位置。妊娠 12 周、20 周、32 周及临近分娩前建议孕妇行 B 超检查，以了解胎位、胎心、胎盘及羊水等情况。24～28 周之间行胎儿心脏超声检查，排除胎儿心脏疾病。若胚胎不在子宫腔内则很有可能为异位妊娠，这是十分严重的急症，可能会危及孕妇的生命安全。超声检查会发现的另一种可能是胚胎发育不良，很可能会发生自然流产。上述两种情况一旦被发现，须转诊至上级医院。

二、妊娠期常见不适症状及处理

(一)恶心、呕吐

通常在妊娠早期常见，可给予维生素 B_6 片 10～20 mg，每天 3 次口服，多在妊娠 3 个月后会自然消失。要吃些清淡的食物、避免油腻食品、少食多餐。呕吐严重的，需考虑到妊娠剧吐或其他疾病，及时转至上级医院就诊。

(二)腰背痛

妊娠期间由于骨盆关节韧带受激素影响变得松弛，增大的子宫向前突使躯体重心后移，腰椎向前突使背伸肌处于持续紧张状态，常出现轻微腰背痛。休息时腰背部垫枕头可缓解疼痛，必要时应卧床休息、局部热敷及服用止痛药，并避免久站及久坐，产后自然就恢复正常了。若腰背痛明显者，应及时转上级医院查找原因。

(三)下肢肌肉痉挛

于妊娠后期多见，常在夜间发作，肌肉痉挛多发生在小腿腓肠肌。多由缺钙所引起，应及时补钙。痉挛发作时，应将痉挛下肢伸直使腓肠肌紧张，并行局部按摩，痉挛常能迅速缓解。

(四)下肢及外阴静脉曲张

因增大子宫压迫下腔静脉导致的循环障碍所引起。静脉曲张通常出现在腿部，尤其在孕妇长时间站立时更容易发生。预防办法是尽量避免长时间站立，要经常活动下肢，以促进血液循环；睡眠时应适当垫高下肢以利于静脉回流。

(五)下肢水肿

孕妇于妊娠晚期常有踝部、小腿下半部轻度水肿，休息后消退，属生理现象。睡眠时左侧卧位，下肢垫高 15°能使下肢血液回流改善，水肿减轻。若下肢水肿明显，经休息后不消退，或体重在短期内迅速增加，应想到妊娠高血压综合征、合并肾脏疾病或其他并发症，必须及时转诊。

(六)手指水肿、疼痛、麻木

手指属身体末端，孕期血液循环不佳时更易受到影响，会出现水肿的情况，握拳困难，严重者会产生酸麻的感觉，特别是早晨睡醒时症状明显。手指发麻时，可做握拳再放松的动作，促进血液循环，一般可恢复正常。平时低盐饮食，避免水肿的发生，也可多吃些促进排水的食物，如红豆汤，冬瓜皮熬水喝，多吃含有

维生素 B_1 的食物，如坚果、全麦谷物和绿色蔬菜等。

（七）便秘和痔疮

便秘是由妊娠后体内的激素变化导致胃肠道蠕动减慢，食物的排空时间延长，水分被肠壁吸收，及增大的子宫及胎先露对肠道下段压迫引起。预防的方法是每天清晨饮一杯开水，多吃易消化的、富含纤维的水果、蔬菜、粗粮等食物，并且每天进行适当活动，养成按时排便的习惯。痔疮于妊娠晚期多见或明显加重，便秘本身也会使痔疮加重。所以，预防便秘很重要。必要时口服缓泻剂如乳果糖口服液，外用开塞露使粪便润滑容易排出。禁用峻泻剂，不应灌肠，以免引起流产或早产。

（八）呼吸困难

通常发生于妊娠晚期，增大的子宫占据了腹部更多的空间限制了膈肌的运动。可以采用间歇地深呼吸的方法来改善症状，睡觉时将上半身抬高，避免去嘈杂、空气流通不畅的公共场所。

（九）眩晕、晕厥

孕妇长时间站立或突然站立时很容易发生，这是因为妊娠期体内自主神经功能不稳定，孕妇血液生理性的稀释而引起。适当休息，无需特殊处理。如频繁发生，需进一步检查排除其他疾病。

（十）耻骨疼痛

妊娠后，体内分泌的松弛素和黄体素会使韧带松弛，有助于分娩。但分泌过多，会使骨盆间的韧带过于松弛，就会耻骨联合过度分离，引发耻骨疼痛，做起和翻身改变体位时明显。建议多卧床休息，左侧卧位，站立时避免单脚用力，应双脚平均受力，也可使用腹带减轻过度分离的情况。

三、妊娠期常见的营养不足和营养不当的处理

孕妇的饮食要尽量多样化，要试着多吃各种不同的食物，因为不同的食物供给身体不同的蛋白质、维生素及矿物质。但营养过度与营养不良同样会对胎儿产生不良影响，为了保证胎儿正常发育，保持母体健康，要科学地调剂饮食，合理地摄取营养。

（一）钙缺乏

胎儿骨骼的形成需要大量的钙，补钙还能预防妊娠高血压综合征等妊娠期严重并发症的发生。按照绝大多数中国人的饮食习惯，孕妇膳食钙摄入远远不足。妊娠期增加钙的摄入，以保证孕妇骨骼中的钙不致因满足胎儿对钙的需要而被大量消耗。补充钙应该首先从饮食中增加，牛奶及奶制品中含有较多的钙，孕妇应该多食牛奶和奶制品。补钙的同时应注意要有适当的户外活动，多晒太阳，或同时补充适量维生素D，以促进钙的吸收。认为孕妇服钙过多使胎儿骨头过硬造成分娩困难的说法是没有道理的。

（二）铁缺乏

妊娠期缺铁性贫血较普遍地存在，孕期应该进食含铁较高的食物，如红肉、动物肝脏、豆类、蛋类、小米等。孕期发现铁缺乏或贫血，及时给予补充铁剂并同时服用维生素C促进铁的吸收。

（三）碘缺乏

孕期碘的需要量增加，碘的供给不足可发生胎儿甲状腺功能减退和神经系统发育不良。适当增加碘的摄入，除选用加碘盐，每周还应摄入 1～2 次海带、紫菜等含碘丰富的海产品。

（四）蛋白质摄入不足

妊娠期蛋白质的需要量比非孕期增加较多，母体和胎儿身体生长、细胞修复等都依靠蛋白质。如果妊娠期摄取蛋白质不足，会造成胎儿脑细胞分化缓慢，导致脑细胞总数减少，影响智力。优质蛋白质主要来源于动物，如肉类、牛奶、鸡蛋、奶酪和鱼。豆类也是极好的蛋白质来源。

（五）营养过剩

孕期过多的饮食会导致孕妇体重大增，营养过剩，结果对孕妇和胎儿都没有好处。吃得过多会使孕妇体重剧增，体内脂肪蓄积过多，导致组织弹性减弱，分娩时易造成滞产，并且过于肥胖的孕妇合并妊娠糖尿病等疾病的可能性增加。吃得过多对胎儿也有不利影响，胎儿体重越重，难产率越高。判断孕妇营养过剩的最好办法是观察其体重增加的情况。如发现体重增长过快，就应该及时调整饮食结构，适当限制主食，

少吃甜食及脂肪类食物,并在孕期适当增加活动量。

四、妊娠期用药原则

(一)药物对不同妊娠时期的影响

妊娠期间药物可影响母体内分泌及代谢等,间接影响胚胎、胎儿,也可通过胎盘屏障直接影响胎儿。

药物的性质、剂量、使用的持续时间、用药途径、胎儿对药物的亲和性以及用药时的胎龄决定了药物对胎儿影响的大小,其中用药时胎龄是决定药物对胎儿影响的最为重要的因素。

(1)着床前期是卵子受精至受精卵着床于子宫内膜前的一段时期,指受精后 2 周内,即正常月经女性停经 30 天之前,如果药物对胚胎产生了影响,即表现为胚胎早期死亡导致流产;如无影响,则胚胎继续发育,不会导致胎儿畸形等其他异常出现。

(2)晚期囊胚着床后至 12 周左右是药物的致畸期,胚胎、胎儿各器官分化发育阶段,如果受到有害药物作用后,可能形成畸形。对于此期内用药一定要在绝对必要的情况下,经专科医生同意后方可用药。

(3)妊娠 12 周以后至分娩是胎儿生长、器官发育及功能完善的阶段,药物致畸作用明显减弱。但对于尚未分化完全的器官,如生殖系统,某些药物还可能对其产生影响,而神经系统因在整个妊娠期持续分化发育,故药物对神经系统的影响可以一直存在。另外需要注意的特殊情况,使用放射性碘及利巴韦林治疗者需要停药至少 6 个月才能妊娠。

(二)妊娠期用药原则

(1)必须有明确指征,避免不必要的用药,严格掌握药物剂量、用药持续时间,注意及时停药。

(2)避免"忽略用药":有生育要求的女性就医时,排除妊娠再酌情诊治。

(3)必须在医生指导下用药,不要擅自使用药物。

(4)能用一种药物,避免联合用药。

(5)能用疗效较肯定的药物,避免用尚难确定对胎儿有无不良影响的新药。

(6)能用小剂量药物,避免用大剂量药物。严格掌握药物剂量和用药持续时间,注意及时停药。

(7)妊娠早期若病情允许,尽量推迟到妊娠中晚期再用药。

(8)若病情所需,在妊娠早期应用对胚胎、胎儿有害的致畸药物,应先终止妊娠。

中药或中成药并不是绝对安全的,某些中药如麝香、斑蝥、水蛭、巴豆等可致畸胎、流产或死胎。

(三)孕妇用药选择

目前我国对孕妇的用药借用了美国药物和食品管理局制定的标准,按药物的不同危害分级如下。

A 级药物:对孕妇安全,对胚胎、胎儿无危害,如适量维生素 A、B、C、D、E 等。

B 级药物:对孕妇比较安全,对胎儿基本无危害,如青霉素、红霉素、地高辛、胰岛素等。

C 级药物:仅在动物实验研究时证明对胎儿致畸或可杀死胚胎,未在人类研究证实,孕妇用药须权衡利弊,确认利大于弊时方能应用,如庆大霉素、异丙嗪、异烟肼等。

D 级药物:对胎儿危害有确切证据,除非孕妇用药后有绝对效果,否则不考虑应用,如硫酸链霉素(使胎儿第Ⅷ对脑神经受损、听力减退等)、盐酸四环素(使胎儿发生腭裂、无脑儿等)等是在万不得已时才使用。

X 级药物:可使胎儿异常,在妊娠期间禁止使用,如氨甲蝶呤(可致胎儿唇裂、腭裂、无脑儿、脑积水、脑膜膨出等)、己烯雌酚(可致阴道腺病、阴道透明细胞癌)等。

在妊娠前 3 个月,以不用 C、D、X 级药物为好。出现紧急情况必须用药时,也应尽量选用确经临床多年验证无致畸作用的 A、B 级药物。

五、转诊指征

筛查出具有高危因素的孕妇,及早给予评估与诊治,并根据对高危妊娠分级管理的原则,及时转诊。

六、案例分析

案例:患者武某,女,45 岁,停经 3 月余,恶心、食欲差 1 月余。既往月经规律,6~7 天/28~30 天,近

3个多月无月经来潮，自述服用中药调理月经治疗(具体药物、剂量不详)，有慢性胃炎病史2年，同时服用快胃片治疗。近日感腹部增大来院就诊。B超检查示：双胎妊娠，符合孕15^{+}周大小。

分析：对于45岁女性尚处于生育期，未采用避孕措施，出现停经情况，一定先排除妊娠，避免忽略性用药。嘱孕妇建立孕期保健手册，高龄孕妇须到上级医院进行遗传咨询及产前诊断。

第二节　自然流产

我国将妊娠不足28周、胎儿体重不足1 000 g而终止者，称为流产。发生在妊娠12周前者，称为早期流产，而发生在妊娠12周或之后者，称为晚期流产。自然流产多为早期流产，其中50%～60%与胚胎染色体异常有关。流产分为自然流产和人工流产。胚胎着床后31%发生自然流产，其中80%为早期流产。在早期流产中，约2/3发生在月经期前的流产，也称生化妊娠。

一、自然流产的病因

病因包括胚胎因素、母体因素、父亲因素和环境因素。

(一)胚胎因素

胚胎或胎儿染色体异常是早期流产最常见的原因。染色体异常包括数目异常和结构异常。除遗传因素外，感染、药物等因素也可引起胚胎染色体异常。若发生流产，多为空孕囊或已退化的胚胎。少数至妊娠足月可能娩出畸形儿，或有代谢及功能缺陷。

(二)母体因素

1.全身性疾病

孕妇患严重感染、高热疾病、严重贫血或心力衰竭、血栓性疾病、慢性消耗性疾病、慢性肝肾疾病或高血压等全身性疾病，有可能导致流产。TORCH感染虽对孕妇影响不大，但可感染胎儿导致流产。

2.生殖器官异常

子宫畸形、黏膜下子宫肌瘤，某些肌壁间肌瘤、宫腔粘连等，均可影响胚胎着床发育而导致流产。子宫颈重度裂伤、子宫颈部分或全部切除术后、子宫颈内口松弛等所致的子宫颈功能不全，可发生晚期自然流产。

3.内分泌异常

黄体功能不全、高催乳素血症、多囊卵巢综合征等女性内分泌功能异常及甲状腺功能减退、糖尿病血糖控制不良等，均可导致流产。

4.强烈应激与不良习惯

妊娠期无论严重的躯体(如手术、直接撞击腹部、性交过频)或心理(过度紧张、焦虑、恐惧忧伤等精神创伤)的不良刺激均可导致流产。孕妇过量吸烟、酗酒，吸食毒品等，也可导致流产。

5.免疫功能异常

包括自身免疫功能异常和同种免疫功能异常。前者主要发生在抗磷脂抗体、狼疮抗凝血因子阳性的患者；少数发生在抗核抗体阳性、抗甲状腺抗体阳性的孕妇。后者是基于妊娠属于同种异体移植的理论，母胎的免疫耐受是胎儿在母体内得以生存的基础。

(三)父亲因素

有研究证实精子的染色体异常可以导致自然流产。但临床上精子畸形率异常增高者是否与自然流产有关，尚无明确的依据。

（四）环境因素

过多接触放射线和砷、铅、甲醛、苯、氯丁二烯、氧化乙烯等化学物质，均可能引起流产。

二、诊断

根据病史、临床表现，体格检查结合超声等辅助检查，诊断流产一般并不困难。

（一）临床表现

1.症状

按自然流产不同阶段，分为以下几种类型。先兆流产指妊娠28周前先出现少量阴道流血，常为暗红色或血性白带，无妊娠物排出，随后出现阵发性下腹痛或腰背痛。经休息及治疗后症状消失，可继续妊娠。在先兆流产基础上，阴道流血量增多，阵发性下腹痛加剧，或出现阴道流液（胎膜破裂）即发展为难免流产。难免流产继续发展，部分妊娠物排出宫腔，还有部分残留于宫腔内或嵌顿于子宫颈口处，或胎儿排出后胎盘滞留宫腔或嵌顿于子宫颈口，影响子宫收缩，导致大出血甚至发生休克，为不全流产。如妊娠物全部排出，阴道流血逐渐停止，腹痛逐渐消失即为完全流产。

流产有3种特殊情况：①稽留流产指胚胎或胎儿已死亡滞留宫腔内未能及时自然排出者。表现为早孕反应消失，有先兆流产症状或无任何症状，子宫不再增大反而缩小。若已到中期妊娠，孕妇腹部不见增大，胎动消失。②复发性流产指同一性伴侣连续发生3次及3次以上的自然流产。③流产合并感染指流产过程中，若阴道流血时间长，有组织残留于宫腔内，有可能引起宫腔感染，常为厌氧菌及需氧菌混合感染，严重感染可扩展至盆腔、腹腔甚至全身，并发盆腔炎、腹膜炎、败血症及感染性休克。

患者就诊时应询问患者有无停经史和反复流产史，有无早孕反应、阴道流血，应询问阴道流血量及持续时间，有无阴道排液及妊娠物排出。询问有无腹痛，腹痛部位、性质、程度。了解有无发热、阴道分泌物性状及有无臭味可协助诊断流产合并感染。

2.体征

测量体温、脉搏、呼吸、血压。观察有无贫血及感染征象。消毒外阴后行妇科检查，注意子宫颈口是否扩张，羊膜囊是否膨出，有无妊娠物堵塞于子宫颈口内；子宫大小与停经周数是否相符，有无压痛；双侧附件有无压痛、增厚或包块。疑为先兆流产者，操作应轻柔。先兆流产妇科检查子宫颈口未开，胎膜未破，子宫大小与停经周数相符。难免流产为子宫颈口已扩张，有时可见胚胎组织或胎囊阻塞于子宫颈口内，子宫大小与停经周数基本相符或略小。不全流产为子宫颈口已扩张，子宫颈口有妊娠物堵塞及持续性血液流出，子宫小于停经周数。完全流产为子宫颈口已关闭，子宫接近正常大小。

（二）辅助检查

1.超声检查

对疑为先兆流产者，根据妊娠囊的形态，有无胎心搏动，确定胚胎或胎儿是否存活，以指导正确的治疗方法。不全流产及稽留流产均可借助超声检查协助确诊。

2.妊娠试验

多采用尿早早孕诊断试纸条法，对诊断妊娠有价值。为进一步了解流产的预后，可连续测定血HCG的水平，正常妊娠6～8周时，其值每天应以66％的速度增长，若48小时增长速度＜66％，提示妊娠预后不良。

3.孕激素测定

血黄体酮的测定值波动程度大，对临床指导意义不大，早孕期不做常规检测，以免对孕妇造成困扰。

三、鉴别诊断

（一）异位妊娠

主要临床特点也是停经后出现阴道流血及下腹痛，如有腹腔内出血，可能会出现血压下降等休克体征及腹膜刺激征。妊娠试验通常阳性，超声检查有助于鉴别。

(二)功能失调性子宫出血

可有不规则阴道流血或停经后大量流血。妊娠试验阴性。

(三)葡萄胎

通常也有停经史、阴道流血及下腹痛。子宫明显大于停经月份,妊娠试验强阳性,超声检查有助于鉴别。

(四)急性盆腔炎

主要症状为腹痛,伴有发热及腹膜刺激征。妊娠试验阴性;血常规检查白细胞增高,中性粒细胞增高。

四、治疗

应根据自然流产的不同类型进行相应处理。

(一)先兆流产

卧床休息,禁性生活。黄体功能不全者可肌内注射黄体酮注射液 20 mg,每天或口服孕激素制剂;甲状腺功能减退者可口服小剂量甲状腺片。经治疗 2 周,若阴道流血停止,超声检查提示胚胎存活,可继续妊娠。若临床症状加重,超声检查发现胚胎发育不良,HCG 持续不升或下降,表明流产不可避免,应终止妊娠。此外,应安抚孕妇使其情绪稳定。

(二)难免流产

一旦确诊,应尽早使胚胎及胎盘组织完全排出。当胎儿及胎盘排出后检查是否完全,必要时刮宫以清除宫腔内残留的妊娠物。应给予抗生素预防感染。

(三)不全流产

一经确诊,应尽快行刮宫术或钳刮术,清除宫腔内残留组织。阴道大量出血伴休克者,应同时输血输液,并给予抗生素预防感染。

(四)完全流产

流产症状消失,超声检查证实宫腔内无残留物,若无感染征象,不需特殊处理。

(五)稽留流产

胎盘组织机化,与子宫壁紧密粘连,致使刮宫困难。晚期流产稽留时间过长可能发生凝血功能障碍,导致弥散性血管内凝血,造成严重出血。处理前应在血常规、血小板计数及凝血功能,并做好输血准备。一经确诊,应尽快行刮宫术或钳刮术,清除宫腔内残留组织。若条件不允许应转上级医院处理。

(六)复发性流产

染色体异常夫妇,应于孕前进行遗传咨询,确定是否可以妊娠。黏膜下肌瘤应在宫腔镜下行摘除术,影响妊娠的肌壁间肌瘤可考虑行肌瘤切除术。子宫纵隔、宫腔粘连应在宫腔镜下行纵隔切除、粘连松解术。子宫颈功能不全应在孕 12～14 周行预防性子宫颈环扎术。若环扎术后有流产征象,治疗失败,应及时拆除缝线,以免造成子宫颈撕裂。黄体功能不全者,应肌内注射黄体酮 20～40 mg/d,也可考虑口服黄体酮,或使用黄体酮阴道制剂,用药至孕期第 12 周时即可停药。甲状腺功能低下者应在孕前及整个孕期补充甲状腺素。抗磷脂抗体阳性患者可在确定妊娠以后给予低分子肝素皮下注射,或加小剂量肠溶阿司匹林口服。对于复发性流产患者,应转入上级医院进一步检查。

(七)流产合并感染

治疗原则为控制感染的同时尽快清除宫内残留物。若阴道流血不多,先选用广谱抗生素 2～3 天,待感染控制后再行刮宫。若阴道流血量多,静脉滴注抗生素及输血的同时,先用卵圆钳将宫腔内残留大块组织挟出,使出血减少,切不可用刮匙全面搔刮宫腔,以免造成感染扩散。术后应继续用广谱抗生素,待感染控制后再行彻底刮宫。条件有限可转入上级医院处理。

五、转诊原则

检查、治疗条件有限或无条件处理的流产及时转上级医院明确诊断、处理。

六、案例分析

案例：张某，女，25 岁。停经 49 天，恶心、厌油腻 1 周。查 HCG(+)，超声提示：宫内早孕。今天 7 时突然出现阴道流血，如平时月经量的 2 倍，伴下腹阵发性坠痛，9 时阴道排出一肉样组织，随后腹痛减轻流血减少，无晕倒史。查体：T 37 ℃，P 80 次/分，R 20 次/分，Bp 100/60 mmHg。腹平软，无压痛及反跳痛，未扪及包块。妇科检查(消毒后)：外阴、阴道内少许血液，子宫颈光滑，无举痛，宫口闭，宫体前位，稍大，无压痛，双侧附件(—)。血常规：Hb 110 g/L，WBC 113×10^9/L，N 60%，PLT 133×10^9/L。

分析：该患者为宫内妊娠，阴道排出肉样组织，随后腹痛减轻，流血减少。妇科检查阴道内少许血液，宫口闭，子宫稍大，符合完全流产诊断。行超声检查宫腔内无残留物无需特殊处理，流血时间较长者可给予抗炎药物预防感染治疗。

第十二章　儿科常见疾病

第一节　小儿生长发育的特点

一、小儿的年龄分期

根据解剖、生理功能及心理发育等特点，将小儿的生理发育过程划分为以下 7 个年龄期。

胎儿期：受精卵形成至小儿出生(280 天)。

新生儿期：婴儿娩出脐带结扎至刚满 28 天。

婴儿期：出生至 1 周岁。

幼儿期：1～3 岁。

学龄前期：3 岁至入学前(6～7 岁)。

学龄期：6～7 岁至青春期(女 11～12 岁、男 13～14 岁)。

青春期：女孩，11～12 岁至 17～18 岁；男孩，13～14 岁至 18～20 岁。

了解年龄分期，有利于掌握医疗、保健工作的重点。

二、生长发育的一般规律

生长发育是一个有阶段性的连续过程，生后体重和身高的增长在婴儿期和青春期出现 2 个生长高峰。

生长发育一般遵循由上到下、由近到远、由粗到细、由低级到高级、由简单到复杂的规律。头部领先生长，躯干、四肢在后，肢体近端的生长早于远端。婴儿期的动作发育是粗大动作先发育，精细动作后发育。

各系统器官发育虽不平衡但统一协调，神经系统发育较早，淋巴系统先快而后回缩，生殖系统则先慢而后快，至青春期才迅速发育。

小儿的生长由于受机体内、外因素的影响，可产生一定范围的个体差异。

三、体格生长常用指标及其测量方法

(一)体重

体重是反映儿童生长与营养状况的灵敏指标，是儿科计算药量、静脉输液量的依据。

一般正常足月新生儿体重为 2.5～4.0 kg，平均 3 kg。当无条件测量体重时，可以用以下公式估计体重。

3～12 月龄婴儿体重＝[年龄(月)＋9]/2(kg)

1～6 岁＝年龄(岁)×2＋8(kg)

7～12 岁＝[年龄(岁)×7-5]/2(kg)

测量方法：最好在晨起空腹排尿后进行。

(二)身高(身长)

新生儿出生时身长约 50 cm。

1 岁时达 75 cm。

2～6 岁身高(长)＝年龄×7＋75(cm)。

7～10 岁身高(长)＝年龄×6＋80(cm)。

(三)头围

1.增长规律

新生儿头围平均 33～34 cm，生后前 3 个月增长最快，至 1 岁时头围平均为 46 cm，2 岁时头围平均为 48 cm。头围测量在 2 岁内最有意义。

2.测量方法

将软尺零点固定于头部一侧齐眉弓上缘，软尺紧贴皮肤，绕经枕骨结节最高点(枕后点)回至零点，读数。

四、前囟发育与乳牙萌出

(一)前囟

位于两顶骨与额骨之间，呈菱形间隙。出生时约 1.5 cm×2 cm(对边中点连线)，最迟于 2 岁闭合。前囟检查在儿科临床很重要，早闭或过小见于小头畸形；迟闭、过大见于佝偻病、脑积水、先天性甲状腺功能低下等；前囟饱满常提示颅内压增高，是婴儿脑积水、脑炎、脑膜炎、脑肿瘤等疾病的重要体征；而凹陷则见于极度消瘦或脱水者。

(二)乳牙的萌出

生后 4～10 个月乳牙开始萌出，大多 3 岁前出齐。13 个月尚未出牙者为出牙迟。2 岁以内乳牙的数目为月龄减 4～6 个。严重的营养不良、佝偻病、甲状腺功能低下、21-三体综合征等患儿可有出牙迟缓、牙质差等情况。

五、神经心理发育

神经心理的正常发育是小儿健康成长的一个重要方面，与体格生长具有同等重要的意义。

第二节　各年龄期儿童保健的重点

一、胎儿期及围生期

胎儿的发育与孕母的躯体健康、心理卫生、营养状况和生活环境等密切相关，胎儿期保健主要通过对孕母的保健来实现。

(1)预防遗传性疾病与先天性畸形

(2)保证充足营养。

(3)预防感染。

(4)给予良好的生活环境，避免环境污染。

(5)尽可能避免妊娠期并发症，预防流产、早产、异常分娩的发生。

(6)加强对高危新生儿的监护。

二、新生儿期

生后1周内新生儿的保健是重中之重，<1周的新生儿的死亡数占新生儿期死亡数的70%左右。故新生儿保健是儿童保健的重点。新生儿居家保健有条件的家庭在冬季应使室内温度保持在20～22℃，湿度以55%为宜。提倡母乳喂养，新生儿皮肤娇嫩，应保持皮肤清洁，避免损伤。父母应多与婴儿交流，抚摸有利于早期的情感交流。应尽量避免过多的外来人员接触。注意脐部护理，预防感染。应接种卡介苗和乙型肝炎疫苗。

三、婴儿期

婴儿的消化功能尚未成熟，故易发生消化紊乱和营养缺乏性疾病。自4～6个月开始应添加辅食，定期进行体格检查，坚持户外活动，给予各种感知觉的刺激，促进大脑发育。

四、幼儿期

幼儿期是社会心理发育最为迅速的时期，该时期应重视与幼儿的语音交流，通过游戏、讲故事、唱歌等促进幼儿语言发育与大运动能力的发展，养成良好的生活习惯，预防龋齿。

五、学龄前期

学龄前期应注意培养良好的学习习惯、想象与思维能力，使之具有优良的心理素质。应通过游戏、体育活动增强体质，在游戏中学习遵守规则和与人交往。每年应进行1～2次的体格检查。

六、学龄期与青春期

此期儿童求知欲强，是获取知识的最重要时期，也是体格发育的第二个高峰期。该时期应培养良好的学习习惯，并加强素质教育，预防屈光不正、龋齿、缺铁性贫血等常见病的发生。

第三节　小儿药物治疗的原则

一、小儿药物治疗的特点

由于药物在体内的分布受体液的pH值、细胞膜的通透性、药物与蛋白质的结合程度、药物在肝脏内的代谢和肾脏排泄等因素的影响，小儿期的药物治疗具有下述特点。

(一)药物在组织内的分布因年龄而异

如巴比妥类、吗啡、四环素在幼儿脑浓度明显高于年长儿。

(二)小儿对药物的反应因年龄而异

吗啡对新生儿呼吸中枢的抑制作用明显高于年长儿，麻黄碱使血压升高的作用在未成熟儿却低得多。

(三)肝脏解毒功能不足

特别是新生儿和早产儿，肝脏酶系统发育不成熟，对某些药物的代谢延长，药物的半衰期延长，增加了药物的血浓度和毒性作用。

(四)肾脏排泄功能不足

新生儿，特别是未成熟儿的肾功能尚不成熟，药物及其分解产物在体内滞留的时间延长，增加了药物的毒副作用。

(五)先天遗传因素

要考虑家族中有遗传性疾病史的患儿对某些药物的先天性异常反应;对家族中有药物过敏史者要慎用某些药物。

二、药物选择

选择用药的主要依据是小儿年龄、病种和病情,同时要考虑小儿对药物的特殊反应和药物的远期影响。

(一)抗生素

小儿容易患感染性疾病,常用抗生素等抗感染药物。工作中既要掌握抗生素的药理作用和用药指征,更要重视其毒副作用的一面。对个体而言,除抗生素本身的毒副作用外,还容易引起肠道菌群失衡,使体内微生态紊乱,引起真菌或耐药菌感染;对群体和社会来讲,广泛、长时间地滥用广谱抗生素,容易产生微生物对药物的耐受性。

(二)肾上腺皮质激素

短疗程常用于过敏性疾病、重症感染性疾病等;长疗程则用于治疗某些血液病、肾病综合征、自身免疫性疾病等。哮喘、某些皮肤病则提倡局部用药。在使用中必须重视其不良反应:①短期大量使用可掩盖病情,故诊断未明确时一般不用;②较长期使用可抑制骨骼生长,影响水、电解质、蛋白质、脂肪代谢,也可引起血压增高和库欣综合征;③长期使用除以上不良反应外,尚可导致肾上腺皮质萎缩,可降低免疫力,使病灶扩散;④水痘患儿禁用糖皮质激素,以防加重病情。

(三)退热药

一般使用对乙酰氨基酚和布洛芬,剂量不宜过大,可反复使用。婴儿不宜使用肠溶阿司匹林,以免发生 Reye 综合征。

(四)镇静止惊药

在患儿高热、烦躁不安、剧咳不止等情况下可考虑给予镇静药。发生惊厥时可用苯巴比妥、水合氯醛、地西泮等镇静止惊药。

(五)镇咳止喘药

婴幼儿一般不用镇咳药,多用祛痰药口服或雾化吸入,使分泌物稀释、易于咳出。哮喘患儿提倡局部吸入 β_2 受体激动剂类药物,必要时也可用茶碱类,但新生儿、小婴儿慎用。

(六)止泻药与泻药

对腹泻患儿慎用止泻药,除用口服补液疗法防治脱水和电解质紊乱外,可适当使用保护肠黏膜的药物,或辅以含双歧杆菌或乳酸杆菌的制剂以调节肠道的微生态环境。小儿便秘一般不用泻药,多采用调整饮食和松软大便的通便法。

(七)乳母用药

阿托品、苯巴比妥、水杨酸盐等药物可经母乳影响哺乳婴儿,应慎用。

(八)新生儿、早产儿用药

幼小婴儿的肝、肾等代谢功能均不成熟,不少药物易引起毒、副反应,如磺胺类药、维生素 K_3 可引起高胆红素血症,氯霉素可引起"灰婴综合征"等,故应慎重。

三、给药方法

口服法、注射法、外用药、其他方法。

四、药物剂量计算

小儿用药剂量较成人更须准确,可按以下方法计算。

（一）按体重计算

按体重计算是最常用、最基本的计算方法，可算出每天或每次需用量：每天（次）剂量＝患儿体重（kg）×每天（次）每千克体重所需药量。临时对症治疗用药，如退热药、催眠药等，常按每次剂量计算。患儿体重应以实际测得值为准。年长儿按体重计算如已超过成人量，则以成人量为上限。

（二）按体表面积计算

此法较按年龄、体重计算更为准确，因其与基础代谢、肾小球滤过率等生理活动的关系更为密切。小儿体表面积计算公式如下。

如体重≤30 kg，小儿的体表面积（m^2）＝体重（kg）×0.035＋0.1。

如体重＞30 kg，小儿的体表面积（m^2）＝［体重（kg）－30］×0.02＋1.05。

第四节　小儿常见病的诊断与治疗

一、急性上呼吸道感染

急性上呼吸道感染（简称上感，俗称“感冒”）是由各种病原引起的上呼吸道的急性感染。是小儿最常见的疾病。该病主要侵犯鼻、鼻咽和咽部，根据感染部位的不同可诊断为急性鼻炎、急性咽炎、急性扁桃体炎等。

（一）病因

1.病原体

各种呼吸道病毒是急性上呼吸道感染的最常见病因，如呼吸道合胞病毒、流感病毒、副流感病毒、腺病毒、鼻病毒、科萨奇病毒等。细菌亦可引起急性上呼吸道感染，但大都为继发性。近年来肺炎支原体也是年长儿的病因之一。

2.免疫因素

除病原体外，各种原因所致的小儿机体免疫力降低也是急性上呼吸道感染的常见病因。

（二）诊断

1.临床表现

急性起病，多有发热，流涕、咽干、咽痒、轻咳为临床表现。主要体征为咽部充血、扁桃体肿大。扁桃体有化脓时，表面可见脓性分泌物，咽部红肿明显，一般提示有细菌感染。疱疹性咽峡炎，查体可见咽部充血，在咽腭弓、软腭及悬雍垂的黏膜上有直径1～3 mm的小疱疹，周围有红晕。咽-结合膜热，查体可见咽炎和结膜炎同时存在，结膜出现滤泡性炎症，充血、水肿，甚至眼睑水肿；心、肺查体无异常。

2.辅助检查

（1）外周血常规：病毒性感染时白细胞计数正常或偏低，淋巴细胞比例升高；细菌性感染时，白细胞总数和中性粒细胞比例增多，有核左移现象。

（2）X线胸片：一般无需行X线检查，如需鉴别肺炎时可考虑。

（3）病原学检查：一般情况下不做，如需鉴别诊断时可考虑。主要包括病毒抗体检测、病毒分离、痰或分泌物培养等

（三）鉴别诊断

注意与某些传染病早期、流行性感冒及早期伴有上呼吸道症状的其他疾病相鉴别。详细询问伴随症状、有无流行病学史及接触史。许多下呼吸道疾病是由上呼吸道感染发展引起，上呼吸道感染患儿如病情加重，出现高热不退、剧烈咳嗽、咳痰时，提示炎症有蔓延至下呼吸道的可能，注意胸部

检查。

有些疾病的早期常伴有普通上呼吸道感染的表现，如病毒性脑炎、急性阑尾炎等，因此应注意全面询问病史并详细检查各系统症状及体征。

(四)治疗

1.一般治疗

病毒性上呼吸道感染者，应告诉患儿家长该病的自限性和治疗目的，防止交叉感染及并发症。注意休息，居室通风、多饮水。

2.抗感染治疗

(1)若为流感病毒感染，可用磷酸奥司他韦口服。部分中药制剂有一定的抗病毒疗效。

(2)抗菌药物：细菌性上呼吸道感染或病毒性上呼吸道感染继发细菌感染者可选用抗生素治疗，常选用青霉素类、头孢菌素类或大环内酯类抗生素。咽拭子培养阳性有助于指导抗菌治疗。链球菌感染或既往有风湿热、肾小球肾炎病史者，青霉素疗程应为10～14天。

3.对症治疗

(1)高热可予对乙酰氨基酚或布洛芬，亦可采用物理降温，如温水浴。

(2)发生热性惊厥者可予镇静、止惊等处理。

(3)鼻塞者可酌情给予减充血剂。

(五)转诊原则

1.紧急转诊

有窒息的风险，存在上气道梗阻的患儿；出现呼吸或循环系统衰竭症状及体征者；出现风湿病、肾小球肾炎和病毒性心肌炎等严重并发症的患者。

2.普通转诊

(1)患者持续高热，体温>39 ℃，且经常规治疗3天无效。

(2)一般情况差、患有严重基础疾病或长期使用免疫抑制剂者。

(六)预防

加强体格锻炼，增强身体抵抗力；保持居住条件清洁卫生，经常消毒、通风；按时添加辅食，加强营养，防治佝偻病及缺铁性贫血等疾病；注意预防隔离，勿与其他患者密切接触，避免交叉感染。

(七)病案分析

案例：张某，男性，2岁。发热3天，进食差、流涎1天。查体：T 38.6 ℃，一般情况可，咽部充血，咽喉壁及邻近软腭等处散在3个灰白色疱疹，直径2～4 mm，口唇黏膜及手、足臀等部位无皮疹。血液分析：WBC 6.7×10^9/L，N 0.45，L 0.55。

分析：此患儿急性起病，发热、流涎(咽部疼痛、口水多)，咽部充血，咽喉壁及邻近软腭等处散在3个灰白色疱疹，直径2～4 mm。符合疱疹性咽峡炎诊断。局部给予干扰素喷剂及对症治疗，治疗5天病情痊愈。

二、急性感染性喉炎

急性感染性喉炎是喉部黏膜的急性弥漫性炎症。多见于6个月至3岁小儿，以冬春季节多发。以犬吠样咳嗽、声音嘶哑、喉鸣及吸气性困难为临床特点。

(一)病因

由病毒或细菌感染引起，亦可并发于麻疹、百日咳和流感等急性传染病。常见的病毒为副流感病毒、流感病毒和腺病毒，常见的细菌为金黄色葡萄球菌、链球菌和肺炎链球菌。小儿急性喉炎的病情较成人严重，由于小儿喉腔狭小，喉软骨柔软，喉部黏膜下组织疏松，富含血管及淋巴组织，炎症时易充血水肿而出现喉梗阻。

(二)诊断

1.临床表现

早期患儿表现为上呼吸道感染症状,多伴有发热。夜间出现"空空"样干咳、"犬吠"样咳嗽,声音嘶哑,严重者可失声。

患儿精神状态差,可因呼吸困难及缺氧表现烦躁不安或口周出现发绀,吸气性呼吸困难。小儿喉炎极易引起喉梗阻的发生,重者不及时治疗可突然死于严重的低氧血症。

2.辅助检查

(1)血常规:普通门诊只需做血常规检查,病毒性感染时白细胞计数正常或偏低,淋巴细胞比例升高;细菌性感染时,白细胞总数和中性粒细胞比例增多。

(2)X线胸片:一般无需行X线检查,如怀疑气管异物、气胸、肺炎等可选胸片检查。

(三)鉴别诊断

根据急性起病的犬吠样咳嗽、声嘶、喉鸣、吸气性呼吸困难等临床表现不难诊断,但应与白喉、急性会厌炎、喉痉挛、喉或气管异物、喉先天性畸形等所致的喉梗阻鉴别。

呼吸道异物常见于1～3岁小儿,有异物吸入史。

(四)治疗

1.一般治疗

保持呼吸道通畅,防止缺氧加重,缺氧者给予吸氧。

2.流感病毒感染

可用磷酸奥司他韦口服。如考虑为细菌感染,一般给予青霉素、大环内酯类或头孢菌素类等。

3.糖皮质激素

糖皮质激素有抗炎和抑制变态反应等作用,能及时减轻喉头水肿,缓解喉梗阻。病情较轻者可口服泼尼松每次1 mg/kg,Ⅱ度以上喉梗阻患儿应给予静脉滴注地塞米松、氢化可的松或甲泼尼龙。吸入型糖皮质激素,如布地奈德悬液雾化吸入可促进黏膜水肿的消退。

4.对症治疗

烦躁不安者要及时镇静;痰多者可选用祛痰剂;不宜使用氯丙嗪和吗啡。

5.气管切开

经上述处理仍有严重缺氧征象或有Ⅲ度以上喉梗阻者,应及时行气管切开术。

(五)转诊原则

(1)患者存在上气道梗阻,有窒息的风险。

(2)出现呼吸或循环系统衰竭症状及体征的患者。

(六)病案分析

案例:3岁,男孩。发热、流涕2天,声音嘶哑,咳嗽、气促3小时。家长诉:今晚患儿突然出现呼吸急促,空空样咳嗽。查体:T 38.2 ℃,一般情况可,咽部充血,呼吸急促,听诊可闻及吸气性喉鸣。血常规:WBC 10.2×10^9/L,N 0.7,L 0.3。

分析:此患儿急性起病,发热、声音嘶哑,空空样咳嗽。咽部充血,听诊闻及吸气性喉鸣。符合急性感染性喉炎诊断。头孢呋辛静滴、布地奈德雾化,治疗2天,病情好转。

三、小儿肺炎

肺炎是小儿时期常见病和多发病之一,居我国小儿死亡原因的首位。重型肺炎除了呼吸系统受累外,还有其他系统的受累,如合并有心力衰竭、中毒性脑病、中毒性肠麻痹、弥散性血管内凝血等情况。按病程分类可分为急性型(＜1个月)、迁延型(1～3个月)及慢性型(＞3个月)3种。

(一)病因

肺炎的发病原因大多由于急性上呼吸道感染或支气管炎向下蔓延引起;也可继发于百日咳、麻疹等疾病之后；有时病原体经过人体的淋巴系统或血液循环侵入到人的肺脏。

（二）诊断

1.临床表现

起病急，发热、咳嗽、呼吸困难为主要临床表现。发热热型不定。注意询问咳嗽特点及伴随症状。新生儿肺炎予以特殊注意，反应差、口吐沫、气促为主要表现。肺部听诊早期呼吸音粗或闻及干性啰音，以后可闻及较固定的细小湿啰音。肺内病灶融合扩大时，可听到管状呼吸音。如果发现一侧有叩诊实音或呼吸音消失，则应考虑有无合并脓胸或胸腔积液。

2.辅助检查

(1)血常规及C反应蛋白：根据白细胞总数、分类以及C反应蛋白，初步判断是细菌性病毒性。嗜酸性粒细胞增多，有助于变态反应性或嗜酸细胞性肺炎的诊断。

(2)胸部影像学检查：对于咳嗽持续2周以上的患儿必须做胸部X线检查及症状与体征不符的患者。

(3)病原学检查：主要包括病毒抗体检测、痰或分泌物培养等。

（三）鉴别诊断

1.肺炎支原体肺炎

多见于年长儿，潜伏期为2～3周，亦可见急性起病者。首发症状多为发热和咳嗽，较大儿童常伴有头痛、咽痛、肌痛、食欲不振、全身不适等。热型不定，多数患儿起病时体温>38 ℃，常持续1～3周，有肺外并发症时持续时间明显延长。早期咳嗽为干咳，约1周后有痰。本病的临床特点常表现为症状和体征的不平衡，即“两个极端”。①“症状重、体征轻”：表现为高热持续不退、咳嗽剧烈、精神不振等，但胸片示肺内炎变不重，听诊发现啰音亦不明显。②“症状轻、体征重”：表现为高热消退较快、咳嗽不剧烈或仅轻咳、精神状况良好，但胸片示肺内炎加重，可见大片实变影，听诊可闻及管状呼吸音或明显啰音。此特点可与细菌性肺炎相鉴别，细菌性肺炎的症状与体征通常是平行的。

2.腺病毒肺炎

冬春两季多发。多见于6个月～2岁小儿，起病急，稽留高热，肺部体征出现晚，与呼吸困难症状不平行，多在发病3～5天后出现湿啰音。患儿中毒症状重，除呼吸系统外，易合并心肌炎和多器官功能障碍。

3.金黄色葡萄球菌肺炎

新生儿和婴幼儿金黄色葡萄球菌肺炎多由呼吸道感染，>2岁小儿多见于血行感染。临床上往往有先期感染征象，如上呼吸道炎，或皮肤等其他感染灶。高热明显，呈弛张型，中毒症状重，可伴有各型中毒性皮疹。咳嗽频繁、剧烈。肺部体征出现早，症状与体征相平行。并发脓胸、脓气胸时呼吸困难加剧。

（四）治疗方法

1.一般治疗

注意室内通风换气，通风3～4次/天。保持气道通畅，给予营养丰富的饮食。

2.控制感染

根据不同病原选择抗菌药物。

(1)肺炎链球菌：青霉素敏感者首选青霉素或阿莫西林；青霉素中介者，首选大剂量青霉素或阿莫西林；耐药者首选头孢曲松、头孢噻肟、万古霉素；青霉素过敏者选用大环内酯类抗生素，如红霉素等。

(2)金黄色葡萄球菌：甲氧西林敏感者首选苯唑西林钠或氯唑西林、耐药者选用万古霉素或联用利福平。

(3)流感嗜血杆菌：首选阿莫西林/克拉维酸、氨苄西林/舒巴坦。

(4)大肠埃希菌和肺炎克雷白杆菌：不产超广谱β-内酰胺酶(ESBLs)菌首选头孢他啶、头孢哌酮；产ESBAs菌首选亚胺培南、美罗培南。

(5)铜绿假单胞菌(绿脓杆菌)首选替卡西林/克拉维酸。

(6)卡他莫拉菌：首选阿莫西林/克拉维酸。

(7)肺炎支原体和衣原体：首选大环内酯类抗生素，如阿奇霉素、红霉素及罗红霉素。

考虑病毒性肺炎时给予干扰素 100 万 U,1 次/天,肌内注射,亦可雾化吸入。若为流感病毒感染,可用磷酸奥司他韦口服。

肺炎支原体肺炎用药至少 2～3 周,如临床症状未消失还需继续用药。金黄色葡萄球菌肺炎疗程宜长,体温平稳后应继续用药 2 周,总疗程 4～6 周。普通肺炎应用药至体温正常后 5～7 天、临床症状基本消失后 3 天。

3.对症治疗

(1)烦躁时予以镇静,常用 5%水合氯醛 1.0 mL/kg,肛门灌肠给药。

(2)对呼吸困难者,给予吸氧,轻者鼻导管,0.5～1 L/min;重者面罩给,2～4 L/min。高热时,予以药物或物理降温。

(3)有心力衰竭指征时,需给予强心剂治疗:毒毛花苷 K,加入静脉滴管中输入,按病情需要,6～12 小时后可重复使用;也可选用毛花苷 C(西地兰),饱和量 0.04～0.06 mg/kg,首次剂量用饱和量的 1/2,余量分 2 次,每 6 小时 1 次,加入静脉滴管中输入给药。

(五)预防

同上呼吸道感染。

(六)转诊指征

重症肺炎时,应转诊。

1.重症肺炎并发心力衰竭

诊断标准:①一般状态差、突然烦躁不安、明显发绀;②呼吸困难加剧,呼吸急促,>60 次/分;③心率突然增快,>180 次/分,心音低钝或奔马律;④肝脏迅速增大,肋下>2 cm。有的患儿可伴有少尿或无尿、眼睑或双下肢水肿。

2.重症肺炎并发中毒性脑病

诊断标准:①一般状态差,早期表现为烦躁不安;后期出现嗜睡、意识障碍、昏迷甚至抽搐。②查体可见呼吸不规则;前囟膨隆、张力高;双眼凝视、瞳孔对光反射减弱甚至消失;脑膜刺激征阳性。

3.重症肺炎并发中毒性肠麻痹

诊断标准:①一般状态差,呕吐、腹泻、腹胀是本病突出症状;有消化道出血时,呕吐物中有咖啡样物、大便呈柏油样。②查体可见腹部膨隆、肠鸣音消失。

(七)病案分析

案例:7 岁男孩,因咳嗽发热 6 天,加重 3 天为主诉。病初为轻咳,低热,近 3 天加重为阵发性剧咳,不规则高热,痰不多,伴胸痛,病初用青霉素治疗无效。查体:一般情况可,呼吸稍急促,35 次/分,无发绀,咽部充血,右下肺语颤减弱,叩浊,呼吸音稍降低,未闻及干、湿啰音。血清肺炎支原体(MP)抗体半定量检查为>1∶160。

分析:此患儿为年长儿,符合肺炎支原体肺炎的好发年龄,主要症状发热、病程长、咳嗽剧烈,肺部体征与症状不一致,病初使用常规抗感染药无效。查血清肺炎支原体(MP)抗体半定量检查为>1∶160。符合肺炎支原体肺炎诊断。阿奇霉素治疗 2 个疗程,病情痊愈。

四、支气管哮喘

支气管哮喘是一种以慢性气道炎症和气道高反应性为特征的异质性疾病,以反复发作的喘息、咳嗽、气促、胸闷为主要临床表现,常在夜间和(或)凌晨发作或加剧。呼吸道症状的具体表现形式和严重程度具有随时间而变化的特点,并常伴有可变的呼气气流受限。

支气管哮喘(简称哮喘)是小儿常见的慢性肺部疾病。近年来,哮喘的发病率在世界范围内逐年增加。早期确诊及规范化治疗对预后至关重要。

(一)病因

哮喘的发病机制极其复杂,迄今尚不十分清楚。现认为主要是由嗜酸性粒细胞等多种细胞和细胞组分参与形成的一种气道慢性反复发作性炎症。这种炎症使易感者对各种激发因子具有气道高反应性，从而引起气道痉挛。

（二）诊断

1.临床表现

反复发作的喘息、咳嗽、气促、胸闷为主要临床表现，诱因多样性，反复发作，有时间节律性，季节性、可逆性。

查体双肺可闻及散在或弥漫性，以呼气相为主的哮鸣音，呼气相延长。

2.辅助检查

（1）肺通气功能检测：在哮喘发作期间或有临床症状或体征时，常出现 FEV_1（正常≥80%预计值）和 FEV_1/FVC（正常 80%）等参数的降低。

（2）过敏状态检测：儿童早期食物致敏可增加吸入变应原致敏的危险性，吸入变应原的早期致敏（≤3 岁）是预测发生持续性哮喘的高危因素。

（3）胸部影像学检查：哮喘不建议进行常规胸部影像学检查。反复喘息或咳嗽儿童，怀疑其他疾病，如气道异物、结构性异常（如血管环、先天性气道狭窄等）、慢性感染（如结核）以及其他有影像学检查指征的疾病时，依据临床线索所提示的疾病选择进行胸部 X 线平片或 CT 检查。

（4）支气管镜检查：反复喘息或咳嗽儿童，经规范哮喘治疗无效，怀疑其他疾病，或哮喘合并其他疾病，应考虑予以支气管镜检查以进一步明确诊断。

中华医学会儿科学分会呼吸学组于 2016 年修订了我国《儿童支气管哮喘诊断与预防指南》（2016 年版）。

3.哮喘诊断标准

哮喘的诊断主要依据呼吸道症状、体征及肺功能检查，证实存在可变的呼气气流受限，并排除可引起相关症状的其他疾病。

（1）反复喘息、咳嗽、气促、胸闷，多与接触变应原、冷空气、物理、化学性刺激、呼吸道感染、运动以及过度通气（如大笑和哭闹）等有关，常在夜间和（或）凌晨发作或加剧。

（2）发作时双肺可闻及散在或弥漫性，以呼气相为主的哮鸣音，呼气相延长。

（3）上述症状和体征经抗哮喘治疗有效，或自行缓解。

（4）除外其他疾病所引起的喘息、咳嗽、气促和胸闷。

（5）临床表现不典型者（如无明显喘息或哮鸣音），应至少具备以下 1 项。①证实存在可逆性气流受限：支气管舒张试验阳性，吸入速效 β_2 受体激动剂（如沙丁胺醇压力定量气雾剂 200～400 μg）后 15 分钟第一秒用力呼气量（FEV_1）增加≥12%；抗感染治疗后肺通气功能改善，给予吸入糖皮质激素和（或）抗白三烯药物治疗 4～8 周，FEV_1 增加≥12%；②支气管激发试验阳性；③最大呼气峰流量（PEF）日间变异率（连续监测 2 周）≥13%。

符合第（1）～（4）条或第（4）、（5）条者，可诊断为哮喘。

4.咳嗽变异性哮喘（CVA）的诊断

CVA 是儿童慢性咳嗽最常见原因之一，以咳嗽为唯一或主要表现。诊断依据如下。

（1）咳嗽持续 4 周，常在运动、夜间和（或）凌晨发作或加重，以干咳为主，不伴有喘息。

（2）临床上无感染征象，或经较长时间抗生素治疗无效。

（3）抗哮喘药物诊断性治疗有效。

（4）排除其他原因引起的慢性咳嗽。

（5）支气管激发试验阳性和（或）PEF 日间变异率（连续监测 2 周）≥13%。

（6）个人或一、二级亲属过敏性疾病史，或变应原检测阳性。

以上第（1）～（4）项为诊断基本条件。

5.哮喘症状评估

见表12-1,表12-2。

表12-1　<6岁儿童哮喘控制水平分级

评估项目	良好控制	部分控制	未控制
持续至少数分钟的日间症状>1次/周 夜间因哮喘憋醒或咳嗽 应急缓解药使用 因哮喘而出现活动受限(较其他儿童跑步/玩耍减少,步行/玩耍时易疲劳)>1次/周	无	存在1～2项	存在3～4项

注:用于评估近4周的哮喘症状

表12-2　≥6岁儿童哮喘控制水平分级

评估项目	良好控制	部分控制	未控制
日间症状>2次/周 夜间因哮喘憋醒 应急缓解药使用 因哮喘而出现活动受限>2次/周	无	存在1～2项	存在3～4项

注:用于评估近4周的哮喘症状

(三)鉴别诊断

咳嗽变异性哮喘需与支气管异物、肺结核、百日咳、慢性咽炎等鉴别。喘鸣应与急、慢性喉炎及毛细支气管炎、支气管肺炎等感染性疾病相鉴别;各种原因所致的气管或支气管受压也可产生喘鸣的症状;呼吸道发育异常及血管环畸形等心血管疾病,其他少见疾病,如肺囊性纤维化及气管、支气管纤毛不动综合征时也可出现喘鸣。

(四)治疗

小儿哮喘的治疗是一个系统的长期的过程,基层医生临床上发现疑似或确诊的哮喘患儿后,要及时将患儿转至小儿哮喘专业门诊。

小儿哮喘的治疗原则:积极避免诱发因素;发作期给予平喘治疗;缓解期给予控制气道炎症、降低气道高反应性的糖皮质激素长期吸入治疗。吸入疗法的优越性在于剂量小、显效快、疗效佳、不良反应低,因而近年在全球被广泛推崇且取得了较理想的临床疗效。药物选择、吸入方法、减量及停药等,必须由专业医生指导。定期随诊,不能擅自停药。

如果就诊时患儿有哮喘急性发作(喘息较明显),可临时给予β_2激动剂平喘,首选吸入治疗,每次吸入沙丁胺醇2.5～5.0 mg或特布他林2.5～5.0 mg。在第1小时可以连用3次,可以联合激素雾化吸入。

1.间歇发作或轻度发作

每次沙丁胺醇2.5～5.0 mg或特布他林2.5～5.0 mg,1～2次/天。如不具备吸入药物或吸入不配合,可口服下列药物(根据条件选择其一)。

(1)丙卡特罗:每片25 μg,<6岁者每次1.25 μg/kg;≥6岁者每次25 μg,2次/天,早饭及晚睡前口服。

(2)特布他林:每片2.5 mg,0.065 mg/kg,3次/天,口服。口服后30～60分钟起效。

(3)福莫特罗:每片40 μg或每片20 μg,1 μg/kg,2次/天,早饭及晚睡前口服。

2.中度以上发作

中度以上发作的哮喘患儿,需用特殊的雾化装置持续吸入沙丁胺醇雾化溶液,一般基层医生很难有条件处理,应及时转上级医院治疗。

（五）转诊指征

疑似或确诊的哮喘患儿在哮喘发作期应按上述方法进行平喘治疗，病情缓解后（或经治疗仍不缓解）要及时将患儿转至小儿哮喘专业门诊治疗。

（六）病案分析

案例：患儿，男性，5岁。“反复咳嗽、喘息2年，加重1周”为主诉。咳嗽，呈痉挛性干咳，伴有喘息，常于夜间和清晨发作，活动后加剧，给予头孢唑肟、喜炎平等静脉注射，咳嗽、喘息症状无明显缓解，1周前患儿咳嗽、喘息加重，夜间有2次憋醒。婴儿期有湿疹史。查体：R 40次/分，SaO_2 92%（面罩吸氧）。三凹征（＋），双肺呼吸音粗糙，可闻及响亮、弥漫性哮鸣音，呼气相延长，心率115次/分，律齐。血常规：WBC 5.1×10^9/L，N 45.10%，M 9.60%。C反应蛋白在正常范围。胸片未见异常。变应原监测：总IgE（＋），螨虫（＋＋＋）、花粉（＋＋）、牛肉、牛奶、花生、黄豆、弱阳性。肺功能检查：肺通气功能基本正常，支气管舒张试验阳性。

分析：患儿有反复喘息病史，婴儿期有湿疹史，查体双肺呼吸闻及响亮、弥漫性哮鸣音，呼气相延长，变应原监测：总IgE（＋），螨虫（＋＋＋）、花粉（＋＋），支气管舒张试验阳性。诊断为支气管哮喘急性发作期。患儿经雾化吸入抗胆碱能药和β_2受体激动剂（复方异丙托溴铵）及吸入型糖皮质激素（布地奈德）7天，激素静脉注射2天，同时抗病毒、补液支持治疗。出院前患儿咳嗽明显减轻，无呼气相延长。出院后继续雾化吸入，哮喘门诊随访。

五、病毒性心肌炎

心肌炎是由各种感染或其他原因引起的心肌间质炎症细胞浸润和邻近的心肌细胞坏死，导致心功能障碍和其他系统损害的疾病。最常见的是病毒性心肌炎，其病理特征为心肌细胞的坏死或变性，有时病变也可累及心包或心内膜。

（一）病因

多种病毒都可以引起病毒性心肌炎，以肠道病毒最常见。最近研究资料表明，腺病毒是病毒性心肌炎的主要病因之一。

（二）诊断

1.临床表现

发病前1～3周内有上呼吸道感染、腹泻、呕吐、腹痛、发热等前驱症状。随后出现面色苍白、乏力、多汗、厌食、胸闷、恶心、呕吐、上腹部不适；症状严重时可有水肿、气促、活动受限。突发心力衰竭。

2.辅助检查

(1)心电图：可见严重心律失常，包括各种期前收缩、室上性和室性心动过速、房颤和室颤、二度或三度房室传导阻滞。心肌受累明显时可见T波降低、ST-T段改变，但是心电图缺乏特异性，强调动态观察的重要性。

(2)心肌损害的血生化指标。①磷酸激酶（CPK）：在早期多有增高，其中以来自心肌的同工酶（CK-MB）为主。血清乳酸脱氢酶（SLDH）同工酶增高在心肌炎早期诊断有提示意义。②心肌肌钙蛋白（cTnI或cTnT）的变化对心肌炎诊断的特异性更强，但敏感度不高。

(3)超声心动图检查：可显示心房、心室的扩大，心室收缩功能受损程度，探查有无心包积液以及瓣膜功能。

(4)病毒学诊断：疾病早期可从咽拭子、咽冲洗液、粪便、血液中分离出病毒，但需结合血清抗体测定才更有意义。

(5)心肌活体组织检查：仍被认为是诊断的金标准，但由于取样部位的局限性，及患者的依从性不高，应用仍有限。

3.临床诊断

(1)心功能不全、心源性休克或心脑综合征。

(2)心脏扩大:X 线、超声心动图检查具有表现之一。

(3)心电图改变:以 R 波为主的 2 个或 2 个以上主要导联(Ⅰ、Ⅱ、aVF、V_5 导联)的 ST-T 改变持续 4 天以上伴动态变化,窦房、房室传导阻滞,完全性右或左束支传导阻滞,成联律、多型、多源、成对或并行期前收缩,非房室结及房室折返引起的异位性心动过速,低电压(新生儿除外)及异常 Q 波。

(4)CK-MB 升高或心肌肌钙蛋白(cTnI 或 cTnT)阳性。

4.病原学诊断

(1)确诊指标:自心内膜、心肌、心包(活体组织检查、病理)或心包穿刺液检查发现以下之一者可确诊:①分离到病毒;②用病毒核酸探针查到病毒核酸;③特异性病毒抗体阳性。

(2)参考依据:有以下之一者结合临床表现可考虑心肌炎由病毒引起。①自粪便、咽拭子或血液中分离到病毒,且恢复期血清同型抗体滴度较第一份血清升高或降低 4 倍以上;②病程早期血中特异性 IgM 抗体阳性;③用病毒核酸探针自患儿血中查到病毒核酸。

(3)确诊依据:具备两项临床诊断依据可临床诊断。发病同时或发病前 1～3 周有病毒感染的证据支持诊断:①同时具备病原学确诊依据之一者,可确诊为病毒性心肌炎;②具备病原学参考依据之一者,可临床诊断为病毒性心肌炎;③凡不具备确诊依据,应给予必要的治疗或随诊,根据病情变化,确诊或除外心肌炎。

(三)治疗

1.休息

急性期需卧床休息,减轻心脏负荷。

2.药物治疗

(1)对于仍处于病毒血症阶段的早期患者,可选用抗病毒治疗,但疗效不确定。

(2)改善心肌营养:1,6 二磷酸果糖有益于改善心肌能量代谢,促进受损细胞的修复,同时可选用大剂量维生素 C、泛醌(辅酶 Q_{10})、维生素 E 和维生素 B_6。中药生脉饮、黄芪口服液等。

(3)大剂量丙种球蛋白:通过免疫调节作用减轻心肌细胞损害。

(4)皮质激素:通常不使用。对重型患者合并心源性休克、致死性心律失常(三度房室传导阻滞、室性心动过速)、心肌活体组织检查证实慢性自身免疫性心肌炎症反应者应足量、早期应用。

(5)其他治疗:可根据病情联合应用利尿剂、洋地黄和血管活性药物,应特别注意用洋地黄时饱和量应较常规剂量减少,并注意补充氯化钾,以避免洋地黄中毒。

(四)转诊指征

发生心力衰竭并发严重心律失常、心源性休克及新生儿患者及时转诊。

(五)病案分析

案例:患儿,男性,7 岁。发作性胸闷、胸痛、乏力 2 天。发病前 7 天有上呼吸感病史。体格检查:面色稍苍白,心率 110 次/分,规则,第一心音稍低,未闻及杂音。双肺呼吸音粗,四较暖,皮肤干。心电图检查:T 波(Ⅱ、Ⅲ、aVF)倒置,ST 段(Ⅱ、Ⅲ、aVF)压低 0.5～1 mm。血生化检查:CK 120 U/L,CK-MB 45 U/L,cTn 0.1 U/L。超声心动图检查:各房室腔无增大。

分析:患儿主诉胸闷、胸痛、乏力,发病前有上呼吸感病史,结合心电图急性期 ST-T 改变,CK-MB、cTn 增高,提示心肌炎。给予对症及 1,6-二磷酸果糖改善心肌能量代谢,大剂量维生素 C、泛醌(辅酶 Q_{10})治疗 2 周,病情痊愈。

六、病毒性脑炎

病毒性脑炎是指由多种病毒引起的颅内急性炎症。由于病原体致病性能和宿主反应过程的差异,形成不同类型的表现。若病变主要累及脑膜,临床表现为病毒性脑膜炎;若病变主要影响大脑实质,则以病毒性脑炎为临床特征。由于解剖上两者相邻近,若脑膜和脑实质同时受累,此时称为病毒性脑膜脑炎。大多数患者病程呈自限性。

（一）病因

临床工作中，目前仅能在 1/4～1/3 的中枢神经病毒感染病例中确定其致病病毒。其中 80% 为肠道病毒，其次为虫媒病毒、腺病毒、单纯疱疹病毒、腮腺炎病毒和其他病毒等。虽然目前在多数患者尚难确定其病原体，但从其临床和实验室资料，均能支持急性颅内病毒感染的诊断。

（二）诊断

1.临床表现

病情轻重差异很大，取决于脑膜或脑实质受累的相对程度。一般说来，病毒性脑炎的临床经过较脑膜炎严重，重症脑炎更易发生急性期死亡或后遗症。

(1)病毒性脑膜脑炎：起病急，主要表现为发热、恶心、呕吐、嗜睡。婴儿则烦躁不安，易激惹，年长儿会诉头痛。可有颈项强直等脑膜刺激征。病程大多在 1～2 周内。

(2)病毒性脑炎：临床表现因脑实质部位的病理改变、范围和严重程度而有所不同。①大多数患儿因弥漫性大脑病变而主要表现为发热、反复惊厥发作、不同程度的意识障碍和颅内压增高症状。惊厥大多呈全身性，严重者呈惊厥持续状态。患儿可有嗜睡、昏睡、昏迷、深度昏迷的意识改变。部分患儿伴有偏瘫或肢体瘫痪表现。若出现呼吸节律不规则或瞳孔不等大，要考虑颅内高压并发脑疝的可能性。②有的患儿病变主要累及额叶皮质运动区，临床则以反复惊厥发作为主要表现，伴或不伴发热。多数为全身性或局灶性强直-阵挛或阵挛性发作，少数表现为肌阵挛或强直性发作，皆可出现癫痫持续状态。③若脑部病变主要累及额叶底部、颞叶边缘系统，患者则主要表现为精神情绪异常，如躁狂、幻觉、失语，以及定向力、计算力与记忆力障碍等。伴发热或无热。多种病毒可引起此类表现，但由单纯疱疹病毒引起者最严重，常合并惊厥与昏迷，病死率高。

其他还有以偏瘫、单瘫、四肢瘫或各种不自主运动为主要表现者。不少患者可能同时兼有上述多种类型的表现。当病变累及锥体束时出现阳性病理征。

全身症状可为病原学诊断提供线索，如手-足-口周特异分布的皮疹提示肠病毒感染，肝脾及淋巴结肿大提示 EB 病毒、巨细胞感染，腹泻和躯干皮肤红斑表现则可能为西尼罗河病毒感染。

2.辅助检查

(1)脑电图检查：以弥漫性或局限性异常慢波背景活动为特征，少数伴有棘波、棘-慢复合波。

(2)脑脊液检查：外观清亮，压力正常或增加。白细胞数正常或轻度增多，分类计数早期可为中性粒细胞为主，之后逐渐转为淋巴细胞为主，蛋白含量大多正常或轻度增高，糖含量正常（表 12-3）。

表 12-3　颅内常见感染性疾病的脑脊液改变特点

	压力(kPa)	外观	潘氏试验	白细胞($\times10^6$/L)	蛋白(g/L)	糖(mmol/L)	氯化物(mmol/L)	查找病原
正常	0.69～1.96	清亮透明	—	0～10	0.2～0.4	2.8～4.5	117～127	
化脓性脑膜炎	不同程度增高	米汤样混浊	+～+++	数百至数千，多核为主	明显增高	明显降低	多数降低	涂片或培养可发现抗酸杆菌
结核性脑膜炎	增高	微浊，毛玻璃样	+～+++	数十至数百，淋巴细胞为主	增高	降低	降低	涂片或培养可发现抗酸杆菌
病毒性脑膜炎	正常或轻度增高	清亮	—～+	正常至数百，淋巴细胞为主	正常或轻度增高	正常	正常	特异性抗体阳性，病毒分离可阳性

续表

	压力(kPa)	外观	潘氏试验	白细胞($\times 10^6$/L)	蛋白(g/L)	糖(mmol/L)	氯化物(mmol/L)	查找病原
隐球菌性脑膜炎	增高或明显增高	微浊	+～+++	数十至数百，淋巴细胞为主	增高	降低	多数降低	涂片墨汁染色可发现隐球菌

注：正常新生儿 CSF 压力 0.29～0.78 kPa，蛋白质 0.2～1.2 g/L；婴儿 CSF 细胞数(0～20)$\times 10^6$/L，糖 3.9～5.0 mmol/L

(3)病毒学检查：部分患儿脑脊液病毒培养及特异性抗体检测阳性。

(4)神经影像学检查：磁共振对显示病变比 CT 更有优势。可发现弥漫性脑水肿，皮质、基底节、脑桥、小脑的局灶性异常。病变部位 T_2 信号延长，弥散加权时可显示高信号的水分子弥散受限等改变。

(三)诊断和鉴别诊断

大多数病毒性脑炎的诊断有赖于排除颅内其他非病毒性感染、Reye 综合征等急性脑部疾病后确立。少数患者若明确并发于某种病毒性传染病，或脑脊液检查证实特异性病毒抗体阳性者，可支持颅内病毒性感染的诊断。

1.颅内其他病原感染

主要根据脑脊液外观、常规、生化和病原学检查，与化脓性、结核性、隐球菌性脑膜炎鉴别。此外，合并硬膜下积液者支持婴儿化脓性脑膜炎。发现颅外结核病灶和皮肤 PPD 阳性有助于结核性脑膜炎的诊断。

2.Reye 综合征

因急性脑病表现和脑脊液无明显异常使两病易相混淆，但依据 Reye 综合征无黄疸而肝功能明显异常、起病后 3～5 天病情不再进展、有的患者血糖降低等等特点，可与病毒性脑炎鉴别。

(四)治疗

本病无特异性治疗。急性期正确的支持与对症治疗是保证病情顺利恢复、降低病死率和致残率的关键。主要治疗原则如下。

(1)维持水、电解质平衡与合理营养供给，对营养状况不良者给予静脉营养或清蛋白。

(2)控制脑水肿和颅内高压，可酌情采用以下方法：①严格限制液体入量；②过度通气，将 $PaCO_2$ 控制于 20～25 kPa；③静脉注射脱水剂，如甘露醇、呋塞米等。

(3)控制惊厥发作，可给予止惊剂，如地西泮、苯巴比妥、左乙拉西坦等。如止惊剂治疗无效，可在控制性机械通气下给予肌肉松弛剂。

(4)呼吸道和心血管功能的监护与支持。

(5)抗病毒药物：阿昔洛韦是治疗单纯疱疹病毒、水痘-带状疱疹病毒的首选药物，每次 5～10 mg/kg，每 8 小时 1 次；其衍生物更昔洛韦治疗巨细胞病毒有效，每次 5 mg/kg，每 12 小时 1 次。利巴韦林可能对控制 RNA 病毒感染有效，10 mg/(kg·d)，每天 1 次。3 种药物均需连用 10～14 天，静脉滴注给药。

(五)转诊指征

患儿反复发热、查体出现中枢神经系统症状时，须及时进行腰椎穿刺、脑电图检查，如不具备检查条件及时转诊。

(六)病案分析

案例：患儿，男，4 岁。发热 5 天，头痛 7 天。测体温最高 38.6 ℃，伴头痛，位于额部，呈阵发性钝痛，发热时明显，热退后缓解；病初呕吐 2 次，无惊厥、意识障碍，无咳嗽、气促、呼吸困难，无腹胀、腹泻等症状。脑脊液检查常显示：WEC 18×10^6/L、蛋白 335 mg/L、葡萄糖 2.4 mmol/L、氯化物 128 mmol/L。细菌培养阴性。脑电图检查：弥漫性慢波。

分析：患儿起病急，以发热、头疼为主要症状，应考虑中枢神经系统感染，患儿病程中无明显感染中毒症状，神经系统无进展性的脑病表现。结合脑脊液及脑电图检查，考虑为病毒性脑炎，给予输注阿昔洛韦抗病毒、甘露醇降颅压及对症治疗后，患儿体温正常，未诉头痛，精神好出院。

七、腹泻病

小儿腹泻是一组由多病原、多因素引起的儿科常见病，特点为大便次数增多和大便性状改变为特点的消化道综合征。6个月～2岁婴幼儿发病率高，是造成小儿营养不良、生长发育障碍和死亡的主要原因之一。

（一）病因

1.感染因素

（1）肠道内感染：可由病毒、细菌、真菌、寄生虫等引起。大城市多以轮状病毒感染的发病率最高；农村以大肠埃希菌感染占首位。

（2）肠道外感染：患中耳炎、上呼吸道感染、肺炎、肾盂肾炎、皮肤感染或急性传染病时，导致腹泻，亦可称为症状性腹泻。

2.非感染因素

多由喂养不当引起，少数由于对牛奶或其他食物过敏或不耐受；亦可由于气候突然变化、腹部受凉致肠蠕动增加或天气过热消化液分泌减少，诱发消化功能紊乱致腹泻。

（二）诊断

小儿轻型腹泻以胃肠道症状为主，大便次数增多及性状改变，偶有溢乳或呕吐，而重型腹泻除有较重的胃肠道症状外，还有较明显的脱水、电解质紊乱（低钾、低钙、低镁、低磷血症）和全身中毒症状（发热、烦躁、精神萎靡、嗜睡，甚至昏迷、休克）。

（三）治疗

治疗原则：调整饮食；预防和纠正脱水；合理用药；加强护理，预防并发症。

1.饮食疗法

继续饮食，满足生理需要，补充疾病消耗。继续饮食可阻止双糖酶活性减低，促进肠黏膜再生修复，缩短病程，有利康复。严重呕吐者可暂禁食4～6小时（不禁水）。人工喂养儿可喂以等量米汤或稀释的牛奶或其他代乳品，由米汤、粥、面条等逐渐过渡到正常饮食。母乳喂养儿继续哺乳，暂停辅食。对少数迁延性腹泻患儿应考虑继发性乳糖不耐受、牛奶过敏或肠道细菌感染等。对疑似病例可暂停乳类喂养，改为豆制代乳品、发酵奶或去乳糖奶粉以减轻腹泻，缩短病程。

2.液体疗法

脱水及电解质紊乱是急性腹泻患儿死亡的主要原因。根据病情轻重，有两种补液方法。

（1）口服补液：适用于防治轻、中度脱水。世界卫生组织推荐的口服补液盐（ORS），从患儿腹泻开始，就给予口服足够的液体以预防脱水，给予ORS和其他清洁用水，在每次稀便后补充一定量的液体（<6个月者，50 mL；6个月～2岁者，100 mL；2～10岁者，150 mL；10岁以上的患者随意）直至腹泻停止。

轻至中度脱水：应用ORS，用量（mL）＝体重（kg）×（50～75），4小时内服完。4小时后评估脱水情况，然后选择适当方案。

（2）静脉补液：应用于重度脱水，急性感染性腹泻重度脱水液体复苏时应用含碱的糖盐混合溶液，具体为：第一阶段以2∶1等张液静脉推注或快速滴注以迅速增加血容量，改善循环和肾脏功能，扩容后重新评估脱水情况，如仍处于休克状态，则可重复使用等张液1～2次，然后根据脱水性质选择适当的方案（等渗性脱水选用2∶3∶1液，低渗性脱水选用4∶3∶2液）继续静脉滴注补充累积损失量，先补充2/3量。患儿有尿时即应补充钾，浓度大多为0.2%，不超过0.3%。一旦患儿可以口服ORS，则即给予（通常婴儿在静脉补液后3～4小时，儿童在1～2小时后）。

（3）由于急性腹泻时大便丢失锌增加、负锌平衡、组织锌减少，补锌治疗有助于改善急性腹泻病和慢性腹泻病患儿的临床预后，减少腹泻病复发。推荐急性感染腹泻病患儿进食后即予以补锌治疗，<6个月的患儿，每天补充元素锌10 mg，>6个月的患儿，每天补充元素锌20 mg，共10～14天。元素锌20 mg相当于硫酸锌100 mg、葡萄糖酸锌140 mg。

3.药物治疗

(1)益生菌制剂:某些益生菌对治疗儿童急性感染性腹泻具有疗效,尤其是对病毒感染导致的水样腹泻具有显著疗效;在疾病早期给予疗效更明显;对侵袭性细菌导致的腹泻没有明显疗效;对于儿童抗生素相关性腹泻的治疗有效。布拉氏酵母菌能缩短儿童急性感染性腹泻病程,减少患儿住院时间;鼠李乳杆菌治疗急性水样腹泻缩短病程;其他乳杆菌(保加利亚乳杆菌、罗依乳杆菌、嗜酸乳杆菌)治疗急性腹泻可缩短病程;双歧杆菌联合乳杆菌、嗜热链球菌治疗儿童急性感染性腹泻可缩短病程;治疗院内感染腹泻有效;酪酸杆菌治疗急性腹泻可能有效。

(2)蒙脱石散:蒙脱石散治疗儿童急性水样腹泻可以缩短腹泻病程,减少腹泻排便次数和量,提高治愈率。推荐蒙脱石治疗急性感染性腹泻病,用法和用量:<1 岁患儿,3 g/d,分 2 次;>1 岁患儿,每次 3 g,3 次/天。

(3)消旋卡多曲:口服消旋卡多曲能减少 2 月龄以上儿童急性腹泻病程及频率,益处明显,推荐使用。用法和用量:急性感染性腹泻,适用 3 月龄～10 岁患儿,儿童最常用剂量为 1.5 mg/kg,3 次/天,作为 ORS 的辅助治疗应用,餐前服用,疗程 5 天或用至恢复前。

(4)抗生素治疗:即使怀疑为细菌性腹泻时,不首先推荐使用抗生素,因为大多数病原菌所致急性腹泻均是自限性的;对于痢疾样腹泻患儿、疑似霍乱合并严重脱水、免疫缺陷病、早产儿以及有慢性潜在疾病的儿童推荐应用抗生素治疗。

关于应用何种抗生素,由于我国各地抗生素的耐药情况不一样,可根据粪培养结果和药敏结果以及患儿临床情况进行选择。

(四)预防

预防措施包括注意个人卫生和环境卫生、提倡母乳喂养、积极防治营养不良、合理应用抗生素以及轮状病毒疫苗的应用。

(五)转诊指征

如患儿出现重型腹泻的表现,提示病情危重,及时转诊。

(六)病案分析

案例:患儿,女性,8 个月。发热、腹泻 3 天,尿少 1 天。发热,体温最高达 38.5 ℃。腹泻,蛋花汤样便,无脓血,大便每天十余次,病初呕吐 3 次。体格检查:反应欠佳,皮肤弹性稍差,前囟凹陷,心音略低,律齐。粪常规示脂肪球 1～2 个,轮状病毒抗原(+)。钾离子 3.1 mmol/L。

分析:患儿主要表现为发热、呕吐、腹泻,大便次数增多,蛋花汤样便,轮状病毒抗原(+)。诊断为轮状病毒肠炎。患儿有呕吐腹泻症状,且精神萎靡,皮肤弹性稍差,前囟凹陷,尿量减少,提示中度脱水。患儿入院后查电解质:钾离子 3.1 mmol/L,提示低钾血症。给予补液,补充电解质、补锌及对症治疗 5 天,病情痊愈。对于腹泻患儿需及时进行有无脱水和电解质紊乱的评估,指导后续治疗。

八、小儿常见出疹性疾病的鉴别诊断

见表 12-4。

表 12-4　小儿常见出疹性疾病的鉴别诊断

疾病	病原	全身症状及其他特征	皮疹特点	发热与皮疹的关系
麻疹	麻疹病毒	发热、咳嗽、畏光、鼻卡他、结膜炎,Koplik 斑	红色斑丘疹,自头面部→颈→躯干→四肢,退疹后有色素沉着及细小脱屑	发热 3～4 天后出疹,出疹期为发热的高峰期
风疹	风疹病毒	全身症状轻,耳后、枕部淋巴结肿大并触痛	面颈部→躯干→四肢,斑丘疹,疹间有正常皮肤,退疹后无色素沉着及脱屑	症状出现后 1～2 天出疹

续表

疾病	病原	全身症状及其他特征	皮疹特点	发热与皮疹的关系
幼儿急疹	人疱疹病毒6型	主要见于婴幼儿，一般情况好，高热时可有惊厥，耳后枕部淋巴结亦可肿大，常伴有轻度腹泻	红色细小密集斑丘疹，头面颈及躯干部多见，四肢较少，一天出齐，次日即开始消退	高热3～5天，热退疹出
猩红热	乙型溶血性链球菌	发热、咽痛、头痛、呕吐、杨梅舌、环口苍白圈、颈部淋巴结肿大	皮肤弥漫性充血，上有密集针尖大小丘疹，全身皮肤均可受累，疹退后伴脱皮	发热1～2天出疹，出疹时高热
肠道病毒感染	埃可病毒、柯萨奇病毒	发热、咽痛、流涕、结膜炎、腹泻、全身或颈、枕后淋巴结肿大	散在斑疹或斑丘疹，很少融合，1～3天消退，不脱屑，有时可呈紫癜样或水疱样皮疹	发热时或热退后出疹
药物疹		原发病症状，有近期服药史	皮疹多变，斑丘疹、疱疹、猩红热样皮疹、荨麻疹等。痒感，摩擦及受压部位多	发热多为原发病引起

第十三章　老年科常见疾病

第一节　老年综合评估与慢病预防

一、中国健康老人标准

由中华医学会老年医学专业分会颁布，标准如下。

(1)重要脏器的增龄性改变未导致功能异常；无重大疾病；相关高危因素控制在与其年龄相适应的达标范围内；具有一定的抗病能力。

(2)认知功能基本正常；能适应环境；处事乐观积极；自我满意或自我评价好。

(3)能恰当处理家庭和社会人际关系；积极参与家庭和社会活动。

(4)日常生活活动正常，生活自理或基本自理。

(5)营养状况良好，体重适中，保持良好生活方式。

二、老年综合评估

老年综合评估是对老年人的体能、疾病、认知、心理和社会支持等各方面进行综合评估，旨在通过评估制定对策，最大限度地改善或保持老年人的功能状态，提高生活质量。

(一)评估对象

综合评估主要面向有可能尽早进行有针对性的疾病预防和筛查的高危健康老人和有多种慢病或老年问题并伴有不同程度功能损害的衰弱老人。这种综合评估对于重病卧床的终末期患者和严重痴呆患者没有意义，所以此类患者不被作为评估对象。

(二)评估实施

开展综合评估需要多学科协作，由老年科医生主导，联合各临床专科医生、护士、临床药师、康复科医生、心理医生以及营养师等共同完成，然后联合老人家属共同制定干预措施。评估内容如表 13-1 所示。

三、老年慢性疾病的三级预防

一级预防：预防老年慢病的根本措施，即在疾病尚未发生即对危险因素进行干预。比如通过改正不良生活习惯，低盐低脂饮食；戒烟戒酒；合理运动；监测血压、血糖；预防接种；完备家庭环境，减少安全隐患等。

二级预防：通过提高自身健康意识和体检筛查在疾病早期做到早发现、早诊断、早治疗，及时有效控制疾病进展。

表 13-1　老年综合评估实施

评估项目	评估方式
日常生活能力评估	通过日常生活活动量表等方式对老人和其照料者进行问询了解日常生活能力。
跌倒风险评估	检查老人的步态、四肢肌力、肌张力、关节活动度等情况；有无跌倒史，分析易跌倒的原因。由专业康复治疗师给予老人进行平衡、耐力等方面的训练，对高风险老人及家人协商指导进行居家环境改造防跌倒，。
认知和心理评估	通过询问病史、认知量表、老年抑郁量表的测评等，结合相关实验室检查和影像学检查等，评估老人是否存在认知或者心理方面的障碍便于早期干预。
老年慢性疾病评估	了解老人的现病史、治疗经过、既往史、外伤手术输血史、预防接种史、过敏史、家族史、生活习惯，进行系统查体，全面了解老人的疾病情况，并与临床药师一起整合老人所服药物，制订个体化用药方案。
老年综合征的评估	会同口腔科、眼科、耳鼻喉科、营养科等相关科室医师完成对老年人口腔、视力、听力、营养状况、大小便情况以及慢性疼痛的控制情况等进行评估。
家庭社会情况	通过与老人及其照顾者的沟通了解其社会和家庭支持情况。
对生命支持治疗的态度	了解老人和家属对生命以及生命支持治疗、生活质量的诉求，尊重患者生命权，并达到医疗资源的合理配置。

三级预防：对已患疾病采取有效的治疗干预，延缓疾病进展，减少并发症，促进康复，提高生活质量，还包括对终末期患者的安宁疗护。

第二节　老年营养指导

随着社会经济和医学技术的发展，人类平均寿命已逐渐延长。目前我国已进入老龄化社会，针对老年人群，合理的营养有助于延缓衰老进程，并可以预防和治疗慢性疾病，从而提高老年人群的生活质量，延长生存期。

一、老年人的营养代谢特点及其对营养素的需要

（一）老年人的营养代谢特点

1.基础代谢率

老年人的基础代谢率较年轻人降低，能量需要减少，因此，能量供给量也应适当减少，如供给过多，会发生超重和肥胖，增加恶性肿瘤、心脑血管疾病、糖尿病等的发病率，但能量供给不足易导致机体免疫力降低，从而继发疾病，故应给予合理的能量供应。

2.心血管系统

老年人的脂质代谢能力降低，易出现血甘油三酯及胆固醇升高、脂蛋白的异常等，增加动脉粥样硬化的发病率，老年人应适当控制脂类的摄入量。

3.消化系统

老年人胃肠功能减退包括蠕动功能及消化吸收能力均减退，另外，味蕾的生长与微量元素锌和维生素A有关，这两种物质摄入不足就会致味蕾减少、食欲减退。故老年人适合多食质软、易消化食物，增加富含膳食纤维的食物量，能促进胃肠蠕动、防治便秘。

4.神经系统

随着年龄的增长，不可再生的神经细胞数量逐渐减少。因此，老年人易出现记忆力减退、易疲劳、反应迟缓等。易多食富含锌、二十二碳六烯酸(DHA)、牛磺酸等与脑的营养有关的食物。

5.骨骼系统

年龄的增长，内分泌激素的合成减少，钙和维生素 D 的摄入不足，以及体育锻炼减少等均可增加老年人骨质疏松症的发病率，尤其在女性。故老年人需多晒太阳，多食富含钙的食物，适当锻炼身体等。

6.免疫功能

随年龄的增长，机体的免疫功能包括体液免疫和细胞免疫功能均下降，增加了肿瘤发生的概率，因此，提高免疫功能对老年人尤为重要，饮食上可多食菌类食物，有利于提高机体的免疫功能。

（二）老年人的营养需要

中国营养学会于 1988 年 10 月根据老年人的生理代谢特点、营养状况并参考各国的资料以避免营养缺乏症为目标制定了适合国情的"每天膳食中营养素供给量"（RDA）。随着社会的发展，中国营养学会提出了更高的要求，制定了《中国居民膳食营养参考摄入量》（DRI）标准，该标准包括用来评价膳食营养素的供给量能否满足人体需要，是否存在过量摄入的风险以及是否有利于预防某些慢性非传染性疾病的一组参考值，包括：平均需要量（EAR）、宏量营养素可接受范围（AMDR）、推荐摄入量（RNI）、适宜摄入量（AI）、可耐受最高摄入量（UL）以及建议摄入量（PI）。针对老年人也公布了老年人的 DRI 的标准。

1.老年人的能量需求

老年人基础代谢率降低和活动量减少，其需要的能量供应也相应减少。国外国内对人体营养状况常用的指标是体质指数（BMI），体质指数＝体重千克（kg）/身高米的平方（m^2），体质指数分类如表 13-2。

表 13-2　体质指数（BMI）

分类	中国成人的 BMI	亚洲成人的 BMI	WHO 成人的 BMI
体重过低	＜18.5	＜18.5	＜18.5
正常范围	18.5～23.9	18.5～22.9	18.5～24.9
超重	≥24.0	≥23.0	≥25.0
肥胖前期	24.0～27.9	23.0～24.9	25.0～29.9
Ⅰ度肥胖	≥28.0	25.0～29.9	30.0～34.9
Ⅱ度肥胖		≥30.0	35.0～39.9
Ⅲ度肥胖			≥40

2.老年人的蛋白质需求

一般认为老年人体氮含量减少、机体蛋白质合成率降低。对老年人蛋白质的摄入量应高于一般成年人。

3.老年人的脂肪需求

随着年龄的增加，人体总脂肪明显增加，增加心脑血管疾病及肿瘤的发病率、病死率。其中饱和脂肪酸易造成动脉粥样硬化；ω-3 系多不饱和脂肪酸，如二十碳五烯酸（EPA）和二十二碳六烯酸（DHA），则有防止动脉粥样硬化的作用。因此，老年人的脂肪摄入提供的能量占总热能的 20％～30％为宜，不宜过多。且需要注意饱和脂肪酸、单不饱和脂肪酸、多不饱和脂肪酸之间的比例。

4.老年人的碳水化合物需求

老年人的糖耐量降低，调节血糖的能力降低，增加了高血糖的风险。中国老年营养专业组建议碳水化合物提供的能量占总能量的 55％～65％为宜。

5.老年人的维生素需求

补充充足的维生素对老年人非常重要。其中维生素 E、维生素 C 均有抗氧化的作用。维生素 B_1 缺乏可引起脚气病。维生素 B_2 缺乏可引起口炎、舌炎。而维生素 A 摄入量充足，有降低肿瘤发生的作用。维生素 D 的补充有利于减少骨质疏松的发生。

6.老年人的无机盐需求

近年来，有许多有关无机盐中微量元素与心脑血管疾病关系的研究，比如：镁与动脉粥样硬化的关系。

钠与高血压、脑卒中的关系。锌是组成多种金属酶的重要成分，锌的缺乏会影响生理功能，如味蕾生长和食欲等。

老年人能量及主要营养素摄入量如表 13-3～表 13-5。

二、营养风险筛查及营养评价

(一)营养风险筛查

营养风险是指现存的或潜在的与营养因素相关的导致患者出现不利临床结局的风险。老年人常多病共存，疾病和营养状况可相互影响。营养风险及营养不良率通常较健康人群高，专家建议应及早使用筛查工具及持续营养监测以发现存在营养风险的老年患者。

常用的营养风险筛查工具有主观全面评定法(SGA)、营养风险筛查 2002(NRS-2002)、营养不良通用筛查工具(MUST)和微型营养评定简表(MNA-SF)，但是以“临床结局是否改善”为目标的营养筛查工具只有 NRS 2002。NRS 2002 适用于 18～90 岁能够回答问题的住院患者。在养老机构、社区和家庭中，ESPEN 及 CSPEN 建议使用 MNA-SF 作为首选营养筛查工具。

(二)营养评价

营养评价是通过膳食调查、人体测量、临床检查、实验室检查及多项综合营养评价方法等手段，判定人体营养状况，确定营养不良的类型及程度，估计营养不良后果的危险性，并监测营养治疗的疗效。其中既有主观检查，也有客观检查，但没有任何单一的检查指标能够准确地反映患者的整体营养状况。目前全球尚无针对社区老年患者营养状况评价的统一指标。

表 13-3　能量和宏量营养素可接受范围

能量和宏量营养素	每天推荐摄入量/宏量营养素可接受范围							
	65～79 岁				≥80 岁			
	男		女		男		女	
	轻[a]	中[a]	轻[a]	中[a]	轻[a]	中[a]	轻[a]	中[a]
能量(Kcal/d)	2 050	2 350	1 700	1 950	1 900	2 200	1 500	1 750
蛋白 RNI/(g/d)	65	55	65	55				
总脂肪(%E[b])	20～30							
n-6 多不饱和脂肪酸(%E[b])	2.5～9.0							
n-3 多不饱和脂肪酸(%E[b])	0.5～2.0							
总碳水化合物(%E[b])	50～65							
添加糖(%E[b])	<10							

[a] 身体活动水平。

[b] %E 表示占总能量的百分比。

表 13-4　水和膳食纤维推荐摄入量

水和膳食纤维	每天推荐摄入量			
	65～79 岁		≥80 岁	
	男	女	男	女
水总摄入量/(L/d)	3.0	2.7	3.0	2.7
饮水量/(L/d)	1.7	1.5	1.7	1.5
膳食纤维/(g/d)	25			

表 13-5　微量营养素参考摄入量

微量营养素	每天推荐摄入量/适宜摄入量			
	65～79 岁		≥80 岁	
	男	女	男	女
钙 RNI/(mg/d)	1 000			
磷 RNI/(mg/d)	700		670	
钾 AI/(mg/d)	2 000			
钠 AI/(mg/d)	1400		1 300	
镁 RNI/(mg/d)	320		310	
氯 AI/(mg/d)	2 200		2 000	
铁 RNI/(mg/d)	12			
碘 AI/(ug/d)	120			
锌 AI/(mg/d)	12.5	7.5	12.5	7.5
硒 AI/(μg/d)	60			
铜 AI/(mg/d)	0.8			
氟 AI/(mg/d)	1.5			
铬 AI/(μg/d)	30			
锰 AI/(mg/d)	4.5			
钼 RNI/(μg/d)	100			
维生素 A RNI/(μg RAE[a]/d)	800	700	800	700
维生素 D RNI/(μg/d)	15			
维生素 E AI/(mg α-TE[b]/d)	14			
维生素 K AI/(μg/d)	80			
维生素 B_1 RNI/(mg/d)	1.4	1.2	1.4	1.2
维生素 B_2 RNI/(mg/d)	1.4	1.2	1.4	1.2
维生素 B_6 RNI/(mg/d)	1.6			
维生素 B_{12} RNI/(mg/d)	2.4			
泛酸 AI/(mg/d)	5			
叶酸 RNI/(μg DFE[c]/d)	400			
烟酸 RNI/(mg NE[d]/d)	14	11	13	10
胆碱 AI/(mg/d)	500	400	500	400
生物素 AI/(μg/d)	40			
维生素 C RNI(mg/d)	100			

[a] 视黄醇活性当量(RAE,μg) = 膳食或补充剂来源全反式视黄醇(μg) +1/2 补充剂纯品全反式 β-胡萝卜素(μg)+1/12 膳食全反式 β-胡萝卜素(μg)+1/24 其他膳食维生素 A 类胡萝卜素(μg)。

[b] α- 生育酚当量 (α-TE, mg) ,膳食中总 α-TE 当量 (mg)= 1×α- 生育酚 (mg)+0.5×β- 生育酚 (mg)+0.1×γ- 生育酚 (mg)+0.02×δ-生育酚(mg)+0.3×α-三烯生育酚(mg)。

[c] 烟酸当量(NE, mg) = 烟酸(mg) +1/60 色氨酸(mg)。

[d] 叶酸当量(DFE, μg) =天然食物来源叶酸(μg)+1.7×合成叶酸(μg)。

三、合理的膳食及膳食指南

(一)常见膳食结构类型及特点

膳食结构的划分标准是依据膳食中动物性食物和植物性食物所占的比重,以及能量、蛋白质、脂肪和碳水化合物的摄入量。有以下4种类型。

1.动植物食物平衡的膳食结构

该型以日本为代表。蛋白质、脂肪和碳水化合物的供能比例合理，动物性食物与植物性食物比例比较适当。此类膳食结构已经成为世界各国调整膳食结构的参考。

2.以植物性食物为主的膳食结构

多数发展中国家属于此类型。该类型膳食构成以植物性食物为主，动物性食物为辅，能量基本可满足人体需要，但蛋白质、脂肪摄入量均低，铁、钙、维生素A等来源于动物性食物的营养素摄入容易不足。

3.以动物性食物为主的膳食结构

该型是欧美发达国家的典型膳食结构。其膳食构成以动物性食物为主，营养过剩是此类膳食结构的主要问题。以高能量、高脂肪、高蛋白质、低纤维为主要特点。

4.地中海膳食结构

主要特点是植物性食物及鱼、食、蛋、奶、畜各类动物性食物比例恰当，食物的加工程度低、新鲜度较高，食用油以橄榄油为主，饱和脂肪酸所占比例较低。

（二）中国居民膳食指南和平衡膳食宝塔

近年来我国城乡居民的膳食状况明显改善，儿童青少年平均身高增加，营养不良患病率下降。但在贫困农村仍存在着营养不足的问题。同时，我国居民膳食结构及生活方式也发生了重要变化，如肥胖、高血压、糖尿病、血脂异常等与之相关的慢性非传染性疾病，患病率增加，已成为威胁国民健康的突出问题。

为给居民提供最根本、准确的健康膳食信息，指导居民合理营养、保持健康，中国营养学会制定了《中国居民膳食指南》，自1989发布以来，得到较好的推广和宣传实施，随后在1997年，2007年组织了修订和出版。2016年发布了第四版的《中国居民膳食指南》。

指南由一般人群膳食指南、特定人群膳食指南和中国居民平衡膳食实践三部分组成。

1.一般人群膳食指南

适合于2岁以上的健康人群，共有6条核心推荐：食物多样，谷类为主；吃动平衡，健康体重；多吃蔬果、奶类、大豆；适量吃鱼、禽、蛋、瘦肉；少盐少油，控糖限酒；杜绝浪费，兴新食尚。

2.特殊人群的膳食指南

特殊人群包括孕妇、乳母、婴幼儿、学龄前儿童、儿童、青少年及老年人。

3.老年人群的膳食指南

针对老年人生理特点及营养需要，在一般人群膳食指南的基础上对其膳食选择提出特殊指导。一般人群膳食指南的内容也适合于老年人，另外补充了适应老年人特点的膳食指导内容，有以下四条关键推荐：少量多餐细软、预防营养缺乏；主动足量饮水，积极户外活动；延缓肌肉衰减；维持适宜体重。摄入充足食物；鼓励陪伴进餐。

为了更好地指导居民在日常生活中实践《中国居民膳食指南》，专家委员会以宝塔图的形式更直观地告诉居民食物分类的概念及每天各类食物合理的摄入范围。《中国居民膳食指南(2016)》在保留宝塔图的基础上，新增加了中国居民平衡膳食餐盘。如图13-1、图13-2。

（三）老年人食物选择

(1)谷类为主，粗细搭配，适量摄入全谷物食品。

(2)常吃鱼、禽、蛋和瘦肉类，保证优质蛋白质供应。

(3)适量摄入奶类、大豆及其制品。

(4)摄入足量蔬菜、水果，多吃深色蔬菜。

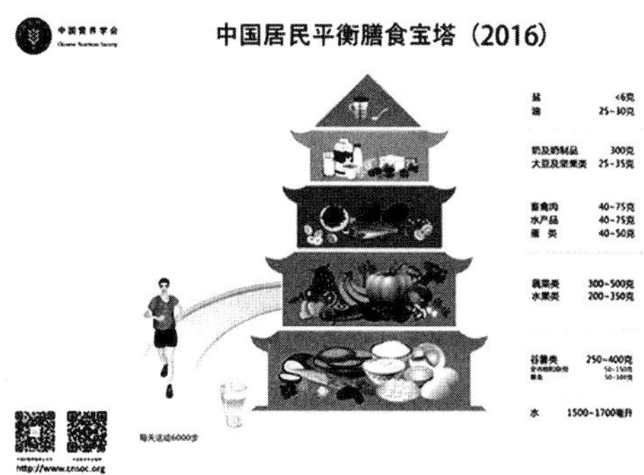

图 13-1　中国居民膳食宝塔

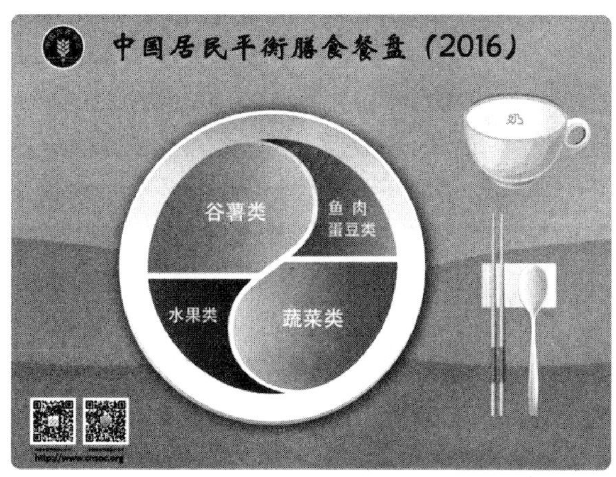

图 13-2　中国居民平衡膳食餐盘

(5)饮食清淡，少油、限盐。

(6)主动饮水，以白开水为主。

(7)如饮酒，应限量。

(8)食物细软，少量多餐，保证充足食物摄入。

(9)愉快进餐，饭菜新鲜卫生 10.合理补充营养，预防营养不足。

膳食摄入不足时，合理使用营养补充剂。对于存在营养不良或营养风险的老年人，在临床营养师指导下，可选用合适的特殊医学用途配方食品。

四、肠内营养

肠内营养(enteral nutrition，EN)是临床营养支持的重要手段之一，指对于消化功能障碍而不能耐受正常饮食的患者，经胃肠道供给只需化学性消化或不需消化的、由中小分子营养素组成的流质营养制剂的治疗方法。

(一)肠内营养的分类

1.根据肠内营养的供给方式分类

(1)口服营养：是指在非自然饮食条件下，口服由极易吸收的中小分子营养素配制的营养液。

(2)管饲营养：是指对于上消化道通过障碍者，经鼻-胃、鼻-十二指肠、鼻-空肠置管，或经颈食管、胃、空肠造瘘置管，输注肠内营养制剂的营养支持方法。

2.根据供给次数和动力方式分类

管饲营养可分为一次性推注、间歇性重力滴注、连续性经泵输入。采用何种方法取决于肠内营养液的性质、喂养管的类型与大小、管端的位置及营养素的需要量。

(1)一次性推注：是指将配制的肠内营养液置于注射器中，经饲管缓慢推注，每次 250～400 mL，每天 4～6 次。

(2)间歇性重力滴注：是指将肠内营养液置于塑料袋或其他容器中，营养液在重力作用下经鼻饲管缓慢注入胃内。每次 250～400 mL，每天 4～6 次，滴速一般为 30 mL/min。

(3)连续性经泵输入：是指将肠内营养液置于密封袋或瓶中，经硅胶管嵌入输注泵内，在泵的动力作用下连续输入，一般每天可持续输注 16～24 小时。

(二)肠内营养制剂

肠内营养的有效实施有赖于医生充分了解肠内营养制剂的类别、组成、特性、制备及评价等，并充分利用现代的输液系统(包括输液泵、导管、输液袋等)，使不能或不愿正常摄食的患者的营养状态得以改善。

肠内营养制剂按照氮的来源分类，分为非要素制剂、要素制剂及组件制剂。

1.非要素制剂

以未加工蛋白或水解蛋白为氮源。该类制剂的渗透压接近等渗，口感较好，适合口服，亦可管饲。具有使用方便，耐受性强等优点。适用于胃肠道功能较好的患者。该类制剂又分 3 类。

(1)混合奶：包括普通混合奶和高能量高蛋白混合奶两种，以全脂乳(粉)、脱脂乳(粉)、鸡蛋作为主要氮源。

(2)匀浆制剂：也称匀浆膳，包括商品匀浆制剂和自制匀浆制剂两类，以全脂乳(粉)、脱脂乳(粉)、鸡蛋、各种肉类作为主要氮源。

(3)以水解蛋白为氮源的非要素制剂：包括含乳糖类和不含乳糖类。含乳糖类以酪蛋白为主要氮源，含有乳糖；不含乳糖类以可溶性酪蛋白盐、大豆分离蛋白或鸡蛋清固体为主要氮源。适用于乳糖不耐受的患者。

2.要素制剂

要素制剂也称单体膳，是一种营养素齐全、不需消化或稍加消化即可吸收的少渣营养剂。因含有氨基酸和(或)多肽，口感多差，一般冷饮比热饮的适口性好，口服时可掺入饮料、冰激凌或改变溶液温度以调节口感。

3.组件制剂

组件制剂也称不完全营养制剂，是以某种或某类营养素为主的肠内营养制剂。组件制剂主要包括蛋白质组件、肽类组件、脂肪酸组件、糖组件、多糖组件、膳食纤维组件、维生素组件和矿物质组件，各种组件的来源与要素制剂类似(蛋白质组件还可选用蛋白水解物)。组组件制剂与要素制剂的本质区别在于组件制剂不属于均衡膳食。

(三)肠内营养的应用

1.肠内营养的适应证

肠内营养的可行性主要取决于小肠是否具有一定的吸收功能，肠内营养的主要适应证如下。

(1)不能经口进食、摄食不足或有摄食禁忌者。

(2)胃肠道疾病：如短肠综合征、胃肠道瘘、炎性肠道疾病、吸收不良综合征、顽固性腹泻、胰腺疾病、神经性厌食、胃瘫的患者。

(3)胃肠道外疾病：肿瘤化疗及放疗的辅助治疗、术前及术后的营养支持等。

2.肠内营养的禁忌证

只要肠道有功能，就可以实施肠内营养支持。肠道梗阻是肠内营养的绝对禁忌证。

下列情况不宜应用肠内营养：①重症胰腺炎急性期。②小肠广泛切除 4～6 周以内。③严重应激状态、麻痹性肠梗阻、上消化道出血、顽固性呕吐、严重腹泻或腹膜炎。④年龄＜3 个月的婴儿。⑤完全性肠梗阻及胃肠蠕动严重减慢的患者。⑥胃大部切除后易产生倾倒综合征的患者。

下列情况应慎用肠内营养支持：①严重吸收不良综合征及长期少食衰弱的患者。②小肠缺乏足够吸收面积的空肠瘘患者。③休克、昏迷的患者。

3.肠内营养并发症

肠内营养的并发症主要有胃肠道并发症、代谢并发症、感染并发症和置管并发症等。

(1)胃肠道并发症是肠内营养最常见的并发症,主要表现为腹泻、恶心、呕吐。

(2)代谢并发症可引起水电解质紊乱、矿物质缺乏、高血糖、维生素缺乏、必需脂肪酸缺乏、肝酶异常等。最常见的是脱水和高血糖。

(3)感染并发症多为吸入性肺炎、营养液被污染、滴注容器或管道污染。

(4)置管并发症:经鼻置管可引起鼻翼部糜烂,咽喉部溃疡,声音嘶哑等并发症;胃造口可因固定不严所致胃内容物漏出,造成腹腔内感染;空肠造口可致造口管周围渗漏、梗阻。

五、肠外营养

(一)肠外营养方式

肠外营养是在患者肠内营养摄入不足情况下应用。根据置管方式将肠外营养分为中心静脉营养和周围静脉营养两种。中心静脉营养多由上腔静脉穿刺置管。周围静脉营养多由外周静脉穿刺置管。

(二)肠外营养制剂的选择

肠外营养的组成和特殊营养素的补充必须根据患者代谢状况和实际需要准确计算后给予,肠外营养给予的营养素都要被吸收、代谢,无法控制营养素的吸收。肠外营养制剂一般包括复方氨基酸、碳水化合物制剂、脂肪乳、常量元素、微量元素、水性维生素、脂溶性维生素等,浓度、成分各异,需要根据患者营养需要自由组合、配制。除以上必需营养素外,还可以加入一些如谷氨酰胺、ω-3 脂肪酸等对患者具有特殊生理作用的物质。

(三)肠外营养制剂的组成

肠外营养制剂没有统一的配方,但必须含人体所需的全部营养物质。肠外营养制剂的组成成分包括糖类、脂类、蛋白质(氨基酸)、维生素、微量元素、电解质和水等,均系中小分子营养素。提供足够的水分(1 mL/kcal)、能量[30～35 cal/(kg·d)],以维持患者的生命需要。

1.营养液成分

(1)葡萄糖溶液:到目前为止,葡萄糖是肠外营养液中添加的唯一糖类。为了提供足够的能量,在肠外营养液配方中常应用高浓度的葡萄糖作为能量来源,这种溶液渗透压很高,只能经中心静脉途径输入,若经周围静脉输入容易导致血栓性静脉炎。

(2)脂肪乳剂:临床上应用的有 10%、20%和 30%的脂肪乳剂,一般提供总能量的 30%～50%,对于脂肪代谢紊乱、动脉粥样硬化的患者应慎用。输注脂肪乳时需注意输注速度,通常 10%溶液在最初 15～30 分钟内的输注速度不要超过 1 mL/min,半小时后可逐渐加快。输注过快可能出现急性反应,如发热、畏寒、心悸、呕吐等。

(3)氨基酸溶液:复方氨基酸溶液是肠外营养的基本供氮物质,包括必需氨基酸和某些非必需氨基酸。除提供能量外,主要用于提供氮源、维持正氮平衡,促进体内蛋白质合成、组织愈合及合成酶和激素。目前临床上常规使用的氨基酸溶液包括所有必需氨基酸。对于肾衰竭患者建议应用必需氨基酸。对于肝功能不全的患者应选择支链氨基酸。在某些特殊情况下,应注意条件必需氨基酸如谷氨酰胺的补充。

(4)水与电解质:成人每天需水 2 500～3 000 mL,有额外丢失时,需水量增加,有心、肺及肾疾病时需限制水量。电解质的补充在无额外丢失的情况下,按生理需要量补给即可。常用的肠外营养的电解质溶液有 10%氯化钠、10%氯化钾、10%葡萄糖酸钙、25%硫酸镁及有机磷制剂等。

(5)维生素与微量元素:维生素参与三大宏量营养素的代谢及人体生长发育、创伤修复等,肠外营养一般只能提供生理需要量,对于烧伤、肠瘘等有特殊营养需求的患者需要额外补充,但维生素 D 除外,不必额外补充。微量元素体内含量很少,但是机体不可缺少的。目前,国内已有水溶性维生素、脂溶性维生素和微量元素等静脉用制剂。

2.营养液配方

临床工作中,掌握好肠外营养,最主要的是掌握好营养液的用量。用量不足则效果不明显,用量过大则容易导致不良反应发生。制定当天营养液用量:首先确定当天拟补充的总能量、总氮量及总入水量;然后根据总能量和入水量,确定葡萄糖液的浓度及量。若加用脂肪乳剂,通常占能量的30%左右;最后选用合适的氨基酸液,根据总氮需要量,确定其用量;加入适量电解质溶液、复合维生素及微量元素,第一步需按病情而定,后二者则根据每天正常需要量常规给予。

(四)肠外营养的应用

1.肠外营养的适应证

(1)消化系统疾病:如胰腺炎、高位小肠瘘、胃肠道梗阻、炎症性肠病、短肠综合征、长期顽固的恶心呕吐、严重腹泻、放射性肠炎、严重营养不良伴胃肠功能障碍者等患者。

(2)严重的感染与败血症。

(3)大面积烧伤。

(4)术前准备。

(5)急性肾衰竭。

(6)神志不清,肺内吸入高度危险倾向者。

(7)妊娠呕吐。

(8)腹膜炎者。

2.肠外营养的禁忌证

肠外营养的禁忌证有:严重的呼吸循环衰竭,严重的水、电解质酸碱平衡紊乱,肝、肾衰竭等。

下列情况应慎用肠外营养:①无明确治疗目的或已确定为不可治愈而盲目延长治疗者。②胃肠道功能正常或有肠内营养适应证的患者。③患者一般情况良好,预计需要肠外营养时间少于5天者。④心血管功能或代谢紊乱严重尚未控制者。⑤因原发病需要急诊手术者。⑥不可逆的昏迷、脑死亡者。

3.肠外营养的并发症

大多数并发症是可以预防和治疗的,根据其性质和发生的原因主要有以下4类。

(1)因置管导致的并发症:常见的有气胸、血肿,损伤胸导管、动脉、神经以及空气栓塞等。护理不当也可造成导管折断、脱出等并发症。

(2)感染并发症:感染性败血症是最常见的严重并发症。

(3)代谢并发症:液体量超负荷、肝脏损害、酸碱平衡电解质紊乱、糖代谢紊乱等。

(4)肠道并发症:主要是肠黏膜萎缩。

第三节　骨质疏松症

骨质疏松症是以骨量降低和骨微结构破坏致骨脆性增加,从而导致易发生骨折的一类代谢性骨病。轻微的活动或创伤,甚或打个喷嚏都会骨折。骨折的好发部位主要在脊椎胸腰段、股骨近端和桡骨远端等部位。

骨质疏松症分为原发性骨质疏松症和继发性骨质疏松症两大类。原发性骨质疏松分两型:Ⅰ型为绝经后骨质疏松症,Ⅱ型为老年性骨质疏松症。继发性骨质疏松一般有导致骨代谢障碍的疾病,如内分泌疾病、风湿免疫性疾病、肝肾疾病、胃肠道疾病、多发性骨髓瘤等;或者药物因素,如长期应用糖皮质激素等。

一、病因

(1)衰老:随年龄增长,骨量逐渐减少。老年人为高危人群。

(2)女性绝经后或附件切除术后:女性因雌激素不足导致骨丢失加速。

(3)遗传:峰骨量的多少有遗传倾向。骨架偏小和体型瘦长者易发骨质疏松。

(4)营养:钙和维生素 D 摄入不足或吸收障碍会影响骨量的增加;咖啡、钠盐、蛋白质等摄入过多也会导致钙离子大量丢失。

(5)不良生活习惯和药物等:吸烟、酗酒、长期卧床、运动不足、体重过轻、日照时长过少、肾衰竭等都是高危因素。某些药物如糖皮质激素、甲状腺激素用量不当、肝素、质子泵抑制剂(PPI>1 年)、苯妥英钠、选择性 5-羟色胺再摄取抑制剂、锂制剂等均可造成骨质丢失。

二、诊断

(一)临床表现

通过采集病史,确定患者是否存在导致骨质疏松的危险因素。临床早期可无症状,随病程进展可出现腰背疼痛或周身骨痛、伸展受限、身高缩短、脊柱畸形等,严重时轻微外力或跌倒即可出现骨折。大多数患者在骨折后经 X 线或骨密度检查时才发现有骨质疏松。

(二)辅助检查

采用双能 X 线吸收法测定骨密度,常用 T 值表示。T≥−1.0 为正常;−2.5～−1.0 为骨量减少;≤−2.5为骨质疏松;≤−2.5,合并脆性骨折则为严重骨质疏松;同时结合血常规、血钙、磷、碱性磷酸酶等实验室检查以及胸腰椎 X 线检查等进行筛查。如检查结果异常则需进一步排除继发性因素。

三、鉴别诊断

主要是与继发性骨质疏松症进行鉴别。根据病史及患者用药史及相关实验室检查,以确定患者是否有引起骨质疏松的继发性疾病。实践证明,多数老年患者常有原发和继发因素并存。

四、预防与治疗

(一)预防

预防是关键。保证老年患者合理饮食,进食钙质丰富的食物如牛奶、虾皮等,控制摄盐量,适量补充蛋白质;戒烟限酒、忌浓茶咖啡;慎服影响骨代谢的药物;适当户外活动和康复锻炼,保证适量的日照时间;减少诱发老人跌倒的因素,加强环境防护,减少诱发摔倒的药物摄入。

(二)治疗

1.一般治疗

主要是补充钙剂和维生素 D。绝经后妇女和老年人每天摄入钙推荐量为 1 000 mg(其中每天正常膳食可补充约 400 mg);维生素 D 的推荐量为 800～1 200 IU/d。定期监测血钙、尿钙等指标,过量补钙剂则会增加心血管病和肾结石风险。有骨痛的可服用非甾体抗炎药物止痛。

2.药物治疗

药物治疗详见下表(表 13-6)。

3.手术治疗

因骨质疏松导致的骨折,必要时应考虑及时行手术治疗。

五、转诊指征

抗骨质疏松药物治疗效果不佳,出现不易缓解的骨痛或骨折时需转上级医院治疗。

表 13-6　常用治疗骨质疏松药物

种类	主要作用	代表药物及用法	注意事项
双膦酸盐类	可有效抑制骨吸收	阿仑膦酸钠口服每周一次，一次70 mg，或每天一次，一次 10 mg，空腹服药。	胃肠功能紊乱、胃炎、溃疡病者慎用。过敏者、低钙血症、中重度肾功能不全者、孕妇、哺乳期、婴幼儿、青少年禁用。
降钙素	抑制骨吸收，明显缓解骨痛	鲑鱼降钙素鼻喷剂 100～200 IU/d；注射剂每次 50 IU，皮下或肌内注射	合并骨痛者可首选。建议在先补充钙剂和维生素 D 的基础上使用。可有面部潮红、胃肠道反应等不适，过敏患者禁用。
甲状旁腺激素	促进成骨和骨吸收，减少绝经后妇女骨折发病率。	特立帕肽 20 μg/d，皮下注射	可有头晕、血压降低、血钙增高、关节痛、皮肤瘙痒、胃肠道反应等，过敏者禁用。
锶盐	抑制骨吸收和促进骨形成。	雷奈酸锶 2 g/d，睡前口服	能明显减低绝经后女性骨质疏松所致的椎体骨折和髋部骨折发病率。重度肾损害患者慎用。
雌激素类及选择性雌激素受体调节剂类	绝经后骨质疏松，女性必要时可在专业医生指导下选用	雷洛昔芬 60 mg/d，口服	子宫内膜癌、乳腺癌、血栓倾向者、静脉栓塞病史及不明原因阴道出血及活动性肝病、结缔组织病禁用。

六、案例分析

案例：某女，78 岁。平时较少出门，下台阶时不慎跌倒坐于地上，后感腰部疼痛不适，遂前往医院就诊，行腰椎 CT 检查腰椎压缩性骨折，行骨密度监测示 T 值－2.8。该患者考虑何诊断？采取何治疗？

分析：该患者为老年女性，有绝经、日照时间少等高危因素，轻微活动即致腰椎压缩骨折，并且行骨密度监测示 T 值＜－2.5，所以该患者诊断为：老年性严重骨质疏松；腰椎压缩性骨折。给予患者补充钙剂和维生素 D，必要时应用降钙素治疗。同时请脊柱外科会诊，协助腰椎制动、止痛治疗，必要时行手术治疗。

第四节　老年痴呆

痴呆是一组以认知功能受损为主要表现的临床综合征。除表现有思维、学习、记忆、定向、语言等认知功能损害外，还常伴有精神行为异常，可由脑血管病变、外伤、感染、肿瘤、代谢障碍、神经退行性变等原因诱发，最终导致患者生活能力下降至长期卧床，生活不能自理，常因肺部感染、褥疮、骨折等并发症引发多器官功能衰竭致死。最常见的是阿尔茨海默病，即通常常说的老年痴呆，为本次讲解的重点。其次是血管性痴呆以及其他类型的痴呆。阿尔茨海默病和血管性痴呆在很多老年患者中并存。

一、概述

阿尔茨海默病（AD）是一种原发的退行性中枢神经系统变性疾病，表现为进行性的认知功能损害，记忆、智能障碍，伴有言语、视空间障碍及人格改变等，病因不明。多起病于老年，女性多于男性，起病隐匿，进展缓慢且不可逆。65 岁以前起病者称为早老性痴呆，多有家族史，病变进展较快，颞、顶叶病变较显著，常有失语、失认、失用。65 岁以上发病者为晚发性痴呆，多为散发，进展缓慢。

分为痴呆前阶段和痴呆阶段。

（一）痴呆前阶段

分为轻度认知功能障碍发生前期（pre-MCI）和轻度认知功能障碍期（MCI）。Pre-MCI 期没有认知障碍的临床表现或仅有极轻微的记忆力减退，认知量表评估可无异常。MCI 期有轻度记忆力受损，学习能力下降，其他认知能力也可有轻度受损，不影响生活，但量表评估可有减退。

（二）痴呆阶段

认知功能损害导致生活能力受影响，根据认知程度分为轻、中、重度 3 期。

1.轻度

早期主要累及近期记忆，随着病程的进展，远期记忆也受损；可有视空间障碍，迷路，找不到家门等；面对陌生负责的事物感到焦虑、疲乏、情绪低落；还会出现人格方面的改变，如烦躁易怒、自私多疑、不修边幅等。

2.中度

除记忆障碍继续加重外，原有的知识和技能也出现衰退，还有学习力和社会交往能力减退。言语、理解、计算推理、判断、抽象概括等能力均有不同程度减退，还常伴有性格改变，对任何事物都失去兴趣，精神、行为异常，甚至做出类似随地大小便等非正常行为。

3.重度

除上述症状继续加重，还出现日常生活能力明显下降，甚至不能自理，终日卧床，可有肢体震颤、肌强直、抽搐发作等，常因营养不良、肺炎、压疮、全身衰竭等而死亡。

二、诊断

脑组织病理是确诊 AD 的金标准，一般只有尸检时才能获得。所以临床诊断主要根据患者病史、临床表现以及量表评估协助确诊痴呆，然后结合查体和实验室检查进一步排除由其他原因引起的痴呆从而确诊 AD。

（一）诊断痴呆

（1）至少以下 2 个认知领域损害，可伴或不伴行为症状：①学习和记忆能力；②语言功能（听、说、读、写）；③推理判断能力；④执行功能和处理复杂任务的能力；⑤视空间能力；可伴或不伴有：人格、行为改变。

（2）工作能力或日常生活能力受到影响。

（3）无法用谵妄或精神异常来解释。

（二）AD 痴呆阶段的诊断

1.诊断标准

核心标准：①符合痴呆诊断；②起病隐袭，症状在数月至数年中逐渐出现；③有明确的认知功能损害病史；④遗忘综合征表现（学习和近记忆下降，伴有 1 个或一个以上其他认知领域的损害），或非遗忘综合征（语言、视空间或执行功能三者之一损害，伴有 1 个或 1 个以上其他认知领域的损害）。

排除标准：其他可能引起认知功能障碍的疾病以及药物过量或滥用史。

支持标准：①病史和神经心理学评估有进行性认知功能下降的证据；②有致病基因（APP、$PSEN_1$、$PSEN_2$）突变的证据。

2.辅助检查

（1）实验室检查：脑脊液检查可有 tau 蛋白和磷酸化 tau 蛋白增高，Aβ42 降低。血、尿常规、生化检查多无异常。

（2）脑电图：早期主要为 α 节律减慢和波幅降低，随病情进展可出现广泛 θ 波，以额顶叶为著，晚期为弥漫性慢波。

（3）影像学：颅脑 CT 可见脑萎缩、脑室扩大；MRI 可见双侧颞叶、海马萎缩；使用 Aβ 标记配体的 PET 可见脑内 Aβ 沉积。

（4）神经心理学检查：常用的有简易精神状况量表（MMSE）、蒙特利尔认知评估量表（MoCA）、汉密尔顿抑郁量表、Hachinski 缺血量表等。

(5)基因及生物学标志物：脑脊液中 Aβ、磷酸化 tau 蛋白和总 tau 蛋白等可用于协助诊断，有明确家族史者进行 *APP*、$PSEN_1$、$PSEN_2$ 基因检测有助确诊。

三、鉴别诊断

(一)血管性痴呆

多有高血压病或脑动脉硬化，有卒中或脑供血不足病史，CT/MRI 检查可见有脑血管病变。Hachinski 缺血量表(总分 18 分)评分≥7 分，≤4 分为 AD，5～6 分为混合性痴呆。

(二)额颞叶痴呆

以额颞叶萎缩为特征，早期表现可不明显。主要表现为执行能力的障碍，社会意识缺失、人际交往异常、反社会行为等表现较 AD 显著，在记忆、注意等方面损害程度较 AD 小。

(三)路易体痴呆

进行性痴呆伴波动性认知功能损害、精神症状(幻视和妄想)和帕金森综合征。

(四)帕金森病痴呆

其执行能力、视空间功能损害等相对严重，短时记忆、长时记忆均有下降，但严重程度较 AD 小。

(五)正常颅压性脑积水

起病隐匿，以进行性智能减退、共济失调和尿失禁为主要表现，需结合颅脑 CT、MRI 等检查判断脑积水类型，是可治性痴呆。

四、治疗

目前没有针对 AD 的特效治疗手段。现阶段主要的治疗方法还是基于社会心理的一般治疗和通过药物缓解部分症状的对症治疗。

(一)一般治疗

1.轻症患者

鼓励患者参加适当的活动，给予职业训练、认知康复治疗、音乐治疗等。

2.重症患者

加强有效的护理，注意患者的饮食和营养，防止并发症，减少意外发生，有效提高患者的生活质量。

3.患者家属

普及 AD 临床表现、治疗方法和疗效预后转归等方面的知识，提供有利于患者定向和记忆的提示，了解患者病情进展趋势，给予患者理解和包容，并定期与医生沟通患者病情。

(二)药物治疗

(1)改善认知功能的药物。①胆碱酯酶抑制剂：多奈哌齐、卡巴拉汀、加兰他敏、石杉碱甲等。②N-甲基-D-天门冬氨酸受体拮抗剂：盐酸美金刚。

(2)控制精神症状的药物：用药遵从个体化原则，从低剂量开始，缓慢增量，注意药物间的相互作用。如氟哌啶醇或新型抗精神病药物如利培酮、喹硫平、奥氮平、阿立哌唑等；伴有明显焦虑和抑郁的患者，可给予抗焦虑药或抗抑郁药，如帕罗西汀、西酞普兰等。

(3)针对并发症采取对症支持治疗。

五、转诊指征

发病早期需进一步明确诊断或规范治疗，或合并有精神、神经并发症等需要治疗者

六、案例分析

案例：患者老年女性，65 岁。进行性近时记忆力减退 5 年，不愿与人交流，说话时常出现词不达意，找

词困难，自己出门后经常找不到回家的路，不能进行简单的计算，不能签署自己的名字，尚能自行进食，大小便可自理。查体：四肢肌力、肌张力正常，病理征（一）。行颅脑CT检查示：脑皮质萎缩明显，以海马及内侧颞叶为著。其母亲70岁左右时出现痴呆症状。MMSE量表1分，MoCA 1+1分，SDS 33分，SAS 25分，NPI 14分，CDR 3分。既往无高血压、糖尿病、脑血管病史。该患者考虑何病可能？还需完善什么检查？

分析：该患者65岁以前患病，母亲有痴呆病史，记忆力、学习力、计算力、定向力等均进行性下降，认知量表评分异常，存在认知功能障碍。结合颅脑CT及临床表现，患者符合早老性痴呆表现。可完善*APP*、*PSEN1*.*PSEN2*基因检测及脑脊液检测，如有tau蛋白和磷酸化tau蛋白增高，Aβ42降低，可进一步确诊阿尔茨海默病。

第五节　老年抑郁障碍

抑郁障碍是以显著而持久的情绪低落为主要表现的精神障碍性疾病。广义上，老年抑郁障碍指所有发生在老年人（>60岁）中发生的抑郁障碍，既包括老年期内首次发作的，也包括以前就发病持续到老年期或在老年期复发的，以及在老年期新出现的各种继发性抑郁障碍。狭义上指在老年期第一次发病的原发性抑郁障碍，即本章所述主要内容。

一、病因

老年人随年龄增长，机体功能退化，躯体疾病增多，对应激事件的耐受性减低，社会角色也发生转变，心理适应能力减弱，排解不良情绪的渠道较少，长期积蓄的负面情绪得不到排解都是导致抑郁障碍的因素。

二、诊断

此类患者早期表现多不典型，一般表现为心慌、手抖、胸闷、面红、出汗、食欲不振、乏力、腹胀、腹部不适等一般躯体化症状，易被误认为由甲状腺疾病、心脏疾病或者更年期等导致而延误。患者躯体疾病治疗效果不佳或未查及显著致病的躯体疾病证据，表现出情绪低落，疑心重，孤独无助和自罪自责；不愿操心动脑；易焦躁不安，不能与家人或外界正常沟通；严重者可表现为假性痴呆、精神错乱甚或自杀倾向，常常是在患者出现自杀倾向时才引起关注。

临床通常借助量表对老年抑郁症进行筛查、评估，最常用的是汉密尔顿抑郁量表、宗氏抑郁自评量表、老年抑郁量表。

（一）诊断标准

以心境低落为主，并至少有下述中的4项：①兴趣丧失、无愉快感。②精力减退或疲劳感。③精神运动性迟滞或激越。④自我评价过低、自责或有内疚感。⑤联想困难或自觉能力下降。⑥反复出现想死的念头或有自杀、自伤行为。⑦睡眠障碍，如失眠、早醒或睡眠过多。⑧食欲缺乏或体重明显减轻。⑨性欲减退。

（二）严重标准

社会功能受损，给本人造成痛苦或不良后果。

（三）病程标准

（1）符合症状标准和严重标准至少持续2周。

（2）可存在某些分裂性症状，但不符合分裂症的诊断；若同时符合分裂症的诊断标准，在分裂症状缓解后，满足抑郁发作标准至少 2 周。

（四）排除标准

排除器质性精神障碍或精神活性物质和非成瘾性物质所致抑郁。

三、鉴别诊断

（一）继发性抑郁障碍

需与器质性疾病（如阿尔茨海默病、帕金森病、甲状腺功能减退、老年甲亢等）、药物（如利血平、胍乙啶、普萘洛尔等）等因素导致的继发性抑郁障碍相鉴别。需要结合病史、用药史、影像学、实验室等检查进行鉴别诊断。

（二）居丧反应

老年人常见，可表现为悲伤情绪及食欲下降、睡眠障碍等非器质性躯体不适，一般情况下几个月内心境即可恢复正常。但如果长期得不到恢复则可能发展为抑郁障碍。

四、治疗

有效的治疗手段包括社会和心理治疗、抗抑郁药物治疗以及电休克治疗等。

（一）社会支持和心理治疗

医生要向社会以及老年人子女家属普及老年心理特点的知识，提前对老年人可能出现的心理问题加以关注，增加对老年人的关爱和理解，帮助其完成好社会角色的转变；专业的心理咨询师或心理医生可以通过专业心理治疗手段帮助老年患者和陪伴者一起完成心理治疗，改善老年患者的心理认知。

（二）药物治疗

心理治疗效果不佳的可考虑药物治疗。抗抑郁药物宜从小量、缓慢调整用量，首选不良反应相对小且与患者服用的其他药物相互作用少的药物。目前常用的药物有以下几类。

1.选择性 5-羟色胺再摄取药(SSRIs)

常用的包括氟西汀、帕罗西汀、氟伏沙明、舍曲林和西酞普兰或艾斯西酞普兰等。一般至少服药 4～6 周评估疗效。

2.三环类抗抑郁药

丙咪嗪、阿米替林、多塞平片等，但由于不良反应较多，老年患者不首选。

3.其他抗抑郁药物

如度洛西汀、曲唑酮、文拉法辛、米氮平等。

（三）电休克治疗

具有显著精神病性特征，心理治疗和药物治疗效果都不佳时可考虑由精神科医生进行电休克治疗。

五、转诊指征

持续的心境低落症状超过 2 周的，均建议转诊上级医院诊疗。

六、案例分析

案例：老年女性，63 岁，丈夫于 1 年前因病去世。患者长期失眠，食欲减退，经常会有心慌、胸闷，情绪低落，对外界事物反应迟钝，不愿与外界交流，自感得了“绝症”，曾多次到医院就诊未发现明显的器质性疾病。患者觉得活着没意思，不想拖累孩子，曾有多次尝试绝食、上吊等自杀方式未遂。

分析：患者 63 岁，情绪低落，睡眠障碍，对外界事物反应迟钝，自杀倾向，社会功能受损，满足老年性抑郁障碍诊断标准，可考虑给予专业心理疏导、家庭支持和抗抑郁药物治疗。

第六节　老年尿失禁

尿失禁是指不能自主控制尿液排出的现象，常由多因素共同作用，在老年人尤其是高龄、女性患者发病率较高。尿失禁一般不会直接危及生命，但可能会导致心理负担，不愿参与社会活动，引发焦虑、抑郁等心理问题，还可导致尿疹、皮肤溃疡、泌尿道感染、肾功能损害等并发症。

一、病因

尿失禁不是正常衰老的必然结果。其常见的高危因素有高龄、肥胖、多次妊娠、大便失禁和便秘；环境因素导致的来不及去厕所；泌尿生殖系统疾病（尿路感染、良性前列腺增生等）；合并慢性疾病（如脑卒中、帕金森病、阿尔茨海默病、心力衰竭、糖尿病、慢性阻塞性肺疾病等）；因骨折、偏瘫等造成的活动能力受限；因某些疾病需长期服用镇静或抗精神病药物、抗胆碱能药物等。

二、分型

根据尿失禁的常见原因将其分为不同类型。

（一）急性暂时性（可逆性）尿失禁

病因为可逆性的，去除病因即可改善。常见的病因有炎症、多尿、活动受限、谵妄、尿潴留、粪便嵌塞、药物性。

（二）急迫性尿失禁

老年人常见的一类尿失禁，主要表现为突有尿意不能控制，尿频、尿急、夜尿增多和尿失禁，多与逼尿肌过度活动或不自主收缩有关。常见的原因为神经系统疾病（如脊髓损伤、脑卒中、多发性硬化、帕金森病、阿尔茨海默病等）、局部刺激（如尿路结石、炎症、肿瘤、异物）等。

（三）压力性尿失禁

主要表现为腹压升高（活动、打喷嚏、咳嗽、大笑等）导致不自主地尿液流出。老年女性患者多见，尤其是肥胖女性或经产妇。常见原因为盆底肌松弛、膀胱出口或尿道括约肌松弛萎缩，致尿道阻力不足以防止尿液漏出。老年男性则主要见于前列腺手术后的患者。

（四）充盈性尿失禁

常表现为尿液不自觉地溢出、滴沥。与逼尿肌收缩功能减退和（或）膀胱出口梗阻有关，老年男性多见，常见原因为良性前列腺增生、前列腺癌和尿道狭窄、神经源性膀胱。

（五）混合性尿失禁

老年人尿失禁的原因常常是多种类型并存的尿失禁。老年男性多为急迫性尿失禁合并充盈性尿失禁，老年女性则多表现为急迫性尿失禁合并压力性尿失禁。

三、诊断

不受本人控制的排尿即可诊断尿失禁。确定其尿失禁的原因是关键。

（一）病史采集

需要了解患者是否有过多水、咖啡或者乙醇饮用史；是否有脑卒中、帕金森病、阿尔茨海默病、心力衰竭、糖尿病、慢性阻塞性肺疾病、良性前列腺增生、尿路感染等可能引起尿失禁的疾病；是否有日常饮食、睡眠、排便情况的异常；是否保证正常的日常生活能力以及精神状况；是否有服用可能导致尿失禁的药物；是否有排便或咳嗽、大笑等腹压增大等诱因；尿失禁发生的时间是持续的还是夜间较多；失禁时能否自知；手术生育史；尿量多少以及频率等情况。

（二）体格检查

常规的体格检查时，应格外注意患者泌尿生殖系统、直肠括约肌自主收缩强度、女性无盆腔脏器脱垂等；有无认知功能减退；有无肢体活动受限和神经功能减退等。

（三）辅助检查

（1）完善尿常规、肾功能、血糖、电解质、泌尿系统超声（残余尿测定）等检测。

（2）排尿记录：记录患者连续3天的排尿情况，包括自主排尿和尿失禁的次数，尿量，排尿频率，尿失禁的具体时间和当时情况。

（3）必要时选择性进行膀胱镜、压力试验等检查。

四、治疗

治疗原则是积极治疗原发病、改善失禁症状、保护肾脏、防治感染和减少并发症。积极去除各种尿失禁可能的病因和加重因素，针对不同类型的尿失禁制定不同的治疗方案并坚持长期治疗。治疗效果不理想的可以考虑采取给予床旁配置集尿装置或者尿垫、纸尿裤等甚至留置尿管等护理措施。加强护理，尽量保持会阴周围皮肤清洁干燥，积极防治并发症。

（一）急性暂时性尿失禁

治疗主要是去除病因，失禁症状即可完全改善。

（二）急迫性尿失禁

1.行为治疗

（1）在患者可控的范围内，循序渐进地开展延迟排尿训练，有目的地锻炼患者的控尿意识。

（2）定时主动排尿，一般2～3小时排尿1次。

（3）强化盆底肌肉的训练及电刺激治疗。

2.药物治疗

用药宜低剂量起始，缓慢调量，首选缓释剂型。目前首选的药物为M受体阻滞剂（托特罗定等）。注意闭角性青光眼患者禁用此类药物。镇静药、抗抑郁药（地西泮、丙咪嗪等）、钙离子拮抗剂（硝苯地平等）对老年患者有一定疗效。

3.其他治疗

神经电调节、针灸治疗等有一定效果。

（三）压力性尿失禁

（1）控制体重，培养良好生活习惯。

（2）盆底肌训练：常用的是科格尔训练法。具体做法是尝试收缩阴道和肛门周围的肌肉，感受这些肌肉的存在。然后向内向上收缩这群肌肉保持10秒，放松10秒，每轮重复10～15次，每天可进行多轮。需要长期坚持训练方能见效。

（3）药物治疗：常用的药物有度洛西汀、α_1-肾上腺素能受体激动剂盐酸米多君等，女性可在医生指导下权衡利弊，适当应用雌激素。

（4）其他治疗：生物反馈治疗、电刺激、磁刺激、手术治疗。

（四）充盈性尿失禁

男性良性前列腺增生所致的充盈性尿失禁可考虑给予药物治疗。常用的有α受体阻滞剂如坦索罗辛、特拉唑嗪等；5α-还原酶抑制剂非那雄胺等。药物治疗效果不佳可考虑经尿道前列腺电切术。如对手术不耐受或不接受的可给予间断导尿或膀胱造瘘治疗。

五、转诊指征

病因不明确或药物治疗效果不佳的建议转上级医院治疗。

六、案例分析

案例：老年男性，77岁。10年来排尿不畅，近期排尿明显费力，需借助增加腹压排尿，尿液不断从尿道口滴出。该患者最大的可能是哪种尿失禁？还需进一步完善什么检查？

分析：该患者最大可能是充盈性尿失禁，老年男性多见，常见原因为良性前列腺增生、前列腺癌和尿道狭窄、神经源性膀胱。也不排除混合性尿失禁的可能，还需进一步询问病史，排除是否有影响排尿的其他基础疾病如糖尿病、脑血管病等，还需完善尿常规、肾功能、泌尿系统彩超以及前列腺相关肿瘤标记物等的检查后进一步明确病因。

第七节　老年瘙痒症

瘙痒症是一类有皮肤瘙痒而无原发皮损的皮肤病，老年人中常见。

一、病因

最常见的原因是皮肤干燥，全身均可发生。老年人糖尿病、胆石症、习惯性便秘等疾病可致全身瘙痒。老年人局部卫生不佳、痔疮、肛裂、前列腺炎、阴道炎等常致局部瘙痒。夏季潮热出汗，冬季寒冷、干燥，过度洗烫均是诱发加重的因素。

二、诊断

患者一般无原发皮损，瘙痒是主要表现，痒无定处，程度也不同，可有烧灼感、蚁行感，可阵发加剧，夜间为著。患处皮肤可见抓痕、血痂及色素沉着或减退。久病者皮肤可呈苔藓样变或湿疹样变甚至感染。

三、鉴别诊断

若伴有继发损害时，需与慢性湿疹和神经性皮炎等相鉴别。慢性湿疹多由急性湿疹转化而来，有病史演变。神经性皮炎一般早期就出现比较明显的苔藓样变。

四、预防和治疗

（一）一般治疗

首先，有原发病者积极治疗原发病。其次是适量补充维生素A（15 000 U/d）和维生素E（100～200 mg/d）；合理饮食，忌食辛辣刺激食物；洗浴温度和频次适宜，水温不宜过热，频率不宜太高，浴后应用保湿乳剂进行皮肤保湿护理。

（二）药物治疗

1.外用药物治疗

应用偏酸的洁肤产品和润肤露，采用止痒、保湿、刺激性小的药物，如炉甘石洗剂，维E乳、硅霜等止痒润肤剂；利多卡因乳膏等表面麻醉剂；他克莫司等免疫抑制剂。如瘙痒严重不易缓解的可短期外用糖皮质激素如尤卓尔，皮炎平等以缓解症状。

2.系统药物治疗

抗组胺药物如氯雷他定等、钙剂、维生素C、硫代硫酸钠、镇静安眠药、三环类抗抑郁药（多塞平25 mg/d，或阿米替林25～50 mg/d），必要时可选用性激素替代疗法，严重者可口服小剂量糖皮质激素（泼尼松5～10 mg/d）或试用0.25%盐酸普鲁卡因10～30 mL静脉封闭。

3.物理治疗

光疗、药物熏蒸等对部分患者有效。

五、转诊指征

外用药物治疗效果不佳或合并有其他基础疾病时建议转诊治疗。

第十四章　肿瘤科常见疾病

第一节　肿瘤的早诊早治

一、肿瘤的发生情况

2019 年 1 月，国家癌症中心发布了最新的全国癌症统计数据，由于全国肿瘤登记中心的数据一般滞后 3 年，本次公布的是 2015 年的全国恶性肿瘤的发病、死亡情况。

目前中国肿瘤发病率和病死率都呈加速发展的态势，2015 年，估计全国共新发恶性肿瘤 392.9 万例，发病率为 285.83/10 万，中标发病率为 190.64/10 万，世标发病率为 186.39/10 万，0～74 岁累积发病率为 21.44％；我国癌症死亡例数约为 233.8 万例。

另外，美国国家癌症研究中心数据显示，美国肿瘤诊断时的年龄中位数为 70 岁，而中国肿瘤发病年龄提前了 15～20 年，40 岁之后发病率快速提升，数据显示 35～39 岁和 40～44 岁的每十万人肿瘤发病率，分别为 87.07 人和 154.53 人。

我国前 10 位的癌症发病情况和死亡情况如图 14-1、图 14-2 所示。男性常见肿瘤依次为肺癌（52.0 万例）、胃癌（28.1 万例）、肝癌（27.4 万例）、结直肠癌（22.5 万例）、食管癌（17.1 万例）、前列腺癌（7.2 万例）、膀胱癌（6.2 万例）、胰腺癌（5.4 万例）、淋巴瘤（5.2 万例）、脑癌（5.0 万例）；女性常见肿瘤依次为乳腺癌（30.4 万例）、肺癌（26.7 万例）、结直肠癌（16.3 万例）、甲状腺癌（15.1 万例）、胃癌（12.2 万例）、子宫颈癌（11.1 万例）、肝癌（9.6 万例）、子宫体癌（6.9 万例）、食管癌（6.9 万例）、脑癌（5.7 万例）。

二、肿瘤早诊早治的重要性

目前，我国肿瘤治疗水平与发达国家相比并不落后，而患者 5 年生存率却要落后于发达国家 20％，主要和公众防癌意识薄弱，使癌症早期诊断率偏低有很大关系。

世界卫生组织（WHO）关于癌症控制的决议及有关专家均指出，癌症控制的出路在于预防，主要是危险因素控制和早期发现。美国的统计资料表明，癌症的病死率继 1993－2002 年以年均 1.1％下降之后，2002－2004 年达到年均下降 2.1％。这主要归因于控烟、早期发现以及治疗措施的改进。

世界卫生组织最新公布了关于癌症的 10 个事实，其中事实 8：如果在早期得以发现并得到充分治疗，乳腺癌、子宫颈癌和结肠直肠癌等癌症可以被治愈；事实 10：通过控制烟草、采取健康饮食、保持身体活动和适度使用乙醇，就能够预防 30％以上的癌症。在发展中国家，通过疫苗，预防乙肝病毒和人乳头瘤病毒感染，就能够避免 20％的癌症死亡。

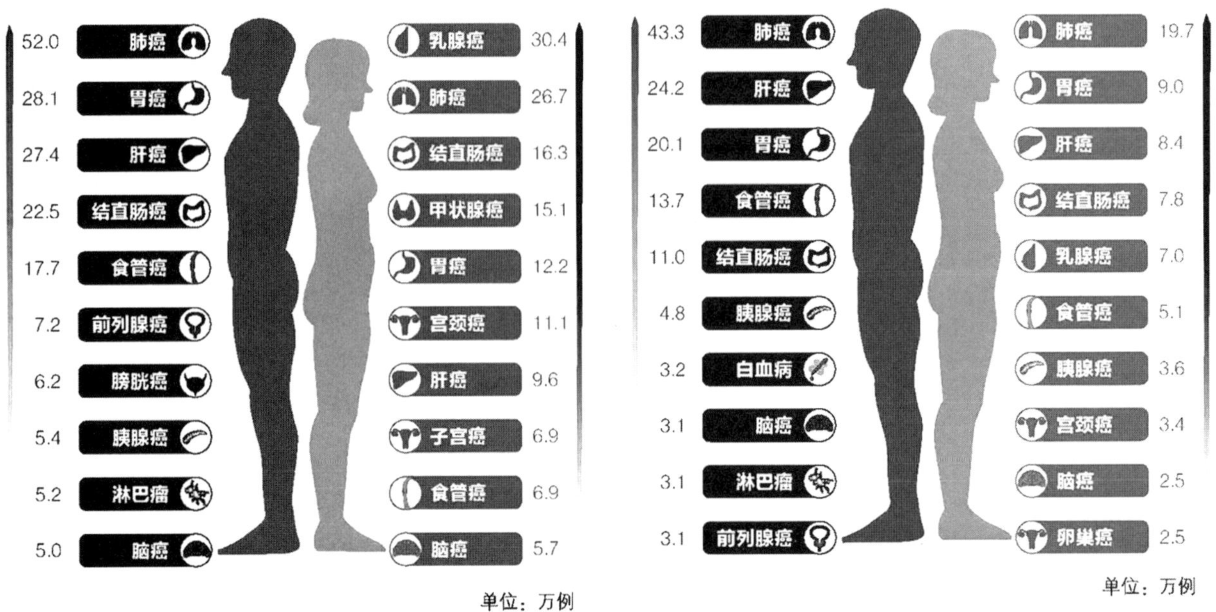

图 14-1 发病前 10 位恶性肿瘤构成

图 14-2 死亡前 10 位恶性肿瘤构成

因此，实行早期预防，是减少发病率的重要方法；早发现、早诊断，是肿瘤防治的关键所在！世界卫生组织认为，通过病因学预防，可以减少 1/3 的恶性肿瘤发病；通过早期发现，可以使 1/3 的患者得到早治；通过早治可以改善治疗效果，使 1/3 的患者延长生命、减轻痛苦，有较好的生存质量。因此，癌症预防有三道防线如下。

（一）一级预防

也称病因预防，指通过研究明确病因和致癌因素，对于一般人群，针对比较明确的致癌因素采取积极性预防措施，消除或阻断病因，尽可能减少致癌的危险因素，防患于未然，防止癌症的发生。其任务包括研究各种癌症病因和危险因素，针对化学、物理、生物等具体致癌、促癌因素和体内、外致病条件，采取预防措施。控制危险因素是癌症预防的重点，目前，恶性肿瘤的许多危险因素已经明确，包括环境、生活习惯、饮食、营养、遗传、病毒感染等多种不同的因素相互作用而引起，故针对健康机体，可以加强环境保护、纠正不良习惯、生活方式规律、增进身心健康；调整心理状态，消除过度紧张；戒烟、节制饮酒；合理膳食，注意营养平衡；加强体育锻炼，避免肥胖；免疫接种；避免职业暴露，防止职业相关肿瘤；接受健康教育等，通过降低这些危险因素的暴露达到降低肿瘤发生的目的。

（二）二级预防

又称为临床前预防、发病学预防，指对于特定高风险（高危）人群筛查癌前病变或早期肿瘤，从而进行早期发现、早期诊断、早期治疗。积极治疗癌前病变，阻断癌变发生，防止初发疾病的发展，防患于开端，起到事半功倍的作用。在降低肿瘤发病率、提高治愈率、降低病死率各个方面起到了重要的作用。

实现二级预防的主要手段，就是对无症状的自然人群，以早期发现潜在或隐匿的疾病和早期发现癌症为目的的普查工作。常在有选择的人群中进行，一般以某种肿瘤的高危险人群为对象进行选择性筛查，发现并诊治癌前病变，明显改善检出肿瘤的预后。为提高筛查效益，应建立确切的高危人群组，包括年龄、性别、家族患病情况、接触危险因素、有相关症状变化等，应用对某些肿瘤特异性和灵敏度高的简便、有效、经济、易行的检查方法对高危人群进行筛查。例如人乳头瘤病毒感染的检测及子宫颈脱落细胞涂片检查子宫颈癌，具有良好的成本-效益比，我国子宫颈癌的病死率下降，主要归功于筛查措施的实施。乳腺癌虽然仍是女性发病第一位的恶性肿瘤，但通过有组织的乳腺普查，包括简单、经济、方便的乳腺自检、乳腺彩超和乳腺钼靶检查，提高了乳腺癌检出率，早期乳腺癌的检出率明显增加，提高了治愈率和生存质量，乳腺癌的病死率仅排在女性恶性肿瘤病史率的第五位。大便潜血、肛门指诊、结肠镜检查筛检直肠癌，切除结直肠息肉预防发展为结直肠癌。血清前列腺特异性抗原检测和前列腺彩超检查前列腺癌等。

（三）三级预防

又称为临床期预防或康复性预防，是指对已患肿瘤患者采取一系列措施，通过现有的医疗技术和手段对患者进行合理治疗，消除肿瘤，并进行诊治后的康复，尽量恢复功能，减少并发症，防止病情恶化，防止复发转移，防止致残，减轻由肿瘤引起的疼痛等痛苦，提高生存质量，提高生存率，延长生存期。主要手段是采取多学科综合治疗，正确选择合理甚至最佳诊疗方案。随着现代诊疗水平的不断提高以及对发病机制研究的不断深入，应积极倡导综合治疗和个体化治疗。对晚期患者施行姑息治疗和临终关怀。从生理、心理等各方面关怀癌症患者，如成立联谊会、病友会、俱乐部、抗癌协会等组织，医务人员和患者定期随访、沟通。

三、常见肿瘤的早诊早治

（一）肺癌

1.肺癌的早期症状

（1）以前没有咳嗽的，近来出现超过两个星期治疗不愈的咳嗽，痰中带血。

（2）老年性慢性支气管炎患者长期咳嗽，但近来咳嗽声音或性质改变。

（3）胸痛、胸闷气短，出现呼吸道以外的症状，如关节疼痛、肩周炎等。

2.肺癌早期筛查方法

（1）低剂量螺旋CT：低剂量螺旋CT是发现早期肺癌“蛛丝马迹”较为有效的一种检查手段，其早期检出率高达80%。早期筛查出来的患者中80%～90%可通过微创手术切除治愈，无须进一步放疗和化疗。但是，我国仅有10%的肺癌患者能在早期阶段得到诊断和治疗。有关肺癌筛查最新研究成果报告显示：筛查可使肺癌病死率降低约20.3%。

（2）纤维支气管镜检查：支气管镜检查是将细长的支气管镜经口或鼻置入患者的下呼吸道，即经过声门进入气管和支气管以及更远端，直接观察气管和支气管的病变，并根据病变进行相应的检查和治疗。广义上包括经支气管镜病灶活检、支气管黏膜活检、经支气管镜透壁肺活检（transbronchial lung biopsy，TBLB）及经支气管镜针吸活检（transbronchial needle aspiration，TBNA）。大多数肺部及气道疾病，如肿瘤、间质性肺病、肉芽肿性疾病以及某些感染性疾病需要通过经支气管镜活检术来确定诊断，这是最常用的一项检查项目。

（3）痰脱落细胞学检查：痰细胞学检查是目前诊断肺癌简单方便的无创性诊断方法之一，连续3天留取清晨深咳后的痰液进行痰细胞学涂片检查可以获得细胞学诊断。60%～80%的中央型肺癌和15%～20%的外周型肺癌患者，可以通过重复的痰细胞学检查得到阳性结果。

经胸壁肺内肿物穿刺活检术：需要在CT或B超引导下进行，是重要的获取细胞学、组织学诊断的技术。

（二）肝癌

1.肝癌的早期症状

肝癌的发病常隐匿，其患者多在肝病随访或体检普查时应用AFP及B超检查偶然发现自己患了肝癌。早期肝癌症状常无特异性，仅有少数患者可出现食欲减退、上腹闷胀、腹痛、乏力、食欲不振等症状，还有一些患者可出现轻度的肝大、黄疸和皮肤瘙痒。肝癌患者一旦因出现了症状而前往医院就诊，其病程大多已进入中、晚期。

2.肝癌早期筛查的方法

肝癌首选的检查为血清甲胎蛋白（AFP）测定，对诊断本病有相对的特异性。放射免疫法测定持续血清AFP≥400 μg/L，并能排除妊娠、活动性肝病等，即可考虑肝癌的诊断。临床上约30%的肝癌患者AFP为阴性。如同时检测AFP异质体，可使阳性率明显提高。

影像学检查包括：超声检查可显示肿瘤的大小、形态、所在部位以及肝静脉或门静脉内有无癌栓，其诊断符合率可达90%;CT检查具有较高的分辨率,对肝癌的诊断符合率可达90%以上,可检出直径1.0 cm左右的微小癌灶;MRI检查的诊断价值与CT相仿,对良、恶性肝内占位病变,特别与血管瘤的鉴别优于CT。

此外,选择性腹腔动脉或肝动脉造影检查对血管丰富的癌肿,其分辨率低限约1 cm,对<2.0 cm的小肝癌其阳性率可达90%;肝穿刺行针吸细胞学检查在B型超声导引下行细针穿刺,有助于提高阳性率。

(三)胃癌

1.胃癌的早期症状

早期胃癌70%以上无明显症状,随着病情发展,可逐渐出现非特异性的、类同于胃炎或胃溃疡的症状,包括上腹部饱胀不适或隐痛、泛酸、嗳气、恶心,偶有呕吐、食欲减退、消化不良、黑便、突然性消瘦等。

2.胃癌的早期检查

(1)胃镜检查:胃镜能直接看到胃黏膜病变部位和范围,是目前检查胃癌最准确和可靠的方法。一般认为,胃镜对进展期胃癌的肉眼诊断率高达90%以上。对早期胃癌,内镜检查与细胞学检查、病理检查联合应用,以及结合染色法和荧光法,可大大提高诊断阳性率。由于胃镜的普及,在胃癌筛查方面已取代钡餐成为首选。

(2)X线造影:X线造影能确定肿瘤的位置、大小、周围的侵犯程度,对肿瘤性质的分析,估计手术的可能性及预后等均有较重要的意义。目前主要有胃钡餐造影法和胃气钡双重对比造影法,胃钡餐造影法现在已逐渐被双重对比造影所取代,但由于钡餐造影价格便宜,技术简单故仍为许多医院采用。胃气钡双重对比造影由于能清楚地显示出胃黏膜地细微结构即胃小区的情况,所以对胃癌的诊断,尤其是早期胃癌的诊断有独特的效果。虽然X线造影在胃疾病诊断中的优势受到了许多检查方法的挑战,但由于可对胃进行形态和功能的显示,其基础性的作用仍是十分重大的。

(3)超声:随着水充盈胃腔法及胃超声显像液的普及应用,超声检查对胃癌的诊断,已受到临床医生的高度重视。它简单易行,属非创伤性检查,且检查不受任何限制,较易为患者接受,尤其适合于年老、体弱及严重患者。对临床疑诊胃癌,但因种种原因不能施行内镜检查者,已成为一种筛选检查手段。此外,内镜超声能清晰地显示胃壁层次及腔外邻近组织或器官的结构,可对肿瘤的侵犯程度、淋巴结及胃外转移进行准确的评估,对胃癌术前分期明显优于其他各种检查,与术后病理对照也具有较高的一致性。EUS可将胃壁细微结构清晰地分为五层:黏膜层、黏膜肌层、黏膜下层、肌层、浆膜下和浆膜层。除胃壁外,胃周围淋巴结、胃周器官包括胰、脾、左肾和左肝也可探查。

(4)MRI诊断:近几年,随着MRI器械和成像软件的进步,以及使用胃肠道松弛剂抑制胃肠蠕动,可获得较好质量的胃及邻近脏器MRI图像,与CT相比,具有以下3个优势:①多平面成像能力,可最大限度地减少容积效应的影响。②多参数成像能力,通过各脏器组织对比度的差异,较好地显示肿大淋巴结、异常软组织块及对腹内脏器的侵犯。③流空效应使MRI无需造影剂即可将淋巴结与血管区别开来。因而,MRI也可给手术提供大量信息,是一项很有价值的胃癌检查方法。

(5)生化、免疫检查:一般认为胃癌细胞可产生一些物质,其中某些可在胃液或血清中被探及,可用较为简单的生化、免疫学检测技术在血清中找到这些标记物,作为识别胃癌高危个体或早期发现胃癌的办法。一般常用的有CEA、CA19-9、CA125、CA72-4等。但经多年的实践,发现此种方法并不理想,阳性者多见于肿瘤较大或已有远处转移的进展期胃癌,对早期胃癌的阳性率<5%,所以血清中肿瘤标记物对早期诊断的帮助不大。目前普遍认为这些肿瘤标记物仅有助于判别肿瘤的预后及化疗的疗效,而无助于胃癌的诊断。

(四)食管癌

1.食管癌的早期症状

进食不顺、吞咽困难是食管癌最常见的临床表现,早期食管癌上述症状可能不明显或者轻微,可以伴有胸骨后烧灼感,另外还有的患者出现食管内有异物感及咽喉部干燥和紧缩感等症状。

2.食管癌的早期检查

(1)X线食管吞钡造影:食管钡餐检查可确定食管有无病变、病变的位置、破坏的范围和程度。

(2)食管镜(即胃镜):胃镜检查不仅能直视下清晰地查看食管有无病变、病变的位置、破坏的范围和程度,更重要的是能取活检达到确诊的目的;采用超声食管镜还能了解和评估食管癌对食管壁及周围器官的侵犯情况和局部淋巴结有无肿大及转移情况。

(3)CT:可以清晰显示食管与邻近纵隔器官的关系,但难以发现早期食管癌。

(五)大肠癌

1.大肠癌的早期症状

大肠癌早期无症状,或症状不明显,仅感不适、消化不良、大便潜血等。随着癌肿发展,症状逐渐出现,表现为大便习惯改变、腹痛、便血、腹部包块、肠梗阻等,伴或不伴贫血、发热和消瘦等全身症状。

(1)右半结肠癌:右半结肠的主要临床症状为食欲不振、恶心、呕吐、贫血、疲劳、腹痛;还会导致缺铁性贫血,表现疲劳、乏力、气短等症状。右半结肠因肠腔宽大,肿瘤生长至一定体积才会出现腹部症状,这也是肿瘤确诊时,分期较晚的主要原因之一。

(2)左半结肠癌:左半结肠肠腔较右半结肠肠腔狭窄,左半结肠癌更容易引起完全或部分性肠梗阻。肠阻塞导致大便习惯改变,出现便秘、便血、腹泻、腹痛、腹部痉挛、腹胀等。带有新鲜出血的大便表明肿瘤位于左半结肠末端或直肠。病期的确诊常早于右半结肠癌。

(3)直肠癌:直肠癌的主要临床症状为便血、排便习惯的改变及梗阻。癌肿部位较低、粪块较硬者,易受粪块摩擦引起出血,多为鲜红或暗红色,不与成形粪便混合或附于粪柱表面,误诊为“痔”出血。病灶刺激和肿块溃疡的继发性感染,不断引起排便反射,易被误诊为“肠炎”或“菌痢”。癌肿环状生长者,导致肠腔缩窄,早期表现为粪柱变形、变细,晚期表现为不全性梗阻。

2.大肠癌的早期检查

(1)实验室检查:血常规、生化全项(肝肾功能+血清铁)、大便常规+便潜血等化验检查,有助于了解患者有无缺铁性贫血、肝肾功能等基本情况。肿瘤标记物血清癌胚抗原(CEA)测定为非特异性,但对大肠癌的阳性率达70%左右,故更多用于术后监测有否复发及转移,血清CA19-9也可作为诊断和监测的肿瘤标志物。

(2)结肠镜检查:结肠镜检查是将纤维结肠镜伸入到结肠起始部位回盲部,检查结肠和直肠肠腔。结肠镜检查是诊断大肠癌的最直接手段,也是发现早期大肠癌的有效手段。结肠镜检查不仅可清晰地观察肠道,并可在检查过程中进行活检和治疗。结肠镜比钡剂灌肠X射线更准确。

(3)CT:CT较少直接用于大肠癌的筛查,仅是无法行肠镜检查的另一种选择。CT对观察肿瘤是否浸润周围组织及确定术前手术方案具有较高的参考价值。

(六)乳腺癌

1.乳腺癌的早期症状

乳腺癌最早的表现是患乳出现单发的、无痛性并呈进行性生长的小肿块。肿块位于外上象限最多见,其次是乳头、乳晕区和内上象限。因多无自觉症状,肿块常是患者在无意中(如洗澡、更衣)发现的。肿块形态差异较大,一般认为形态不规则,边缘不清晰,质地偏硬,表面欠光滑。

2.乳腺癌早期检查

(1)体格检查:由于乳腺位于体表,所以触诊是最重要的手段之一,体格检查是发现早期乳癌的首要环节。

选择在月经周期中的最佳时相进行乳腺检查,一般认为,在月经来潮以后的第7~10天为最佳时间,因此时内分泌激素对乳腺的影响最小,乳腺处于相对平静状态,乳腺如有病变或异常,此时最易发现;仔细观察乳腺的细微异常征象,必要时可采用一些能够加强体征的方法进行检查,如早期乳癌引起的皮肤粘连,由于十分轻微而常常被忽略,此时需在良好的光照下,用手轻轻抬起整个乳房,增加乳腺皮肤的张力,在病灶的上方即可见到轻微的皮肤皱缩、牵拉引起的微小凹陷。

(2)乳腺X线摄影检查(乳腺钼靶X线摄影检查):在临床体检发现可疑之后,下一步首选X线摄影检查,其在目前常用的各种检查方法中占有明显优势。乳腺X线摄影能够清晰显示微钙化,而微钙化是除肿物、结构扭曲之外诊断乳腺癌的另一重要征象,有时甚至是唯一征象,30%~50%乳腺癌早期X线片可见细颗粒钙化集簇的表现,钙化集簇与癌灶关系密切。研究表明,乳腺X线摄影很大程度上提高了未触及乳腺癌的检出率,据报道,乳腺癌X线摄影与病理诊断符合率可达91%~95%。有学者指出,在乳腺定期连续摄片复查过程中,如局部出现新的致密影,则是诊断早期乳腺癌的一个高度正确的X线征象。

(3)乳腺超声检查:超声显像检查能较好地显示乳腺肿块的特征,可鉴别在X线片上看不到但可触及的肿物,也可用于不能行X线检查的女性(如年轻女性和孕妇等),同时也适用于致密型乳腺。中国女性约30%的乳腺为致密型乳腺,因一些小病灶的密度与致密型乳腺组织相近,X线摄影检查很难发现,此时,超声检查可以早期发现乳腺肿物并鉴别其良恶性。研究显示,在致密型乳腺,超声结合X线摄影可以使病灶检出率明显提高。如果患者乳腺较小或扁平,肿瘤位置较深或偏高、偏外,X线摄影常难以发现,而超声能更加全面地观察乳腺组织。超声检查操作简便、安全、无辐射、可重复性强,并可多切面、动态观察及测量肿块血流等,对囊性肿物显示较X线摄影更为准确,有利于乳腺良恶性病变的鉴别诊断,对30岁乳腺癌诊断的准确率为80%~85%。超声检查效果显著而价格相对较低,所以理论上更适合临床推广应用。

第二节　肺　癌

肺癌是世界范围内新发病例、死亡病例最高的肿瘤。国家癌症中心发布的全国最新癌症统计数据显示,肺癌每年发病约78.1万,死亡病例约62.6万,位居全国发病首位。

根据解剖学分类,肺癌分为两种。①中央型肺癌:发生在段支气管以上至主支气管的癌称为中央型,约占3/4,鳞状上皮细胞癌和小细胞未分化癌较多见。②周围型肺癌:发生在段支气管以下的癌称为周围型,约占1/4,以腺癌较多见。根据组织学分类,临床上广泛应用的分类是把肺癌分为非小细胞肺癌(NSCLC)和小细胞肺癌(SCLC),非小细胞肺癌包括鳞癌、腺癌(包括支气管肺泡癌)和大细胞癌。其中小细胞肺癌生物学特性差,恶性程度高,对放化疗敏感,预后相对较差;腺癌以血性转移为主,鳞癌发生转移的时间相对较晚,以局部生长为主。

一、病因

肺癌的发病主要与吸烟、职业暴露、大气污染、电离辐射及某些肺部疾病相关。其中,吸烟是一个主要致病因素,临床上约有2/3的患者有主动吸烟或被动吸烟史。另外有慢性支气管炎者较无此病者的肺癌发病率高1倍;已愈合的结核灶斑痕中可发生腺癌。此外病毒和真菌感染、遗传因素也可能与肺癌发生有关。

二、诊断

(一)临床表现

肺癌的临床表现比较复杂,症状和体征的有无、轻重以及出现的早晚,取决于肿瘤发生部位、病理类型、有无转移及有无并发症,以及患者的反应程度和耐受性的差异。

肺癌的症状大致分为局部症状、全身症状、肺外症状、浸润和转移症状。咳嗽是最常见的症状,以咳嗽为首发症状者占35%~75%,典型的表现为阵发性刺激性干咳,一般止咳药常不易控制。对于吸烟或患慢性支气管炎的患者,如咳嗽程度加重,次数变频,咳嗽性质改变如呈高音调金属音时,尤其在老年人,要高度警惕肺癌的可能性。痰中带血或咯血亦是肺癌的常见症状，以此为首发症状者约占30%。以胸痛为首发症状者约占25%，常表现为胸部不规则的隐痛或钝痛。约有10%的患者以胸闷憋气为首发症状，多见于中央型肺癌，特别是肺功能较差的患者。另外，有5%～18%的肺癌患者以声嘶为第一主诉，通常伴随有咳嗽。20%～30%肺癌患者伴随发热全身症状，晚期可引起严重的消瘦、贫血、恶病质。由于肺癌所产生的某些特殊活性物质(包括激素、抗原、酶等)，患者可出现一种或多种肺外症状，如：肺源性骨关节增生症、皮肤改变及肿瘤有关的异位激素分泌综合征。

肺癌晚期会出现播散转移，主要有以下3种方式：直接扩散、血行转移、淋巴道转移。常见于淋巴结转移、胸膜受侵和/或转移、肝转移、骨转移、脑转移及肺内转移等。

(二)辅助检查

肺癌的远期生存率与早期诊断密切相关，因此，应该大力提倡早期诊断和对危险人群的筛查。同时对于有上述症状患者也要及时检查，明确诊断，检查手段包括影像学检查、内镜检查、肿瘤标记物检测、细胞学和/或活组织病理检查。

1.影像学检查

(1)胸部X线：胸片因其简便易行、经济有效，目前仍是肺癌初诊时最基本的检查方法，一般为软组织肿块影，是早期发现肺癌的一个重要手段，也是术后随访的方法之一。

(2)胸部CT：目前已成为评估肺癌胸内侵犯程度及范围的常规检查方法，尤其是在肺癌的分期上更有其无可替代的作用。可显示病变支气管腔的狭窄和其周围的管壁肿块，并可显示管内型癌肿在胸片上一般不能明确显示的软组织肿物阴影。多数情况下，瘤体边缘是分叶状的，即谓之“分叶征”。低剂量螺旋胸部CT可以有效地发现早期肺癌，CT引导下经胸肺肿物穿刺活检是重要的获取细胞学、组织学诊断的技术。

(3)B型超声：因为含气肺组织不是超声的理想介质，且超声对肺部肿块的良恶性鉴别缺乏特异性，故超声检查在肺癌诊断中较少应用。主要用于诊断腹部重要器官以及腹腔、腹膜后淋巴结有无转移，也用于双侧锁骨上窝淋巴结的检查；对于邻近胸壁的肺内病变或胸壁病变，可鉴别其囊实性及进行超声引导下穿刺活检；超声还常用于胸腔积液抽取定位。

(4)磁共振(MR)：MR较CT检查更容易鉴别实质性肿块与血管的关系，MR检查对肺癌的临床分期有一定价值，特别适用于判断脊柱、肋骨以及颅脑有无转移。

(5)骨扫描：骨扫描是判断肺癌骨转移的常规检查。当骨扫描检查提示骨质可疑转移时，应对可疑部位进行MR、骨X片检查加以验证。

(6)PET-CT：主要用于排除纵隔淋巴结和远处转移，且约有20%的假阴性和假阳性，目前还不能广泛应用。

2.内镜检查

临床常用内镜检查为支气管镜检查，可在局麻下进行，操作方便，患者痛苦较少，可视范围大。主支气管、叶支气管、段和次段支气管的病变均可看到并可取活检、刷片、照片。不但可诊断肺癌，对癌前病变也可确定性质和范围。在肺癌的诊治上已成为常规的方法之一。气管内的肿瘤通过活检、刷取或冲洗得到细胞学/病理检查来诊断。周边肿瘤也可以通过荧光导引经支气管吸取细胞进行诊断。经支气管镜活检的主要并发症是出血、喉痉挛、低氧血症、气胸和感染加重。

3.肿瘤标记物

部分肺癌患者的血清和切除的肿瘤组织中含有一种或多种生物活性物质，如激素、酶、抗原和癌胚抗原等。其中神经特异性烯醇化酶(NSE)在小细胞癌中的阳性率可达成100%，敏感度为70%，与病情分期、肿瘤负荷密切相关，可考虑作为小细胞癌的血清标志物。癌胚抗原(CEA)在肺腺癌中阳性率达60%～80%，反映病情变化。但是，上述检查都缺乏特异性，仅有参考意义。

4.细胞学和/或活组织病理诊断

(1)痰细胞学检查：一般认为中心型肺癌痰检的阳性率较周边型高。如果痰标本收集得当，3次以上取系列痰标本可使中央型肺癌的诊断率提高 80%。小细胞肺癌细胞学诊断与病理组织学诊断的符合率最高,其次为鳞癌。腺癌的符合率最低,主要原因是某些低分化腺癌、鳞癌和大细胞未分化癌在鉴别上有一定困难,有时很难定型。阳性率的高低还取决于标本的质量和送检次数。一般认为送检 4~6 次为妥。痰细胞学检查是肺癌普查和诊断的一种简便有效的方法,原发性肺癌患者多数在痰液中可找到脱落的癌细胞。中央型肺癌痰细胞学检查的阳性率可达 70%~90%,周围型肺癌痰检的阳性率则仅约 50%。

(2)穿刺活组织病理检查:包括细针穿刺活检及纤支镜下穿刺活检,细针穿刺活检诊断,对可疑的周边病灶比支气镜检查更为可靠。通常是在 CT/B 超引导下进行,如果病灶靠近胸壁在超声指引下进行更有帮助。如果病灶在透视下不容易看到或是靠近致命器官大血管,在 CT 指引下针刺取活检更好。经胸腔针刺活检的常见并发症是气胸。

三、鉴别诊断

(一)肺结核

(1)结核球:常位于结核好发部位,边界清楚,可有包膜。密度较高时可有钙化点,周围可见纤维结节状卫星病灶。

(2)肺门淋巴结结核:多有发热等中毒症状,结核菌素试验强阳性,抗结核治疗有效。

(3)粟粒性肺结核:发热等全身症状,胸部 X 线检查见双肺病灶呈大小均等、分布均匀、密度较淡的粟粒状结节。

(二)肺部感染

肺部感染有时难与肺癌阻塞支气管引起的阻塞性肺炎相鉴别。但如肺炎多次发作在同一部位,则应提高警惕,应高度怀疑有肿瘤堵塞所致,应取患者痰液做细胞学检查和进行纤维光导支气管统检查,在有些病例,肺部炎症部分吸收,剩余炎症被纤维组织包裹形成结节或炎性假瘤时,很难与周围型肺癌鉴别,对可疑病例应施行剖胸探查术。

(三)肺部良性肿瘤

肺部良性肿瘤如结构瘤、软骨瘤、纤维瘤等都较少见,但都须与周围型肺癌相鉴别,良性肿瘤病程较长,临床上大多无症状,X 线摄片上常呈圆形块影,边缘整齐,没有毛刺,也不呈分叶状。支气管腺瘤是一种低度恶性的肿瘤,常发生在年轻妇女,因此临床上常有肺部感染和咯血等症状,经纤维支气管镜检查常能作出诊断。

四、治疗

对于多数早期非小细胞肺癌和小细胞肺癌病例,通过综合治疗可以提高患者的治愈率和生活质量;对中晚期患者,通过综合治疗也有相当部分可得缓解,并能延长生存期和改善生活质量。小细胞肺癌的综合治疗优于单一治疗已为学术界公认。放射治疗和化学治疗的近期疗效都较好,有效率在 80%左右,有 20%~80%的患者治疗后可达完全缓解,但远期结果较差。5 年生存率局限期为 7%,广泛期为 1%。近年来,基于肿瘤发病机制的深入认识及癌基因组学的研究成果,非小细胞肺癌的突破性治疗效果和药物日新月异,靶向、免疫治疗手段取得了突破性的进展,晚期非小细胞肺癌的综合治疗已进入了精准医学时代。

(一)外科治疗

外科治疗是肺癌首选和最主要的治疗方法,也是唯一能使肺癌治愈的治疗方法。外科手术治疗肺癌的目的是:完全切除肺癌原发病灶及转移淋巴结,达到临床治愈。外科手术治疗后根据手术分期及是否有预后不良因素,确定是否术后作辅助化疗、放射治疗,若患者肿瘤体积较大,手术难度及风险较大,也可在术前给予新辅助化疗,以降期缩瘤,以提高外科手术的治愈率和患者的生存率。

肺癌外科治疗主要适合于早中期(Ⅰ~Ⅱ期)肺癌、Ⅲa 期肺癌和肿瘤局限在一侧胸腔的部分选择性的Ⅲb 期肺癌。肺癌外科手术禁忌证包括以下几方面:①已有广泛转移的Ⅳ期肺癌。②伴有多组融合性纵隔淋巴结转移,尤其是侵袭性纵隔淋巴结转移者。③伴有对侧肺门或纵隔淋巴结转移的Ⅲb 期肺癌。

④伴有严重内脏功能不全，不能耐受外科手术者。⑤患有出血性疾病，又不能纠正者。

（二）放疗

放疗是一种局部治疗方式，根据治疗的目的不同分为根治治疗、姑息治疗、术前新辅助放疗、术后辅助放疗及腔内放疗等。其对小细胞肺癌疗效较好，鳞状细胞癌次之，腺癌最差。肺癌放疗照射野应包括原发灶、淋巴结转移的纵隔区。同时要辅以药物治疗。鳞状细胞癌对射线有中等度的敏感性，病变以局部侵犯为主，转移相对较慢，故多用根治治疗。腺癌对射线敏感性差，且容易血行转移，故较少采用单纯放射治疗。对于大部分肺癌患者，放疗一般与全身治疗联合，以达到最大治疗效果。放疗与化疗的联合可以视患者的情况不同，采取同步放化疗或交替化放疗的方法。肺癌放疗的并发症包括放射性肺炎、放射性食管炎、放射性肺纤维化和放射性脊髓炎。上述放疗相关并发症与放疗剂量存在正相关关系，同时也存在个体差异性。

（三）化疗

化疗是采用细胞毒药物对肿瘤起到杀伤作用，可全身静脉用药，也可局部腔内注射治疗浆膜腔积液。化疗对小细胞肺癌的疗效无论早期或晚期均较肯定，甚至有约 1%的早期小细胞肺癌通过化疗治愈。化疗也是治疗非小细胞肺癌的主要手段，化疗治疗非小细胞肺癌的肿瘤缓解率为 40%～50%，延长患者生存和改善生活质量。化疗分为治疗性化疗和辅助性化疗，根据肺癌组织学类型不同选用不同的化疗药物和不同的化疗方案。化疗除能杀死肿瘤细胞外，对人体正常细胞也有损害，因此化疗需要在肿瘤专科医生指导下进行。近年化疗在肺癌中的作用已不再限于不能手术的晚期肺癌患者，而常作为全身治疗列入肺癌的综合治疗方案。目前常用的抗肿瘤药物有：①铂类：卡铂、顺铂、奈达铂及洛铂。②鬼臼类：如依托泊苷（有 2 种剂型，静脉注射和口服软胶囊）、替尼泊苷。二者对 SCLC 均有效，且无交叉耐药。③三代新药：包括培美曲塞、吉西他滨、长春瑞滨、紫杉醇及多西紫杉醇、清蛋白紫杉醇。

（四）分子靶向治疗及免疫治疗

肿瘤治疗进入了精准医学时代，越来越多的肺癌相关基因被发现了，主要有 EGFR、ALK、ROS1 等。随着基因测序技术的发展，越来越多的靶向药物应用到临床。EGFR-TKI（吉非替尼、厄罗替尼、阿法替尼）在 EGFR 突变肺癌人群治疗上取得了很好疗效。对于一代 TKI 耐药后 T790 m 突变的患者可选用奥西替尼。在 NSCL C 特别是腺癌上已经证实除 EGFR 靶点外还存在许多例如 *ALK* 融合基因、MET 扩增等驱动基因的改变，可选用克唑替尼、色瑞替尼等。

免疫治疗在晚期肺癌治疗中取得突破性进展，免疫检查点抑制剂，尤其 PD-1/PD-L1 单克隆抗体治疗成为目前肺癌最有前景的发展方向之一，其常见的疗效预测标志物有 PD-L1 表达，肿瘤突变负荷（TMB），肿瘤新生抗原以及 DNA 损伤通路变异等。

（五）癌性浆膜腔积液的腔内注射治疗

肺癌恶性浆膜腔积液多发生在肺癌的中晚期，包括胸腔积液及心包腔积液，通常是以全身治疗基础上加用胸腔内局部治疗。临床多采用胸腔内化疗，抑制癌性积液的再生，常用的化疗药物有博莱霉素、顺铂、多柔比星（阿霉素）、依托泊苷（VP16）、氟尿嘧啶、噻替派等。另外，腔内注射生物制剂和免疫调节剂，不但能使胸膜腔闭塞，且能诱导产生自然杀伤细胞等免疫效应细胞。对于难治性胸腔积液，胸腔灌注贝伐单抗减少胸膜渗出也可起到很好的控制胸腔积液的效果。

五、转诊指征

（1）咳血或痰中带血患者。

（2）患者有咳嗽咳痰，经抗感染治疗症状未见缓解者。

（3）胸闷胸痛患者。

（4）不明原因发热消瘦患者。

六、病例

案例：男性，76 岁，农民。以“咳嗽、咳痰 1 周，加重伴痰中带血 2 天”为主诉。患者 1 周前受凉后出现咳嗽、咳痰，自服止咳化痰药物，效果欠佳，2天前出现痰中带血丝，无发热、盗汗，无胸闷、憋气，无呼吸困难，饮食、睡眠可，近1个月消瘦明显，体重下降约2.5 kg。既往身体健康，吸旱烟50余年，无肿瘤家族史。查体：浅表淋巴结无肿大。胸廓对称，双侧呼吸动度一致。双肺呼吸音粗，未闻及干湿性啰音。心率96次/分，心律齐，心音正常，各瓣膜听诊区未闻及病理性杂音。

分析：患者老年男性，有长期吸烟史，有咳嗽咳痰、痰中带血症状，体重下降明显，自服药物效果欠佳，不排除肺部肿瘤，建议至上级医院行CT及其他相关检查，以进一步明确诊断。

第三节　乳腺癌

乳腺癌是女性最常见的恶性肿瘤之一。全世界每年约有120万妇女发生乳腺癌，有50万妇女死于乳腺癌。北美、北欧为高发区，我国属低发区，在我国占全身各种恶性肿瘤的7%～10%，但其发病率逐年上升，沪、京、津及沿海地区为我国乳腺癌高发区。

一、病因

乳腺癌的病因尚不清楚。乳腺(图14-3)是多种内分泌激素的靶器官，如雌激素、孕激素及泌乳素等，其中雌酮及雌二醇对乳腺癌的发病有直接关系。20岁前本病少见，20岁以后发病率迅速上升，45～50岁较高，绝经后发病率继续上升，可能与年老者雌酮含量提高相关。月经初潮年龄早、绝经年龄晚、不孕及初次足月产的年龄与乳腺癌发病均有关。一级亲属中有乳腺癌病史者，发病危险性是普通人群的2～3倍。乳腺良性疾病与乳腺癌的关系尚有争论，多数认为乳腺小叶有上皮高度增生或不典型增生者可能与乳腺癌发病有关。另外，营养过剩、肥胖、脂肪饮食，可加强或延长雌激素对乳腺上皮细胞的刺激，从而增加发病机会。北美、北欧地区乳腺癌发病率约为亚、非、拉美地区的4倍，而低发地区居民移居至高发地区后，第二、三代移民的乳腺癌发病率逐渐升高，提示环境因素及生活方式与乳腺癌的发病有一定关系。

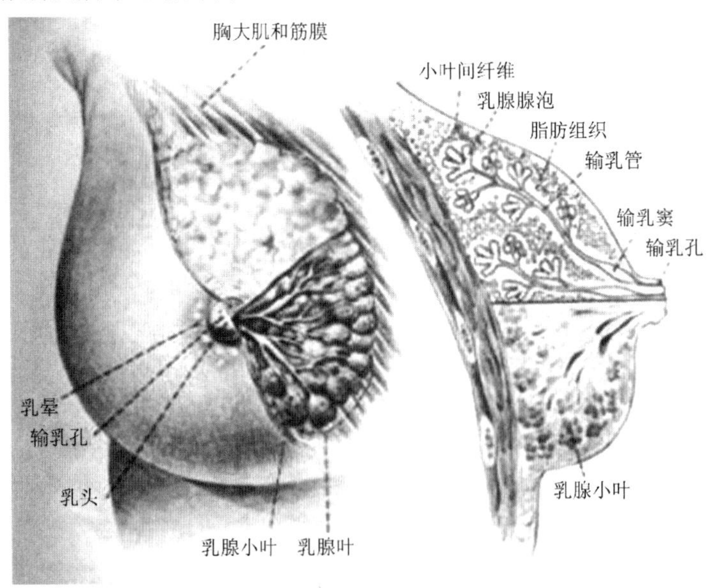

图14-3　乳腺的解剖

二、病理类型

乳腺癌有多种分型方法，目前国内多采用以下病理分型。

(1)非浸润性癌包括导管内癌(癌细胞未突破导管壁基底膜)、小叶原位癌(癌细胞未突破末梢乳管或腺泡基底膜)及乳头湿疹样乳腺癌(伴发浸润性癌者,不在此列)。此型属早期,预后较好。

(2)早期浸润性癌包括早期浸润性导管癌(癌细胞突破管壁基底膜,开始向间质浸润)、早期浸润性小叶癌(癌细胞突破末梢乳管或腺泡基底膜,开始向间质浸润,但仍局限于小叶内)。此型仍属早期,预后较好。

(3)浸润性特殊癌包括乳头状癌、髓样癌(伴大量淋巴细胞浸润)、小管癌(高分化腺癌)、腺样囊性癌、黏液腺癌、大汗腺样癌、鳞状细胞癌等。此型分化一般较高,预后尚好。

(4)浸润性非特殊癌包括浸润性小叶癌、浸润性导管癌、硬癌、髓样癌(无大量淋巴细胞浸润)、单纯癌、腺癌等。此型一般分化低,预后较上述类型差,且是乳腺癌中最常见的类型,占80%,但判断预后尚需结合疾病分期等因素。

(5)其他罕见癌。

三、转移途径

(一)局部扩展

癌细胞沿导管或筋膜间隙蔓延,继而侵及Cooper韧带和皮肤。

(二)淋巴转移

主要途径有:①癌细胞经胸大肌外侧缘淋巴管侵入同侧腋窝淋巴结,然后侵入锁骨下淋巴结以至锁骨上淋巴结,进而可经胸导管(左)或右淋巴管侵入静脉血流而向远处转移。②癌细胞向内侧淋巴管,沿着乳内血管的肋间穿支引流到胸骨旁淋巴结,继而达到锁骨上淋巴结,并可通过同样途径侵入血流。

(三)血运转移

以往认为血运转移多发生在晚期,这一概念已被否定。研究发现有些早期乳腺癌已有血运转移,乳腺癌是一全身性疾病已得到共识。癌细胞可经淋巴途径进入静脉,也可直接侵入血循环而致远处转移。最常见的远处转移依次为肺、骨、肝。

四、临床表现

早期表现是患侧乳房出现无痛、单发的小肿块,常是患者无意中发现而就医的主要症状。肿块质硬,表面不光滑,与周围组织分界不很清楚,在乳房内不易被推动。随着肿瘤增大,可引起乳房局部隆起。若累及Cooper韧带,可使其缩短而致肿瘤表面皮肤凹陷,即所谓“酒窝征”。邻近乳头或乳晕的癌肿因侵入乳管使之缩短,可把乳头牵向癌肿一侧,进而可使乳头扁平、回缩、凹陷。癌块继续增大,如皮下淋巴管被癌细胞堵塞,引起淋巴回流障碍,出现真皮水肿,皮肤呈“橘皮样”改变(图14-4)。

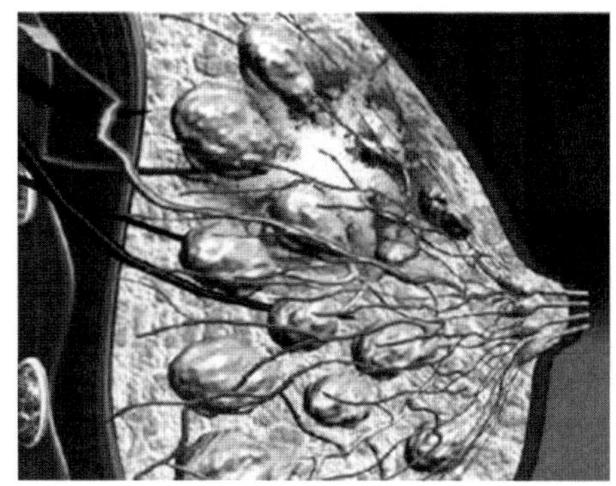

图14-4 乳腺的淋巴管

乳腺癌发展至晚期,可侵入胸筋膜、胸肌,以致癌块固定于胸壁而不易推动。如癌细胞侵入大片皮肤,可出现多数小结节,甚至彼此融合。有时皮肤可溃破而形成溃疡,这种溃疡常有恶臭,容易出血。

乳腺癌淋巴转移最初多见于腋窝。肿大淋巴结质硬、无痛、可被推动;以后数目增多,并融合成团,甚至与皮肤或深部组织粘着。乳腺癌转移至肺、骨、肝时,可出现相应的症状。例如肺转移可出现胸痛、气急,骨转移可出现局部疼痛,肝转移可出现肝大、黄疸等。

有些类型乳腺癌的临床表现与一般乳腺癌不同。值得提出的是炎性乳腺癌和乳头湿疹样乳腺癌。炎性乳腺癌并不多见,特点是发展迅速、预后差。局部皮肤可呈炎症样表现,开始时比较局限,不久即扩展到乳房大部分皮肤,皮肤发红、水肿、增厚、粗糙、表面温度升高。

乳头湿疹样乳腺癌少见,恶性程度低,发展慢。乳头有瘙痒、烧灼感,以后出现乳头和乳晕的皮肤变粗糙、糜烂如湿疹样,进而形成溃疡,有时覆盖黄褐色鳞屑样痂皮。部分病例于乳晕区可扪及肿块。较晚发生腋淋巴结转移。

五、诊断

详细询问病史及临床检查后,大多数乳房肿块可得出诊断。但乳腺组织在不同年龄及月经周期中可出现多种变化,因而应注意体格检查方法及检查时距月经期的时间。乳腺有明确的肿块时诊断一般不困难,但不能忽视一些早期乳腺癌的体征,如局部乳腺腺体增厚、乳头溢液、乳头糜烂、局部皮肤内陷等,以及对有高危因素的妇女,可应用一些辅助检查。

六、鉴别诊断

诊断时应与下列疾病鉴别。

(一)纤维腺瘤

常见于青年妇女,肿瘤大多为圆形或椭圆形,边界清楚,活动度大,发展缓慢,一般易于诊断。但40岁以后的妇女不要轻易诊断为纤维腺瘤,必须排除恶性肿瘤的可能。

(二)乳腺囊性增生病

多见于中年妇女,特点是乳房胀痛,肿块可呈周期性,与月经周期有关。肿块或局部乳腺增厚与周围乳腺组织分界不明显。可观察1至数个月经周期,若月经来潮后肿块缩小、变软,则可继续观察,如无明显消退,可考虑作手术切除及活检。

(三)浆细胞性乳腺炎

浆细胞性乳腺炎是乳腺组织的无菌性炎症,炎性细胞中以浆细胞为主。临床上60%呈急性炎症表现,40%患者开始即为慢性炎症,表现为乳晕旁肿块,边界不清,可有皮肤粘连和乳头凹陷。急性期应予抗感染治疗,炎症消退后若肿块仍存在,则需手术切除,作包括周围部分正常乳腺组织的肿块切除术。

(四)乳腺结核

乳腺结核是由结核杆菌所致乳腺组织的慢性炎症。好发于中、青年女性。病程较长,发展较缓慢。局部表现为乳房内肿块,肿块质硬偏韧,部分区域可有囊性感。肿块境界有时不清楚,活动度可受限。可有疼痛,但无周期性。治疗包括全身抗结核治疗及局部治疗,可作包括周围正常乳腺组织在内的乳腺区段切除。

七、治疗

手术治疗是乳腺癌的主要治疗方法之一,还有辅助化学药物、内分泌、放射治疗,以及生物治疗。

对病灶仍局限于局部及区域淋巴结的患者,手术治疗是首选。手术适应证为国际临床分期的0、Ⅰ、Ⅱ及部分Ⅲ期的患者。已有远处转移、全身情况差、主要脏器有严重疾病、年老体弱不能耐受手术者属手术禁忌。

(一)手术治疗

自1894年Halsted提出乳腺癌根治术以来,一直是治疗乳腺癌的标准术式。20世纪50年代进而有扩大根治术问世。但随着手术范围的扩大,发现术后生存率并无明显改善。这一事实促使不少学者采取缩小手术范围以治疗乳腺癌。近20余年来Fisher力主缩小手术范围,而加强术后综合辅助治疗。目前应用的5种手术方式均属治疗性手术，而不是姑息性手术。①乳腺癌根治术：手术应包括整个乳房、胸大肌、胸小肌、腋窝及锁骨下淋巴结的整块切除。②乳腺癌扩大根治术：即在上述清除腋下、腋中、腋下三组淋巴结的基础下，同时切除胸廓内动、静脉及其周围的淋巴结(即胸骨旁淋巴结)。③乳腺癌改良根治术：有两种术式，一是保留胸大肌，切除胸小肌；一是保留胸大、小肌。前者淋巴结清除范围与根治术相仿，后者不能清除腋上组淋巴结。根据大量病例观察，认为Ⅰ、Ⅱ期乳腺癌应用根治术及改良根治术的生存率无明显差异，且该术式保留了胸肌，术后外观效果较好，目前已成为常用的手术方式。④全乳房切除术：手术范围必须切除整个乳腺，包括腋尾部及胸大肌筋膜。该术式适宜于原位癌、微小癌及年迈体弱不宜作根治术者。⑤保留乳房的乳腺癌切除术手术包括完整切除肿块及腋淋巴结清扫。适合于临床Ⅰ期、Ⅱ期的乳腺癌患者，且乳房有适当体积，术后能保持外观效果者。多中心或多灶性病灶、肿瘤切除后切缘阳性，再次切除后切缘仍阳性者禁忌施行该手术。原发灶切除范围应包括肿瘤、肿瘤周围1～2 cm的组织及胸大肌筋膜。确保标本的边缘无肿瘤细胞浸润。术后必须辅以放疗、化疗等。

前哨淋巴结活检。前哨淋巴结指接受乳腺癌引流的第一枚淋巴结，可采用示踪剂显示后切除活检。根据前哨淋巴结的病理结果预测腋淋巴结是否有肿瘤转移，对腋淋巴结阴性的乳腺癌患者可不作腋淋巴结清扫。该项工作是20世纪90年代乳腺外科的一个重要进展。前哨淋巴结活检适用于临床腋淋巴结阴性的乳腺癌患者，对临床Ⅰ期的病例其准确性更高。

(二)化学药物治疗

1.早期乳腺癌的术后辅助化疗

(1)淋巴结阴性：患者年龄＜35岁、肿瘤直径＞2.0 cm、核分级为Ⅲ级、脉管瘤栓、ER阴性、*Her*-2基因高表达及S期细胞比例明显增加的患者应考虑给予术后辅助化疗。

(2)淋巴结阳性：淋巴结阳性的患者，一般应考虑化疗。目前采用的化疗方案是含蒽环类药物的AC(阿霉素＋环磷酰胺)或CAF(环磷酰胺＋阿霉素＋氟尿嘧啶)以及CMF(环磷酰胺＋甲氨＋氟尿嘧啶)方案。对ER阴性等高危患者，可以考虑在辅助治疗中使用含紫杉醇的联合化疗方案；对淋巴结转移数目1～3个的患者，应选用含TXT的方案。

2.晚期乳腺癌的化学治疗

对ER和PR阴性或内分泌治疗失败的受体阳性的转移性乳腺癌(MBC)可选择化疗。对为肿瘤负荷相当较小、无症状的内脏转移患者，尤其是高龄患者时，单药是首选治疗。联合化疗适用于肿瘤负荷大、有症状的内脏转移的患者。对MBC的一线方案通常包括蒽环类或紫杉类，经典的方案有AC、EC、FAC、FEC、AT、ET等，TX、TG方案可作为蒽环类耐药的转移性乳腺癌的首选治疗。

(三)内分泌治疗

1.辅助内分泌治疗

他莫昔芬(三苯氧胺，TAM)是辅助治疗应用最为广泛的内分泌药物，可用于绝经前及绝经后患者，一般推荐使用5年，近期研究表明口服至10年生存获益更明显。对于绝经后乳腺癌的辅助内分泌治疗，第三代芳香化酶抑制剂(AIs)是其新标准，一般推荐初始使用，连续5年，对于TAM使用过程中绝经患者，可以换用AIs，直至5年。对于他莫昔芬辅助治疗5年后的高风险绝经后患者，也可以考虑AIs的后续强化治疗。

2.晚期乳腺癌的内分泌治疗

对于年龄＞35岁、辅助治疗后无病生存期(DFS)＞2年、骨和软组织转移、无症状的内脏转移的ER和(或)PR阳性的患者，首选内分泌治疗。对绝经前ER和(或)PR阳性的MBC者，内分泌治疗包括卵巢去势(包括药物去势、手术去势和放疗去势)、他莫昔芬或孕激素治疗。对绝经后患者，可以选择氟维司群、芳香化酶抑制剂(第三代芳香化酶抑制剂包括阿那曲唑、来曲唑和依西美坦)、他莫昔芬和孕激素类药物。内分泌治疗起效缓慢，起效时间为2～3个月，至少服药16周后再评价疗效。

(四)靶向药物治疗

目前乳腺癌常用靶向药物为曲妥珠单抗(赫赛汀)，主要应用于HER-2阳性乳腺癌患者，此类患者疾病侵袭性高,生存率低,对某些化疗药物和内分泌药物耐药。对于 Her-2 阳性患者,曲妥珠单抗辅助治疗时间应为 1 年;晚期患者,曲妥珠单抗单药有效率为 15%~20%,一般与铂类、多西他赛、长春瑞滨、紫杉醇等药物协同应用。曲妥珠单抗的主要不良反应为心脏毒性,应用期间密切监测心功能,其和蒽环类联合组的心功能不全的发病率为 27%,因此建议避免此种联合的临床应用。

八、案例分析

案例:患者女性,61 岁。8 个月前无意中触及左乳肿物,大小约 2.5 cm×2.0 cm,无局部红肿热痛,无乳头溢液、脱屑、瘙痒等不适,当时未行系统检查及治疗,近期自觉肿物较前明显增大,就诊于青岛大学医学院附属医院西海岸院区行乳腺彩超检查示左乳低回声结节,BI-RADS4c,建议穿刺活检。查体:双侧乳房对称无畸形,乳头无内陷、溢液,表面皮肤无红肿破溃,左乳外下象限距乳晕 2 cm 处可触及一约 2.5 cm×2.0 cm质硬不规则肿物,边界不清,活动度差,与表面皮肤粘连。左侧腋窝可及一 1 cm×1 cm 大小质韧肿大淋巴结,边界清,活动度可。右乳未及明显肿物,右侧腋窝及双侧锁骨上区均未及肿大淋巴结。

分析:患者老年女性,无意中触及左乳肿物,彩超显示左乳低回声结节,分级为 4C,考虑左乳腺癌的可能性大,目前情况建议转上级医院,行手术治疗,明确病理诊断,如为恶性,术后需要行化疗、放疗等综合治疗。

第四节　食管癌

食管癌是原发于食管上皮的恶性肿瘤,临床上以进行性吞咽困难为其典型症状。

一、病因

中国是世界上食管癌的高发国家,也是世界上食管癌高病死率的国家之一,年平均病死率为 1.3/10 万~90.9/10 万。本病的流行病学有以下特点:地区性分布,北方高于南方,男性高于女性。

食管癌的确切病因目前尚不清楚。食管癌的人群分布与年龄、性别、职业、种族、地理、生活环境、饮食生活习惯、遗传易感性等有关。

(一)亚硝胺类化合物和真菌毒素

1.亚硝胺

亚硝胺是被公认的化学致癌物,其前体包括硝酸盐、亚硝酸盐、二级或三级胺等,在高发区的粮食和饮水中,其含量显著增高,且与当地食管癌和食管上皮重度增生的患病率呈正相关。国内已成功用甲苄亚硝胺诱发大鼠的食管癌,并证实亚硝胺能诱发人食管鳞状上皮癌。

2.真菌毒素的致癌作用

各种霉变食物能产生致癌物质。镰刀菌、白地霉、黄曲霉和黑曲霉等真菌不但能还原硝酸盐为亚硝酸盐,并能增加二级胺的含量,促进亚硝胺的合成。真菌与亚硝胺协同致癌。

(二)慢性理化刺激及炎症

一般认为食物粗糙、进食过烫,长期饮烈性酒、嗜好吸烟、咀嚼槟榔或烟丝或口腔不洁、龋齿等等习惯,造成对食管黏膜的慢性理化刺激,可致局限性或弥漫性上皮增生,形成食管癌的癌前病变。慢性食管疾病如腐蚀性食管灼伤和狭窄、胃食管反流病、贲门失弛缓症或食管憩室等患者食管癌发病率增高,可能是由于食管内容物滞留而致慢性刺激所致。

(三)营养因素

饮食缺乏动物蛋白、新鲜蔬菜和水果,摄入的维生素 A、维生素 B_2 和维生素 C 缺乏,是食管癌的危险因素。流行病学调查表明,食物、饮水和土壤内的元素钼、硼、锌、镁和铁含量较低,可能与食管癌的发生间接相关。

（四）遗传因素

食管癌的发病常表现家族性聚集现象。在我国高发地区，本病有阳性家族史者达25%～50%，其中父系最高，母系次之，旁系最低。食管癌高发家族的外周血淋巴细胞染色体畸变率较高，可能是决定高发区食管癌易感性的遗传因素。调查还发现林县高发区居民迁至他县后，食管癌发病率与病死率仍保持较高水平。这些现象说明遗传与食管癌有一定的关系。

（五）癌基因环境和遗传

癌基因环境和遗传等多因素引起食管癌的发生，其涉及的分子生物学基础目前认为是癌基因激活或抑癌基因失活的基因变化所致，研究已证实的有 *R*6、*P*53 等抑癌基因失活，以及环境等多因素使原癌基因 *H-ras*、*C-myc* 和 *hsl*-1 等激活有关。

（六）人乳头瘤病毒

一些研究发现食管上皮增生与乳头瘤病毒感染有关，食管上皮增生则与食管癌有一定关系。但两者确切的关系有待进一步研究。

二、诊断

（一）临床表现

1.症状

（1）食管癌的早期症状。早期食管癌症状多不典型，易被忽略。主要症状为胸骨后不适、烧灼感、针刺样或牵拉样痛，进食通过缓慢并有滞留的感觉或轻度哽噎感。早期症状时轻时重，症状持续时间长短不一，甚至可无症状。

（2）食管癌的中晚期症状。①进行性咽下困难：是绝大多数患者就诊时的主要症状，但却是本病的较晚期表现。由不能咽下固体食物发展至液体食物亦不能咽下。②食物反流：因食管梗阻的近段有扩张与潴留，可发生食物反流，反流物含黏液，混杂宿食，可呈血性或可见坏死脱落组织块。③咽下疼痛：系由癌糜烂、溃疡、外侵或近段伴有食管炎所致，进食时尤以进热食或酸性食物后更明显，疼痛可涉及颈、肩胛、前胸和后背等处。④其他症状：长期摄食不足导致明显的慢性脱水、营养不良、消瘦与恶病质。有左锁骨上淋巴结肿大，或因癌肿扩散转移引起的其他表现，如压迫喉返神经所致的声嘶、骨转移引起的疼痛、肝转移引起的黄疸等。当肿瘤侵及相邻器官并发生穿孔时，可发生食管支气管瘘、纵隔脓肿、肺炎、肺脓肿及主动脉穿破大出血，导致死亡。

2.体征

早期体征可缺如。晚期则可出现消瘦、贫血、营养不良、失水或恶病质等体征。当癌转移时，可触及肿大而坚硬的浅表淋巴结，或肿大而有结节的肝等。

（二）辅助检查

1.食管黏膜脱落细胞检查

主要用于食管癌高发区现场普查。吞入双腔塑料管线套网气囊细胞采集器，充气后缓缓拉出气囊。取套网擦取物涂片做细胞学检查，阳性率可达90%以上，常能发现一些早期病例。目前已经很少应用。

2.内镜检查与活组织检查

内镜检查与活组织检查是发现与诊断食管癌首选方法。可直接观察病灶的形态，并可在直视下作活组织病理学检查，以确定诊断。内镜下食管黏膜染色法有助于提高早期食管癌的检出率。用甲苯胺蓝染色，食管黏膜不着色，但癌组织可染成蓝色；用 Lugol 碘液，正常鳞状细胞因含糖原而着棕褐色，病变黏膜则不着色。

3.超声内镜

超声内镜能准确判断食管癌的壁内浸润深度、异常肿大的淋巴结以及明确肿瘤对周围器官的浸润情况。对肿瘤分期、治疗方案的选择以及预后判断有重要意义。

4.食管X线检查

早期食管癌X线钡餐造影的征象有:①黏膜皱襞增粗,迂曲及中断;②食管边缘毛刺状;③小充盈缺损与小龛影;④局限性管壁僵硬或有钡剂滞留。中晚期病例可见病变处管腔不规则狭窄、充盈缺损、管壁蠕动消失、黏膜紊乱、软组织影以及腔内型的巨大充盈缺损。

5.食管CT扫描检查

可清晰显示食管与邻近纵隔器官的关系。如食管壁厚度>5 mm,与周围器官分界模糊,表示有食管病变存在。CT有助于制定外科手术方式,放疗的靶区及放疗计划。但CT扫描难以发现早期食管癌。

三、鉴别诊断

食管癌的早期发现和早期诊断十分重要。凡年龄在50岁以上(高发区在40岁以上),出现进食后胸骨后停滞感或咽下困难者,应及时做有关检查,以明确诊断。通过详细的病史询问、症状分析和实验室检查等,确诊一般无困难。鉴别诊断包括下列疾病。

(一)食管贲门失弛缓症

食管贲门失弛缓症是由于食管神经肌间神经丛等病变,引起食管下段括约肌松弛障碍所致的疾病。临床表现为间歇性咽下困难、食物反流和下端胸骨后不适或疼痛,病程较长,多无进行性消瘦。X线吞钡检查见贲门梗阻呈漏斗或鸟嘴状,边缘光滑,食管下段明显扩张,吸入亚硝酸异戊酯或口服、舌下含化硝酸异山梨酯5~10 mg可使贲门弛缓,钡剂随即通过。

(二)胃食管反流病

胃食管反流病是指胃十二指肠内容物反流人食管引起的病症。表现为胃灼热、吞咽性疼痛或吞咽困难。内镜检查可有黏膜炎症、糜烂或溃疡,但无肿瘤证据。

(三)食管良性狭窄

一般由腐蚀性或反流性食管炎所致,也可因长期留置胃管、食管手术或食管胃手术引起。X线吞钡可见食管狭窄、黏膜消失、管壁僵硬,狭窄与正常食管段过渡、边缘整齐、无钡影残缺征。内镜检查可确定诊断。

(四)其他

尚需与食管平滑肌瘤、食管裂孔疝、食管静脉曲张、纵隔肿瘤、食管周围淋巴结肿大、左心房明显增大、主动脉瘤外压食管造成狭窄而产生的吞咽困难相鉴别。癔球症患者多为女性,时有咽部球样异物感,进食时消失,常有精神因素诱发,无器质性食管病变。

四、治疗

本病的根治关键在于对食管癌的早期诊断。治疗方法包括手术、放疗、化疗、内镜下治疗和综合治疗。

(一)内镜介入治疗

1.早期食管癌

与传统外科手术相比,早期食管癌及癌前病变的内镜下切除具有创伤小、并发症少、恢复快、费用低等优点,且二者疗效相当,5年生存率可达95%以上。原则上,无淋巴结转移或淋巴结转移风险极低、残留和复发风险低的病变均适合内镜下黏膜切除技术主要包括内镜下黏膜切除术、内镜下黏膜剥离术等。

2.进展期食管癌

对于高龄或因其他疾病不能行外科手术存在食管梗阻进食困难的患者,内镜治疗是唯一有效的治疗手段。

(1)单纯扩张:方法简单,但作用时间短且需反复扩张;对病变范围广泛者常无法应用。

(2)食管内支架置放术:是在内镜直视下放置合金或塑胶的支架,是治疗食管癌性狭窄的一种姑息疗法,可达到较长时间缓解梗阻,提高生活质量的目的;但上端食管癌与食管胃连接部肿瘤不易放置。

(3)内镜下实施癌肿消融术等。

(二)手术治疗

手术是治疗食管癌的首选方法。手术原则是肿瘤完全性切除(切除的长度应在距癌瘤上、下缘 5～8 cm以上)和淋巴结清扫(包括肿瘤周围的纤维组织及颈部、胸顶上纵隔、食管气管旁和隆凸周围、腹内胃小弯、胃左动脉及腹主动脉周围等处淋巴结)。

经胸食管癌切除是目前常规的手术方法。手术路径包括单纯左胸切口、右胸和腹部切口、颈-胸-腹三切口和胸腹联合切口,还有不开胸经食管裂孔钝性食管拔脱术等不同术式。食管下段癌的吻合口部位通常在主动脉弓上,而食管中段或上段癌则应吻合颈部。胃是最常用食管替代物,其他可以选择的替代物有结肠和空肠。目前以胸(腹)腔镜为代表的微创技术也应用到食管癌外科治疗,主要用于较早期食管癌和心肺功能较差不能耐受开胸者。各种术式的选择取决于患者的病情和肿瘤的部位。常见的术后并发症是吻合口瘘和吻合口狭窄。

对晚期食管癌无法手术者,为改善生活质量可行姑息性减瘤手术,如食管腔内置管术、胃造瘘术等。

(三)放疗

1.术前放疗

手术前放疗可使癌块缩小,可增加手术切除率,提高远期生存率。一般放疗结束后 2～3 周后再做手术。

2.术后放疗

对术中切除不完全的残留癌组织在术后 3～6 周开始术后放疗。

3.单纯放疗

多用于颈段、胸上段食管癌;也可用于有手术禁忌证且患者尚可耐受放疗者。

4.三维适形放疗技术

三维适形放疗技术是目前较先进的放疗技术。主要适用于手术难度大的上段食管癌和不能切除的中、下段食管癌。

(四)化疗

化疗通常用于不能手术或放疗的晚期病例,其疗效虽然不满意,但对于预防和治疗食管癌的全身转移,化疗是目前唯一确切有效的方法,因此化疗在食管癌的治疗中占有重要位置。单药化疗有效率在 6%～37%,联合化疗的有效率在 10%～86%。NCCN 推荐术前化疗采用 5-FU＋DDP 或 5-FU＋NDP(奈达铂)方案是研究最多和使用最多的方案,报道的有效率在 20%～50%,如:DDP 80～100 mg/m^2,静脉滴注,第 1～3 天,5-FU 500～750 mg/m^2,第 1～5 天,每个疗程为 3 个周期;或 NDP 80～100 mg/m^2,静脉滴注 2 小时,第 1 天,5-FU 500～750 mg/m^2,第 1～5 天,每 4 周为 1 个周期,一个疗程为 3 个周期。

(五)综合治疗

食管癌的综合治疗主要有 4 种形式:术前或术后化疗,化疗后手术,化疗加放疗后再手术,放疗加化疗。资料表明,到目前为止,术前加放化疗的疗效最显著,其手术切除率达 49%～91%,5 年生存率达 34%。有关研究的病例数均较少,随访时间也较短,其疗效有待进一步研究。

五、案例分析

案例:患者,女,52 岁。吞咽硬质食物时有哽咽感,胸骨后牵拉摩擦样疼痛,最近进行性吞咽困难,开始难以咽下较干硬的食物,继而出现半流质饮食,患者伴有消瘦,乏力。体格检查:轻度贫血貌,皮肤无黄染,左锁骨上可触及肿大淋巴结,轻度压痛,肝脾肋下未扪及,双下肢无水肿,实验室检查:Hb 70 g/L,大便隐血试验阳性。该患者最可能的诊断是什么?下一步需要完善的检查?

分析:该患者具有进行性加重的吞咽困难的症状,首先考虑食管病变,患者出现消瘦,锁骨上淋巴结肿大,症状持续加重,无缓解,食管癌可能性较大,为首先考虑的诊断。下一需要完善检查,第一要明确诊断,胃镜检查及活检病理检查是确诊的最高级别的诊断依据，第二需要完善胸部及腹部、颈部CT检查，观察病变周围侵犯情况及是否已经存在远处转移。

第五节 胃 癌

胃癌是世界上最常见的胃肠道恶性肿瘤，我国除局部地区近年来有下降趋势，就总体而言，尚无明显下降趋势，不过随着我国经济的发展，人们生活水平的提高及饮食结构的改变，预计胃癌的发病率也将随之下降。根据上海市的资料，胃癌确诊时的期别：Ⅰ期4.1%，Ⅱ期21.8%，Ⅲ期31.7%，Ⅳ期42.4%。由此可见，提高我国胃癌的早期发现和诊断水平，实是提高胃癌疗效的关键。

一、病因和流行病学

胃癌是慢性疾病，发病较长且复杂。目前，没有任何一种单一因素被证明是人类胃癌的直接病因。因此，胃癌发生与多种因素相关。一般习惯将那些有可能直接作用于胃黏膜细胞的启动致癌因子称为病因因素，将那些使胃癌发病频率增高相关的因子称为危险因素。根据我国2018年国家癌症中心数据，胃癌的发病率位于癌症发病率的第三位，为30.0/10万，其中男性41.08/10万，女性18.36/10万；病死率位于癌症相关病死率第三位，21.48/10万，男性29.24/10万，女性13.33/10万。

（一）亚硝基化合物

亚硝基化合物是一大类化学致癌物，能在30多个动物种属中诱发不同肿瘤，其中非挥发亚硝基酰胺类化合物能诱发大鼠、狗胃腺癌，具有高度的器官亲和性、特异性。

（二）多环芳烃化合物

致癌物可污染食品或在加工过程中形成。分析熏制食品、发现含有较严重的包括3.4苯并芘在内的多环芳烃化合物，蛋白和氨基酸高温下的分解物具有致突变作用，推测胃癌高发与上述因素有关。

（三）饮食因素

已有充足的证据说明胃癌与高盐饮食及盐渍食品摄入量多有关。食盐本身无致癌作用，由食盐造成胃黏膜损伤使其易感性增加或协同致癌可能为增加胃癌危险性的原因。

（四）微生物因素

幽门螺杆菌（Hp）感染是胃癌的致病因素，主要通过诱发胃黏膜炎症反应，导致胃黏膜上皮细胞再生，具有促癌作用，但是也只是促进胃癌发生的众多危险因素之一；真菌所产生的毒素是强烈的致癌物，也与胃癌的发生有关。

（五）其他

如遗传因素肥胖、基因改变也是胃癌的危险因素。

二、诊断

（一）临床表现

1.症状

早期胃癌多无明显的症状，甚至毫无症状，随着病情的进展，可逐渐出现非特异型，类似胃炎或胃溃疡的症状。上腹痛是最常见的症状，初起时可能仅有饱胀不适，胀痛或隐隐作痛，有时表现为节律性痛，给予相应治疗后症状也可暂时缓解。少数患者可出现恶心、呕吐、食欲减退、偶有呕血、黑便等。

进展期胃癌除上述表现外，尚可发生梗阻，上消化道出血及穿孔。若梗阻发生贲门部，则可出现进食哽噎感和进行性吞咽困难。如病灶位于胃窦或者幽门部，可出现幽门梗阻症状，表现为进食后饱胀、呕吐宿食及脱水。上消化道出血多可表现为贫血和大便隐血阳性,有时出血量大可表现为呕血或黑粪。胃癌急性穿孔可导致弥漫型腹膜炎而出现相应的症状。多数进展期胃癌伴有食欲减退、消瘦、乏力等全身症状,晚期常伴有发热贫血、下肢水肿、恶病质。

应当强调的是,临床上有相当一部分胃癌患者没有明显的症状或者出现症状的时间很短。往往确诊时已经处于中晚期。因此,临床应重视患者细微的主诉,对有非特异性上消化道症状者或不明原因贫血、消瘦、乏力的患者不应只给予对症治疗,而应及早进行针对性检查,以免延误胃癌的诊断。

2.体征

多数患者无明显体征,部分患者可有上腹部轻度压痛。位于胃窦或胃体部的进展期胃癌有时可在上腹部扪及质硬肿块,常随呼吸上下移动。当肿瘤严重浸润邻近脏器或组织,肿块可固定而不能推动,多提示肿瘤已无法切除。伴幽门梗阻者上腹部可见胃形,并可闻及振水声。胃癌发生肝转移时,有时能在肿大的肝脏中触及结节状肿块。癌穿孔导致弥漫性腹膜炎时出现腹部压痛、肌紧张、反跳痛等典型的腹膜炎"三联征"。肝十二指肠韧带、胰头后淋巴结转移或原发灶直接浸润压迫胆总管时,可发生梗阻性黄疸。晚期胃癌腹膜广泛种植时,可出现腹水。女性患者出现卵巢转移(Krukenberg 瘤)时,双合诊常可扪及可推动的盆腔肿块。

(二)辅助检查

1.实验室检查

对胃癌早期诊断有用的检查是大便潜血试验,其阳性有意义。

2.X 线检查

X 线钡餐检查是胃癌检测的一项重要手段,具有无创、价廉、高效的特性。然而对胃癌诊断的敏感性较低。近年来更是应用气钡双重对比法,压迫法和低张造影技术,能清楚地显示黏膜的精细结构。常见的表现如下:①充盈缺损;②胃腔狭窄;③龛影;④黏膜皱襞破坏、消失或中断;⑤癌瘤区蠕动消失。

3.胃镜检查

胃镜检查结合黏膜活检是目前最可靠的诊断手段。近年来兴起的荧光染色内镜及放大内镜能发现更精细的结构和更微小的病变,超声内镜可以显示癌组织侵犯胃壁的深度和范围。

4.影像学检查

(1)CT 检查:以显示胃壁的解剖层次、胃癌病变范围、浸润深度、淋巴结转移、腹腔和盆腔种植及脏器转移。是目前胃癌术前分期的首选检查手段。

(2)MRI 检查:MRI 在检测胃癌原发病灶、淋巴结转移、远处转移等方面的价值与 CT 相类似。

(3)PET 检查:通过探测人体内代谢功能的动态变化来诊断肿瘤性病变。有助于判断病变良恶性,用于肿瘤定性诊断的特异性较高。

三、鉴别诊断

(一)胃溃疡

青年人的胃癌常误诊为胃溃疡或慢性胃炎,胃溃疡 X 线表现为龛影常突出腔外,无胃黏膜破坏,胃壁僵硬、胃腔扩张差等表现。

(二)胃息肉

可发生在任何年龄,较小的腺瘤可无症状,较大的可引起症状,X 线表现边界完整的充盈缺损。

(三)胃平滑肌瘤

可发生在任何年龄,多见于 50 岁以上,肿瘤多为单发,2～4 cm 大小,呈圆形或椭圆形。

(四)胃原发性淋巴瘤

多见于青壮年,好发于胃窦、幽门前区及胃小弯。病变起源于黏膜下层的淋巴组织,病灶部浆膜或黏膜常完整,当病变侵及黏膜时,则可以发生溃疡。常需胃镜取活检或手术切除后活检确诊。

四、治疗

（一）手术治疗

目前手术是胃癌唯一可以治愈的方法。术式分为 3 类：根治性手术、姑息性手术和胃肠内引流术。根治性手术按照胃切除范围的不同分为全胃切除术、远端胃大部切除术和近端胃大部切除术；按照淋巴结清扫范围分为未彻底清扫第一站淋巴结的 D_0 根治术、彻底清扫第一站淋巴结的 D_1 根治术、彻底清扫第一、二站淋巴结的 D_2 根治术，以及彻底清扫第一、二、三站淋巴结的 D_3 根治术。目前微创技术的发展，新兴的技术包括有消化内镜的早期肿瘤的黏膜剥离术，腹腔镜辅助的根治性手术。

（二）放疗

可作为胃癌根治术的辅助治疗或者不能手术的局限性治疗的方法。胃癌的耐受量在 45～50 Gy，放疗时注意保护周围的重要器官。

（三）化疗

化疗的目的是术前（新辅助化疗）可以使癌症局限，以利于手术的彻底切除，提高 5 年生存率，术中主要为了消除残余病灶，术后（辅助化疗）主要为了减少复发和转移，提高 5 年生存率。诊断时已有远处转移临床评估为不可手术切除的晚期胃癌以全身化疗为主，目的在于延长生存期，提高生活质量。主要的化疗方案有 XELOX、FOLFOX、SOX、DC、DOF、FOFIRI 和 FLOX。

五、案例分析

案例：患者男性，50 岁，反复上腹部疼痛 15 年，疼痛常在饭后 0.5～1 小时出现，持续 1～2 小时后缓解伴反酸、嗳气，近半年来疼痛加剧，且疼痛与进食明显相关，并有食欲减退，体重下降明显。自服奥美拉唑后症状无好转。查体：巩膜无黄染，左锁骨上可触及肿大淋巴结，腹部平软，剑突下轻压痛，上腹部可及一肿块，质硬。肝脾肋下未扪及。实验室检查：Hb 70 g/L，血沉 46 mm/h，大便隐血试验阳性。对于该病例最可能的诊断是什么，需要完善哪些检查?

分析：该患者最可能的诊断为胃溃疡癌变，主要诊断依据为上腹部节律性疼痛，近半年加剧，节律性消失，药物治疗无效，伴有体重减轻，食欲下降等，体检发现颈部肿大淋巴结，腹部有肿块。因考虑诊断为胃溃疡癌变，需要完善胃镜检查及腹部 CT 和颈部胸部 CT 检查，以了解胃内病灶情况及取活检明确病理，通过 CT 了解周围侵犯情况及有无远处转移，决定下一步治疗方案。

第六节　大肠癌

大肠癌包括结肠癌和直肠癌，是常见的消化道恶性肿瘤。我国大肠癌发病率升高趋势明显，尤其城市。且发病年龄以 40～50 岁居多，发病中位年龄约为 45 岁。男性大肠癌的发病率高于女性，约为 1.6∶1。

一、病因

（一）生活方式

研究认为，吸烟、食用红肉和加工肉类、饮酒、低运动量以及肥胖/高体质指数是大肠癌发病的危险因素。

（二）遗传因素

遗传因素在大肠癌的发病中具有相当重要的角色。约 20% 的大肠癌归因危险度与遗传背景有关。目前已有两种遗传性易患大肠癌的综合征被确定：第一为家族性腺瘤性息肉病；第二为遗传性非息肉病性大肠癌。大肠癌的发生发展是一个多阶段的、涉及多基因改变的逐渐积累的复杂过程，即由正常上皮转化为上皮过度增生、腺瘤的形成，腺瘤伴不典型增生，并演进至癌及癌的浸润与转移，先后发生了许多癌基因的激活、错配修复基因（*MMR*）的突变以及抑癌基因的失活与缺如。最常见的有：*APC*、*MCC* 基因的突变，*MMR* 基因的失活，*K-ras* 基因突变，抑癌基因 *DCC* 的缺失，抑癌基因 *p*-53 的突变与缺失，以及 nm23 改变，等等。

（三）大肠腺瘤

从腺瘤演变为大肠癌大约需要 5 年以上，平均 10～15 年，但也可终生不变。根据腺瘤中绒毛状成分所占比例不同，可分为管状腺瘤（绒毛成分在 20%以下）、混合性腺瘤（绒毛成分占 20%～80%）和绒毛状腺瘤（绒毛成分在 80%以上，又称乳头状腺瘤）。管状腺瘤、混合性腺瘤及绒毛状腺瘤的癌变率分别为 5%～9%、20%～30%及 40%～45%。

（四）大肠慢性炎症

炎症性肠病（如溃疡性结肠炎、克罗恩病）患者的结直肠癌风险升高。慢性非特异性溃疡性结肠炎，特别是合并有原发性硬化性胆管炎的患者大肠癌发病率比正常人高出 5～10 倍，病程愈长癌变率愈高。血吸虫病、慢性细菌性痢疾、慢性阿米巴肠病以及克罗恩病发生大肠癌均比同龄对照人群高。

（五）其他因素

亚硝胺类化合物中致癌物也可能是大肠癌的致病因素之一。子宫颈癌放射治疗后患直肠癌的风险提高，放射后 15 年危险性开始上升。胆囊切除术后的患者大肠癌发病率显著高于正常人群，而且多见于近端结肠。原发性与获得性免疫缺陷症也可能与本病发生有关。

二、诊断

（一）临床表现

早期大肠癌常无症状，随着癌肿的增大或并发症的发生才出现症状。

1.主要症状

（1）排便习惯与粪便性状改变：常为最早出现的症状，多表现为排便次数增加，腹泻，便秘或腹泻便秘交替；有黏液便、血便、或脓血便，里急后重，粪便变细。

（2）腹痛：由于癌肿糜烂、继发感染刺激肠道，表现为定位不确切的持续隐痛，可仅为腹部不适或腹胀感。

（3）腹部肿块：大肠癌腹部肿块以右腹多见，肿块质硬，结节状。

（4）肠梗阻症状：一般为大肠癌晚期症状，多表现为低位不完全性肠梗阻，可出现腹胀、腹痛和便秘。完全梗阻时，症状加剧。

（5）全身症状：由于慢性失血、肿瘤溃烂、感染毒素吸收等，患者可出现贫血、消瘦、乏力、低热等。

（6）肿瘤外侵、转移的症状：肿瘤扩散出肠壁在盆腔广泛浸润时，可引起腰骶部酸痛、坠涨感，当浸润腰骶髂神经丛时常有腰骶胃部持续性疼痛。肿瘤通过血道、淋巴道及种植转移时，可出现肝、肺、骨转移，左锁骨上、腹股沟淋巴结转移，直肠前凹结节及癌性腹水。晚期可出现黄疸、水肿等。据国内资料，大肠癌患者的首诊主诉症状以血便最多（48.6%），尤其直肠癌患者，其次为腹痛（21.8%），以结肠癌患者为多。

2.不同部位大肠癌

（1）右侧结肠癌：侧肠腔径较大，以吸收功能为主，肠腔内粪汁稀薄。故右侧结肠癌时，可能有腹泻、便秘，腹泻与便秘交替、腹胀、腹痛、腹部压痛、腹块、低热及进行性贫血。晚期可有肠穿孔、局限性脓肿等并发症。以肝内多发转移为首发表现也不在少数。

（2）左侧结肠癌：于左侧结肠腔不如右侧结肠宽大，乙状结肠腔狭小并与直肠形成锐角，且粪便在左侧结肠已形成，因此左侧结肠癌时容易发生慢性进行性肠梗阻。由于梗阻多在乙状结肠下段，所以呕吐较轻或缺如，而腹胀、腹痛及肠型明显。

（3）直肠癌：要表现为大便次数增多，粪便变细，带黏液或血液，伴有里急后重或排便不净感。当癌肿蔓延至直肠周围而侵犯骶丛神经,可出现剧痛。如癌肿累及前列腺或膀胱,则可出现尿频、尿急、尿痛、排尿不畅。

(4)肛管癌:要表现为便血及疼痛,疼痛于排便时加剧。当癌侵犯肛门括约肌时,可有大便失禁。肛管癌可转移至腹股沟淋巴结。

(二)辅助检查

1.直肠指诊

直肠指诊简便易行,一般可发现距肛门 7～8 cm 以内的中下段直肠肿瘤。是早期发现直肠癌的重要检查方法,应引起临床重视。

2.内镜检查

多采用全结肠检查,可观察全部结肠,直达回盲部,并对可疑病变进行组织学检查,有利于早期及微小结肠癌的发现。通过染色内镜、放大内镜、超声内镜技术的出现使得早期大肠癌的诊断更加准确。对内镜检查发现的病灶,除需要活检确定性质之外,可采用病灶上下缘金属夹定位,有利进一步治疗。

3.钡灌肠 X 线检查

应用气钡双重造影技术,可清楚显示黏膜破坏,肠壁僵硬、结肠充盈缺损、肠腔狭窄等病变,现多为结肠镜检查替代。但腹部平片检查对判断肠梗阻的作用不可忽略。

4.肠腔内超声、CT、MRI

结肠腔内超声扫描可清晰显示肿块范围大小,深度及周围组织情况,可分辨肠壁各层微细结构。可作为中低位直肠癌分期诊断依据。CT 及 MRI 检查对了解肿瘤肠管外浸润程度以及有无淋巴结或远处转移更有意义。CT 检查提供结直肠恶性肿瘤的分期;发现复发肿瘤;评价肿瘤对各种治疗的反映。MRI 检查提供直肠癌的术前分期;结直肠癌肝转移的评价;腹膜以及肝包膜下病灶。

5.大便隐血检查(FOBT)

对本病的诊断虽无特异性,但方法简便易行,可作为大规模普查时的初筛手段,或提供早期诊断线索。

6.血清癌胚抗原(CEA)测定

CEA 非结肠癌所特有,但多次检查观察其动态变化,对大肠癌的预后估计及监测术后复发有一定意义。

7.PET/CT

不推荐常规使用,但对常规检查无法明确的转移复发病灶可作为有效地辅助检查。

三、鉴别诊断

诊断主要通过肠镜及黏膜活检而确定。对高危患者出现排便习惯与粪便性状改变、腹痛、贫血等,应及早进行结肠镜检查。

右侧结肠癌应与阑尾脓肿、肠结核、血吸虫病肉芽肿、肠阿米巴病以及克罗恩病相鉴别。左侧结肠癌的鉴别诊断包括血吸虫肠病、慢性细菌性痢疾、溃疡性结肠炎、结肠息肉病、结肠憩室炎等。直肠癌应与子宫颈癌、骨盆底部转移癌、粪块嵌塞等相区别。

四、治疗

本病的根治关键在于对大肠癌的早期诊断。治疗方法包括手术、放疗、化疗、内镜下治疗和综合治疗。

(一)内镜介入治疗

1.早期大肠癌

早期发现、早期治疗是提高大肠癌远期生存率的唯一途径。与传统外科手术相比,早期大肠癌及癌前病变的内镜下切除具有创伤小、并发症少、恢复快、费用低等优点,且二者疗效相当。原则上,无淋巴结转移或淋巴结转移风险极低、残留和复发风险低的病变均适合内镜下黏膜切除技术主要包括内镜下黏膜切除术(ESD)、内镜下黏膜剥离术(EMR)等。EMR 多用于治疗病灶＜2 cm 的隆起型、平坦型的早期大肠癌。ESD 治疗早期大肠癌的共识为：①≥20 mm 的腺瘤和结直肠早癌；②抬举征阴性的腺瘤和早期结直肠癌；③>10 mm 的 EMR 残留或复发病变；④多次内镜取材不能证实为癌的低位直肠病变。

虽然 EMR 和 ESD 技术能够治疗早期大肠癌，但内镜下切除的组织如有以下情况，应追加外科手术：①病灶断端有恶性病变存在；②病变基底组织为未分化癌；③癌组织浸润黏膜下层深层；④淋巴管内或静脉内有癌栓。

2.进展期大肠癌

对于高龄或因其他疾病不能行外科手术存在肠梗阻排便困难的患者，内镜治疗是唯一有效的治疗手段。

(1)单纯扩张：方法简单，但作用时间短且需反复扩张；对病变范围广泛者常无法应用。

(2)大肠支架置放术：是在内镜直视下放置合金或塑胶的支架，是治疗食管癌性狭窄的一种姑息疗法，可达到较长时间缓解梗阻，提高生活质量的目的。

(3)内镜下实施癌肿消融术等。

(二)手术治疗

根治手术，包括癌肿、足够的两端肠段及区域淋巴结清扫。区域淋巴结清扫必须包括肠旁、中间和系膜根部淋巴结 3 站。

1.结肠癌

手术方法和范围的选择取决于肿瘤部位、拟切除肠段及其动脉血供范围和淋巴引流范围。腹腔镜下直肠切除术已经被列为治疗结肠癌的一种手术方式。对于结肠癌手术淋巴结的清扫是非常重要的，至少应该检测到 12 枚淋巴结。对于 pN_0 患者，若初始检查不能找到 12 枚淋巴结，推荐病理医生重新解剖标本。被判定为 N_0 但是送检淋巴结少于 12 枚的患者分期时未达到标准的视为高危人群。

2.直肠癌

直肠癌原发灶的手术治疗方法众多，主要取决于肿瘤的部位以及肿瘤的广泛程度。这些手术方法包括：①局部切除法，如经肛门局部切除和经肛门显微镜手术(TEM)；②经腹手术方法，包括低位前切术(LAR)、行结肠-肛管吻合的全直肠系膜切除术(TME)或腹会阴联合切除术(APR)。术前新辅助化疗可能使肿瘤体积缩小，让保肛手术成为可能。全直肠系膜切除(TME)手术可使中下段直肠癌术后复发率由传统的 12%～20%降到 4%左右。

3.肝转移的处理

确诊大肠癌时，15%～25%已有肝转移。在大肠癌切除后的患者除肝脏转移外无其他远处转移，原发灶又能作根治性切除者，则应对肝脏转移灶作积极的治疗。判定肝转移瘤是否适合手术在于保留正常肝储备功能的基础上，是否能获得阴性手术切缘。

对肝脏转移灶无法根治手术的患者选择以肝脏为导向的治疗方法作为补充或替代。主要方法如下：肝脏动脉灌注(HAI)、经动脉的化疗栓塞(TACE)、肿瘤消融术。消融技术包括射频消融(RFA)、微波消融、冷冻消融、经皮无水乙醇注射和电凝固技术。同时以肝脏为导向的放疗方法包括微球体动脉放射栓塞术以及适形(立体)外照射放疗。

4.结肠癌并发急性肠梗阻

结肠癌并发急性肠梗阻的处理应当行胃肠减压、纠正水和电解质紊乱以及酸碱失衡等适当的准备后，早期施行手术。右侧结肠癌行右半结肠切除、一期回肠结肠吻合术。如患者情况不许可先作盲肠造口解除梗阻，二期手术行根治性切除。如癌肿不能切除，可切断末端回肠，行近切端回肠横结肠端侧吻合，远切端造口。左侧结肠癌并发急性结肠梗阻时，一般应在梗阻部位的近侧作横结肠造口，在肠道准备充分的条件下，再二期手术根治性切除。对肿瘤不能切除者，则行姑息性结肠造口。

(三)放射治疗

直肠癌放疗或放化疗为辅助治疗和姑息治疗，适应证为肿瘤局部区域复发和(或)远处转移。对于某些不耐受手术或保肛意愿强烈的患者，可以尝试根治性放疗或放化疗。

（四）化疗及靶向治疗

目前，临床上结直肠癌经常用化疗药物包括：5-FU（氟尿嘧啶）/LV（亚叶酸钙）、伊立替康、奥沙利铂、卡培他滨及雷替曲塞，靶向药物分为抗EGFR、抗VEGR两大类，以西妥昔单抗和贝伐珠单抗为代表，另外还有帕尼单抗、阿柏西普及瑞戈非尼等。

对于无手术机会的晚期转移性结直肠癌患者，以全身化疗联合靶向治疗为主。在治疗前检测肿瘤*RAS*及*BRAF*基因状态，均为野生型患者可考虑行西妥昔单抗治疗。贝伐珠单抗的使用不需要根据基因状态而定。联合化疗应当作为能耐受化疗的转移性结直肠癌患者的一、二线治疗。推荐以下化疗方案：FOLFOX/FOLFIRI/CAPEOX±西妥昔单抗，FOLFOX/FOLFIRI/CAPEOX±贝伐珠单抗。

（五）其他治疗

包括基因治疗、导向治疗、免疫治疗、中医中药治疗，均作为辅助疗法。

五、案例分析

案例：患者女性，62岁。右下腹及脐周隐痛4年，持续消瘦，近3个月以来常有低热。体格检查：腹部平软，肝脾肋下未扪及，右下腹可扪及一大小6 cm×3 cm肿块，较硬，活动度可，可以推动，锁骨上及腹股沟区未扪及肿大淋巴结，患者大便隐血阳性。

分析：该患者病变位于右侧腹部，低热及持续消瘦，大便潜血阳性，考虑为结肠病变。右侧结肠肿瘤常常合并消瘦贫血，肿块常常生长较大，该患者首先诊断可能为右半结肠癌。需要完善肠镜及活检病理检查，确诊病变性质，根据症状体征，病变有活动度，考虑手术可能性大，但是仍需要评估病变周围侵犯情况及是否存在远处转移，右半结肠常合并有肝转移及肺转移，因此在制订治疗方案之前需要观察患者是否存在其他部位转移，再决定下一步的治疗目标及措施。

第十五章　传染科常见疾病

第一节　法定传染病

一、法定传染病定义

各级政府在其传染病防治法规内，条列出特定项目的传染病发生时，医生或医疗机构需向卫生主管机关报告，并依照法律的规定进行治疗甚至隔离等措施。被列为法定传染病者通常具有传播速度快，病情严重，致死率高等特性。

二、法定传染病的报告病种

(1)甲类传染病(2 种)：鼠疫、霍乱。

(2)乙类传染病(27 种)：传染性非典型肺炎(按甲类传染病进行管理)、新型冠状病毒肺炎(按甲类传染病进行管理)、艾滋病(艾滋病病毒感染者)、病毒性肝炎、脊髓灰质炎、人感染高致病性禽流感、麻疹、流行性出血热、狂犬病、流行性乙型脑炎、登革热、炭疽、细菌性和阿米巴性痢疾、肺结核、伤寒和副伤寒、流行性脑脊髓膜炎、百日咳、白喉、新生儿破伤风、猩红热、布鲁菌病、淋病、梅毒、钩端螺旋体病、血吸虫病、疟疾、人感染 H7N9 禽流感。

(3)丙类传染病(11 种)：流行性感冒、流行性腮腺炎、风疹、急性出血性结膜炎、麻风病、流行性和地方性斑疹伤寒、黑热病、棘球蚴病、丝虫病，除霍乱、细菌性和阿米巴性痢疾、伤寒和副伤寒以外的感染性腹泻病、手足口病。

(4)卫健委决定列入乙类、丙类传染病管理的其他传染病：感染 H7N9 禽流感、甲型 H1N1 流感、手足口病。

(5)省级人民政府决定按照乙类、丙类管理的其他地方性传染病和其他暴发、流行或原因不明的传染病，如水痘、AFP、埃博拉出血热、中东呼吸综合征等。

(6)不明原因肺炎病例和不明原因死亡病例等重点监测疾病。不明原因肺炎病例具备以下4 条：①发热(腋下体温≥38 ℃)；②具有肺炎的影像学特征；③发病早期白细胞总数降低或正常，或淋巴细胞分类计数减少；④不能从临床或实验室角度诊断为常见病原所致的肺炎。

(7)其他传染病：炭疽、病毒性肝炎、梅毒、疟疾、肺结核。

第二节　病毒性肝炎

病毒性肝炎是由多种肝炎病毒引起的以肝脏炎症为主要病变的传染病。根据病原分为5型，甲型肝炎、乙型肝炎、丙型肝炎、丁型肝炎和戊型肝炎。急性发作时5种肝炎临床表现基本相似，即食欲不振、恶心、疲乏无力、肝脾大及转氨酶增高。部分患者出现黄疸。急性病例多在2～4个月内恢复，但部分乙型和丙型肝炎患者病程迁延可转变为慢性肝炎，临床上无明显症状。

一、流行病学

(一)甲型肝炎

1.传染源

甲型肝炎病毒(HAV)对外界抵抗力较强，加热100 ℃，5分钟可以灭活，并且对紫外线敏感。急性患者和隐性感染者是重要的传染源。患者在发病前2周到起病后1周传染性最强。甲型肝炎患者的隔离期为起病后3周。

2.传播途径

主要传播途径是粪-口途径，污染食物、水、手等传播媒介经肠道感染。

3.流行因素

本病多见于儿童和青少年。近年来成人发病有增多的趋势。病后可获得较持久的免疫，但不是终身免疫。食物或水源污染可引起爆发流行。

(二)乙型肝炎

1.传染源

乙型肝炎病毒(HBV)是嗜肝脱氧核糖核酸病毒，其外壳含有病毒表面抗原(HBsAg)；核心含有病毒核心抗原(HBcAg)和e抗原(HBeAg)。这3种抗原刺激人体免疫系统产生相应的特异抗体，形成乙型肝炎病毒3个重要的抗原-抗体系统。HBs与抗-HBs、HBcAg与抗-HBc)和HBe与抗-HBe。临床上常见的“大三阳”即是指HBsAg、HBeAg和抗-HBc同时阳性，是病毒活动性复制和传染性强的标志，而“小三阳”通常是指HBsAg、抗-HBe和抗-HBc同时阳性，传染性降低。急、慢性乙型肝炎患者和病毒携带者是重要的传染源。

2.传播途径

(1)体液传播：含有肝炎病毒的体液或血液(献血时乙型肝炎病毒携带者处于“窗口期”，血清中抗-HBc出现于HBsAg出现后3～5周，此时抗-HBs尚未出现，而HBsAg已消失，此阶段血液检测正常。)可通过输血及血制品、集体预防接种、药物注射和针刺等方式传播。

(2)母婴传播：包括经胎盘、分娩、哺乳、喂养等方式，所引起的肝炎病毒感染。

(3)性接触传播。

(4)医院内传播，包括胃镜、有创操作、透析等。

3.流行因素

人群普遍易感。儿童患病多因母婴传播或医源性感染，成人感染多因生活密切接触或医源性感染。痊愈后可获得较持久的免疫力，但不是终身免疫。

(三)丙型肝炎和丁型肝炎

其流行病学与乙型肝炎相似。

(四)戊型肝炎

流行病学与甲型肝炎相似。儿童感染戊型肝炎病毒后都呈隐性感染；成人多为显性感染。食物或水源被污染可呈爆发流行。妊娠妇女病情表现严重。

二、诊断

临床上将病毒性肝炎分为急性肝炎、慢性肝炎、重型肝炎和淤胆型肝炎 4 类。各型病毒性肝炎的潜伏期各异：甲型肝炎的潜伏期平均为 30 天(5～45 天)；乙型肝炎的潜伏期平均为 70 天(30～180 天)；丙型肝炎的潜伏期平均为 50 天(15～150 天)；戊型肝炎的潜伏期平均为 40 天(10～70 天)；丁型肝炎的潜伏期尚未确定，可能相当于乙型肝炎的潜伏期。

（一）急性肝炎

急性肝炎分为急性无黄疸型肝炎、急性黄疸型肝炎。

1.急性无黄疸型肝炎

急性无黄疸型肝炎约占急性肝炎的 90%。无黄疸，其他症状亦较轻，仅有乏力、食欲减退、肝区不适和腹胀等症状，常有肝大，而脾大少见。约需 3 个月恢复正常。

实验室检查：血清谷丙转氨酶(ALT)是反映肝损伤最敏感的指标，也是临床上肝功能检查最常用的项目。测定值高于正常值 2 倍有意义。

2.急性黄疸型肝炎

(1)病史询问：患者年龄、患病时间，起病情况，病情变化过程，有无与急性肝炎患者密切接触史。既往史、家族史、外伤史、有无药物过敏史等。

(2)消化道系统症状及黄疸出现情况。黄疸出现阶段性较为明显，可分为 3 期，总病程为 2～4 个月。典型的临床表现如下。①黄疸前期：起病急，有畏寒、发热、全身乏力、食欲不振、厌油、恶心、呕吐、腹痛、肝区痛、腹泻、尿色逐渐加深，至本期末呈浓茶状。少数病例以发热、头痛、上呼吸道症状等为主要表现。本期持续 1～21 天，平均 5～7 天。②黄疸期：自觉症状可有所好转，发热减退，但尿色继续加深，巩膜、皮肤出现黄染，约于 2 周内达高峰，可有大便颜色变浅、皮肤瘙痒、心动徐缓等梗阻性黄疸表现。肝大至肋下 1～3 cm，有压痛及叩击痛。部分病例有轻度脾大。本期持续 2～6 周。③恢复期：黄疸逐渐消退，症状减轻以至消失，肝、脾回缩，肝功能逐渐恢复正常。本期持续 2 周～4 个月，平均 1 个月。

(3)理化检查：急性肝炎黄疸出现前 3 天血清谷丙转氨酶(ALT)即可升高，随黄疸的消退，ALT 降至正常。

（二）慢性肝炎

慢性肝炎仅见于乙、丙、丁 3 型肝炎，分为轻、中、重度。

1.病史询问

询问患者有无乙型肝炎、丙型肝炎和丁型肝炎病史。病情有无反复发作，病程的长短。

2.消化道系统症状及肝功变化

(1)轻度慢性肝炎：急性肝炎迁延半年以上，反复出现疲乏、头晕、消化道症状，少数患者可有低热。病程迁延可达数年。病情虽有波动，但总的趋势是逐渐好转以至痊愈。只有少数转为中度慢性肝炎。查体：肝大、压痛，也可有轻度脾大。血清谷丙转氨酶(ALT)反复或持续升高。

(2)中度慢性肝炎：病程超过半年。消化道症状有厌食、恶心、呕吐、腹胀、腹泻等；神经症状有乏力、萎靡、头晕、失眠及肝区痛明显。查体：肝大、蜘蛛痣、肝掌、毛细血管扩张或肝病面容。血清谷丙转氨酶(ALT)持续异常，血浆蛋白改变，肝脏纤维化指标升高。

(3)重度慢性肝炎：除上述临床指标外，还具有早期肝硬化的活检病理改变与临床上代偿期肝硬化的表现。

（三）重型肝炎

本类占全部病例的 0.2%～0.5%，但病死率甚高。所有肝炎病毒均可导致重型肝炎。分为急性、亚急性和慢性重型肝炎。

1.急性重型肝炎

(1)病史询问:询问患者起病后有无适当休息、营养不良、嗜酒、服用损害肝脏药物、妊娠。

(2)消化系统、神经系统症状及肝肾功能的变化:病情进展迅速,起病 10 天以内出现黄疸迅速加深,肝脏迅速缩小,有出血倾向及中毒性鼓肠,腹水迅速增多,有肝臭、急性肾功能不全和不同程度的肝性脑病。患者表现为嗜睡、性格改变、烦躁、谵妄,病情进一步发展,出现昏迷、抽搐、脑水肿和脑疝。病程≤3 周。

(3)理化检查。①肝功能检查:血清谷丙转氨酶(ALT)持续异常,血清清蛋白含量下降、球蛋白增多,出现白、球蛋白比值倒置现象。血清直接和间接胆红素均升高。②肾功能异常。③腹部彩色多普勒:肝脏缩小。④凝血四项异常:凝血酶原活动度<40%或凝血酶原时间比正常对照延长>1 倍时提示肝损害严重。

2.亚急性重型肝炎

(1)病史询问:询问患者近日有无接触急性肝炎患者。黄疸出现的快慢。

(2)消化系统、黄疸出现情况及肝肾功能的变化:病情较重,有高度乏力和食欲不振,恶心、呕吐、腹胀、腹水。黄疸症状明显,黄疸深且持续不退。有明显的出血倾向。肝性脑病多出现于疾病的后期。本型病程较长,可达数月,容易发展为坏死后肝硬化。

(3)理化检查。①肝功能检查:转氨酶下降,血清直接和间接胆红素均升高,出现所谓的“黄酶分离现象”。②凝血四项异常:凝血酶原活动度<40%或凝血酶原时间比正常对照延长>1 倍时提示肝损害严重。

3.慢性重型肝炎

(1)病史询问:有无慢性肝炎或肝硬化的病史。

(2)消化系统、黄疸出现情况及肝肾功能的变化:食欲不振,恶心、呕吐、腹胀、腹水。

(3)理化检查:肝功能异常,血清清蛋白含量下降、球蛋白增多,出现白、球蛋白比值倒置现象。血清直接和间接胆红素均升高。腹部彩色多普勒示肝硬化、腹水。

(四)淤胆型肝炎

又称毛细胆管炎型肝炎。

(1)病史询问:发病时间长短,黄疸出现快慢,做过什么检查、治疗经过。有无肝炎病史及接触史

(2)黄疸出现情况、大便颜色及肝肾功能的变化:黄疸出现早,持续时间长。皮肤瘙痒、粪便颜色变浅、肝大有触痛和梗阻性黄疸的化验结果以及肝功能改变不明显。与肝外梗阻性黄疸不易鉴别。预后良好。

三、肝炎病毒标记物检测

(一)甲型肝炎

抗-HAV IgM 是早期诊断甲型肝炎的标志。

(二)乙型肝炎(表 15-1)

(1)表面抗原(HBsAg):是乙型肝炎病毒感染并有传染性的标志。

(2)表面抗体(抗-HBs):是乙型肝炎病毒停止活动和对乙型肝炎病毒感染有免疫力的标志。抗-HBs 阴性说明对乙肝病毒易感,需要注射疫苗。

(3)e 抗原(HBeAg):表明存在乙肝病毒活动性复制,提示传染性较强,容易转为慢性。

(4)e 抗体(抗-HBe):提示乙肝病毒复制处于低水平。

(5)核心抗体(抗-HBc):提示为过去感染或现在的低水平感染;高滴度抗-HBcIgM 阳性提示 HBV 有活动性复制。

(三)丙型肝炎

抗-HCV 是有传染性的标记而不是保护性抗体。抗-HCV 在丙型肝炎恢复或治愈后仍持续存在。抗-HCV IgM 主要存在于急性期及慢性 HCV 感染病毒活动复制期。抗-HCV IgG 可长期存在。

(四)丁型肝炎

病毒抗原或抗体存在表示有丁型肝炎病毒感染。

表 15-1　乙型肝炎血清学检测结果的可能模式和解释

序号	1	2	3	4	5	临床意义
	HBsAg	抗 HBs	HBe	抗-HBe	HBc	
1	－	－	－	－	－	过去和现在均无感染乙肝病毒
2	－	－	－	－	＋	曾感染 HBV,急性感染恢复期。
3	－	－	－	＋	＋	过去和现在均已感染乙肝病毒
4	－	＋	－	－	－	预防注射疫苗;或 HBV 感染恢复期。
5	－	＋	－	＋	＋	既往感染,急性 HBV 感染恢复期。
6	－	＋	－	－	＋	既往感染,仍有免疫力。HBV 感染、恢复期。
7	＋	－	－	－	＋	急性 HBV 感染、慢性 HBsAg 携带者
8	＋	－	－	＋	＋	急性 HBV 感染趋向恢复;慢性 HBsAg 携带者,传染性弱,即“小三阳”
9	＋	－	＋	－	＋	急性或慢性乙肝,传染性极强。即“大三阳”
10	＋	－	－	－	－	急性 HBV 感染早期,HBsAg 携带者,传染性弱
11	＋	－	＋	－	－	急性 HBV 感染早期,传染性强
12	－	－	＋	＋	＋	急性感染中期
13	＋	－	＋	＋	＋	急性感染趋向恢复;慢性携带者。
14	＋	－	－	＋	－	急性感染趋向恢复
15	－	－	－	＋	－	急性感染趋向恢复
16	－	＋	－	＋	－	HBV 感染已恢复
17	＋	＋	－	－	－	亚临床型 HBV 感染早期。不同亚型 HBV 二次感染
18	＋	＋	－	－	＋	亚临床型 HBV 感染早期。不同亚型 HBV 二次感染
19	＋	＋	－	＋	－	亚临床型或非典型感染
20	＋	＋	－	＋	＋	亚临床型或非典型感染。
21	＋	＋	＋	－	＋	亚临床型或非典型感染早期。HBsAg 免疫复合物,新的不同亚型感染
22	－	－	＋	－	－	非典型急性感染,见于抗-HBc 出现之前的感染早期,HBsAg 滴度低而呈阴性,或早假阳性。
23	－	－	＋	－	＋	非典型急性感染
24	－	＋	＋	－	－	非典型性或亚临床型 HBV 感染
25	－	＋	＋	－	＋	非典型性或亚临床型 HBV 感染

（五）戊型肝炎

抗-HEV IgM 和 IgG 均可作为近期感染的标志。

四、鉴别诊断

病毒性肝炎应与其他原因所致的肝炎和黄疸相鉴别。

（一）其他原因引起的肝炎

1.药物引起的肝损害

许多药物对肝脏有不同程度的损害作用,可产生黄疸及肝功能改变;依据服药史及药物中毒的其他表现如皮疹、发热等变态反应及缺乏肝炎的消化系统症状进行鉴别。初次用药至出现肝损害之间有一段潜伏期,再次暴露于同一药物时迅速发生肝损害。

2.酒精性肝病

长期嗜酒可导致慢性肝炎、肝硬化,可根据个人史和血清学检查加以鉴别。

3.肝豆状核变性(Wilson 病)

血清铜及铜蓝蛋白降低,眼角膜边缘检出 K-F 环。

(二)其他原因引起的黄疸

1.溶血性黄疸

有药物或感染诱因,常有红细胞本身缺陷,有贫血、血红蛋白尿、网织红细胞增多,血清间接胆红素增高,尿、便中尿胆原增多。

2.肝外梗阻性黄疸

胆石症或肿瘤是常见的原因,除有原发症状和体征外,可借助 X 线及超声波检查予以鉴别。

五、治疗

病毒性肝炎目前还缺乏可靠的特效治疗方法,各型肝炎的治疗原则:足够的休息、营养为主,辅以适当药物,避免饮酒、过劳和损害肝脏药物。肝移植是治疗终末期肝病的主要手段。

(一)急性肝炎

1.一般和支持治疗

早期卧床休息,症状好转后逐渐增加活动。症状消失、肝功能恢复正常后仍需休息 1～3 个月。饮食宜清淡、有充足的热量和蛋白质,适当补充 B 族维生素和维生素 C,进食少者可静脉滴注 10%葡萄糖及维生素 C。

2.药物治疗

适当选择 1～2 种护肝药物及多种维生素,不宜过多用药。急性丙型肝炎还应进行抗病毒治疗。

(二)轻度慢性肝炎

1.一般和支持治疗

活动期患者应以休息为主,静止期可适当活动或做些力所能及的工作。饮食应以高蛋白、高维生素为主,不宜过多进食高糖和高脂肪食物,以避免发生脂肪肝或糖尿病。

2.药物治疗

(1)一般的非特异性护肝药物:包括维生素类(B 族维生素、维生素 C、维生素 E、维生素 K 等)、促进解毒功能药物(水飞蓟宾胶囊、谷胱甘肽等)、促进能量代谢药物(ATP)、促进蛋白质合成药物(复方氨基酸注射液、水解蛋白等)以及改善微循环药物(丹参、血栓通、三七等)可作为辅助治疗。应避免使用过多药物。

(2)非特异性免疫增强剂:可选用胸腺肽、胸腺素等。

(3)抗病毒治疗:干扰素可用于乙型肝炎和丙型肝炎患者。拉米夫啶、恩替卡韦等,拉米夫啶易产生药物耐受性,临床已少用,目前常用恩替卡韦 0.5 g～1.0 g,每天 1 次。为核苷类抗病毒药,有抗乙肝作用。

(三)中度和重度慢性肝炎

1.一般和支持治疗

活动期患者应以休息为主,静止期可适当活动或做些力所能及的工作。饮食应以高蛋白、高维生素为主,不宜过多进食高糖和高脂肪食物。

2.药物治疗

(1)在上述护肝治疗基础上加强治疗。

(2)定期输注人血清清蛋白和血浆。

(3)免疫调节药物治疗,如注射白介素-2、自体淋巴因子-激活杀伤细胞回输等。

(四)重型肝炎

1.一般治疗和支持疗法

患者应绝对卧床休息,并密切观察病情。尽可能减少饮食中的蛋白质,以控制肠内氨的来源。进食不足者,可静脉滴注10%~25%葡萄糖溶液,补充足量B族维生素、维生素C及维生素K。静脉输入人血浆清蛋白或新鲜血浆。注意维持水和电解质平衡。

2.对症治疗

(1)出血的防治:①有出血倾向者给予止血剂。②及时清除肠道内的积血,生理盐水或稀醋酸溶液清洁灌肠。③输新鲜血或血浆。

(2)肝性脑病的防治。①氨中毒的防治:低蛋白饮食,起病数天内禁食蛋白质(1~2期肝性脑病可限制在20 g/d以内),神志清楚后,从蛋白质20 g开始逐渐增加至1 g/(kg·d)。植物蛋白(大豆、坚果)较好。口服抗生素新霉素1 g,每天4次。新霉素口服肠道不吸收,但长期用药有耳毒性、肾毒性,不宜超过一个月。或甲硝唑0.4 g,每天2次。胃肠道症状明显。利福昔明0.4 g,每天2次,效果同新霉素。严重者静点对肝损害小的广谱抗生素。酸化肠道:乳果糖30 g,每天2次,或乳果糖1∶3稀释后保留灌肠,降低血氨吸收。②调节神经递质:氟马西尼(GABA/BZ复合受体拮抗剂)0.5~1 mg静脉注射,或1 mg/h入生理盐水或葡萄糖静脉滴注。③促进体内氨的代谢:给予*L*-鸟氨酸和*L*-门冬氨酸的混合液20 g,降低血氨。④防止脑水肿:及早应用脱水剂,呋塞米20~40 mg静推。甘露醇125~250 mL或甘油果糖250 mL静脉滴注,每天1~3次,根据脑水肿情况选每次用量、次数。

(3)继发感染的防治:选用适宜的抗生素治疗,警惕二重感染的发生。

(4)急性肾功能不全的防治:避免引起血容量降低的各种因素。

(5)促进肝细胞再生的措施:①高血糖素-胰岛素疗法;②静脉滴注促肝细胞生长因子。

六、预后

甲型、戊型肝炎预后好,多在1~3个月内痊愈,不发展为慢性。20%~30%的乙型肝炎和60%~80%的丙型肝炎转变为慢性,多数为轻度慢性肝炎,少数为重度慢性肝炎,部分患者发展为肝硬化或肝癌。

七、转诊指征

(1)经10~15天治疗,症状不见好转,仍有发热、乏力、食欲不振等症状者。

(2)总胆红素水平进行性上升、凝血酶原时间延长。

(3)出现感染、自发性细菌性腹膜炎等严重的并发症。

八、预防

(一)控制传染源

肝炎患者应进行隔离。甲型和戊型肝炎按肠道传染病隔离。隔离期为起病后3周。乙型肝炎应隔离至表面抗原消失。对无症状HBV和HCV携带者应进一步检测各项传染性指标,阳性者禁止献血和从事餐饮服务及托幼工作。慢性乙型和丙型肝炎也应按病毒携带者进行管理。

(二)切断传播途径

1.甲型和戊型肝炎

重点在搞好卫生措施,如水源保护、饮水消毒、食品卫生、食具消毒、个人卫生、粪便管理等。

2.乙、丙、丁型肝炎

重点在于防止通过血液和体液的传播。加强医院管理,实行严格消毒和隔离制度,提倡使用一次性注射用具,加强血制品的管理,严格筛查献血员。

(三)保护易感人群

1.主动免疫

在甲型肝炎流行期间,易感人群应注射甲型肝炎减毒活疫苗。乙型肝炎疫苗有良好预防作用,我国已将此疫苗列入计划免疫。新生儿分娩后 24 小时内应接种乙肝疫苗,生后 1 个月及 6 个月内再重复接种 1 次。对危险人群应有重点地进行预防接种乙肝疫苗。

2.被动免疫

甲型肝炎患者的接触者可接种人血清或丙种球蛋白预防发病。乙型肝炎高效价免疫球蛋白可用于提高新生儿的保护率及用于已暴露于 HBV 的易感者。

九、案例分析

案例:女性,29 岁,农民。患者于 6 天前无诱因出现食欲差、恶心、厌油食,全身乏力,呕吐 3 次,为胃内容物。于当地医院按急性胃炎治疗,症状无缓解。2 天前发现尿色明显加深如浓茶水色,于医院化验肝功明显异常,甲肝抗体阳性,以"病毒性肝炎,甲型,急性黄疸型"为诊断收入院。患者既往健康,有经常在外就餐史。查体:神志清,精神差,发育正常 皮肤巩膜轻度黄染,未见肝掌及蜘蛛痣,心、肺听诊正常。腹软,无压痛,肝脾肋下未及,肝区叩痛阳性,移动性浊音阴性。

分析:患者为年轻男性,有经常在外就餐史。近 6 天出现消化道症状:食欲差、恶心、厌油食,全身乏力,呕吐 3 次,为胃内容物。2 天前发现尿色明显加深如浓茶水色。诊断考虑 病毒性甲型肝炎,急性黄疸型。应立即转本地传染病医院诊治,并搞好卫生措施,如水源保护、饮水,患者接触过的医疗器械、各种物品消毒等。对与该患者有接触史的人群进行隔离观察。

第三节　细菌性痢疾

细菌性痢疾(简称菌痢)是由志贺菌属引起的肠道传染病。主要通过消化道传播,临床症状腹痛、腹泻、里急后重和黏液脓血便,可伴有发热及全身毒血症症状,严重者可出现感染性休克,甚至中毒性脑病。

一、流行病学

菌痢是志贺菌属引起的肠道传染病。菌痢在夏秋季节常见,传染源包括急慢性菌痢患者及带菌者,通过消化道传播。志贺菌属随粪便排出后通过手、生活接触、苍蝇、食物和水经口感染菌痢。病后免疫力短暂而不稳定,易于重复感染。病理改变以乙状结肠和直肠最显著.

二、诊断、治疗

细菌性痢疾分为急性菌痢、慢性菌痢。

(一)急性菌痢

1.病史询问

询问患者起病前后有无不洁饮食史、周围有无菌痢患者,发病时间等

2.大便、腹痛、全身情况

腹痛、腹泻,先为稀水样便,1～2 天后转为脓血便,10～20 次/天或以上,伴有里急后重,畏寒、高热,伴头痛、乏力、食欲减退。病情较重者可有嗜睡、昏迷及抽搐,迅速发生循环和呼吸衰竭。查体:肠鸣音亢进,左下腹压痛。多可自行恢复,少数迁延转为慢性。

3.理化检查

(1)血常规:血白细胞总数轻至中度增多,可达$(10\sim20)\times10^9$/L,以中性粒细胞为主。

(2)大便常规:外观多为黏液脓血便,镜检可见白细胞(≥15个/高倍视野)、脓细胞及少数红细胞。粪便中培养出痢疾杆菌是确诊依据。

4.治疗

(1)一般治疗:休息,按肠道传染病消毒隔离,饮食以流食为主。

(2)对症治疗:轻症口服补液,重症静脉补液,严重腹痛的患者可给山莨菪碱5～10 mg肌内注射或静脉滴注,中毒症状明显者可给地塞米松5～10 mg肌内注射或静脉滴注。

(3)抗菌治疗:首选喹诺酮类药物(沙星类药物),目前常用第三代、第四代喹诺酮类药物,左氧氟沙星、莫西沙星、吉米沙星。注意:年龄<18岁儿童、孕妇、哺乳期妇女禁用,头孢曲松等WHO推荐的二线用药,抗生素选择应结合药敏试验,疗程为5～7天。

(二)慢性菌痢

1.病史询问

询问患者起病前有无急性菌痢病史、是否有反复发作情况、发病时间。

2.大便、腹痛、全身情况

腹痛、腹泻、脓血便反复发作或迁延不愈>2个月,常伴全身乏力、食欲减退。

3.理化检查

(1)血常规:血白细胞总数反复出现轻至中度增多,以中性粒细胞为主,且有贫血表观。

(2)大便常规:镜检可见白细胞、脓细胞及少数红细胞。

4.治疗

(1)进易消化饮食,忌食生冷、油腻。

(2)根据药敏实验选择适当抗生素,采取联合用药或交叉用药,连续治疗2个疗程,10～14天为1个疗程。

(3)采用微生态制剂调整肠道菌群。

三、预防

菌痢在夏秋季节常见,传染源包括急慢性菌痢患者及带菌者,通过消化道传播。志贺菌属随粪便排出后通过手、生活接触、苍蝇、食物和水经口感染菌痢。病后免疫力短暂而不稳定,易于重复感染。

养成良好的卫生习惯,不喝生水,不吃腐烂不洁的食物,饭前便后要洗手。

四、转诊指征

疑似和确诊病例均需转传染病医院或有传染科的上级医院。

五、案例分析

案例:男性患儿,6岁。2小时前突发高热、寒战;随即抽搐,并昏迷,曾排稀便1次,有进不洁饮食史。查体:T 39.8 ℃,P 104次/分,BP 85/60 mmHg。意识不清,按压眼眶有反应,面色苍白,肢端发绀,皮肤湿冷,颈软,克尼格征(Kernig征)和布鲁津斯基征(Brudzinski征)均阴性。

分析:患者为儿童,有进不洁饮食史,高热、寒战;随即抽搐,并昏迷,诊断考虑中毒性菌痢,患者意识不清,病情危重,应立即转上级传染病医院明确诊断和抢救治疗。并搞好卫生措施,如水源保护、饮水,患者接触过的医疗器械、各种物品消毒,患者的粪便进行管理等。对与该患者有接触史的人群进行隔离观察。

第四节 麻 疹

麻疹是由麻疹病毒所引起的急性发疹性呼吸道传染病，冬春季多发。其临床特点为发热、流涕、眼结膜炎、咳嗽、口腔黏膜斑及皮肤特殊的斑丘疹。麻疹分为前驱期、出疹期、恢复期。

一、流行病学

麻疹病毒所引起的急性发疹性呼吸道传染病。自从广泛接种麻疹活疫苗以来，麻疹的发病率已明显减低而且发病年龄后移，成人及不典型病例增多。麻疹患者是唯一的传染源，自发病前2天至出疹后5天内，眼结膜、鼻、口咽、气管的分泌物中均含有病毒，具有传染性。易感者接触患者后发病比例>90%，病后可获得持久免疫力。

二、诊断

(一)临床表现

1.病史询问

询问患者有无麻疹疫苗接种史，有无与麻疹患者密切接触史。发病时有无受凉、受寒诱因。

2.上呼吸道症状、皮疹各期特点

典型麻疹潜伏期6～21天，可分为3期。

(1)前驱期：主要表现为上呼吸道及眼部卡他炎症，有发热、喷嚏、流涕、咳嗽、结膜炎、畏光、周身不适。发热逐日升高，小儿可骤发高热惊厥。发病后2～3天可出现麻疹黏膜斑(Koplik斑)，为麻疹前驱期的特征性表现，有早期诊断价值。此黏膜斑位于双侧第二磨牙对面的颊黏膜上，为0.5～1 mm针尖大小的白色小点，散在于鲜红湿润的颊黏膜上，初起时仅数个，很快增多，扩散至整个颊黏膜及唇内、牙龈等处，似鹅口疮。此黏膜斑一般持续2～3天消失。

(2)出疹期：起病3～5天，当呼吸道症状及体温达到高峰时开始出现皮疹。先由耳后发际，逐渐波及额、面、颈、躯干及四肢，最后可达手和足底，2～3天布及全身。皮疹以斑丘疹为主，开始时色鲜红，压之褪色，大小不等，稀疏分明，至出疹高峰时皮疹增多可融合，颜色亦渐转暗，但疹间皮肤仍正常。重症皮疹可呈出血性。病情严重时皮疹色转暗或可突然隐退。出疹达高峰时全身中毒症状加重，体温可进一步上升，达40 ℃，伴嗜睡，重者有谵妄、抽搐，咳嗽频繁，结膜红肿，畏光，浅表淋巴结及肝脾大，肺部可闻及湿啰音；胸部X线检查可见轻重不等的弥漫性肺部浸润或肺纹理增多。

(3)恢复期：出疹3～5天后体温开始下降，于12～24小时内降至正常，全身症状明显减轻。皮疹按出疹先后顺序消退，疹退后有细小脱屑和淡褐色色素沉着。成人麻疹全身症状多较小儿重，但并发症较少。

(二)实验室检查

在前驱期白细胞计数可正常或稍高，出疹期减少为本病特点；淋巴细胞相对增多。前驱期患者鼻咽分泌物、痰和尿沉渣可找到多核巨细胞。以免疫荧光法可查到麻疹抗原，为早期诊断依据。血清血凝抑制抗体、中和抗体和补体结合抗体检测，恢复期效价上升>4倍或早期特异性麻疹病毒IgM抗体增高均有诊断价值。

(三)麻疹的并发症

1.支气管肺炎

发生于发病早期(<1周)，以<5岁小儿多见，麻疹患儿死因>90%。由麻疹病毒引起的肺炎多不严重，主要为继发肺部感染。常见病原体有金黄色葡萄球菌、肺炎链球菌、腺病毒等，也可为多种病原体混合感染。

2.心肌炎

多见于＜2岁的重型麻疹或合并肺炎者，可致心肌缺氧、心力衰竭。

3.喉炎

麻疹过程中轻度喉炎常见；严重喉炎多由继发细菌感染所引起。由于小儿喉腔狭窄，并发细菌感染时喉部组织水肿；分泌物增多，极易造成喉梗阻，如不能及时抢救可因窒息死亡。

4.中耳炎

为麻疹常见并发症，多发生于年幼儿，由继发细菌感染引起，自采用抗生素治疗后乳突炎已不多见。

5.脑炎及亚急性硬化性全脑炎

(1)麻疹脑炎：发病率为0.1%～0.2%，多发生于出疹后2～6天，也可发生于出疹后3周内。目前多认为系麻疹病毒直接侵犯脑组织所致。临床表现与其他病毒引起的病毒性脑炎相似，大多可痊愈，可留有智力障碍、瘫痪、癫痫、失明等后遗症。

(2)亚急性硬化性全脑炎：为一种由麻疹病毒持续感染引起的亚急性进行性脑炎，罕见。主要病理改变为脑组织退行性变。患者有患麻疹的病史，少数有接种麻疹活疫苗史，潜伏期2～17年，表现为智力障碍，运动不协调，各类癫痫发作，视觉、听觉、语言障碍，最后因昏迷、强直性瘫痪死亡。

(3)孕妇患麻疹可引起流产、早产、死胎。如分娩前不久得麻疹，病毒可经胎盘传给胎儿，引起新生儿麻疹。

三、鉴别诊断

(一)风疹

风疹多见于幼儿及学龄前小儿。前驱期短，全身症状及呼吸道症状轻，发热1～2天内消退，无Koplik斑，不脱屑，不留色素沉着，同时有耳后、枕后、颈部淋巴结肿大；常无并发症，预后好。

(二)幼儿急疹

高热骤起，症状轻，发热持续3～5天突降，热退后出现散在玫瑰色斑丘疹，躯干多，面部及四肢远端皮疹甚少，1～2天皮疹消退。

(三)猩红热

前驱期发热咽痛明显；1～2天后全身出现针头大小红疹，疹间皮肤充血潮红，疹退可见大片脱皮；白细胞及中性粒细胞增高。

(四)药物疹

出疹前有服用或接触药物史；皮肤瘙痒、皮疹多样；无热或低热多见；无口腔黏膜斑及呼吸道卡他症状；停药后皮疹消退。

四、治疗

(一)一般治疗及对症治疗

卧床休息，保持居室空气新鲜、温度适宜。口腔、鼻、眼、皮肤应保持清洁，多饮水，饮食富营养、易消化。高热时可给小剂量退热剂或头部冷敷；剧咳时用镇咳剂；烦躁不安时可用镇静剂；体弱多病者可给予丙种球蛋白肌内注射。患者隔离至出疹后5天，伴有呼吸道并发症者应延长到出疹后10天。

(二)并发症的治疗

1.支气管肺炎

主要为抗感染治疗，可用青霉素G 30 000～50 000 U/kg，肌内注射或静脉注射，然后再根据痰培养及药敏试验结果调整抗生素。对中毒症状严重者，可考虑短期应用氢化可的松静脉滴注，症状好转即可减量而停药。

2.喉炎

室内温度宜增高。治疗采用雾化吸入(100 mL雾化液中加入氢化可的松10 mg、麻黄素1 mg)；亦可应用氢化可的松每次 8 mg/kg，静脉缓慢推入；或地塞米松每次 2.5～5 mg，1～3 次/天，并选用抗菌药物；烦躁不安时给予镇静剂；喉梗阻严重时及早考虑气管切开。

3.心血管功能不全

心力衰竭时，应及时应用快速洋地黄类药物，如毒毛花苷 K，0.007～0.01 mg/kg 以 10%葡萄糖液 10～20 mL 稀释后缓慢静脉滴注，必要时 4～6 小时重复 1 次；或用毛花苷 C(西地兰)0.03～0.04 mg/kg，首剂总量的 1/3～1/2，用 10%葡萄糖液 10～20 mL 稀释后缓慢静脉滴注，余量分 1～2 次，必要时间隔 4～6 小时后注射；周围循环衰竭者按感染性休克处理。

4.脑炎

麻疹脑炎处理基本同乙型脑炎患者，一般采用对症治疗。高热者降温、惊厥发作给予止惊药，同时给予一般支持疗法。亚急性硬化性全脑炎目前无特殊治疗。

五、预防

患者应隔离至出疹后 5 天，伴有呼吸道并发症者应延长到出疹后 10 天。流行期间避免易感儿到公共场所或探亲访友。未患过麻疹的小儿均应接种麻疹减毒活疫苗。我国计划免疫规定于 8 个月龄初种、7 岁时复种。应急接种时最好于麻疹流行季节前 1 个月。易感者若在接触患者后 2 天内接种疫苗，仍可防止发病或减轻病情。妊娠、过敏体质、活动性结核病、白血病、恶性肿瘤、免疫缺陷或免疫功能抑制者不能接种疫苗。年幼、体弱患病的易感儿接触麻疹患者后，可采用被动免疫，注射人血丙种球蛋白 3 mL(或每次 0.25 mL/kg)，能起到防止发病、减轻症状的作用。

六、转诊指征

麻疹的并发症出现：支气管肺炎、心肌炎、喉炎、中耳炎、脑炎等。

七、案例分析

案例：男性患儿，2 岁 4 个月。患儿 5 天前无明确诱因出现发热，最高体温 39.5 ℃，应用退热药后体温可一过性降至正常，同时出现咳嗽、喷嚏、流涕、眼部分泌物增多，声音嘶哑、饮水呛咳，给予抗病毒、抗感染治疗，上述症状无缓解。发热 7 天后出现皮疹，同时上述症状加重，皮疹始见于耳后，逐渐增多，蔓延至颜面、颈部、躯干，皮疹无瘙痒。患儿足月出生，既往健康。发病前无出疹患者接触史，未接种麻疹疫苗。查体：颜面、颈部、躯干可见弥漫性充血性斑丘疹，暗红色，疹间皮肤正常，部分融合成片，四肢、手掌、足底少量皮疹，淡红色，皮疹无脱屑。耳后、颌下可触及肿大淋巴结，约黄豆粒大小，边界清楚，活动度佳。眼睑水肿睑结膜充，血，眼周可见黄白色分泌物。口腔黏膜粗糙，可见麻疹黏膜斑，咽部充血，双侧扁桃体Ⅰ度肿大，其上未见脓苔。双肺呼吸音粗，未闻及干湿啰音。

分析：该患者未接种麻疹疫苗。发病初期发热，最高体温 39.5 ℃，应用退热药后体温可一过性降至正常，同时出现咳嗽、喷嚏、流涕、眼部分泌物增多，声音嘶哑等上呼吸道症状，继而出现皮疹，无瘙痒，睑结膜充血，麻疹黏膜斑。考虑麻疹合并喉炎，应立即转上级传染病医院明确诊断和抢救治疗。并搞好卫生措施，通风换气，对患者的污染物、用具进行消毒.对与该患者有接触史的儿童进行隔离观察。

第五节　水　痘

水痘是由水痘-带状疱疹病毒所引起的儿童多见的急性呼吸道传染病。本病临床特征为全身症状轻微，皮肤、黏膜分批出现迅速发展的斑疹、丘疹、疱疹与结痂。

一、流行病学

水痘-带状疱疹病毒为DNA病毒，与单纯疱疹病毒、巨细胞病毒、EB病毒同属疱疹病毒科。本病传染性强，易感儿接触后90%发病，患者是唯一的传染源，自出疹前1～2天至皮疹干燥结痂为止，均有传染性。预后良好，病后获得持久免疫力。

二、诊断

（一）临床表现

1.病史询问

询问患者有无水痘疫苗接种史，有无与水痘患者密切接触史。发病时有无受凉、受寒等诱因。

2.上呼吸道症状、皮疹各期特点

潜伏期10～24天，可分为2期。

（1）前驱期：婴幼儿常无症状或症状轻微，年长儿童及成人则常有畏寒、发热、全身不适、头痛、咽痛、咳嗽等，持续1天左右。偶有猩红热样、麻疹样或荨麻疹样皮疹。

（2）出疹期：发热数小时或1～2天后出现，皮疹呈向心性分布，始见于头部、躯干，以后渐及面部及四肢。初为红斑疹，数小时后变为深红色丘疹，又数小时变为疱疹。疱疹位置表浅，呈卵圆形，直径3～5 mm，周围有稍凸起的红晕，疱疹为单囊状，疱液初期透明，后渐混浊，如有继发感染则成脓疱。疱疹常伴有瘙痒，使患者烦躁不安。疱疹于1～3天内从中心开始干枯结痂，红晕消失，数天至1～2周痂皮脱落，一般不留瘢痕。皮疹数目从数个至数千个。不同阶段的皮疹在1～3天内先后出现，即在同一部位可同时存在斑丘疹、疱疹及结痂，此为本病发疹的特点。部分患者口腔黏膜、外阴、眼结膜等黏膜处也可发生浅表疱疹，破裂后形成激惹性溃疡，伴疼痛。病程1～2周，成人及婴儿病情常较重，皮疹多而密，病程可长达数周。妊娠早期患水痘，可致胎儿畸形；妊娠后期患水痘，可致胎儿先天性水痘综合征。

3.几种非典型水痘的临床表现

（1）大疱型：疱疹融合，迅速扩大形成大疱疹，可伴有发热。此型可有典型的各期水痘表现。巨型大疱疹常发生于胸、腹、背和额部。其发生原因部分由于继发性感染如金黄色葡萄球菌或溶血性链球菌感染所致，严重者可导致脓毒血症而死亡；部分与皮肤敏感性和机体反应状态有关。

（2）出血型：本型罕见，但极严重。由于血小板减少或水痘引起弥散性血管内疑血（DIC）所致。起病急骤，高热，全身症状危重。皮疹呈血性，皮下黏膜有淤点、瘀斑、出血性坏死。可伴有消化系统出血和（或）泌尿系统出血，肾上腺出血可迅速致死。

（3）坏疽型：少见。可由继发细菌性感染如溶血性链球菌或白喉杆菌等感染所致。皮肤可大片坏死，呈致密黑色焦痂，并可累及肌层。如系溶血性链球菌感染所致，病程快，可因败血症死亡；如系白喉杆菌感染所致，病程稍慢，伴无痛性溃疡，以后结痂脱落，可因心肌炎而死亡。

（二）实验室诊断

1.血常规

外周血白细胞总数正常或稍增高。

2.疱疹刮片检查

刮取水痘基底组织涂片，染色后可检查到多核巨细胞和核内包涵体。

3.免疫学检查

（1）查抗原：可用直接免疫荧光法检查疱疹基底刮片或疱疹液中的抗原。

（2）查抗体：可作补体结合、中和试验，间接免疫荧光法等查抗体，病程中抗体效价升高＞4倍者有诊断意义。

(三)并发症

1.皮肤疱疹继发感染

皮肤感染为水痘最常见的并发症,如丹毒、蜂窝织炎、败血症等。

2.水痘肺炎

多见于成人及年长儿,也可见于先天性水痘及新生儿。起病隐匿,常发生于皮疹后 1~6 小时。轻者可无临床症状,X 线检查仅有肺部浸润;重者可有高热、咳嗽、胸痛、咯血、呼吸困难、发绀、心动过速等。X 线检查典型表现为弥漫性、片状、结节状浸润;有时有大片局限性实变。肺通气功能正常而气体弥散减少。多数患者于 1~2 周内好转恢复;严重者可于 24~48 小时内死于急性呼吸衰竭和肺水肿。

3.继发性肺炎

系继发性细菌感染所致,多见于小儿,发生于病程 2~3 周。有发热、咳嗽、气促、发绀、肺部啰音。X 线检查为双肺点片状阴影,以肺底较多。

4.水痘脑炎

发病率<1‰,儿童多于成人。起病多在出疹后 1 周左右。表现为头痛、呕吐、抽搐、昏睡、昏迷,部分患者有小脑功能障碍,可有脑神经损害。脑脊液检查细胞数及蛋白质均增加。可遗留偏瘫、精神异常等后遗症。

5.急性脑病伴内脏脂肪变性

急性脑病伴内脏脂肪变性(Reye's 综合征)是一种严重疾病,其特征为炎症性脑病及内脏脂肪变性。病因不清,男性多于女性,病死率高达 80%。可有神经系统后遗症。

三、治疗

(一)一般治疗与对症治疗

水痘急性期应卧床休息,注意水分和营养补充,避免因抓伤而继发细菌感染。皮肤疱疹可应用含 0.25%冰片的炉甘石洗剂涂抹,用 2%~5%的碳酸氢钠局部涂擦,疱疹破裂可涂龙胆紫或抗生素软膏预防继发感染。维生素 B_{12} 500~1 000 μg,1 次/天,肌内注射,连用 3 天可促进皮疹干燥结痂。

(二)抗病毒治疗

对于病情严重的患者,如免疫功能低下的水痘患者、新生儿水痘、播散性水痘、水痘肺炎、水痘脑炎等,则应用抗病毒治疗。首选阿昔洛韦 10~20 mg/kg,静脉滴注,1 次/8 小时,疗程 7~10 天。阿糖腺苷 10 mg/(kg·d),静脉滴注,疗程 5~7 天。早期使用 α-干扰素 100 万~300 万 U/d,肌内注射,能抑制皮疹发展,加快病情恢复。

(三)并发症的治疗

皮肤继发感染时加用抗菌药物,因脑炎出现脑水肿颅内高压者应脱水治疗。肾上腺皮质激素可导致病毒播散,故一般情况下水痘患者不予应用。如水痘合并严重并发症,在应用有效抗生素的前提下,给予肾上腺皮质激素 3~5 天。在应用皮质激素治疗其他疾病的过程中发生水痘时,如果皮质激素应用时间不长,停用皮质激素对原有疾病影响不大,则应停用;如果用药时间较久,不能骤然停药,则可逐渐减量,同时可加用免疫球蛋白以加强机体抵抗力。

四、预防

应注意通风换气,对患者的污染物、用具进行消毒。对体质虚弱者、免疫功能低下者、使用免疫抑制剂治疗者、患有严重疾病(如白血病、恶性肿瘤)者、易感孕妇等用免疫球蛋白肌内注射,可预防或减轻症状。正常易感儿童可接种水痘减毒活疫苗,对自然感染的预防效果为 60%~80%,持续时间可>10 年。

五、转诊指征

出现水痘的并发症:皮肤疱疹继发感染、水痘肺炎继发性肺炎、水痘脑炎。

六、案例分析

病例：患儿男性，8 岁。患儿 4 天前无明确诱因出现发热，最高体温达 39.1 ℃，不伴有发冷、寒战，同时出现皮疹，始见于额面部，数量逐渐增多，蔓延至躯干部，初为红色斑丘疹，后变为疱疹，部分破溃结痂，瘙痒明显。病程中食欲不佳，睡眠尚可，大小便正常。患者发病前曾接触带状疱疹患者。查体：周身可见红色斑丘疹及疱疹，疱疹壁薄，疱疹液较清亮，皮疹呈向心性分布，颜面、躯干分布较多，四肢分布较少，伴有瘙痒，部分疱疹破溃结痂，疹间皮肤正常。枕后淋巴结肿大，如黄豆粒大小，活动良好。咽部红肿。四肢活动自如。颈软，克尼格征和布鲁津斯基征阴性。

分析：该患者发病初期发热，最高体温 39.1 ℃，同时出现典型皮疹，皮疹呈向心性分布，颜面、躯干分布较多，四肢分布较少，初为红色斑丘疹，后变为疱疹，疱疹壁薄，疱疹液较清亮，部分破溃结痂，疹间皮肤正常。瘙痒明显。病程中食欲不佳消化道症状。考虑水痘。应立即转上级传染病医院明确诊断和治疗。并消毒隔离措施，患者接触过的医疗器械、各种物品予以消毒等。对与该患者有接触史的儿童进行隔离观察。

第六节　流行性腮腺炎

流行性腮腺炎是儿童和青少年中常见的急性呼吸道传染病，由腮腺炎病毒所引起，临床以腮腺的急性肿胀、疼痛为特征，常伴发胰腺炎、睾丸炎和脑膜炎等并发症。

一、流行病学

腮腺炎病毒引起本病，早期患者及隐性感染者均为传染源，自腮腺肿大前 7 天至肿大后 9 天均具有传染性。本病预后良好，病后可获得持久免疫力。

二、诊断

（一）临床表现

1.病史询问

患者在病前 1～4 周内有无与腮腺炎患者接触史，是否接种过疫苗或过去是否患过本病。

2.消化道症状、腮腺各期特点

潜伏期 8～30 天，平均为 18 天。

（1）典型腮腺炎的表现：腮腺肿胀为其特征性表现，两侧腮腺可同时肿胀，也可以一侧先肿胀，继而对侧肿胀。一般以耳垂为中心，向前、后、下肿胀，质地坚韧，局部皮肤胀紧发亮，表面灼热，但皮肤颜色正常，可有轻触痛。当腺体肿大明显时可出现胀痛及感觉过敏，张口咀嚼及进食酸性食物时加重。腮腺管口（第二臼齿相对的颊黏膜处）早期有红肿，但挤压腺体时管口无脓液流出。颌下腺和舌下腺可被波及而出现肿大。全身症状一般不严重，发热 38～40 ℃不等，可有头痛、咽痛、食欲不振、恶心、呕吐、周身不适等症状。

（2）不典型病例：可无腮腺肿胀，而仅表现为颌下腺和（或）舌下腺肿胀，也可以出现单纯睾丸炎及脑膜脑炎症状。

3.并发症

（1）无菌性脑膜炎、脑膜脑炎、脑炎较常见，可早在腮腺肿胀前 6 天或肿胀后 2 周内出现，一般多在肿胀后 1 周内出现。脑膜炎患者出现头痛、嗜睡及脑膜刺激症状，脑脊液以淋巴细胞增高为主，白细胞计数在 25×10^{6}/L 左右，一般预后良好。脑膜脑炎或脑炎患者，有高热、谵妄、抽搐、昏迷，重症者可致死亡，可留有耳聋、视力障碍等后遗症。

(2)胰腺炎：表现为中上腹部明显疼痛与压痛，伴呕吐、发热、腹泻或便秘等，除血尿淀粉酶升高外，血清脂肪酶也升高。

(3)睾丸炎及卵巢炎：多见于青春期后患者，睾丸炎易诊断，可发生于一侧或两侧，但很少影响生育。卵巢炎表现有下肢酸痛及轻按痛，月经周期失调，一般不影响生育能力。

(4)其他：如心肌炎、肾小球肾炎、神经炎。

(二)实验室检查

1.末梢血白细胞检查

大多正常或稍增加，淋巴细胞相对增多，有并发症时白细胞计数可增高，偶有类白血病反应。

2.血清和尿淀粉酶测定

90%腮腺炎患者发病早期有血清和尿中淀粉酶增高，有助于诊断。

三、腮腺肿大的鉴别诊断

(一)化脓性腮腺炎

多为单侧，局部红肿压痛明显，可有波动感，挤压腮腺可有脓液自腮腺管口流出，外周血白细胞总数及中性粒细胞数明显增高。

(二)颈部淋巴结炎

肿大不以耳垂为中心，较坚硬，边缘清楚，压痛明显，可发现局部相关组织的炎症，如咽峡炎、耳部疮疖等。

(三)症状性腮腺肿大

多见于原有基础性疾病，如糖尿病、营养不良、慢性肝病或应用某些药物(如碘化物、羟基保泰松、异丙肾上腺素等)，呈对称性肿大，无肿痛感，组织学检查主要为脂肪变性。

(四)腮腺导管梗阻

如结石，多为单侧，有反复发作史，腮腺导管造影可确诊。

四、治疗

(一)腮腺炎的治疗

主要以对症治疗为主。卧床休息，呼吸道隔离至腮腺肿大完全消退为止，加强口腔护理，流食或半流食，勿进酸味饮食，避免引起疼痛。高热患者可用物理降温或解热剂。局部可用如意金黄散、紫金锭、玉露散或青黛粉等以食醋调成糊状，外敷于肿大腮腺上，1～2 次/天。

(二)并发症的治疗

1.脑膜炎、脑膜脑炎

可按一般病毒性脑膜炎、脑炎治疗，头痛严重的患者可给 20%甘露醇脱水治疗，必要时可短期(3～7 天)应用中等剂量皮质激素(如泼尼松 30 mg/d 或地塞米松 5～10 mg/d)。

2.睾丸炎

可用丁字形带将肿大的睾丸托起，以减轻疼痛，也可局部间歇冷敷或使用镇痛剂，早期可应用皮质激素，以减轻局部病损。

3.其他并发症

如心肌炎、胰腺炎等可按相关疾病处理。

皮质激素及抗病毒药物目前无肯定效果，如重症患者或并发脑膜脑炎、心肌炎时可考虑短期使用。

五、预防

目前普遍应用腮腺炎减毒活疫苗进行皮内、皮下接种，还可采用喷鼻或气雾吸入法，>90%的接种者可产生抗体。易感者及潜伏期接种疫苗可起到预防发病和减轻症状的作用。值得注意的是，腮腺炎活疫苗不能用于孕妇，严重系统性免疫损害者为相对禁忌证。

六、转诊指征

腮腺炎的并发症出现：脑膜炎、脑膜脑炎、睾丸炎心肌炎、胰腺炎等。

七、案例分析

案例：患儿女性，6 岁。畏寒、发热、头痛，右耳垂周围疼痛 3 天，进食酸性食物时疼痛加重，无恶心呕吐，无腹痛。查体：体温 38.5 ℃，右腮腺肿胀，质地中等，有明显触痛，右腮腺管口红肿。

分析：典型的临床症状、体征——畏寒、发热、头痛，右耳垂周围疼痛，进食酸性食物时疼痛加重。右腮腺肿胀，质地中等，有明显触痛，右腮腺管口红肿。初步诊断为流行性腮腺炎。密切观察病情变化，若出现高热不退，精神差，胸闷症状，应立即转当地传染病医院。并对患者接触过的医疗器械、各种物品消毒，对与该患者有接触史的人群进行隔离观察。

第七节　猩红热

猩红热是 A 组 β 型溶血性链球菌引起的急性呼吸道传染病。其临床特征为发热、咽峡炎、全身弥漫性鲜红色皮疹及疹后脱屑。

一、流行病学

本病传染源主要为猩红热患者及带菌者，冬春季节发病多，夏秋季少，5～15 岁儿童多见，一般预后良好，少数患者病后可出现变态反应性心、肾、关节并发症。此病主要由呼吸道飞沫传播，个别情况下细菌可侵入创伤皮肤或产妇产道引起“外科型猩红热”或“产科型猩红热”。感染后人体可产生抗菌免疫和抗毒免疫。抗菌免疫具有型特异性，对不同链球菌感染无保护作用。抗毒免疫持久，但由于红疹毒素有 5 种血清型，其间无交叉免疫，故仍可再次患病。

二、诊断

（一）临床表现

1.病史询问

当地是否有本病流行，患者在病前有无与猩红热患者接触史。

2.症状

上呼吸道症状、发热情况、皮疹特点、舌苔变化。潜伏期通常 2～3 天。

（1）咽峡炎：表现为咽痛、吞咽痛，局部充血，可有脓性渗出物。腭部可见充血或出血性黏膜疹，可先于皮疹出现

（2）发热：多为持续性，可达 39 ℃左右，伴有头痛、全身不适、食欲不振等症状。

（3）皮疹特点：①起病后 12～24 小时出疹。②皮疹始见于耳后、颈部及上胸部，24 小时内迅速遍及全身。颜面部位仅有充血而无皮疹，口唇周围充血不明显，与面部充血部位相比显得发白，称为“口周苍白圈”。③典型皮疹为在全身皮肤充血发红的基础上散布着针尖大小、密集而均匀的点状充血性红疹，压之褪色，有痒感，肢体皮肤变得粗糙，类似鸡皮样。少数患者可见带黄白色脓头且不易破溃的皮疹，称为“粟粒疹”，与皮肤营养及里生状况有关。④在皮肤皱褶处如腋窝、肘窝、腹股沟处，皮疹密集并出现皮下出血

形成紫红色线条,称为“线状疹”(亦称 Pastia 线)。⑤皮疹于 48 小时内达高峰,然后依出疹先后顺序消退,2～4 天完全消失。⑥疹退后开始皮肤脱屑,脱屑的程度与皮疹的轻重成正比,轻者为糠屑样,重者可成片状。面部及躯干常为糠屑状,手、足掌、指(趾)处由于角化层较厚,常成片状。

(4)“草莓舌”与“杨梅舌”:猩红热出疹的同时可出现舌乳头的肿胀,初期为舌被白苔,肿胀的舌乳头凸出覆以白苔的舌面,称为“草莓舌”;2～3 天后舌苔脱落,舌面光滑呈绛红色,舌乳头凸起,称为“杨梅舌”。此体征可作为猩红热的辅助诊断条件。

(二)实验室检查

血常规白细胞计数增高,多在$(10\sim20)\times10^9$/L,中性粒细胞>0.80,严重患者可出现中毒颗粒。咽拭子或脓液培养可分离出 A 组 β 型溶血性链球菌。

三、鉴别诊断

(一)金黄色葡萄球菌感染

金黄色葡萄球菌的某些株也能产生红疹毒素,亦可引起猩红热样皮疹。鉴别主要靠细菌培养。另外金黄色葡萄球菌感染多可找到感染灶,如皮肤感染、脓肿等,全身感染中毒症状重。

(二)药物疹

有用药史,皮疹分布不均匀,呈多形性,没有急性咽峡炎的症状及体征,停药后皮疹消退。

(三)与其他发疹性传染病

麻疹、风疹、幼儿急疹等其他发疹性疾病均需与猩红热相鉴别,鉴别时依据各疾病发展过程及皮疹特点。

四、治疗

(一)一般治疗

卧床休息,隔离治疗 5～7 天,给予流质或半流质饮食,多饮水,必要时静脉补液。

(二)病原治疗

首选青霉素,成人每次 60 万～80 万 U,儿童 2 万～4 万 U/kg,2～4 次/天,肌内或静脉给药,疗程 5～7 天。对于中毒型或脓毒型腥红热可加大用药剂量。对青霉素过敏者可选用红霉素,20～40 mg/(kg · d),分 3 次给药,疗程同青霉素。亦可选用第一代头孢菌素等。

(三)并发症的治疗

对化脓性并发症应尽可能弄清楚病原菌及药敏情况,给予准确、有效的抗生素治疗。对已化脓的病灶,必要时可切开引流或行手术治疗。对肾小球肾炎、风湿病等可按内科相应疾病处理,

五、预防

应对患者隔离治疗 7 天,对接触者应医学观察 7 天,并可每天用苄星青霉素 120 万 U 肌内注射 1 次。流行期间,儿童应尽量少到公共场所,注意室内通风。

六、转诊指征

猩红热的并发症出现:肾小球肾炎、风湿病等

七、案例分析

案例:男孩,8 岁。患儿 3 天前无明确诱因持续发热、咽痛,体温最高为 38.9 ℃,伴有发冷,无寒战,服用阿奇霉素及双黄连治疗,上述症状无缓解。患儿近 2 天躯干部出现皮疹,数量逐渐增多,不伴有瘙痒。查体:神志清,精神差,躯干部有大量鸡皮疹,未见出血点,无皮肤脱屑及 Pastia 线,可见口周苍白圈。咽部充血,扁桃体Ⅱ度肿大,有少量脓苔,可见杨梅舌。耳后及颈部可触及多个黄豆粒大小肿大淋巴结,轻度

触痛,活动性好,与周围组织无粘连。双肺听诊呼吸音粗糙,未闻及干、湿性啰音。心律齐,心率 90 次/分,各瓣膜听诊区未闻及病理性杂音。腹平软,全腹无压痛、脑膜刺激征阴性,病理征阴性。

分析:患儿症状典型,持续发热、咽痛,体温最高为 38.9 ℃,伴有发冷,无寒战,上述症状无缓解。躯干部出现大量鸡皮疹,未见出血点,无皮肤脱屑及 Pastia 线,不伴有瘙痒。可基本确诊为猩红热。立即转上级传染病医院。患儿接触过的医疗器械、各种物品消毒,对与该患儿有接触史的人群进行隔离观察。

第八节　流行性脑脊髓膜炎

流行性脑脊髓膜炎(简称流脑)是由脑膜炎奈瑟菌引起经呼吸道传播所致的一种化脓性脑膜炎。多发生于冬春季,儿童多见。其主要表现是突发高热,剧烈头痛,频繁呕吐,皮肤黏膜瘀点和脑膜刺激征,严重者可有败血症休克及脑实质损害。

一、流行病学

(一)传染源

带菌者和流脑患者是本病的传染源。本病隐性感染率高,带菌者是更重要的传染源,所以该病例无明确接触史。

(二)传播途径

经呼吸道传播,病原菌主要通过咳嗽、喷嚏等经飞沫直接从空气中传播,尤其是密切接触。

(三)易感性人群

普遍易感,儿童发病率高,以<5 岁儿童尤其是 6 个月~3 岁的婴幼儿发病率最高。感染后免疫力持久。成人多经隐性感染而获得免疫。

二、诊断

(一)临床表现

1.病史询问

当地是否有本病流行,患者在病前有无与流行性脑脊髓膜炎患者接触史。

2.症状

上呼吸道症状、发热情况、皮疹特点、意识情况,抽搐。潜伏期一般 2~3 天(1~10 天)。临床上分普通型、暴发型、轻型和慢性败血症型。

(1)普通型:最常见,比例>90%。按疾病发展过程分为 4 期。

前驱期(上呼吸道感染期):多数人此期表现不明显。可有低热、咽痛、咳嗽等上呼吸道感染症状,持续 1~2 天。

败血症期:主要表现如下。①全身中毒症状,如高热、寒战、头痛、悉心、呕吐、全身不适及精神萎靡等。②败血症,此期重要体征为皮肤黏膜瘀点或瘀斑,有 70%~90%的患者出现。起病后数小时,在躯干和四肢出现出血性皮疹,皮疹形状不规则、大小不等,开始为鲜红色,后为暗紫色,用手触之有坚实感。重症患者可迅速增多或融合成片。少数患者脾大。③外周血白细胞总数明显增高,以中性粒细胞为主。④皮肤淤点涂片阳性。⑤血细菌培养阳性。本期持续 1~2 小时后进入脑膜炎期。

脑膜炎期:多与败血症期症状同时出现,多发生在起病后 24 小时左右。除败血症期症状外,还有如下表现。①颅内压增高症状:如剧烈头痛、频繁呕吐、烦躁不安,重者可有谵妄、意识障碍及抽搐。②脑膜刺激征:颈项强直、克尼格征和布鲁津斯基征阳性等。③脑脊液检查是明确诊断的重要方法,呈化脓性脑脊液的改变：颅压力升高，脑脊液外观浑浊，白细胞明显升高(以中性粒细胞为主)，蛋白质含量高、糖和氯化物明显减少。对颅压明显增高患者，腰穿时要预防脑疝，先静脉滴注甘露醇降颅压后再操作。④脑脊液细菌培养阳性。本期通常在2～5天进入恢复期。

恢复期：体温逐渐下降至正常，皮肤瘀点、瘀斑消失，大瘀斑中央坏死部位可形成溃疡，后结痂而愈；症状好转，神经系统检查正常。一般在1～3周内可痊愈。有10%～30%的患者可出现口唇疱疹。

(2)暴发型：起病急，进展快，病情重，病死率高，预后差。儿童多见。临床上可分为3型。

休克型：起病急，寒战高热，严重者体温不升，伴头痛、呕吐及全身严重中毒症状，精神萎靡、烦躁不安及意识障碍。全身皮肤黏膜广泛瘀点、瘀斑，可迅速融合成大片。循环衰竭表现为面色苍白、四肢末端厥冷、发绀、皮肤呈花斑状、脉搏细数甚至触不到、血压下降甚至测不出。脑膜刺激征大多缺如。可有呼吸急促，易并发弥漫性血管内凝血。脑脊液大多澄清、细胞数正常或轻度增加。

脑膜脑炎型：主要表现为脑实质损害。患者表现出明显颅内压增高现象，出现频繁抽搐、意识不清、昏迷甚至出现脑疝、呼吸衰竭。

混合型：以上两型同时或先后出现，病死率高。

(3)轻型：多见于流脑流行时，病变轻微，临床表现为低热、轻微头痛及咽痛等上呼吸道症状，皮肤可有少数细小出血点和脑膜刺激征。脑脊液多无明显变化，咽拭子培养可有病原菌。

(4)慢性败血症型：此型罕见。较多见于成人。病程常迁延数月之久。患者常有间歇性发冷、寒战、发热发作，每次发热历时约12小时后消退，相隔1～4天又有发作。体温曲线和疟疾颇类似，无热期一般情况良好，在发热后常成批出现皮疹，以红色斑丘疹最为常见；瘀点、皮下出血、脓疱疹亦可见到。有时可出现结节性红斑样皮疹，中心可有出血。皮疹多见于四肢，发热下降后皮疹亦消退。关节疼痛亦较常见，发热时加重，可为游走性，常累及多数关节，但关节腔渗液少见。少数患者有脾大。在慢性败血症病程中，小部分患者有时可因发生化脓性脑膜炎或心内膜炎而病情急剧恶化，有心内膜炎者大多死亡。其他化脓性并发症如附睾炎等亦可见到。发热期白细胞和中性粒细胞增高，血沉增快。诊断主要依据发热期的血培养，常需多次才获阳性。已有报道，先天性补体组分缺乏可以引起此型临床表现。

(二)实验室检查

血白细胞总数及中性粒细胞均明显增高。脑脊液检查颅压升高及化脓性改变。细菌学检查阳性即可确诊。

三、鉴别诊断

(一)其他细菌

引起化脓性脑膜炎的细菌如肺炎链球菌、流感嗜血杆菌、金黄色葡萄球菌亦可引起化脓性脑膜炎，需与本病加以鉴别。

(二)结核性脑膜炎

起病缓慢，无皮肤淤点，脑脊液改变为非化脓性。

(三)流行性乙型脑炎

发生于夏秋季，无皮肤淤点，脑脊液改变和细菌学检查可以鉴别。

四、治疗

(一)普通型

1.一般治疗

按呼吸道传染病隔离，补充足够液体及电解质，预防并发症。

2.病原治疗

尽早足量应用细菌敏感并能通过血-脑屏障的抗菌药物。①青霉素G：为首选药物。成人20万U/(kg·d)、儿童20万～40万U/(kg·d)，分次加入5%葡萄糖中静脉滴注，疗程5～7天。②头孢菌素：常用头孢曲松，100 mg/(kg·d)，2次/天。

3.对症治疗

(1)退热:给予冰袋降温;若仍不退热,可以静脉注射地塞米松 5 mg。

(2)降颅压:20%甘露醇 50 mL(1~2 g/kg),每 4~6 小时 1 次,静脉滴注。

(二)暴发型

1.休克型

病势凶险,应积极救治。

(1)病原治疗。

(2)纠正休克。

(3)肾上腺皮质激素:给予氢化可的松,成人 100~500 mg/d,儿童 8~10 mg/kg,休克纠正即停用,一般不≤3 天。

(4)弥漫性血管内凝血:治疗应及早应用肝素,剂量每次 0.5~1.0 mg/kg 加入 10%葡萄糖 100 mL 静脉滴注,4~6 小时可重复 1 次;同时输新鲜血、血浆及应用维生素 K 和凝血因子。

2.脑膜脑炎型

(1)病原治疗。

(2)减轻脑水肿及防止脑疝是本型患者治疗的关键。可用 20%甘露醇,用法同前。如症状严重,可交替加用 50%葡萄糖 40~60 mL 静脉推注,直到颅内高压症状好转。

(3)肾上腺皮质激素:地塞米松成人 10~20 mg/d、儿童 0.2~0.5 mg/kg,分 1~2 次静脉滴注。

(4)呼吸衰竭治疗:吸氧,在应用脱水治疗同时,可应用呼吸兴奋剂如洛贝林、尼可刹米等。注意患者体位及吸痰,保持呼吸道通畅,可行气管切开或应用呼吸机。

(5)高热惊厥治疗:应用物理或药物降温。应用镇静剂,必要时可采用亚冬眠疗法。

五、预防

(一)管理传染源

早期发现就地隔离治疗,隔离至症状消失后 3 天,一般病后≥7 天。密切接触者应医学观察 7 天。

(二)切断传播途径

搞好环境卫生,保持室内通风,避免到公共场所,减少与流脑患者的接触。

(三)提高人群免疫力

对易感人群进行疫苗预防注射;对于密切接触者可用磺胺甲唑,成人 2 g/d、儿童 50~100 mg/kg,连用 3 天。

六、转诊指征

疑似和确诊病例立即转诊。

七、案例分析

案例:男性,20 岁,学生。患者 1 天前无明显诱因出现发热,最高体温 39.3 ℃,伴有发冷、寒战,同时伴有明显头痛,喷射性呕吐数次胃内容物,双下肢及周身皮肤逐渐出现瘀斑,周身不适伴疼痛,排黄色稀便 2 次/天,病程中患者间断烦躁不安,偶有谵语,食欲不振。查体:意识清楚,痛苦状,颜面部、躯干部及四肢可见瘀斑、瘀点,紫红色,未突出皮肤,结膜无苍白,浅表淋巴结未触及肿大。听诊双肺呼吸音粗,未闻及干、湿啰音。心律齐,各瓣膜听诊区未闻及病理性杂音。腹部查体无阳性体征。颈项强直,克尼格征、布鲁津斯基征、巴宾斯基征阴性。

分析:患者发热,最高体温 39.3 ℃,伴有发冷、寒战,同时伴有明显头痛,喷射性呕吐数次胃内容物,双下肢及周身皮肤逐渐出现瘀斑,颈项强直,虽无明确流脑接触史,但在春季流脑高发季节,发病急,有高热、瘀斑、颈项强直等典型临床表现,应诊断流脑。立即转上级传染病医院。患者接触过的医疗器械、各种物品进行消毒,对与该患者有接触史的人群进行隔离观察。

参考文献

[1] 葛均波，徐永健，王晨.内科学[M].北京：人民卫生出版社，2019.

[2] 夏云龙，刘基巍.肿瘤心脏病治疗手册[M].北京：人民卫生出版社，2018.

[3] 韩雅玲，张健.心脏病学实践 2017[M].北京：人民卫生出版社，2017.

[4] 万学红，卢雪峰.诊断学[M].北京：人民卫生出版社，2013.

[5] 贾建平，陈生弟.神经病学[M].北京：人民卫生出版社，2016.

[6] 张开滋，田野，肖传实，等.临床心力衰竭学[M].长沙：湖南科学技术出版社，2014.

[7] 葛均波，方唯一.2018 现代心脏病学进展[M].北京：科学出版社，2018.

[8] 葛均波，徐永健.内科学[M].北京：人民卫生出版社，2013.

[9] 陈灏珠，林果为.实用内科学[M].北京：人民卫生出版社，2010.

[10] 陈灏珠，钟南山，陆再英.内科学[M].北京：人民卫生出版社，2013.

[11] 王海燕.肾脏病学[M].北京：人民卫生出版社，2008.

[12] 王吉耀.内科学[M].北京：人民卫生出版社，2010.

[13] 傅淑霞，杨林.肾脏病诊疗和病理图解[M].北京：人民军医出版社，2007.

[14] 王海燕.肾脏病临床概览[M].北京：北京大学医学出版社，2010.

[15] 谢幸，孔北华，段涛.妇产科学[M].北京：人民卫生出版社，2018.

[16] 王卫平，孙琨.儿科学[M].北京：人民卫生出版社，2018.

[17] 李乐之，路潜.外科护理学[M].北京：人民卫生出版社，2017.

[18] 申昆玲，龚四堂.儿科常见疾病临床指南综合解读与实践 呼吸消化分册[M].北京：人民卫生出版社.2017.

[19] 焦广宇，蒋卓勤.临床营养学[M].北京：人民卫生出版社，2017.

[20] 蔡美琴.医学营养学[M].上海：上海科学技术文献出版社，2010.

[21] 中国营养学会.中国居民膳食指南[M].北京：人民卫生出版，2016.

[22] 韦军民.老年临床营养学[M].北京：人民卫生出版，2011.

[23] 中华人民共和国卫健委疾病控制司.中国成人超重与肥胖症预防控制指南[M].北京：人民卫生出版社，2006.

[24] 张建，范利.老年医学[M].北京：人民卫生出版社，2014.

[25] 吴江，贾建平.神经病学[M].北京：人民卫生出版社，2016.

[26] [美]Kane R L.，Ouslander J G.，Abrass I B.，等.老年医学临床精要[M].岳冀蓉，董碧蓉译.天津：天津科技翻译出版有限公司，2017.

[27] 李小寒，尚少梅.基础护理学[M].北京：人民卫生出版社，2017.

[28] 中华医学会儿科学分会呼吸学组,《中华儿科杂志》编辑委员会.儿童支气管哮喘诊断与防治指南(2016 年版)[J].中华儿科杂志,2016,(3):167-181.

[29] 吕娇健,邹海,葛宇黎,等.77 例不明原因肝功能异常患者的临床与病理特点[C].中国中西医结合学会肝病专业委员会,2014:176-177.

[30] 中华医学会神经病学分会,中华神经科杂志编辑委员会.眩晕诊治多学科专家共识[J].中华神经科杂志,2017,50(11):805-812.

[31] 中华医学会心血管病学分会,中华心血管病杂志编辑委员会.急性 ST 段抬高型心肌梗死诊断和治疗指南(2019)[J].中华心血管病杂志,2019,47(10):766-783.

[32] 霍勇,刘兆平.纪念中国冠心病介入治疗 30 年:历史与发展[J].中华心血管病杂志,2014,42(10):802-803.

[33] 韩雅玲.遵循新指南:优化心力衰竭患者的诊断、治疗和管理[J].中华心血管病杂志,2018,46(10):753-755.

[34] 黄从新,张澍.心房颤动:目前的认识和治疗的建议-2018[J].中国心脏起搏与心电生理杂志.2018,32(4):315-365.

[35] 中国老年医学会营养与食品卫生分会,中国循证医学中心.老年家庭营养管理中国专家共识[J].中国循证医学杂志,2017,17(11):1251-1258.

[36] 胡大一.降低密度脂蛋白胆固醇是硬道理[J].中华心血管病杂志,2015,43(1):3-4.

[37] 孟秀丽,牛铁柱.老年人用药的药动学、药效学及不良反应[J].中国社区医师:医学专业,2008(23):30-30.

[38] 段宁.妊娠及哺乳期妇女用药合理性与安全性探讨——妇产科系统合理用药专家圆桌会议纪要[J].中国医院用药评价与分析,2010,10(8):673-675.